Performing the Small Animal Physical Examination

Ryane E. Englar, DVM, DABVP (Canine and Feline Practice)
Assistant Professor, Small Animal Primary Care,
Midwestern University College of Veterinary Medicine,
Glendale, AZ, USA

WILEY Blackwell

ネコとイヌの身体診察

Performing the
Small Animal Physical Examination

Ryane E. Englar

監訳　竹村直行

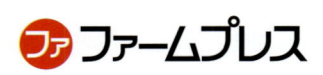

夢をみる方法を教えてくれた
母のJill，父のRichard，そして弟のBrentに

私の夢の価値を気づかせてくれたMountainside Veterinary Hospitalへ

私の夢の実現をサポートしてくれた
獣医学の指導者であるAbraham Bezuidenhout先生へ

私と一緒に夢をみてくれた同僚の
Brian Collins先生，Zenny Ng先生，そしてTroy Holder先生へ

私の夢の実現を奮起してくれた担当症例たちへ

夢を現実にしてくれた私の美しい「ふわふわの赤ちゃん」ベイリーとニーナへ

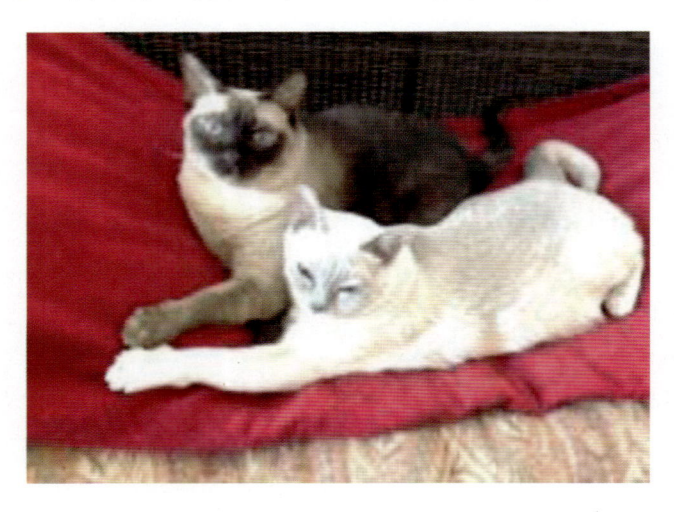

そして，Arrowhead Arthur Murrayのダンス・フロアの内外で夢をみる新しい方法を
教えてくれたLowell E. Fox氏とMarshall Strife氏へ

目次

第1部　ネコの身体診察

| 第1章　ネコにやさしい診療の準備 …… 3

| 第2章　外観の評価：ネコの身体，被毛および皮膚 …… 24

| 第3章　ネコの頭部の検査 …… 52

第2部　イヌの身体診察

第9章　イヌにやさしい診療の準備およびストレスの少ない扱い方 …… 193

第10章　外観の評価：イヌの身体，被毛および皮膚 …… 213

第11章　イヌの頭部の検査 …… 261

第12章　イヌの内分泌系およびリンパ系の検査 …… 312

第13章　イヌの心血管系および呼吸器系の検査 …… 320

第14章　イヌの腹腔の検査 …… 342

第15章　イヌの筋骨格系の検査 …… 380

第16章　イヌの神経系の評価 …… 412

著者紹介

　Ryane E. Englar（DVM, DABVP）は2008年にコーネル大学獣医学部を卒業した後，故郷のメリーランド州とニューヨーク州北部の小動物診療施設に5年間勤務した．その後，コーネル大学伴侶動物病院診療科の臨床講師，そして同大学のネコ健康センターとの関連でLouis J. Camuti Hotlineのコンサルタントに就任した．2014年2月にミッドウエスタン大学獣医学部小動物の一次診療担当の助教に就任し，そしてこの大学に1期生が入学した時には学部教育も担当した．特に興味を抱いている領域はネコ医学，臨床コミュニケーション，関係を中心に据えた医療および人と動物の絆である．

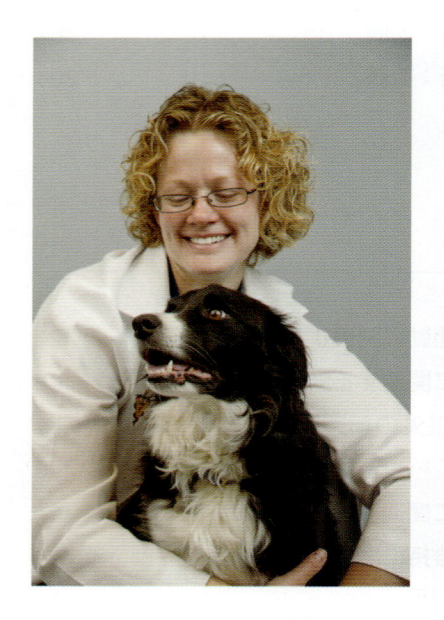 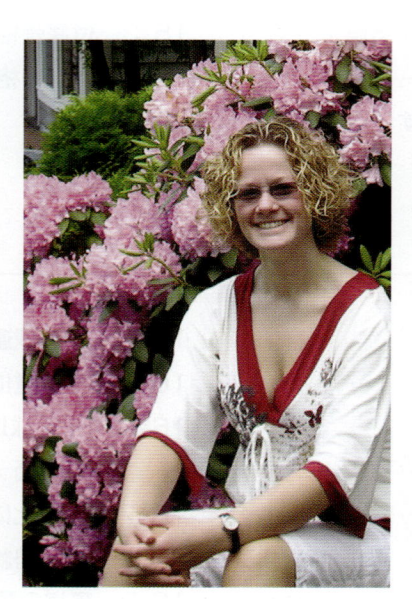 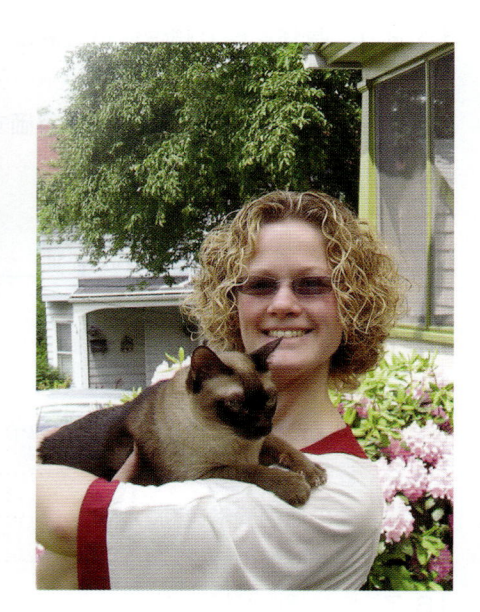

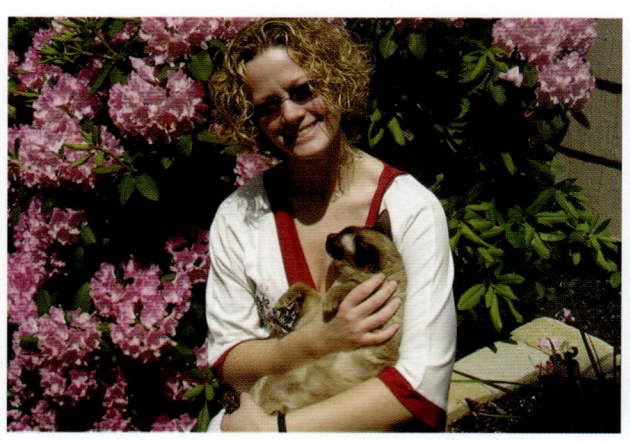 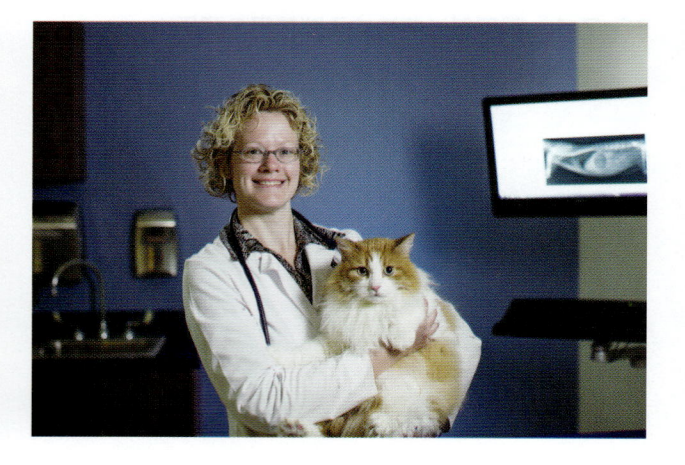

序文

　獣医学に関する知見はますます増えています．医学と同様，獣医学という専門分野でも患者である動物が要求し，そして実際に受けることができる標準的な治療が集約的に拡大し，非常に多くの分野が充実しました．私がネコやイヌを専門医に紹介しようと提案すると，その動物の家族の多くが驚きます．私たちが麻酔科，循環器科，クリティカルケア，歯科，皮膚科，内科，軟部および整形外科，神経科，栄養科，そして腫瘍科といった専門診療を提供できることが，家族にとっては驚きなのでしょう．学生にとっては，50年前にはなかったこれらの専門分野は魅力的です．これらの分野は進歩的で，最先端の獣医療の実践につながります．

　近代的な大学病院にいる学生は最新の機器や器具があると，診療の中心は基礎となる包括的な身体診察であることを忘れがちです．動物やその家族に答えるために実に多くの検査や処置法が開発されても，徹底的な身体診察に代わるものは未だありません．全ての獣医師は，動物の状況とそのニーズのイメージを集約的に描くスキルを習得する必要があります．身体診察はジェネラリストとスペシャリストを結びつけます．

　私は学生時代に，身体診察の知識が非常に不足していることに気づきました．ネコとイヌの身体診察を通じて診療スタッフに包括的な情報を提供することで，大学教員として私はこの問題を修正することを試みました．

謝辞

　私たち一人一人が獣医師として成功するための唯一の方法は，仲間のサポートを得て，生涯学習というハシゴを登るために何回も足を持ち上げ続けることだと私は確信しています．獣医学教育を受けるという嵐を乗り切るために仲間がいます．初めての日，週，月または年のうちに塹壕に入ってしまう学生もいます．私たちには皆，最初の担当症例，最初の手術，想像を越えた初めての経験を祝福してくれる仲間がいます．学習や仕事が上手くいっていない時に，同僚が電話してくれるという恩恵に浴している人は何人いるでしょうか．

　Rachel Beard 獣医師はいつでも語り合えた同僚で，最初の1年間を共に過ごしました．勤務シフトの関係で，24〜7時は一緒に勤務しました．私はジェネラリストとして毎日腕を磨き，彼女は夜は救急救命医をしていました．Rachel はどんなに忙しい時でも，私と語り合う時間を作ってくれました．症例をまとめたこと，X線写真を批評しあったこと，そして何よりも暖かく，友情に満ちた穏やかな顔を見ること，この全ては私たちがその日の終わりにしていたことで，私たちが正しい道を歩んでいることを確認したものです．彼女は Kali というジャーマン・シェパードと暮らしていて，このイヌを毎晩，仕事場に連れて行きました．目を閉じると，私を迎えるために廊下を通る時にダイナミックなデュエットが私には聞こえてきます．あれから何年も経ってしまいましたが，貴方は一緒に山を登った人たちを決して忘れていませんよね．

　Rachel，この本を貴方に捧げます．少しでも早く出版することを私に決意させてくれたことに感謝します．

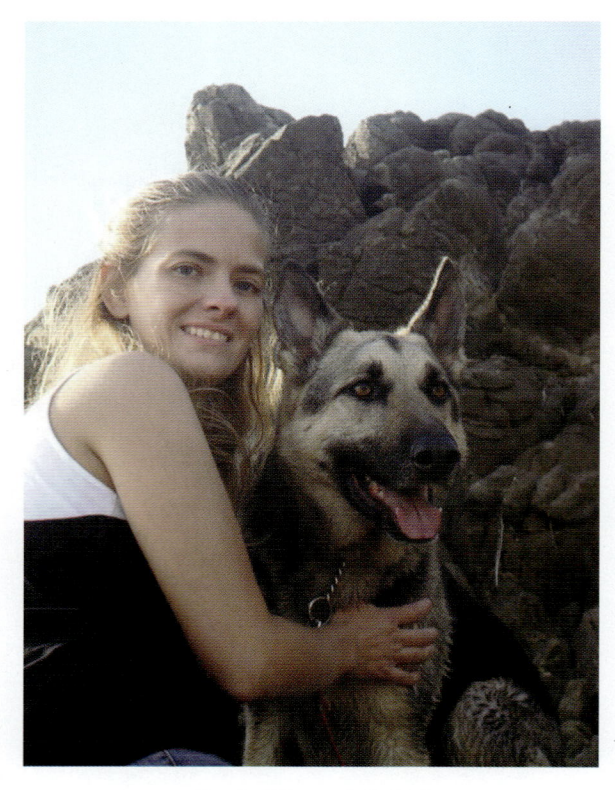

Rachel Beard, DVM
January 17, 1980 – August 24, 2011

監訳者序文

　身体診察（Physical Examination）は極めて重要な検査法です．重要な検査には優れた解説書が存在すべきですが，残念なことに獣医学には身体診察を本格的に扱った解説書はありませんでした．本書はネコおよびイヌの身体診察を網羅的，かつ詳細に解説した初めてのテキストだと断言できます．

　監訳作業中に何回も本書を読み直しながら，身体診察法の学習・復習以外に，私は本書の活用法がいくつかあることに気づきました．第1に，身体診察という切り口から各種疾患を復習できることです．また，本書に掲載されている約1000点の写真を見て，鑑別リストを作ったり，気になった写真を本文で確認しながらこれまでの知識を確認することもできます．さらに，本書の解説には膨大，かつ新しい文献が引用されているため，新しい情報をも得ることができます．最後に，動物が快適に身体診察を受けられるための配慮がちりばめられています．私は本書の最大の魅力はこの点に

あると感じてています．すなわち，本書はこれから伴侶動物の診察を学ぶ学生，経験の浅い獣医師だけでなく，ベテランの獣医師にとっても役立つ点の多い良書と言えましょう．

　本書の翻訳には，戸田典子先生，関口麻衣子先生，瀧本善之先生，栗田吾郎先生，手嶋隆洋先生，青木卓磨先生，大野耕一先生，枝村一弥先生，長谷川大輔先生（訳出順）のご協力を賜りました．400頁を越える大著を迅速に発行できたのは，この9名の先生方のご協力によるものです．ここに厚くお礼申し上げます．また，編集を担当して下さった平野圭二氏は翻訳・監訳のペースが遅れないよう最大限の配慮をして下さいました．このことにも感謝しなければなりません．

　伴侶動物医療に従事する全ての獣医師の皆様に本書をご活用頂ければ，我が国の医療レベルは確実にアップし，そして動物たちにとって診療がより快適で心地良いものになると確信しています．

令和元年8月吉日

日本獣医生命科学大学
獣医内科学研究室第二
教授　竹村　直行

監訳

竹村 直行
日本獣医生命科学大学獣医学部獣医学科 獣医内科学研究室第二　教授

翻訳

第1章／第9章
戸田典子
日本獣医生命科学大学獣医学部獣医学科 獣医内科学研究室第二　大学院特別研究生

第2章／第10章
関口麻衣子
アイデックス ラボラトリーズ株式会社　動物皮膚病理診断医

第3章／第11章（頭蓋，耳，鼻，口腔）
栗田吾郎
栗田動物病院　院長

第3章／第11章（眼）
瀧本善之
ナディア動物クリニック 動物眼科　院長

第4章／第12章
手嶋隆洋
日本獣医生命科学大学獣医学部獣医学科 獣医内科学研究室　講師

第5章／第13章
青木卓磨
麻布大学獣医学部獣医学科 小動物外科学研究室　准教授

第6章／第14章
大野耕一
東京大学大学院農学生命科学研究科
附属動物医療センター内科系診療科
獣医内科学研究室　准教授

第7章／第15章
枝村一弥
日本大学生物資源科学部獣医学科 獣医外科学研究室　准教授

第8章／第16章
長谷川大輔
日本獣医生命科学大学獣医学部獣医学科 獣医放射線学研究室　教授

（2019年8月現在，担当章順，敬称略）

第1部
ネコの身体診察
Performing the Feline Physical Examination

第1章
ネコにやさしい診療の準備

1.1　ネコの診療が直面する問題点

　アメリカ獣医師会は国内で伴侶動物と生活する家族の傾向を5年毎に追跡調査している．2012年には，アメリカでのネコの頭数はイヌよりも400万頭以上多かった[1]．ネコの人気が高まり，ネコは家族の一員だとますます認知されているものの，ネコが獣医療を受ける際のサービスは行き届いていない状況が続いている[1-4]．

　ネコの家族の申告によると，年1回の健康診断を受けるネコの家族は，イヌの家族よりも少ない．The Bayer Veterinary Care Usage Study によると，伴侶動物の診療に関する3回目の分析では，定期検診のため12ヵ月の間に動物病院を訪れたネコの家族はわずか37％であった[2]．完全に室内のみで生活していること[2,5]および加齢[6]は，獣医療からネコを遠ざけるリスクを高める．前者の場合，ネコが疾患に陥ることはあまりないと考えられており[2]，健康管理のための通院の価値はネコの家族にはなく，家族の83％が自分のネコは「極めて健康」と信じていた[2]．ワクチン接種は別として，多くのネコの家族は定期検診を受けさせようとは全く思っていない[6]．

　The Bayer Veterinary Care Usage Study は，ネコの家族が受診することに消極的なのは，多くの原因があると結論している[2]．主な要因の一つは，家族への教育の欠如である[2,6]．多くのネコが無計画に引き取られている．「私がこのネコを必ずしも見つけたのではなく，ネコが私を見つけたのだ」[2]．その結果，ネコの家族が診察を必要とすることはあまりなく，たとえ必要としても最初の指導ぐらいかも知れない[2]．これとは異なり，イヌの家族は新しい伴侶動物を計画的に迎え入れる傾向があり，ブリーダーおよび保護施設から適切な世話の方法に関する指導を受けることが多い．

　多くのネコの家族は，日常的な健康管理が非常に重要であることを知らない[7]．さらに複雑なことに，ネコは疾患の徴候を巧みに隠す．ネコの家族は，ネコの体調がいつ悪くなったのかを明らかにすることは難しいとしばしば感じている[3,8]．家族がネコの体調不良に気づいた場合，彼らの1/3以上は実際に診察を受けずに，インターネットでその体調不良に関する助言を探している[5,6]．

　予防医療の価値に気づいたネコの家族は，負担しなければならない診療費はその後のケアの重大な障害だと思っている[2]．ネコの家族は通院を厳しく，通院に伴うストレスは家族とネコが病院に足を踏み入れる前から始まっているとみなしている[2,6]．

　家族はまずネコを捕まえなければならないが，これは言うほど容易なことではない．ネコはキャリーを見ると逃げ出したり，キャリーに閉じ込められることに激しく抵抗することがある．このためネコの家族は，通院回数はできるだけ少なくしたいと願っている[6]．しかしこれらの調査では，診療スタッフが通院に伴うストレスを軽減する方法を助言している施設はたった18％だった[2]．

　ネコをキャリーに閉じ込めると，ネコは病院を往復する間ずっと鳴き続けることがある．病院に到着すると，ネコは待合室でストレスをあらわにし，自分の空間が他の動物に侵されると特に緊張する．診察室に入ると，ネコの忍耐力は限界に達することがある[6]．

　病院での家族の経験をまとめるため，The Bayer Veterinary Care Usage Study は1938名のネコの家族に動物病院での経験を表現したコラージュの作成を依頼した．ネコの家族の大多数が，ホラー映画の画像を利用した[2]．ネコの家族の58％が，自分のネコは通院を嫌悪していると述べた[9]．

　病院で経験したこの認識は，獣医師が家族を引き寄せ，つなぎとめ，そして一貫した良質な医療の提供に悪影響を与える．通院は間違いなくネコのストレスの原因で，その最終結果は攻撃の惹起になる場合がある．

手に負えないネコでは，診療スタッフは検査を完全には実施できない．ネコのストレスは，頻脈や頻呼吸などの異常な身体診察所見を人為的に引き起こす．ストレス反応が強いと，通常のスクリーニング検査および他の診断検査の結果も異常になることがある．ストレス性高血糖が一般的で，検査を追加しないと糖尿病との鑑別は困難である．このような異常の原因がストレスだと認識されないと，診療スタッフはこの検査結果に基づいて誤診する可能性がある．このことはネコに見当違い，または不適切な治療を受けさせるリスクを高める [10, 11].

同様の問題として，受診してからの一定期間，ネコの自宅での行動が変化するように見えることが挙げられる．ネコは受診後によそよそしくなることがあり，この状態は数日間続くことがある [6]．さらに多くのネコが自宅にいると，通院後に残る影響はネコ間の活動性に及ぶこともある．頻繁に通院するネコが帰宅しても常に歓迎されるとは限らず，ネコが攻撃しあうことがある．

通院した際に直面した多くの問題のために，ほとんどの家族が病院を完全に避けるようになる [6]．このことはネコの抵抗と併せて，ネコが受診することに対する2つの重大な障害である．

1.2　ネコにやさしい診療の出現

ネコとその家族が受診を嫌がるため，獣医療からみればネコは大きな未開拓の財源といえる．2001から2011年に，年間のネコの来院数は14%減少した [2]．このことは，ネコは病院の収益を増加させる存在であることを意味している．予約が激減したネコをより効果的に見つけ出すためにソーシャル・メディアを使用したり，運営方針を改善すれば，この未開拓のネコを獲得できるかも知れない [9]．しかし，通院を取り巻くネコ特有の問題に対処しないことには，マーケティングをデータに厳密に照らし合わせただけでは効果はそれほどないかも知れない．

ネコにやさしい診療の概念は，獣医療に対する負担はネコが負うものではないということを理解することから始まった．ネコは小さなイヌではない．ネコには行動的，生理的，獣医学的および心理的に独自のものを必要としている．さらに，家族はネコの診療に様々な期待を寄せている [6]．アメリカのネコ医療学会（The American Association of Feline Practitioners）は，

ネコという全く異なる伴侶動物に対応するやさしい診療プログラムを開発した [12]．開業医はこれに参加する必要はないが，参加した獣医師にはネコ中心の診療哲学を身につけるために必要な各種ツールが提供される [12]．ネコの家族を引き寄せ，各種ケアを実践し，そしてつなぎとめるために，このプログラムに参加した施設が，ネコのケアに対する取り組みを高めることが期待されている．

1.3　ネコにやさしい診療の主要原則

ネコにやさしい診療哲学の原点は，正常なネコの行動およびコミュニケーションを理解することである．ネコは誤解されることが多く，争いに対するネコの反応に関する我々の認識については特にそうである [13, 14]．ネコは本来は単独行動を好む．人間と生活するようになる前は，ネコは単独で生活し，狩りをしていた [13, 14]．そのため，彼らは他のネコと争うよりも，可能な限りそれを避ける [13-15]．自宅内でネコどうしのケンカに対処する際，逃げ道および隠れ場所の用意が非常に重要なのはこのためである [16]．ネコにとっては，逃げることができると感じられることが必要なのである．ネコは，見ただけで苦痛を感じる何かから隠れることができること，そして視界から自分の身体を隠すことができることの両者が必要である（図1.1）．入口と出口が別々で隠れ場所があるキャッ

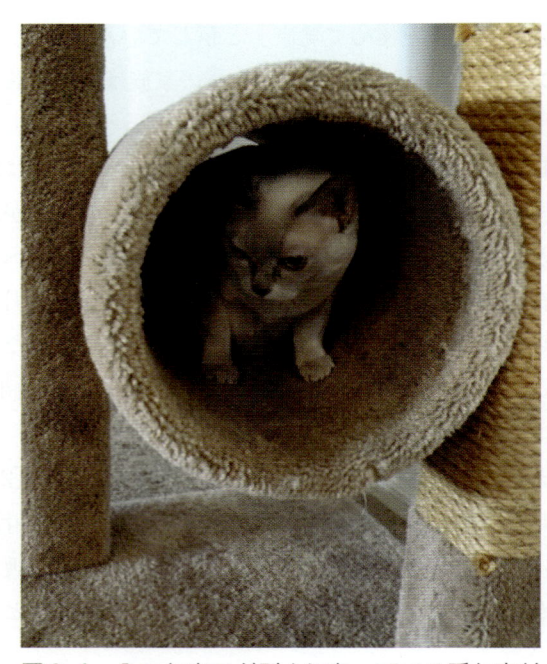

図1.1　入口と出口が別々になっている隠れ家付きのキャット・ツリー．

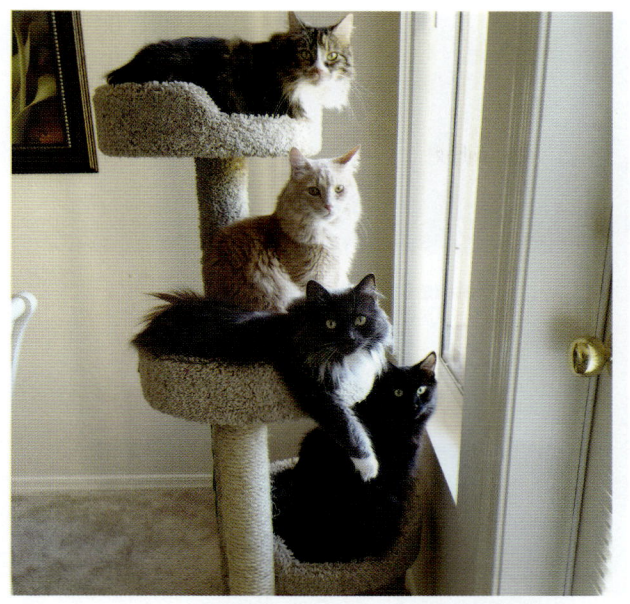

図1.2　キャット・ツリーでは，ネコが居住空間を共有するために垂直の空間が割り当てられている．
[写真提供] Bianca J. Hartrum.

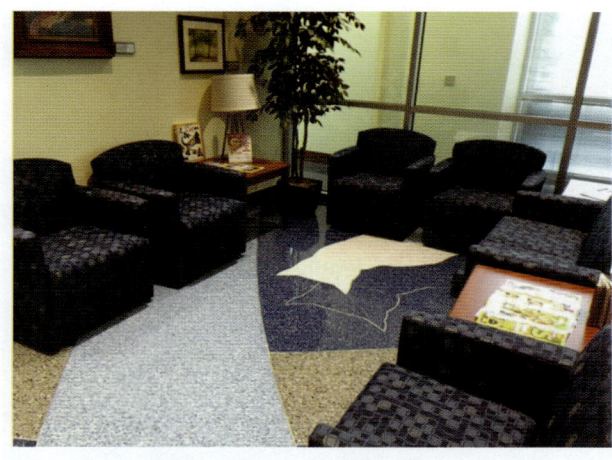

図1.3　ネコ専用の独立した待合室.

ト・ツリーが好まれるのは，侵略者に捕獲されないようにできるからである.

キャット・ツリーおよびシェルフ（棚）は同居しているネコどうしの緩衝エリアにもなる. つまり，この垂直な空間は高所へ逃げるルートおよび他のネコと離れるという2種類の役割を果たす[16]. 元来から存在する社会的序列に基づいて，ネコは快適と感じる場所に座る（図1.2）.

これらと同様の原則は誰でも採り入れることができ，ネコが他のネコや別の種の動物との関わりが最小

限になる病院を作ることで，ネコにやさしい診療を実践できる[17]. 理想的なネコにやさしい病院には，ネコ専用の待合室がある（図1.3）.

棚は垂直の空間に似せて安全であるという感覚を生むように，キャリーが地面から離れるように備え付けることが好ましい[18].

可能であれば，待ち時間を最小限にするため診療は予約制にすべきである. 不測の事態により待ち時間が長くなる場合，ネコはできるだけ急いでネコ専用の診察室に案内すべきである.

診察室に廊下のインテリアと面した窓がある場合，視覚刺激を軽減するためにブラインドを設置するとよい（図1.4）.

ネコ専用の診察室の外には，部屋が使用中であることを表示するためのスライド式の表示板を取り付ける

図1.4　ネコ専用の診察室に設置されたブラインドは，(a) 物怖じしないネコには周囲を認識させるため開けておき，(b) 怖がりまたは内気なネコには視覚的刺激を軽減するために閉めておく.

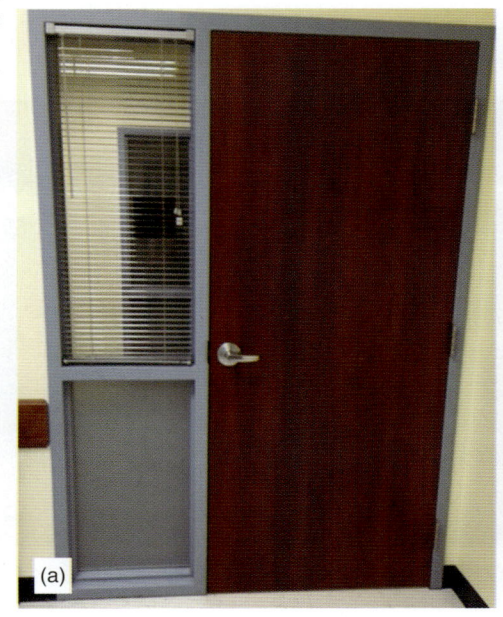

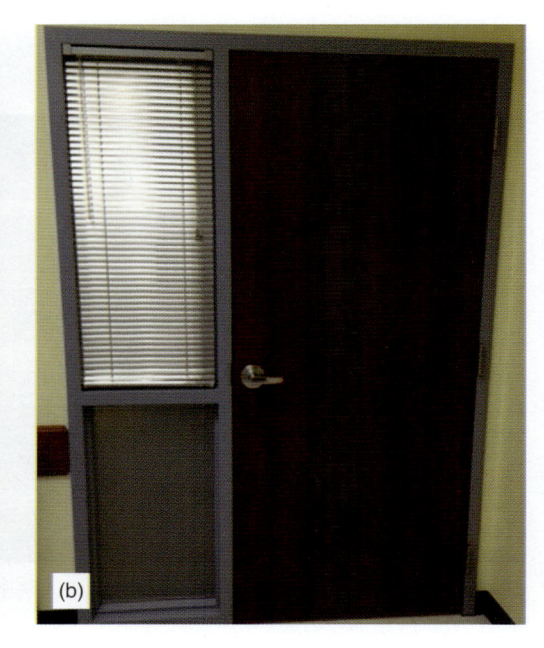

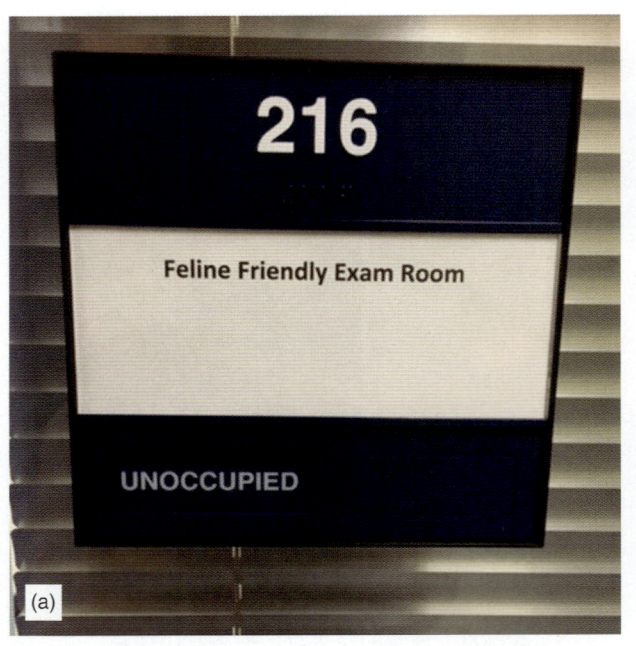

図1.5　ネコ専用の診察室（a）未使用，（b）使用中.

とよい．こうすることでブラインドが閉じられた使用中の部屋に，診療スタッフが気づかずに入ることを防ぎ，不注意からネコが廊下に逃げることを防止できる（図1.5）．

　ネコが入院する場合，ネコ専用の入院室はネコ以外の動物と顔を合わさずに済むため有効である[18]．ケージは「ネコのマンション」のように積み重ねることがあるが，向き合うように設置すべきではない（図1.6）．向き合わせると他のネコを見ることになり，これは大きなストレスの原因になることがある．

　ネコをケージに収容したら，隠れ場所を与えたほうがよい．隠れ場所を与えられたネコは，診療スタッフから丸見えにはならず，継続的な観察が必要ないほど十分に落ち着く（図1.7）[18]．ケージ内に設置する物理的な隠れ場所の代わりに，ケージの扉にタオルをかけても同じ目的を果たす（図1.8）．タオルはステンレス製ケージが原因となる光の反射を最小限にすると考えられる[17]．ラミネート製のものが好まれるのはケージの壁の光の反射，そしてまぶしさを防ぐからである．

　ネコにとって快適な環境を検討する際，入院室の照明も検討すべきである．ネコをモニタリングするために照明は十分に必要であるが，ステンレス製のケージ内での照明の反射が強くならないものがよい．

　獣医療では照明の質および種類が重要である．照明はヒトの学校の教室および救命救急室で研究されてい

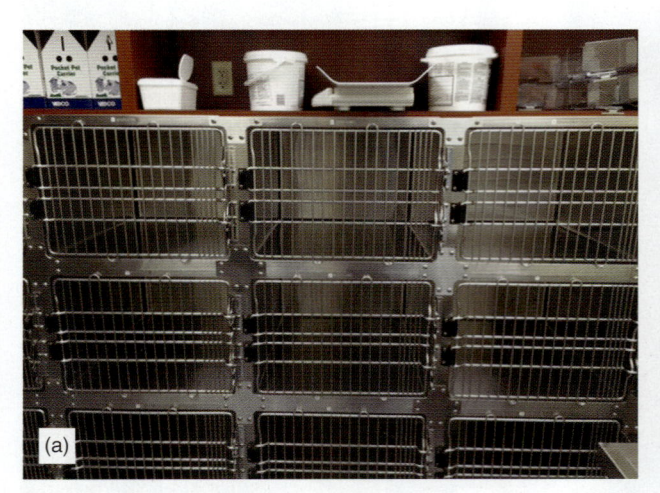
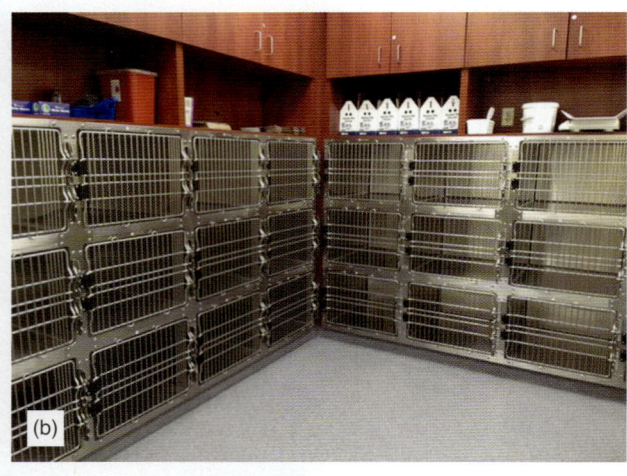

図1.6　積み上げられたケージ．（a）ネコの入院室が壁一面に並んでいる．（b）角で壁が隣接しているため，ネコはお互いを見ることができる.

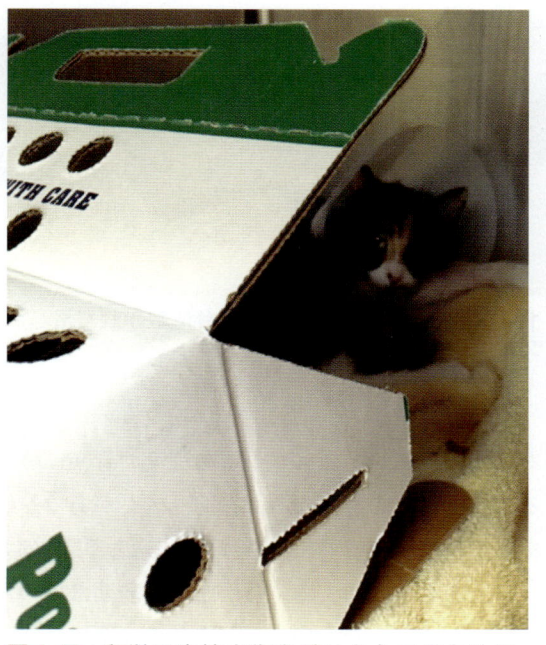

図1.7　卵巣子宮摘出術を受けたネコのために，隠れ場所として使用している使い捨てのキャリー．このネコは視界から消えることにより，視覚的刺激を軽減でき，より安全を感じているかも知れない．

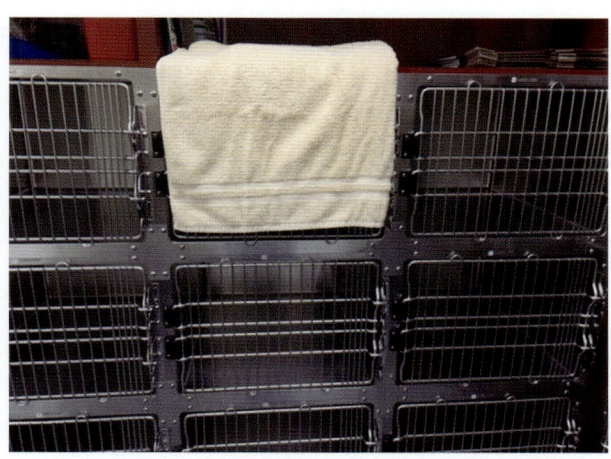

図1.8　ケージの扉にタオルをかけることは，視覚的刺激を軽減するもう一つの方法である．

る．白色蛍光灯の照明の使用は，ヒトでは被刺激性，疲労および集中困難に関連する．対照的に，天然光のようなフルスペクトル照明は，コルチゾールに対する生体反応を低下させる．フルスペクトル光に照らされたネコは，ストレスに良好に適応する[19]．

ヒト医療の集中治療室および救命救急室ではフルスペクトルの照明は設置されていない．この代わりに頭上の照明に蛍光灯を用いており，持続的に光を浴びていると，身体の日内変動が障害される．このことは，入院期間の延長に関与する可能性がある[19, 20]．こ

の問題の解決策の一つは，集中治療室および救命救急室の照明を弱くすることである．獣医師は，当初はネコの処置が難しくなると懸念を示す．しかし，ヒトでは照明を弱くすると不安感が減弱するという研究結果が報告されている[19]．

色は情緒を変化させることができるため，照明の色調もネコの転帰に影響する可能性がある[20]．救急医療学会（The Society of Critical Care Medicine）は，穏やかな気持ちにさせる青色，緑色およびスミレ色の光の使用を推奨している[19, 21]．

獣医療との関連性を評価するためにはさらなる研究が必要だが，強烈な光または連続的な光は，動物にとって不安の原因となることを複数の研究が確認している[22-24]．伴侶動物のタペタムは光を増強し，ヒトにとって快適な照明を嫌う可能性がある[25, 26]．この

図1.9　ネコおよびイヌの集中治療室．天井にある (a) 蛍光灯照明，そして (b)薄暗い緑色の蛍光灯照明．

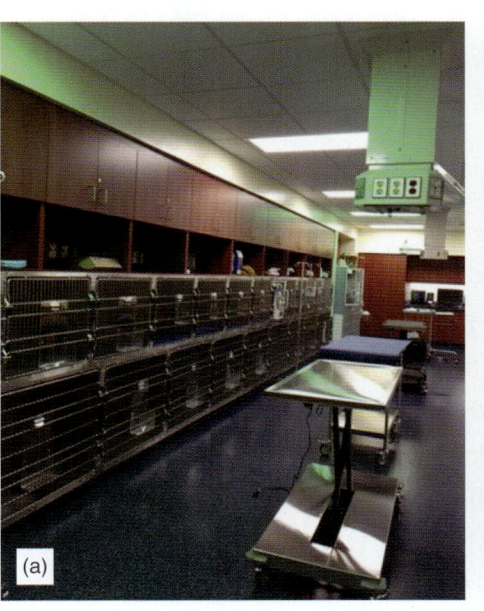

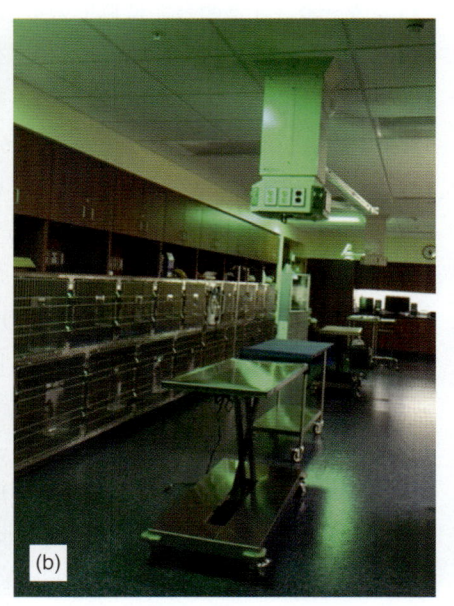

ため，ネコにやさしい病院の多くはネコを快適にさせるために，ヒト医療と同じほの暗い照明を採用している．なお，色は付いている場合と付いていない場合がある（図1.9）．

ネコが嫌がる可能性があるもう一つの視覚刺激は白衣である．「白衣症候群」は伴侶動物に特有のものではない．ヒト医療では，全てではなく一部の患者では病院内でのストレスが交感神経系が活性化することにより，高血圧になることが十分に証明されている．一過性ではあるものの，標的器官にダメージを与えることがある [27-30]．白衣症候群はイヌだけでなくネコでも報告されている [31, 32]．より懸念されるのは，腎機能不全のような標的器官の疾患が既に存在するネコでは，白衣症候群誘発性高血圧はより重篤で，そして長期間に及ぶことである [32]．プロの服装として白衣の見直しを検討し，白衣を診察室に持ち込まないことで，ネコにやさしい診療はより良質になる [33, 34]．

1.4 音の役割

騒音によるストレスは実験動物では証明されている．周囲の騒音が85デシベルに近づくと，げっ歯類は行動的および生理的なストレス徴候を示す [35]．伴侶動物医療の分野では同様の調査は行われていないが，よりソフトな声およびリラックスした口調は，安心感を与えると考えることは理論的である．周囲の騒音は60デシベル未満に保つことが望ましい [33]．

同様に，ネコの耳に入る音の種類も考慮すべきである．ネコを静かにさせるため善意で「シッ，静かに！」と言うことがあるが，この「シッ！」という音は威嚇の「シャーッ！」と明らかに似ている [17]．このため，ネコに「シッ！」と言うことは，ネコを凝視することと同様に威嚇することになる場合がある．

ネコよりもイヌでは大規模な研究が行われているが，バックグラウンド・ミュージックもネコのストレスに影響する．保護施設でもケンネルでも，ハード・ロックおよびヘビー・メタルはストレスを誘発するのに対し，音の大きさが適切な範囲（60デシベル未満）のクラシック音楽は落ち着きを与える [36, 37]．

現在，ヒト医療での関心事は手術室での音楽の使用だが，これは獣医療にも関連がある．大容量の循環気流システムおよび陽圧換気装置は，使用していない場合でさえ手術室の騒音の原因になる [38]．音楽には付加的な効果があり，87デシベルと同程度になること

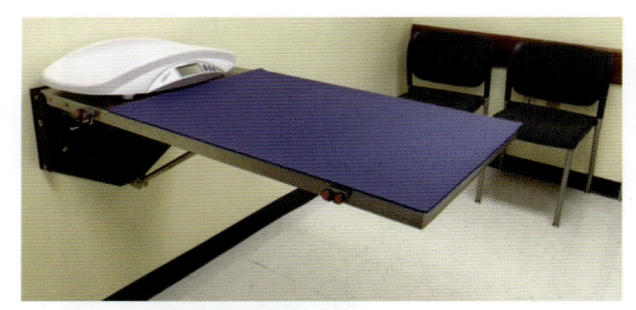

図1.10 ネコ専用診察室の診察台に敷かれた滑らないマット．

がある [39]．麻酔下のネコがこの程度の音楽に曝露されると，聴覚が障害される潜在的リスクがある．蝸牛はあぶみ骨筋によって保護されているが，これは大きな音に反応して収縮する．しかし，麻酔薬はこの保護的な反射を減弱させる [38]．大音量の音楽に長時間にわたり曝露されると，聴力は低下し，闘争か逃走かの反応が活性化される可能性がある．したがって，ネコの意識状態に関係なくストレス反応および聴力低下を最小限にするため，診療スタッフは音量を調節する必要がある．

1.5 触覚刺激の役割

診察台表面の金属は冷たく，滑りやすい場合がある．ネコが足元を安心できるように，洗濯が容易な滑り止めのマットまたは軟らかいカバーの使用を考慮する（図1.10）[33]．

触覚刺激とはネコを扱い，そして安心させるため診療スタッフがネコに触れることである．ネコは社会集団内で他のネコに頭や身体をこすりつけ，そして仲間の毛繕いをすることが多い．ネコが自分の仲間に対してこのような行動を示す場合，頭部および頸部に限られることが多い．同様に，ネコがヒトに身体を触れられることを許容する場合，同じ部位を好む [13, 40]．ネコが背部または腹部をなでられると，有害な反応を示すことがある [41]．ネコは皮膚をぞくぞくさせて反応する場合がある．それは性的興奮が増大したためと考えられるが，自己防衛のために爪を立てることもある [41, 42]．

1.6 匂いの役割

ネコの匂いは多くの機序を介して伝達される．ネコの口唇およびオトガイの周囲には皮脂腺がある．ネコ

は頭突きをすることで，物や他の動物に匂いを付着させることができる．ネコが何かを引っ掻くと，指間皮脂腺から匂いを付着させる．ネコは糞便および尿を介しても匂い付けをする．尿マーキングはネコの間では一般的で，自然なコミュニケーション法である．しかし，ネコどうしが戦闘状態になると，マーキングが悪化することがある [40, 43]．

$2 \sim 4cm^2$ の嗅覚上皮細胞を有するヒトと比較すると，ネコのそれは $20cm^2$ と推定されている．ネコのコミュニケーションは嗅覚に大きく依存している．短時間の視覚的サインとは異なり，嗅覚によるメッセージは周囲に残存する．嗅覚によるサインはネコを困惑させることを診療スタッフは忘れていることが多いが，それは匂いがヒトの鼻にとってはあまり強くないからである [17, 40, 44]．ヒトが気づかない匂いが，ネコを容易に攻撃的にすることがある．汚い診察室にいるネコは，診療スタッフは気づかない匂いのために混乱しているかも知れない．このような匂いはネコに不安感を伝達し，病院に来たことを予想して，それがストレスを増大させることがある．

診察室は使用前に徹底的に清潔にすべきである．しかし，柑橘類，ユーカリ，松またはユーカリを含む洗剤および消毒薬は使用しないよう注意すべきである [13]．これらの匂いに不快感を示すネコは多い．室内の空気清浄機にもこれらの匂いがするものがあることを覚えておくべきである．

同じくアルコールの匂いも嫌うため，可能な場合にはアルコール消毒も避けるべきである [33]．この匂いと共に過去に経験した嫌なことは，ネコの記憶に深く刻まれる [45-47]．匂いは波及効果を持つ脳で処理され，感情にも影響することがある [47]．その結果，

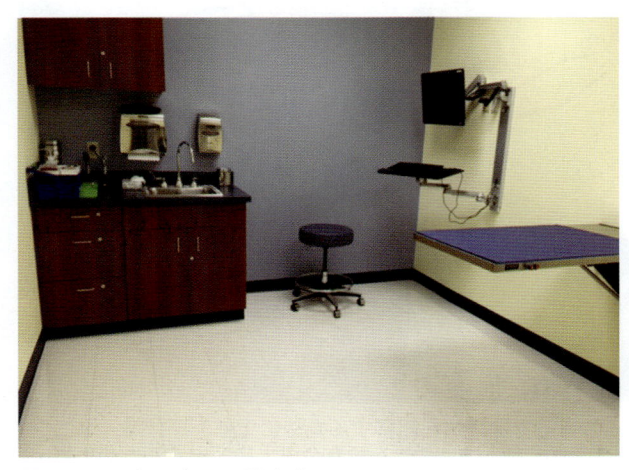

図1.11 ネコ専用の診察室．

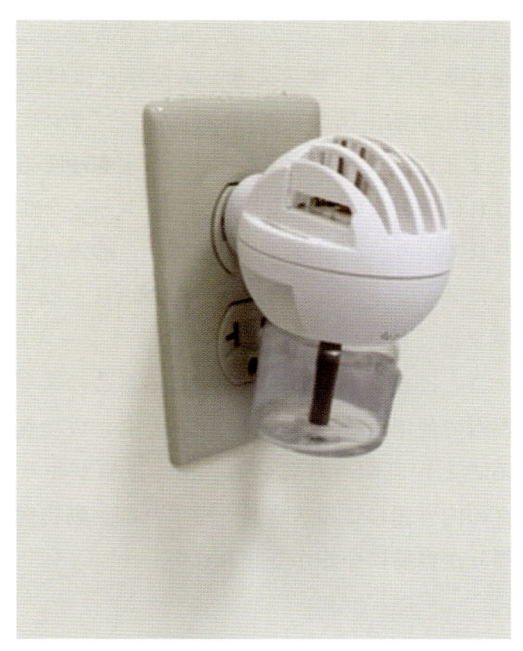

図1.12 ネコ用の合成フェイシャル・フェロモンの芳香器．

ネコはアルコールの匂いを否定的な経験と強力に結びつける可能性がある [33]．

ネコをイヌの匂いにさらさないようにする．これにはネコ専用の診察室が役立つ（図1.11）．しかし，診療が終わった都度に床だけでなく，壁および戸棚も含め露出した表面は全て拭き取らなければならない [33]．

ネコにやさしい診療では，次の診療前に診察室を徹底的に清潔にし，換気することに加え，ネコ用の合成フェイシャル・フェロモンを使用することが多い．ネコは顔面の分泌物中に5種類の機能的フェロモン（F1～F5）を生産している [48]．ネコは慣れているものにはF3分画を優先的に付着させるため，F3分画は安心感を誘発すると考えられている．F3分画はネコが周囲を探索することも促し，尿マーキングを減少させる [48]．

F3分画は不適切な行動を抑制するために市販されている（フェリウェイ Feriway；Ceva Sante Animale）．ネコは既にフェイシャル・フェロモンでマーキング済みの場所にはめったに尿でマーキングしないことから，当初は不適切な排尿への介入を目的に販売された [49]．実際に，この使用により尿マーキングは非常に激減したと思われる [50-53]．その後，動物病院での一般的なストレスの軽減，処置中の不安の軽減，グルーミング行動の増加，食欲の増進および膀胱炎の内科的管理にも使用されるようになった [13, 50, 54-56]．

この製品は，電源プラグに差し込む芳香器として処方箋を必要とせずに購入でき，診察室とほぼ同じ約65m^{2}に対応する（図1.12）．これは電源プラグに差し込んだままにして使用するため，1ヵ月に1回詰め替えなければならない．この製品はスプレー・タイプも販売されており，診察室に常備して手，診療衣およびタオルにスプレーすることにより，ネコにとって診療スタッフは「親しい存在」になるよう「マーキング」されたことになり，威嚇を軽減できる．このスプレーを診察台で使用すると，ネコのストレスが成功裏に軽減することが証明されている[48]．家族がキャリーバッグの内外側にこのスプレーをすれば，動物病院の行き帰りが容易になるかも知れない．

1.7 さらなる準備の役割

動物病院を初めて訪れたことが，その時とその後の通院を決定づける．起こり得ること，そしてネコが必要とすることを事前に予想および計画しなければならない．子猫の到着を準備する際，容易に洗浄できる玩具および嗜好性の高いおやつを手元に置いておく．これらはネコの注意をそらす上で効果的である．さらに骨関節症に罹患している可能性がある高齢猫を検査する場合，診察台の表面を軟らかくすることが重要である[13]．

診療予約前には診察室を確保し，不要な騒音および慌てた行動を最小限にするため事前に必要なものを準備しておくべきである．ネコは診療スタッフに囲まれると，突然の動きを不快に感じ，不安を増大させる．ゆったりとした穏やかで，そして整然としたアプロー

チが，ネコにとって受診は丁寧で手際がよいという印象を与える[13]．

ネコの治療を成功させるためには，「急がば回れ」と言われることが多い[13]．これはネコのペースに合わせることの重要性を意味している．検査中はネコを急かしてはならない．ネコが現在の状況を把握し安全であるという気持ちになるまでには時間が必要である[40]．このような時間を設けることで，ストレスを軽減し，攻撃的傾向を低下させ，そして診断検査の結果を複雑にするストレス誘発性高血糖の可能性を減少させることができる[57]．

著者の経験では，ネコという動物は「子猫の時間[1]」に浸るものである．ネコはほんの短時間しか我慢できない．ネコに身体診察を強制することは非生産的である．「子猫の時間」はすぐに終わってしまう．この時間を過ぎると，ネコは診療スタッフの危険を脅かす存在になる．それ以上関わることにはよいことはなく，その経験はネコの記憶に長期間にわたり影響する．ネコはもはや病院での経験に不信感を持ち，この認識はその後の受診に影響するはずである[16]．診療スタッフがその後の経験は全く異なるものにしようとしても，そのネコは同じように有害な結果と予想する可能性が高い[16]．

忍耐とは美徳というが，これは特にネコの診療にも当てはまる．たとえ包括的な検査を完了するために予約してあったとしても，診療スタッフが時間をかけることは非常に重要である[58]．

---

1 気まぐれ．

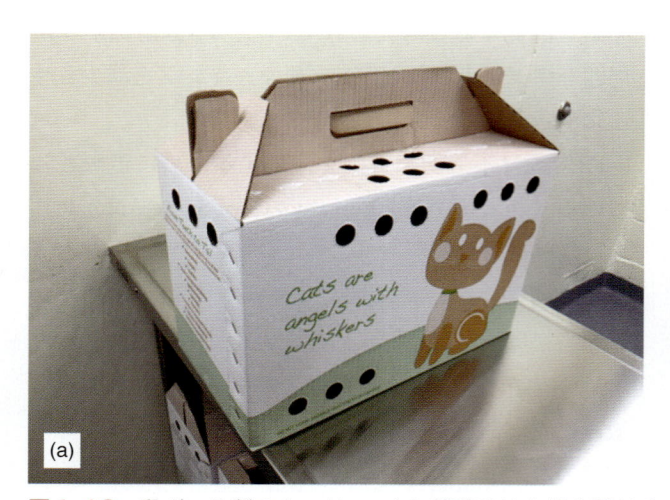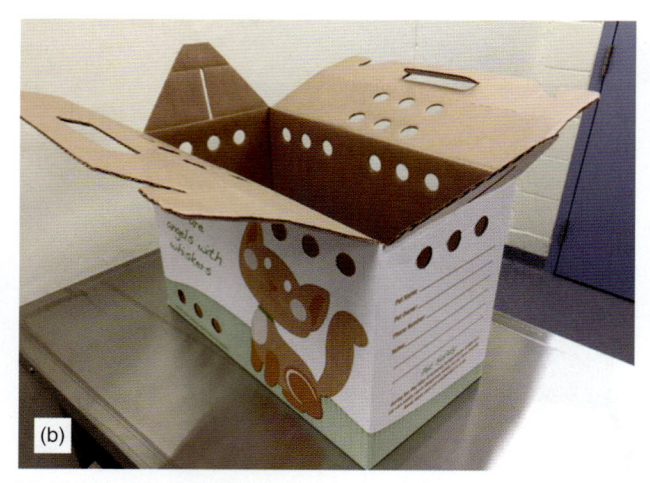

図1.13 段ボール製のキャリー．（a）移動時は上部を閉じる．（b）診察室ではネコを観察するために上部を開ける．ネコを引き出すためには，威嚇と認識されるだろうがキャリーの中に手を入れるか，あるいはネコを診察台の上に「出す」ためにキャリーを傾ける以外に容易な方法はない．

1.8 診察室でのエチケット ：ネコに近づく方法

　伝統的に，診療スタッフは効率を優先してきた．伴侶動物のかつての扱い方は，ネコが快適であることを常には考慮していなかった[59]．残念ながら，診療スタッフにとって安全で効率的なことは，ネコにとっては常に心理的に安全ではなく，望ましいことではない．力強くネコを扱うと，院内で自分が支配されているとネコが認識し，そして不安感および攻撃性が増強する．いわゆる「問題のあるネコ」は恐怖と記憶の悪循環によって，その後の受診時に問題をさらに悪化させる．

　これまで，キャリーバッグから出たがらないネコは，診察台の上に無理に引きずり出されていた．壊れにくいボール紙のキャリーバッグを用いれば，抵抗するネコを逆さまにして引きずり出す必要はなく，ネコは容易に出ることができる（図1.13）．

　ネコの全身を観察するために，キャリーバッグを傾けたり振ることはもはや推奨されない[17]．このようにしてしまうと，ネコが自分の意思で出るという選択が排除される．自制心の欠如はネコにとってストレスとなり，これが防御的攻撃性に変化することが多い[40]．ネコをキャリーバッグから診察台の上に無理に引きずり出さずに，家族が診察室に慣れたら，ネコが自分の意思でキャリーバッグから出るチャンスをネコに与えるべきである．こうすることでネコは状況を把握できる．つまり，自分からキャリーバッグを出て，新しい環境を探索することを決断させるということである．最も重要なことは，ネコに決断のための時間を与えることである．診療スタッフが家族から包括的な病歴を聴取している間は，キャリーバッグの扉は開けておくべきである．キャリーバッグの出口の近くにお

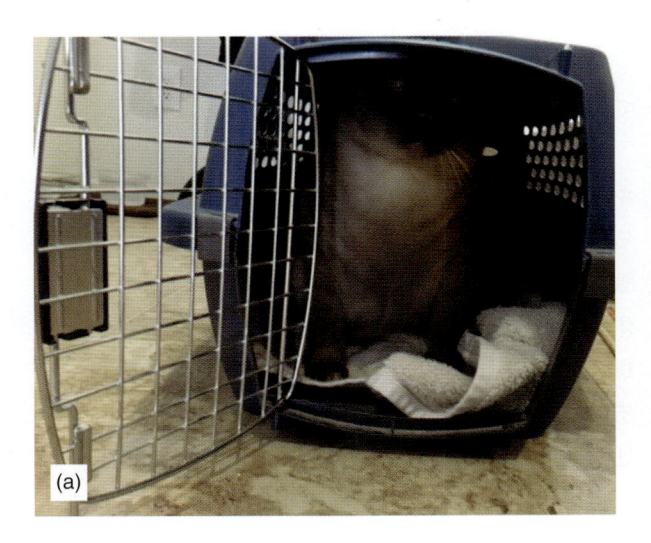
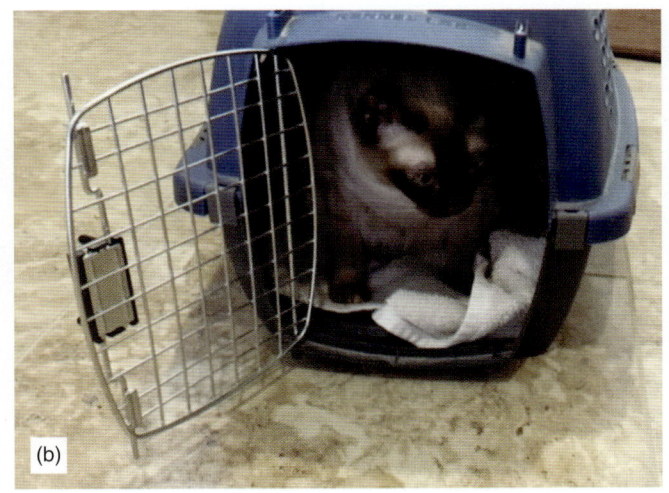
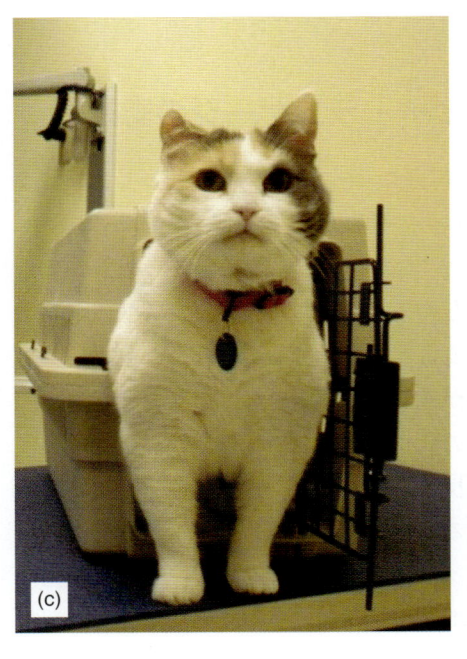

図1.14　(a) このネコはキャリーから出たがらない．(b) このネコはまだキャリーから離れてはいないが，キャリーの出入口に移動している．外部に興味を示し，キャリーの外を見まわしている．(c) このネコはキャリーから半分ほど出ている．完全に出ているわけではなく，何らかの突然の動きまたは騒音に驚いてキャリーに戻るかも知れないが，探策に十分な自信を感じている．

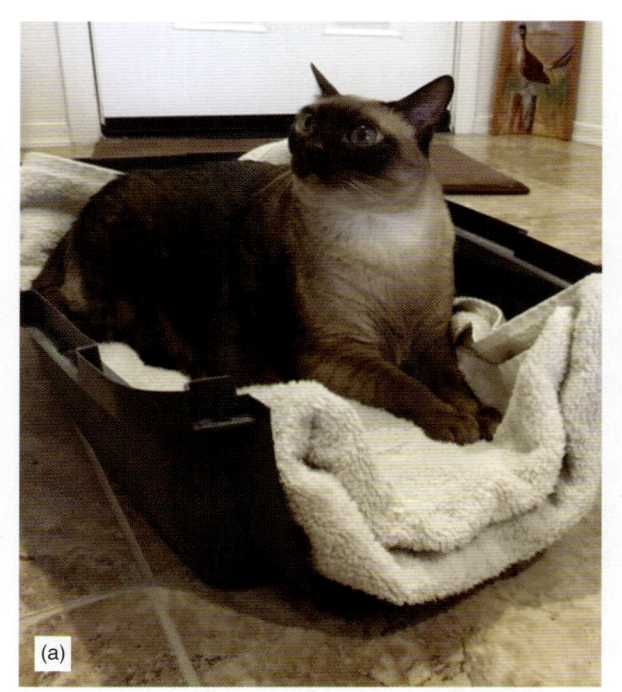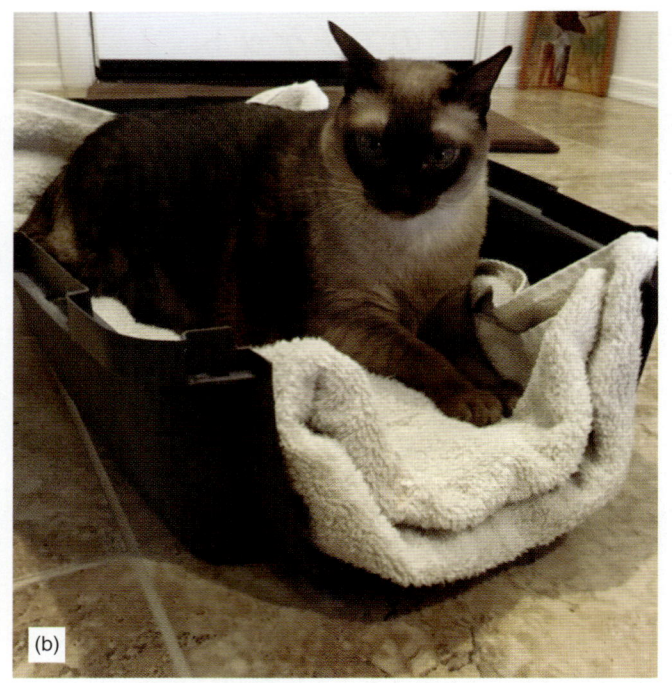

図1.15 (a) このネコは，キャリーの上部半分が取り除かれたことに驚いている．(b) このネコの耳は苛立ちを示している．これは診療スタッフにゆっくり手際よく，そして注意して接近するよう告げている．

やつを置いておくと，用心深いまたは不安なネコでなければ，問題なく出てくることがある [13, 17, 40, 60]．ネコが外に出ることを決断したら，診療スタッフは病歴を聴取しながら，ネコの姿勢および呼吸状態を個別に観察し，そしてネコの心理的状況を把握する．

当初は，ネコはキャリーバッグの後方に引っ込んでいるかも知れない（図1.14a）．環境に慣れるにつれて，ネコはキャリーバッグの外の出来事に興味を持ち，探索する気になるかも知れない（図1.14b）．この時点でネコはキャリーバッグから離れるとは限らないが，少なくとも出口付近まで近寄る．十分な時間を与えれば，ネコは次の段階に進み，警戒して身体を隠したままキャリーバッグの外に頭部だけを出すことがある．ネコが十分に安心すれば，自発的にキャリーバッグから完全に出る（図1.14c）．

ネコがキャリーバッグから出たがらない場合，容易に分解できるプラスチック製キャリーが役立つ．キャリーバッグの上半分を迅速に外すことができ，ネコを無理に押し出す必要がないため，ネコは検査を受けるためにキャリーバッグから離れなくて済む（図1.15）．安全に検査を進める最善の方法を知るためには，ネコの姿勢を観察すると役立つ．

ネコが極めておびえていたり動揺している場合，上半分を取り除いたキャリーバッグにタオルをかけてもよい．こうすることでネコはタオルで覆われ，「隠れ

ている」という錯覚が有益に作用することがある [40]．

検査の間，ネコはタオルの下に居続ける場合がある．キャリーバッグを分解すると隠れたところから出てくるネコもいる．全てではないが，診察台の上で身体を触られるのを好むネコ（図1.16a），ネコにやさしい体重計の上に自分からおさまるネコ（図1.16b），診察室内の椅子に移動するネコ（図1.16c），そして床または膝の上で身体を触られることを好むネコもいる（図1.16d）．

最も重要なことは，ネコに選択させることである [40]．

1.9　ボディー・ランゲージの認識

ネコは眼，耳，口，尾および被毛を使ってネコどうしおよびネコ以外の動物種とコミュニケーションしている．[44]．ネコは可能であれば身体的な争いを避けることを好むので [13]，お互いの視覚的サインを正しく読み取れるようになった [44]．

周囲の照明が適切で，照明の影響を除外できるのであれば，瞳孔のサイズおよび形状はネコの根底の心理状態を正確に反映する．恐怖を感じているネコは交感神経が支配する反応である「闘争か逃走かの反応」が活性化しているために散瞳する（図1.17a）．瞳孔は拡大するだけでなく，円形になり，時には虹彩の観察

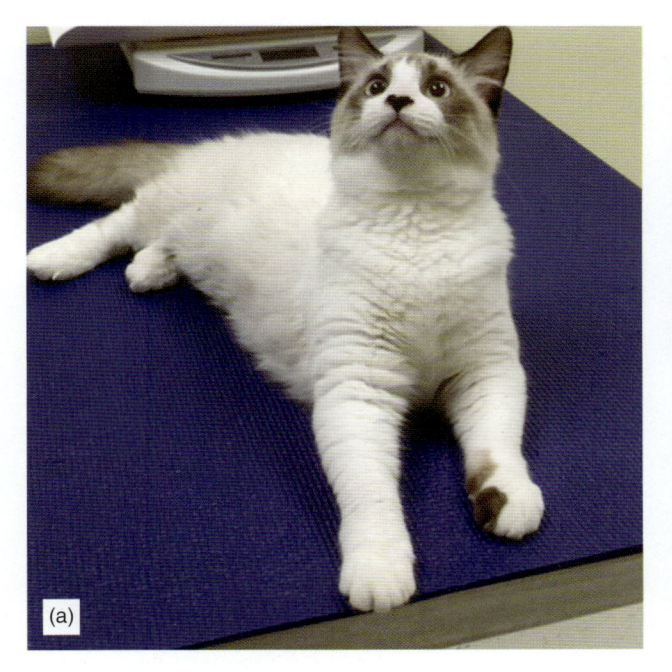

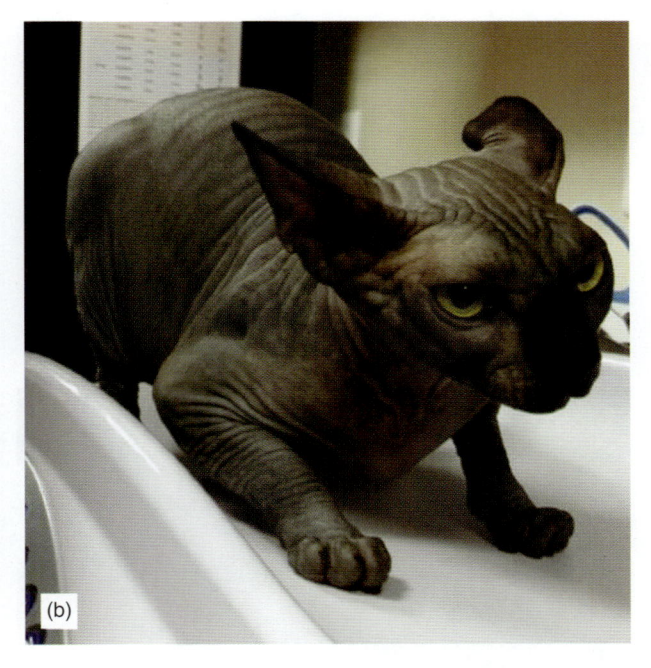

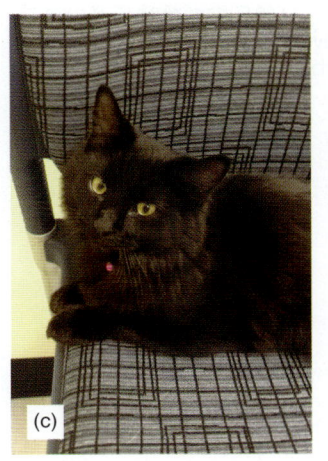

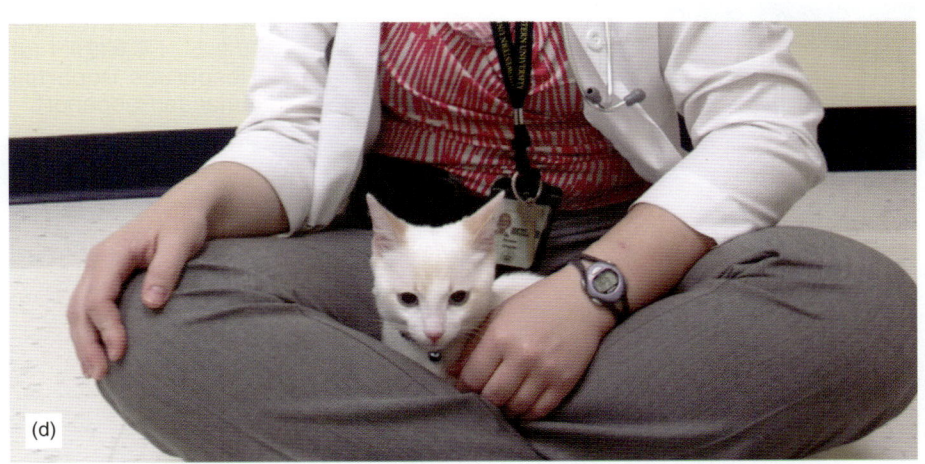

図1.16 (a) このネコは診察台の上で安心して手足を伸ばしてくつろいでいるように見える。 (b) このネコは体重計の上で丸くなることを選択した。 図1.15bと同様, 耳が苛立ちを示している。 これは, 診療スタッフにゆっくり, 手際よく, そして注意して接近するよう告げている。 (c) このネコは診察室の椅子の上で検査を受けることを選択した。 (d) このネコは診察室の床で獣医師の膝の上で検査を受けることを好んだ。
[写真提供] (a) Lydia T. McDaniel. (b) Brittany Hyde. (c) Amanda Coleman.

が非常に難しくなることがある。 交感神経が活性化していないネコの瞳孔は対照的で, 瞳孔は楕円形またはスリット状になる傾向がある (図1.17b)。 ネコが安心している場合, 時として「ゆっくりと瞬き」をする。 この場合, 瞳孔の大きさおよび形状は正常で, 眼瞼は半分閉鎖して, あたかも安全や安心感を伝えているかのようである (図1.17c)。

ネコの耳は活動的で, 一連の視覚的サインを非常に短時間に伝達できる[44]。 警戒しているネコは, 左右対称に耳を動かすことが多く, 感じ取った刺激の方向に両耳を立たせる (図1.18a)。 周囲に不安感を抱いているネコ, あるいは気分が高まっているネコは耳を左右不対称にすることが多く, このことは一側または

両側の耳を耳介内側を使って横方向に回転させていることを示している (図1.18b)。 耳が左右対称に平坦になっている, つまり耳介が頭頂部で倒れている状態は, 防御を示している。 このようなネコは警戒し, 自己防衛の手段として攻撃的なけんかを強制されていると感じているのかも知れない (図1.18c)。 防御的攻撃状態のネコはシャーッと言ったり, フーッと唸ったりもする (図1.19)。

尾はネコにとってはもう一つのすぐれた視覚的伝達手段である。 空間での尾の位置, そして立毛させているかどうかは, ネコの心理状態を判断するために使用される。 リラックスし, 穏やかで自信を持っているネコは, 尾を後方に出す傾向がある (図1.20a)。 対照

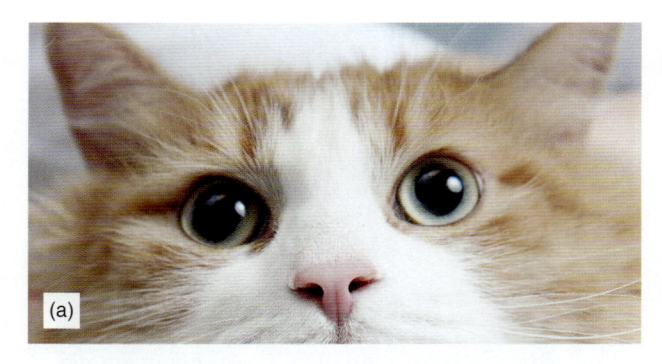

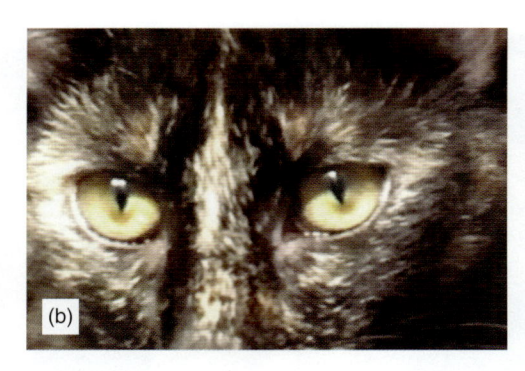

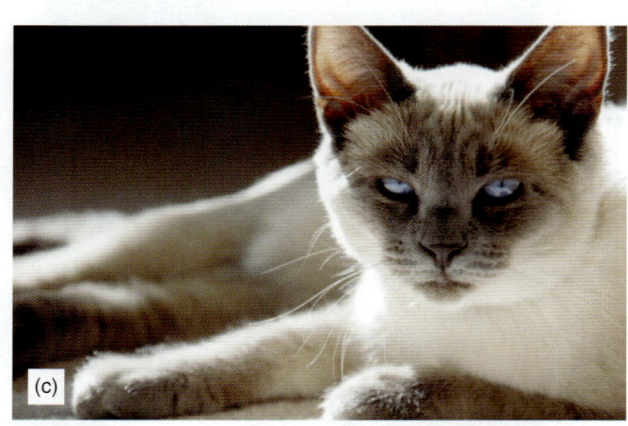

図1.17 (a) このネコが驚いていることは，瞳孔が顕著に拡大していることから明白である．(b) このネコの瞳孔の大きさおよび形状は正常で，「闘争か逃走か」の影響はあまりない．(c) このネコはリラックスしていて，「ゆっくりと瞬き」をしている．許容性および順応性が極めて高いネコである．［写真提供］(a) Midwestern University, Media Resources Department. (b) Leigh Ann Howard. (c) Amanda Rappaport.

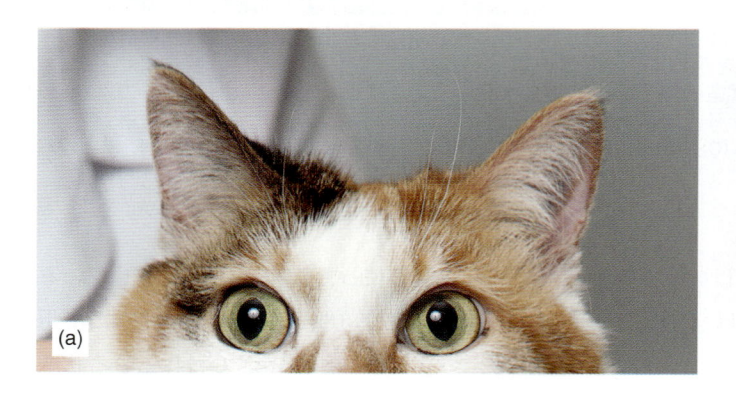

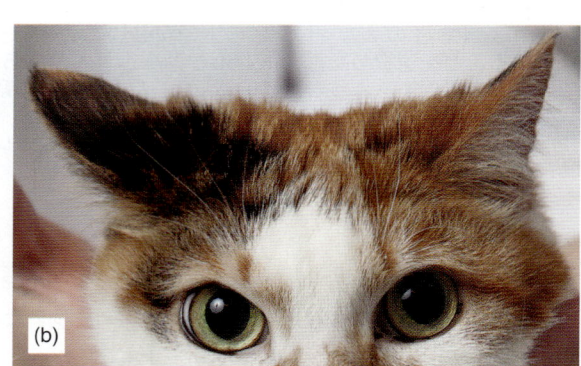

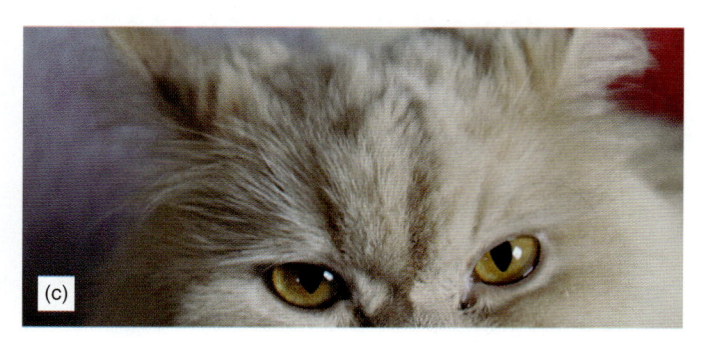

図1.18 (a) このネコは意識清明で，集中している．(b) ネコの旋回した耳は現在の状況に不安を感じていることを伝えている．(c) このネコの耳は後ろを向いたままになっている．これは診療スタッフにとっては「危険なサイン」で，ネコは恐れを感じている．
［写真提供］(a),(b) Midwestern University, Media Resources Department. (c) Marissa Haglund, Midwestern University CVM 2019.

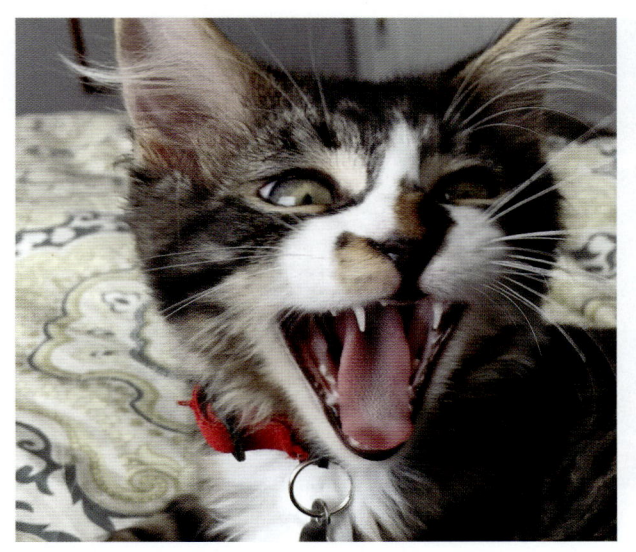

図1.19　このネコは恐れを感じ，そっとしておいて欲しいという要求を伝えるためにシャーと言っている．
[写真提供] Hilary Lazarus.

的に，怖がっているネコは尾を身体の下方に隠す（図1.20b）．ネコがより攻撃的な姿勢を示すと，尾を地面と垂直に保つようになる（図1.20c）．尾の被毛を逆立てているネコは過剰に興奮し，攻撃できるよう身構えている（図1.20d）[44]．

姿勢は瞳孔の大きさおよび形状，耳および尾の動きと共にネコが状況をどう認識しているかをトータルで表現しているため，ネコがどう反応するかを診療スタッフが判断する上で役立つ[61]．好奇心および許容のサイン（図1.21a）から差し迫った許容できない警告のサイン（図1.21b）まで，ネコのあらゆるサインを識別できる．この識別を困難にする要因は，ネコの行動が示していることを診療スタッフが常に迅速に認識できるとは限らないこと[44]，そして遊んでいる時の様子が攻撃している時のそれと酷似していることである（図1.21c）．

ネコはめったに腹部腹側を見せない．ネコがこの部位を露出している場合，戦闘状態にある可能性があり，

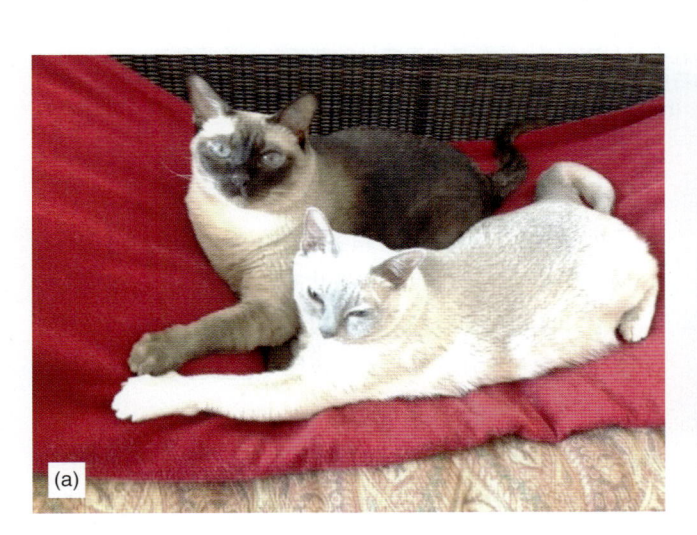

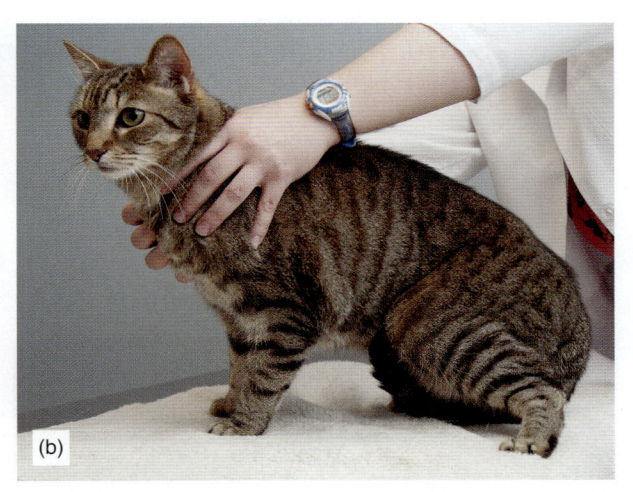

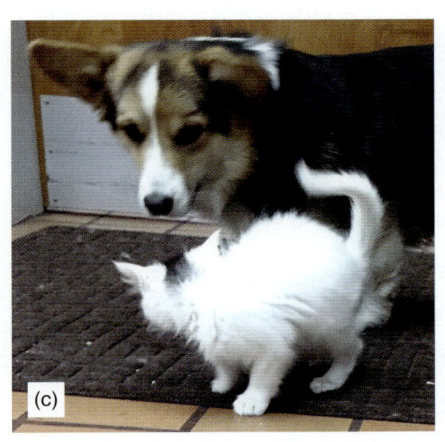

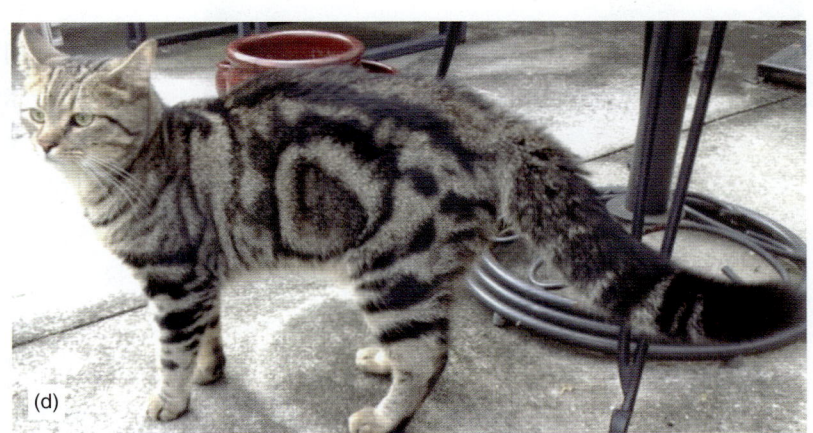

図1.20　(a) この2頭のリラックスしたネコの尾の位置に注目．(b) 尾を腹部の真下で丸めており，このネコの不安感が伝わってくる．　(c) このネコの攻撃姿勢，そしてこれに関連した地面に垂直な尾の位置に注目．(d) このネコは被毛を逆立てている．周囲の状況の認識が高まっており，ふくらんだ尾は「近寄るとやむむなく攻撃する」と伝えている．
[写真提供] (b) Midwestern University, Media Resources Department. (c) Cora R. Zenko. (d) Karen Burks, DVM.

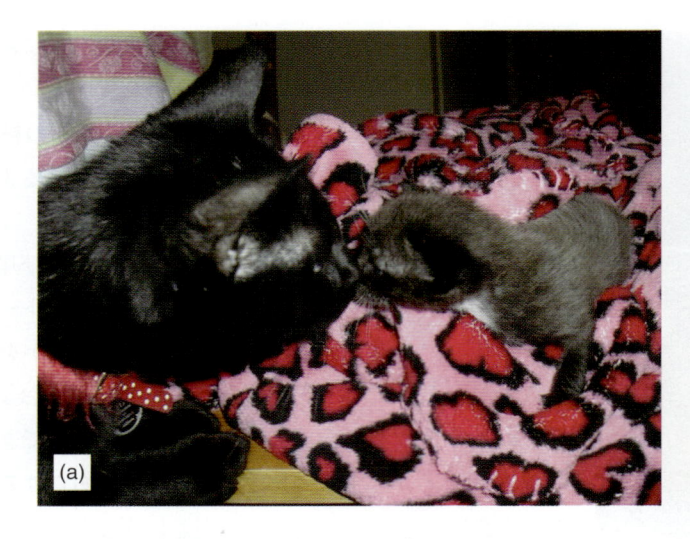
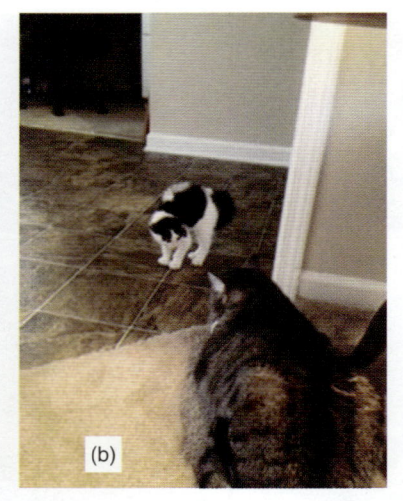
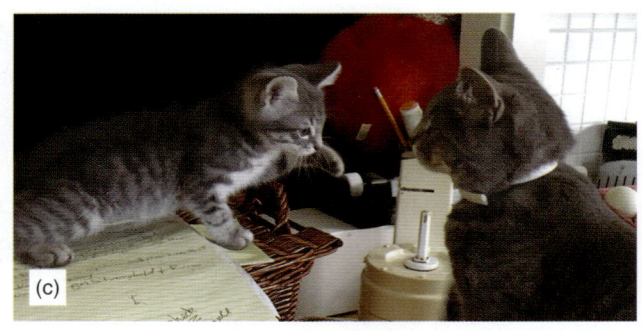

図1.21 (a) 被毛が黒色の成猫の表情には防御性も攻撃性もなく，好奇心を示しながら状況を探索している．(b) 後方のネコは背中を丸めており，恐れを示している．(c) この子猫は前肢でたたく行動をしており，その行動を向けられている成猫はこの行動を許容している．
[写真提供] (a) Alexandra Aczona-Velasquez. (b) Kat Mackin. (c) Cora R. Zenko.

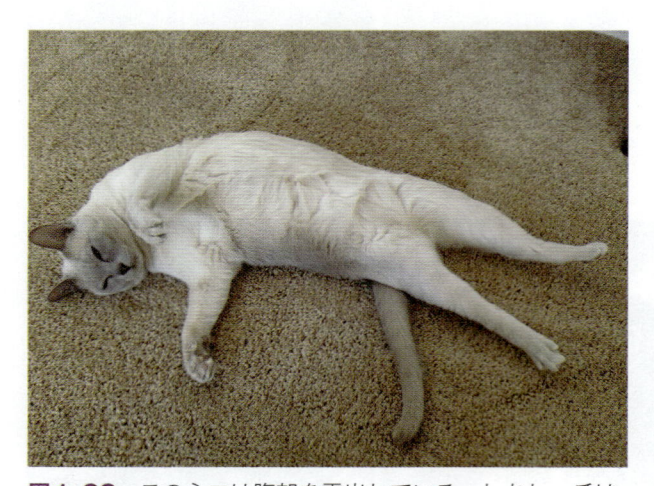

図1.22 このネコは腹部を露出している．しかし，爪は引っ込めており，四肢は緊張していない．このネコは攻撃態勢ではなく，くつろいでおり，この姿勢をとることを十分に安全だと感じている．

この場合には防御的行動を意図している．あるいは，防御態勢のために腹部を見せていることもあり，この場合，ネコは同時に前肢を腹部の上に拳上し，ツメを立て，強制されればすぐに攻撃できると警告している[44].

ネコが腹部を見せる意味を解釈する際には，ネコがおかれている状況が極めて重要である．非常にリラックスしているネコ，特に自宅で家族のように慣れ親しんでいる同居ネコたちに囲まれた環境でも，このような行動を示すことがある（図1.22）.

診療スタッフは，ネコが診察室に入ってきた瞬間から，ネコが発している視覚的サインを読み取る努力をすべきである．こうすることで獣医師は各々のネコに接する最良の方法を予想でき，意思疎通が容易になると思われる．例えば，怖がっているネコがいた場合，できるだけネコの眼を直接見ないようにすべきである[33]. ネコの眼を直視することを，ネコは威嚇と解釈することがある．最良の近づき方は，ネコの眼を凝視せずに，ネコを獣医師の存在に慣れさせることである．さらに，怖がっているネコとのアイ・コンタクトを最

小限にするため，身体診察は頭部から尾でなく，これとは反対，つまり尾から頭部へと実施することは賢明かも知れない．

1.10　ネコにやさしい扱い方

ネコが攻撃的になると事前に予測すると，根気でなく腕力で対応したくなるものである[59]．同時に，このようなネコには「難しいネコ」，簡単にいうと「悪いネコ」というレッテルを貼りたくなる．しかし臨床現場では，ネコの攻撃的傾向の根底に潜む主な原因は

恐れであることを理解することが重要である[13]．姿勢を評価して早期に恐れのサインを認識し，ネコにやさしい扱い方を実施することは，そのような恐れがその後の診察をさらに悪いものにするような，全力をあげた攻撃にエスカレートすることを阻止する補助になる[13]．

獣医療には，臨床現場で適切な扱い方および保定に関する統一されたガイドラインがない[62]．ネコにやさしい診療では，診療スタッフはネコとは「控えめなほうが効果的」という接触法が推奨される．期待する成果を得るために必要な保定は最小限にして取り扱う

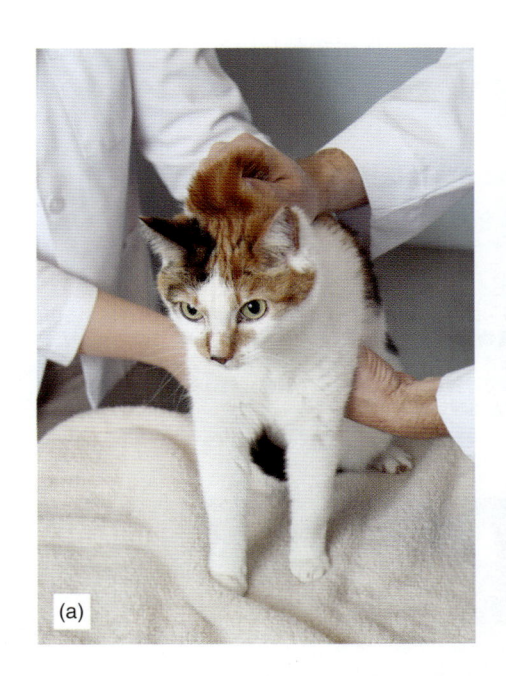
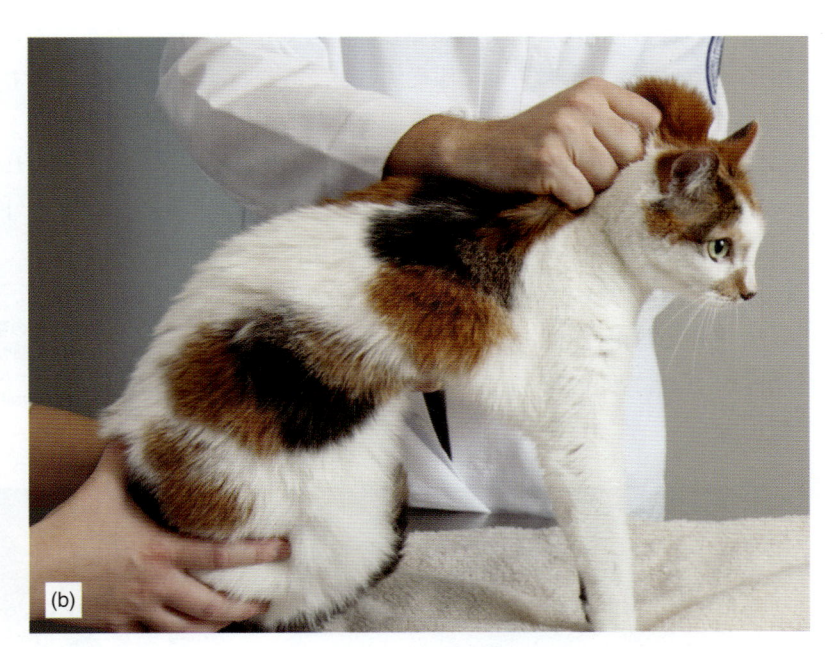
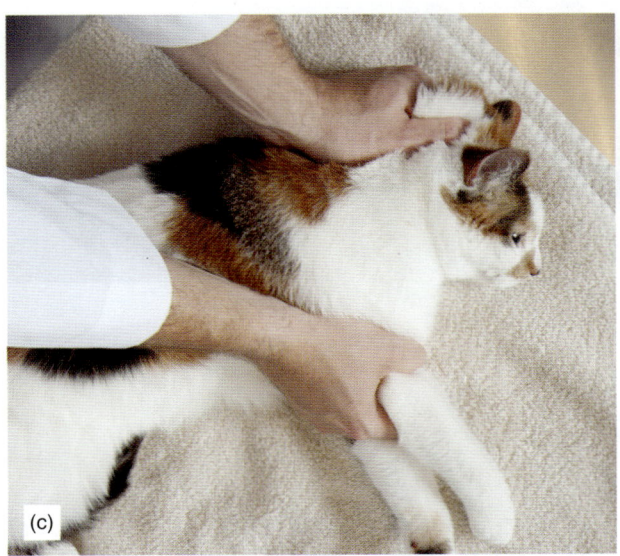
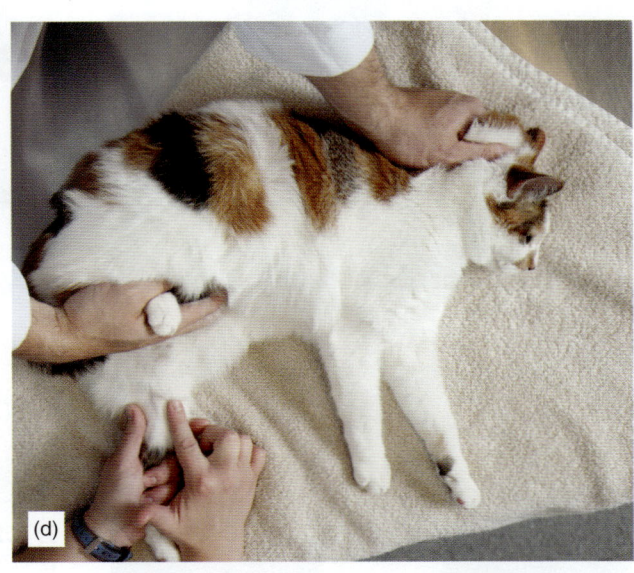

図1.23　(a) ネコの正しい首筋の掴み方．保定者の胸部および下腹部の保定法に注目．(b) ネコの正しい首筋の掴み方の側面像．ネコは空中に浮いていない．四肢はネコが安心できるように着地している．(c) 首筋を適切に掴まれたネコは，容易に側臥位にできる．保定者はネコを保定するためにネコの首を掴み続けていることに注目．(d) 側臥位になると，首筋を適切に掴まれたネコは静脈穿刺のための確実な体勢となる．保定者は右手でネコの左後肢が邪魔にならないようにしていることに注目．[写真提供] Midwestern University, Media Resources Department.

ことが望ましい．このためネコにやさしい診療は，最初に実施する保定として全てのネコで首筋を掴むことと決別した [13]．首筋を掴む，つまり様々な程度の力を使ってネコの頸部のうなじの皮膚を握ると，ネコを不動化できる [13]．首筋を掴むことの長所は，頭部および頸部を制御できることである．適切に実施すれば，診療スタッフにとっては安全な保定法である．

　野生では，ネコは交配時，争いで優位に立った場合，そして子猫の運搬など非常に限られた状況で首筋を噛んで持ち上げる [63]．診療スタッフが首筋を掴むと，ネコはそのスタッフが自分を支配しようとしていると認識し [40]，抵抗できないことを認める [40]．この行為は不動化という望ましい結果をもたらすかも知れないが，ネコは落ち着くわけでもないし，快適でもない [13]．ネコは身をこわばらせて服従するか，あるいは攻撃性を強める．本来であれば，首筋を掴むことは診療スタッフの安全を保障する唯一の保定法かも知れないが，ネコを保定する際に最初に実施すべき方法では決してない．この方法を実施する際は，適切に行うべきである（図1.23a-d）．成猫は決してうなじを持ち上げて空中で自由にぶら下げてはいけない．首筋を掴む場合，ネコにとって不快で，不自然になるまでネコ

の身体を引っぱったり，伸展させるべきではない．四肢を引くのは最小限にする必要がある．

　診療スタッフは首筋を掴むことを最初に実施する方法にせず，「控えめなほうが効果的」という接近法，そして代替となる新しい実験的方法を採り入れるべきと言われている．ネコには自然な姿勢を維持させることが好まれ，手は握力でネコを服従させるための道具としてではなく，やさしい触れあいを伝えるために使う（図1.24a-c）．

　ネコにやさしい保定法として人気を集めているのが「ネコのブリトー」法で，これはネコの頭部以外をタオルで巻いて，ブリトーのようにする方法である [60]．この方法は，タオル，毛布，あるいはこれらに類似した布でネコをくるみ，保定が難しいネコをうまく扱えるようにするものである．この方法にはいくつかの利点がある．

・くるまれたネコは抵抗することや「アリゲーター・ロール[2]」をあまりできなくなる．

2　アリゲーター・ロール alligator roll：ワニが水中で獲物を捕獲する際，最初にその獲物をしっかりと掴む．次に大型の獲物に咬みついた時は身体を回転させながら獲物の肉を食いちぎる．この行動がアリゲーター・ロールで，獲物が死亡するまで回転し続けることからデスロール death roll とも呼ばれる．

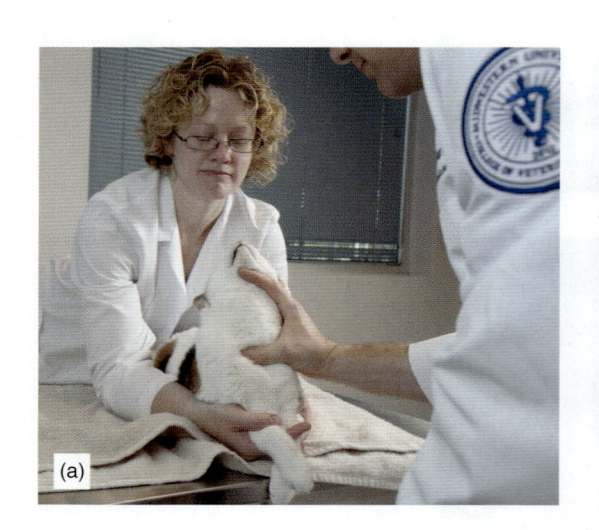

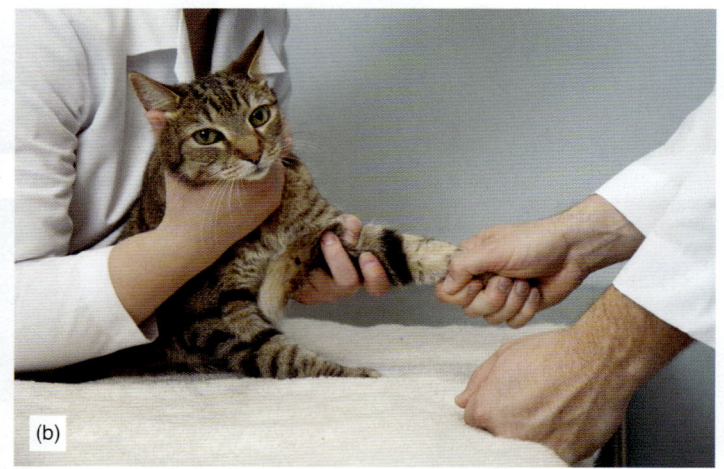

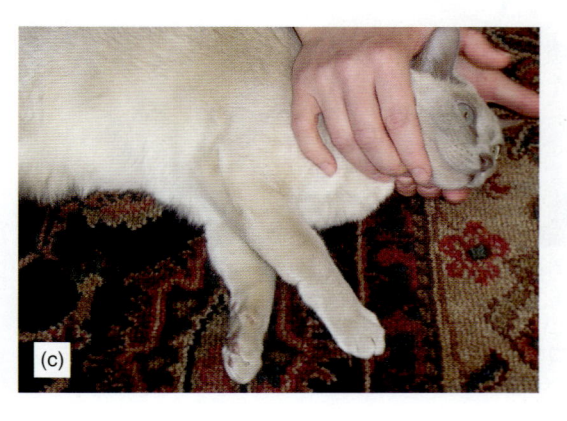

図1.24　(a) 首筋を掴まずに頸静脈穿刺を準備されているネコ．(b) 首筋を掴まずに橈側皮静脈穿刺を準備されているネコ．(c) 首筋を掴まずにネコを側臥位で保定するもう一つの方法．保定者は頸部周辺をしっかりと掴んでいるが，過度に力は入っていないことに注目．このネコは気道を締めつけられておらず，正常に呼吸できる．
[写真提供] (a),(b) Midwestern University, Media Resources Department.

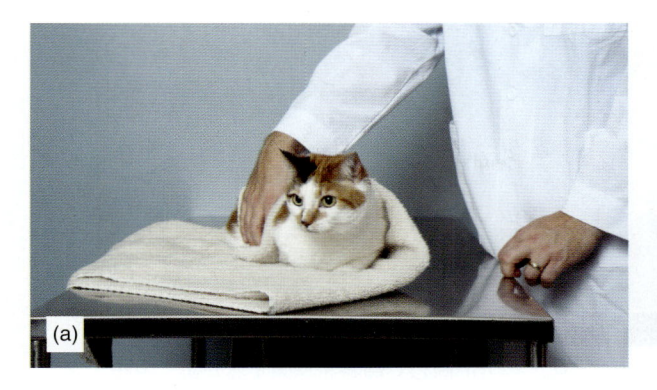

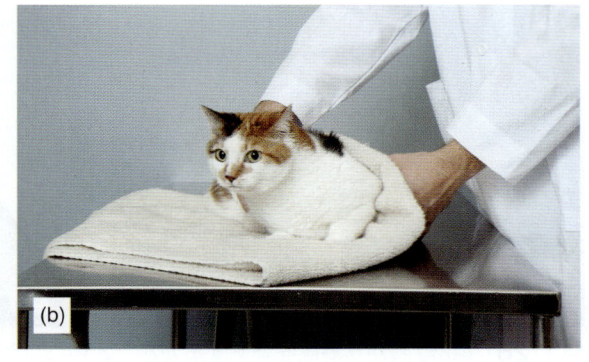

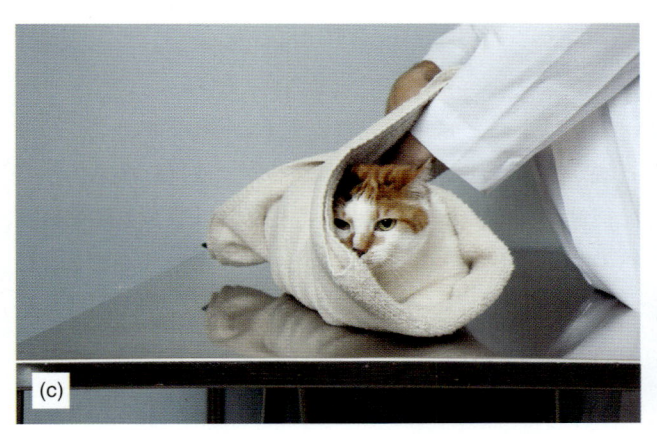

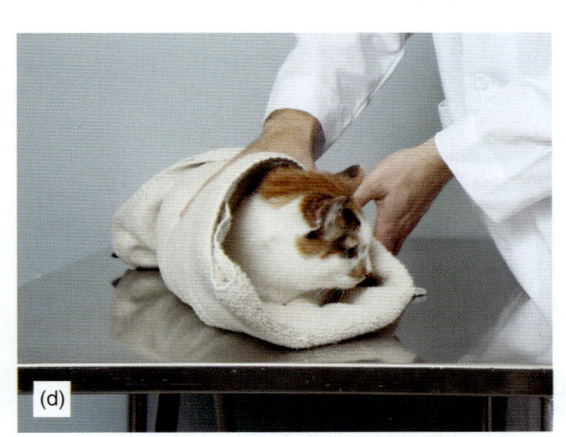

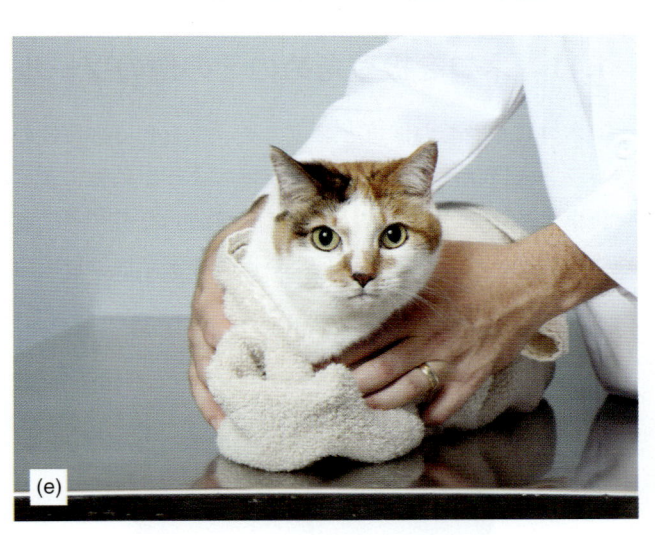

図1.25　(a)「ネコのブリトー」の実施法：タオルの上にネコを置く．(b) 次にますます不審に思っているネコの片方にタオルを巻く．(c) もう片方の脇をタオルで巻く．(d)「ネコのブリトー」の完成．「ネコのブリトー」の掴み方が弱い．しっかり掴まないとネコは逃げてしまう．(e) 保定者がしっかり固定しているため，ネコは「ネコのブリトー」に気持ちよさそうにくるまれている．この状態ではネコが逃げることは困難である．
[写真提供] Midwestern University, Media Resources Department.

・くるまれたネコは自己防衛のために爪をほとんど使えない．

・くるまれたネコは，検査対象の部位以外の身体を隠すことができる．隠れたネコはより安心し，あまり逃げようとしなくなる．

「ネコのブリトー」法を実施する場合，最初に動物看護師は伏臥位のネコの下にタオルを敷く．次に，ネコの四肢が全て包まれるように，タオルでネコのまわりをくるむ（図1.25a-e）．この方法で保定すると，ネコは「アリゲーター・ロール」をできなくなる．このため，この方法により極端な力を使わずにネコを扱

えると感じられる．ネコは確実にかつ安全に保定されるため，獣医師はネコのわずかに見える「部位」から検査を実施できる．動物看護師がネコの必要な部位だけを短時間のみ露出するだけなので，ネコは安心し，ほとんど露出したとは感じない．

この方法は，静脈穿刺などの処置を手早く済ませるのにも有効である．採血に必要な肢だけを露出するので，この肢以外はネコは「隠れて」いられる．例えば，前肢を露出すれば，動物看護師は橈側皮静脈の静脈穿刺を容易に実施するのに最適な部位から離れていられる（図1.26a）．同様に，後肢を露出することで，内側伏在静脈の静脈穿刺を容易に実施するのに最適な部

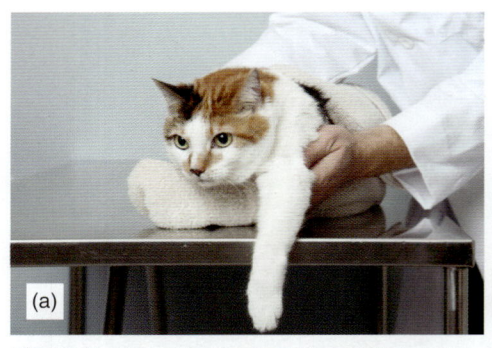
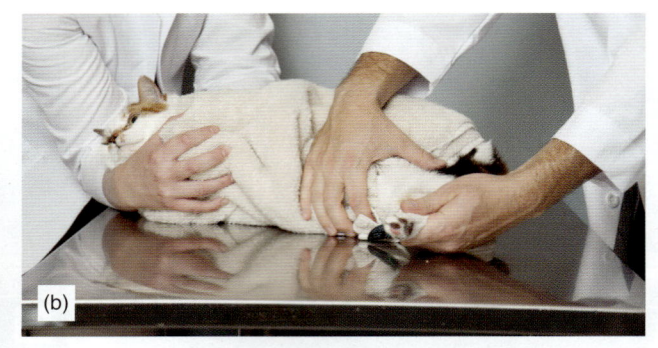

図1.26 (a) これから静脈を穿刺するため，左前肢は覆われていない．(b) 同じく静脈を穿刺するため，右後肢は覆われていない．[写真提供] Midwestern University, Media Resources Department.

位からも離れることができる（図1.26b）．

　一部の診療スタッフは指圧を使うとネコが穏やかになることに気づいている．人差し指から薬指までの3本の指を頭蓋背側に沿わせて，保定者の手をやさしくネコの頭部にのせる．保定者の3本の指で頭部をやさしく，ゆっくり，そして規則正しく撫でながら，親指および小指でネコの頭を制御する[60]．

　つまみ誘発性行動抑制は別名「クリップ法」とも呼ばれている新しい保定法で，これに関しては議論が現在も続いている[33,64]．これは首筋を手ではなくクリップではさみ，ネコの背側正中に沿ってしっかりとした圧を与え，外部刺激に対する反応を鈍らせる方法である．ネコはある程度は動けるが，静脈穿刺のような処置にあまり抵抗しないようである[64]．この保

定法はよいとした研究報告もあるが[65,66]，この方法が検証されたネコでは，クリップ法は疼痛を伴う可能性があることを示唆する心拍数，呼吸数および血圧の変化が提示されていない[64]．しかし，著者を含む一部の獣医師は，病院内で誘発された行動を抑制するために，正常な行動まで阻止することに関して意見を保留している[13]．

1.11　ネコを扱うためのその他のツール

　ネコにやさしい診療と診療スタッフを守る必要性のバランスは状況次第である．咬傷のような動物による負傷は診療スタッフにとっては一般的で[67-69]，動物の福祉に取り組みながら，処置時の安全性は最大限

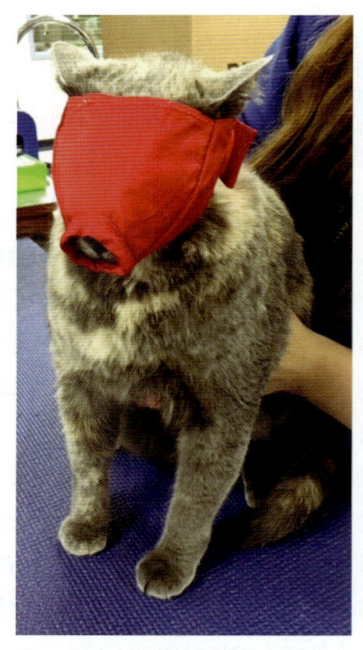

図1.27　視覚的刺激を軽減するために軟らかい口輪を装着されたネコ．

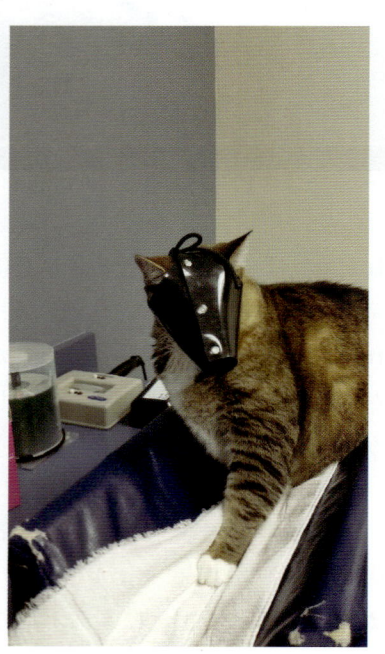

図1.28　保定者の咬傷のリスクを軽減するため，革製の口輪を装着されたネコ．
[写真提供] Kat Mackin.

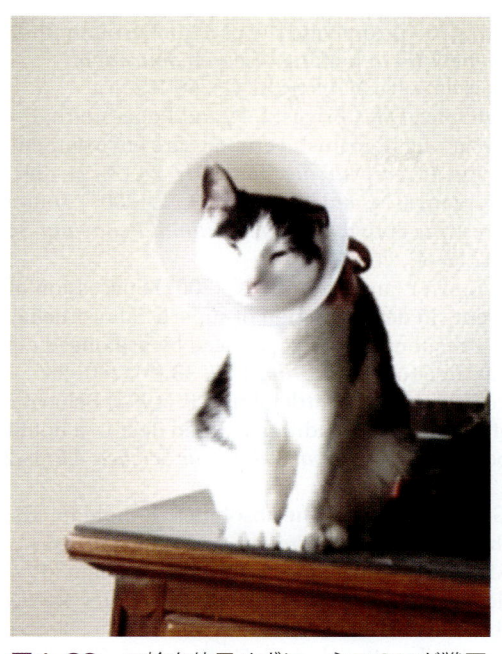

図1.29　口輪を使用せずに，ネコの口が獣医師の手に届かないようにエリザベス・カラーを装着されたネコ．［写真提供］Kat Mackin.

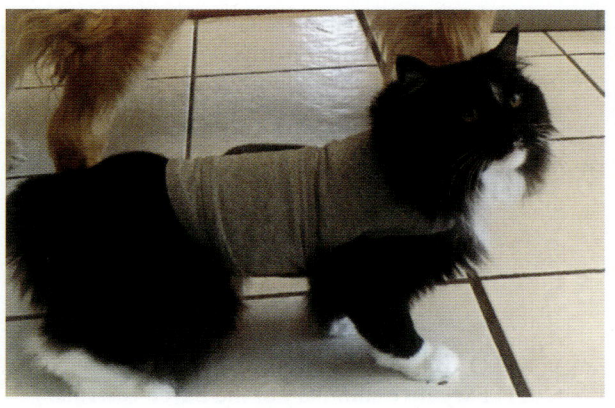

図1.30　不安を軽減するためにチョッキを着たネコ．［写真提供］Christiana Otterson, Kaylee Otterson, and Sarah McN. Sykes, Midwestern University CVM 2019.

にしなければならない．ネコに口輪を使用しなければならない時がある．ネコの口輪には咬みつきの防止，そして眼を覆うことで視覚的刺激を軽減するという2種類の役割がある．ネコが怖がっている場合，軟らかい口輪はネコの苦痛の原因を視界から遮断するための最善の方法である（図1.27）．軟らかい口輪は口および眼の両方を覆うが，ネコが咬もうと思えば布を介して咬みつくことができる[33]．

攻撃してくることが判っているネコ，そして攻撃態勢になっているネコには，硬い口輪のほうがよい（図1.28）．ネコがこの口輪を介して咬むことはほぼ不可能なので，診療スタッフを守る上でより効果的である．

口輪以外の方法として，ネコの顔面および頭部から離れた部位を検査する場合，ネコの口が獣医師に届かないようにするためにエリザベス・カラーを装着することがある（図1.29）．この場合，エリザベス・カラーを越えて鼻が出ないように長さを確認しなければならない．

怖がっているネコには，身体をくるむのと同様に体幹を非侵襲的に圧迫するサンダーシャツ®のような身体を覆うものを着せるのもよい場合がある．これはネコ用もイヌ用も販売されている（図1.30）．体幹部を均一に圧迫すると，不安が軽減すると信じられている[70-72]．

最後に，診療スタッフの安全性を保障し，そしてネコのストレスを最小限にするため，化学的拘束が適切な場合がある．抗不安薬によりネコにやさしい扱いが容易になり，ネコと診療スタッフのマイナスの関係が軽減される．作用時間が短い薬剤の筋肉内投与が好まれているのは，即効性があるため作用発現が迅速で，怒りやすいネコへの投与が容易で，身体診察または診断処置が完了する頃には作用が消失するからである．鎮静剤の使用プロトコルは年齢，健康状態，基礎疾患，そして鎮静が必要な時間をもとにネコ毎に調整すべきである．過去に全く検査を受けたことがないネコおよび触られることが耐えられないネコでは，それら全てを予測することは困難である．しかし，リスクと有用性のバランスを検討するのは，担当獣医師の責任である．「家族との関係を中心に据えた医療」の重要な要素の一つである家族の意思決定を手助けするために，鎮静剤の使用については十分に話し合うべきである[33]．

参考文献

1　American Veterinary Medical Association Center for Information Management (2012) *U.S. Pet Ownership and Demographics Sourcebook*, Center for Information Management, Schaumburg, IL.

2　Volk, J.O., Thomas, J.G., Colleran, E.J., and Siren C.W. (2014) Executive summary of phase 3 of the Bayer Veterinary Care Usage Study. *Journal of the American Veterinary Medical Association*, **244** (7), 799–802.

3 Nolen, R.S. (2011) Feline-friendly handling guidelines aim for perfect veterinary visits. Veterinary team, pet owner have a hand in limiting stress in cat patients. *Journal of the American Veterinary Medical Association*, **239** (1), 26–27.

4 Vogt, A.H., Rodan, I., Brown, M. *et al.* (2010) AAFP–AAHA feline life stage guidelines. *Journal of the American Animal Hospitals Association*, **46** (1), 70–85.

5 Burns, K. (2011) 6 factors in declining veterinary visits. *Journal of the American Veterinary Medical Association*, **238** (5), 538–540.

6 Volk, J.O., Felsted, K.E., Thomas, J.G., and Siren, C.W. (2011) Executive summary of the Bayer Veterinary Care Usage Study. *Journal of the American Veterinary Medical Association*, **238** (10), 1275–1282.

7 Vogt, A.H., Rodan, I., Brown, M. *et al.* (2010) AAFP–AAHA feline life stage guidelines. *Journal of Feline Medicine and Surgery*, **12** (1), 43–54.

8 Lue, T.W., Pantenburg, D.P., and Crawford, P.M. (2008) Impact of the owner–pet and client–veterinarian bond on the care that pets receive. *Journal of the American Veterinary Medical Association*, **232** (4), 531–540.

9 Volk, J.O., Felsted, K.E., Thomas, J.G., and Siren, C.W. (2011) Executive summary of phase 2 of the Bayer Veterinary Care Usage Study. *Journal of the American Veterinary Medical Association*, **239** (10), 1311–1316.

10 Greco, D.S. (1991) The effect of stress on the evaluation of feline patients, in *Consultations in Feline Internal Medicine* (ed. J.R. August), Saunders, Philadelphia, pp. 13–17.

11 Carlstead, K., Brown, J.L., and Strawn, W. (1993) Behavioral and physiological correlates of stress in laboratory cats. *Applied Animal Behaviour Science*, **38**, 143–158.

12 American Association of Feline Practitioners (2013) *Ten Solutions to Increase Cat Visits,* http://www.catvets.com/public/PDFs/Education/Solutions/solutionsbrochure.pdf (accessed 23 December 2016).

13 Rodan, I., Sundahl, E., Carney, H. *et al.* (2011) AAFP and ISFM feline-friendly handling guidelines. *Journal of Feline Medicine and Surgery*, **13** (5), 364–375.

14 Rodan, I., Sundahl, E., Carney, H. *et al.* (2011) Feline focus: AAFP and ISFM feline-friendly handling guidelines. *Compendium: Continuing Education for the Practicing Veterinarian*, **33** (12), E3.

15 Bowen, J. and Heath, S. (2005) An overview of feline social behaviour and communication, in *Behaviour Problems in Small Animals: Practice Advice for the Veterinary Team*, Saunders, Philadelphia, pp. 29–36.

16 Levine, E.D. (2008) Feline fear and anxiety. *Veterinary Clinics of North America: Small Animal Practice*, **38** (5), 1065–1079, vii.

17 Scherk, M. (2013) The cat-friendly practice, in *BSAVA Manual of Feline Practice: A Foundation Manual* (eds. A. Harvey and S. Tasker), British Small Animal Veterinary Association, Gloucester.

18 Brunt, J. (2012) The cat-friendly practice, in *The Cat* (ed. S. Little), Saunders Elsevier, St. Louis, pp. 20–25.

19 Rubert, R., Long, L.D., and Hutchinson, M.L. (2007) Creating a healing environment in the ICU, in *Critical Care Nursing: Synergy for Optimal Outcomes* (eds. R. Kaplow and S.R. Hardin), Jones and Bartlett, Sudbury, MA, pp. 27–39.

20 Starkweather, A., Witek-Janusek, L., and Mathews, H.L. (2005) Applying the psychoneuroimmunology framework to nursing research. *Journal of Neuroscience Nursing*, **37** (1), 56–62.

21 Fontaine, D.K., Briggs, L.P., and Pope-Smith, B. (2001) Designing humanistic critical care environments. *Critical Care Nursing Quarterly*, **24** (3), 21–34.

22 Morgan, K.N. and Tromborg, C.T. (2007) Sources of stress in captivity. *Applied Animal Behaviour Science*, **102** (3–4), 262–302.

23 Veranic, P. and Jezernik, K. (2001) Succession of events in desquamation of superficial urothelial cells as a response to stress induced by prolonged constant illumination. *Tissue and Cell*, **33** (3), 280–285.

24 Pollard, J.C. and Littlejohn, R.P. (1994) Behavioral effects of light conditions on red deer in a holding pen. *Applied Animal Behaviour Science*, **41** (1–2), 127–134.

25 Gunter, R. (1951) The absolute threshold for vision in the cat. *Journal of Physiology*, **114** (1–2), 8–15.

26 Miller, P.E. and Murphy, C.J. (1995) Vision in dogs. *Journal of the American Veterinary Medical Association*, **207** (12), 1623–1634.

27 Verdecchia, P., Schillaci, G., Borgioni, C. *et al.* (1995) White coat hypertension and white coat effect – similarities and differences. *American Journal of Hypertension*, **8** (8), 790–798.

28 Ogedegbe, G. (2008) White-coat effect: unraveling its mechanisms. *American Journal of Hypertension*, **21** (2), 135.

29 Cardillo, C., Defelice, F., Campia, U., and Folli, G. (1993) Psychophysiological reactivity and cardiac end-organ changes in white coat hypertension. *Hypertension*, **21** (6), 836–844.

30 Palmer, B.F. (2001) Impaired renal autoregulation: implications for the genesis of hypertension and hypertension-induced renal injury. *American Journal of Medical Science*, **321** (6), 388–400.

31 Marino, C.L., Cober, R.E., Iazbik, M.C., and Couto, C.G. (2011) White-coat effect on systemic blood pressure in retired racing greyhounds. *Journal of Veterinary Internal Medicine*, **25** (4), 861–865.

32 Belew, A.M., Barlett, T., and Brown, S.A. (1999) Evaluation of the white-coat effect in cats. *Journal of Veterinary Internal Medicine*, **13** (2), 134–142.

33 Herron, M.E. and Shreyer, T. (2014) The pet-friendly veterinary practice: a guide for practitioners. *Veterinary Clinics of North America: Small Animal Practice*, **44** (3), 451–481.

34 Crowell-Davis, S.L. (2007) White coat syndrome: prevention and treatment. *Compendium: Continuing Education for the Practicing Veterinarian*, **29** (3), 163–165.

35 Anthony, A., Ackerman, E., and Lloyd, J.A. (1959) Noise stress in laboratory rodents. 1. Behavioral and endocrine response of mice, rats, and guinea pigs. *Journal of the Acoustic Society of America*, **31** (11), 1430–1437.

36 Wells, D.L., Graham, L., and Hepper, P.G. (2002) The influence of auditory stimulation on the behaviour of dogs housed in a rescue shelter. *Animal Welfare*, **11** (4), 385–393.

37 Kogan, L.R., Schoenfeld-Tacher, R., and Simon, A.A. (2012) Behavioral effects of auditory stimulation on kenneled dogs. *Journal of Veterinary Behavior*, 7 (5), 268–275.

38 Katz, J.D. (2014) Noise in the operating room. *Anesthesiology*, **121** (4), 894–898.

39 Gloag, D. (1980) Noise and health: public and private

responsibility. *British Medical Journal*, **281** (6252), 1404–1406.

40 Rodan, I. (2010) Understanding feline behavior and application for appropriate handling and management. *Topics in Companion Animal Medicine*, **25** (4), 178–188.

41 Heath, S. (2009) Aggression in cats, in *BSAVA Manual of Canine and Feline Behavioural Medicine*, 2nd edn. (eds. D. Horwitz and D.S. Mills), British Small Animal Veterinary Association, Gloucester, p. 233.

42 Soennichsen, S. and Chamove, A.S. (2002) Responses of cats to petting by humans. *Anthrozoos*, **15** (3), 258–265.

43 Pageat, P. and Gaultier, E. (2003) Current research in canine and feline pheromones. *Veterinary Clinics of North America: Small Animal Practice*, **33** (2), 187–211.

44 Overall, K.L. (1997) *Clinical Behavioral Medicine for Small Animals*, Mosby, St. Louis.

45 Mazur, J.E. (2006) *Basic principles of classical conditioning, in Learning and Behavior*, 6th edn., Prentice Hall, Upper Saddle River, NJ, pp. 76–81.

46 Yin, S. (2009) Classical conditioning (aka associative learning), in *Low Stress Handling, Restraint, and Behavior Modification of Dogs and Cats*, Cattle Dog Publishing, Davis, CA, pp. 83–84.

47 Bear, M.F., Connors, B.W., and Paradiso, M.A. (2007) The chemical senses, in *Neuroscience: Exploring the Brain*, 3rd edn., Lippincott Williams & Wilkins, Baltimore, pp. 271–272.

48 Pereira, J.S., Fragoso, S., Beck, A. *et al.* (2016) Improving the feline veterinary consultation: the usefulness of Feliway spray in reducing cats' stress. *Journal of Feline Medicine and Surgery*, **18** (12), 959–964.

49 Herron, M.E. (2010) Advances in understanding and treatment of feline inappropriate elimination. *Topics in Companion Animal Medicine*, **25** (4), 195–202.

50 Griffith, C.A., Steigerwald, E.S., and Buffington, C.A. (2000) Effects of a synthetic facial pheromone on behavior of cats. *Journal of the American Veterinary Medical Association*, **217** (8), 1154–1156.

51 Hunthausen, W. (2000) Evaluating a feline facial pheromone analogue to control urine spraying. *Veterinary Medicine*, **95** (2), 151–155.

52 Frank, D.F., Erb, H.N., and Houpt, K.A. (1999) Urine spraying in cats: presence of concurrent disease and effects of a pheromone treatment. *Applied Animal Behaviour Science*, **61** (3), 263–272.

53 Mills, D.S. and Mills, C.B. (2001) Evaluation of a novel method for delivering a synthetic analogue of feline facial pheromone to control urine spraying by cats. *Veterinary Record*, **149** (7), 197–199.

54 Gunn-Moore, D.A. and Cameron, M.E. (2004) A pilot study using synthetic feline facial pheromone for the management of feline idiopathic cystitis. *Journal of Feline Medicine and Surgery*, **6** (3), 133–138.

55 Frank, D., Beauchamp, G., and Palestrini, C. (2010) Systematic review of the use of pheromones for treatment of undesirable behavior in cats and dogs. *Journal of the American Veterinary Medical Association*, **236** (12), 1308–1316.

56 Kronen, P.W., Ludders, J.W., Erb, H.N., *et al.* (2006) A synthetic fraction of feline facial pheromones calms but does not reduce struggling in cats before venous catheterization. *Veterinary Anaesthesia and Analgesia*, **33** (4), 258–265.

57 Rand, J.S., Kinnaird, E., Baglioni, A., *et al.* (2002) Acute stress hyperglycemia in cats is associated with struggling and increased concentrations of lactate and norepinephrine. *Journal of Veterinary Internal Medicine*, **16** (2), 123–132.

58 International Cat Care and American Association of Feline Practitioners (2012). *A Guide to Creating a Cat Friendly Practice*. American Association of Feline Practitioners, Hillsborough, NJ.

59 Moffat, K. (2008) Addressing canine and feline aggression in the veterinary clinic. *Veterinary Clinics of North America: Small Animal Practice*, **38** (5), 983–1003, vi.

60 Rodan, I. (2012) Understanding the cat and feline-friendly handling, in *The Cat* (ed. S. Little), Saunders Elsevier, St. Louis, pp. 2–19.

61 Leyhausen, P. (1979) *Cat Behavior: the Predatory and Social Behavior of Domestic and Wild Cats*, Garland STPM Press, New York.

62 Patronek, G.J. and Lacroix, C.A. (2001) Developing an ethic for the handling, restraint, and discipline of companion animals in veterinary practice. *Journal of the American Veterinary Medical Association*, **218** (4), 514–517.

63 Allbrook, A. (2013) Handling the 'challenging' cat. *Veterinary Nursing Journal*, **28** (9), 299–301.

64 Pozza, M.E., Stella, J.L., Chappuis-Gagnon, A.C., *et al.* Pinch-induced behavioral inhibition ('clipnosis') in domestic cats. *Journal of Feline Medicine and Surgery*, **10** (1), 82–87.

65 Tarttelin, M.F. (1991) Restraint induced by skin clips. *International Journal of Neuroscience*, **57**, 288.

66 Tarttelin, M.F. (1993) Restraint induced by non-noxious skin clips: modifications of this technique results in a greater success rate in the adult cat. *International Journal of Neuroscience*, **71**, 131.

67 Drobatz, K.J. and Smith, G. (2003) Evaluation of risk factors for bite wounds inflicted on caregivers by dogs and cats in a veterinary teaching hospital. *Journal of the American Veterinary Medical Association*, **223** (3), 312–316.

68 August, J.R. (1988) Dog and cat bites. *Journal of the American Veterinary Medical Association*, **193** (11), 1394–1398.

69 Jeyaretnam, J., Jones, H., and Phillips, M. (2000) Disease and injury among veterinarians. *Australian Veterinary Journal*, **78** (9), 625–629.

70 Grandin, T. (1992) Calming effects of deep touch pressure in patients with autistic disorder, college students, and animals. *Journal of Child and Adolescent Psychopharmacology*, **2** (1), 63–72.

71 Grandin T. (1989) Voluntary acceptance of restraint by sheep. *Applied Animal Behaviour Science*, **23** (3), 257–261.

72 Cottam, N., Dodman, N.H., and Ha, J.C. (2013) The effectiveness of the Anxiety Wrap in the treatment of canine thunderstorm phobia: an open-label trial. *Journal of Veterinary Behavior*, **8** (3), 54–61.

第2章
外観の評価：ネコの身体，被毛および皮膚

2.1　個体識別法

　アメリカでは年間で200万頭以上の伴侶動物であるネコが行方不明になっており[1]，推定でこの2倍のネコが毎年施設に保護されている[2]．施設に保護されたネコのうち，伴侶動物であることが確認され自宅に戻るネコは2％に満たない．この大きな理由は，ネコの個体識別ができないことである[3]．Lordら[4]によると，全国的にみて86％のネコは行方不明と報告された時点で識別できる外観上の特徴がなく，マイクロチップを装着したネコは7％のみだった．地域によっては，ネコにマイクロチップを装着させたほうがよいという獣医師のアドバイスを受け入れる家族はあまり多くないと思われる．オハイオ州では，ネコにマイクロチップを装着させていた家族はたった3％だった[5]．マイクロチップの装着に対する一般的な意見は，完全に室内でのみ生活しているネコは行方不明にならないのだから個体識別の必要はなく[3]，マイクロチップにかける費用は無駄である[3]，というものである．しかし，マイクロチップの存在は，行方不明になったネコとその家族が再会できる可能性を大幅に高める．ネコが保護施設から家族の元へ戻る確率は，マイクロチップを装着しているだけで2％から39％に増加する[6]．

　マイクロチップは電子的に個体を識別するものである．およそ米粒大のサイズで，肩甲骨間に埋め込まれることが多く，装着後は肉眼では確認できなくなる．削痩したネコではマイクロチップを触知できることが多いが，平均的な体格から肥満のネコの多くでは触知できない．

　マイクロチップが個体を識別する上で有効であるためには，それらのデータをスキャナーで読み取り，各チップ固有の識別番号が表示されなければならない．各チップ固有の識別情報として，伴侶動物の家族を登録することが可能で，データベースからその連絡先に

アクセスできる．ただし，アメリカではマイクロチップの周波数が標準化されていないことは複雑な問題である．このことは，スキャナーが「全般的」でない限り，その周波数帯外の識別番号は表示できない可能性があることを意味している[7]．

　さらに複雑な問題は，家族が負担してマイクロチップを登録し，その連絡先情報を更新し続けなければならないことである．Lordら[6]は，保護施設で生涯を終えたイヌおよびネコでマイクロチップを装着されていたもののうち，登録を済ませていたのは58.1％のみであったことを報告している．しかし，家族の登録情報が判明しても，家族の電話番号が間違っているか，あるいは使用されていないことが多く，あるいはチップに登録されていたのは過去の家族であり，その家族はもはやその伴侶動物の所有権を主張していなかった[6]．このようなことがあると，行方不明になった伴侶動物と家族の再会は延期されてしまうのである．

　予防医学の方策の一つとして動物の個体識別を考える上で，診療スタッフはリーダーシップを発揮すべきである．初めて来院した動物とその家族にとっては，動物の個体識別について話し合い，マイクロチップの

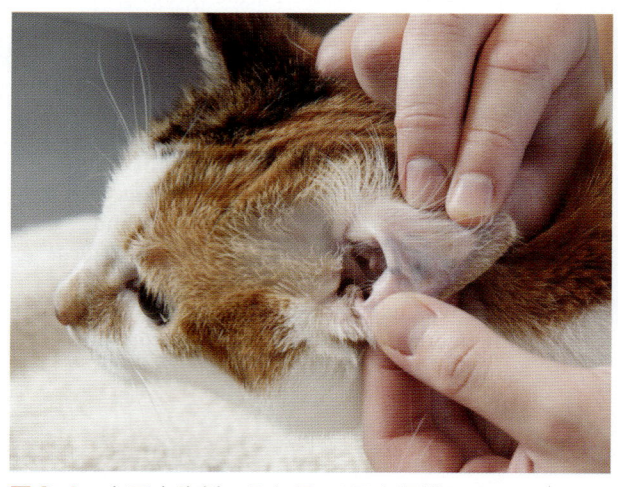

図2.1　左耳介腹側の入れ墨．［写真提供］Midwestern University, Media Resources Department.

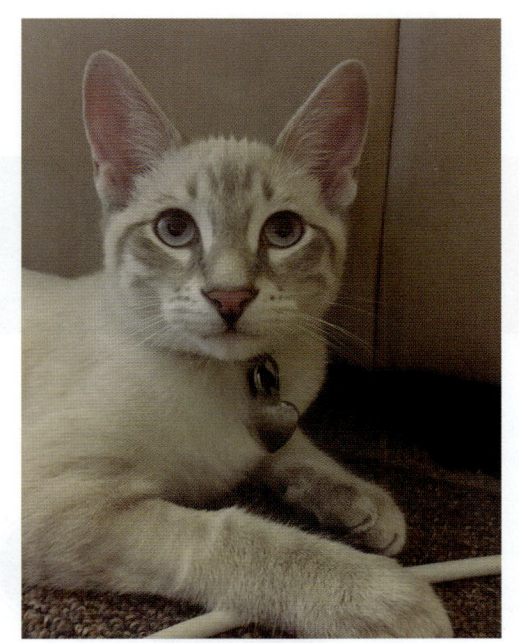

図2.2 首輪をしたネコ．［写真提供］Jessica Herrod.

装着を推奨するための理想的な機会になる．さらに，マイクロチップのスキャンを身体診察の項目に含めることで，その機能を確認し，家族に連絡先の情報更新について注意を促すことができる［7］．

マイクロチップが適切に装着されていることを確かめるためには，装着後にスキャンする必要がある．稀であるが，皮膚が閉塞する前にマイクロチップが装着部位から脱出することがある．

もう一つの永久的な個体識別法として，耳の入れ墨があるが，これは伴侶動物のネコよりも，実験用猫で実施されることが多い（図2.1）．

永久的な個体識別は，意図的にまたは偶発的に除去できないものが望ましい．また，変更できないことも重要である［7］．永久的ではないが，目に見える個体識別法に首輪がある（図2.2）．ネコでは主に3種類，つまりプラスチック製バックル，ブレークアウェイ型[1]および伸縮性のある素材の首輪が使用されている．

Lordら［3］は，約3/4のネコは首輪を許容し，危険性は最小限であると報告している．首輪を自ら外したネコは3.3%のみであった．マイクロチップと同様，ネコに首輪が装着されることは稀である．これは屋内で生活するネコは行方不明にならないという認識と，ネコは首輪を許容しないという誤解のためである．しかし，ネコとその家族の6ヵ月間に及ぶコンプライアンスの調査では，56.3%の家族が予想以上にネコが首

輪を受け入れた［3］．また，健康診断時にネコの個体情報を付けた首輪を無償で提供した場合，首輪着用のコンプライアンスは70%増加した［7］．

2.2　ボディ・コンディション・スコア

適正体重を維持して全身の健康状態を保つことを目的として，ネコの家族に栄養指導を行うのは診療スタッフの責任である．体重増加は，跛行，下部尿路疾患，脂肪肝および糖尿病の素因を持つネコでは，筋骨格系，泌尿器系，胃腸系および内分泌系に悪影響を及ぼす［8, 9］．室内でのみ生活し，体をほとんど動かさないライフスタイルが一般的になっている中で，体重が増加する伴侶動物が増えている［10-13］．その結果，伴侶動物としてのネコの1/3以上が過体重（理想体重を10%以上超過）または肥満（理想体重を20%以上超過）と言われている［8, 10, 12, 13］．

いっぽう，低体重でも健康障害のリスクがあり，死を早める可能性がある［14］．加齢に伴う除脂肪体重の減少は全身を衰弱させ，転倒および骨折のリスクを増加させ，免疫反応を減弱させることもある［15］．心臓性および腎臓性悪液質のような疾患に関連した体重減少では，家族のQOLに関する考え方を踏まえた上で，安楽死を早期に決意させる原因になることがある［15, 16］．

体重は客観的で繰り返し測定できる重要なバイタル・サインであり，診察毎に記録すべきである［8］．こうすることで，各動物に必要な栄養状態が適していなかった場合，診療スタッフが介入するタイミングを見つけることができる．ただし，これは品種による予想体重の違いを考慮していない．成猫の理想体重は2～7kgである［12］．

ヒト医学では，身長に対する体重の関係から算出するボディマス指数（BMI）を体組成に外挿し，個体毎に推奨される栄養素を細かく調整している．ネコではこれに相当する測定法として，胸郭周囲長および四肢長を用いる方法が試みられてきた．しかし，覚醒状態の活発なネコで測定することは困難なため，このようなネコの測定法の精度は疑わしい［8］．

獣医学でより一般的に使用され，かつ検証されている方法は，ピュリナの9ポイント・ボディ・コンディション・スコアである［17］．この方法は，ネコの体脂肪率の評価に役立ち，それぞれのネコのボディ・コンディション・スコア（BCS）に基づいたエネルギー消費量

---

1 バックルタイプで，ネコの首が締まりそうになった時（一定の力が加わった時）に外れるタイプの首輪．

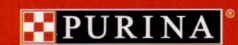 **PURINA**®

ボディ・コンディション・システム

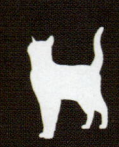

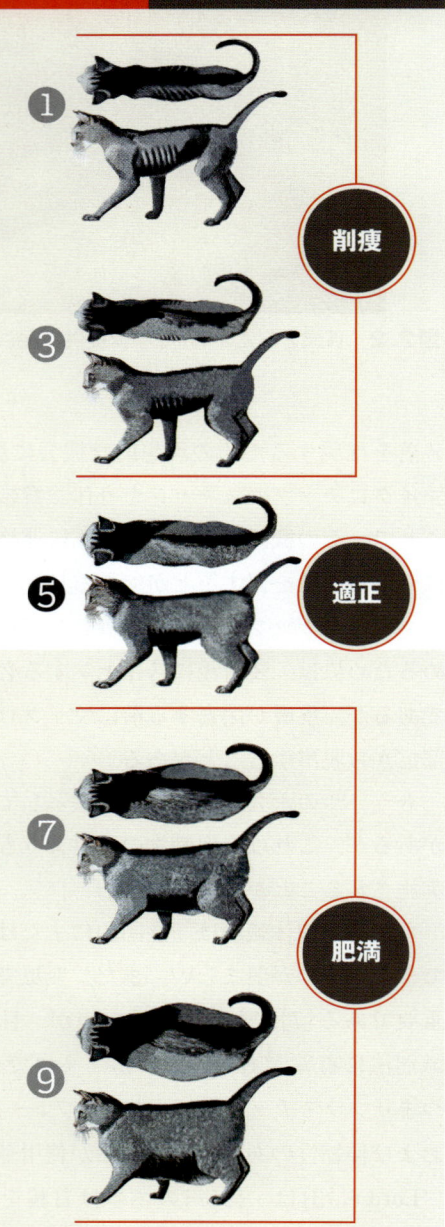

1. 短毛種のネコでは肋骨が肉眼で確認できる．脂肪は触知できない．腹部のへこみが非常に深い．腰椎および腸骨翼は容易に触知できる．

2. 短毛種のネコでは肋骨が肉眼で判別しやすい．腰椎周囲の筋肉は明らかに少ない．腹部のへこみは際立っている．脂肪は触知できない．

3. 肋骨は最小限の脂肪に覆われ容易に触知できる．腰椎は明瞭である．肋骨後方のウエストは明瞭で，腹部の脂肪は最小限である．

4. 肋骨は最小限の脂肪に覆われていて，触知できる．肋骨後方のウエストは判別できる．腹部は適度なへこみがある．腹部に脂肪は蓄積していない．

5. 適切なプロポーション．肋骨後方のウエストは明瞭である．肋骨は適度な脂肪に覆われ，かつ触知可能で，腹部の脂肪の蓄積は最小限である．

6. 肋骨は触知できるが，やや多い脂肪に覆われている．ウエストおよび腹部の脂肪の蓄積は判別できるが明瞭ではない．腹部にへこみはない．

7. 肋骨は中程度に増えた脂肪に覆われて容易には触知できない．ウエストは判別困難である．腹部は明らかに丸みを帯びている．腹部脂肪は中程度に増加している．

8. 肋骨は過剰に増えた脂肪に覆われ触知できない．ウエストはない．腹部は脂肪の蓄積が際だっており，明らかに丸みを帯びている．腰部に脂肪が蓄積している．

9. 肋骨は病的に増えた脂肪に覆われ触知できない．腰部，顔，および四肢に脂肪が著しく蓄積している．腹部は膨張し，ウエストはない．腹部脂肪は最大限に蓄積している．

削痩

適正

肥満

The BODY CONDITION SYSTEM was developed at the Nestlé Purina PetCare Center and has been validated as documented in the following publications:
Mawby D, Bartges JW, Mayers T et. al. *Comparison of body fat estimates by dual-energy x-ray absorptimotery and deuterium oxide dilusion in client owned dogs.* Compendium 2001; 23 (9A): 70
Laflamme DP. *Development and Validation of a Body Condition Score System of Dogs.* Canine Practice July/August 1997; 22: 10-15
Kealy, et. al. *Effects of Diet Restriction on Life Span and Age-Related Changes in Dogs.* JAVMA 2002; 220: 1315-1320

Call 1-800-222-VETS (8387), weekdays, 8:00 a.m. to 4:30 p.m. CT

図2.3 ピュリナの9段階法を使用したネコのBCSの評価 ［図提供］Nestlé Purina PetCare.

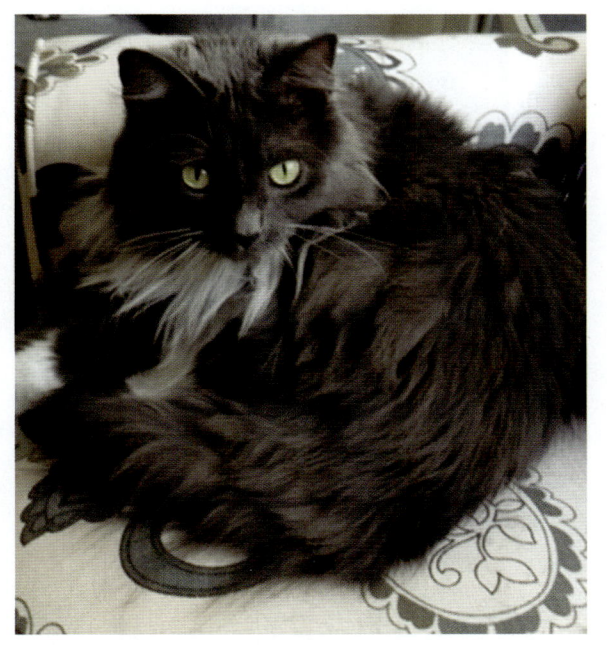

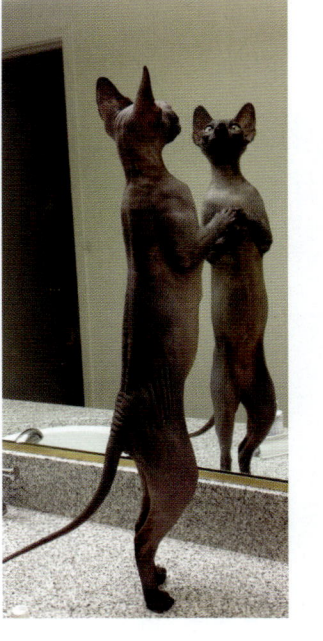

図2.5 このネコのBCSは3である．体脂肪は最小限であることに注目．腹部に脂肪は蓄積していない．
[写真提供] Brittany Hyde.

図2.4 中毛種のBCSを肉眼的な特徴のみから評価した結果は正確でないことに注意．このネコでは，豊富な被毛下の特徴を見た目から正確に予測することは困難であるため，高ポイントに評価される可能性がある．
[写真提供] Bianca J. Hartrum.

の算出に使用できる [8]．BCSはスライド・スケールに沿って測定され，最小ポイントの1および最大ポイントの9は，それぞれ削痩および病的肥満に相当する．図2.3に示すように，BCSは肉眼および／または触診によるランドマークの評価によって測定される．BCSを評価する場合，側面および背面の両者を考慮することが重要である．

被毛が厚く豊富な品種では，目に見える典型的特徴が極めて判りにくいことから，触診がより重要となる（図2.4）．骨格のランドマークとして重要なのは，胸郭，腰椎，ウエスト・ラインおよび腸骨翼である．同様に，腹部の厚い脂肪および肋骨を覆う脂肪のような軟部組織の触診も重要である [18]．

体重と違ってBCSは主観的な測定値のため，同じ

動物であっても評価する獣医師によって異なることがある [18]．しかし，BCSの測定は動物の現在の栄養状態に関する会話を始めるきっかけになる．

ピュリナの9段階法によるネコのBCSの評価では，1，2または3であれば低体重である．

- BCSが1のネコはるいそうと判断される．短毛種であれば，触診せずに肉眼で肋骨が判別できる．触診できる脂肪はなく，全身的に筋肉が乏しいか，または認められない．ウエスト・ラインが強調されている．
- BCSが2のネコは中程度の低体重と判断される．腹部のくぼみは明確だが，BCSが1のネコほどではない．全身の筋肉量は少なく，触診できる脂肪はない．
- BCSが3のネコは軽度の低体重と判断される（図2.5）．肋骨は肉眼ではみられないが，容易に触診できる．体脂肪は最小限であり，腹部の脂肪はない．

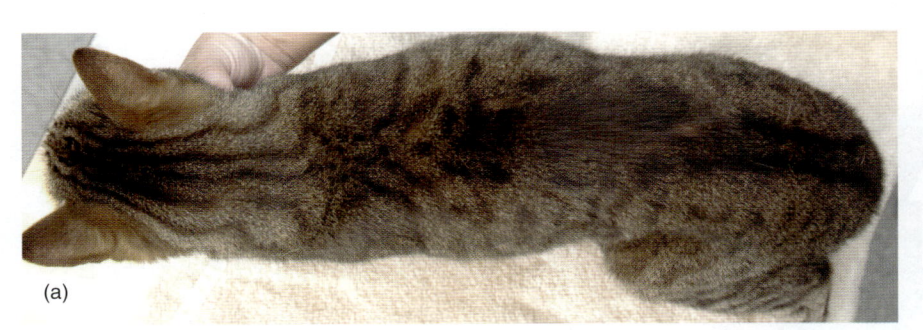

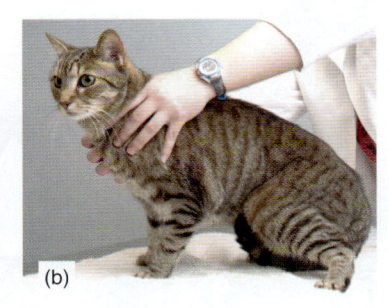

図2.6 このネコのBCSは5である．(a) 背面像では，ウエストのへこみがはっきりしている．(b) 側面像では，ウエストのへこみは判りにくい．触診に加えて2方向の姿から評価することが望ましい．
[写真提供] Midwestern University, Media Resources Department.

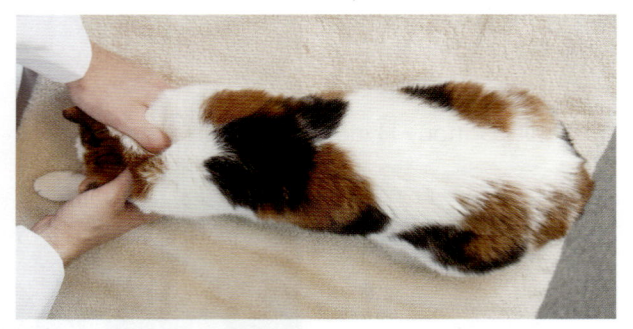

図2.7 このネコのBCSは7である. この背面像では, ネコのウエストのへこみの判別は難しい. [写真提供] Midwestern University, Media Resources Department.

ウエスト・ラインは明瞭である.

　著者は, BCSが4のネコを「削痩傾向だが正常」と判断している.

　ネコのBCSを評価するためのピュリナの9段階法では, BCSが5のネコが理想的と判断される (図2.6). BCSが5のネコの体型は良好で, ウエストを見ることができ, 肋骨は触知可能で, わずかな脂肪で覆われている. 腹部に脂肪が蓄積しても最小限である. 著者はBCSが6のネコをわずかな肥満と判断している.

　ピュリナの9段階法では, BCSが7〜9のネコは肥満である.

- BCSが7のネコは軽度な肥満と判断される(図2.7). 胸郭の触知は可能だが困難である. ウエスト・ラインの判別も困難である. 腹部には脂肪がある程度蓄積し, 丸みを帯びている (図2.8).
- BCSが8のネコは, 中程度の肥満と判断される (図2.9). 脂肪で覆われているために肋骨は触知でき

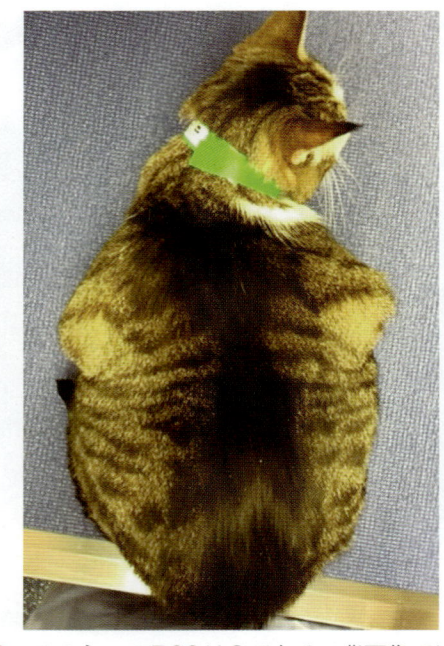

図2.9 このネコのBCSは8である. 背面像では, ウエスト・ラインが消失しただけではなく, ネコの体は全体的に丸みを帯びている. ネコは通常の体型よりも卵形である.

ず, ウエスト・ラインは判別できない. 腹部の脂肪は顕著に蓄積しているだけでなく, 両側の腰部にも触診できる程度に脂肪が沈着している.

- BCSが9のネコは病的肥満と判断される. 脂肪の蓄積は広範囲に及ぶ. 顕著な腹部脂肪の蓄積および腰部の「愛らしい取っ手」に加え, 顔面および四肢にも脂肪が蓄積する.

　診療スタッフはBCSを十分に活用していない傾向があるが, これは診療毎に測定すべきである [18]. ヒトと同様, ネコでも体格および体型は同じではないことを覚えておくことは重要である. 生涯を通してBCSが7のネコもいる. このようなネコは常に存在し,「大きなネコ」と常に呼ばれる. 生涯を通してBCSが3のネコもいる. このようなネコも常に存在し,「骨と皮のネコ」と常に呼ばれる. 経時的な変化に注目することは, 先を見越した対応をする上でよいことである. 明らかな臨床徴候の発生に家族が気づく前に, 体格または体型が変化することがある. 自宅での食事の内容または与え方が同じなのにもかかわらず, BCSが常に7だった「大きなネコ」が身体診察で5と評価された場合, より広範囲の検査が必要と判断しなければならない.

　過体重または低体重がもたらすリスクに関する話し合いを家族に持ちかけることは, 診療スタッフの責任

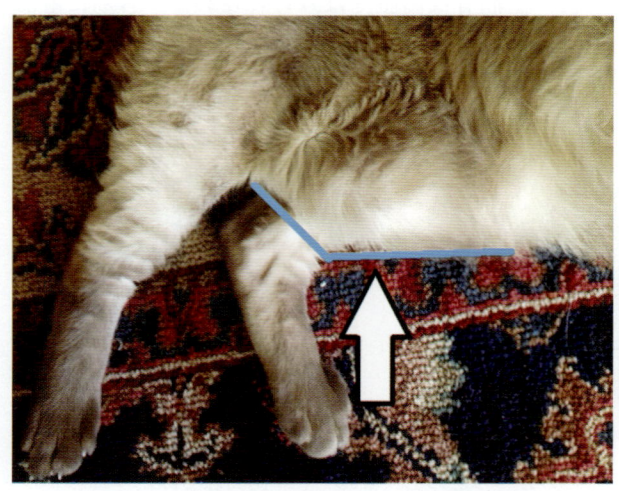

図2.8 側面像で見たこのネコの顕著な脂肪の蓄積に注目. このネコのBCSは7である.

である．多くの家族は，体重が自分の伴侶動物の問題とは認識しておらず，体重管理の話題を切り出すことは診療スタッフにとっては負担である[19]．特にネコの家族にとっては，自分の伴侶動物の体重が健康上の問題であると認め，受け入れることは難しい[20]．BCSは家族の考え方を聞き出し，体重が重要な問題であることを認識する上で非常に優れた役割を果たす．

予防医学にBCSをうまく取り入れるためには，家族がこのシステムに慣れ，この利用法を学ぶ必要がある．イヌでの研究は，家族によるBCS評価と診療スタッフによるBCS評価を比較すると，家族の27%が2ポイント低く評価していた．換言すると，獣医師がBCS7と評価したイヌを家族はBCS5と評価していた[21]．これは大きな違いには思えないかもしれないが，一部の家族はイヌの体重が20～30%増加しても気づかないことを示している[21]．ネコの家族および診療スタッフによるこのような比較研究は行われていない．しかし，ネコの家族もBCSを低く評価する可能性は高い．BCSの評価法を見直し，正確に評価できるよう家族をトレーニングすることは，その後の来院時に体重管理について話し合う時間を生み，家族の理解を得る助けになる可能性がある．

2.3 水和の評価

BCSに加え，動物の水和状態も全身的な健康状態を示す指標の一つである．

動物の水和状態を予測するためには，診療スタッフは最初に病歴を徹底的に聴取する必要がある．動物の来院時の主訴を読み解くことは，脱水を誘発した水分喪失量を担当医が予測する助けになる．例えば，長期にわたって嘔吐および下痢が持続している動物では，水和状態が正常である可能性は低い．消化管以外でも，尿量の増加によっても水分が喪失することがある．例えば，慢性腎臓病と診断され多尿を示しているネコでは，全身の水分量が大量に不足することが多い．同様に，熱傷では著しく水分を喪失することがあり，外傷は大量の水を含む血液を顕著に喪失することがある．病歴を徹底的に聴取することで，水分の喪失経路に加え，持続期間も予測でき，甚急性，急性および慢性を鑑別できる．病歴を時系列で把握することは，予想される水分の喪失状態の評価に役立つ[22]．

病歴は身体診察所見を補強し，身体診察は動物の水和状態を一貫性のあるデータとして把握するのに役立つ．各症例の水和状態を把握するために，診療スタッフは皮膚の緊張度，粘膜の湿潤性，眼窩内の眼球の位置，心拍数，脈拍の状態，毛細血管再充満時間および頸静脈膨張の有無を確認すべきである[22]．

心血管系の所見は第5章で述べたので，本章では皮膚の緊張度を取り上げる．

皮膚の緊張度は皮膚の弾力性である．ヒトでは前腕の皮膚で評価できる．獣医師がこの評価に四肢を利用することはあまりなく，頸部のうなじまたは肩甲骨間の皮膚の豊富なひだをつまむことが多い．古くから，この皮膚のひだを親指および人差し指でつまみあげるか，あるいは手首を返して片側にひねる方法が行われている．獣医師によってはこの手技を「皮膚のテント張り」と呼んでいる（図2.10）．次に，皮膚のひだを離し，以下の2つのうちのどちらの状態になるかを確認する．

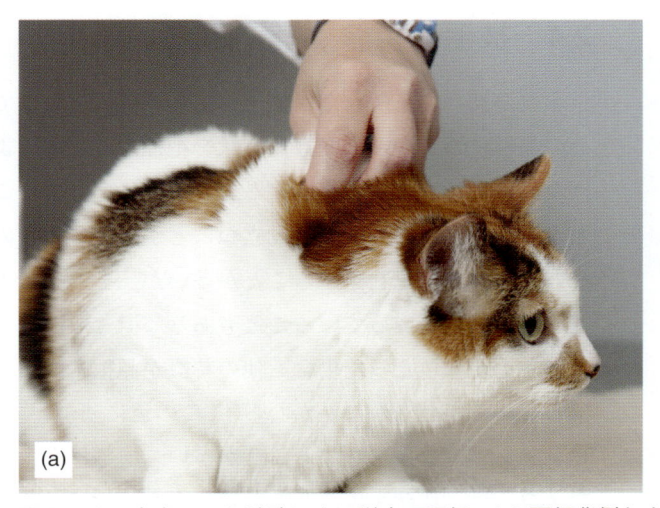
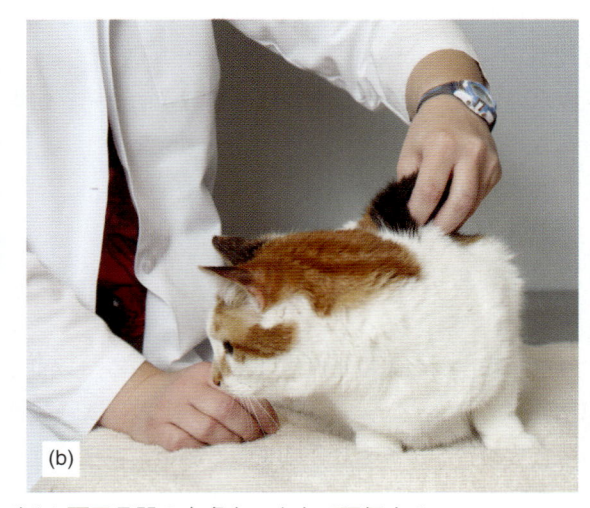

図2.10　皮膚テント試験による脱水の評価．(a) 頸部背側および (b) 肩甲骨間の皮膚をつまんで評価する．
[写真提供] Midwestern University, Media Resources Department.

1) 水和状態が正常な動物では，皮膚の弾力性は顕著である．皮膚のひだはほぼ瞬時に本来の位置に戻る．すなわち，「皮膚のテント」が持続することはない．

2) 脱水するにつれて，皮膚の弾力性は徐々に失われるため，つまんだ皮膚の戻りは遅くなる．このような皮膚は「だらけている」と言われ，本来の位置に戻るようにはみえない．脱水の悪化に伴って，最終的には皮膚のひだは全く戻らなくなり「テントを張ったまま」になる．

　水和状態の評価は決して科学的なものではなく，やや主観的であることを覚えておくべきである．皮膚テント試験にも惑わされることがある．皮膚テントは脱水を示唆するが，脱水に特徴的な所見ではない．実際には水分を喪失していない動物で，皮膚テント試験の結果が脱水を示す場合がある状況は，以下の通りである．

- 高齢動物では，水和状態とは無関係に皮膚の弾力性は低下していることが多い．
- 体重が極端に減少した動物では，広範囲にわたって皮膚にひだが生じることがあり，脱水していなくても皮膚がテントを張っているような錯覚を起こす場合がある．
- 肥満動物は，皮膚がテントを張っていなくても脱水していることがある．

　このような矛盾があるため，身体診察所見および基本的な臨床検査の結果を比較することが重要になる．特に全血球計算，血清生化学パネルおよび尿検査は重要な診断的データであり，これらのデータと照合して自分の脱水の評価が正しいかどうかを検討すべきである[22]．

　脱水の場合，通常は以下の臨床病理学的データが得られる．

- CBC：総蛋白濃度の増加を伴う血液濃縮．
- 血清生化学パネル：高窒素血症．
- 尿検査：尿比重の上昇．

　脱水した症例の高窒素血症は腎前性である．しかし，BUNおよびクレアチニンの上昇は腎性または腎後性の場合もあること，そして必ずしも高窒素血症だけが脱水を示すわけではないことを覚えておくことは重要である．

　病歴，身体診察所見および臨床病理学的データから総合的に脱水が示唆された場合，獣医師は脱水の程度を予測する必要がある．臨床的に検出できる最小の脱水は5％である．

- 皮膚テントがわずかな場合は5％脱水と判断され，皮膚のひだは元の位置に戻るが，正常よりも早くは戻らない．粘膜にはかすかに粘着性がある．歯肉に当てた指が「張り付く」ことはないが，正常よりも湿っていない[22]．
- 皮膚テントが中程度の場合は6〜8％脱水と判断される．皮膚のひだは最終的には本来の位置に戻るが，その速度は遅い．粘膜は乾燥している[22]．
- 皮膚テントが重度で，皮膚のひだがテント状態のままだった場合，10〜12％脱水と判断される．ひだが本来の位置に戻ることはない．粘膜にはかなり粘着性があるため，指を歯肉に当てると付着する．眼球は眼球陥没症のようにくぼんだ外観を呈し，瞬膜は突出する[22]．
- 15％脱水は，長期に及ぶと生命に関わる[22]．

　脱水は連続的に変化するもので，上記のパーセンテージは簡単に言えば，獣医師が動物の予後を予測し，適切な治療の実施を補助するガイドラインにすぎないことを覚えておくことは重要である．脱水の重症度を理解することは，輸液の投与経路および投与速度といった動物に合った輸液療法のガイドラインを確立する上で有用である．輸液療法は動物毎に実施し，症例の必要性に応じて絶えず変化する．水和状態を頻繁に評価することは，症例に応じた治療プランを立てるために必要である．

2.4　被毛の視診：第一印象

　ネコが初めて来院した場合，しばらく時間をかけてその品種に特有の識別できる特徴を把握する．このような品種に特有の識別ポイントをカルテに記録することが重要で，ネコの識別に役立つことがある．ネコの家族は品種を自己判断することが多いが，その判断は正しいことも間違っていることもある．引き取ったネコの被毛が灰色だった場合，他の特徴が品種基準に合致しているかどうかにかかわらず，この色に基づいて，ロシアンブルーと判断することが多い．同様に「大きなネコ」は，血統を確認したわけでもないのに，その体格だけでメイン・クーンと判断されることが多い．

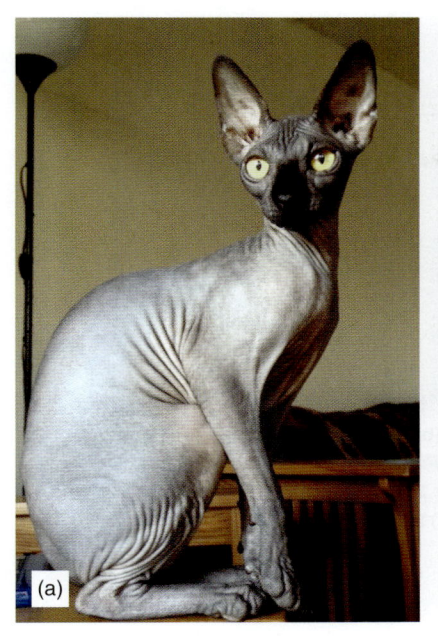
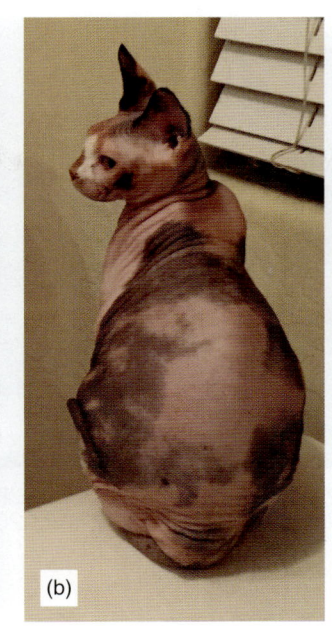
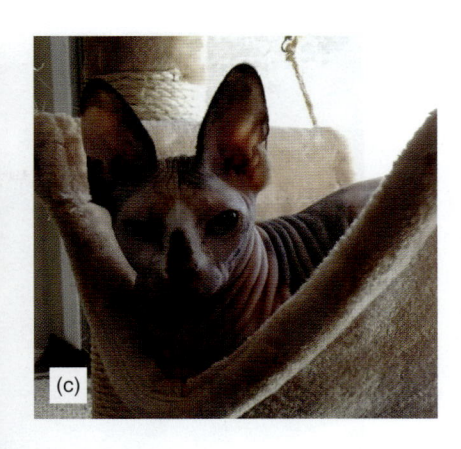

図2.11　(a) 無毛品種の例であるスフィンクス．(b) スフィンクスの皮膚の色は多様であり，その色は被毛の色と同じである．(c) 本来の被毛色に基づいて変化するスフィンクスの皮膚，2例目．[写真提供] Brittany Hyde.

　識別し記録する上で最も重要な特徴の一つは被毛の長さ，そして「無毛」の品種に属すかどうかである．スフィンクスは「無毛」と呼ばれるネコの中でおそらく最もよく知られた品種で，実際に離れて一見すると，まるで無毛に見える（図2.11a）．しかし，その皮膚に触れるとシャモア[2]のような質感の細い被毛があることが判る．このような被毛の原因は先天的な毛包形成異常である．スフィンクスには被毛のあるネコと同じ数の毛包があるが，毛幹が異常である [23]．

　スフィンクスの皮膚は被毛と同じ色である．このため，皮膚の色調およびまだら模様は非常に多様である（図2.11bおよびc）．被毛がないため，スフィンクスの管理には想像以上に手間がかかる．皮膚から分泌された皮脂を付着させる被毛がないため，皮脂が皮膚の表面，皺および爪に蓄積する．微粒子を除去すべき耳の被毛があったとしても少ないため，スフィンクスでは耳垢が過剰に貯留する．したがって，この品種では定期的な入浴および耳のクリーニングが必要である．家族がこの品種に詳しくない場合，ネコの健康を良好に維持する方法を伝えることは，獣医師の責任である [24, 25]．

　スフィンクスは「無毛」の品種として唯一のものではないが，アメリカではこのような品種の中で最も人気がある．他にもロシアのウクラニアン・レフコイおよびドンスコイ，そしてスフィンクスおよびマンチカンの交雑種であるバンビーノという品種もある．

　ネコに被毛があり，特にそれが特徴的な場合，毛質を記録する必要がある．大部分のネコは直毛だが，コーニッシュ・レックスおよびデボン・レックスの被毛は本来は直毛ではなくカールしている [24-26]．

　加えてネコに被毛がある場合，被毛の長さも記録すべきである．アメリカの大部分のネコは在来短毛（DSH）種である．DSH種は公認または認可された品種ではなく，一つの共通した特徴，つまり短毛という特徴を持った交雑種を祖先とする様々なネコの集団である（図2.12）．雑種猫と呼ばれることもある．これらのネコを，品種登録されているブリティッシュ・

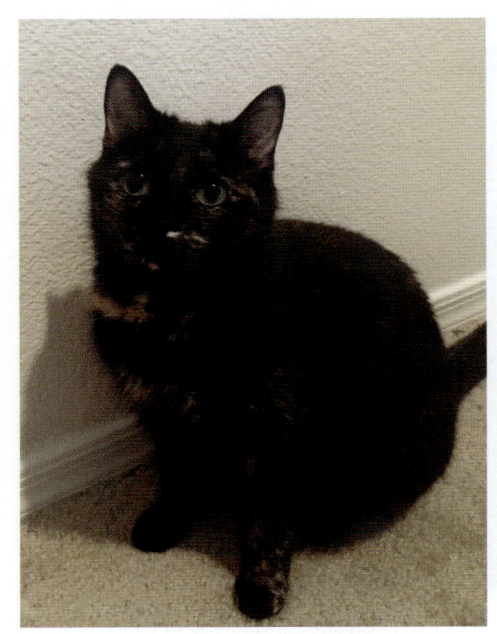

図2.12　短毛種猫の例：在来短毛種猫．[写真提供] Amanda D. Schellinger.

2　ヨーロッパの高山に生息するウシ科のシャモア属のヤギに似た動物。

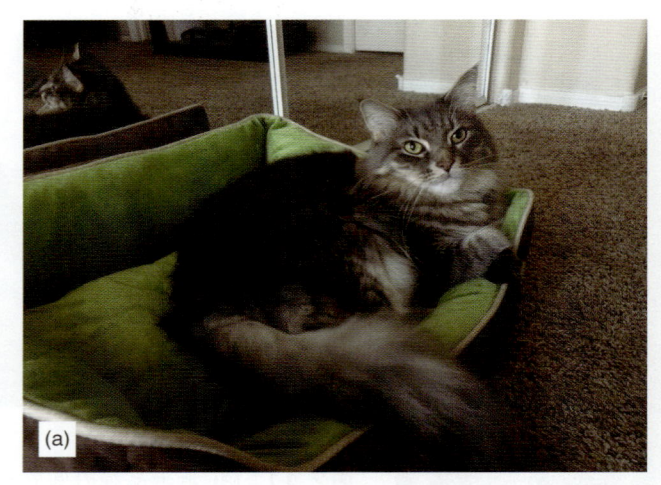
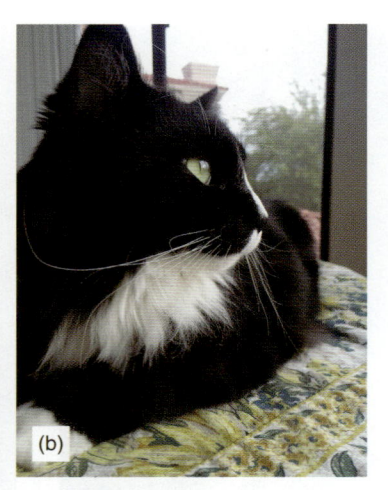

図2.13 (a) 中毛種猫の例：在来中毛種猫. (b) 長毛種猫の例：在来長毛種猫.
[写真提供] (a) Garrett Rowley, Midwestern University CVM 2018. (b) Emily Dodge.

ショートヘアまたはアメリカン・ショートヘアと混同すべきでない [24, 25].

在来中毛（DMH）および在来長毛（DLH）種のネコも被毛の長さに基づいて分類される（図2.13）. 前述したように, これらのネコも豪華な長毛の被毛で知られるヒマラヤンおよびペルシャのような純血種と混同すべきでない. DMHおよびDLH種のネコの鑑別は時として難しいことがあることに注意する（図2.14）.

被毛の長さは肉眼的特徴として明確に判断できるが, それゆえ見落としかねない. 現在の長さで被毛を健康に保つためには, 定期的な維持が必要になるため,

被毛の長さを認識し, その記録を家族と見直すことは重要である [24, 25].

家族が適切なケアおよび被毛の維持に関する情報を獣医師に求めることがある. 一部の家族は, 被毛の長さを変えることで毛玉を防止し, 被毛の長さに伴う様々な問題を防ごうとする. 例えば「ライオン・カット」は, 特に過剰な抜け毛やマット状の毛玉がみられるネコ, そして長期にわたって季節性のない暑さにみまわれるアメリカの南西部などの地域で暮らしているために, 暑熱によるストレスを受けている長毛種のネコでは, 一般的な管理法として人気を集めている. この種のグルーミングを施されたネコは胴体の被毛は刈られ, 顔, たてがみ, 四肢および尾の先端にだけ本来の豪華な被毛が残されている（図2.15）.

被毛の長さに加えて, 被毛の匂いも重要な確認事項である. 全てのネコは, アポクリン腺および皮脂腺の

図2.14 この短毛種猫の顔には立派なたてがみがあるため, 中毛および長毛の鑑別は難しい.
[写真提供] Bianca J. Hartrum.

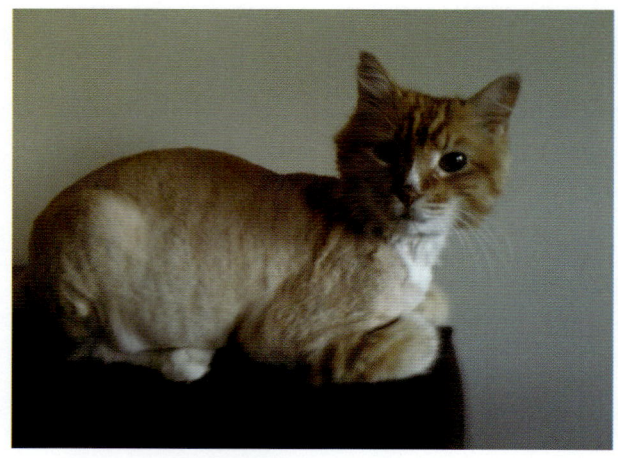

図2.15 長毛種猫の典型的なライオン・カットの外観.
[写真提供] Karen Burks, DVM.

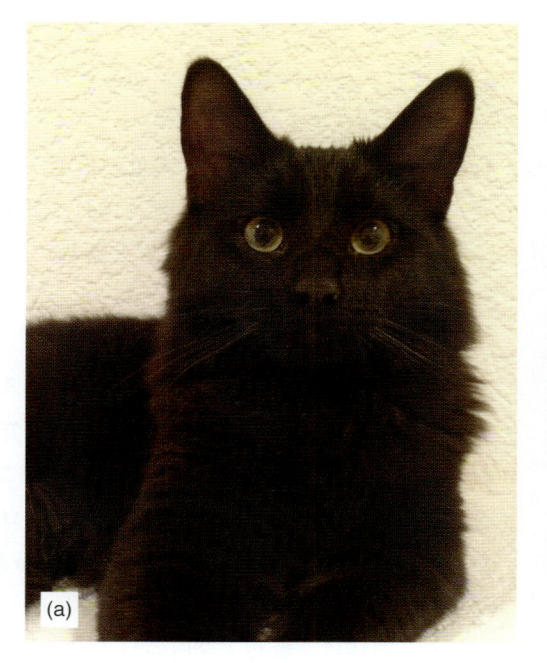
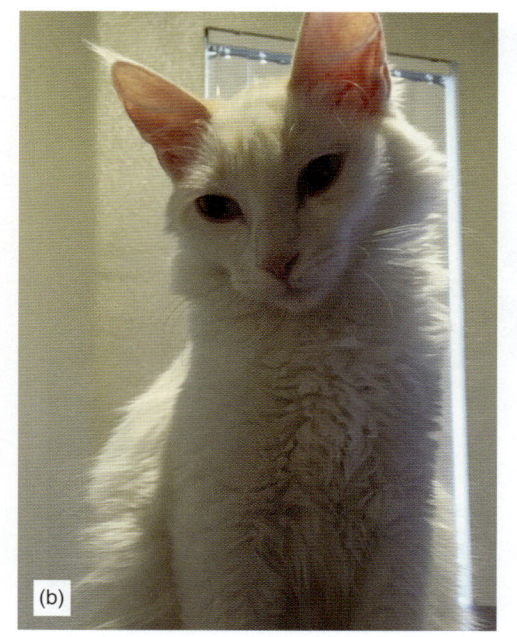
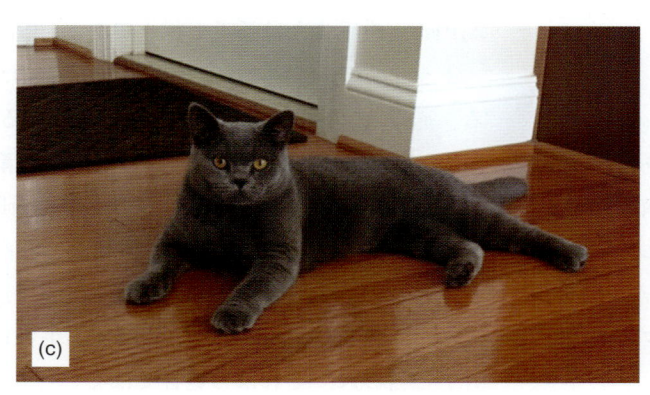

図2.16 (a) 黒の単色のネコの例. (b) 白の単色のネコの例. (c) ブルーの単色のネコの例. [写真提供] (a) Amanda Coleman. (b) Kelly Chappell. (c) Richard and Jill Englar.

分泌物, そして常在菌の産生物に由来する独特の臭気を示す. 明らかに異常な匂いに遭遇することがある. この場合, 詳細な視診が必要である. 時に「燻製ニシン」のような匂いを認めることがあるが, これは例えば喫煙者と暮らしているネコの被毛に付着した煙の匂いなど, ネコが住んでいる環境に由来する場合がある. しかし, 刺すような匂いは見落としてはならない. これはより詳しく検査するためのヒントであり, 皮膚病変, 代謝性疾患, またはこの両者が原因である可能性がある.

2.5 被毛の色およびパターンの識別

被毛の色, そして被毛の色の組み合わせである被毛パターンは, 診療スタッフが初めて動物と対面した時に常にカルテに記載すべきネコ固有の特徴である. ネコの基本的な被毛パターンとしては以下の6種類がある.

1) ソリッド（単色）
2) タビー（縞模様）
3) バイカラー（二色）
4) トライカラー（三色）
5) トーティシェル（べっ甲）
6) カラー・ポイント（斑点）

ソリッドのネコでは一色の被毛が特徴である. ソリッドの例として黒, 白およびブルー（グレー）がある（図2.16）.

黒い被毛は, 特に日光が強く当たる場所にいると, 時間の経過と共に錆色を帯びることがある. 被毛が黒いネコでは, 同時にタビーのパターンもみられることもある. 眼が青く被毛が白色のネコでは, 聴覚障害が認められることが多い. このソリッドと眼色の組み合わせは, 内耳の有毛細胞のアポトーシスと遺伝的に関連しており, 出生直後に聴覚障害を引き起こす [27-34].

第2章
外観の評価：ネコの身体, 被毛および皮膚

33

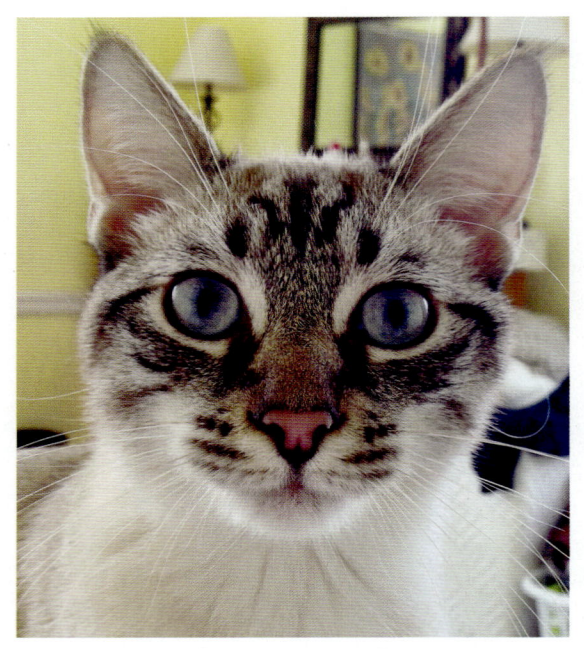

図2.17 タビーで額に特徴的な「M」があるネコ．著明な「アイライン」にも注目．[写真提供] Emily Denning.

タビーのパターンでは被毛の色は2種類である．タビーの被毛の背景はアグーチ[3]と同じ被毛で構成されている．この被毛は毛長に沿って異なるいくつかの色で縞模様になっている．背景の被毛は明色だが，2色目の被毛は多くは暗色であるため，「スタンプ」されたようにコントラストが明確である[35]．タビーのネコは前頭部の「M」の字，そして太めの「アイライン」がみられるのも特徴である（図2.17）．

タビーの被毛パターンには4種類のバリエーションがある[28, 35-37]．

1）ストライプ・タビー：あたかも被毛に魚の骨の模様が描かれているように見えるパターンと非常に類似していることから，これは時として鯖模様（マッカレル）タビーと呼ばれることがある（図2.18a）．野生でこの被毛パターンを持つ大型猫の最良の例はトラである．

2）クラシック・タビー：これは斑模様のタビーまたは大理石模様のタビーと呼ばれることがある．より渦巻状に見えるパターンで，体側面に沿って雄牛の眼のような典型的な模様がある（図2.18b）．

3）ティックド・タビー：前頭部に「M」は存在するが，それ以外は全体的にコントラストのある模様はなく，アグーチの被毛のみである（図2.18c）．この

---

3 南米産アグーチ科アグーチ属の齧歯類の総称．この動物の被毛にみられる縞模様もアグーチと表現される．

被毛パターンの純血種はアビシニアンである．野生では，この被毛パターンがみられる大型猫の最良の例はライオンである．

4）スポッテッド・タビー：濃色の被毛が縞状ではなく全身の斑点に見える（図2.18d）．野生では，この被毛パターンがみられる大型猫の最良の例はヒョウである．

バイカラーのネコでは，被毛が2色であることが特徴である．「タキシード」カラーとしても知られる白および黒，そして青（グレー）および白がこの被毛パターンの典型例である．タキシードのネコでは主体が黒の場合も，白の場合もある（図2.19aおよびb）．タキシードのネコは必ずしも短毛とは限らない（図2.19c）．同様に，青および白のバイカラーも短毛（図2.19d），中毛または長毛と様々である[35]．

トライカラーのネコでは被毛が3色なのが特徴である．通常，この組み合わせは白，黒（薄くなると青[38]）およびオレンジ（薄くなるとクリーム）で構成される．白の割合が多いほど，オレンジおよび黒の斑がより鮮明になる．この斑がみられるネコは三毛（キャリコ）と呼ばれることが多い（図2.20）．通常，三毛猫は雌である[28, 35, 39, 40]．逸話では，三毛猫は「扱い難い」と言われ，それほど寛容ではないと考えられている[41]．

「タビコ（tabico）」とは，三毛（calico）とタビー（tabby）の両者を兼ね備えたネコである（図2.21）．

トーティシェルは愛称「トーティー」とも呼ばれ，白のない三毛猫のようである（図2.22）．つまり，トーティーは黒（薄くなると青[38]）およびオレンジ（薄くなるとクリーム）から構成されるネコである．三毛猫と同様，これも雌にみられる傾向がある[39]．雄のトーティーは生殖不能であることが多い[39, 40, 42, 43]．三毛と同様，トーティーも「扱い難い」と言われ，家族はそれほど寛容でないと報告している[41]．

「トービー（torbie）」はトーティーおよびタビーの両者を兼ね備えたネコである（図2.23）．

カラー・ポイントの被毛は，ネコの顔および末端部（耳，四肢および尾）が「目立つ」と言われるものである．すなわち，これらの領域は胴体のような他の部位より暗色である．カラー・ポイントはアルビノ遺伝子の突然変異によって生じる．通常，チロシナーゼという酵素がメラニン形成に関与し，これが皮膚および皮膚の

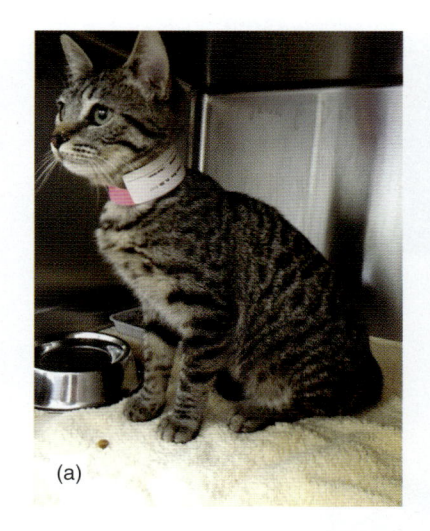
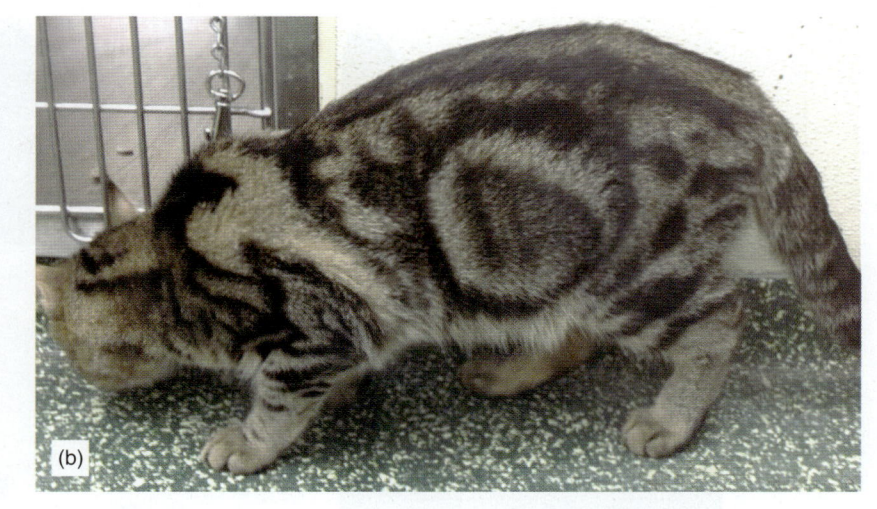
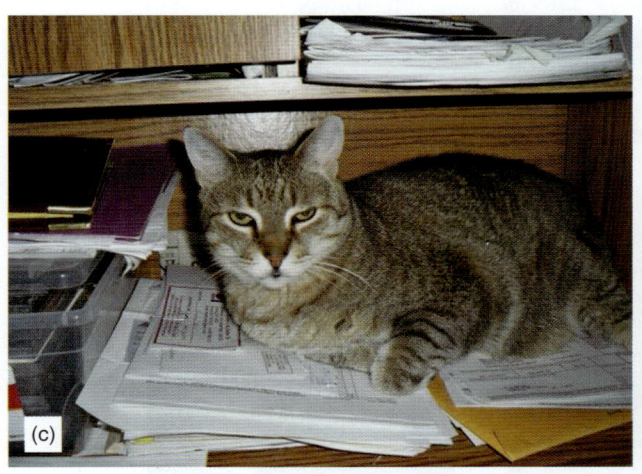
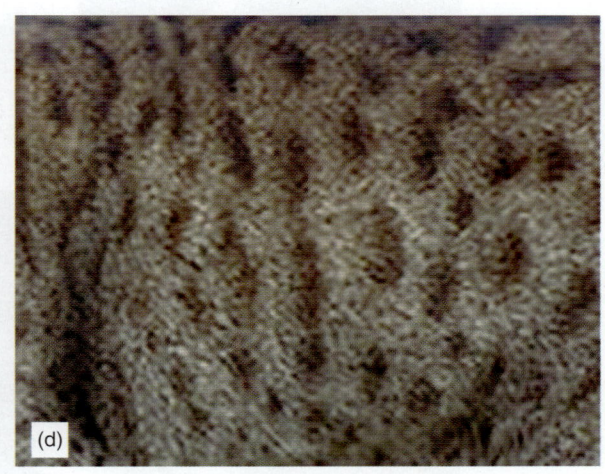

図2.18　(a) ストライプ・タビーまたは鯖模様のタビーの例．(b) クラシック・タビーの例．(c) ティックド・タビーの例．(d) スポッテッド・タビーの例．［写真提供］(b) Karen Burks, DVM. (c) Carmela Berton.

色素沈着を決定している．アルビノ遺伝子が突然変異すると，チロシナーゼは低温でのみ活性を示す．このため，体の中心部よりも温度が低い部位が暗色になる．いっぽう，アルビノ遺伝子の同じ突然変異は温度が高いとチロシナーゼを不活性化させる．したがって，中心部と温度がほぼ同じ体幹などの領域は明色のままである[27, 28, 44, 45].

カラー・ポイントは，シャム，バーミーズ，トンキニーズ，バリニーズおよびヒマラヤンで最も顕著にみられる[27, 46]．これらの品種毎にポイントの様々な色を識別するために，品種固有の用語が用いられる．シャムはシール・ポイント（茶色），フレーム・ポイント（赤色〜オレンジ色），ブルー・ポイント（グレー）およびライラック・ポイント（薄紫色）と呼ばれることが多い（図2.24）[24]．対照的に，トンキニーズではシール・ポイントのシャムと同じポイントのものをシャンパン・ミンクと呼ぶ．プラチナ・ミンクのトンキニーズは，クリーム・ラテ色を基調にシャムのブルー・ポ

イントおよびライラック・ポイントを混ぜ合わせたように見える（図2.25）.

カラー・ポイントはタビーを背景に持つこともある．例えば，シール・ポイントのネコにタビーもみられることがある（図2.26）.

カラー・ポイントのネコでは，出生時にはこのポイントは存在せず，幼猫期にポイントが出現する．生後4週齢までにカラー・ポイントは明白になる（図2.27）．地理的条件はカラー・ポイントが最終的にどの程度暗くなるかに関係する．温暖な地域で暮らす成猫のカラー・ポイントは，寒冷地のネコよりも明るい傾向がある.

2.6　毛質の評価

毛質は常に評価および記録すべきである．各動物の各身体診察後に，獣医師は以下の点を明らかにする必要がある.

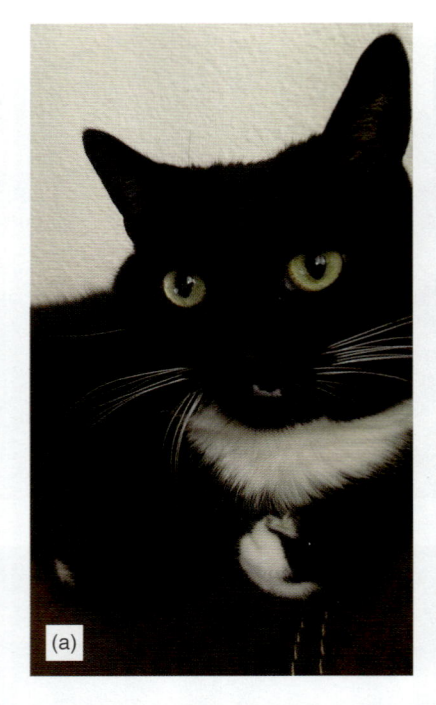
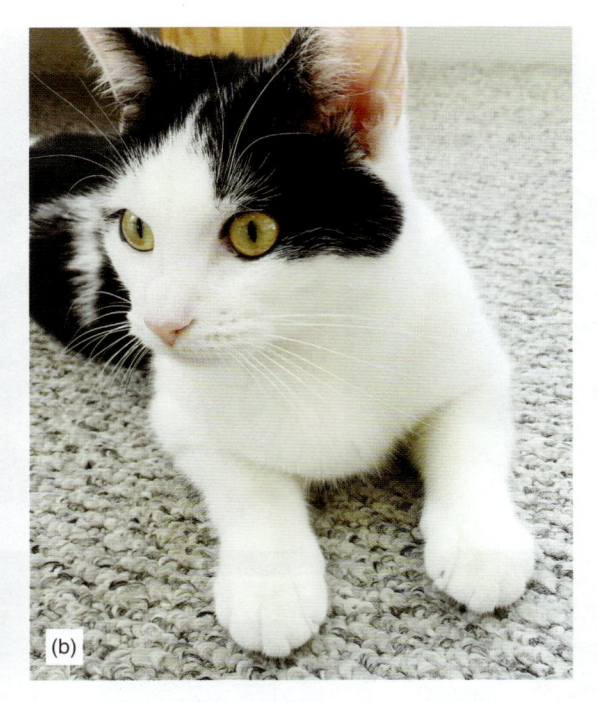
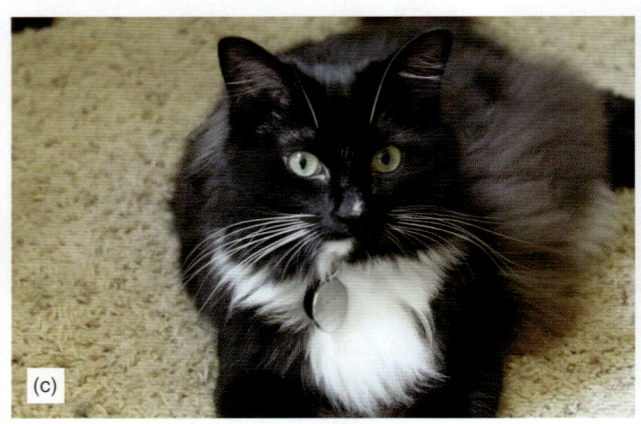
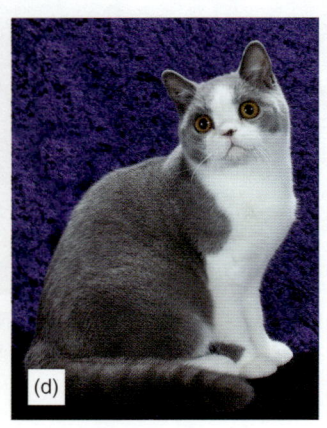

図2.19 (a) 黒を主体とするバイカラー・タキシードのネコの例. (b) 白を主体とするバイカラー・タキシードのネコの例. (c) DSH種よりも被毛が長い長毛のバイカラー・タキシードのネコの例. (d) ブルーと白のバイカラーのネコの例. ［写真提供］(a) Abby Rife. (b) Kelly Chappel. (c) Marissa Haglund, Midwestern University CVM 2019. (d) Cheryl A. Kelly.

- 被毛は立っているか（立毛しているか）？
- 被毛の手入れの状態は良好か？
- 被毛に光沢はあるか？
- 被毛に体が完全に覆われているか，疎毛または脱毛の領域があるか？

　立毛とは，交感神経系が活性化して動物の被毛が起立することである［47］.「闘争か逃走かの反応」で剛毛になり，ネコを見ている者に「被毛が逆立っている」と思わせる．ネコが驚いた時にこの「被毛が逆立っている」外観は最も顕著である．これには敵に対してネコをより大きく見せる効果がある.「被毛が逆立っている」ネコは威嚇しているように見えることがある．立毛は特に尾で顕著にみられ，他の部位ではそれほ

ど目立たない場合がある（図2.28）．また，尾ではあまり目立たないが，背部の被毛が立つこともある（図2.29）．

　毛質が不良な場合，それが以前からその状態なのか，ないしは最近の変化なのかを尋ねるべきである．以前はきれい好きだったネコが毛繕いをしなくなった場合，それは危険信号である．被毛がマット状になっている，あるいは汚れている部位は，問題の原因を予測するヒントになるかもしれない．例えば，高齢猫の後肢部分が突然だらしなく見えるようになった場合，変形性関節症の発生にうまく対応できずに最も尾側領域の毛繕いが困難になっている可能性がある．いっぽう，突然毛繕いが過剰になったネコも同様に問題である．例えば，特発性膀胱炎のネコは，あたかもこの領

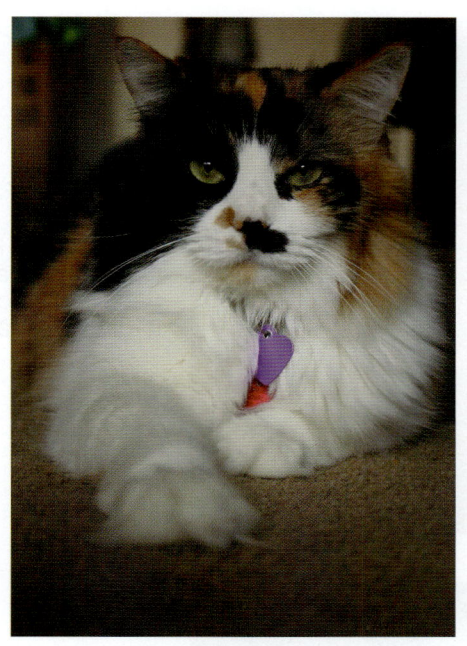

図2.20　トライカラーのネコの例.
[写真提供] Marissa Haglund,
Midwestern University CVM 2019.

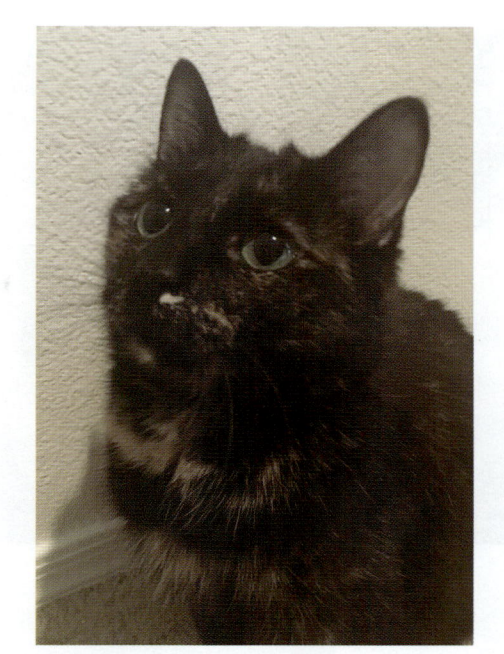

図2.22　トーティシェルの例.
[写真提供] Amanda D. Schellinger.

域が刺激されていることを示すように再発時に腹部,特に腹部尾側を過剰に毛繕いすることが多い.同様に,手根関節炎のネコは前肢を過剰に毛繕いすることがある.

　疎毛また脱毛がみられた場合,その部位に注意することが重要である.耳付近の左右対称の脱毛はネコでは正常であるのに対し（図2.30）,眼周囲の脱毛は正常ではない（図2.31）.

　身体の他の領域に疎毛または脱毛がみられた場合,その部位に注意し,その分布が左右対称かどうかも明らかにする.容易に抜ける被毛は,根底の内分泌疾患を反映している可能性がある.古典的な例として,甲状腺機能低下症のイヌの左右対称性側腹部脱毛がある[48].抜け毛の毛幹を光学顕微鏡で観察すると正常に見える.対照的に,毛幹にダメージがある場合は,自傷によるものかもしれない.ネコが意図的に被毛を

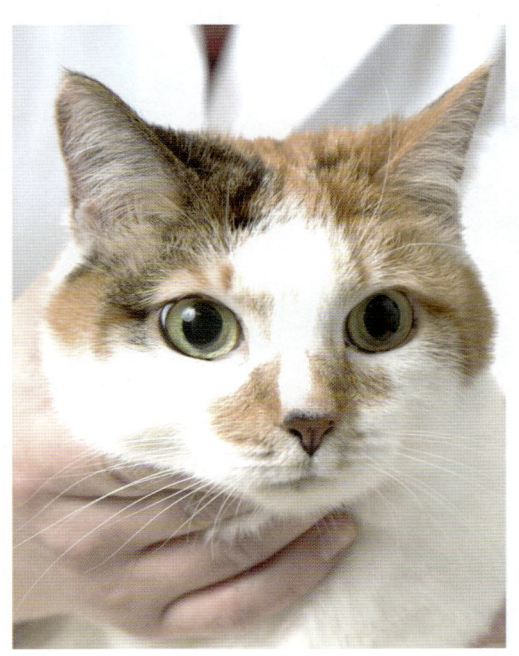

図2.21　タビコの例.[写真提供]Midwestern University, Media Resources Department.

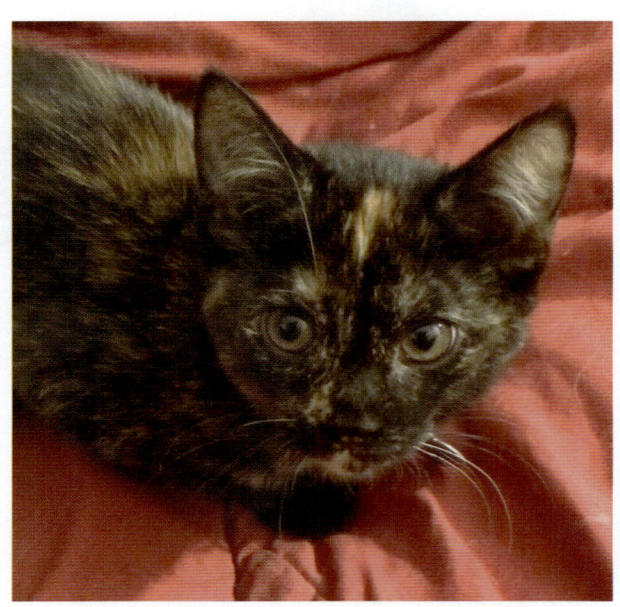

図2.23　トービーの例.［写真提供] Brian Collins, DVM, DABVP (Canine and Feline Practice).

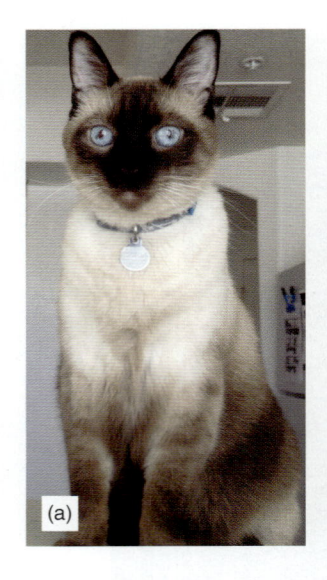
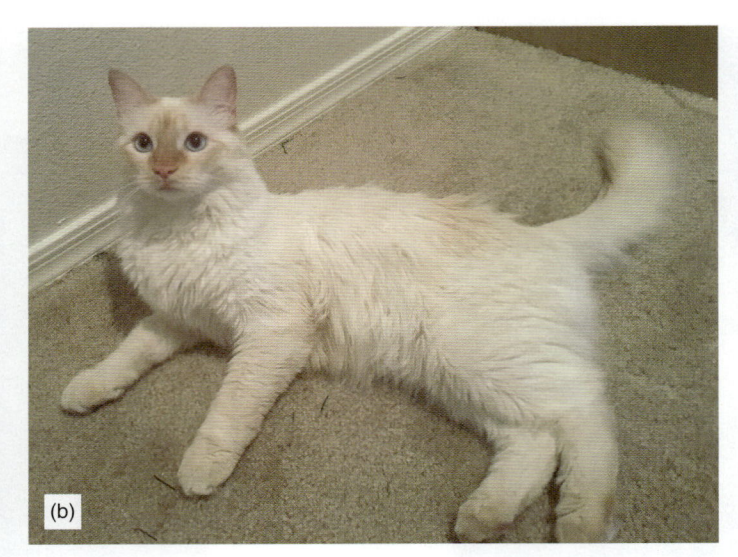

図2.24 (a) シール·ポイントのシャムの例. (b) フレーム・ポイントのシャムの例. (c) ブルー・ポイントのシャムの例. (d) ライラック・ポイントのシャムの例.
[写真提供] (a) Kyley Olson. (b) Amanda Schellinger. (c), (d) Lydia T. McDaniel.

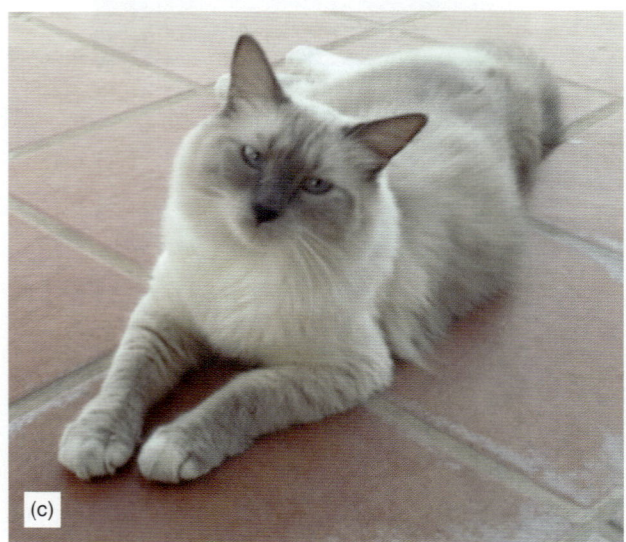
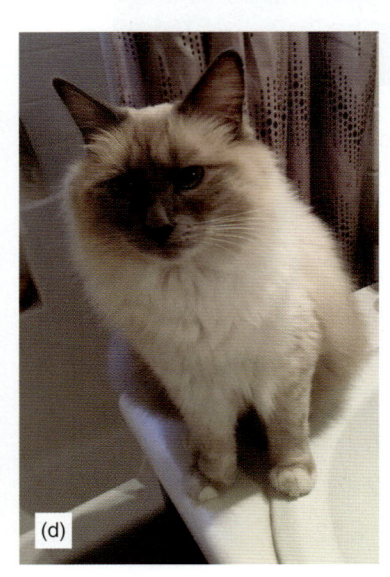

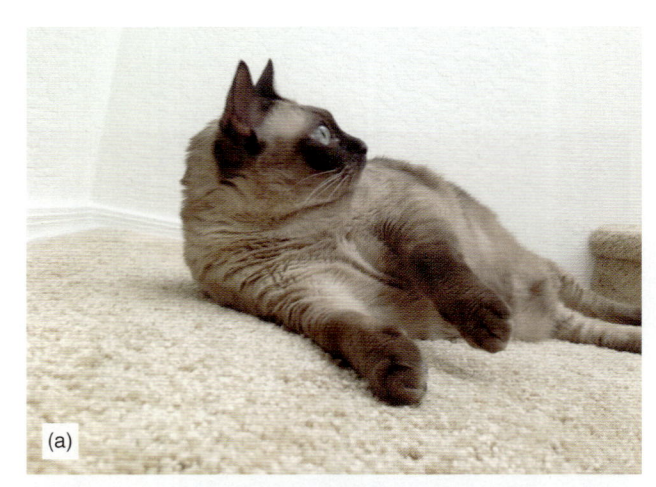
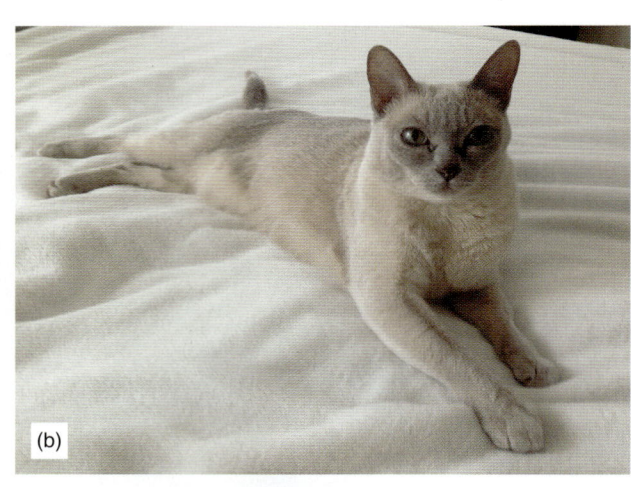

図2.25 (a) シャンパン・ミンクのトンキニーズの例. (b) プラチナ・ミンクのトンキニーズの例.

引っ掻いたり，咬んだり，あるいは過剰に毛繕いしたために，被毛が疎，あるいは全くなくなってしまった可能性がある[48]．これは「自己被毛刈り」と呼ばれることがある.

自己被毛刈りは，寄生虫感染症のような根底の皮膚疾患が引き金になることがある．例えばノミが感染していると，ネコは尾根部を激しく咬むことが多い．このため，尾根部に疎毛または脱毛がみられる．これら

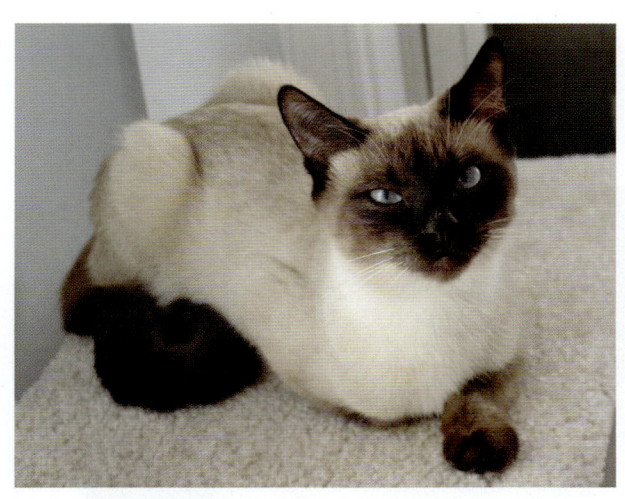

図2.26　タビーおよびシール・ポイントのネコの例．
[写真提供] Erika Olney.

の尾根部の疎毛および脱毛の程度は，ネコの痒みの重症度や咬もうとする気持ちの強さによって様々である[48]．早い段階であれば，被毛の喪失は最小限かも知れないが，この他に以下の2種の身体診察所見が同時にみられた場合，この皮膚疾患の診断が支持される．
1）唾液による尾根部被毛の錆褐色への変化
2）ノミの汚物の存在

　ノミの汚物は基本的にはノミの糞便で，これを構成するのは乾燥した血液の消化物である．ノミの汚物を

探すためには，多くの場合で被毛をかき分ける必要がある（図2.32）．被毛をかき分けて何らかの残骸が確認されても，それがノミの汚物かどうかは不明である．疑いを裏付ける生きたノミも見つからない場合，以下の簡易的試験を実施するとよい．

- ペーパー・タオル上にその残骸をふりまく
- その残骸に水またはアルコールを数滴かける．
- ペーパー・タオルをたたむ
- 強くこする

　その残骸が実際にノミの汚物だった場合，乾燥した血液が濡れたためにできる錆褐色が着色していることに気づくはずである．
　しかし，自己被毛刈りの原因となる外部寄生虫はノミだけではない．ネコニキビダニ症，ネコ疥癬およびツメダニ症も様々な程度の痒みを誘発し，最終的には被毛を喪失することがある．これらの感染症では，身体診察の他の異常所見により，根底の外部寄生虫感染症を予測できることがある．例えばツメダニが感染している動物の場合，典型的には被毛に過剰な鱗屑が認められる．この古典的な外観はネコの背線部に局在しており，俗に「歩くフケ」と呼ばれる状態になる[48]．ツメダニ症が疑われる場合，「歩くフケ」と通常のフケを鑑別する必要がある．後者も背線部に局在するこ

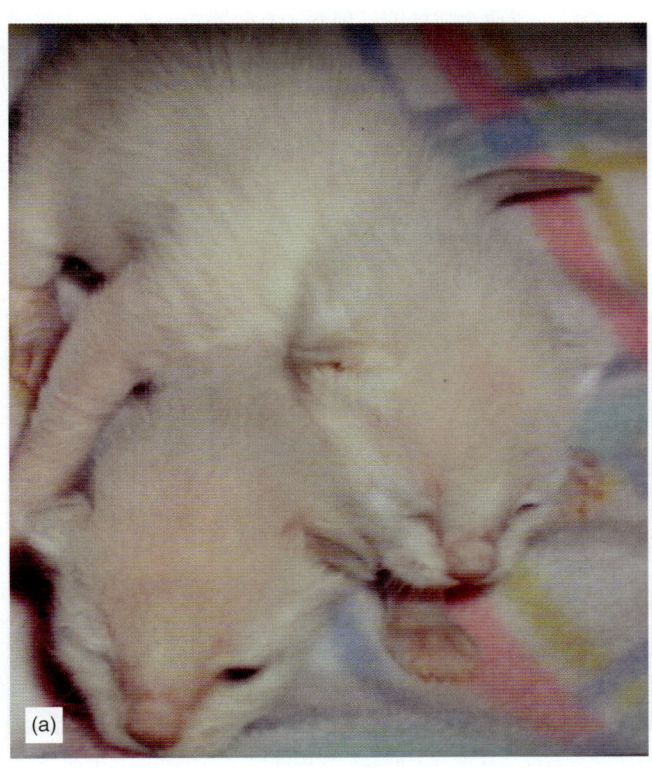

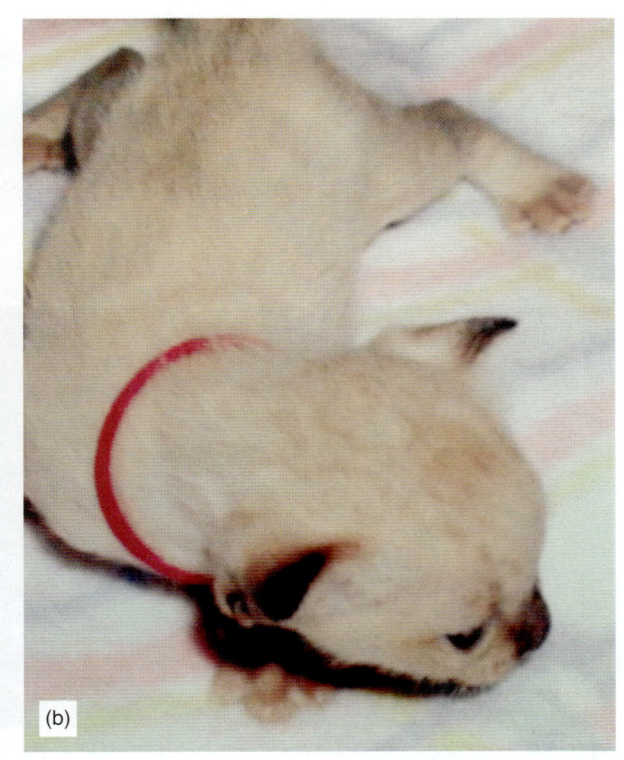

図2.27　(a) ポイントのない生後1週齢のトンキニーズの子猫．(b) ポイントが現れ始めている生後2〜3週齢のトンキニーズの子猫．（つづく）

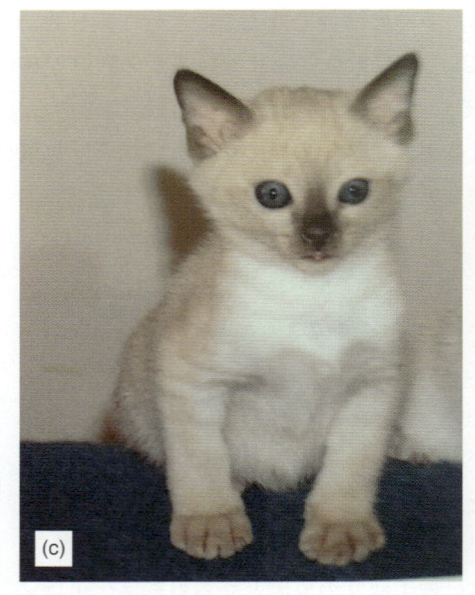
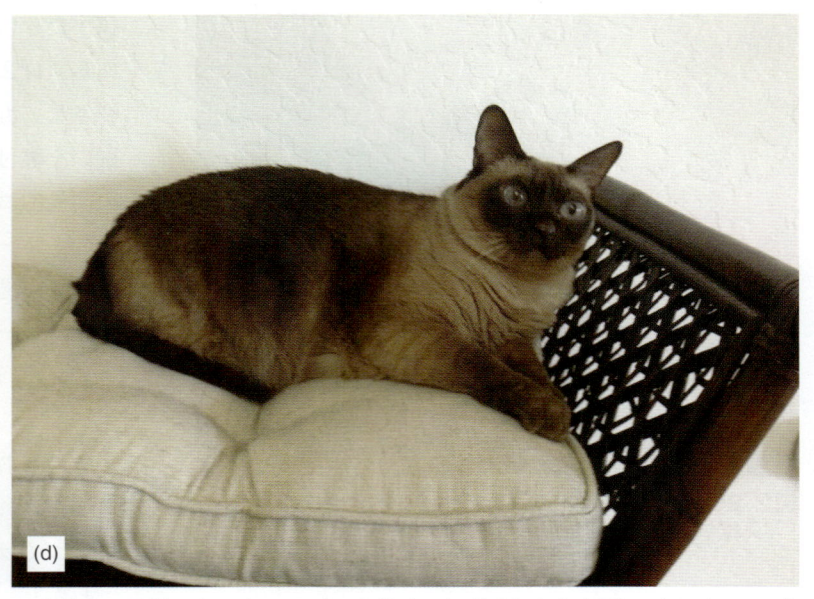

図2.27 （つづき）(c) ポイントが現れ始めている生後2ヵ月齢のトンキニーズ. (d)ポイントが明らかな10歳のトンキニーズ.

とが多い（図2.33）. 暗色紙の上にクシで梳かれた「フケ」を落とすと，「フケ」が自由に動きまわる様子から肉眼で容易にダニを確認できる. あるいは，光学顕微鏡によって「鱗屑」を観察することでもツメダニを検出できる.

自己被毛刈りの原因は心因性の場合もある. このことは，根底に原発性皮膚疾患が存在しなくても，自己誘発的に皮膚の異常が生じることを意味する [48-50]. これらのいわゆる心因性皮膚疾患は不安または衝動により生じる可能性があり，通常は除外診断が必要である. 他の原発性皮膚疾患が実質的に除外されるまで，自己被毛刈りの原因を心因性と決めつけないことが重要である. 自己被毛刈りの鑑別診断には，細菌性，寄生虫性または真菌性毛包炎，外部寄生虫感染症，内分

泌性疾患，腫瘍随伴性症候群，好酸球性肉芽腫およびアトピーが含まれる [49].

自己被毛刈りは明白な場合もそうでない場合もある. 非常に小さな病変を確認するために，時として被毛を徹底的に検査する必要がある（図2.34）.

2.7 皮膚の視診

その動物にとって皮膚が正常かどうかを評価するために，皮膚を徹底的に検査する必要がある. この評価では，皮膚の完全性，色調および病変を考慮すべきである.

皮膚の完全性については皮膚の擦過傷の有無を調べ，擦過傷が存在した場合にはその程度を評価する.

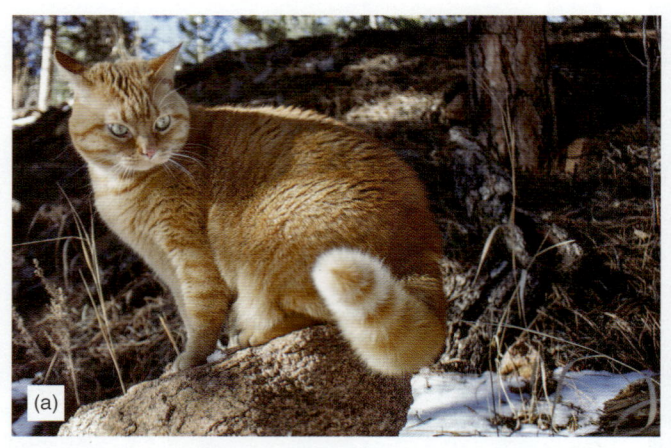
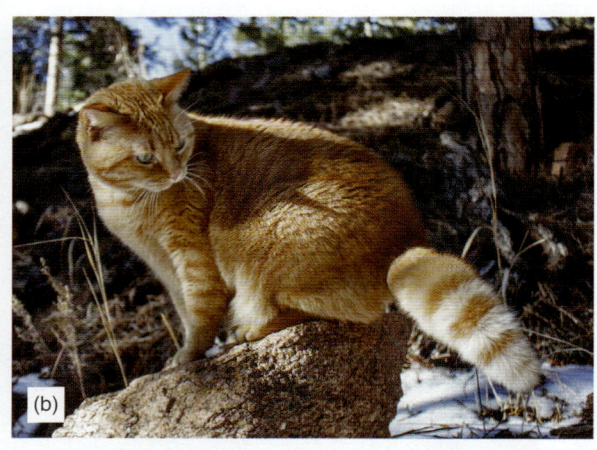

図2.28 （a) 尾の立毛がみられるオレンジ色のタビー. 耳の様子が寛容度を反映していることに注目. （b) 尾の立毛がみられるオレンジ色のタビー. 耳は今確認した脅威の方向を向いており，状況は穏やかになり始めている. ただし，尾の立毛が回復するのにはもう少し時間がかかりそうである. [写真提供] Jesse Hartlein.

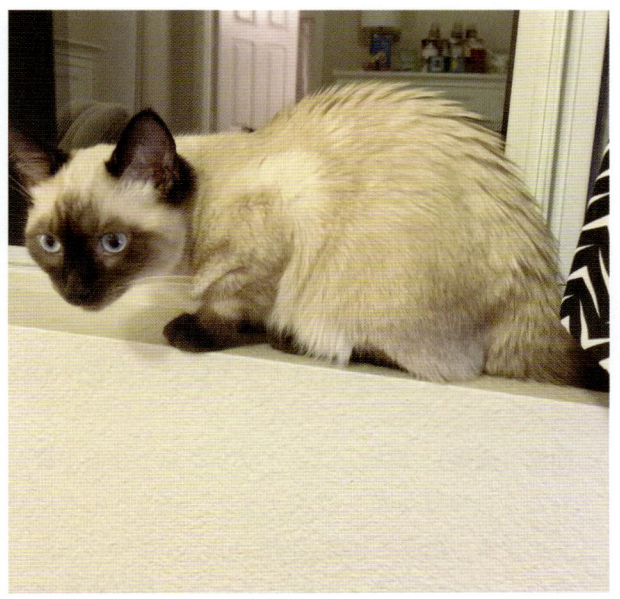

図2.29 驚いた後に背線部に沿って立毛させている若齢のシャム.［写真提供］Natalie Reeser.

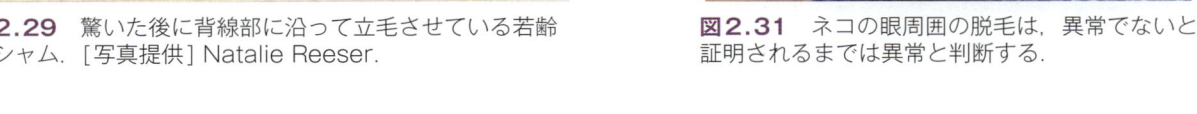

図2.31 ネコの眼周囲の脱毛は，異常でないと証明されるまでは異常と判断する.

擦過傷の原因は外傷であることが多いが，自傷の場合もある（図2.35）.

皮膚全体を徹底的に評価する場合，その動物にとって色素沈着が正常なのか，または異常なのかも判断すべきである．特に，著しい打撲傷は軟部組織損傷または凝固障害のいずれかを反映しているので，打撲傷についても評価する必要がある．前者の場合，持続的な損傷は根底の疾患によっても，医原性によっても生じることがあると認識することが重要である（図2.36）.

打撲傷に加えて，身体診察で確認すべきもう一つの皮膚の色調の変化は黄疸である．黄疸では，皮膚が黄色に変化する．血管が損傷して皮下に血液が貯留することによって生じる打撲傷とは異なり，黄疸は過剰なビリルビンによるものである．黄疸は過剰な溶血，肝疾患または胆道閉塞によって発生することがある．ネコの皮膚で黄疸が最も容易に確認できる部位は，もともと疎毛な耳付近の領域である．しかし，原因疾患が進行すると，他の部位でも黄疸を確認できる（図2.37）.

身体診察で確認する必要がある一つの色素異常は黒子（ほくろ）である．黒子はイヌおよびネコの両者に

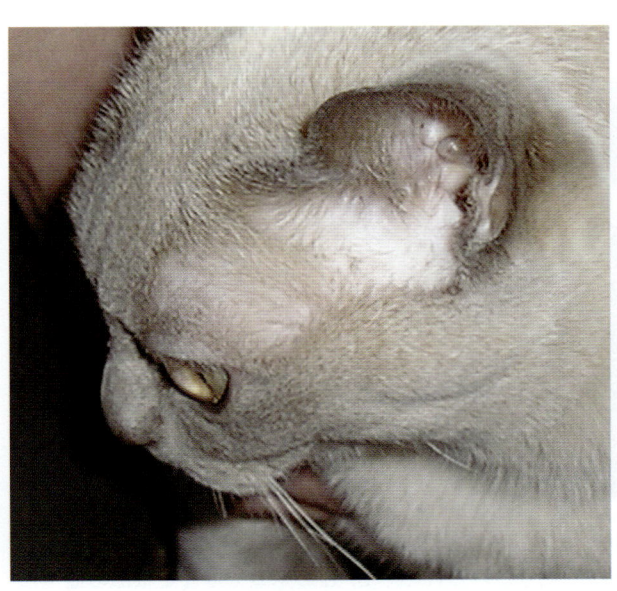

図2.30 ネコの正常な耳付近の脱毛.

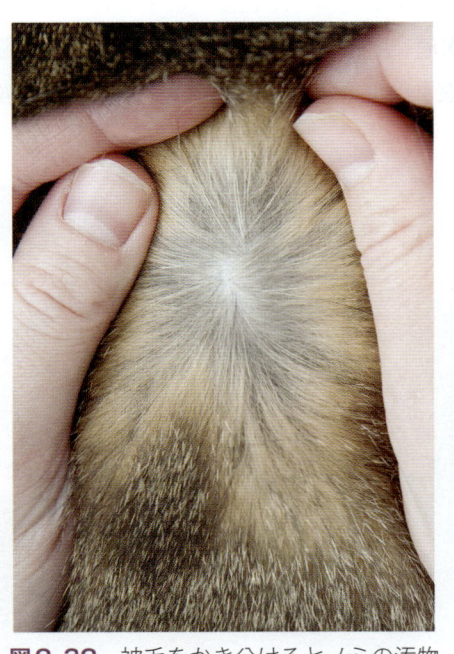

図2.32 被毛をかき分けるとノミの汚物の有無が確認しやすい．このネコにはノミの汚物はなかった.

図2.33 このネコでは，乾燥肌のために背線部に沿ってフケが認められるが，「歩くフケ」とは別物である．しかし，肉眼ではこの2者を鑑別することは難しい．

発生する良性の皮疹で，皮膚に黒い「小斑点」として認められる．イヌでは一般的に発生し，特に胸腹部に沿ってみられる．対照的に，ネコでは黒子は稀である．ネコにみられた場合，オレンジ色の被毛と関連する傾向があり，小斑点は眼瞼，口唇，歯肉または耳介に集中して発生する（図2.38）[48]．黒子は斑と呼ばれる原発疹の一種で，周囲の皮膚とは色調が異なる平坦な領域である．

身体診察で確認すべき原発疹には他にもいくつかの種類がある[51, 52]．

- **丘疹**：皮膚の小さな隆起で，直径0.25 cm未満であることが多い（図2.39a）．
- **結節**：大型の丘疹で，直径は最大で1 cmである（図2.39b）．
- **腫瘤**：大型の結節で，直径は1 cmを超えることが多い（図2.39c）．
- **膿疱**：膿が充満した丘疹（ニキビ）
- **小水疱**：膿性物質を含まず液体が充満した隆起
- **水疱**：大型の小水疱で，直径は0.5 cmを超えるこ

とが多い．
- **膨疹**：限局的なアレルギー反応
- **局面**：頂上が丸みを帯びず平坦なもの

続発疹も身体診察で確認すべき皮疹で，以下のものが含まれる[51, 52]．

- **鱗屑**：皮膚の遊離した破片（フケ）
- **表皮小環**：膿疱が破裂した後の病変
- **痂皮**：乾燥した滲出液および角質で，皮表に形成される
- **血痂（瘡蓋）**：乾燥したフィブリンおよび血小板からなる創傷部を覆う蓋（プラグ）で，この下に新しい皮膚が形成される（図2.40）
- **面皰**：毛孔にできる皮脂および死んだ皮膚細胞の栓（黒にきび）
- **苔癬化**：異常に肥厚した革のような皮膚で，通常は慢性的な皮膚刺激，炎症および／または感染を示す
- **色素沈着**：皮膚の暗灰色〜黒色の変化で，通常は慢性的な皮膚刺激，炎症および／または感染を示す

皮疹を確認してカルテに記載する際，以下の点についてできるだけ詳しく説明するよう注意すべきである．

- 病変の数
- 病変の大きさ
- 病変の部位
- 病変の形状
- 病変の進行．病歴として報告されたものか，ある

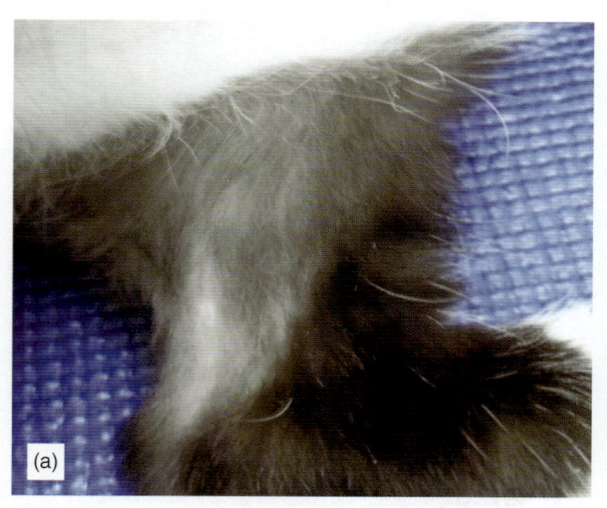
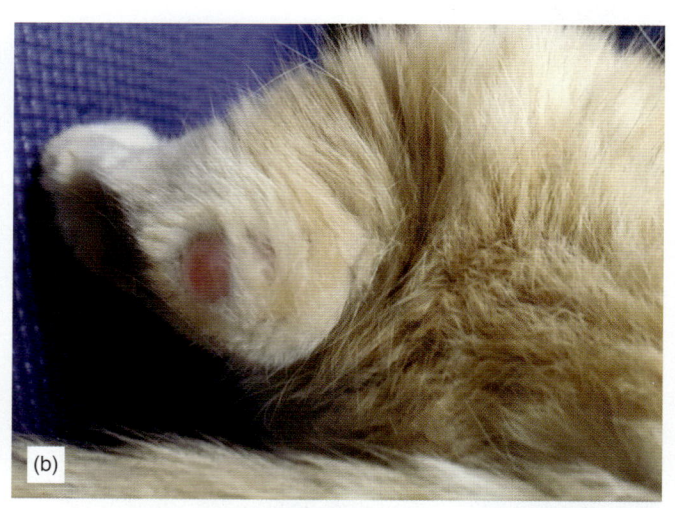

図2.34 (a) このネコでは，左大腿部内側に沿って明らかな自己被毛刈りがみられる．(b) このネコでは左足根部の遠位に明らかな自己被毛刈りがみられる．[写真提供] (a) Elizabeth Robbins, DVM．（つづく）

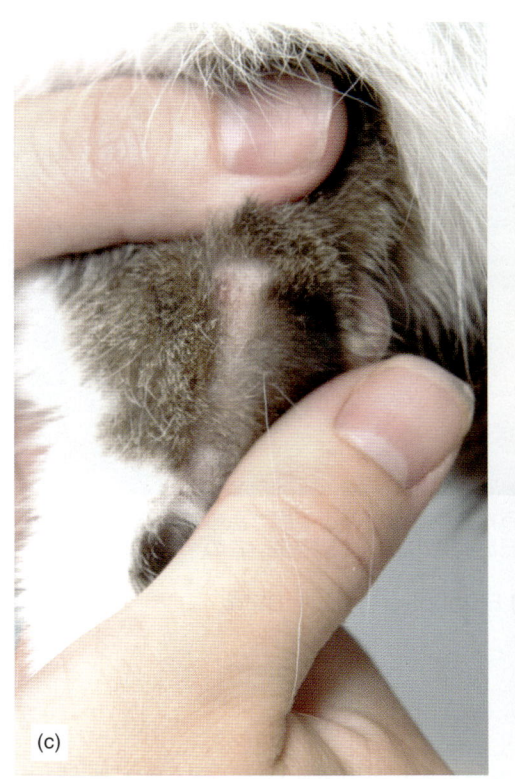
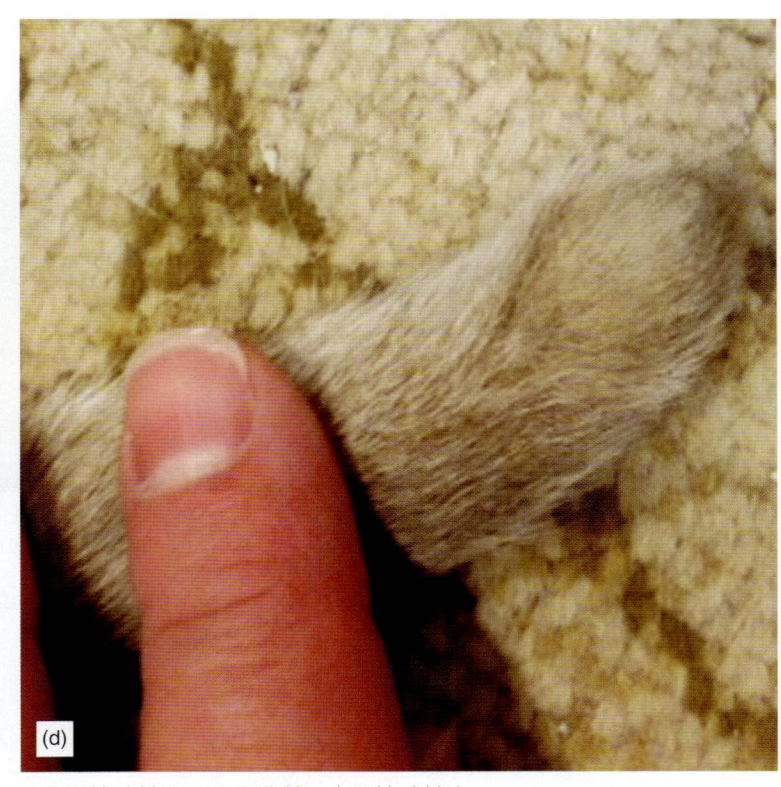

図2.34 （つづき）(c) 左手根部から中手骨部までの自己被毛刈り. (d) 尾先端の自己被毛刈り.
[写真提供] (c) Midwestern University, Media Resources Department.

いは再診時に確認されたものか.

　皮疹の発生，進行および／または回復の経過を追跡するために，「皮膚マップ」を使用することがある．病変の大きさを記録する際は，正確でなければならない．「おおよそ」ではなく常にノギスで測定する．病変の部位は特に重要であり，これにより特定の鑑別診断を追求しやすくなり，鑑別診断リストを強固にするために，さらに問診で確認するポイントが増えることもある．例えば，ネコの下顎に丘疹，膿疱および／ま

たは面皰が存在する場合，下顎の座瘡の可能性がある[53, 54]．

　皮膚を評価する際，頭部，頸部および体幹を検査することは比較的覚えているものだが，四肢および爪の検査は忘れてしまうことが多い．擦過傷およびその他の損傷の痕跡を評価するためには，この両者を検査することが重要である．

　まず爪が引っ込んでいる状態で四肢の検査を始める（図2.41）．四肢腹側および肉球／足底の両者を徹底的に検査したら，爪を引き伸ばす．指の基部をしっか

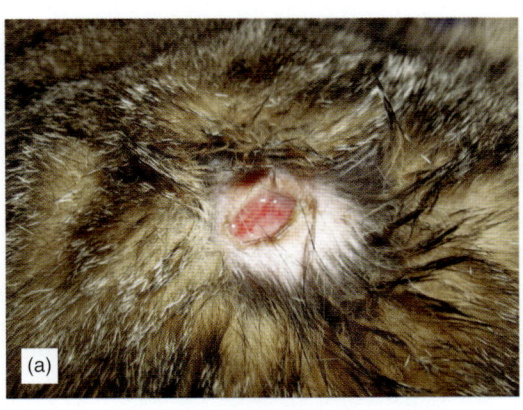
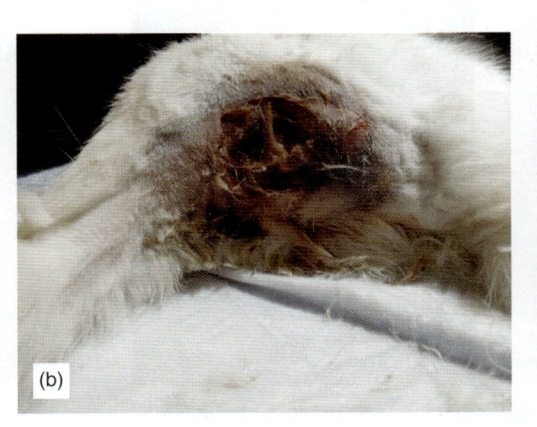
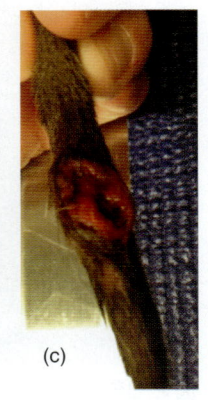

図2.35 (a) ネコの右胸壁部の皮膚全層に及ぶ外傷性皮膚創傷. (b) 多数の瘻管を伴う会陰部の開放性創傷. 周囲の変色した挫傷に注目. (c) 尾部中央の開放性創傷.
[写真提供] (a) Patricia Bennett, DVM. (b) Daniel Foy, MS, DVM, DACVIM, DACVECC. （つづく）

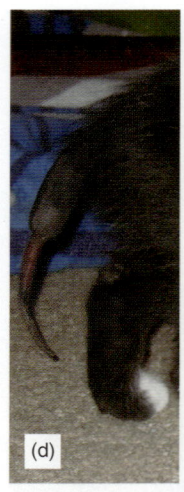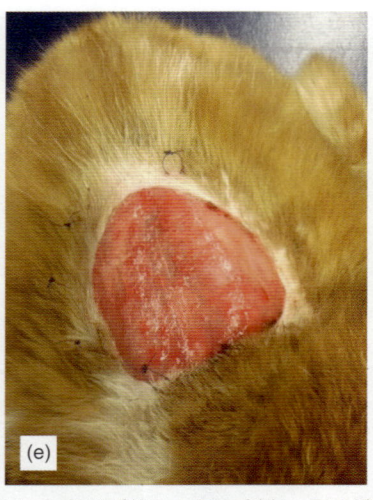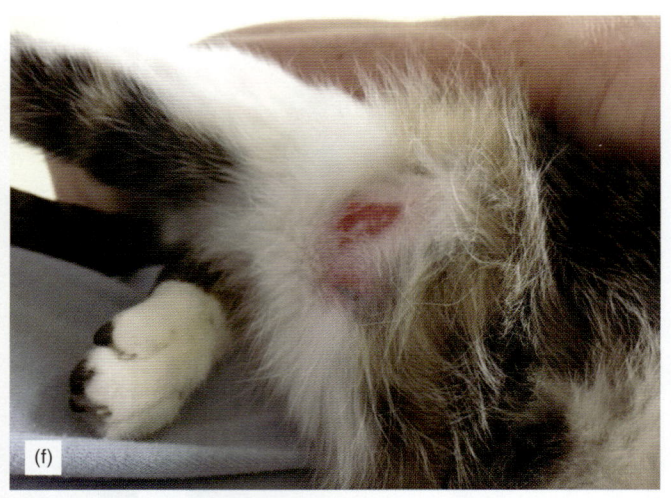

図2.35 （つづき）(d) 皮膚が剥離した尾の創傷．尾の遠位側半分は革のような質感を示し回復不能である．おそらく切断が必要である．(e) ネコの背部の慢性難治性創傷．(f) ネコの腹部に限局した自己誘発性の表在性擦過傷．このネコでは過剰な毛繕いにより正常だった皮膚にこのような異常を引き起こした．
[写真提供] (d) Juliane Daggett, MBS. (e) Andrew Weisenfeld, DVM. (f) Elizabeth Robbins, DVM.

りと，かつ優しく圧迫すると爪が露出する．こうすると，爪が脆弱で剥離しやすいか，あるいは異常に肥厚しているのかを確認できる．後者は多くの高齢猫および甲状腺機能亢進症のネコで一般的である（図2.42）．

過剰に伸びた爪が指球に食い込んでいる場合，これに対処する必要がある．各々の爪の中心部を走行する血管を確認する．この血管は，爪を短く切る際に家族を悩ませることが多い．この血管を損傷させると，爪から出血する．ネコの爪のトリミングの方法を学びたい家族には，この血管を避けるよう助言すべきである

（図2.43）．

爪の検査でもう一つの重要なことは，爪を数えることである．多指症のネコには余分な指がある（図2.44）．余分な指に加え，余分な爪があることも多い．このようなネコでは，正常猫と同じスペースに指および爪が詰め込まれているため，爪が指球に入り込む危険性が非常に高い．

掌球・足底球も検査すべきである（図2.45）．熱傷の有無を確認する．机や棚の上をサーフィンするように飛び歩くネコは，熱したストーブの上を歩いて肉球に火傷を負い，そのため跛行を示すことがある．

掌球および足底球のひび割れ，そしてこれを触診した際の感受性を調べる．このひび割れは「正常な」消耗の結果のこともあるが，落葉状天疱瘡などの特定の自己免疫性疾患でもこのような裂け目ができることがある[48, 52]．

一部のネコでは，指間に過剰な被毛がみられる（図2.46）．これは正常である．しかし，この過剰な被毛がゴミの塊，突起物およびつや消し剤を引き寄せる部位になる可能性があるため，この「羽毛のような被毛」を検査することは重要である．

「徹底的な」身体診察が完了しても，乳房が無視されていることが多い．これはおそらく，患者であるネコの多くが性成熟前に卵巣子宮摘出術を受けており，獣医師の注意を腹部に向けさせるほど発達した乳頭を持っていないことが原因だと考えられる．このため，乳房は補足項目になることが多い．乳腺腫瘍は雌および雄のどちらのネコでも重大な懸念事項で，発生した

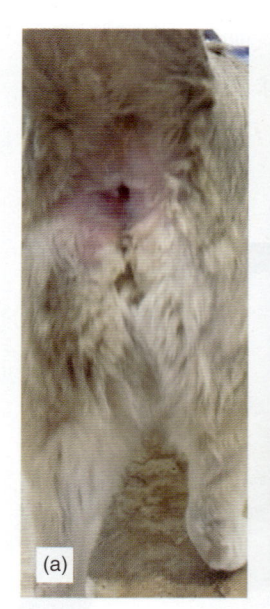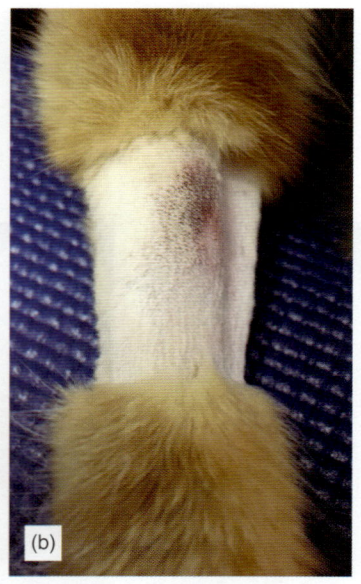

図2.36 （a) 肛門嚢膿瘍の外傷性破裂による肛門周囲の紅斑および肛門嚢左側の挫傷．(b) 静脈カテーテルの留置に失敗し，ネコの前肢の橈側皮静脈の上に生じた医原性の挫傷．

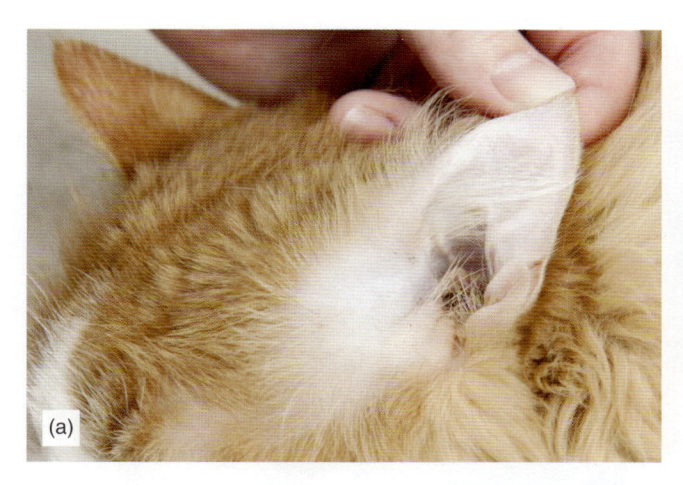
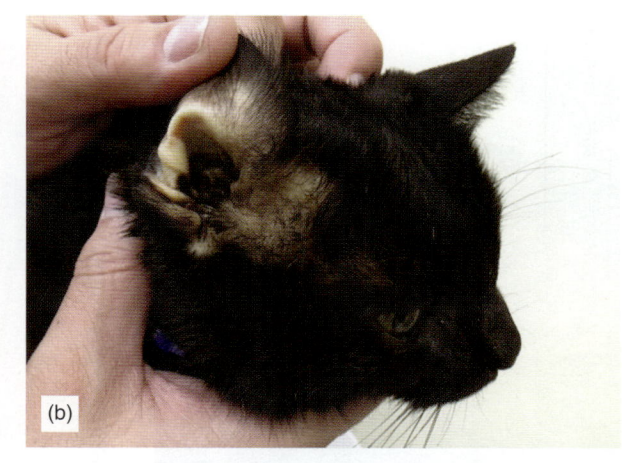
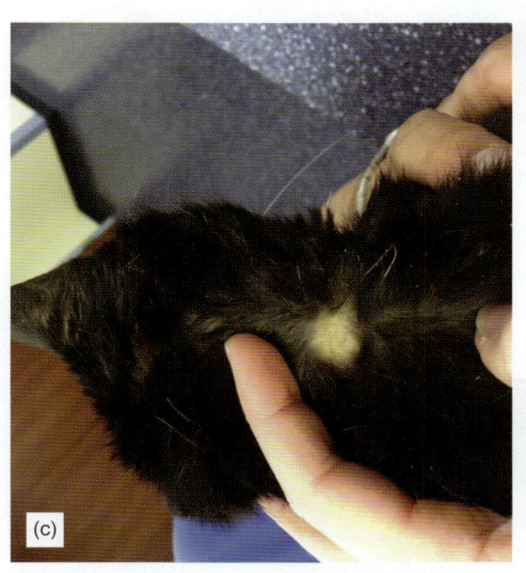
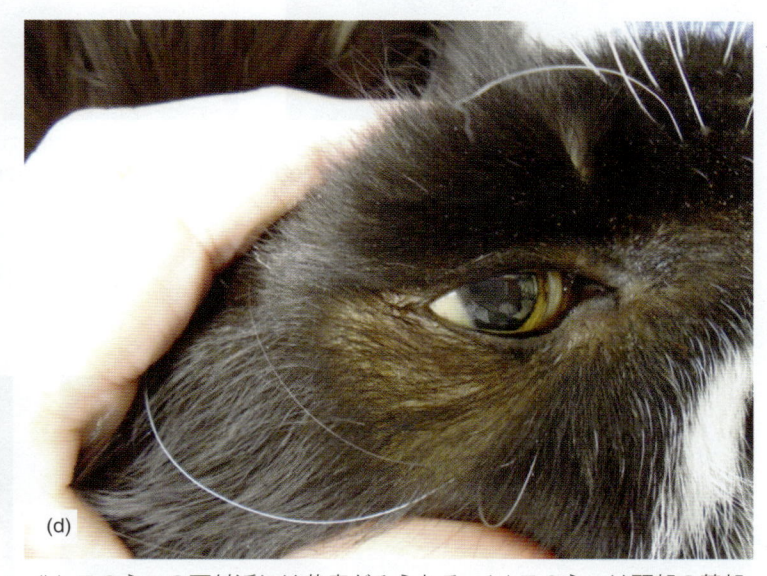

図2.37 (a) このネコの耳付近に黄疸はみられない．(b) このネコの耳付近には黄疸がみられる．(c) このネコは頸部の基部に全身性の黄疸があり，皮膚を見やすくするために被毛をかき分けると，明らかな黄疸が認められた．(d) このネコでは眼周囲に黄疸がみられる．
[写真提供] (a) Midwestern University, Media Resources Department. (d) Samantha Thurman, DVM.

場合，悪性の可能性が85〜93%と言われている [55]．

　ネコには通常，8つの乳腺組織およびこれに付属する乳頭からなる4対の乳腺がある [51]．乳頭周囲に擦過傷がないか注意しながら乳頭の状態を評価し，雄および雌の両者の乳房（腹部の左側および右側）をその全長に沿って触診する必要がある．ネコはイヌとは異なり，腹側腹部全体が被毛で覆われている傾向があるため，乳頭の観察が困難であることに注意する（図2.47）．性成熟前の雌猫，あるいは同腹子が少ない母猫の各乳頭を肉眼で確認するためには，被毛をかき分ける必要がある（図2.48）．複数の同腹子がいる母猫では，乳頭は著しく顕著になっており，被毛をかき分

ける必要はなく肉眼で確認できる（図2.49）．

　各乳頭周囲の皮膚炎の有無を評価することも重要である（図2.50）．これはネコの自己免疫疾患の臨床徴候のことがある．また過剰な毛繕いなど心因性自傷の徴候の場合もある．

　さらに授乳中の雌猫では，触診により各乳腺の非対称性，腫脹，発赤，排乳および熱感を評価する必要がある．これらの所見が1つ以上認められた場合，乳房炎を示している可能性がある．ネコが穏やかであれば，乳汁を搾ってこれを産生していること，そして乳汁の濃さを評価することにも配慮する [51, 56]．

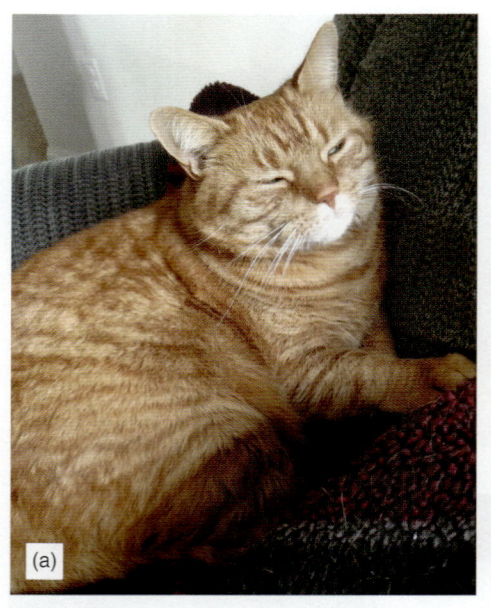
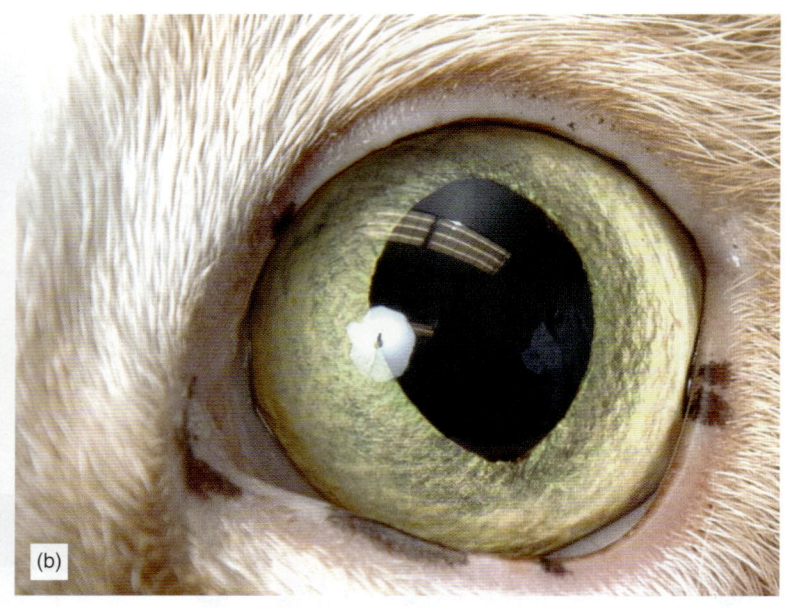

図2.38　(a) 被毛がオレンジ色のネコは黒子を発症しやすい.　(b) 眼瞼の黒子.
[写真提供] (b) Midwestern University, Media Resources Department.

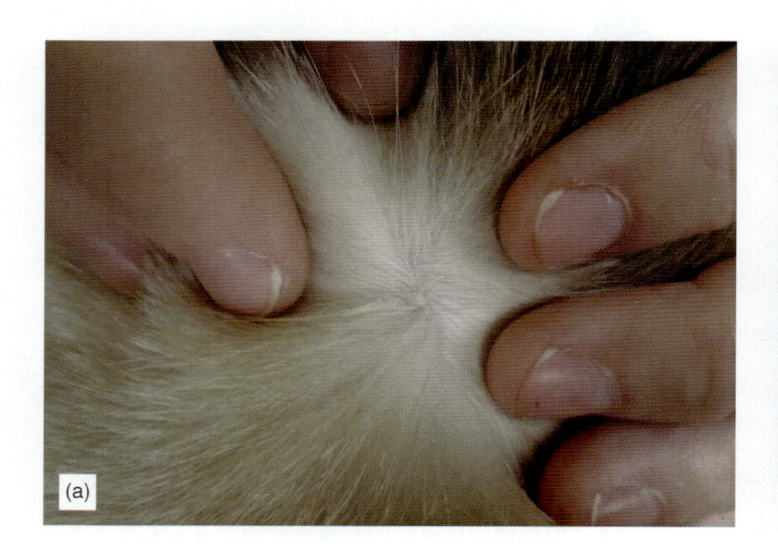
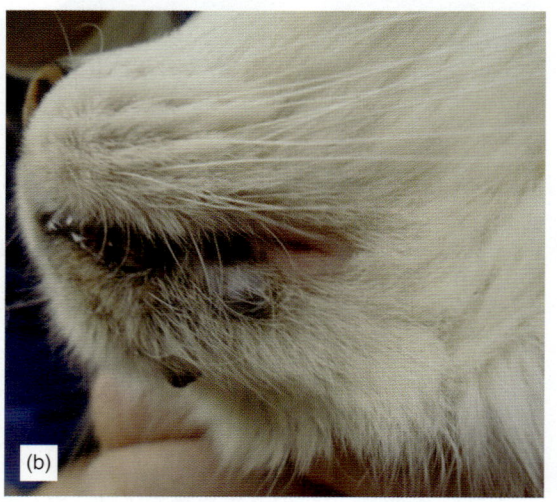
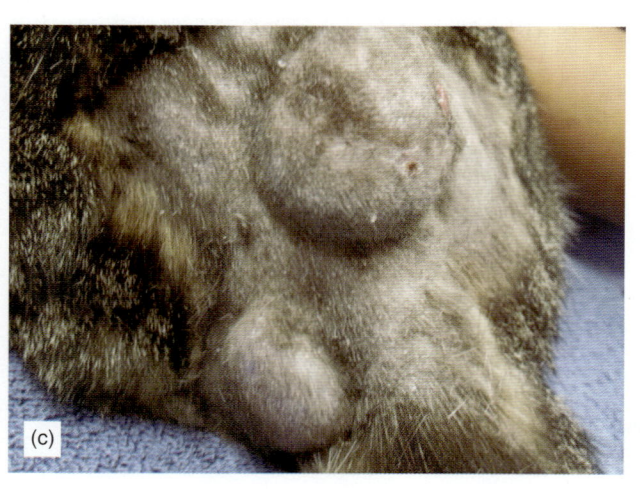

図2.39　(a) 肩甲骨間の丘疹の例.　(b) 下顎腹側にみられた複数の結節の例.　(c) 腰背部および尾根部左側に多発した皮膚腫瘍の例で，後にアポクリン導管腺腫と診断された.
[写真提供] (a) Patricia Bennett, DVM.　(b) Elizabeth Robbins, DVM.　(c) Samantha Thurman, DVM.

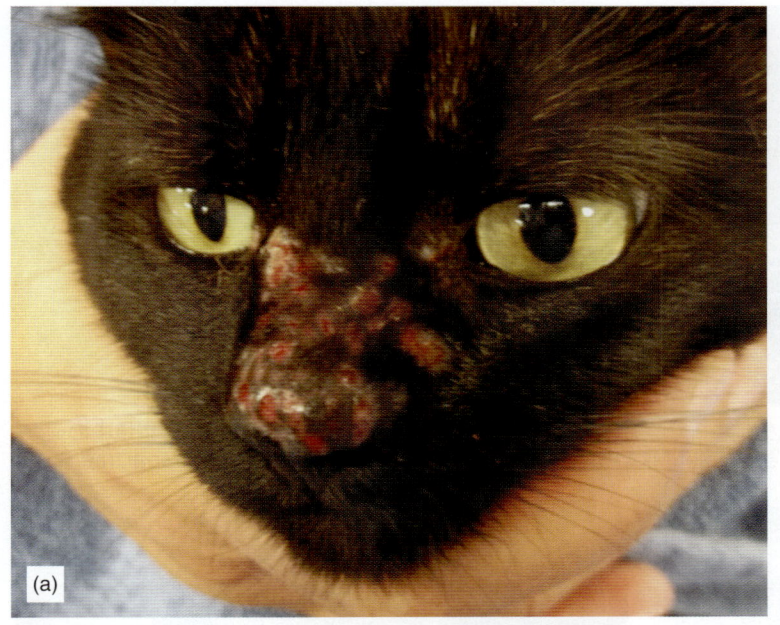
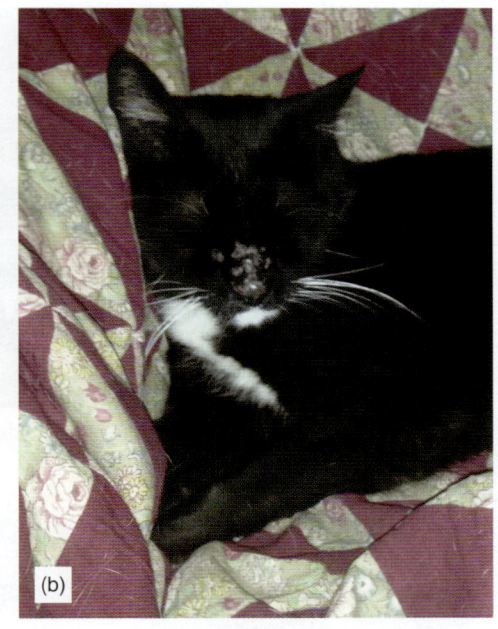

図2.40　(a) 蚊過敏症のネコの鼻梁部にみられた瘡蓋が付着した新鮮な創傷．(b) このネコも蚊過敏症だが，さらに治癒が進んでいる．鼻鏡にはまだ瘡蓋が多く残っていることに注目．
[写真提供] (a) Elizabeth Robbins, DVM. (b) Julianne Daggett.

図2.41　(a) 爪を引っ込めている前肢の側面像．(b) 同じく正面像．
[写真提供] Midwestern University, Media Resources Department.

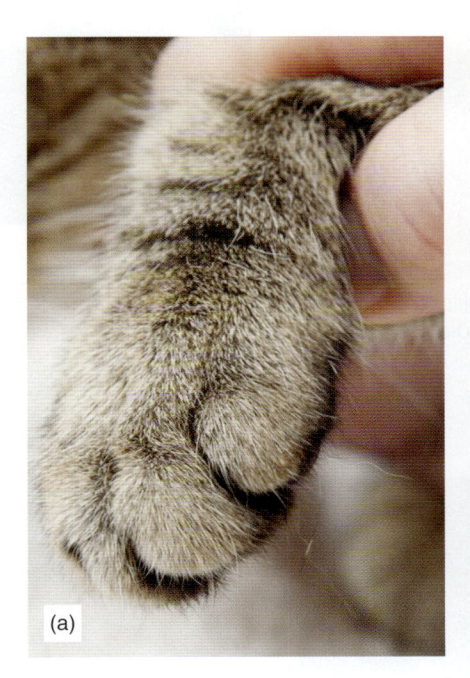
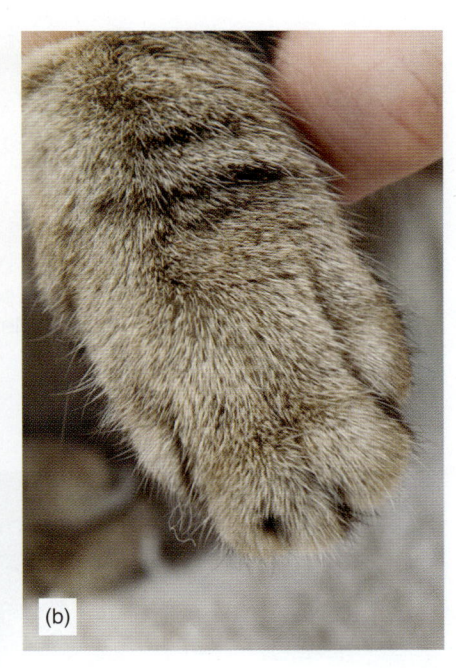

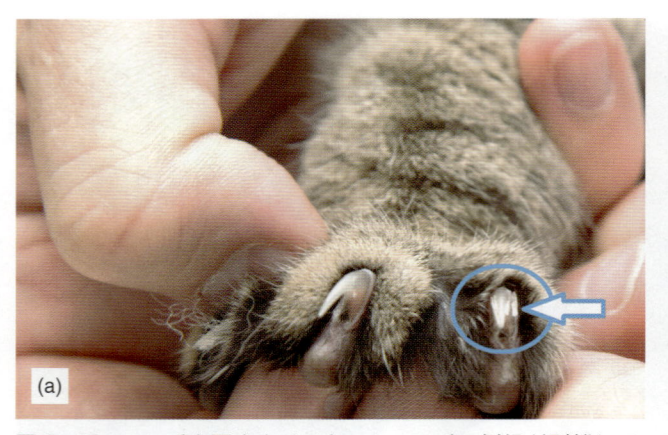
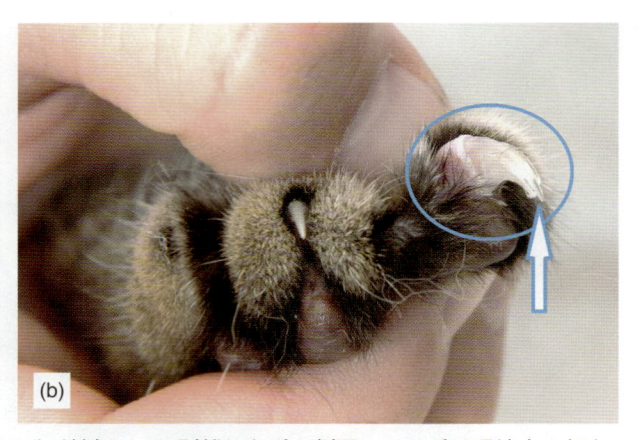

図2.42　(a) 爪を露出させると，1つの爪の側縁が剥離していることが判る．(b) 剥離した爪の側面．この爪は環境中の何かに引っかかりやすくなるため処置が必要である．[写真提供] Midwestern University, Media Resources Department.

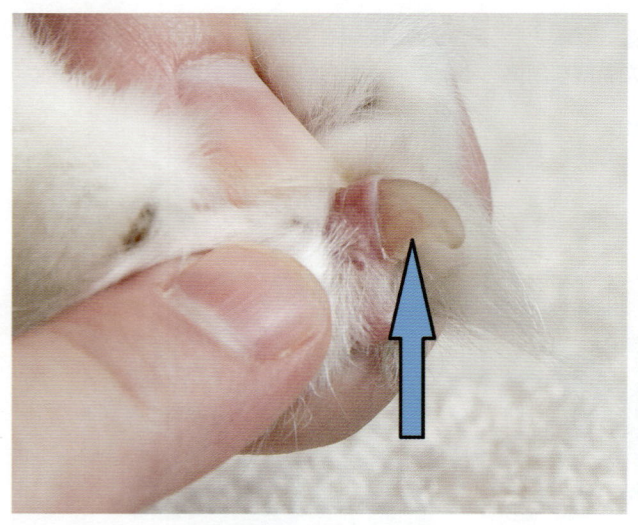

図2.43　中心の血管を示したネコの爪の側面像．
[写真提供] Midwestern University, Media Resources Department.

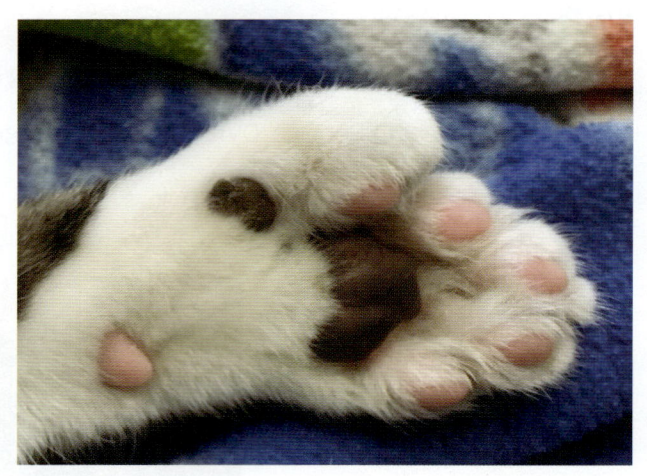

図2.44　多指症のネコの後肢足底像．各後肢の指は4本ではなく，このネコには5本ある．余分な指にも爪があるが，引っ込めているために見えない．
[写真提供] Karen Burks, DVM.

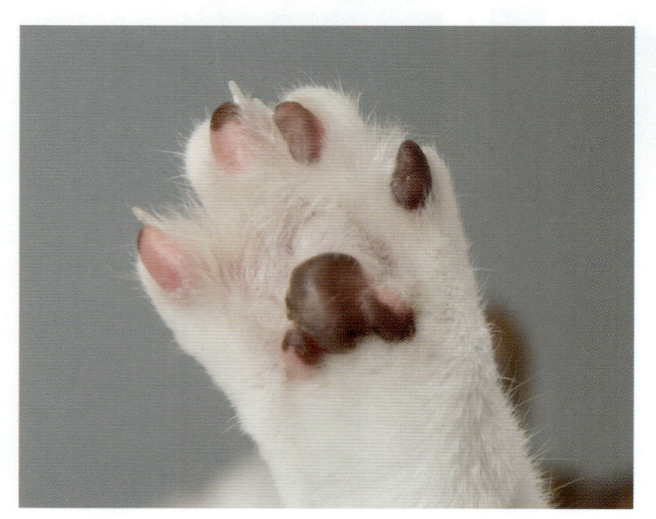

図2.45　ネコの後肢の足底像で，指球および掌球を示す．肉球の斑状の色素沈着に注目．これはこのネコにとっては正常である．
[写真提供] Midwestern University, Media Resources Department.

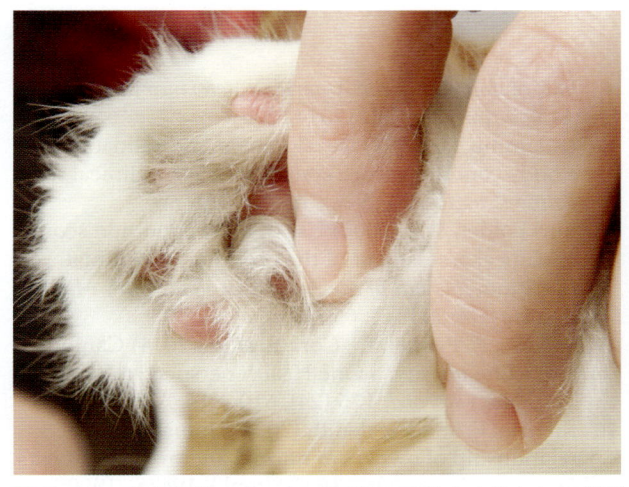

図2.46　足底部像. 中〜長毛種猫の正常な変化として指間に被毛の束がみられる.
[写真提供] Midwestern University, Media Resources Department.

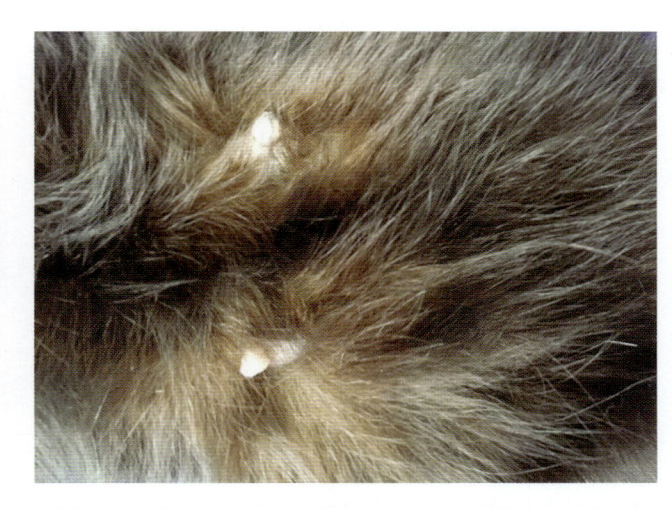

図2.49　過去に多数の同腹子を育てていた雌猫の顕著な乳頭.
[写真提供] Midwestern University, Media Resources Department.

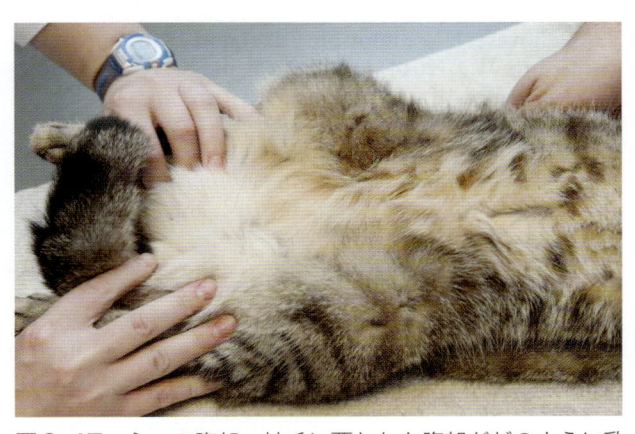

図2.47　ネコの腹部. 被毛に覆われた腹部がどのように乳頭を覆い隠しているかに注目.
[写真提供] Midwestern University, Media Resources Department.

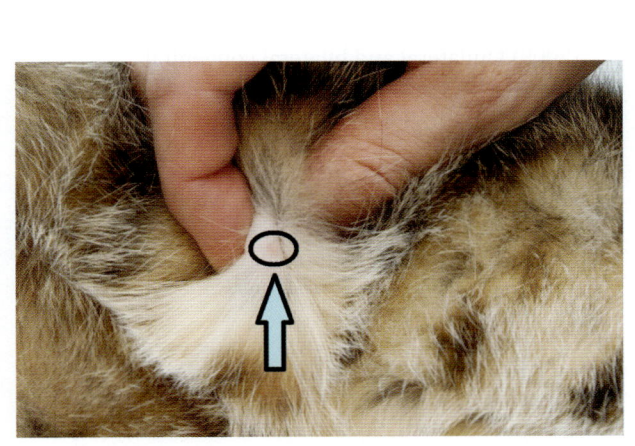

図2.48　腹部の被毛をかき分けると乳頭を観察できる.
[写真提供] Midwestern University, Media Resources Department.

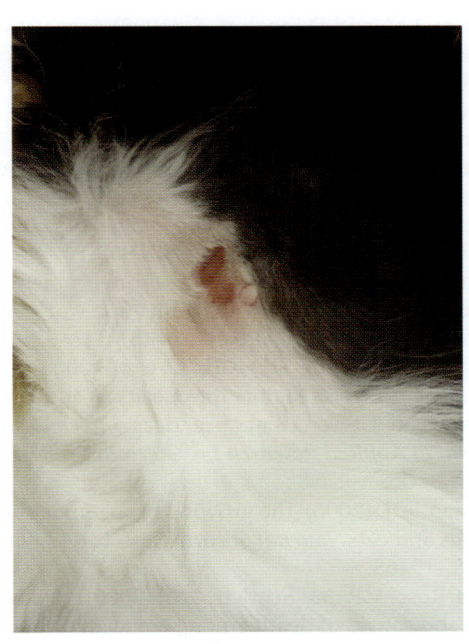

図2.50　根底に原発性皮膚疾患がないネコの過剰な舐性による左側乳房群の中央部頭側の擦過傷に注目.
[写真提供] Midwestern University, Media Resources Department.

参考文献

1 Weiss, E., Slater, M., and Lord, L. (2012) Frequency of lost dogs and cats in the United States and the methods used to locate them. *Animals*, **2** (2), 301–315.

2 Humane Society of the United States (2016) *Pets by the Numbers: U.S. Pet Ownership, Community Cat and Shelter Population Estimates*, http://www.humanesociety.org/issues/pet_overpopulation/facts/pet_ownership_statistics.html (accessed 11 April 2016).

3 Lord, L.K., Griffin, B., Slater, M.R., and Levy, J.K. (2010) Evaluation of collars and microchips for visual and permanent identification of pet cats. *Journal of the American Veterinary Medical Association*, **237** (4), 387–394.

4 Lord, L.K., Wittum, T.E., Ferketich, A.K. *et al.* (2007) Search and identification methods that owners use to find a lost cat. *Journal of the American Veterinary Medical Association*, **230** (2), 217–220.

5 Lord, L.K. (2008) Attitudes toward and perceptions of free-roaming cats among individuals living in Ohio. *Journal of the American Veterinary Medical Association*, **232** (8), 1159–1167.

6 Lord, L.K., Ingwersen, W., Gray, J.L., and Wintz, D.J. (2009) Characterization of animals with microchips entering animal shelters. *Journal of the American Veterinary Medical Association*, **235** (2), 160–167.

7 Dingman, P.A., Levy, J.K., Rockey, L.E., and Crandall, M.M. (2014) Use of visual and permanent identification for pets by veterinary clinics. *Veterinary Journal*, **201** (1), 46–50.

8 Bjornvad, C.R., Nielsen, D.H., Armstrong, P.J. *et al.* (2011) Evaluation of a nine-point body condition scoring system in physically inactive pet cats. *American Journal of Veterinary Research*, **72** (4), 433–437.

9 Scarlett, J.M. and Donoghue, S. (1998) Associations between body condition and disease in cats. *Journal of the American Veterinary Medical Association*, **212** (11), 1725–1731.

10 Shoveller, A.K., DiGennaro, J., Lanman, C., and Spangler, D. (2014) Trained vs untrained evaluator assessment of body condition score as a predictor of percent body fat in adult cats. *Journal of Feline Medicine and Surgery*, **16** (12), 957–965.

11 Michel, K. and Scherk, M. (2012) From problem to success: feline weight loss programs that work. *Journal of Feline Medicine and Surgery*, **14** (5), 327–336.

12 Lund, E., Armstrong, P.J., Kirk, C. *et al.* (2005) Prevalence and risk factors for obesity in adult cats from private US veterinary practices. *International Journal of Applied Research in Veterinary Medicine*, **3** (2), 88–96.

13 German, A.J. (2006) The growing problem of obesity in dogs and cats. *Journal of Nutrition*, **136** (7 Suppl.), 1940S–1946S.

14 Doria-Rose, V.P. and Scarlett, J.M. (2000) Mortality rates and causes of death among emaciated cats. *Journal of the American Veterinary Medical Association*, **216** (3), 347–351.

15 Freeman, L.M. (2012) Cachexia and sarcopenia: emerging syndromes of importance in dogs and cats. *Journal of Veterinary Internal Medicine*, **26** (1), 3–17.

16 Mallery, K.F., Freeman, L.M., Harpster, N.K., and Rush, J.E. (1999) Factors contributing to the decision for euthanasia of dogs with congestive heart failure. *Journal of the American Veterinary Medical Association*, **214** (8), 1201–1204.

17 Laflamme, D. (1997) Development and validation of a body condition score system for cats: a clinical tool. *Feline Practice*, **25** (5–6), 13–18.

18 Burkholder, W.J. (2000) Use of body condition scores in clinical assessment of the provision of optimal nutrition. *Journal of the American Veterinary Medical Association*, **217** (5), 650–654.

19 Sandoe, P., Palmer, C., Corr, S. *et al.* (2014) Canine and feline obesity: a One Health perspective. *Veterinary Record*, **175** (24), 610–616.

20 Kienzle, E. and Bergler, R. (2006) Human–animal relationship of owners of normal and overweight cats. *Journal of Nutrition*, **136** (7 Suppl.), 1947S–1950S.

21 Singh, R., Laflamme, P., and Sidebottom-Nielsen, M. (2002) Owner perceptions of body condition score. *Journal of Veterinary Internal Medicine*, **16**, 362.

22 DiBartola, S.P. and Bateman, S. (2006) Introduction to fluid therapy, in *Fluid, Electrolyte, and Acid–Base Disorders in Small Animal Practice*, 3rd edn. (ed. S.P. DiBartola), Saunders Elsevier, St. Louis, pp. 325–344.

23 Genovese, D.W., Johnson, T.L., Lamb, K.E., and Gram, W.D. (2014) Histological and dermatoscopic description of sphynx cat skin. *Veterinary Dermatology*, **25** (6), 523–529, e89–e90.

24 Siegal, M. and Richards, J.R. (1997) *The Cornell Book of Cats: A Comprehensive and Authoritative Medical Reference for Every Cat and Kitten*, 2nd edn., Villard Books, New York.

25 Edwards, A. (2004) *The Ultimate Encyclopedia of Cats, Cat Breeds and Cat Care*, Lorenz Books, New York.

26 Gandolfi, B., Alhaddad, H., Affolter, V.K. *et al.* (2013) To the root of the curl: a signature of a recent selective sweep identifies a mutation that defines the Cornish Rex cat breed. *PLoS One*, **8** (6), e67105.

27 Stokking, L.B. and Campbell, K.C. (2004) Disorders of pigmentation, in *Small Animal Dermatology Secrets* (ed. K.C. Campbell), Hanley & Belfus, Philadelphia, pp. 352–355.

28 Cat Fanciers Association (2016) *Cat Colors FAQ: Cat Color Genetics*, http://www.fanciers.com/other-faqs/color-genetics.html (accessed 12 April 2016).

29 Cvejic, D., Steinberg, T.A., Kent, M.S., and Fischer, A. (2009) Unilateral and bilateral congenital sensorineural deafness in client-owned pure-breed white cats. *Journal of Veterinary Internal Medicine*, **23** (2), 392–395.

30 Strain, G.M. (1999) Congenital deafness and its recognition. *Veterinary Clinics of North America: Small Animal Practice*, **29** (4), 895–907, vi.

31 Luttgen, P.J. (1994) Deafness in the dog and cat. *Veterinary Clinics of North America: Small Animal Practice*, **24** (5), 981–989.

32 Strain, G.M. (2007) Deafness in blue-eyed white cats: the uphill road to solving polygenic disorders. *Veterinary Journal*, **173** (3), 471–472.

33 Geigy, C.A., Heid, S., Steffen, F. et al. (2007) Does a pleiotropic gene explain deafness and blue irises in white cats? *Veterinary Journal*, **173** (3), 548–553.

34 Bergsma, D.R. and Brown, K.S. (1971) White fur, blue eyes, and deafness in the domestic cat. *Journal of Heredity*, **62** (3), 171–185.

35 Griffin, B. (2011) *Cat Identification*, http://

sheltermedicine.vetmed.ufl.edu/files/2011/11/
identification-and-coat-colors-patterns.pdf (accessed
12 April 2016).

36 Lomax, T.D. and Robinson, R. (1988) Tabby pattern
alleles of the domestic cat. *Journal of Heredity*, **79** (1),
21–23.

37 Kaelin, C. and Barsh, G. (2010) Tabby pattern
genetics – a whole new breed of cat. *Pigment Cell and
Melanoma Research*, **23** (4), 514–516.

38 Prieur, D.J. and Collier, L.L. (1981) Morphologic basis
of inherited coat-color dilutions of cats. *Journal of
Heredity*, **72** (3), 178–182.

39 University of Miami (2016) *The Genetics of Calico
Cats*, http://www.bio.miami.edu/dana/dox/calico.
html (accessed 12 April 2016).

40 The Tech Museum of Innovation (2005) *Other Genetic
Principles*, http://genetics.thetech.org/ask/ask141
(accessed 12 April 2016).

41 Stelow, E.A., Bain, M.J., and Kass, P.H. (2016) The
relationship between coat color and aggressive
behaviors in the domestic cat. *Journal of Applied
Animal Welfare Science*, **19** (1), 1–15.

42 Centerwall, W.R. and Benirschke, K. (1975) An animal
model for the XXY Klinefelter's syndrome in man:
tortoiseshell and calico male cats. *American Journal of
Veterinary Research*, **36** (9), 1275–1280.

43 Pedersen, A.S., Berg, L.C., Almstrup, K., and
Thomsen, P.D. (2014) A tortoiseshell male cat:
chromosome analysis and histologic examination of
the testis. *Cytogenetic and Genome Research*, **142** (2),
107–111.

44 Lyons, L.A., Imes, D.L., Rah, H.C., and Grahn, R.A.
(2005) Tyrosinase mutations associated with Siamese
and Burmese patterns in the domestic cat (*Felis
catus*). *Animal Genetics*, **36** (2), 119–126.

45 Ye, X.C., Pegado, V., Patel, M.S., and Wasserman,
W.W. (2014) Strabismus genetics across a spectrum of

eye misalignment disorders. *Clinical Genetics*, **86** (2),
103–111.

46 Gebhardt, R.H., Pond, G., and Raleigh, I. (1979) *A
Standard Guide to Cat Breeds*, McGraw-Hill, New
York.

47 Overall, K.L. (1997) *Clinical Behavioral Medicine for
Small Animals*, Mosby, St. Louis.

48 Medleau, L. and Hnilica, K.A. (2006) *Small Animal
Dermatology: A Color Atlas and Therapeutic Guide*,
2nd edn., Saunders Elsevier, St. Louis.

49 Patterson, A.P. (2004) *Psychocutaneous Disorders.
Small Animal Dermatology Secrets*, Hanley & Belfus,
Philadelphia, pp. 324–332.

50 Schaer, M. (2011) *Clinical Medicine of the Dog and
Cat*, 2nd edn., Manson, London.

51 Rijnberk, A. and van Sluijs, F.J. (eds.) (2009) *Medical
History and Physical Examination in Companion
Animals*, 2nd edn. Saunders Elsevier, St. Louis.

52 Miller, W.H., Griffin, C.E., Campbell, K.L. *et al.* (2013)
Muller & Kirk's Small Animal Dermatology, 7th edn.,
Elsevier, St. Louis.

53 Jazic, E., Coyner, K.S., Loeffler, D.G., and Lewis, T.P.
(2006) An evaluation of the clinical, cytological,
infectious and histopathological features of feline
acne. *Veterinary Dermatology*, **17** (2), 134–140.

54 Moriello, K.A. (2012) *Feline skin diseases, in The Cat:
Clinical Medicine and Management* (ed. S.E. Little),
Saunders, St. Louis, pp. 398–399.

55 Lana, S.E., Rutteman, G.R., and Withrow, S.J. (2007)
*Tumors of the mammary gland, in Withrow &
MacEwen's Small Animal Clinical Oncology*, 4th edn.
(eds. S.J. Withrow and D.M. Vail), Saunders, St. Louis,
p. 629.

56 Johnston, S.D. and Hayden, D.W. (1980) Non-
neoplastic disorders of the mammary glands, in
Current Veterinary Therapy VII (ed. R.W. Kirk),
Saunders, Philadelphia, pp. 1224–1226.

第3章
ネコの頭部の検査

3.1 頭蓋の形態および顔面の対称性

　頭蓋には主に2種類の機能がある．すなわち，頭蓋の吻側は顔面を構築する基礎であり，尾側は中枢神経系を保護する[1, 2]．頭蓋の形態は構造および機能が調和するように進化した[3]．このため，頭蓋の形態は動物種によって異なる[1]．現代のネコの頭蓋は，1回咬むだけで正確に殺すための基本構造を備えることで捕食を補助するよう適応している[3-5]（図3.1）．しかし，頭蓋の形態には大きな差があり，この差が品種固有の形質，そして疾病の素因となっている[6,7]．

　イエネコでは，表現型の異なる2種類の頭蓋型が認められる。これは中頭種および短頭種で，短頭種ではペルシャが代表的な例である[8]。ヨーロピアン・ショートヘアは，この中間と考えられている[6]（図3.2）．

　短頭種の頭蓋では顔面は短くて幅が狭く，脳頭蓋は小さく，眼窩は広い[7,9]．このため，短頭種の顔は子供の顔のようで，ペルシャおよびエキゾチック・ショートヘアの愛好家に極めて人気がある[9]．しかし，この外貌を獲得するためには，極端な顔面の変形が必要である．この頭蓋の形態による解剖学的影響は非常に大きく，短頭種のネコでは，軽度なものから致死的なものまで医学的に数多くの健康問題が多発する[10]．

　顔面が短縮することで鼻涙管の正常な走行が妨げられる．頭部の短縮程度が著しいほど，鼻涙管および涙孔の正しい位置関係が保てずに，涙液の排出が障害される[9,11]．顔面の皮膚炎を伴う流涙症は，ペルシャや他の短頭種ネコで多くみられる[9,12]．さらに，眼窩が広く浅いので，短頭種のネコでは眼球突出[10]，露出性角膜炎および角膜分離症[13]が多発する．

　歯牙の異常な萌出，上顎の歯牙の背側変位，そして極度の反対咬合は，食物の把持に悪影響を及ぼし，歯周病のリスクを増大させ[10]，さらに短頭種のネコで

は，鼻孔狭窄により呼吸が障害されることが多い．短頭種症候群のその他の構造的要因により気道閉塞が発生しやすいこともあり[12]，また，中頭種のネコと比較して異常分娩の発生率が高い[14]．

　頭蓋の形態と品種に関連する医学的問題の関係を認識し，これらの症例が必要とするケアのレベルを予想することは診療スタッフの責務である．ブリーダーやネコの家族が生活の質を良好に維持するのに必要なケアを理解できるように，このことを家族に明確に伝える必要がある[9]．

　頭蓋の形態を確認および記録した後，次に顔面の対称性を評価すべきである．ネコがうずくまったり，頭頸部を体で包み込んでいる場合，顔面の対称性の評価は困難である（図3.3）．怯えたネコがうずくまったり，頭頸部を体で包み込むことは稀でないことを覚えておくべきである．

　ネコが獣医師を直接的な脅威と感じず，ネコの顔面を正面から観察できるようになったら，頭部の非対称性を評価する（図3.4）．

　捻転斜頸は神経障害を示すことがある．同様に口唇，耳および眼瞼の下垂は，特に非対称性の場合には注意が必要で，カルテに記録すべきである．

　上唇溝の変位は原発性腫瘍（図3.5a）または外傷（図3.5b）の存在を示す．後者の場合，創傷，擦過傷，咬傷，そして鮮血または乾燥した血液の存在など，他の身体診察の手がかりになることが多い．

3.2 眼および眼球付属器

3.2.1 眼科検査の体系的アプローチ

　眼およびその付属器の検査は，たとえ眼に関する病訴がない場合でも，ネコ毎に体系的アプローチで行うべきである．家族が一側の眼だけを気にしている場合でも，両眼を検査すべきである．反対側の眼も罹患しているにもかかわらず，家族が気づくほどの徴候が現

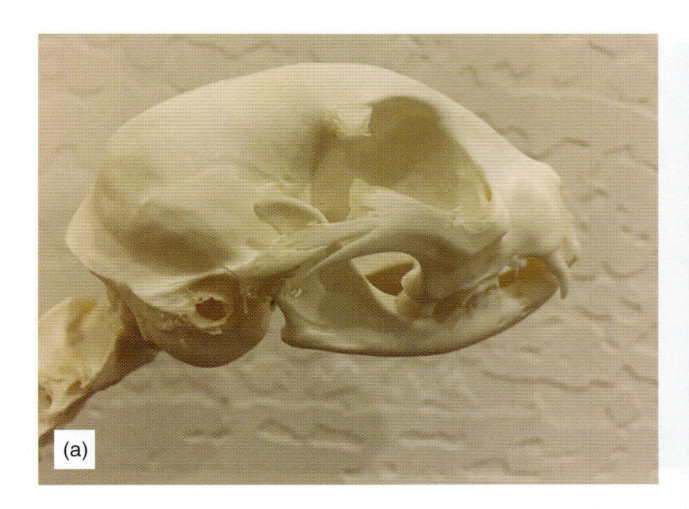

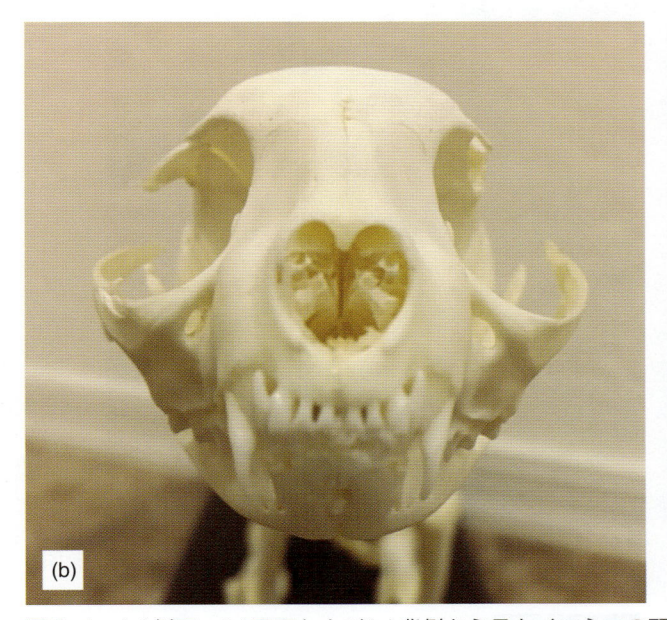

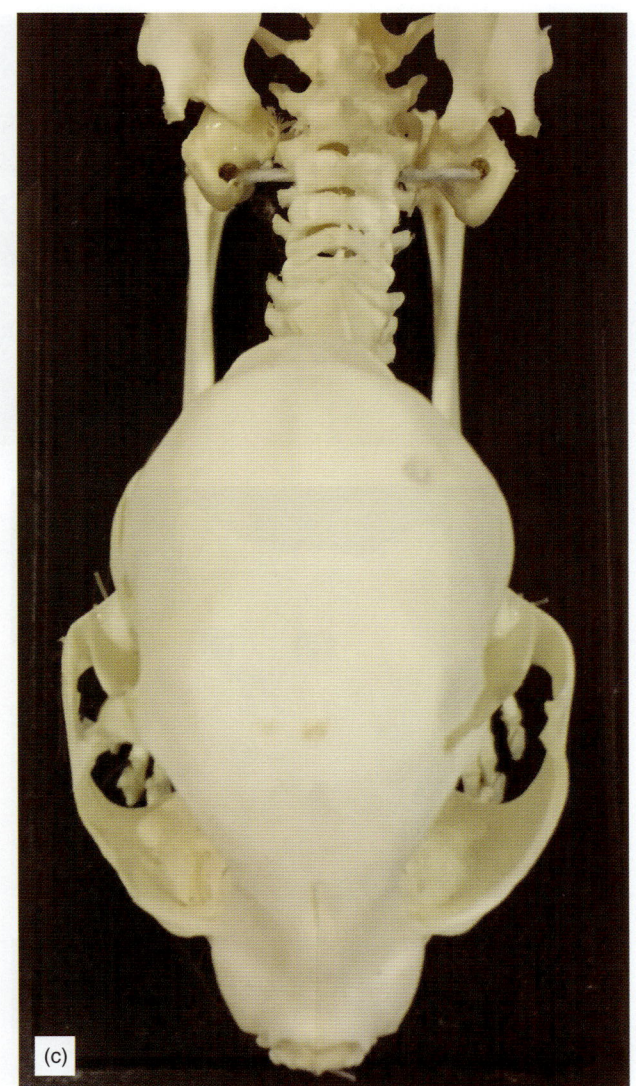

図3.1　(a)側面，(b)正面および(c)背側から見たイエネコの頭蓋骨の模型．

れるまでに時間がかかる場合がある [15-18]．

　家族が眼の問題を訴える場合，以下のような徴候のうち1つ以上を家族が報告することが多い [19-21]．

- 眼が赤い
- 眼が濁っている
- 眼が腫れている（飛び出している）
- 眼が見えない
- 眼脂が出る
- 眼瞼が痙攣する（眼を細めている）
- 眩しそうにする（光に過敏に反応する）
- 片眼または両眼を掻く
- 顔面の片面または両面をカーペットに擦りつける

　稟告を聴取する際，徴候の期間（その問題が起こってからどのくらい経っていますか？）および進行の程度（その問題は悪化していますか？）について質問す

べきである．その問題を起こした原因があれば，それを理解すること，そしてネコが接触した可能性がある人および物を評価するためには，生活様式を知ることは重要なので，ネコが生活しているのは室内のみか室内外，または室外のみかを知っておくことも重要である．最後に，現在の問題が新規に生じたのか，あるいは治療せずに再発したものなのかについて質問すべきである [19]．

3.2.2　眼球付属器の評価

　病歴を徹底的に聴取した後に「眼科検査」を始める．眼球自体を評価する前に，眼球付属器の検査を行うべきである．眼球付属器には眼瞼，涙器，瞬膜および結膜が含まれる（図3.6）．

　眼瞼に関しては，眼瞼が完全に存在しているか，部分的に存在しているか，あるいは欠如しているかに注

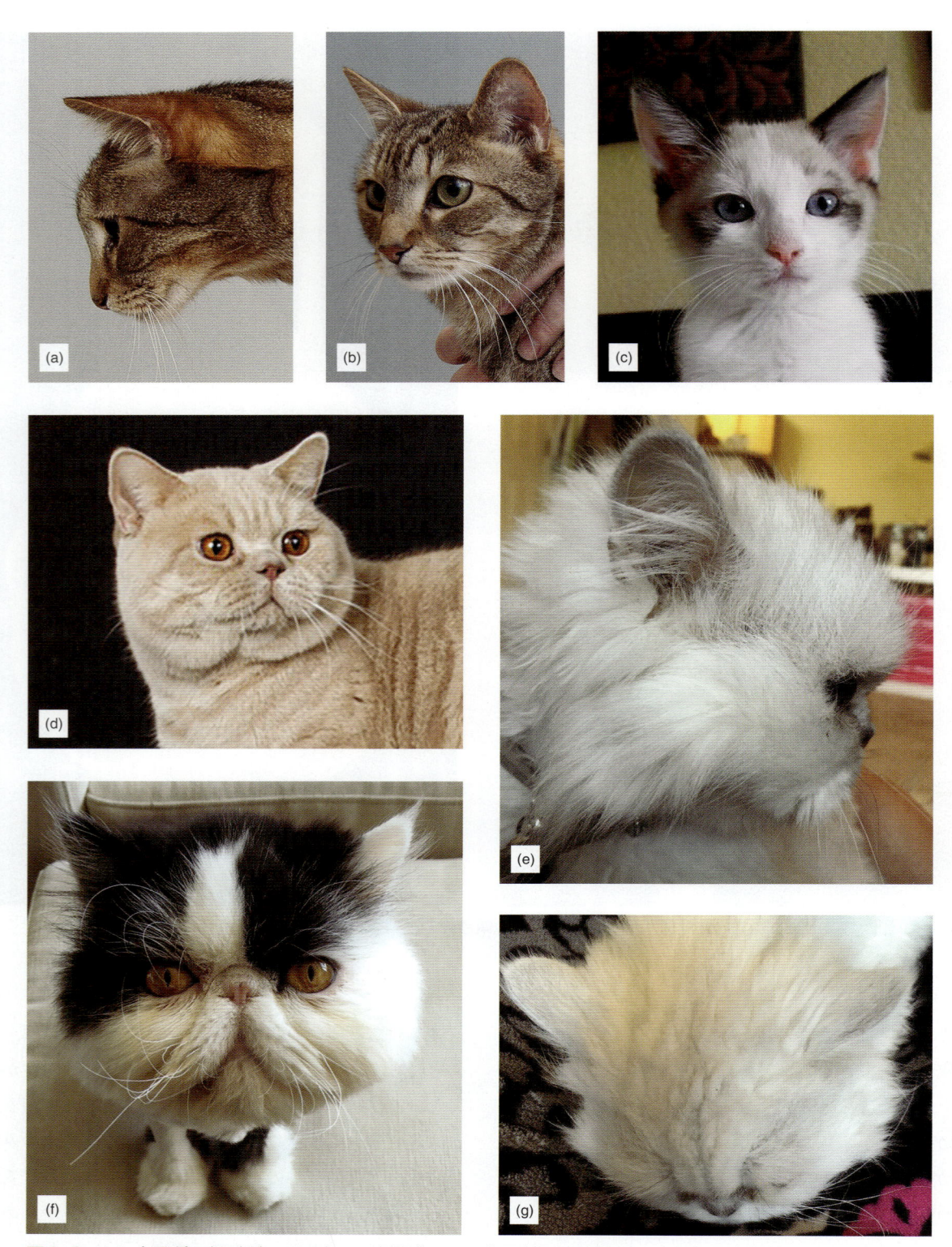

図3.2 (a) 中頭種の短毛種のイエネコの側面像. (b) 中頭種の短毛種のイエネコを斜め45°から見た写真. (c) 中頭種のネコの正面像. (d) ブリティッシュ・ショートヘアを斜め45°から見た写真. 短毛種のイエネコと比べて顔面の構造は丸いが, 写真(e), (f)および(g)の短頭種のネコほど平坦な顔ではないことに注目. (e) 短頭種のペルシャの側面写真. (f) 短頭種のペルシャの正面像. (g) 短頭種のペルシャの背側から見た頭部の写真. 平坦な顔面に注目. [写真提供] (a), (b) Midwestern University, Media Resources Department. (c) Arielle Hatcher. (d) Cheryl A. Kelly. (e) Madison Lea Skelton. (f) Lai-Ting Torres. (g) Madison Lea Skelton.

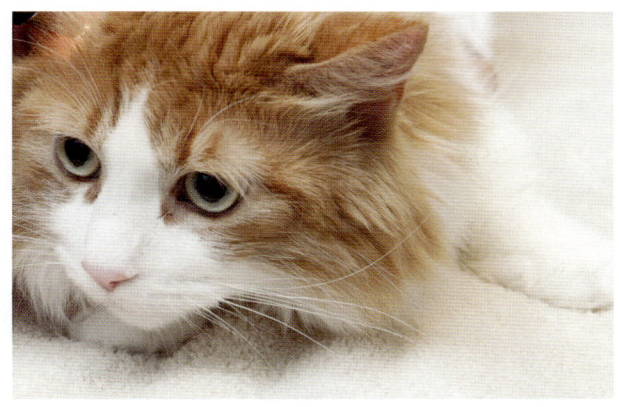

図3.3　このネコは固まり，背中を丸めた姿勢を取っているが，最も考えられる原因は恐怖である．この状態では，ネコは顔を背けてアイ・コンタクトする気が全くないため，顔の対称性を評価することは難しい．
[写真提供] Midwestern University, Media Resources Department.

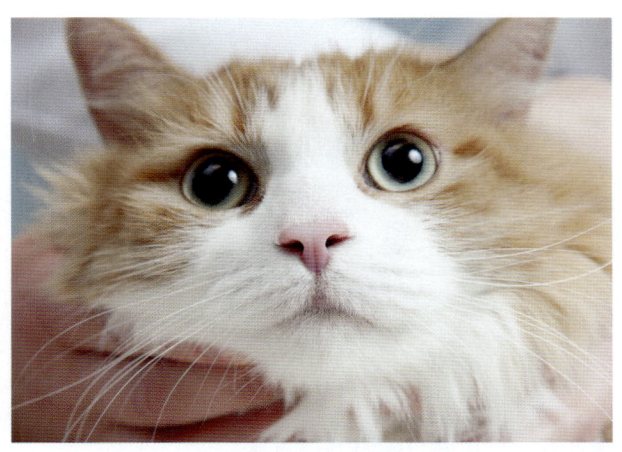

図3.4　顔面および眼の対称性の評価．このネコでは顔面の明らかな不対称性はみられない．
[写真提供] Midwestern University, Media Resources Department.

目すべきである [21]（図3.7）．眼瞼が存在していれば，内側に巻き込まれていないか（眼瞼内反），外側に弯曲していないか（眼瞼外反）を確認する [18, 21, 22]．眼瞼の発赤についても評価すべきである（図3.8）．

　さらに，光に対する感受性または眼痛を示唆する眼瞼痙攣の有無を確かめるべきである（図3.9）．眼瞼痙攣が存在する場合，眼脂または流涙を伴っていないかを観察すべきである．眼脂および流涙が認められない場合，それが動物にとって正常なものなのか，病的なものなのかを注意深く鑑別する必要がある．ネコの

中には，流涙が「正常」と判断できる症例が存在し，生涯にわたって涙の流出が継続する．このようなネコでは，内眼角から下方にかけて被毛が暗色に変わった「涙のすじ」が認められる（図3.10）．いっぽう，流涙が最近になって認められるようになった場合，鼻涙管の閉塞，あるいは眼への刺激が示される．

　眼脂や流涙の色調，その一貫性，そして両側性か片側性かは重要である．透明な眼脂または流涙の場合，刺激，炎症，アレルギーまたはウイルス感染が疑われる．これらの分泌物が混濁し，白色，黄色または緑色

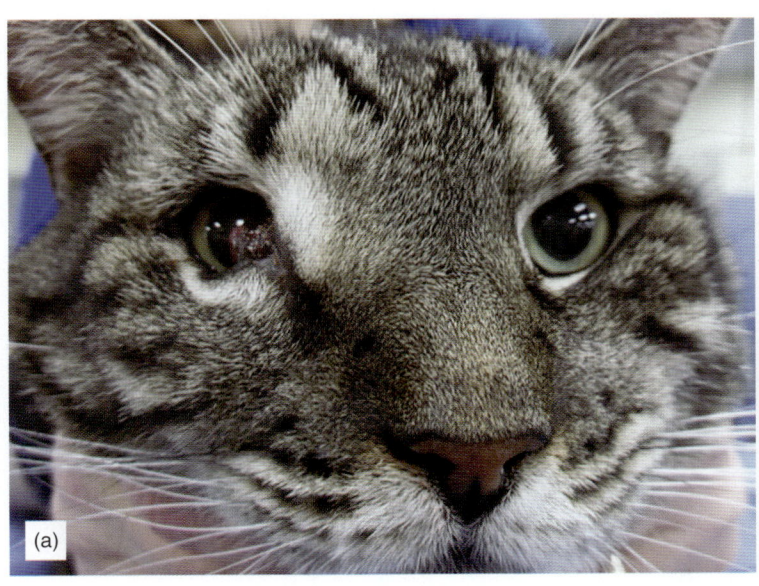

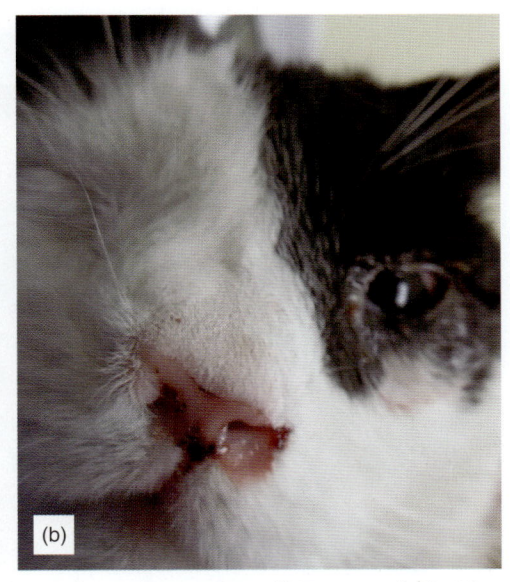

図3.5　(a) 腫瘍のために顔面が不対称になったネコ．鼻梁，特に右側面に生じた著しい顔面の歪みに注目．この症例では，腫瘍が右眼の結膜内に向かって成長しつつある．(b) 外傷により顔面が不対称になったネコ．以前に右眼の眼球摘出を受けている．今回はイヌに顔面を咬まれた．[写真提供] Patricia Bennett, DVM.

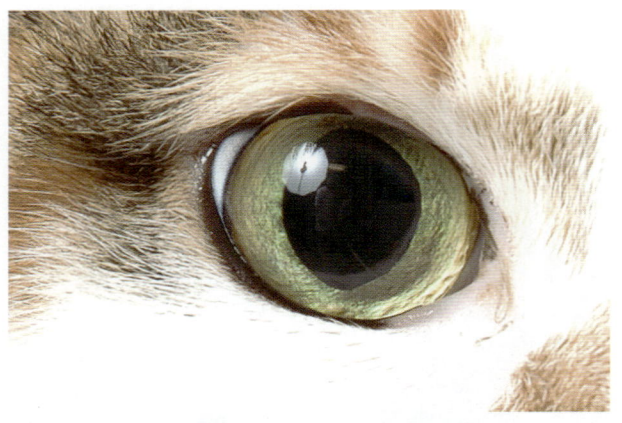

図3.6 ネコの眼付属器の拡大写真.
[写真提供] Midwestern University, Media Resources Department.

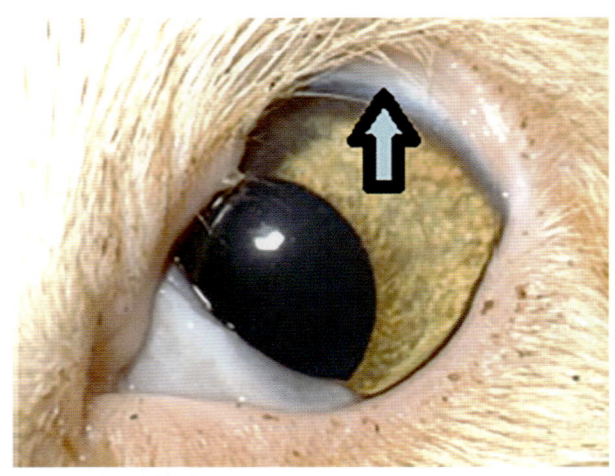

図3.7 ネコの右眼にみられた部分的な眼瞼無形成. 眼瞼が欠損している部位（矢印）に注目.

を呈する場合，根底に細菌感染が存在することが示される（図3.11）.

　結膜については，その色調および対称性を評価すべきである. すなわち，両眼の結膜は等しくピンク色なのか，それとも血流の増加によって片眼だけが結膜充血（発赤）を起こしているのかを判定する [22]. また，結膜の浮腫についても評価すべきである. つまり，結膜は水腫状かどうか判定する. 腫脹した結膜は隆起する傾向があり，「ふっくらとした」外観を呈する [22]. また，結膜が眼と病的に接着していないかを評価する必要がある. 例えば瞼球癒着の症例では，瞼結膜が部分的または全体的に球結膜と癒着していることがある. 結膜の接着は通常，外傷や炎症の結果である. 最

終的に，罹患眼の眼瞼は接着した部位に容易に固定される. こうなると，露出性角膜炎のリスクが増大する. 通常は角膜の変色が併発し，これは角膜の表面が異常なことを示す（図3.12）[21, 22]. 結膜のマスについても評価するべきである（図3.13）.

　両側の眼窩に付属する瞬膜も評価する必要がある. そのためには，眼窩上の軟部組織を手指で操作して，瞬膜を露出させなければいけない. やさしく，かつしっかりと上眼瞼を押し下げることで，瞬膜の観察が容易になる（図3.14）.

　眼の異常を主訴に来院したネコの中には，獣医師が努力して瞬膜を露出させる必要がないほどに，瞬膜が突出している症例がいる. 既に瞬膜が外側に露出して

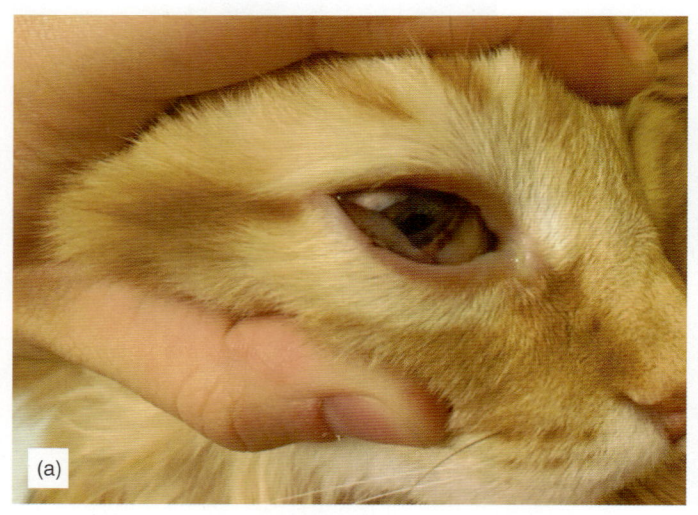

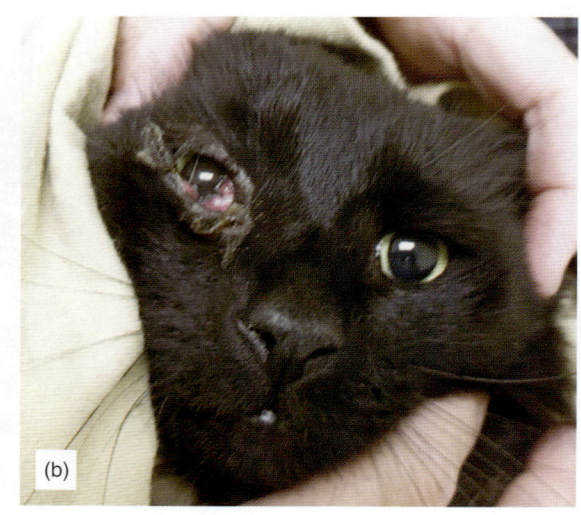

図3.8　(a) ネコの眼瞼炎（眼瞼の炎症）. (b) この症例の右眼はネコどうしのケンカによって受傷した. 眼脂と共に多くの痂皮が形成されており，この裂傷には外科的修復が必要と思われる. [写真提供] (a) Elizabeth Robbins, DVM. (b) Patricia Bennett, DVM.

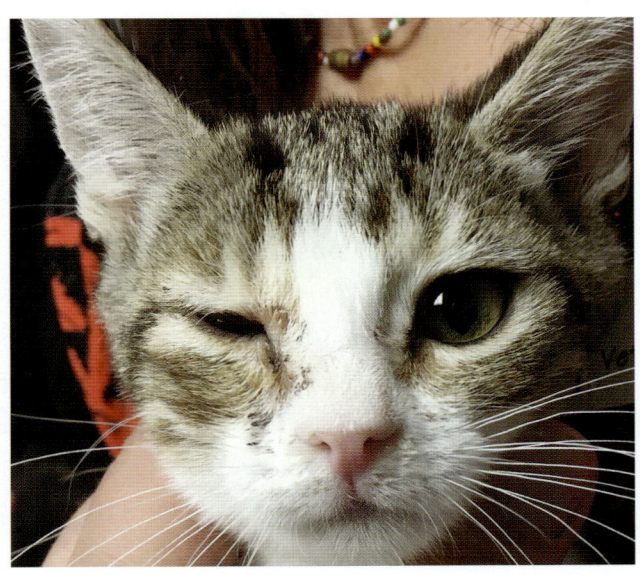

図3.9 右眼の一側性眼瞼痙攣.
[写真提供] Frank Isom, DVM.

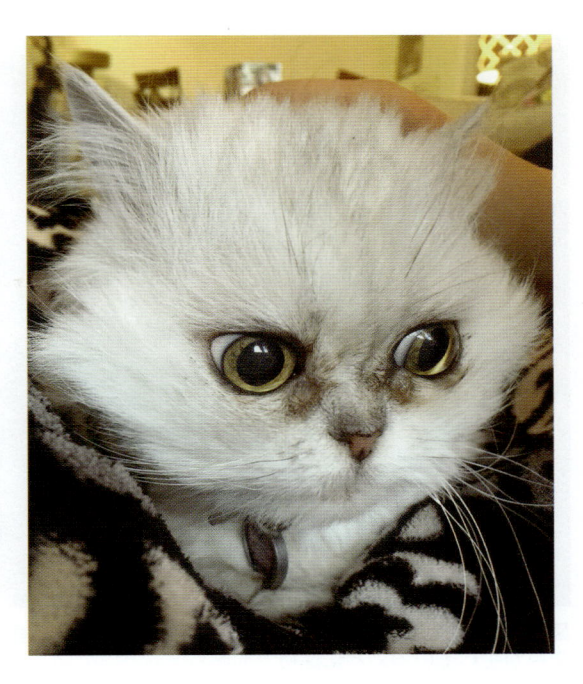

図3.10 流涙症（涙が眼瞼の縁を越えて溢れ出る
状態）. このネコでは「正常」と考えられる. この
写真のように, 慢性流涙症により眼の周囲の被毛が
赤茶色に変化する.
[写真提供] Madison Lea Skelton.

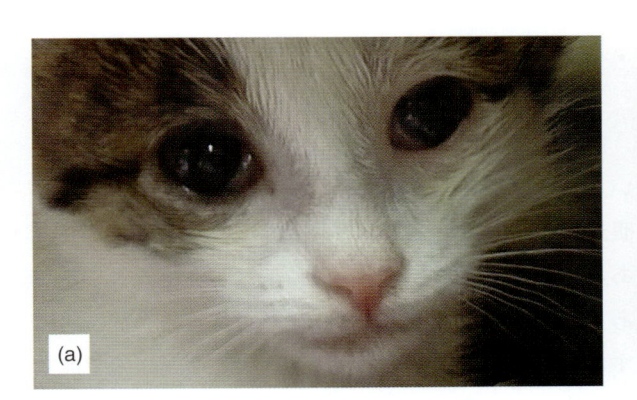

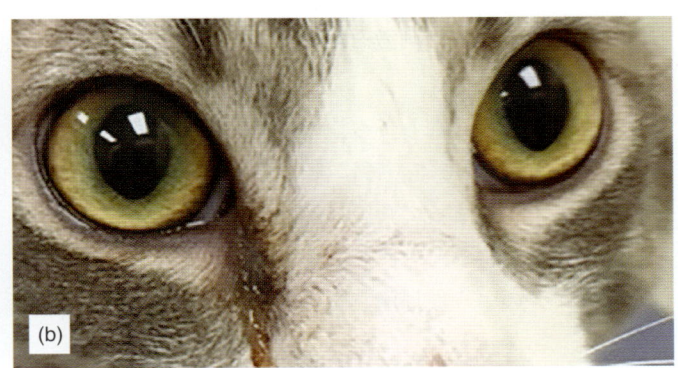

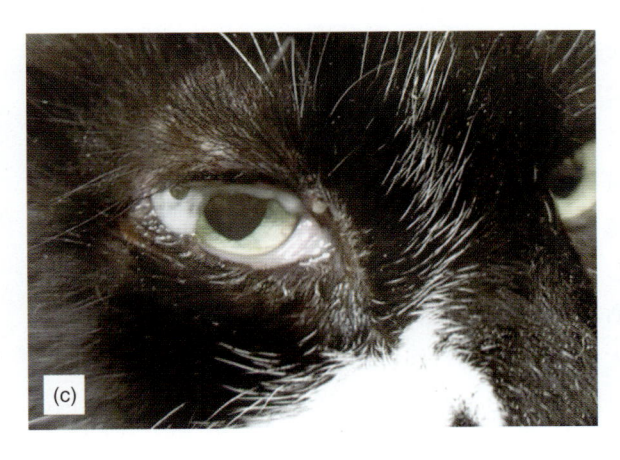

図3.11 (a) ネコの漿液性眼脂. (b) 右眼の茶褐色の眼脂. (a)
と異なり, 眼脂が透明ではないことに注目. この眼脂は少し混濁
している. (c) 右眼の重度の粘液化膿性眼脂.
[写真提供] (a) Karen Burks, DVM. (c) Patricia Bennett,
DVM.

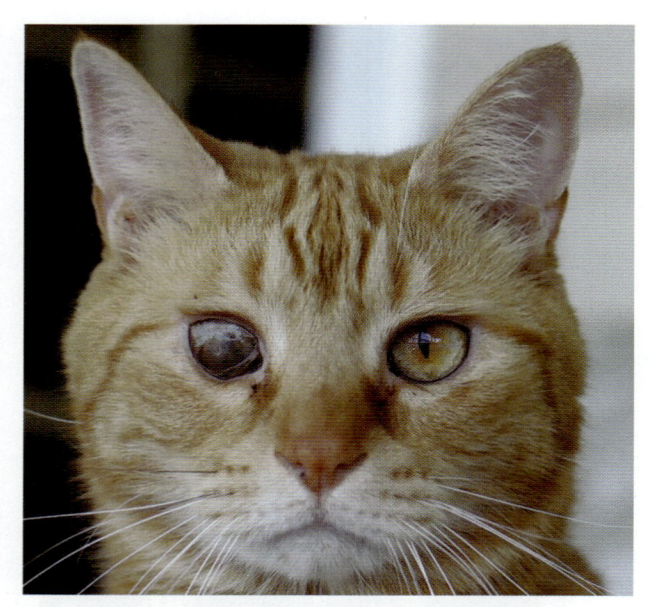

図3.12　右眼の瞼球癒着. 瞼球癒着により, 角膜疾患と変色が生じていることに注目.
[写真提供] Jackie Kucskar, DVM.

いる状態である. このような瞬膜の突出は, 全身的な倦怠感または健康状態の悪化を示していることがある. 例えば, 重度の消化管寄生虫の感染に関連していることがある. しかし瞬膜の突出は, 角膜潰瘍で生じる眼痛または角膜への刺激を反映していることのほうが多い[22].

　眼窩内に異物が存在しても, 瞬膜は突出することがある. 植物由来の物体, 特に種子（ノギ）が一般的で, 瞬膜の下に留まって角膜に擦過傷および潰瘍が生じる原因になり得る. 患眼を麻痺させるためには, プロパラカインのような局所点眼麻酔薬の使用が必要で

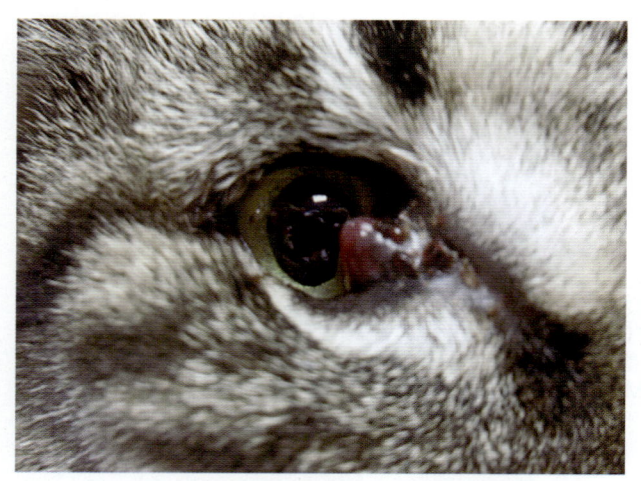

図3.13　結膜の腫瘤. この腫瘤が付属器の正常な構造をどのように歪めているか, そして右眼球とどのように接しているかに注目. [写真提供] Patricia Bennett, DVM.

ある. 患眼を麻痺させることで, 生理食塩水で湿らせた綿棒を瞬膜下に挿入し, 異物の有無を調べることができる. 眼科用局所麻酔薬は角膜の治癒を遅延させるため, 眼の不快感の除去を目的に外来の動物に使用することは適切ではない. しかし, 異物の検査に際しては1回のみ使用する必要がある[22].

3.2.3　眼球の評価

　眼球付属器の検査を徹底的に実施したら, 眼球を評価する. ネコの良好な健康状態, ケア, そして快適な生活に影響する可能性がある異常を見落とさないようにするため, 系統的に評価することが大切である. 特に以下の点について評価すべきである[22].

- 眼窩内での眼球の位置
- 眼球の形状
- 眼球の後方への圧迫
- 斜視の有無
- 強膜
- 角膜
- 虹彩
- 瞳孔
- 水晶体
- 眼底

　眼球は眼窩内に正しく存在していなければならない. 眼球が眼窩内で後方に変位している場合, それは眼球陥凹と呼ばれる. 眼球陥凹は眼窩内脂肪の喪失, あるいは外眼筋の機能不全の結果として起こることがある. 前述の短頭犬種のように, 頭蓋骨の形状に起因する犬種特異的な構造を除けば, 眼球が眼窩内で前方に変位した眼球突出の状態であってはいけない. 眼球を後方から前方に圧迫するマス状の病変が眼窩の後部に存在すると, ネコでは品種に関係なく眼球突出が起こる[21, 23]. このような病変は, 腫瘍または外傷に続発した単純な炎症であることが多い[23]. 非常に重篤な場合, 眼球突出によって閉瞼が妨げられる. 閉瞼しようとしてもできないと, 角膜が乾燥する危険性がある. 露出性角膜炎はその後に角膜潰瘍に進行する重大な問題である（図3.15）[22].

　図3.15aおよびbでは, 眼球突出が明白で, 眼内の疾患または眼窩後部の疾患を疑うべきである. しかし, 疾患の初期段階では, 眼球突出は看過されることがある. 左右の眼球を後方に圧迫することによって, 眼窩の後方にある病変が顕著になる前に発見できることが

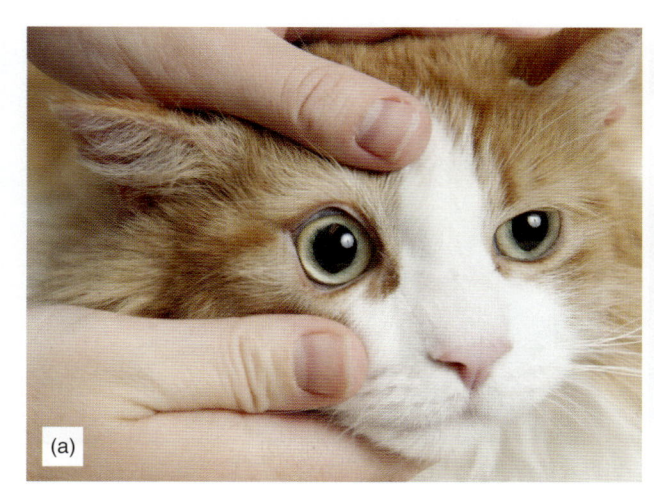 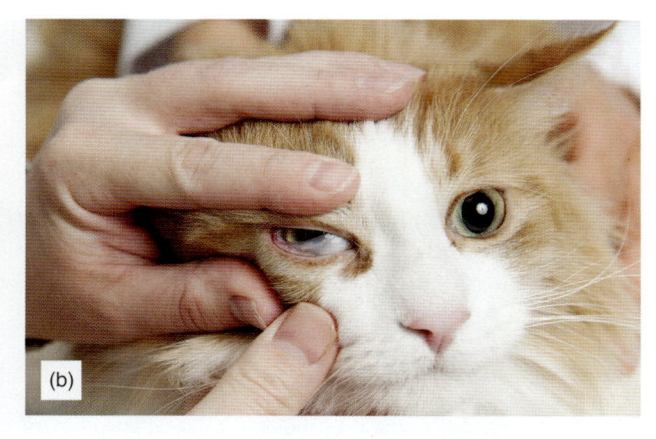

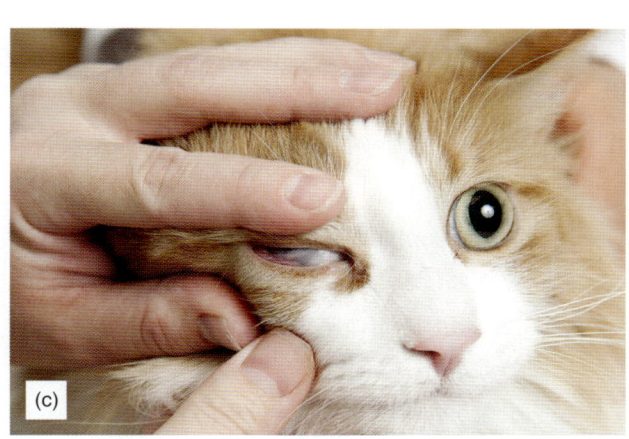 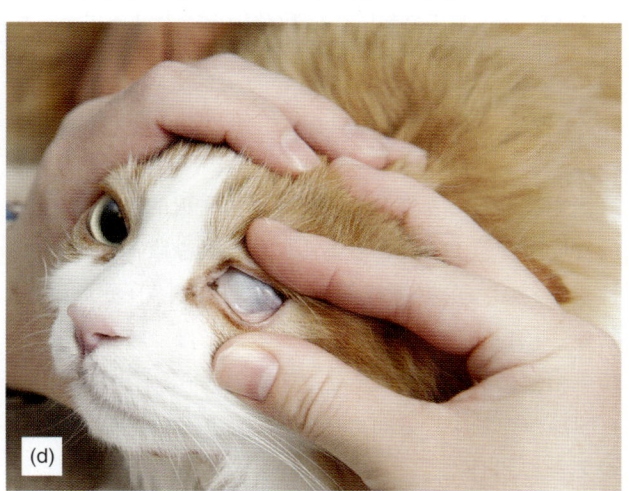

図3.14 (a) 瞬膜を露出する前の手の当て方. (b) 右眼球をしっかりと押し下げて, 瞬膜を露出する. (c) 瞬膜が完全に露出した状態. (d) 続けて反対側の瞬膜を露出することが重要である.
[写真提供] Midwestern University, Media Resources Department.

ある. 眼球を圧迫するにあたって, 閉じた眼瞼をしっかり圧迫する. 疾患が存在しない眼窩にはある程度の「余裕」がある. すなわち, 眼窩の後部に眼球の移動を妨げる病変が存在しないため, 圧迫された眼球は容易に後方に移動する. これに対して, 眼窩の後部に存在するマスは眼球の移動を妨げる障害物になる. このような場合, 眼球を圧迫する際に抵抗が感じられる. 診察のたびに, 両眼を圧迫して, 眼球の後方への移動のしやすさを評価すべきである. 正常であれば, 左右共に同じ反応を示す. 片側の眼球だけしか後方に容易に移動しない場合, 眼窩内にマスまたは重度な炎症のどちらかが存在する. この場合, 眼球後方の領域の超音波検査が診断に有用である[22].

もう一つの実施すべき重要な観察は, 斜視の有無およびその方向である. 斜視は俗に「やぶにらみ」と呼ばれる. 実際には, 両眼の配置異常にはいくつかのパターンがあるが, いずれであっても, 同時に同じ場所を注視することが妨げられる. このため両眼視が障害

され, 深径覚(奥行きを認識する感覚)が妨げられる[18, 21, 24, 25].

ヒト医学では, 斜視の存在は外眼筋が協調して機能していないことを示す[24, 25]. 対照的に獣医学では, 神経疾患が根底に存在すると一般的に考えられている. 斜視の方向から問題のある脳神経を検討できる.

- 腹側外方斜視は第Ⅲ脳神経(動眼神経)の異常に関連する
- 内方斜視は第Ⅵ脳神経(外転神経)の異常に関連する
- 回旋斜視は第Ⅳ脳神経(滑車神経)の異常に関連する

斜視は片眼性または両眼性に生じ, シャムで一般的である[19, 26-28](図3.16).

もう一つ臨床的に重要なのは, 眼振の有無を観察および記録することである. 眼振とは片眼または両眼の不随意運動のことである. これは生理的または病的な

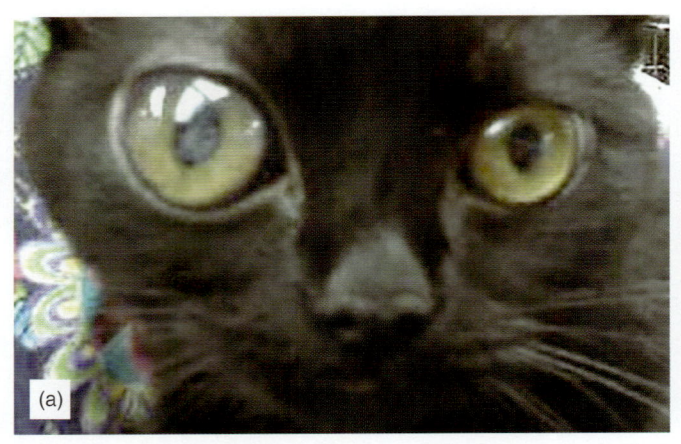
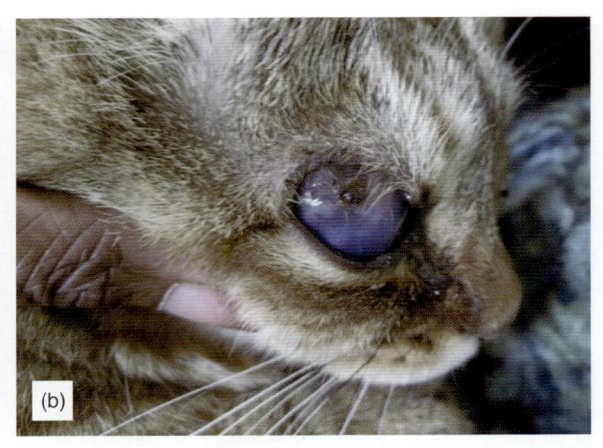

図3.15 (a) 眼圧の著しい上昇（緑内障）によって生じた右眼の重度な眼球突出. (b) 緑内障によって起こった右眼の中程度の眼球突出. 眼球突出に続発した角膜疾患を示す顕著な角膜の変色に注目. ［写真提供］(b) Patricia Bennett, DVM.

原因で起こることもあるし，さらに先天的または後天的な原因で起こることもある．後天的な眼振は，全身性疾患[29]，中枢神経系の疾患，中毒[30]または薬物療法[31-35]の結果である．ネコでは，特発性前庭疾患の結果として起こることもある[36].

眼球が運動する方向に基づいて眼振を分類することができる[33].

- 水平眼振
- 垂直眼振
- 回転眼振

図3.16 シャムの両側性内腹側斜視.

眼球が周期的に振動する速度に基づいて眼振を分類することがある[33].

- 周期的な眼振が観察される場合，二相性の眼球運動が認められる．すなわち，一方向に緩やかに動いた後，反対方向に速く動く．このため，周期的に振動する.
- 振子眼振が観察される場合，どちらの方向にも速度の違いはみられない.

最後に，眼振が起こる状況に基づいて眼振を分類することがある[33].

- 自発眼振はいつでも起こる.
- 頭位眼振は，頭部が特定の位置に置かれた場合にのみ発生する.
- 頭位変換眼振は，頭位を急速に移動した直後のみに発生する.

3.2.4　強膜の評価

次の眼科検査として，強膜の充血，異常な血管，出血および黄疸の有無を評価すべきである（図3.17).

黄疸はビリルビンの過剰によって起こる．耳の周辺と同様，ネコでは強膜は黄疸を検出しやすい部位である.

3.2.5　角膜の評価

強膜だけでなく，角膜の外傷の有無，透明性および反射性を評価すべきである．角膜の異常があまりにも重症であれば，追加検査を実施しなくても裸眼で確認できることがある（図3.18）．その他の角膜の異常は，フルオレセインナトリウム溶液およびコバルトブルー

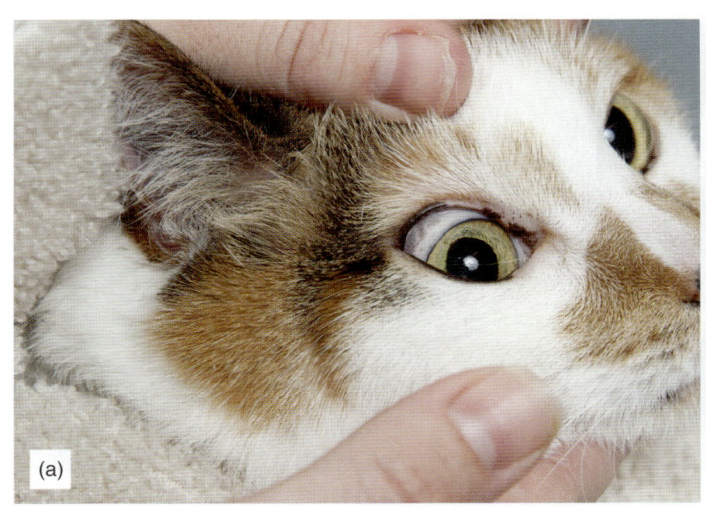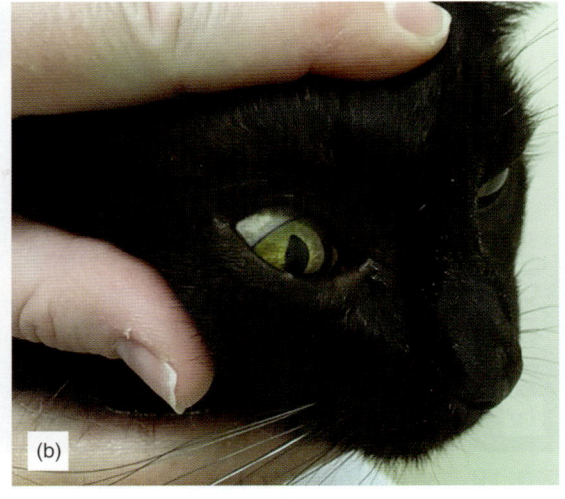

図3.17 強膜の検査. (a) には黄疸は認められないが, (b) には黄疸が認められる.

フィルターを用いた観察光を使用しないと裸眼では確認できない. 特定のタイプの角膜潰瘍がネコの感染症で起こることは有名である. すなわち, 樹枝状の線形潰瘍はネコヘルペスウイルス感染症で典型的である [21, 37-40].

角膜は透明で, 光は眼内を完全に通過して網膜に投射されるのが正常である. 眼に外傷が起こったり, ぶどう膜炎が存在すると, 一時的または永続的に角膜の透明性が障害される可能性がある [41, 42] (図3.19).

3.2.6 虹彩の評価

虹彩は眼内で最も色彩の目立つ部分と認識される傾向にある. アルビノのため虹彩に色素がないネコであっても, 血管が豊富なためにピンク色から赤色に見える. この血液供給は, 虹彩の表面がわずかに凹凸を示す原因でもある.

虹彩の色調は, 虹彩の欠損または胎性遺残物の存在と共に記録すべきである [22]. 伴侶動物の虹彩の色調は非常にバリエーションに富んでいる. ネコでは銅黄色から緑色を呈する傾向があるが, シャムなどの品種では光り輝くような青色であることが多い [43] (図3.20).

虹彩の色調は特定の疾患の危険性が増加することに関連しているため, これに注目することは重要である. 眼が銅色のネコは門脈体循環シャントを発症する可能性が高いと言われている [44-46]. 虹彩の色調の特徴的な変化は病理学的な異常を示す場合があることからも, 虹彩の色調は重要である. 例えば, 虹彩の外観が灰色に急激に変化した場合, 根底のぶどう膜炎を反映

している可能性がある.

虹彩は, 濃い褐色から黒色の色素沈着によって「そばかす」のようになることもある. これは良性の虹彩の母斑である (図3.21). しかし, これを一見すると, 進行性で悪性の黒色腫に酷似していることがある [47-53]. この2者のわずかな違いは, 黒色腫は発育して局所的な隆起が生じる傾向を示すのに対し, 母斑は平坦なままである点にある [21, 22].

虹彩の欠損はコロボーマのように先天的な場合があ

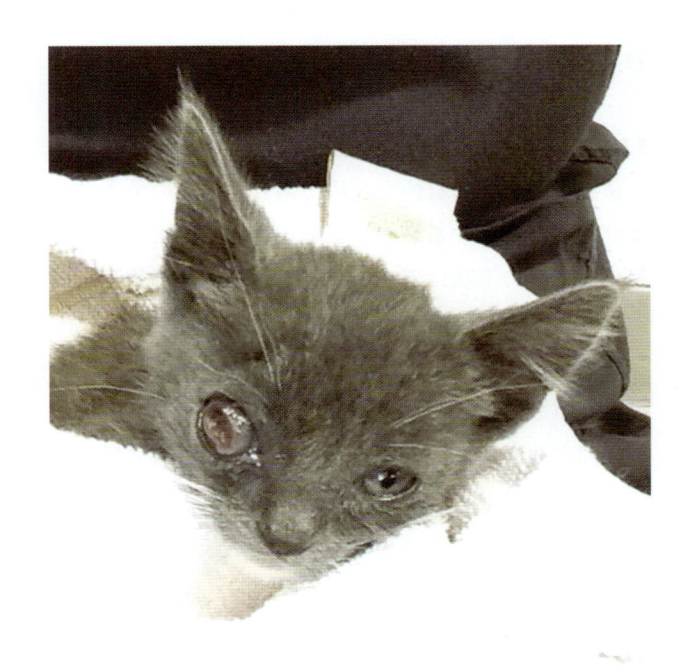

図3.18 このネコの右眼の角膜欠損は, フルオレセインナトリウム染色を実施しなくても確認できる. 加えて眼球突出を合併している. 右眼の外傷が疑われ, 角膜穿孔の危険がある. [写真提供] Molly Klein, BS.

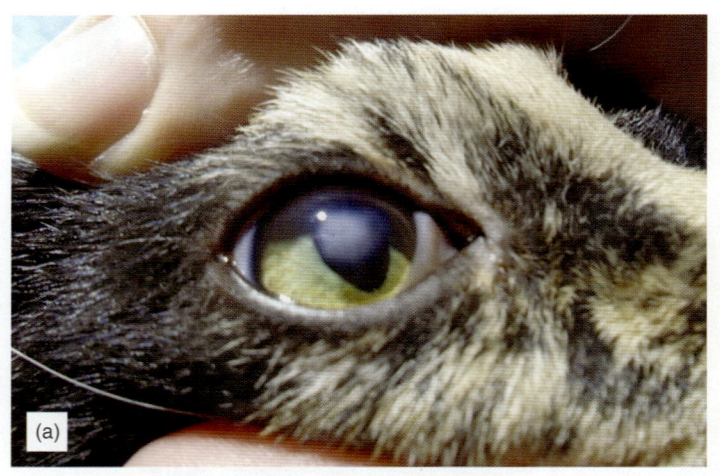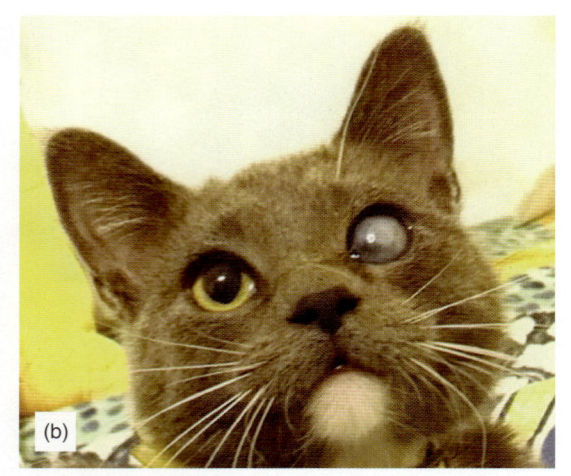

図3.19 (a) 角膜表面の瘢痕がわずかな混濁として観察できる．過去に角膜潰瘍が生じた部位はこのように混濁して見える．(b) このネコは左眼に広範囲の外傷を負ったと推測される．その結果，角膜の透明性に大きな変化が起こっている．

る．通常，虹彩の辺縁に明らかな切れ目が観察できる．虹彩の欠損は後天的なこともあり，加齢に伴う萎縮がよい例である [19, 21]．

虹彩には，1本以上の索状物が虹彩の一部から別の部位へと瞳孔を横切って存在することもある．また，スリットランプを用いて側方から観察すると，1本以上の明瞭な索状物が虹彩から角膜へと横切っていることがある．これは瞳孔膜の遺残物で，胎生期の瞳孔を覆う正常な構造物である．ネコが1ヵ月齢に達するまでに，この膜は消失するはずである．消失しなかった場合，索状物はクモの巣状に残存する．これらの索状物が眼内炎を引き起こすことはない [21, 22]．

3.2.7　瞳孔の評価

瞳孔は虹彩の合目的な欠損であり，瞳孔の大きさおよび形状を調節する筋肉がある．動物種によって，安静時の瞳孔の形状は異なる．例えば，イヌの瞳孔は円形である．これに対して，ネコの瞳孔は垂直方向に細長く，これは完全に縮瞳（瞳孔収縮）すると最も明瞭である（図3.22）．

周囲が薄暗くなるのに伴って，眼内に入る光量を増加させるため瞳孔は散大する．瞳孔は，「闘争か逃走か」の時のように交感神経系の活性化に反応して散瞳することもある．このような理由から，ネコの瞳孔が散大している原因を調べる際，照明の明るさと関連づけて考慮することは重要である．暗室で検査を行う場合，瞳孔は左右対称性に散大するはずである．対照的に，十分に明るい場所で検査したにもかかわらず，瞳孔が円形のネコには慎重に接近し，注意深く扱うべき

である．その理由は，このようなネコは怖がっていることが多く，さらに恐怖を感じると防御のための攻撃をする場合があるからである．

ネコは散瞳すると，瞳孔の形状が変化することに注意すべきである．すなわち瞳孔は縦長から円形になる（図3.23）．

散瞳している時，特に動物病院内で「闘争か逃走かの反応」のために散瞳している場合，ペンライトのような弱い光源に対しては必ずしも縮瞳しないことに注意する必要がある．瞳孔対光反射（PLR）を得るためには，より強力な光源が必要となることが多い [54]．

正常では瞳孔は左右対称である．瞳孔不同とは非対称的な瞳孔のことである．瞳孔不同の存在は，根底に神経学的機能不全を示す場合がある（図3.24a）．ネコは周囲の明るさに対して異常に鋭敏と言われている．神経学的な機能不全がない場合でも，ネコでは光源の位置によって瞳孔不同が生じることがある．例えば，十分に日光が当たっている窓の縁に座っているネコは，神経学的に正常であっても瞳孔不同を示す場合がある．これは光源とその位置によってもたらされるもので，窓に近い瞳孔がわずかに小さいことがある（図3.24b）[54]．

3.2.8　眼の反射の評価

瞳孔対光反射（PLR）の目的は第Ⅱ脳神経（視神経）および第Ⅲ脳神経（動眼神経）を検査することである．明るい光をそれぞれの眼にあてる．すると，光をあてられた側の眼では瞳孔が急速に収縮し，光源をあて続けている限り，縮瞳は持続する．この検査が直接PLR

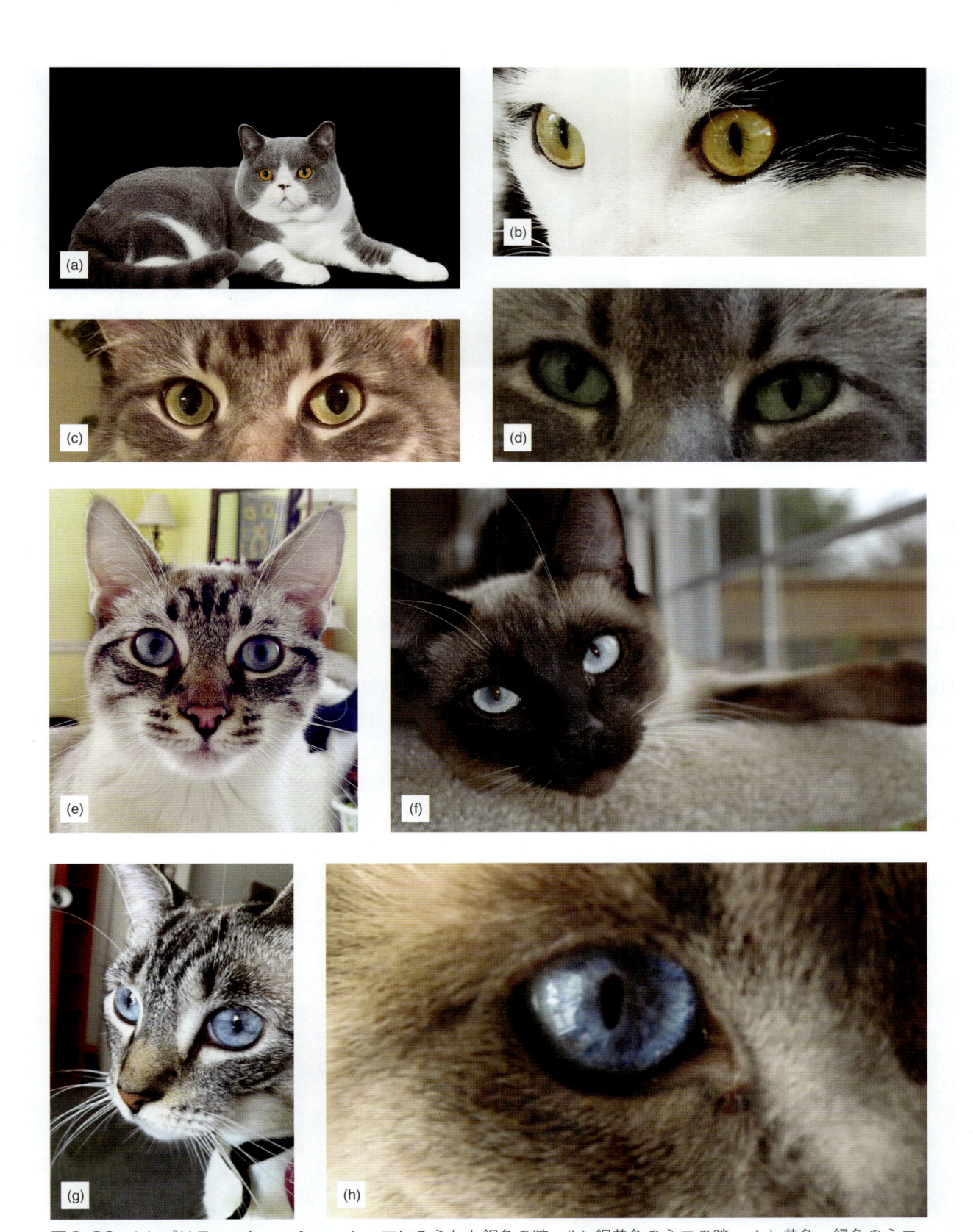

図3.20　(a) ブリティッシュ・ショートヘアにみられた銅色の瞳.　(b) 銅黄色のネコの瞳.　(c) 黄色～緑色のネコの瞳.　(d) 緑色のネコの瞳.　(e) 緑色から青色のネコの瞳.　(f) シャムにみられた淡い青色の瞳.　(g) 中程度の青色のネコの瞳.　(h) 光り輝くような青色のネコの瞳.　[写真提供] (a) Cheryl A. Kelly. (b) Kelly Chappell. (c) Garrett Rowley (Midwestern University DVM 2018). (d) Rozalyn Donner. (e) Emily Denning. (f) Erika Olney. (g) Samantha Rudolph.

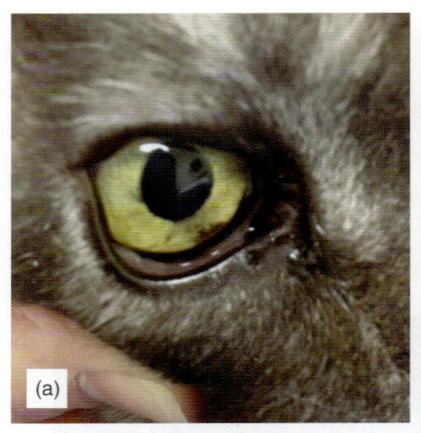
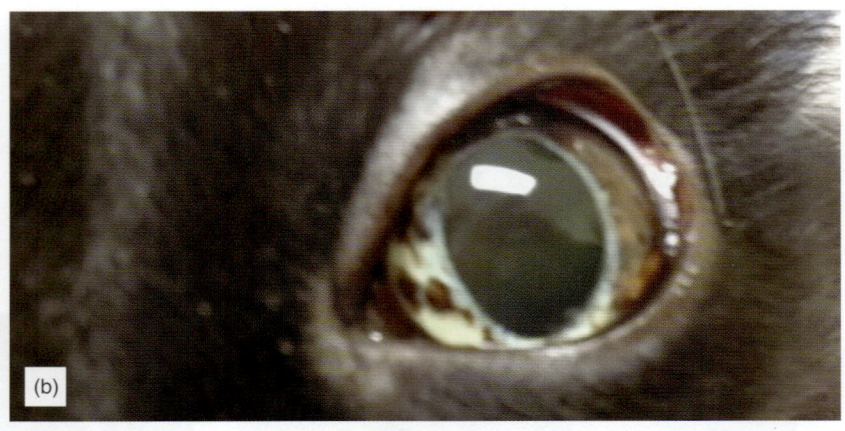

図3.21 (a) 虹彩の最下部に位置する虹彩の母斑と思われる色素沈着. (b) 虹彩黒色腫が疑われるネコの虹彩にみられる多巣性の色素沈着. [写真提供] (a) Patricia Bennett, DVM.

である. 間接または共感PLRでは, 反対側の眼を評価する. 例えば, 明るい光を左眼にあてると, 右眼も縮瞳する. PLRが陽性であっても, 視覚が正常とは限らないことに注意すべきである. 皮質盲の動物では, PLRは正常である [19,54].

眼瞼反射の目的は第V脳神経（三叉神経）および第VII脳神経（顔面神経）を検査することである. この検査では, それぞれの眼瞼の内眼角部分を指で触れる. 神経学的に正常なネコにこの検査を行うと, 接触刺激のために瞬目する [19,54].

威嚇瞬目反応の目的は第II脳神経（視神経）および第VII脳神経（顔面神経）を検査することである. 左右それぞれの眼に向けて威嚇動作を行う. この反応が正常なネコは, 最初に威嚇動作を見て, 次に防衛のために瞬目する. この際に眼瞼に触れたり, 過剰な気流を起こさないよう注意することが重要だが, その理由は, 視覚ではなく触覚刺激が原因であっても, 結果は同じ（ネコは瞬目する）だからである [19,54].

3.2.9　前房の評価

前房（前眼房）とは角膜および水晶体の間の空間のことである. 前房は空虚ではなく, 眼房水で満たされている. 眼房水は透明な液体で, 混濁していないのが正常である. スリットランプを用いて前房に光線を照射すると, 前房は透明に見えるはずである. その程度にかかわらず, 混濁は根底に病変が存在することを示

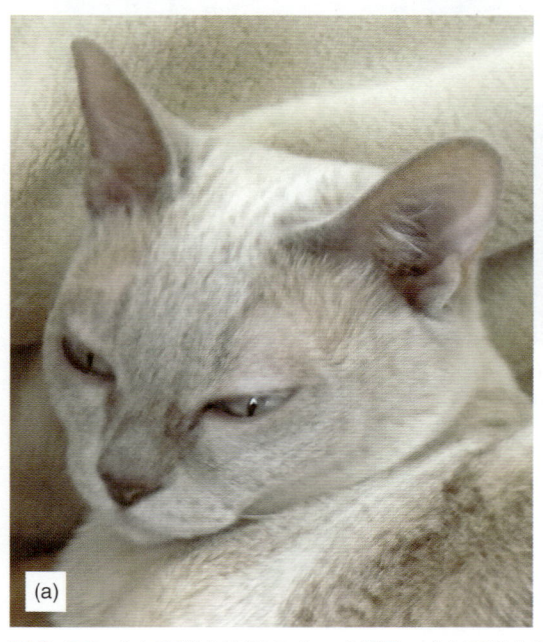
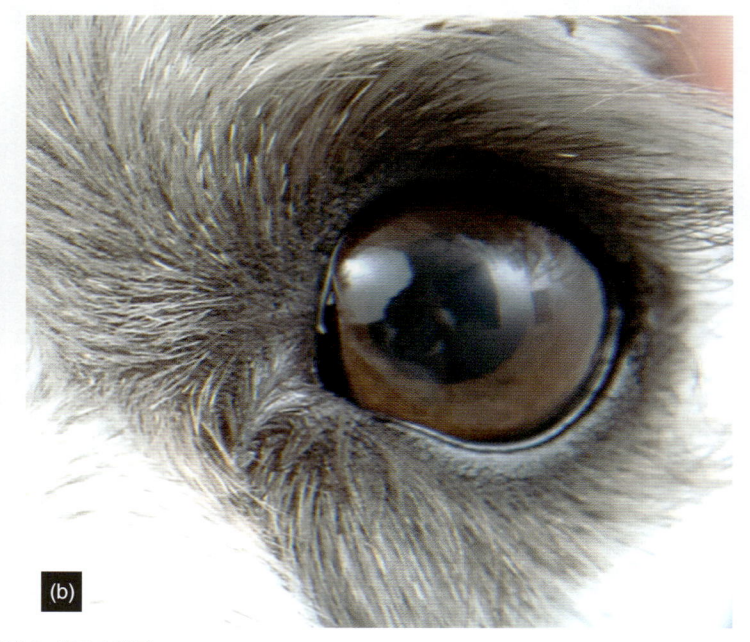

図3.22 (a) 正常な形状のネコの瞳孔. (b) 正常な円形のイヌの瞳孔.
[写真提供] (b) Midwestern University, Media Resources Department.

図3.23 (a) ネコが「闘争か逃走か」の状態でなく，かつ十分に明るい照明を当てると，瞳孔は正常な形状，つまり垂直方向に細長い瞳孔になる．(b) 照明またはストレス反応が変化すると，ネコの瞳孔は徐々に円形になる．このネコの瞳孔から，(c) および (d) の瞳孔に変化することに注目．(c) 楕円形から円形のネコの瞳孔．(d) 完全に円形になったネコの瞳孔．[写真提供] (a) Leigh Ann Howard. (b) Bianca Hartrum. (c) Abby Rife. (d) Lydia T. McDaniel.

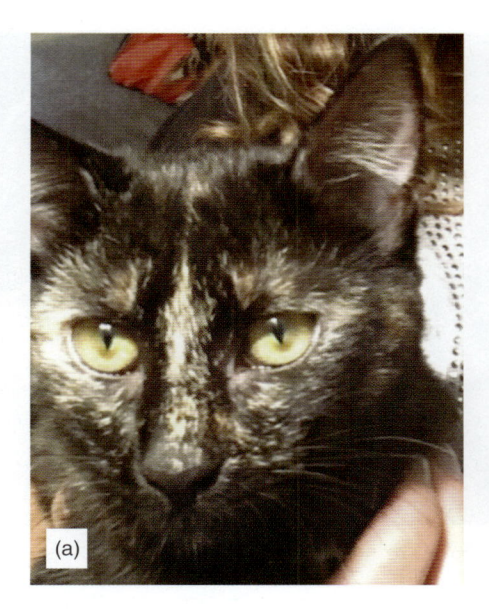
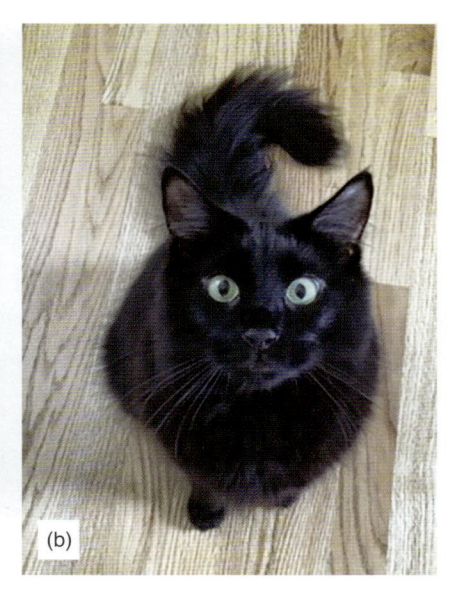
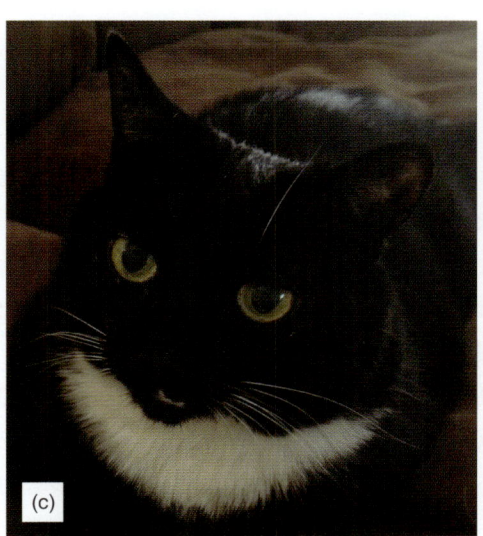
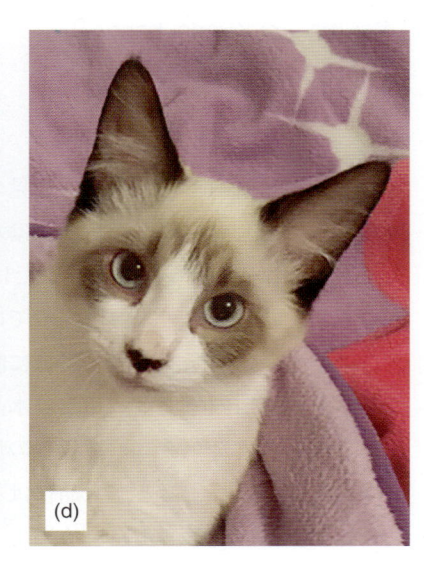

す．わずかな力によって眼に外傷が生じると，前房が出血することがある [55]．ぶどう膜炎の症例では，前房内に膿性物質が貯留することがあり，これは前房蓄膿と呼ばれる [41, 42]．ぶどう膜炎では角膜および虹彩の間に炎症産物が付着したり，虹彩前癒着が起こることもある [19, 21, 22, 41, 42]．

3.2.10　水晶体の評価

水晶体は毛様体に支えられて，後眼房の口吻部に固定されている．水晶体も前房水と同様に透明で，血管を欠き，そして神経は分布していない．水晶体は光源がないと評価できず，光源を使用したとしても，正常な水晶体は観察できない．生理的または病的な変化が生じると，その変化がたとえ全体的なものでなく一部であっても，変化した部分を観察できるようなる．生理的な変化は正常な加齢に伴って起こる．水晶体の中央部の加齢により，その線維の構造が変化して中央部が混濁する（核硬化症）．白内障でも水晶体が混濁するが，核硬化症と異なり，加齢による変化というよりもむしろ病的な変化と考えられている．また，白内障は水晶体のどこにでも発生し，水晶体の中央部に限られることはない [19, 22]．

白内障はその発生部位に基づいて様々な名称で呼ばれる場合がある．核白内障は中央部に発生するのに対し，赤道部白内障は水晶体の辺縁に発生する．皮質白内障は周辺部に発生するが，車輪のスポークのように水晶体の内側に徐々に広がる．白内障は前方または後方に局在することもあるし，水晶体嚢または嚢下に発生することもある [21, 22]．

白内障は，その発育段階に基づいて分類される場合

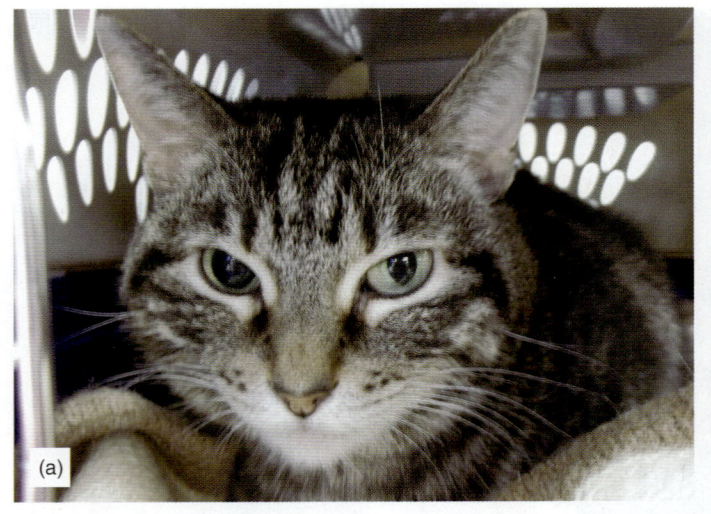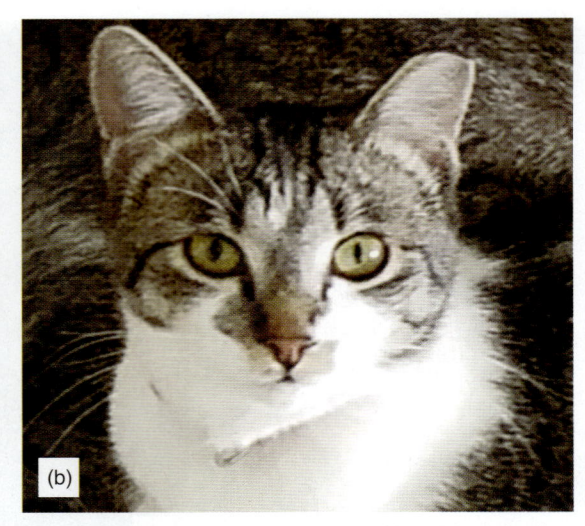

図3.24 (a) このネコは瞳孔不同を主訴に来院した．左眼に比べて右眼の瞳孔が大きいことに注目．原発性の神経疾患が疑われた．(b) 瞳孔の大きさが不対称であることに注目．左眼に比べて右眼の瞳孔が大きい．このネコでは，原因は神経疾患ではなかった．瞳孔不同はカメラの角度と光源の位置によって生じたもので，カメラも光源もネコの左側にあった．
[写真提供] (b) Kyndel Lann.

もある．初発白内障とは早期に発見された白内障のことである．初発白内障による混濁は水晶体の体積の最大で10〜15%を占め，直像鏡または倒像鏡による眼底の観察を妨げない．未熟白内障では水晶体の混濁はさらに増すが，初発白内障と同様に眼底の観察は可能である．成熟白内障では，通常は水晶体全域が混濁するまで進行し，タペタム（輝板）の反射は見えなくなる．白内障が進行すると，水晶体は不安定になる．水晶体の線維は崩壊し，蛋白を放出する．時間の経過と共に，水晶体の体積は減少する．最終的には過熟白内障となり，水晶体嚢には皺ができて，皮質は乳白色で不透明になる[19, 22]．

白内障はネコよりもイヌでより一般的にみられ，特に糖尿病と診断されたイヌでは水晶体内にソルビトールが蓄積するためにより急速に進行する[56-59]．

水晶体は主なエネルギー源としてグルコースに依存している[60]．糖尿病ではない伴侶動物では，グルコースの大部分は解糖系を介して代謝される[60]．しかし，血中グルコース濃度が上昇すると解糖系の酵素であるヘキソキナーゼが飽和状態になる[61, 62]．その結果，グルコースが異なる代謝経路に切り替わり，アルドース還元酵素によってソルビトールに変換される．ソルビトールの問題点は，細胞膜を透過しないことにある[61]．そのため，ソルビトール濃度が細胞内で上昇し，濃度勾配に従って水を引き込む[60]．水晶体の中で一連の現象が起こると，水晶体は腫大し，糖尿病性白内障が発生する．

ネコでは，白内障の有無に加え亜脱臼の有無についても水晶体を評価すべきである．頭部への鈍的外傷によって水晶体が変位することがある．非常に重度な場合，脱臼した水晶体が眼房水の流出路を閉塞する[18]．

3.2.11 眼底検査の概要

眼底検査は，眼球の最後部を評価するために実施される．網膜は最も内側の層で，そして透明である．健常な眼では，網膜色素上皮層を介して脈絡膜の色素領域が輝いて見えるが，網膜は見えない．出血または網膜剝離のような病変が存在する場合のみ，網膜は見えるようになる[19, 21]．

眼底検査では脈絡膜を観察できることに加えて，網膜の神経線維が集合した部位も見ることができる．ピンク色から白色で，三角形から円形の領域が視神経乳頭である．視神経乳頭の中央部に陥凹部が見えることがあるが，これは正常所見であり，胎生期の硝子体血管の起始部である．視神経乳頭の背側には，タペタムと呼ばれる半円形の領域が存在する．タペタムは光受容体が利用できる光の量を増加させて，「眼の輝き」を生み出す．すなわち，タペタムを持つ動物に光を向けると瞳孔が輝いて見える（図3.25）[18, 19, 21]．

タペタムの色調は，青緑色からオレンジ色まで様々である．この色調は，タペタム内部に含まれる結晶構造により光が散乱するために生じる．タペタムは出生時には存在せず，発達までに数週間を要する．結果として子猫や子犬では，生後2〜4ヵ月以内にこの領域

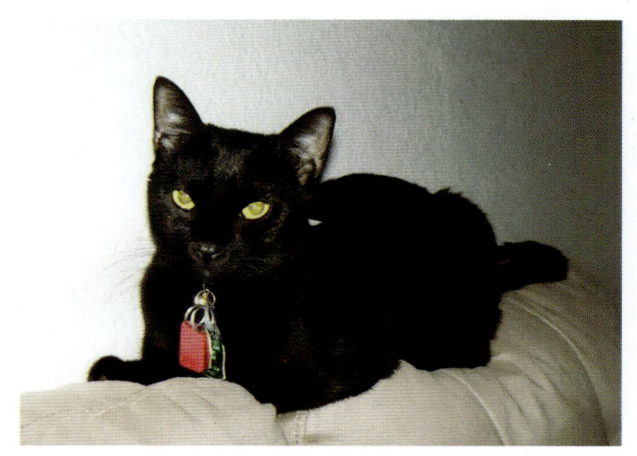

図3.25 「眼の輝き」またはタペタム反射の強度に注目. [写真提供] Alexandra Aczona-Velasquez.

が紫〜青色になる [18, 19, 21].

脈絡膜の血管はタペタムに隠れて見えない. 眼底検査で見ることができる血管は細い網膜動脈, そしてそれよりも太く暗赤色の網膜静脈だけである [18, 19]. アルビノの動物では, 網膜色素上皮層およびタペタムを作る色素がないため, 視神経乳頭の周辺を走行する脈絡膜血管を観察できる.

眼底検査を行う際, 網膜血管の以下の点について注意すべきである [18, 21].

- 有無
- 太さ
- 蛇行

イヌでは一般に3〜5本の網膜静脈, そしてより細い数本の網膜動脈が存在する. 網膜静脈は視神経乳頭上を走行するが, 網膜動脈は視神経乳頭の辺縁とわずかに接している. これに対してネコでは, 一般的には3本の網膜静脈があり, 静脈も動脈も視神経乳頭の外周で見えなくなる [21].

血管の太さに注目することが重要である. 予想よりも細い血管は, 先天性または後天性の網膜萎縮の結果であることがある [21]. 血管は蛇行していないのが正常である. 血管の蛇行は, 全身性高血圧症のような根底の疾患を反映していることが多い [21].

3.2.12 眼底検査および直像鏡

眼底検査には直像鏡または倒像鏡が必要である. どちらの眼底鏡でも, 眼底像が視野の中に現れるようにレンズを介して光源を操作する必要がある [63]. こ

の2者のうち, 獣医師が最も一般的に用いているのは直像鏡検査である. この方法では, 上下が正しく拡大された像を得ることができる. しかし, 合成しても眼底像の範囲は非常に狭い. すなわち直像鏡を用いた場合, 直径10mm程度の眼底像を観察できるにすぎない. 縮瞳している場合, もともと狭い眼底像がさらに狭くなる. このため, 眼底検査前に散瞳させるために, 作用時間が短いトロピカミドまたは作用時間が長いアトロピン[1]のような散瞳剤が必要になることが多い [63, 64].

直像鏡には光源が組み込まれており, レンズの光学的強度であるジオプトリーを調整することによって, 眼内での検者の焦点を前方または後方に移動させることができる.

- 緑色で表示された数字にジオプトリーをセットすると, レンズの集光力が強くなり, 眼内での検者の焦点は前方に移動する.
- 赤色で表示された数字にジオプトリーをセットすると, レンズの集光力が弱くなり, 眼内での検者の焦点は後方に移動する.

眼内では3ジオプトリーの距離は1mmに相当する. このため, ジオプトリーの設定によって, 焦点の非常に繊細な調整が可能となる.

直像鏡を用いて眼底検査を始めるにあたって, ジオプトリーを「0」に設定する. 獣医師は動物から腕を曲げたくらいの距離を置いて立ち, 光源を動物の眼の方向に向ける. 次に観察孔から覗いて, タペタムの反射を確認する. タペタム反射が確認できたら, 動物の眼から約5cmの位置まで検眼鏡を近づける [63-65] (図3.26). 眼底の細部までよく観察する. 特に, 視神経乳頭を含む中心部を観察するべきである. 必要に応じて, ジオプトリーのダイアルを0から両方向に1-3ジオプトリー調整すると, より明瞭な視野を得ることができる [63, 64].

安全対策として, 動物の右眼の検査には自分の右眼, 左眼の検査には自分の左眼を用いるべきである. こうすることで, 鼻と鼻の接触を最小限にでき, 獣医師が顔を咬まれるリスクを下げることができる.

---

1 アトロピンによる散瞳は数日に及ぶことがあり, 嘔吐や流涎, 眼圧上昇, 涙液産生の低下などの副作用が発生する可能性があるため, 日常的な眼底検査に利用することは推奨されない.

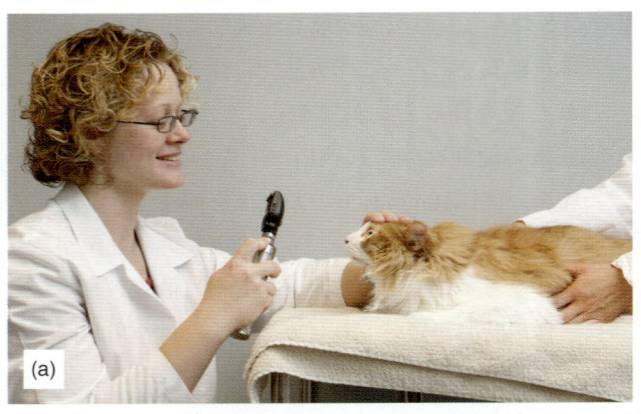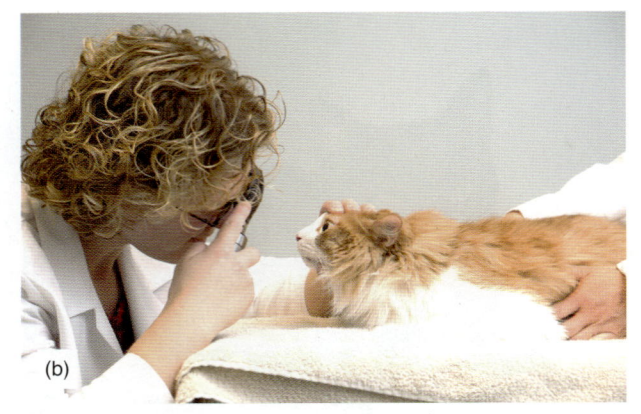

図3.26 (a) 直像鏡を用いて眼科検査を開始する．ネコと距離を置いて検査を開始し，ネコの眼から距離を置いて光源を向けていることに注目．(b) タペタム反射を捕捉したら，検眼鏡と共にネコに接近するのが適切である．最終的には，検眼鏡を挟んでネコと近接することになる．ネコが恐怖を感じることがあっても，検者が負傷しないようにするためには適切に保定することが重要である．[写真提供] Midwestern University, Media Resources Department.

3.2.13　眼底検査および倒像鏡

　倒像鏡検査はもう一つの眼底検査法である．この検査では光源および手持ちのレンズを使用する．このレンズは動物の眼と獣医師の眼の間に設置する．結果として得られる眼底像は上下が逆で，あまり大きく拡大されない．しかし，倒像鏡検査の特徴的な利点として，広い視野で観察できる．この特徴のために，眼底の周辺部までをより完全に検査できる．もう一つの利点はネコに接近する必要がないことで，このためネコはあまり恐怖を感じなくなり，獣医師もより安全に検査できる [63, 65].

　倒像鏡検査は一般獣医師よりも専門医がよく利用している．一貫性のある倒像鏡検査を行うためには，練習が重要である．直像鏡検査よりも倒像鏡検査のほうが技術的に難しいと著者は思っているが，眼底を観察する点に関しては倒像鏡検査のほうがメリットは大きい [63].

　倒像鏡検査を実施するためには，最初に腕を曲げたくらいの距離をネコと置く．次に，光量の強い光源を獣医師の眼の高さに保ち，頭の横に置く．光源をその位置に保持したまま，動物の眼の方向を向けて，タペタムの反射を捕捉する．タペタムの反射を捕捉したら，獣医師と動物の間にレンズを移動させる．そしてレンズを持つ手を安定させるため，動物の額にその手を当てるようにする [63, 65]. レンズを正しい位置で光源に対して垂直に保持すると，倒像ではあるが眼底像が観察できるはずである [63]. 次に，レンズを眼に近づけたり，遠ざけたりして，視野から眼瞼および虹彩が消失して眼底像がレンズ一杯になるまで視野を調整す

る [63].

3.3　耳

　眼が視覚路では重要な感覚器官であるのと同様に，耳は聴覚系において重要な構造物である．耳は耳介，垂直および水平耳道を含む外耳道，鼓膜，そして中耳および内耳から構成されている [19, 66, 67]. これらは共に一連の複雑な信号伝達経路を介して中枢神経系と協働し，聴覚という特殊な感覚を成立させている [66, 67].

　哺乳類の中でも，ネコの可聴域は48Hzから85kHzと幅広い [68]. ネコは低周波音の聴取能力を犠牲にすることなく，高周波音を認識できる [68]. 聴覚はネコのような純粋な肉食動物が持つ重要な特殊感覚で，これにより狩りが容易になる．また，主に新生子期および幼若期の発達段階で生じる聴覚のフィードバックを通じてネコの発声にも影響する．このようなフィードバックは，発声の際の音量，周波数および持続時間を決定するのに役立つ [69, 70].

　身体診察だけでネコの聴覚消失を検出することは困難である．手を叩いたり，床を踏み鳴らしたり，あるいは口笛を吹くなどの大きく，突然の人為的な音に対するネコの反応の有無に着目する．ネコが反応した場合，音が聞こえたと判断してよい．しかし，ネコは手を叩いたり，足で床を踏むというような急な動作による視覚刺激に単に反応することもある．

　獣医師が家族の意見を聞き出せれば，ネコの聴覚障害の可能性をより正確に判断できる可能性が高まる．

ネコが掃除機または激しく閉まるドアの音に驚かなくなったり，ガレージのドアが開く音または同じ部屋にいる人の声に反応しなくなったと家族が述べることがある．脳幹聴性誘発反応（BAER）などの電気的検査を行わない場合，このような病歴所見は他の評価法よりも有益である[19, 71-74]．

ネコでは聴覚消失を診断するためにBAERが使用されることは稀である．ネコは外耳疾患を主訴に来院することが多い．家族は，片側または両側の耳の位置の変化，あるいはネコが耳をピクピクと動かしたり振るようになったと述べることがある．また，後肢で耳を掻いたり，前肢で一側または両側の耳を過剰にこすることから，ネコの家族が局所のかゆみに気づくこともある．かゆみまたは過剰なグルーミングによる耳の表面の二次的な脱毛，一側または両側の耳からの異常な分泌物，さらには臭気に家族が注目することもある．これらの所見のために家族がネコを連れて来院した際，問題の耳について強調する可能性がある．家族が話す内容とは無関係に，両側の耳を評価すべきである[19]．

外耳の検査は，両側の外耳の位置的関係，つまり耳の立ち方の観察から始める．両方の耳が対称でない場合，その位置的関係は第1章で概説したように様々な物による視覚刺激にネコが反応した結果なのか[75]，

あるいは何らかの異常による可能性のほうがより高いのかを判断する．耳にかゆみまたは疼痛があると，病変のない耳のようにまっすぐ立たないことがある．

耳の立ち方に加え，耳介の構造にも注意する必要がある．耳介は無傷の場合もあれば，裂傷が認められる場合もある．後者の場合，受傷は最近のものか，古い創傷に対する耳介の構造の反応なのかを判断する．耳の構造および形状の変化は人為的な場合がある．特に左耳の先端が切断されたり切り込みが入っている場合，その多くは捕獲・不妊化・解放（TNR）プログラムに組み込まれた結果で，その症例が既に不妊化されていることを遠方から視覚で確認するためのものである．

その他の変化は人為的なものではなく，根底に病変が存在することを反映している．例えば，

- 耳介軟骨間に血腫または膿瘍がある場合，一側の耳が「反り返る」ことがある[76]（図3.27a）．
- 過去の損傷に伴って一側の耳が瘢痕形成により肥厚することもある．例えば，耳血腫が消失してから長期間経過すると，耳は「カリフラワー状」または「皺状」の形状になることがある（図3.27b）．

熱感を評価するために両側の耳介を触診すべきである．一側の耳が反対側より熱ければ，熱い側の耳は感

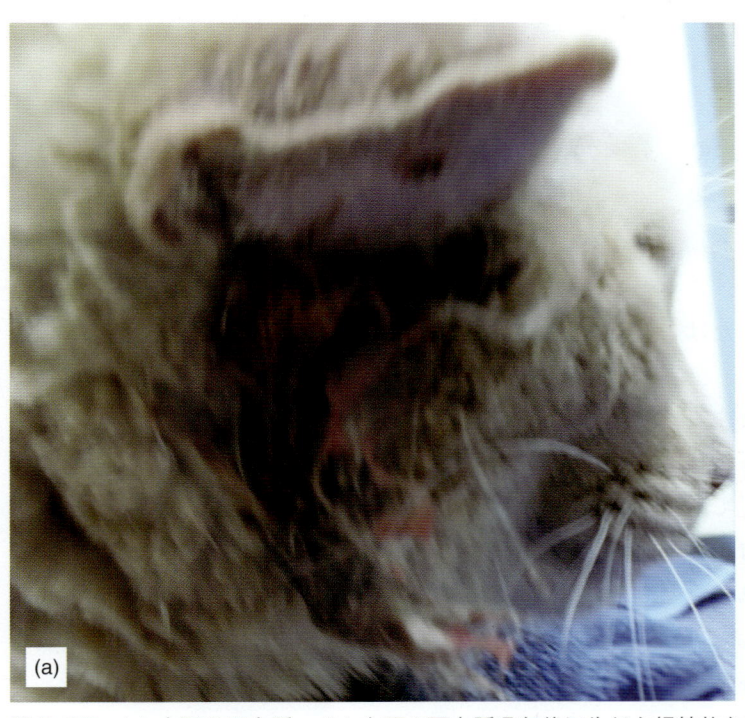
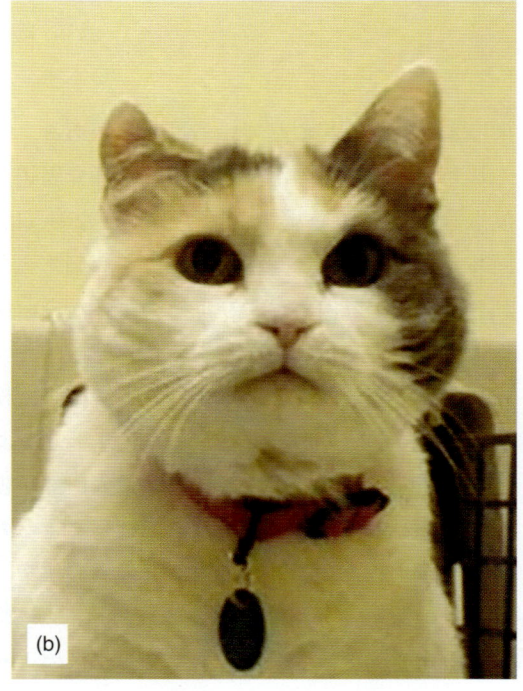

図3.27 (a) 右耳の耳血腫． (b) 右耳の耳血腫吸収後に生じた慢性的な瘢痕．[写真提供] (a) Patricia Bennett, DVM.

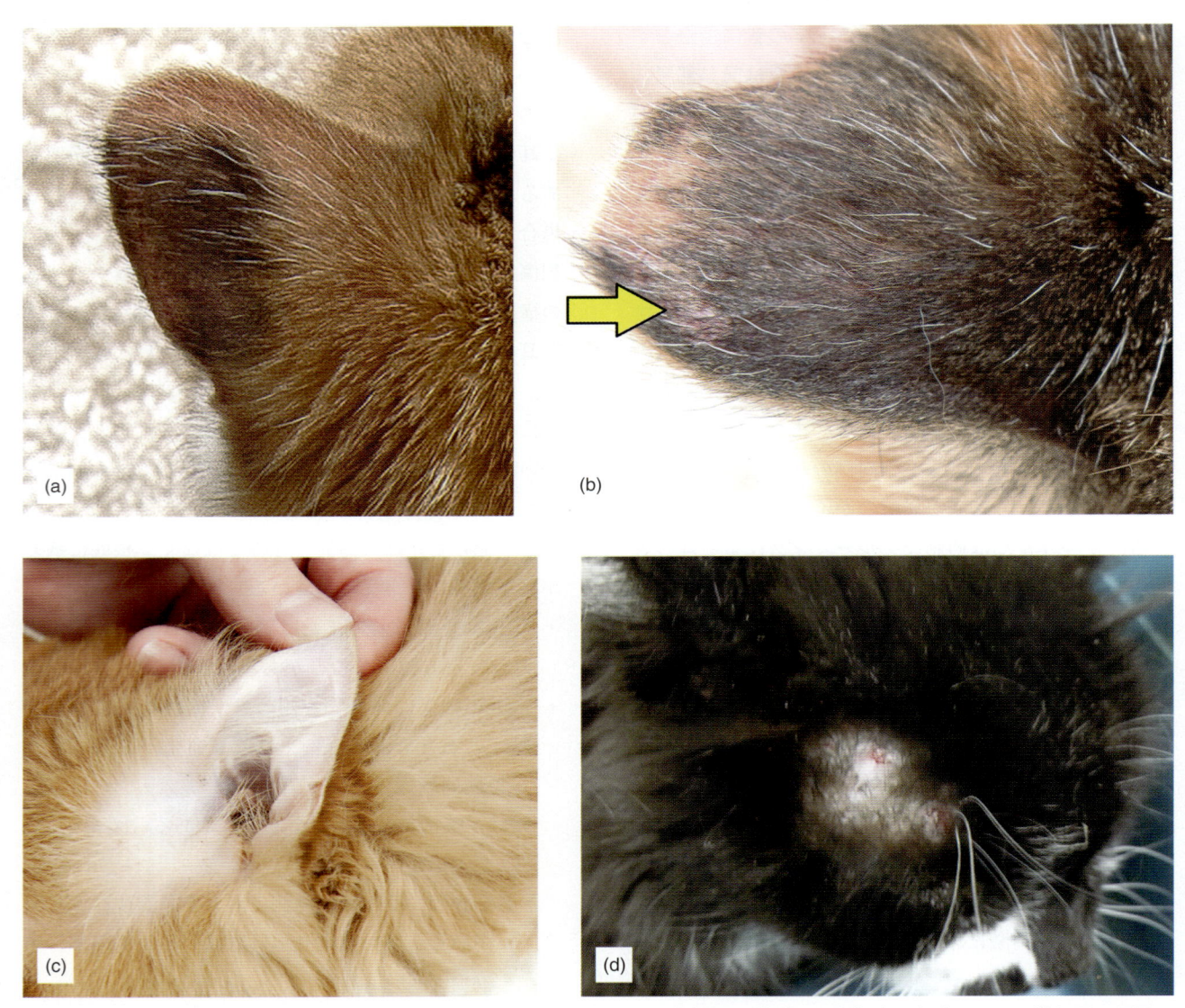

図3.28 (a) 正常な耳の背側面. 病変はみられない. (b) 異常な耳の背側面. 脱毛および軽度の紅斑. (c) 正常な耳の周囲. 病変はみられない. (d) 自損傷による耳の周囲の擦過傷. ［写真提供］(a)-(c) Midwestern University, Media Resources Department. (d) Patricia Bennett, DVM.

染により炎症を起こしている可能性がある.

　耳介背側の被毛の消失，あるいは耳介周辺部の擦過痕も耳の疾患を発見する手がかりとなる（図 3.28）. 両耳介の背側および辺縁でも痂皮を評価すべきで，これらはそれぞれ白癬および疥癬のような真菌性または寄生虫性疾患を示すことがある [77, 78].

　耳介を十分に検査したら，外耳道を肉眼で検査する（図 3.29）. プードルおよびシュナウザーのような特定の犬種のように，ネコでは外耳道入口部が被毛で塞がれることは少ない [19]. ここで観察できるのは，炎症に起因するような外耳道入口部の真の狭窄，あるいは大量の閉塞性分泌物によるみかけ上の狭窄である. 少量の耳垢は正常である. スフィンクスのような特定の品種では，耳垢の分泌量が多いことが知られている

[79]. 正常では観察されないのは膿様物，あるいは暗褐色の「コーヒー豆のかすのような」耳垢である. 前者は感染を示すことがあり，後者は *Otodectes cynotis*, つまり耳ダニによる寄生虫性耳疾患を示唆することがある. 耳ダニが疑われる場合，綿棒で耳垢を採材し，スライドグラス上のミネラルオイルの中で綿棒を転がして顕微鏡で検査する（図 3.30）[80, 81].

　清潔に見えても両耳の臭気を確認する習慣を身に付けるべきである. これにより，様々な種類の感染による微妙な臭気の差を鑑別できるようになる. 例えば，酵母による外耳炎はやや甘いが，独特の刺激臭と表現されることがある. また，桿菌による細菌性外耳炎では変質した油脂の臭いに例えられる.

　垂直耳道を触診して紅斑，疼痛および柔軟性を評価

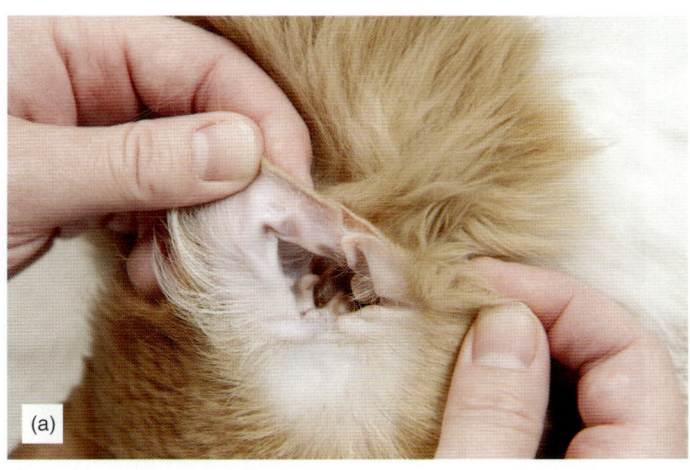

図3.29 (a)正常な耳の外耳道. (b)正常な耳の外耳道の拡大像.
[写真提供] Midwestern University, Media Resources Department.

すべきである. 正常な垂直耳道は触診中に疼痛を示さ
ず, 圧迫により軽くつぶれ, その際にグチャグチャま
たはビチャビチャといった音は発しない. 垂直耳道が
つぶれない場合, 占拠性腫瘤の存在が示される. 垂直
耳道を圧縮した時にシュッという音がしたら, 耳道内
に多量の液体が存在する可能性が高い[19].

耳鏡を用いずに水平耳道を検査することはできな
い. 垂直耳道と鼓膜へ続く水平耳道の間は75°ほど屈
曲している[82]. 耳鏡検査の最終的な目的は鼓膜を観
察して, 正常か, あるいは内耳に貯留した液体により
膨隆していないかを評価することである. また, 鼻咽
頭ポリープが外耳道に達している場合は, その存在も
評価できる[63, 67, 76].

耳鏡検査を適切に行うためには, 診療スタッフがネ
コを効果的に保定し, まっすぐ前を向かせる必要があ
る. 外耳道を「折り曲げて」視界を妨げるため, 保定
者は頭頸部が横に傾斜しないようにする. 耳介を頭背
外側に静かに持ち上げ, 垂直および水平耳道の間の屈
曲を人為的にまっすぐ伸ばす. そこで耳鏡を外耳道開
口部に置くが, 先端の径および長さが適切なスペキュ
ラを装着するよう注意する. ネコが落ち着くまで少し
時間を置き, 落ち着いた時点で耳介をやさしく, かつ
しっかりと牽引しながら耳鏡を挿入する[63, 67](図
3.31).

耳鏡検査により水平耳道および鼓膜の両者を観察で
きる. 垂直耳道と同様, 水平耳道でも, 外耳炎で認め
られることがある分泌物, 紅斑, 疼痛および狭窄の存
在を評価できる. 鼓膜は透明で無傷なのが正常である.
鼓膜は灰青色の緊張部, そして尾側にあるピンク色で
弾力性のある弛緩部から構成される[63, 67].

慢性中耳炎の場合, 鼓膜はより不透明で混濁した白
色の外観を呈することがある. 中耳に液体が貯留して
いると, 鼓膜は水平耳道に向けて突出していることも
ある. 鼓膜の破裂は膜の明らかな裂傷として観察され
る[67, 83].

慣れないと耳鏡検査で鼓膜を観察しにくいことがあ
る. この原因として経験不足, そして明らかな耳道疾
患が挙げられる. 例えば,

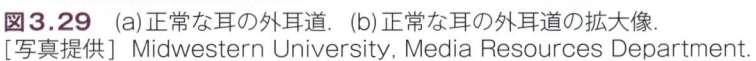

図3.30 綿棒上の *Otodectes cynotis* の
存在が確認できる. [写真提供] Samantha
Thurman, DVM.

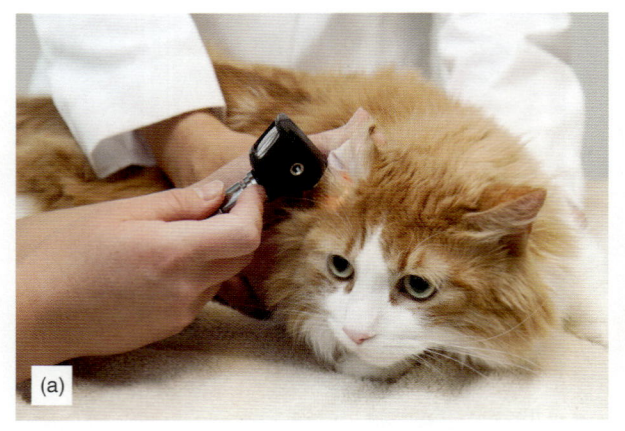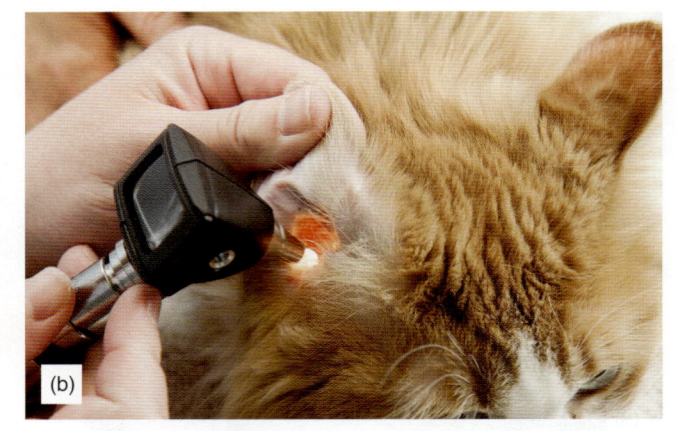

図3.31 (a) 耳介を持ち上げて外耳道入口部の近くに耳鏡を当てる．(b) 耳介を静かに牽引し，外耳道をまっすぐに伸ばす．[写真提供] Midwestern University, Media Resources Department.

- 垂直および水平耳道の間の屈曲をまっすぐ伸ばせなかった場合．これによりスペキュラの先端が鼓膜にまっすぐ向かわずに，耳道壁に押し付けられてしまう．
- 適切なサイズのスペキュラを使用しなかった場合．スペキュラが短すぎると，遠くにある鼓膜が見えなくなることがある．
- 重度な炎症または異常な構造により耳道が狭窄している場合．この際には，獣医師がどのように耳鏡を操作しても，観察するのに十分な深さまでスペキュラを挿入できないことが多い．
- 耳道が耳垢で満たされている場合．耳垢から先を観察できないため，耳鏡検査を再開する前に，まず耳の汚れを除去する必要がある．
- 鼓膜が破裂している場合．この場合，健康な鼓膜を構成していた組織の不整な断端を発見できることもあるが，それよりも鼓膜のあった位置に暗い穴が見えるだけのことのほうが多い．

耳道および鼓膜の構造を良好に観察するために耳の汚れを除去する必要がある場合，これに先立ってあらゆる検体（細胞診用スワブおよび培養用スワブ）を採取すべきである．汚れを除去する前に鼓膜を観察できない場合，鼓膜が破裂していて中耳または内耳に侵入しても安全なように，洗浄液として滅菌生理食塩水を用いる必要がある．

3.4　鼻

鼻は呼吸器系の体外への開口部である．鼻は嗅覚経路にとっても重要な構造物である．したがって，鼻は来院の都度に外鼻孔から評価する必要がある．

動物には必ず2個の外鼻孔があり，これらの対称性を評価する（図 3.32）．鼻平面は色素の有無にかかわらず，敷石状の外観を示すのが正常である（図 3.33）．

鼻は触診すると湿っているのが正常と考えられる．鼻孔については肉眼で鼻汁を評価すべきである．漿液性鼻汁は正常な場合も異常な場合もあり，片側または両側にみられる．漿液性鼻汁はアレルギー性鼻炎の結果である場合がある．静脈内輸液が過剰な入院中のネコでは，両側性の左右対称な漿液性鼻汁は，容量負荷の発生も示される．粘液性，粘液膿性および出血性の鼻汁は異常である（図 3.34）．

各鼻孔の空気の流れは鼻の前にスライドグラスを置いて評価する．ネコは鼻で呼吸するため，各鼻孔に1個ずつ，2個の同心円状の曇りができる．スライド上の円形の曇りの一方が欠けている場合，上部気道のその側の空気の流れは非常に少ないか，あるいは消失している．他の方法として，綿花の切れ端を各鼻孔の前にかざし，綿花の動きで評価することもできる．

鼻橋については腫脹およびその他の病変を評価する（図3.35，図3.5も参照）．

鼻平面および鼻橋が接する粘膜皮膚結合も評価するよう注意する．色素の脱失，擦過傷または潰瘍に注目すべきである．特に被毛が白色のネコでみられる日光皮膚炎に加え，扁平上皮癌，天疱瘡，全身性および円盤状紅斑性狼瘡，そして皮膚糸状菌症ではこの部位に変化が発生する．

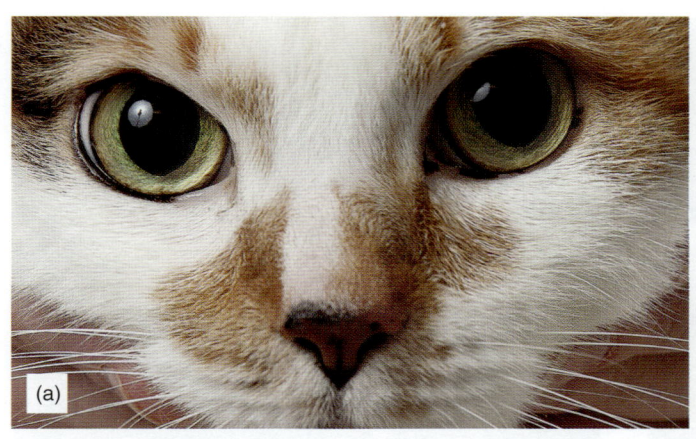
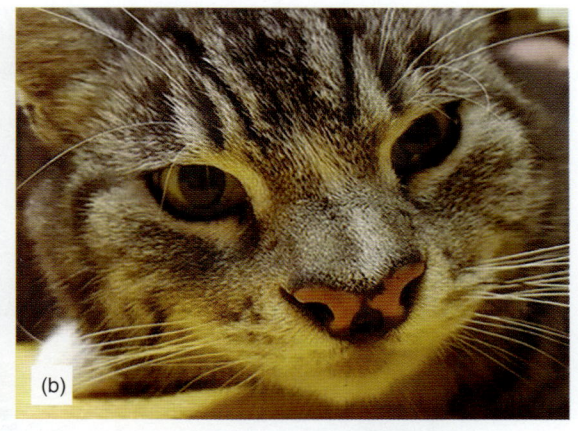

図3.32 (a) 外観が正常なネコの2個の対称的な外鼻孔. (b) この症例には外鼻孔が3個あるという稀な先天異常がある. [写真提供] (a) Midwestern University, Media Resources Department. (b) Derek Calhoon, DVM, MSc.

3.5 口腔外検査

口腔検査というと, 動物を開口させて実施すると考えがちである. しかし, 口腔検査は口腔外検査および口腔内検査の2つに分けるべきである. 口腔外検査は侵襲性が低いことから, 口腔内検査の前に実施する. 口腔外検査により, 口腔内検査では必ずしも明らかにならない口腔を構成する構造物の異常の有無に関する重要な情報が得られる [84].

第3章3.1項で概説したように, 口腔外検査では最初に顔面の対称性を評価する. 特に上顎骨および下顎骨は重要である (図3.36). 口腔を形成する骨の対称性の評価に加え咀嚼筋, つまり咬筋および側頭筋の対称性も評価する.

構造物の安定性も確認するが, その際に以下のことを行う必要がある.

- 上顎骨の触診
- 頬骨弓の触診
- 顎関節の触診
- 下顎骨の角突起の触診
- 左右の下顎体の腹側を触診し, 骨折や下顎結合の不安定性の確認
- 下顎体間隙の触診

さらに, 下顎リンパ節および顎下腺も触診する必要がある [84]. 下顎リンパ節は下顎骨の角突起の尾腹側に位置する. これを触診するため, 下顎骨の角突起から腹外側の頸部に指を滑らせる. 親指と人差し指で

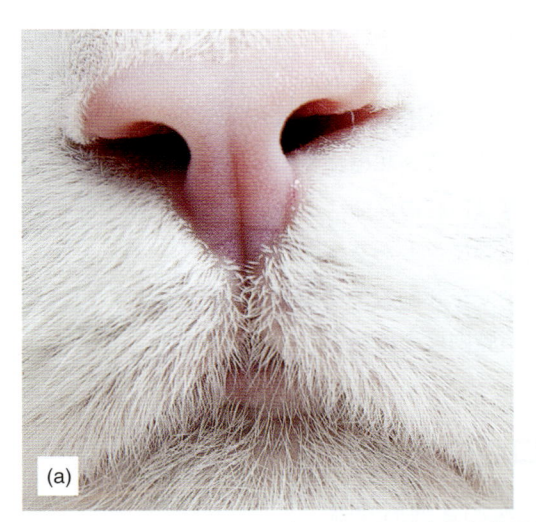
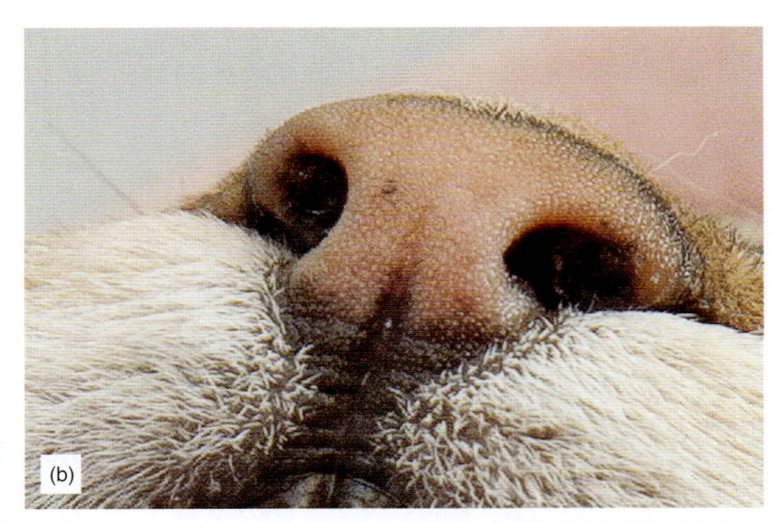

図3.33 (a) このピンク色の鼻平面は自然な敷石状の外観を呈する. (b) この色素沈着した鼻平面も敷石状の外観を呈する. [写真提供] Midwestern University, Media Resources Department.

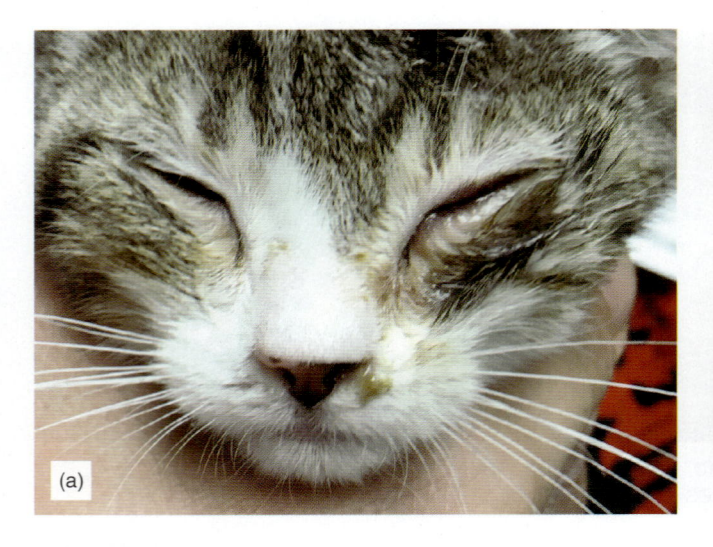

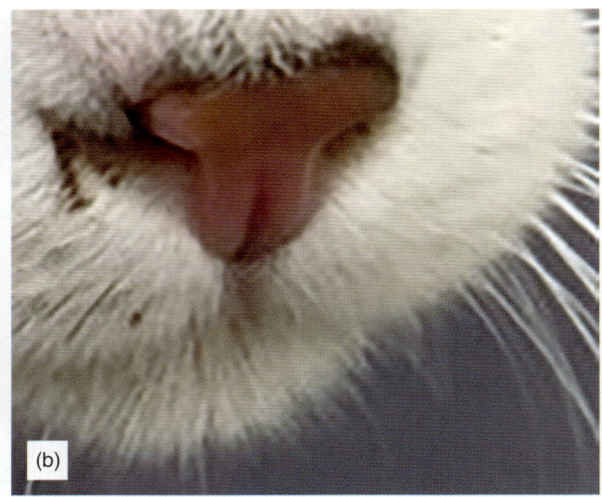

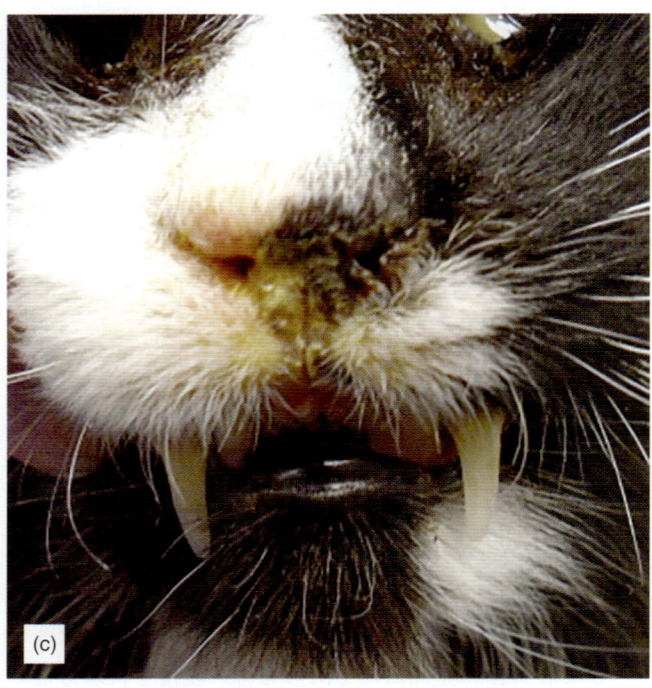

図3.34 (a) 上部気道感染の子猫に認められた左鼻孔からの漿液性から粘液性の鼻汁. 左眼からの漿液性分泌物も同時にみられた. (b) 成猫の右の鼻からの乾燥した錆色の鼻汁. この症例では, これは正常な場合と異常な場合が考えられる. (c) 黄色の粘液膿性の鼻汁は異常である. この症例では外鼻孔に重度の痂疲形成もみられる.
[写真提供] (a) Frank Isom, DVM. (c) Samantha Thurman, DVM.

両側の広い範囲の皮膚をつまみ, 次に深い位置から浅い位置に指を滑らせる. こうすることで, 指の間を下顎リンパ節が「すり抜けて」行く（図3.37）.

正常では両側に2個の顎下リンパ節がある. ネコではこの両者はそれぞれ豆程度の大きさで, 下顎腺の頭側に位置する. 下顎腺も正常なネコでは触診可能である. 一側または両側の顎下リンパ節が腫大していた場合, その原因として歯科疾患を疑う根拠となる.

顎下リンパ節と同様, 下顎腺は独立しており, 平滑で柔軟なのが正常である. 大きさ, 表面の性状および硬さに変化があり, 特に非対称の場合, 疾患が存在することを強く示している. 変化は軽微な場合もあるが, 非常に劇的な様相を呈することもある（図3.38）.

口腔外検査で注目すべきその他の重要な所見は, 上唇または下唇の腫脹, びらん, 潰瘍, あるいは流涎である. ネコではストレスに曝された場合, あるいは不快なもの, 特に苦い味の物質に反応して過剰流涎を示すが, 流涎は口腔の疼痛, あるいは他の口腔の異常に対する反応の場合もある（図3.39）.

これら全てを評価および記載した後, ネコの口唇を挙上して口腔内検査に移る.

3.6 口腔内検査

3.6.1 粘膜の色調の評価

口腔内検査の目的は粘膜, 歯列, 歯肉, 粘膜下層, 舌,

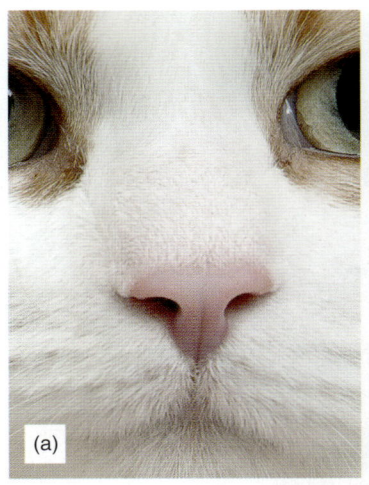
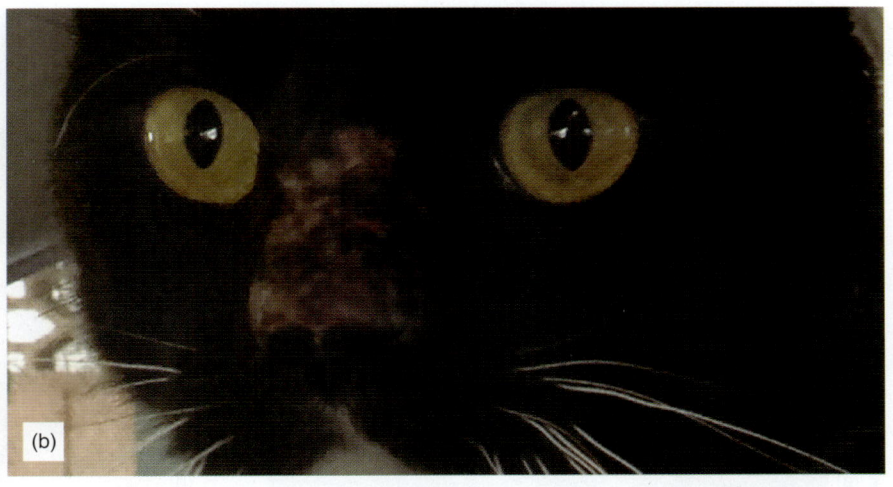

図3.35 (a) このネコの鼻橋は正常である．鼻平面は腫脹していない．擦過傷もみられない．(b) このネコの鼻橋は蚊の刺傷による過敏反応による痂疲に覆われている．
[写真提供] (a) Midwestern University, Media Resources Department. (b) Juliane Daggett, MBS.

舌下隙，口蓋および口腔咽頭の評価である．

　粘膜の色調は循環状態を評価する上で重要な手がかりである．正常な粘膜は健康的なピンク色だが，黒子がある症例では全域で斑状の黒色色素がみられる場合もあり，これも正常と考えられる．これに対し，白色または青白色の粘膜は，その症例がショック状態にあるか，あるいは激しい貧血である可能性を示す．粘膜のチアノーゼは通常は低酸素症を意味する．一酸化炭素中毒では典型的には粘膜は鮮紅色を呈し，粘膜の黄疸は血管内溶血または肝疾患などによる高ビリルビン血症を反映している．粘膜内に点状出血または斑状出血がみられる場合，考慮しなければならないことは凝固障害である．

　粘膜は湿潤なのが正常である．粘膜がべとついていたり，指に張り付く場合，第2章2.3項で述べたようにその症例は脱水している可能性が高いと考えられる．

　粘膜の色調および湿潤性を評価する場合，動物の性格に応じて指または舌圧子で口角ひだを挙上する（図3.40）．

3.6.2　毛細血管再充満時間の評価

　粘膜の色調および湿潤性の評価に加えて，毛細血管再充満時間（CRT）も評価する必要がある．CRTは動

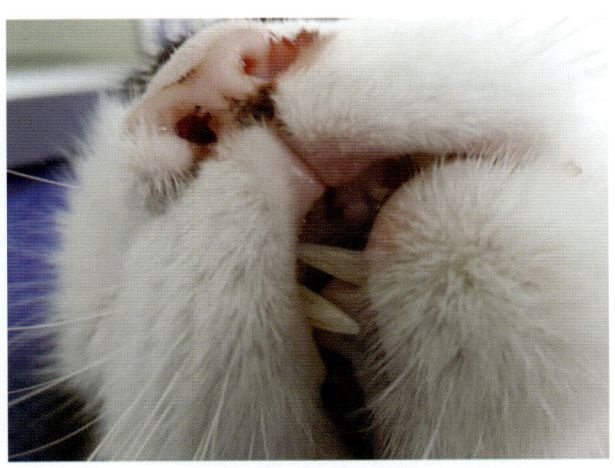

図3.36 この症例は顔面に咬傷および広範囲な顔面損傷を受けて下顎骨が脱臼した．その結果，上顎骨および下顎骨の間に肉眼で確認できるほどのずれが生じている．
[写真提供] Patricia Bennett, DVM.

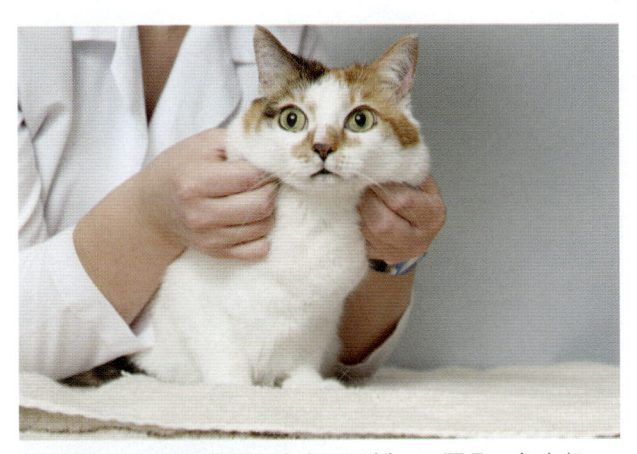

図3.37 ネコの背後に立ち，両側の下顎骨の角突起の尾背側にある皮膚のひだをつまむと，顎下リンパ節は検査者の指の間を「すり抜ける」．[写真提供] Midwestern University, Media Resources Department.

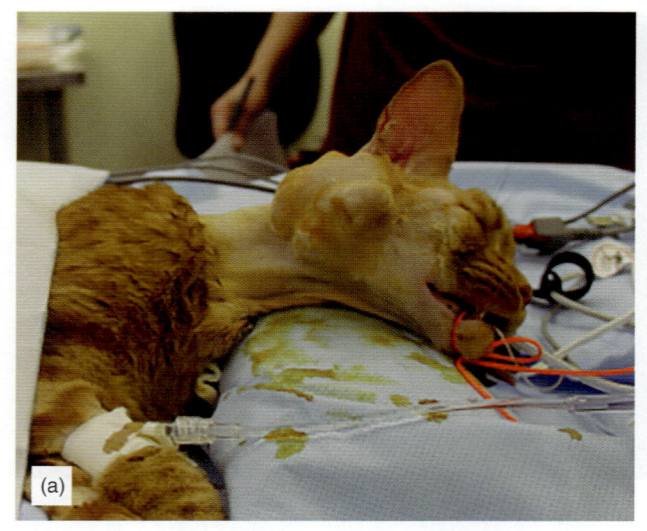
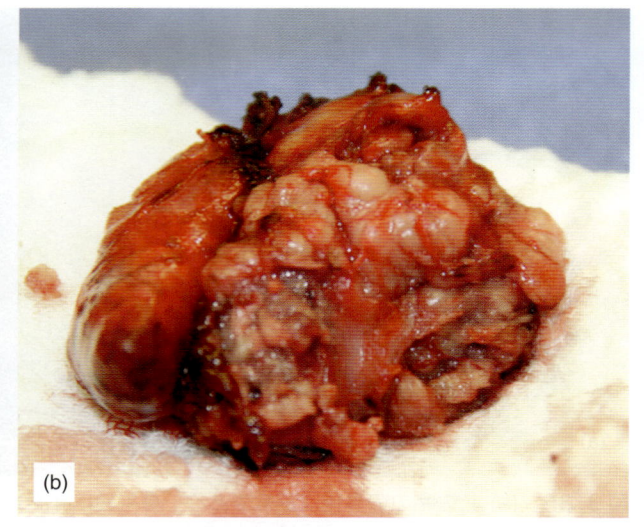

図3.38 (a) 肉眼で認められる右顎下腺の腫瘍. 多結節性の外観に注意. (b) 外科的切除後の (a) の唾液腺腫瘍の肉眼所見. [写真提供] Stephanie Shaver, DVM, DACVS-SA.

物の循環状態を評価する指標である. 指または舌圧子の端を用いて歯肉縁の部分を強く圧迫すると, この部位の毛細血管から血液が押し出される. 指または舌圧子を放すと, 血液は毛細血管に戻り, 平均して1〜2秒以内に再び充満する. 動物がショック状態にあるか, 脱水している場合, 血液の再充満は緩徐で, このためCRTは延長する.

3.6.3 粘膜の検査

CRT を評価した後, 頬および歯槽の粘膜の発赤,

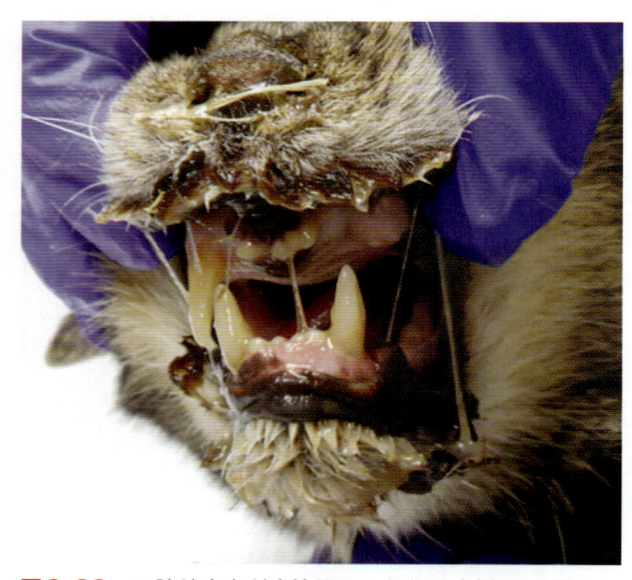

図3.39 口腔外病変が広範囲にみられる症例で, 濃厚で粘着性のある大量の唾液, そして上唇に壊死部の境界がみられる. 悪臭があり, 口腔内検査で大型の舌下腫瘍が認められた.

びらん, 潰瘍, 腫瘤, その他の異常を評価すべきである (図3.41).

3.6.4 歯肉の検査

頬および歯槽の粘膜の評価に加えて, 歯肉を観察して以下の点を自問する必要がある (図3.42).

- 歯肉炎はあるか?
- もしある場合, 限局性かびまん性か?
- 歯肉縁に触れていた, 触れていないにかかわらず, 歯肉からの出血はあるか?
- 歯肉は後退しているか?
- 歯肉過形成またはその他の「腫瘤圧排効果」はあるか?

口腔内検査により, 歯肉炎は限局性およびびまん性に分類されることが多い. しかし, 全身麻酔下で歯科カルテを記載すれば, 各歯について歯肉炎指数 (GI) スコアを付けることができる. 獣医学ではGIスコアについて普遍的な標準化はなされていないが, 著者はヒト医学および獣医学の文献に記載されてきた他の方法に基づいて, 以下の基準を考案した [85, 86].

- GI 0:正常な歯肉
- GI 1:軽度の炎症. 軽微な色調の変化および浮腫. ゾンデで探査しても出血しない.
- GI 2:中程度の炎症. 発赤. 中程度の浮腫. ゾンデで探査すると出血する.
- GI 3:重度の炎症. 著明な発赤, 浮腫および潰瘍. 突発的に出血する傾向がある.

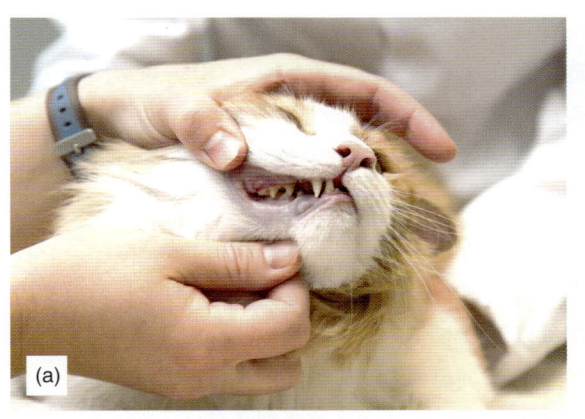
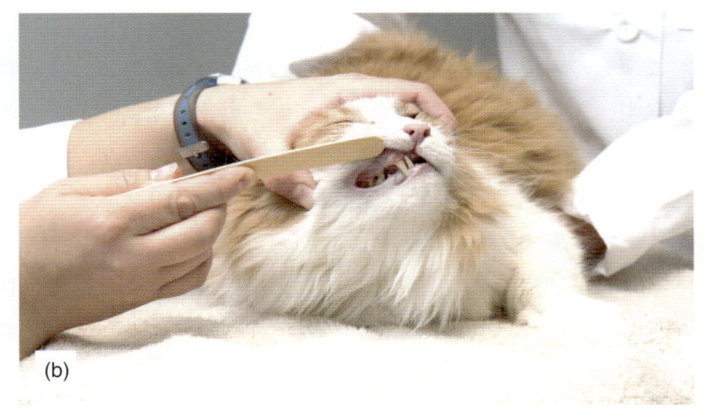

図**3.40** (a) 頬粘膜，歯肉および右上顎歯列弓を広範囲に観察するために，指先で口唇を挙上する．この方法により開口させる前でも多くの情報が得られる！(b) 性格が判らないネコの口唇は舌圧子で挙上する．これは，このネコが歯肉の評価中に抵抗した場合に指先を咬まれることを防ぐ簡単な方法である．
[写真提供] Midwestern University, Media Resources Department.

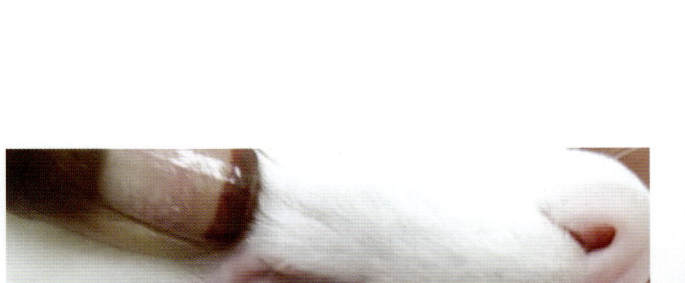

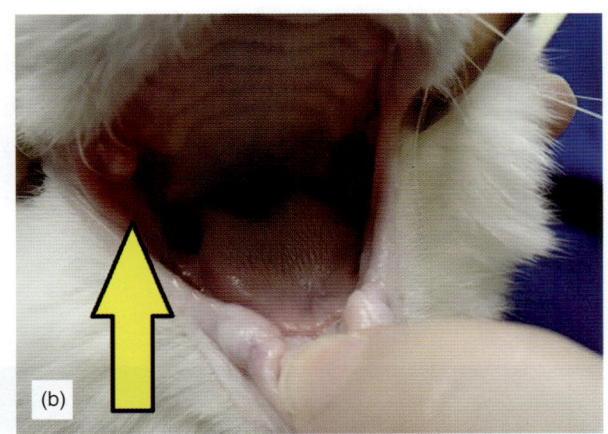

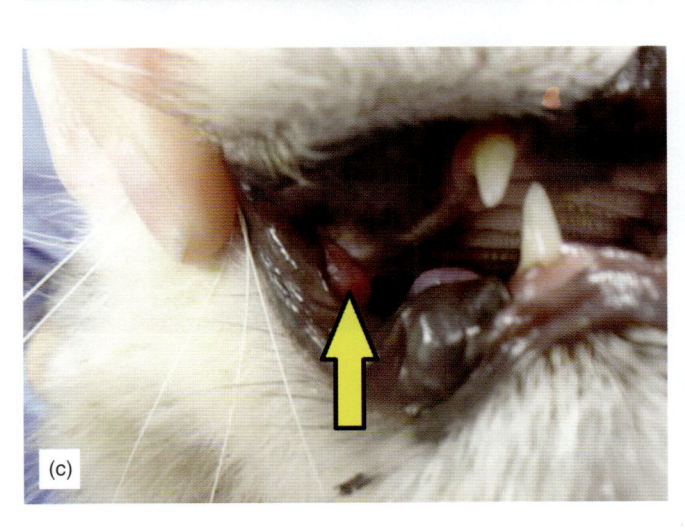

図**3.41** (a) この症例は以前に重度な歯肉口内炎を管理するために全歯抜歯が行われた．しかし，頬粘膜の炎症およびそれに伴う出血など急激に再燃した．(b) (a)と同じ症例を開口させた状態．頬粘膜の炎症に注意．(c) 頬粘膜に結節がみられる．[写真提供] Patricia Bennett, DVM.

GIスコアを付けるためには，各歯牙周囲の歯肉縁およびその周辺をゾンデで探査する必要があることに留意すべきである．これは覚醒している動物が耐えられる検査ではないため，GIスコアは各歯牙をスコア化するため歯科カルテの作成時に実施する．GIスコアにより診療スタッフは病態の動向および進行，そして家庭および院内での医療行為の効果を把握できる．

3.6.5 歯列の評価

歯列も評価する必要がある．歯列を適切に評価するため，まずネコの歯式を理解しなければならない[8, 87, 88].

- 幼若猫，つまり乳歯の歯列：
  2 ×（I3/3，C1/1，P3/2）＝総計26の歯牙
- 成猫，つまり永久歯の歯列：
  2 ×（I3/3，C1/1，P3/2，M1/1）＝総計30の歯牙

乳歯は永久歯より小さい傾向がある．ネコでは，乳切歯は2 ～ 3週齢で萌出し，その後に乳犬歯（3 ～ 4週齢）および乳前臼歯（3 ～ 6週齢）が続く．永久歯の萌出は3 ～ 4ヵ月齢で永久切歯から始まる．永久歯の萌出は5 ～ 6ヵ月齢までに完了する[19].永久歯の萌出は段階的であるため，子猫では通常は年齢に応じ

て混合した歯列がみられ，乳歯および永久歯が同時に口内に存在することがある（図3.43).通常は臼歯が最後に萌出する[87, 89].

獣医学では歯牙の識別を簡便化するために，修正Triadan法による番号化が開発された[8, 88-90].識別するために各歯牙に3桁の数字が割り振られている．歯牙がある歯列弓によって，3桁の識別番号の最初の数字は以下のようになる.

- 右上顎歯列弓の各歯牙の識別番号は1で始まる.
- 左上顎歯列弓の各歯牙の識別番号は2で始まる.
- 左下顎歯列弓の各歯牙の識別番号は3で始まる.
- 右下顎歯列弓の各歯牙の識別番号は4で始まる.

次に，正中線から始まる番号を歯牙に付ける．例えば，各歯列弓には3本の切歯がある．したがって，右上顎歯列弓で正中線に最も近い切歯には101という識別番号を付け，2番目の切歯は102，そして正中線から3番目の切歯は103になる.

犬歯の番号は常に4である．したがって，右上顎歯列弓では犬歯の識別番号は104で，左上顎歯列弓の犬歯は204，左下顎歯列弓の犬歯は304，そして右下顎歯列弓の犬歯は404となる.

ネコの各歯列弓の最後の歯牙は9番となる．したがっ

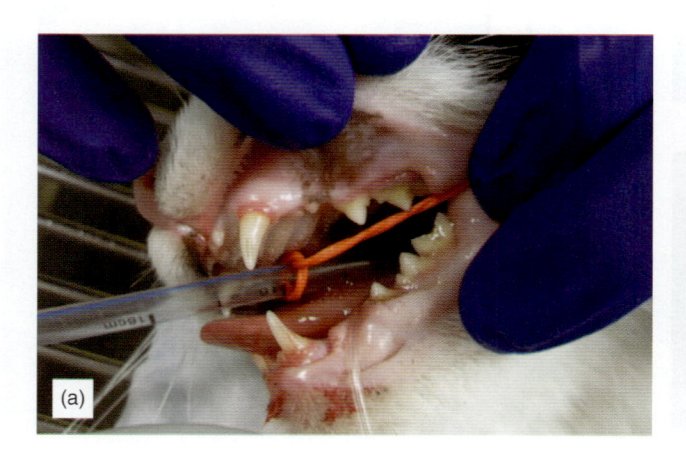

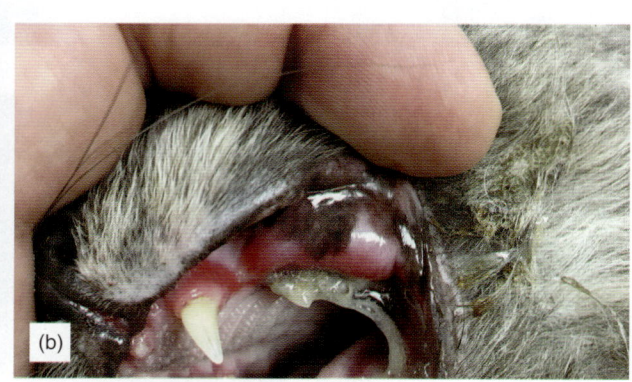

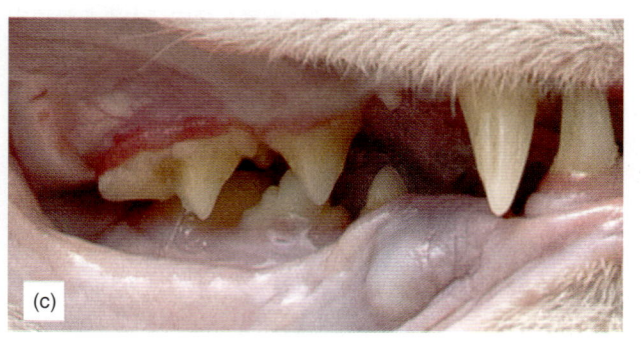

図3.42 (a) 主に左側の上下顎犬歯の限局的な歯肉炎に注意．(b) この症例の左上顎の歯列弓の重度な歯肉炎が歯牙疾患と一致する部位に局在することに注意． (c) 限局的な歯肉炎が右上顎の歯列弓に沿って存在することに注意．対照的に，右下顎の歯列弓には明らかな歯肉炎はない．［写真提供］(a) Elizabeth Robbins, DVM. (b) Frank Isom, DVM. (c) Midwestern University, Media Resources Department.

て，右上顎歯列弓に1本だけある臼歯は109となり，左上顎歯列弓に1本だけある臼歯は209，左下顎歯列弓に1本だけある臼歯は309，そして右下顎歯列弓に1本だけある臼歯は409となる．

その他の歯牙（前臼歯）には尾側から正中線に向かって9から降順に番号を付ける．ネコではイヌより歯牙の数が少ないこと，そして修正Triadan法がイヌ用に作成されたことから，ネコには105，205，305，306，405および406の歯牙はない（図3.44）．

修正Triadan法により，特定の歯牙の病変を識別し，全身麻酔下での歯科カルテ作成時の表記をより完全にすることができる．この方法は，口腔内の歯牙を経時的に観察し，歯牙の喪失，破折，抜歯または吸収過程がいつ起きたのかを識別するのに役立つ．遺残乳歯など過剰な歯牙も識別できる [8, 84].

3.6.6 咬合の評価

歯列の番号化に加え，咬み合わせが正常か異常かを確認することで，咬合を評価する必要がある [8, 84, 88]．「鋏状咬合」は正常な咬合のことである．上顎の犬歯および隣接する切歯の間には間隙があり，そこに下顎の犬歯が自然に嵌入する [87, 88]（図3.45）．

不正咬合は歯牙に配列異常があると発生する．この主要原因は歯牙または骨格である．クラスIの不正咬

合は前者で，クラスIIおよびIIIの不正咬合は後者である [8, 91].

最も多くみられるクラスIの不正咬合には以下のものがある．

- 近心転位：歯牙は解剖学的には正常な位置にあるが，その角度は正常と比べて内側に傾斜し，歯牙の先端は頭部の正中線を向く [87]．上顎犬歯にこれがみられると，犬歯は槍状歯と呼ばれる．この状態はペルシャで多くみられる [8, 91].
- 遠心転位：歯牙は解剖学的には正常な位置にあるが，その角度は正常に比べて外側に傾斜し，歯牙の先端は頭部の正中線から離れた方向を向く [8, 87, 91].

歯牙は解剖学的には正常な位置にあるが，その角度が正常に比べて舌側に傾斜し，歯牙の先端が舌に向くのがクラスIの不正咬合で，これは上記よりも発生頻度が低い [87]．この状態は舌側転位と呼ばれる [8, 91].

クラスIの不正咬合には交叉咬合も含まれる．

- 前歯部交叉咬合は下顎の切歯が同じ番号の上顎切歯より口唇側にあると発生する．ここで口唇側とは，歯牙が口唇に向かって突出していることである．これは例えば，401が101より口唇側にあると発生する [88, 91].
- 臼歯部交叉咬合は下顎の臼歯が同じ番号の上顎臼

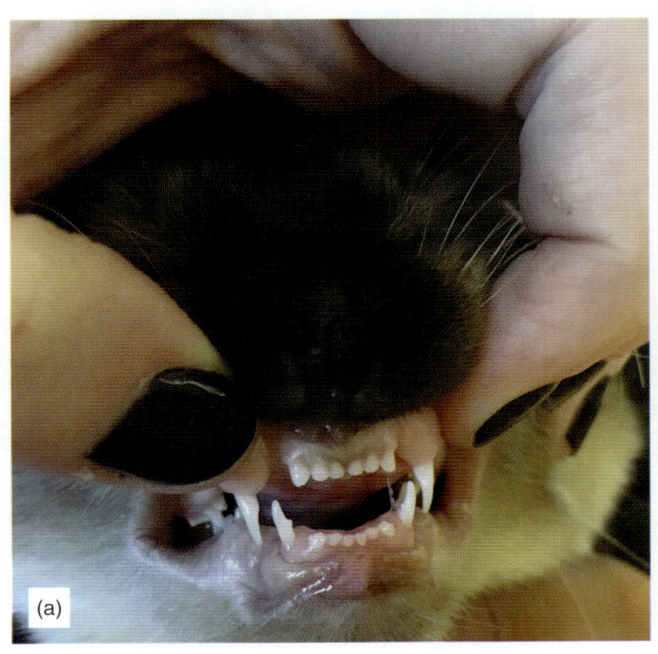
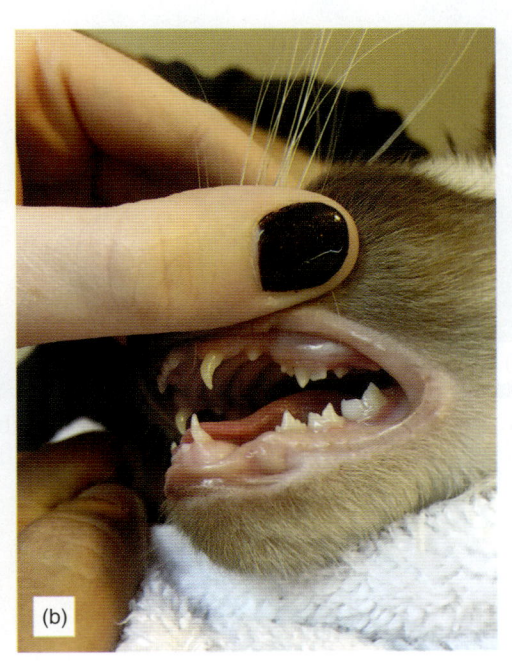

図3.43 子猫の歯列の (a) 正面像および (b) 側面像．4本の犬歯全てが乳歯であることに注意．[写真提供] Natalie Reeser.

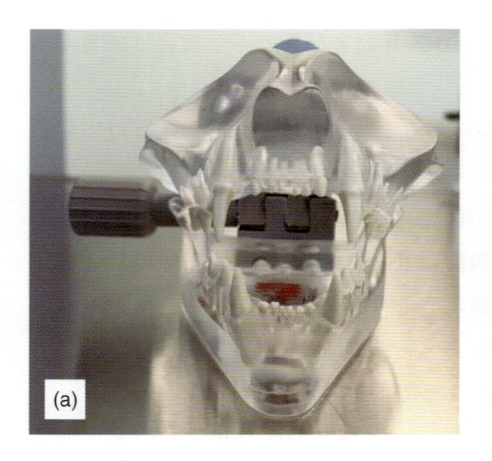
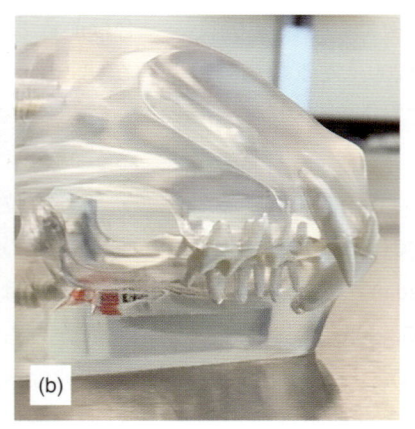
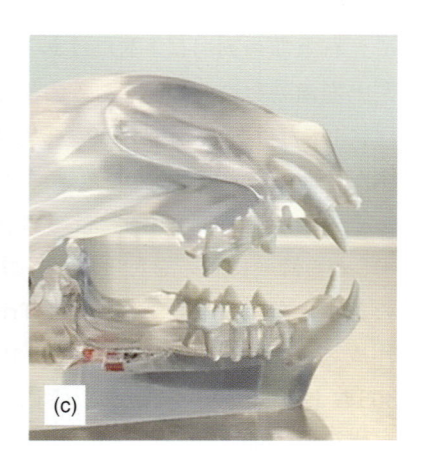
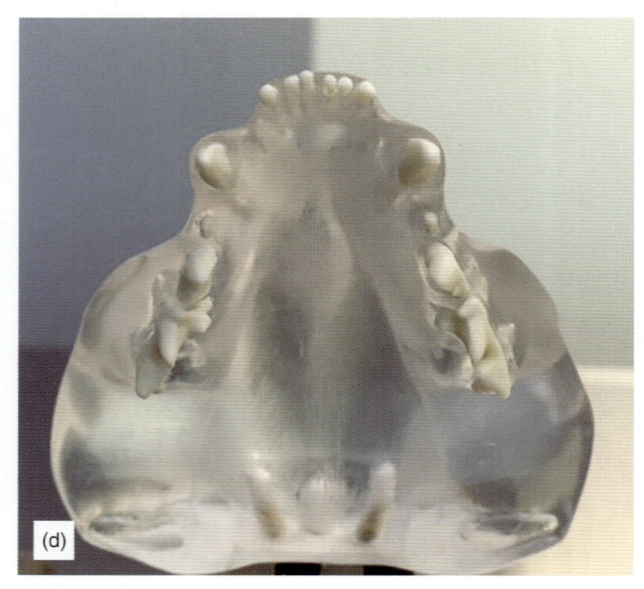
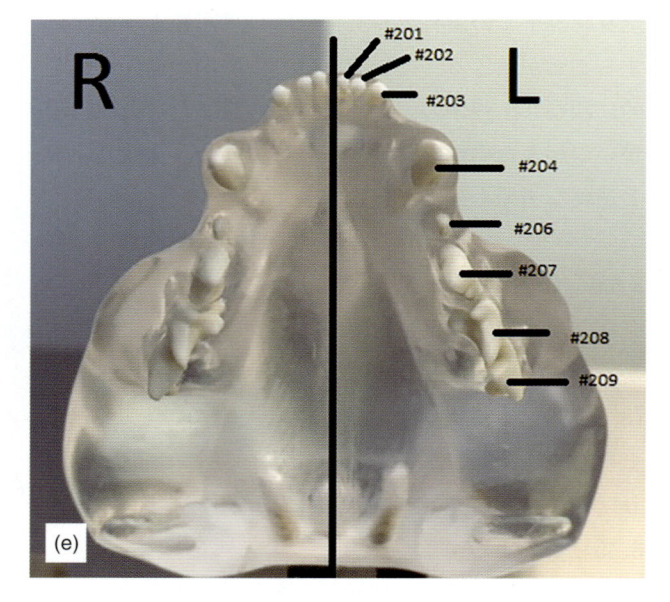
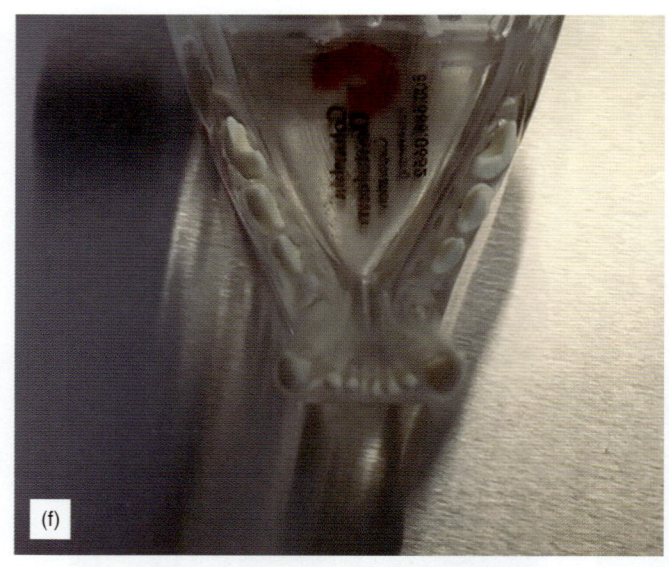
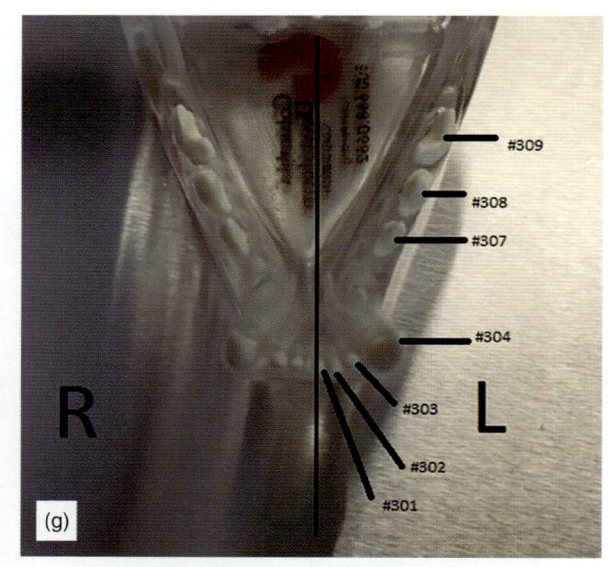

図3.44 成猫の歯列を示す歯科模型. (a) 正面像；(b) 閉口時の側面像；(c) 開口時の側面像；(d) 上顎歯列弓のみ；(e) 上顎歯列弓のみ，修正 Triadan 法による歯牙を番号化；(f) 下顎歯列弓のみ；(g) 下顎歯列弓のみ，修正 Triadan 法による歯牙を番号化.

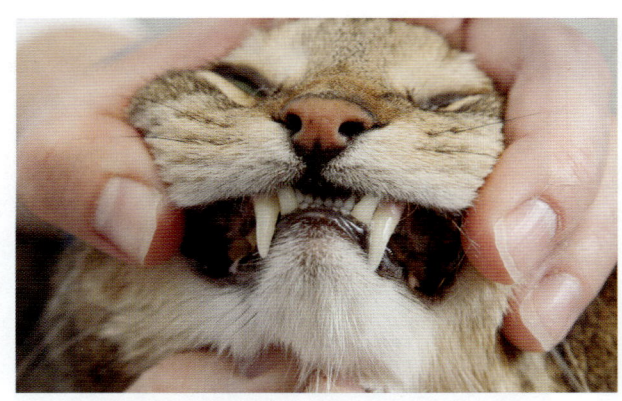

図3.45 正常な咬合：典型的な「鋏状咬合」.
[写真提供] Midwestern University, Media Resources Department.

歯より頬側にあると発生する．ここで頬側とは，歯牙の先端が頬に向かうことである[87]．これは例えば，407が107より頬側にあると発生する[88, 91].

下顎が正常より短いのがクラスⅡの不正咬合である．これにより，過蓋咬合の外観を呈し，上顎の歯列弓は下顎の歯列弓を越えて突出するのが特徴である．これは「オウムの口」と呼ばれることがある．重症な場合には下顎犬歯が硬口蓋に接触することがあり，炎症や潰瘍が発生する場合もある．最悪のシナリオは，下顎犬歯が硬口蓋を貫通して口鼻瘻管を形成することである[8, 88, 91].

クラスⅢの不正咬合は，下顎の過長（下顎前突症）または上顎の過短（下顎短小症）があると発生する．このため反対咬合の外観を呈し，下顎の歯列弓は上顎の歯列弓を越えて突出するのが特徴である．これは時に「猿の口」と呼ばれる．ペルシャではこのタイプの不正咬合がみられることが多い[10, 88, 91].

3.6.7　歯石の評価

次の口腔内検査として歯石の付着の評価がある．歯石は死滅した微生物がカルシウム塩に包まれて硬化した沈着物である．歯石は，口腔内細菌が産生する粘着物質であるプラークが歯牙と結合して形成される．歯肉炎と同様，歯石の分布は存在しない，限局性またはびまん性に分類される（図3.46）.

全身麻酔下での歯科カルテの記載時に各歯牙について歯肉炎指数（GI）のスコアを付けるように，各歯牙について歯石指数（CI）スコアを判定する．GIス

コアと同様，CIスコアについても獣医学では普遍的な標準化はなされていないが，著者はヒト医学および獣医学の文献に記載されてきた他者の方法に基づき，以下の基準を考案した[84, 92-96].

- CI 0：確認できる歯石はない
- CI 1：散在する歯石が歯牙頬側表面の1/3以下に付着する.
- CI 2：歯石が歯牙頬側表面の1/3 ～ 2/3に付着し，少量の歯肉縁下歯石がみられる.
- CI 3：歯石が歯牙頬側表面の2/3以上に付着し，歯肉縁下に達する.

3.6.8　開口

ネコの口腔内を観察することで多くの情報を得ることができる．上記の全ての情報を収集して初めて口腔内検査の最終段階，つまりネコを開口させる．開口させる場合，獣医師は以下の3種類の方法の1つに対応できる位置にいるのがよい.

1) ネコが診察台の上にいる場合，ネコの背後に立ち，診察台によりかかるとよい．ネコの口を開けた際，ネコはこの操作から逃れるためにしばしば後ろに下がろうとする．この方法では，獣医師の体がネコの退路をふさぐ壁の役割を果たす.
2) ネコが床の上にいて獣医師が膝をついている場合，獣医師は両膝を閉じて，ネコが後退して逃げられないように壁を作る必要がある.
3) もう一つの方法として，保定者がネコのすぐ後ろに立って後退を防いでいる場合，獣医師はネコの正面に立つこともできる.

利き手の反対の手の親指および人差し指で頬骨弓を挟み，ネコの頭部を掴む．次に，その手を把持したままネコの頭部を上方に向ける．これによりネコは下顎の力を抜いたり，下顎を下げることが多い．利き手の人差し指または中指で下顎の切歯を押し下げ，開口させることができる（図3.47）.

ネコが開口したら，呼気の匂いを確認し，以下の点を評価する[84].

- 代謝性疾患を示すケトン臭気はあるか？
- 明らかな口腔疾患または壊死組織が存在するような悪臭はあるか？

ネコを開口させたら，硬口蓋の開裂，腫瘍または非対称性も評価すべきである（図3.48）.

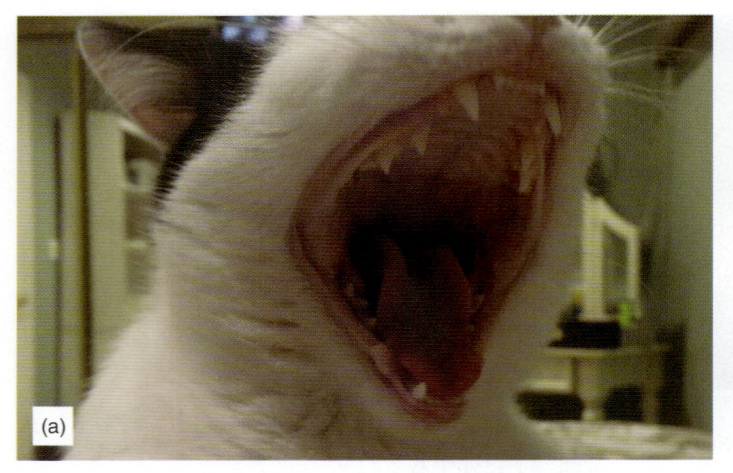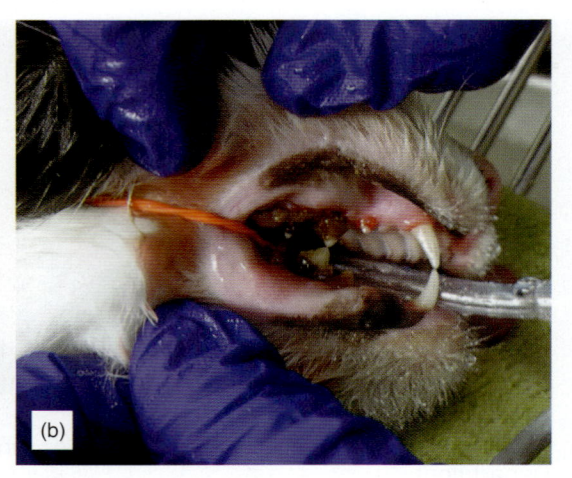

図3.46 (a) ネコが自ら開口したところ. 口腔がよく観察できる. 歯石の付着がほとんど, あるいは全くないことに注意. (b) 全身麻酔下で歯石除去が行われているネコ. 上下顎の前臼歯および臼歯に重度だが限局的な歯石の付着があることに注意. これと比較して, 右側の上下顎の犬歯の病変は軽微である. [写真提供] (a) Kelly Chappell. (b) Elizabeth Robbins, DVM.

咽頭部については腫瘍およびその他の病変について可能な限り深部まで評価すべきである（図3.49）. この部分の照明に耳鏡または眼底鏡を用いると非常に役立つ. 鎮静が必要な場合もある.

3.6.9 舌の検査

さらに, 舌の表面の正常な解剖学的構造, そしてびらんまたは潰瘍についても評価する [84]（図3.50）. これらの病変の原因は以下の通りである.

- カリシウイルス
- ネコが電気コードを咬んだことなどによる感電／熱傷
- 腎疾患の症例での尿毒症

舌下のひも状異物を探すことを常に忘れてはならない [19]. ネコがひも状の物を摂取すると, 舌小体に容易に絡みつく.

ネコの口内にある舌の下面を観察するためには, 協調性, 忍耐力および器用さが必要である. ネコを開口させている間に, 親指を用いて下顎体間隙を腹側から強く圧迫する. 同時に, 同じ手の人差し指で舌を挙上し, 反転させる（図3.51）. 舌下の腫瘍を確認することも同様に重要である（図3.52）.

3.6.10 歯周病の評価

歯周組織とは歯牙の周囲の支持構造のことで, これには既に述べた歯肉に加え, 歯周靱帯および歯槽骨が含まれる. 歯周病とはこれらの構造の1つ以上の炎症や感染のことである. 最も初期の段階でも, 歯肉炎に代表される歯周病は肉眼で見ることができる. しかし, 歯肉縁より上でみえる異常は, 歯肉縁下で発生していることを反映している場合もあれば, そうでない場合もある. 細菌は歯肉縁下でも増殖し, ここでプラークを分泌して, 炎症反応に応答する免疫系を刺激する. 局所感染に対処するためにこれらの部位に白血球が移動すると, 歯牙周囲の構造に損傷が発生することがある. 歯肉は後退し, 歯根部が露出するようになる. 多根歯では1つ以上の歯根が露出する. このようになると, 歯周靱帯および歯槽骨は徐々に消失する. これらの支持が失われると患歯は動揺し, 外科的な抜歯が適応になることがある [8, 84, 87, 89].

イヌおよびネコの歯周病の評価では, 従順な症例でも覚醒時では不可能なほど広範囲の口腔内検査が必要である. 歯周病の評価には広範囲な歯科カルテの記載, 根分岐部露出の重症度判定のための各歯牙周囲のゾンデによる探査, そして歯槽骨を判定するためのX線検査が含まれる. 肉眼的な検査所見を補完するための全口腔X線検査を実施せずに, 歯周病の正確なステージ分類を行うことは不可能である [8, 87, 97].

歯周病の診断は, 単独の歯牙に下す場合もあれば, 複数の歯牙に下す場合もある. 歯牙によって歯周病のステージが異なることがあり, このことは歯科カルテ記載が非常に重要なもう一つの理由である. これにより診療スタッフが疾病の進行をフォローし, 症例に最適な処置の範囲を判定することができる.

歯周病の記載に使用される用語を標準化するために, アメリカ獣医歯科学会（AVDC）が分類システムを開発した [8, 87, 91, 98]. このシステムにより専門医

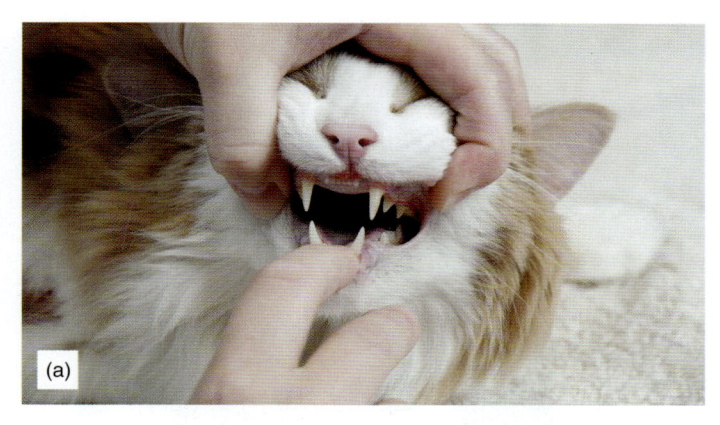
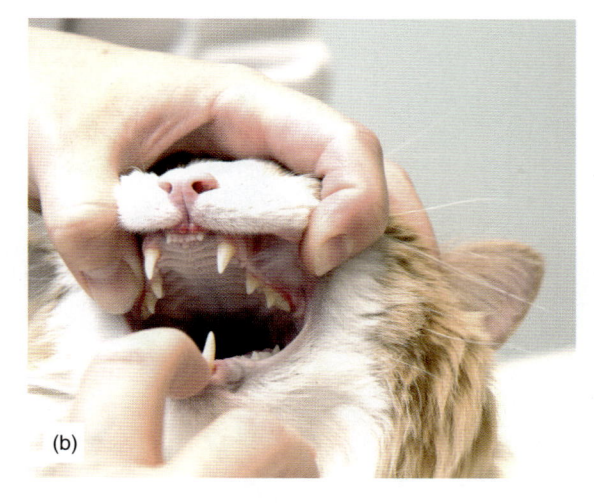
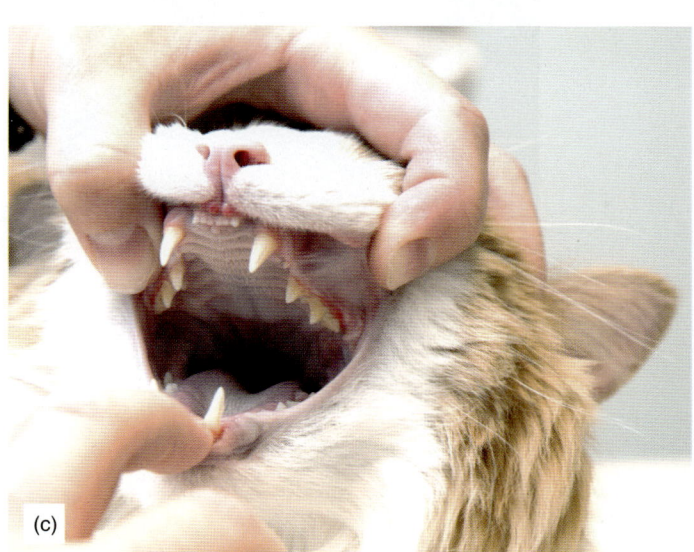
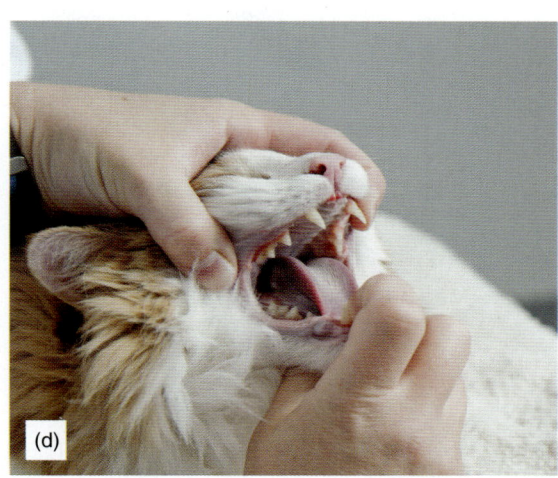

図3.47　(a) ネコの頭部を掴む適切な方法. 片方の手でネコの頭部を把持し, 反対側の手の人差し指を下顎の切歯に置き, 開口させる準備をする. (b) ネコの頭頸部を天井に向けて伸ばし, 下顎切歯の上から人差し指で顎を押し下げる. (c) 口蓋および咽頭の領域を十分に観察できるように, ネコをさらに開口させる. (d) ネコを慎重に大きく開口させている状態を側面から観察. [写真提供] Midwestern University, Media Resources Department.

間の共通理解に基づいて歯周病のステージ分類ができるようになり, 混乱が最小限になった.

- PD 0：歯肉炎は認められず, X線検査では歯槽骨は正常である.
- PD 1：歯周病の唯一の徴候として歯肉炎が存在する. X線検査では歯槽骨は正常である.
- PD 2：歯肉炎が存在し, 歯周病のX線検査所見がある. 歯周付着は最大で25％失われている.
- PD 3：歯肉炎が存在し, X線検査所見は進行性である. 歯周付着は25〜50％失われている.
- PD 4：歯周病は進行し, 50％を超える歯周付着が失われている.

3.6.11　ネコ特有の歯科疾患

　口腔粘膜を評価する重要性は第3章3.6.3節で述べたが, 口腔の病的状態であるネコの歯肉口内炎については触れなかった. ネコの歯肉口内炎 gingivostomatitis はネコ特有の病名で, *gingivo* は歯肉を, そして *stomatitis* は口腔粘膜の炎症を示す. 口内炎は広範囲の場合もあれば, 局所的な場合もある. 後者では名称に口腔内での発生部位が付けられる. 例えば尾側口内炎では, 口内炎は外側口蓋襞に達している.

　ネコの歯肉口内炎は口腔内で生のハンバーグのように見える. これが存在した場合, 病変は非常に広範囲で炎症を示し, ラズベリー様の赤色で, 自然に出血し, 結節状または敷石状の外観を呈する. 特徴のある攻撃的な外観のために, 肉眼では口腔癌と明確に鑑別できない. 様々な種類の口腔腫瘍の中でも扁平上皮癌およびネコ好酸球性肉芽腫との鑑別には生検が必要である [84, 87, 98]（図3.53）.

　ネコの歯肉口内炎は多数の惹起因子に対する不適切な免疫反応であると考えられている. カリシウイルス,

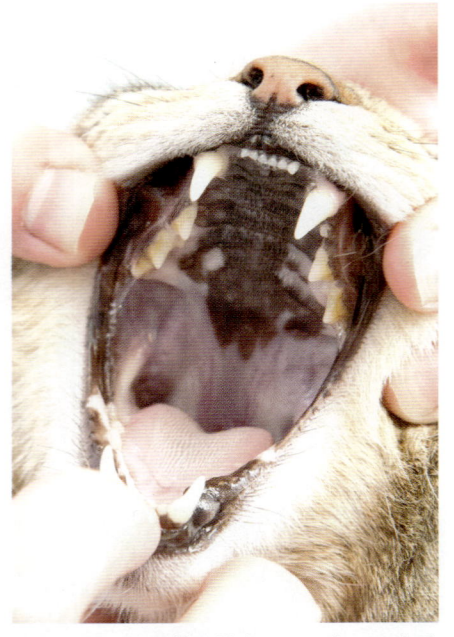

図3.48 硬口蓋の検査. このネコの色素沈着は正常の範囲である. これは正常の一例で, 全てのネコの硬口蓋がここで示したようなピンク色および黒色の斑状ではない. [写真提供] Midwestern University, Media Resources Department.

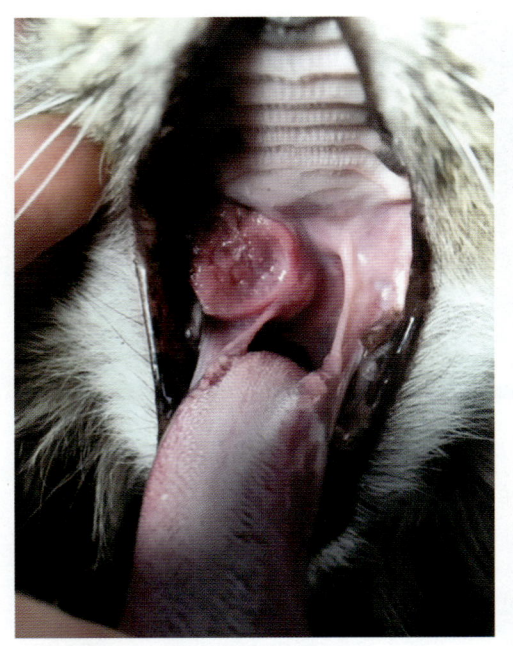

図3.49 口腔内の扁平上皮癌. [写真提供] Amanda Maltese, DVM.

ネコ免疫不全ウイルス（FIV）およびネコ白血病ウイルス（FeLV）のようなウイルス感染症が根底に存在すると, この疾患は悪化する場合がある. 同様のことは, *Bartonella* および *Pasteurella* のような口腔内の特定の細菌群でも言える. このようなネコでは, 自らの歯牙が免疫攻撃が必要な異物であるかのように, プラークおよび自分自身の歯牙に対して過剰反応しているとも考えられる. この結果, 再燃を刺激する全ての惹起因子を取り除く標準的な治療として, 全歯抜歯が考慮されている. しかし, 全ての症例が全歯抜歯に反応するわけではなく, 口腔内に明らかな刺激がなくても再燃することがある. したがって全歯抜歯を実施した症例でも, 適応であれば抗菌薬および免疫抑制剤による治療など, 長期の内科療法を家族は想定する必要がある[8].

歯肉口内炎の他に, ネコの臨床ではネコ破歯細胞吸収病変（FORLS）, あるいは単純に歯牙吸収とも呼ばれる病変が多くみられる[87]. 全体の半数近いネコにこの肉眼的病変があると考えられている[8]. X線検査による評価では, この発生率は約75％に達する[8,97,99]. 若齢（12ヵ月齢以下）のバーミーズおよびシャムではリスクが高いようである[84,100]. その他の品種では6歳を超えると多発する傾向がある

[84,100].

この病変の明確な原因は現在も不明である[97]. 過去の説では, FORLS は毛玉を嘔吐したことが原因で, 歯牙が胃酸に浸され最終的に融解するとされていた. ビタミンD中毒の実験用ラットで歯牙の融解が誘発できることに基づき, 根底に栄養学的な原因が存在

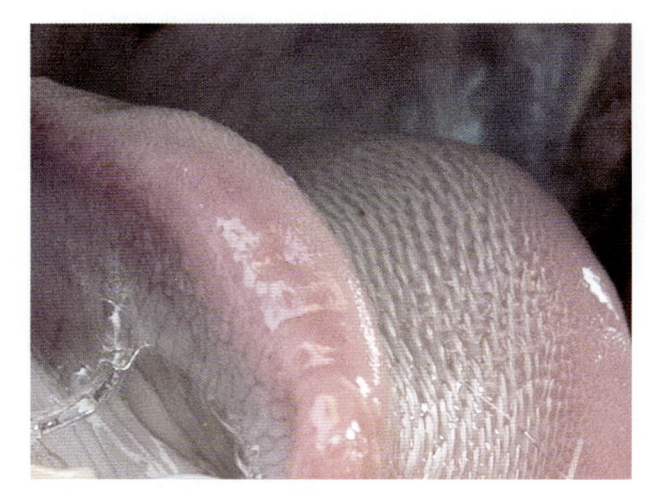

図3.50 ネコの舌背面の視診. 乳頭と呼ばれる鋭い棘に注意. これらの後ろ向きの「かぎ」は, 毛繕いの際に役立つ. [写真提供] Midwestern University, Media Resources Department.

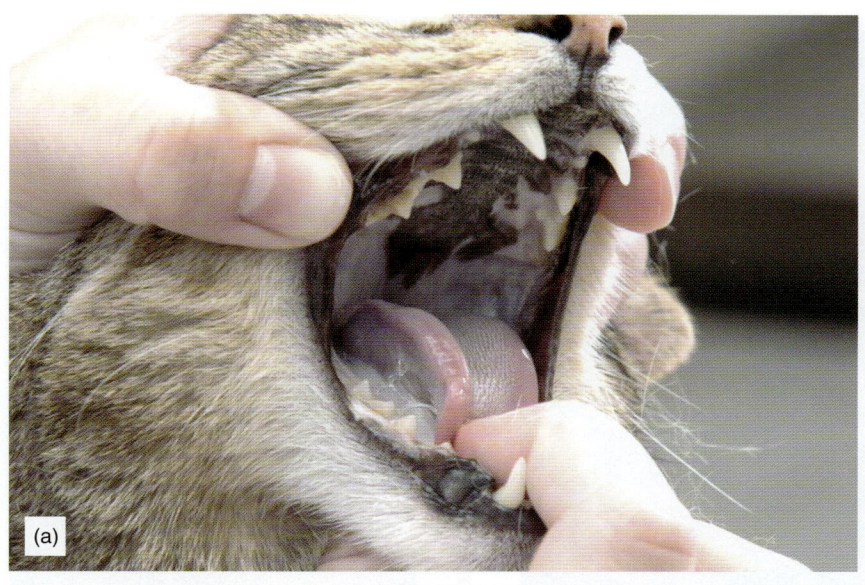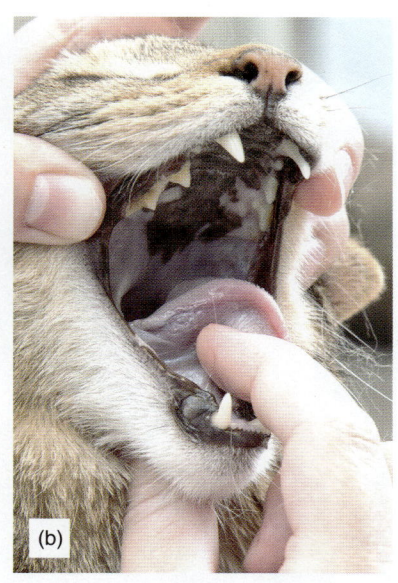

図3.51 (a) 舌を反転して舌の腹側面を観察するための準備. (b) 下顎体間隙を親指で圧迫し，舌下に異物が入り込んでいないことを確認するために，同じ手の人差し指で舌を挙上および反転させる. この症例ではひも状異物はない.
[写真提供] Midwestern University, Media Resources Department.

することも疑われている[8].

歯牙の融解は歯冠のみ，歯根のみ，あるいはこの両者が融解する場合がある. 病変発生の初期徴候は限局性歯肉炎のことがある（図3.54）.

病変の判定を補助するために，AVDCは以下の分類システムを開発した[8, 91, 97, 98].

- TR 0：視診およびX線検査で歯牙融解の徴候は認められない.
- TR 1：セメント質，あるいはセメント質およびエナメル質の軽度の融解.
- TR 2：セメント質，あるいはセメント質およびエナメル質は中程度に喪失しているが，象牙質の喪失は歯髄腔には達していない.
- TR 3：セメント質またはセメント質に加え，エナメル質の中程度の喪失. 象牙質の喪失は歯髄腔に達している. 歯牙は正常な外観を保つ.
- TR 4：セメント質またはセメント質に加え，エナメル質の広範囲の喪失. 象牙質の喪失は歯髄腔に達している. 歯牙は正常な構造を失う.
- TR 5：X線検査で歯牙の遺残物のみが確認できる. 肉眼的には歯牙はなく，歯肉のみがみられる[84].

歯牙の融解が歯周病のように進行するのかについては議論がある[98]. この点に関して合意に達しているのは，ステージ2〜4では抜歯が必要ということである[8].

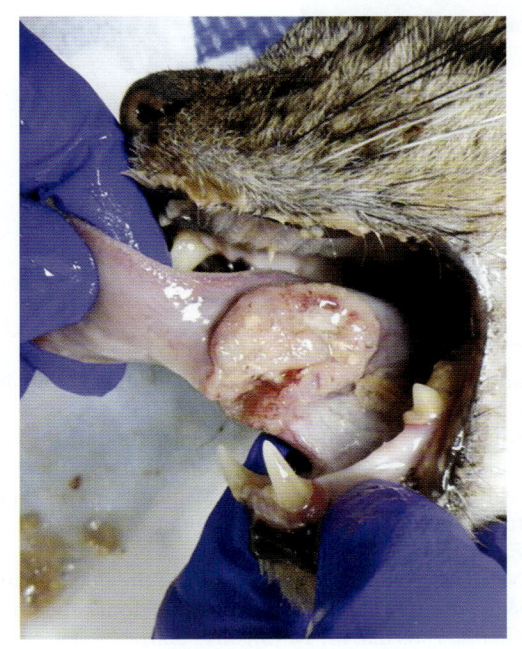

図3.52 生活の質の低下が避けられないという判断から，人道的に安楽死されたネコの舌下腫瘤.

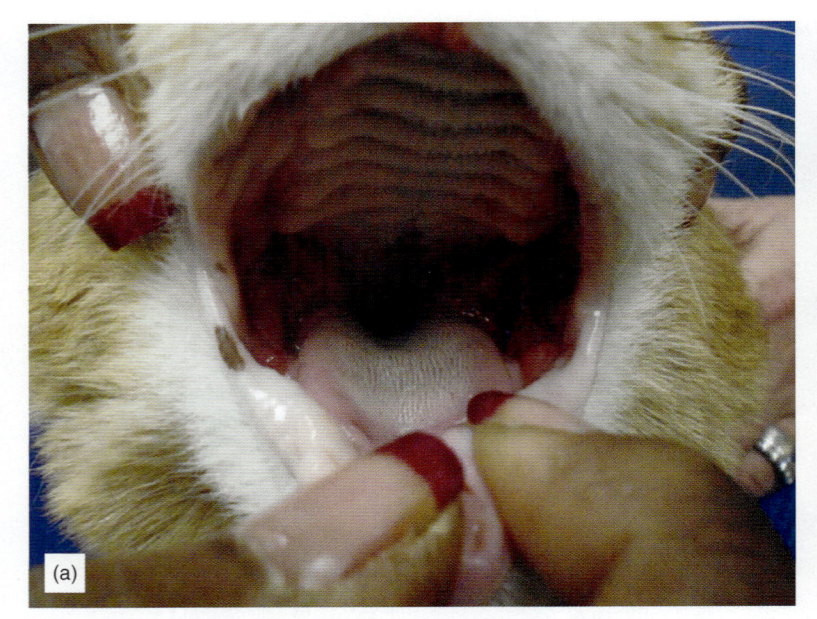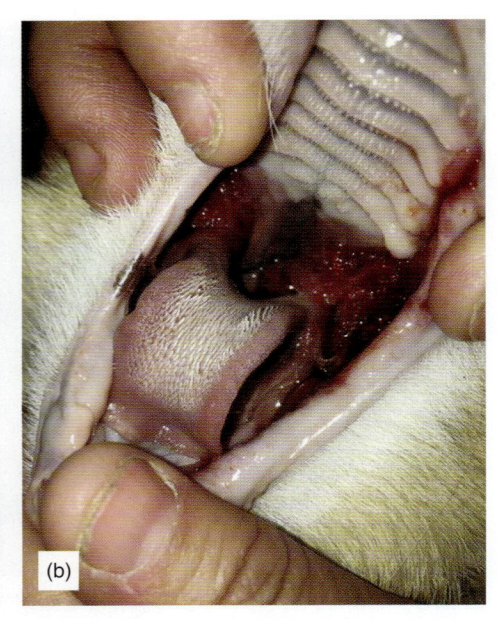

図3.53 (a) 尾側口内炎．レンガ色を呈する口腔咽頭最深部に注意．(b) (a) の症例の尾側口内炎の拡大所見．組織の脆弱性に注意．[写真提供] Patricia Bennett, DVM.

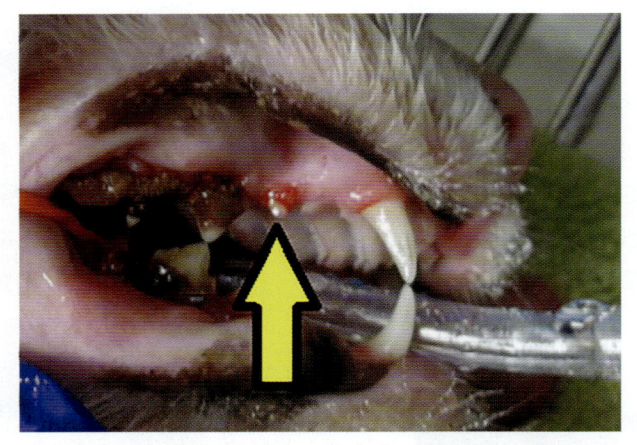

図3.54 106周囲の重度の歯肉炎．ここから歯牙吸収が発生する可能性がある．
[写真提供] Elizabeth Robbins, DVM.

参考文献

1 Sisson, S., Grossman, J.D., and Getty, R. (1975) *Sisson and Grossman's The Anatomy of the Domestic Animals*, 5th edn., Saunders, Philadelphia.

2 Uddin, M., Sarker, M.H.R., Hossain, M.E. *et al.* (2013) Morphometric investigation of neurocranium in domestic cat (*Felis catus*). *Bangladesh Journal of Veterinary Medicine*, **11** (1), 69–73.

3 Christiansen, P. (2008) Evolution of skull and mandible shape in cats (Carnivora: Felidae). *PLoS One*, **3** (7), e2807.

4 Biknevicius, A.R. and Van Valkenburgh, B. (1996) Design for killing: craniodental adaptations of predators, in *Carnivore Behavior, Ecology, and Evolution, 2* (ed. J.L. Gittleman), Cornell University Press, Ithaca, NY, pp. 393–428.

5 Christiansen, P. and Wroe, S. (2007) Bite forces and evolutionary adaptations to feeding ecology in carnivores. *Ecology*, **88** (2), 347–358.

6 Kunzel, W., Breit, S., and Oppel, M. (2003) Morphometric investigations of breed-specific features in feline skulls and considerations on their functional implications. *Anatomia, Histologia, Embryologia*, **32** (4), 218–223.

7 Monfared, A.L. (2013) Anatomy of the Persian cat's skull and its clinical value during regional anesthesia. *Global Veterinaria*, **10** (5), 551–555.

8 Holmstrom, S.E. (2013) *Veterinary Dentistry: A Team Approach*, 2nd edn., Saunders Elsevier, St. Louis.

9 Schlueter, C., Budras, K.D., Ludewig, E. *et al.* (2009) Brachycephalic feline noses: CT and anatomical study

of the relationship between head conformation and the nasolacrimal drainage system. *Journal of Feline Medicine and Surgery*, **11** (11), 891–900.

10 Malik, R., Sparkes, A., and Bessant, C. (2009) Brachycephalia – a bastardisation of what makes cats special. *Journal of Feline Medicine and Surgery*, **11** (11), 889–890.

11 Breit, S., Kunzel, W., and Oppel, M. (2003) The course of the nasolacrimal duct in brachycephalic cats. *Anatomia, Histologia, Embryologia*, **32** (4), 224–227.

12 Hobson, H.P. (1995) Brachycephalic syndrome. *Seminars in Veterinary Medicine and Surgery*, **10** (2), 109–114.

13 Featherstone, H.J. and Sansom, J. (2004) Feline corneal sequestra: a review of 64 cases (80 eyes) from 1993 to 2000. *Veterinary Ophthalmology*, **7** (4), 213–227.

14 Gunn-Moore, D.A. and Thrusfield, M.V. (1995) Feline dystocia: prevalence, and association with cranial conformation and breed. *Veterinary Record*, **136** (14), 350–353.

15 Harvey, A. and Tasker, S. (2013) *BSAVA Manual of Feline Practice: A Foundational Manual*, 2nd edn., British Small Animal Veterinary Association, Gloucester.

16 Gould, D. and McLellan, G. (2015) *BSAVA Manual of Canine and Feline Ophthalmology*, 2nd edn., British Small Animal Veterinary Association, Gloucester.

17 Gelatt, K.N. (2014) *Essentials of Veterinary Ophthalmology*, 3rd edn., Wiley-Blackwell, Ames, IA.

18 Maggs, D.J., Miller, P.E., and Ofri, R. (2013) *Slatter's Fundamentals of Veterinary Ophthalmology*, 5th edn., Saunders Elsevier, St. Louis.

19 Rijnberk, A. and van Sluijs, F.S. (2009) *Medical History and Physical Examination in Companion Animals*, 2nd edn., Saunders Elsevier, St. Louis.

20 Dziezyc, J. and Millichamp, N.J. (2004) *Color Atlas of Canine and Feline Ophthalmology*, Saunders Elsevier, St. Louis.

21 Ketring, K.L. and Glaze, M.B. (2012) *Atlas of Feline Ophthalmology*, 2nd edn., Wiley-Blackwell, Ames, IA.

22 Lim, C.C. (2015) *Small Animal Ophthalmic Atlas and Guide*, Wiley-Blackwell, Ames, IA.

23 Betbeze C. (2015) Management of orbital diseases. *Topics in Companion Animal Medicine*, **30** (3), 107–117.

24 Gunton, K.B., Wasserman, B.N., and DeBenedictis, C. (2015) Strabismus. *Primary Care*, **42** (3), 393–407.

25 Campos, E.C. (2008) Why do the eyes cross? A review and discussion of the nature and origin of essential infantile esotropia, microstrabismus, accommodative esotropia, and acute comitant esotropia. *Journal of AAPOS*, **12** (4), 326–331.

26 Rengstorff, R.H. (1976) Strabismus measurements in the Siamese cat. *American Journal of Optometry and Physiological Optics*, **53** (10), 643–646.

27 Blake, R. and Crawford, M.L. (1974) Development of strabismus in Siamese cats. *Brain Research*, **77** (3), 492–496.

28 Hyde, J.E. (1962) Cross-eyedness: a study in Siamese cats. *American Journal of Ophthalmology*, **53**, 70–75.

29 Forrester, S.D., Greco, D.S., and Relford, R.L. (1992) Serum hyperviscosity syndrome associated with multiple-myeloma in 2 cats. *Journal of the American Veterinary Medical Association*, **200** (1), 79–82.

30 Fitzgerald, K.T., Bronstein, A.C., and Newquist, K.L. (2013) Marijuana poisoning. *Topics in Companion*

Animal Medicine, **28** (1), 8–12.

31 Oliver, J.A. and Bradbrook, C.A. (2013) Suspected brainstem anesthesia following retrobulbar block in a cat. *Veterinary Ophthalmology*, **16** (3), 225–228.

32 Mettens, P., Godaux, E., and Cheron, G. (1990) Effects of ketamine on ocular movements of the cat. *Journal of Vestibular Research: Equilibrium & Orientation*, **1** (4), 325–338.

33 Rossmeisl, J.H., Jr. (2010) Vestibular disease in dogs and cats. *Veterinary Clinics of North America: Small Animal Practice*, **40** (1), 81–100.

34 Thomas, W.B. (2000) Vestibular dysfunction. *Veterinary Clinics of North America: Small Animal Practice*, **30** (1), 227–249, viii.

35 Kornegay, J.N. (1991) Ataxia, head tilt, nystagmus. Vestibular diseases. *Problems in Veterinary Medicine*, **3** (3), 417–425.

36 Burke, E.E., Moise, N.S., de Lahunta, A., and Erb, H.N. (1985) Review of idiopathic feline vestibular syndrome in 75 cats. *Journal of the American Veterinary Medical Association*, **187** (9), 941–943.

37 Stiles, J. (2000) Feline herpesvirus. *Veterinary Clinics of North America: Small Animal Practice*, **30** (5), 1001–1014.

38 Andrew, S.E. (2001) Ocular manifestations of feline herpesvirus. *Journal of Feline Medicine and Surgery*, **3** (1), 9–16.

39 Hartley, C. (2010) Aetiology of corneal ulcers assume FHV-1 unless proven otherwise. *Journal of Feline Medicine and Surgery*, **12** (1), 24–35.

40 Thiry, E., Addie, D., Belak, S. *et al.* Feline herpesvirus infection. ABCD guidelines on prevention and management. *Journal of Feline Medicine and Surgery*, **11** (7), 547–555.

41 Townsend, W.M. (2008) Canine and feline uveitis. *Veterinary Clinics of North America: Small Animal Practice*, **38** (2), 323–346, vii.

42 Colitz, C.M. (2005) Feline uveitis: diagnosis and treatment. *Clinical Techniques in Small Animal Practice*, **20** (2), 117–120.

43 Kaas, J.H. (2005) Serendipity and the Siamese cat: the discovery that genes for coat and eye pigment affect the brain. *ILAR Journal*, **46** (4), 357–363.

44 Tillson, D.M. and Winkler, J.T. (2002) Diagnosis and treatment of portosystemic shunts in the cat. *Veterinary Clinics of North America: Small Animal Practice*, **32** (4), 881–899, vi–vii.

45 Center, S.A. and Magne, M.L. (1990) Historical, physical examination, and clinicopathologic features of portosystemic vascular anomalies in the dog and cat. *Seminars in Veterinary Medicine and Surgery*, **5** (2), 83–93.

46 Lamb, C.R., Forster-van Hijfte, M.A., White, R.N. *et al.* (1996) Ultrasonographic diagnosis of congenital portosystemic shunt in 14 cats. *Journal of Small Animal Practice*, **37** (5), 205–209.

47 Acland, G.M., McLean, I.W., Aguirre, G.D., and Trucksa, R. (1980) Diffuse iris melanoma in cats. *Journal of the American Veterinary Medical Association*, **176** (1), 52–56.

48 Patnaik, A.K. and Mooney, S. (1998) Feline melanoma: a comparative study of ocular, oral, and dermal neoplasms. *Veterinary Pathology*, **25** (2), 105–112.

49 Dubielzig, R.R. (1990) Ocular neoplasia in small animals. *Veterinary Clinics of North America: Small Animal Practice*, **20** (3), 837–848.

50 Morgan, G. (1969) Ocular tumours in animals. *Journal*

of *Small Animal Practice*, **10** (10), 563–570.

51 Schaffer, E.H. and Gordon, S. (1993) Feline ocular melanoma. Clinical and pathologico-anatomic findings in 37 cases. *Tierärztliche Praxis*, **21** (3), 255–264 (in German).

52 Peiffer, R.L., Jr., Seymour, W.G., and Williams, L.W. (1977) Malignant melanoma of the iris and ciliary body in a cat. *Modern Veterinary Practice*, **58** (10), 854–856.

53 Cardy, R.H. (1977) Primary intraocular malignant melanoma in a Siamese cat. *Veterinary Pathology*, **14** (6), 648–649.

54 de Lahunta, A., Glass, E., and Kent, M. (2015) *Veterinary Neuroanatomy and Clinical Neurology*, 4th edn., Saunders Elsevier, St. Louis.

55 Telle, M.R. and Betbeze, C. (2015) Hyphema: considerations in the small animal patient. *Topics in Companion Animal Medicine*, **30** (3), 97–106.

56 Torrance, A.G. and Mooney, C.T. (eds.) (1998) *BSAVA Manual of Small Animal Endocrinology*, 2nd edn., British Small Animal Veterinary Association, Cheltenham.

57 Salgado, D., Reusch, C., and Spiess, B. (2000) Diabetic cataracts: different incidence between dogs and cats. *Schweizer Archiv für Tierheilkunde*, **142** (6), 349–353.

58 Basher, A.W. and Roberts, S.M. (1995) Ocular manifestations of diabetes mellitus: diabetic cataracts in dogs. *Veterinary Clinics of North America: Small Animal Practice*, **25** (3), 661–676.

59 Peiffer, R.L. and Gelatt, K.N. (1974) Cataracts in the cat. *Feline Practice*, **4** (1), 34–38.

60 Richter, M., Guscetti, F., and Spiess, B. (2002) Aldose reductase activity and glucose-related opacities in incubated lenses from dogs and cats. *American Journal of Veterinary Research*, **63** (11), 1591–1597.

61 Chylack, L.T., Jr. and Kinoshita, J.H. (1969) A biochemical evaluation of a cataract induced in a high-glucose medium. *Investigative Ophthalmology*, **8** (4), 401–412.

62 Chylack, L.T., Jr. and Cheng, H.M. (1978) Sugar metabolism in the crystalline lens. *Survey of Ophthalmology*, **23** (1), 26–37.

63 Welch Allyn (2015) *Direct and Indirect Veterinary Eye and Ear Examination Instructions*, Welch Allyn, Skaneateles Falls, NY, https://www.welchallyn.com/content/dam/welchallyn/documents/sap-documents/LIT/80020/80020547LITPDF.pdf (accessed 14 June 2016).

64 Boeve, M.H., Stades, F.C., and Djajadiningrat-Laanen, S.C. (2009) The eyes, in *Medical History and Physical Examination in Companion Animals*, 2nd edn. (eds. A. Rijnberk and F.J. van Sluijs), Saunders Elsevier, St. Louis, pp. 175–201.

65 Eaton, J.S. (2015) *Facing Your Fundic Fears: Examination of the Ocular Fundus*, http://www.cuvs.org/pdf/pdflinks/Examination%20of%20the%20Ocular%20Fundus%20Lab.pdf (accessed 14 June 2016).

66 Heine, P.A. (2004) Anatomy of the ear. *Veterinary Clinics of North America: Small Animal Practice*, **34** (2), 379–395.

67 Cole, L.K. (2004) Otoscopic evaluation of the ear canal. *Veterinary Clinics of North America: Small Animal Practice*, **34** (2), 397–410.

68 Heffner, R.S. and Heffner, H.E. (1985) Hearing range of the domestic cat. *Hearing Research*, **19** (1), 85–88.

69 Hubka, P., Konerding, W., and Kral, A. (2015) Auditory feedback modulates development of kitten vocalizations. *Cell and Tissue Research*, **361** (1), 279–294.

70 Shipley, C., Buchwald, J.S., and Carterette, E.C. (1988) The role of auditory feedback in the vocalizations of cats. *Experimental Brain Research*, **69** (2), 431–438.

71 Bach, J.P., Lupke, M., and Wefstaedt, P. (2013) Deafness in the dog and cat: aetiology, diagnostics and treatment. *Tierärztliche Praxis. Ausgabe K, Kleintiere/ Heimtiere*, **41** (6), 421–427; quiz, 8 (in German).

72 Sims, M.H. (1988) Electrodiagnostic evaluation of auditory function. *Veterinary Clinics of North America: Small Animal Practice*, **18** (4), 913–944.

73 Dijkshoorn, N.A. and van der Wel, T. (1997) Screening for deafness in companion animals. *Tijdschrift voor Diergeneeskunde*, **122** (6), 168–169 (in Dutch).

74 Cook, L.B. (2004) Neurologic evaluation of the ear. *Veterinary Clinics of North America: Small Animal Practice*, **34** (2), 425–435, vi.

75 Overall, K.L. (1997) *Clinical Behavioral Medicine for Small Animals*, Mosby, St. Louis.

76 Lanz, O.I. and Wood, B.C. (2004) Surgery of the ear and pinna. *Veterinary Clinics of North America: Small Animal Practice*, **34** (2), 567–599, viii.

77 Medleau, L. and Hnilica, K.A. (2006) *Small Animal Dermatology: A Color Atlas and Therapeutic Guide*, 2nd edn., Saunders Elsevier, St. Louis.

78 Matousek, J.L. (2004) Diseases of the ear pinna. *Veterinary Clinics of North America: Small Animal Practice*, **34** (2), 511–540.

79 Siegal, M. (1989) *The Cornell Book of Cats: A Comprehensive Medical Reference for Every Cat and Kitten*, 1st edn, Villard Books, New York.

80 Angus, J.C. (2004) Otic cytology in health and disease. *Veterinary Clinics of North America: Small Animal Practice*, **34** (2), 411–424.

81 Rosser, E.J., Jr. (2004) Causes of otitis externa. *Veterinary Clinics of North America: Small Animal Practice*, **34** (2), 459–468.

82 Angus, J.C. (2004) Diseases of the ear, in *Small Animal Dermatology Secrets* (ed. K.L. Campbell), Hanley & Belfus, Philadelphia, pp. 364–384.

83 Gotthelf, L.N. (2004) Diagnosis and treatment of otitis media in dogs and cats. *Veterinary Clinics of North America: Small Animal Practice*, **34** (2), 469–487.

84 Clarke, D.E. and Caiafa, A. (2014) Oral examination in the cat: a systematic approach. *Journal of Feline Medicine and Surgery*, **16** (11), 873–886.

85 Mestrinho, L.A., Runhau, J., Braganca, M., and Niza, M.M. (2013) Risk assessment of feline tooth resorption: a Portuguese clinical case control study. *Journal of Veterinary Dentistry*, **30** (2), 78–83.

86 Silness, J. and Loe, H. (1964) Periodontal disease in pregnancy. II. Correlation between oral hygiene and periodontal condition. *Acta Odontologica Scandinavica*, 22, 121–135.

87 Lobprise, H B. and Wiggs, R.B. (2000) *The Veterinarian's Companion for Common Dental Procedures*, AAHA Press, Lakewood, CO.

88 Shipp, A.D. and Fahrenkrug, P. (1992) *Practitioners' Guide to Veterinary Dentistry*, Dr. Shipp's Laboratories, Beverly Hills, CA.

89 Reiter, A.M. and Soltero-Rivera, M.M. (2014) Applied feline oral anatomy and tooth extraction techniques: an illustrated guide. *Journal of Feline Medicine and*

Surgery, **16** (11), 900–913.

90 Floyd, M.R. (1991) The modified Triadan system: nomenclature for veterinary dentistry. *Journal of Veterinary Dentistry*, **8** (4), 18–19.

91 American Veterinary Dental College (2009) *AVDC Nomenclature*, http://www.avdc.org/nomenclature.pdf (accessed 16 April 2016).

92 Logan, E.I. and Boyce, E.N. (1994) Oral health assessment in dogs: parameters and methods. *Journal of Veterinary Dentistry*, **11** (2), 58–63.

93 Hennet, P. (1999) Review of studies assessing plaque accumulation and gingival inflammation in dogs. *Journal of Veterinary Dentistry*, **16** (1), 23–29.

94 Fischman, S.L. (1988) Clinical index systems used to assess the efficacy of mouthrinses on plaque and gingivitis. *Journal of Clinical Periodontology*, **15** (8), 506–510.

95 Gunsolley, J.C., Chinchilli, V.M., Koertge, T.E. *et al.* (1989) The use of repeated measures analysis of variance for plaque and gingival indexes. *Journal of*

Clinical Periodontology, **16** (3), 156–163.

96 Fischman, S.L. (1986) Current status of indexes of plaque. *Journal of Clinical Periodontology*, **13** (5), 371–374.

97 Lemmons, M. (2013) Clinical feline dental radiography. *Veterinary Clinics of North America: Small Animal Practice*, **43** (3), 533–554.

98 Holmstrom, S.E. (2012) Veterinary dentistry in senior canines and felines. *Veterinary Clinics of North America: Small Animal Practice*, **42** (4), 793–808, viii.

99 DuPont, G.A. and DeBowes, L.J. (2002) Comparison of periodontitis and root replacement in cat teeth with resorptive lesions. *Journal of Veterinary Dentistry*, **19** (2), 71–75.

100 Lommer, M.J. and Verstraete, F.J. (2000) Prevalence of odontoclastic resorption lesions and periapical radiographic lucencies in cats: 265 cases (1995–1998). *Journal of the American Veterinary Medical Association*, **217** (12), 1866–1869.

第4章
ネコの内分泌系およびリンパ系の検査

4.1 甲状腺の評価

未去勢雄の精巣を除いて，内分泌器官は一般に触知できない．膵臓の腺癌といった極端な状態でない限り，腹部臓器である膵臓，副腎，卵巣，上皮小体，甲状腺といった器官を通常触知できない．しかし，甲状腺の拡大徴候を触診によって検査することを習慣にしている獣医師にとっては，甲状腺は触知可能である[1]．

1対の甲状腺は頸部腹側面に位置し，輪状軟骨の遠位部で気管に付着している．甲状腺の左右の葉は峡部と呼ばれる甲状腺組織で連結している．発生学的には，甲状腺は咽頭床から発生し，胸郭前口から胸腔内へ広がる異所性組織である場合もある[2-4]．

2対の上皮小体は甲状腺内に埋没している．通常，健康で甲状腺機能が正常なイヌまたはネコでは，甲状腺および上皮小体は触知できない[3]．

甲状腺の濾胞細胞は成長および代謝に影響するサイロキシン（T4）およびトリヨードサイロニン（T3）を産生する．T3よりもT4が有意に多く甲状腺から分泌される．循環血中に入ると，この両者のホルモンの大部分が蛋白と結合する．循環中で遊離している両者の0.2%が生物活性をもち，代謝の変化に影響する[3,4]．

4.1.1 甲状腺機能亢進症の病態生理学

甲状腺機能亢進症は甲状腺ホルモンが過剰産生される内分泌疾患である[5-8]．理論的には，原発性疾患（甲状腺自体を原因とする），二次性疾患（甲状腺刺激ホルモン[TSH]を介した下垂体による甲状腺に対する抑制されない過剰刺激を原因とする），そして三次性疾患（視床下部からの甲状腺刺激ホルモン放出ホルモン[TRH]による間接的な甲状腺に対する抑制されない過剰刺激を原因とする）が発生する．実際には，ネコの甲状腺機能亢進症は主に甲状腺自体が原因で，下垂体および視床下部とは関連性がない[9]．

甲状腺の腺癌といった原発性悪性腫瘍は，ネコでは稀である[9-11]．したがって，ネコで甲状腺機能亢進症を引き起こす腫瘍の大部分が良性である．文献によると，過剰な機能を発揮する腫瘍性の甲状腺組織は，腺腫様過形成，腺腫または多結節性腺腫様甲状腺腫と呼ばれている[9,12]．

結果として生じる甲状腺中毒症は異化作用を促進するため，除脂肪筋肉は消耗する．この消耗に加えて，甲状腺機能亢進症は神経筋および心臓の興奮性を変化させる．甲状腺機能亢進症のネコでは，全身の筋力低下，振戦，神経質および精神状態の変化がしばしばみられる．過剰な甲状腺ホルモンは，心臓のβ-アドレナリン受容体数を増加させることでカテコラミンに対する心臓の反応性を高める．心臓のミオシン濃度も増加させる．その結果生じる頻脈および一回拍出量の増加によって，心臓の運動はより激しくなる[4,9]．

さらに実験的な観察によると，甲状腺中毒症は酸素消費量を200%増加させる．ATPの産生および利用のために行う好気性代謝の際に，ミトコンドリアが酸素を使用することで熱が産生される．これらの代謝の変化および生理学的変化の結果，甲状腺機能亢進症のネコは多食にもかかわらず，筋肉量の減少，体重の低下および被毛粗剛を一般に示す．甲状腺機能亢進症のネコは熱不耐性で，甲状腺機能の変化に順応するために多飲になることがある．甲状腺機能亢進症のネコは，呼吸困難の有無を伴うことも伴わないこともある頻脈，そしてギャロップリズムを伴うことも伴わないこともある甲状腺誘発性の心雑音を示す傾向がある[4,9]．

ネコの家族は，食欲は良好にもかかわらず，体重が減少した中年齢から高齢猫を連れて来院することが最も多い．しかし，家族は臨床徴候が進行してから気づくことが多い．甲状腺機能亢進症は潜行性にゆっくりと進行するため，この疾患の診断は6〜12ヵ月遅れると推定されている．甲状腺機能亢進症のネコは非常

に活動的であることから，その家族は他の臨床徴候をこの疾患の結果というよりは，むしろ加齢による正常な状態と誤って解釈することがある[9].

4.1.2　甲状腺機能亢進症の病因

ネコの甲状腺機能亢進症が初めて記載されたのは1970年代後半である[13,14]. その後，アメリカ，カナダ，イギリス，ヨーロッパ，オーストラリア，ニュージーランドおよび日本では，この疾患は糖尿病を抜いて最も多いネコの内分泌疾患となり，その発生率は増加している[8,14-23]. 北米だけでみると，1979年には0.3%だった発生率は1985年には4.5%に上昇している[17,24]. 2002年に日本での発生率は8.9%[21]，そして2006年にドイツでは11.4%と報告されている[23].

ネコの甲状腺機能亢進症は増加しているにもかかわらず，その病因は依然として不明である[14]. 危険因子の一つにネコ種があり，シャムおよびヒマラヤンのリスクは最も低いとされている[24-26]. その他の関連性のある危険因子として，市販のネコ用トイレ製品およびスポットタイプのノミ予防薬の使用が挙げられている[17,25,26]. 缶詰の食事[27]，特に魚，レバーおよび臓物（もつ）を含む食事の摂取は，甲状腺機能亢進症の発症リスクを2倍または3倍高める[25-27].

缶詰の食事は甲状腺機能亢進症の発生リスクを高めることから，研究者は内容物と容器のどちらに原因があるのかに関する研究を開始した. 内容物に関しては，大豆イソフラボンは安価な食事性蛋白であるため，市販のネコ用フードに大量に含まれている[28,29]. 大豆イソフラボンは，甲状腺ペルオキシダーゼ[30-32]および5'-デヨードナーゼ[32]を抑制することで甲状腺機能を障害することが知られている. そのため，甲状腺ホルモンの産生が阻害されると下垂体が刺激されてTSHがさらに分泌され，その結果として甲状腺の過形成が生じるはずである. 実際にヒトの幼児では，大豆の摂取量が甲状腺腫の発生と関連する[33,34]. しかし，調査されたキャット・フードの60〜75%では大豆イソフラボンの含有量が高かったが[28,29]，ネコでは大豆イソフラボンと甲状腺腫の発生は実験的には証明されなかった[15].

容器の腐食防止および有効期限の延長を目的に[15]，金属製の缶およびプルタブにはビスフェノールA（BPA）が含まれており[35-37]，処理過程および貯蔵期間中に，この化学物質が食事に混入する[38,39].

このことはヒト用の缶詰食品およびペットフードである缶詰食品の両者にあてはまる[37-40]. BPAはシグナル経路の阻害，そして甲状腺ホルモン受容体拮抗薬として作用することで，甲状腺を障害することが知られている[35,42-49]. 缶詰フードを摂取しているネコの血液中または組織中のBPA濃度はこれまでに検査されていないが，高いと予測されている[35]. BPAは体内から排泄される前にグルクロン酸抱合を受けるが[50]，ネコではグルクロン酸転移酵素が欠損しているため[51]，この過程は非常に非効率的である. Edinboroらの研究では，ネコの甲状腺機能亢進症とプルタブ缶の食事の摂取に関連性がみられた[35]. この関連性にBPAが関与していると思われる.

食事中のヨウ素もネコの甲状腺機能亢進症の発生に関与している. ヨウ素は甲状腺ホルモンの重要な構成物質なので[52]，ヨウ素欠乏症は甲状腺腫の生成を誘発する[53,54]. ヨウ素の減少は甲状腺でのT4およびT3の産生減少を引き起こし，その結果，視床下部からのTRHおよび下垂体からのTSHの分泌が刺激される. 十分なヨウ素がない状態では，ホルモンを産生できないことを生体は認識できないため，TRHおよびTSHによって甲状腺ホルモンの産生が刺激される. これらの結果，甲状腺の過形成が発生し，ヒトおよび動物の両者で明らかな甲状腺腫が生じる[15,52-56].

当初は，ヨウ素の欠乏ではなく過剰がネコの甲状腺機能亢進症の原因だと推測されていた[15]. 1970年代後半に初めてネコの甲状腺機能亢進症が診断された後，ネコの市販フードの大部分が推奨量の最大で10倍のヨウ素を含有することが明らかとなったため[57]，それ以降は食事中ヨウ素の減量が推奨された[58]. 1990年代初頭には，10%のフードのみが推奨量を超えており，商業ブランドの製品はほとんどが最低量を下回っていた[59]. 2002年，市販フードのヨウ素含有量は大きく異なり，製品間で30倍の差があった[60]. このため，食事中ヨウ素含有量および甲状腺機能亢進症の潜在的な関連性の理解が困難になった. 製品によってヨウ素含有量および成分が大きく異なるため，ヨウ素の過剰または不足が原因なのか，むしろ急激なヨウ素濃度の変化が原因なのかは現在も不明である[61-64].

病態に関与する因子間の相乗効果が原因である可能性は高い[15]. ヨウ素欠乏は，セレニウム，ビタミンAおよび亜鉛といったその他の微量栄養素の欠乏によって悪化する[15,65,66]. 同様に，ヨウ素欠乏は大

豆イソフラボンの抗甲状腺作用を増強することがある [15,31,67-69]. 効果が組み合わさる可能性があるため, ヨウ素欠乏を防止することはさらに難しくなる. 一つの危険因子の変化が, 他の因子の重要性を変化させる可能性がある [15].

ネコの甲状腺機能亢進症の予防は, 可能な限り既知の危険因子に焦点が当てられている. BPAを含有する缶を使用した缶詰フードを与えないことが好ましい [40,41]. 市販フードの製造過程でBPAが使用されているか判らない場合, 缶詰フードから袋詰めされたフードへと変更することで食事の安全性は高まる [40].

4.1.3 腫大した甲状腺の触診法

甲状腺機能亢進症の病因はあまりにも複雑で, 不明な点が多く残っているため, どのようにすれば予防できるかではなく, どのように診断するかに焦点が移ってきた. 甲状腺は頸部腹側深くに位置するため, 一般に正常なネコまたはイヌの甲状腺は触知できない [1,9]. しかし, 甲状腺が腫大している場合, 身体診察によって容易に評価できる. そのため, 成猫を診察する際は, 病状にかかわらず甲状腺の触診を診察の都度に実施すべきである [70]. 頸部腹側の腫瘤の全てが腫大した甲状腺ではないが [9], 甲状腺機能亢進症のネコの90%以上では, 触診によって甲状腺を確認できる [5,9,20]. 70%の症例では両側の葉が腫大している. あまり多くはないが, 片側性に腫大している場合もある [5,7,18,71].

正常な甲状腺は頸部深くに存在するが, 腫大した甲状腺は重量が増し, 重力によって甲状腺は頸部表層近くに沈むため, 触知が容易になる [9].

覚えておくべき重要なことは, 甲状腺機能亢進症の全てのネコで腫大した甲状腺の触知が可能ではないということである. 異所性の甲状腺組織が大きく移動して, 胸郭前口を通り越して縦隔内に至ることがある [9]. 同様に, 甲状腺が触知できるネコの全てが甲状腺機能亢進症ではない [70]. 理由は未だに不明だが, 甲状腺が腫大していても甲状腺機能が正常なネコもいる. このようなネコの総T4（TT4）濃度は低いというと言い過ぎだが, 正常といっても差し支えはない [72].

しかし, 特に甲状腺を以前は触知できなかったネコで触知できた場合, 甲状腺機能亢進症の可能性を疑うべきである. その後の診断検査で確定的だった場合, 内科的治療が開始されることがある.

甲状腺を触知するには, 獣医師はネコの真後ろまたは正面に立つとよい. 著者は真後ろに立つことを好む. ネコは座位でも立位でも構わない. 獣医師はネコの後ろに立ち, 利き手とは逆の手でネコの頭部および頸部をしっかりと伸展させる. パイの表面にひだをつくるように利き手の親指および人差し指を共に合わせる. そして, 親指および人差し指を頸溝に当て気管を挟む. 喉頭から咽頭へ親指および人差し指を徐々にスライドさせ, しっかりとかつ一定の強さで胸郭前口まで触診する（図4.1）. 通常は皮下に「ポツッ」とした組織は触知されないため, 1つ以上の甲状腺結節が存在す

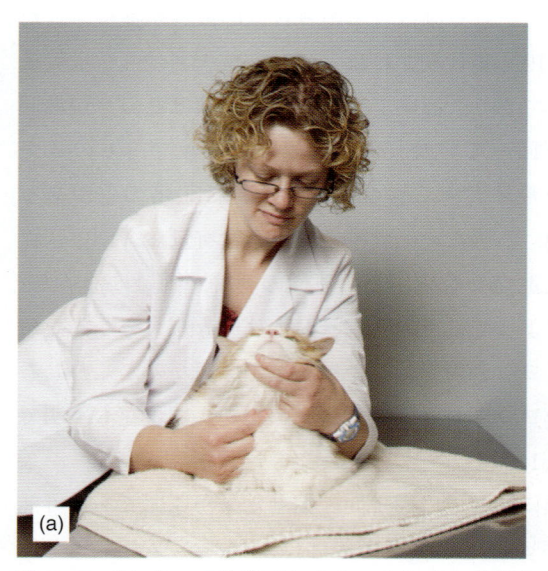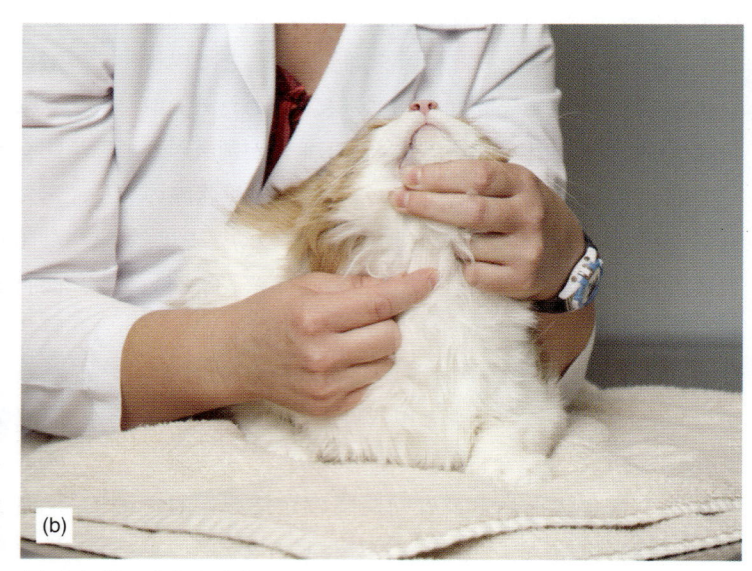

図4.1 (a) ネコの真後ろに立ち, 合わせた親指および人差し指で喉から胸郭へ滑らせながら甲状腺を触診する. (b) 親指および人差し指を喉に密着させて甲状腺の有無を検査する.
[写真提供] Midwestern University, Media Resources Department.

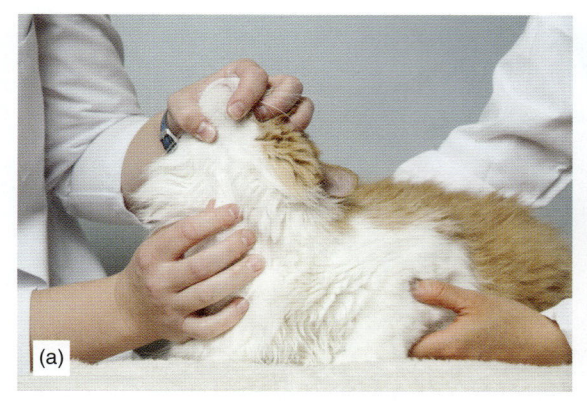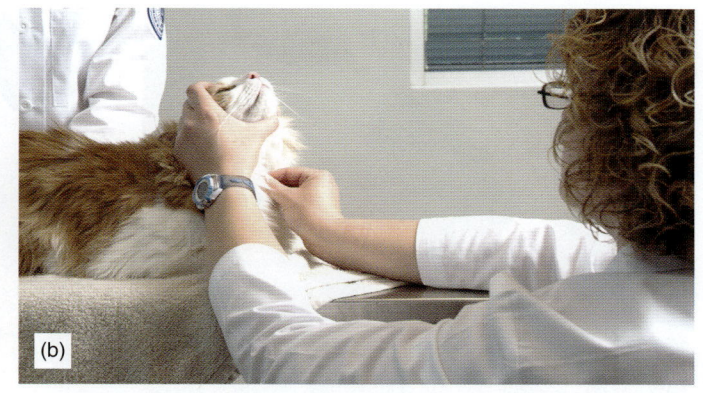

図4.2 (a) ネコの正面に立って検査する方法. 親指および人差し指で喉を触診し甲状腺を触診する. (b) 親指および人差し指を喉に密着させて甲状腺の有無を検査する. [写真提供] Midwestern University, Media Resources Department.

る場合, 結節によって指が滑る. 文献に記載されている最大のものは$4 \times 7 \times 10$cmだが[73], 触診を行わずに腫瘍が肉眼で観察できることは稀である. 最も多い甲状腺結節の大きさはレンズ豆からライ豆程度である[9]. 正常な膝窩リンパ節の半分程度が平均的な大きさである[9,70,74].

伸展させたネコの頭部および頸部を左側に45°移動させて甲状腺の右葉を触診し, そして左葉を触診する際は右側に45°移動させる方法を好む獣医師もいる[70,74]. その他にも, ネコと顔を合わせるように立ち, 上述した方法を反復することを好む獣医師もいる (図4.2).

1つ以上の甲状腺結節が触知できることは, 甲状腺機能亢進症の特徴的な所見ではないことをここで改めて指摘するが[70,72], ネコにしかるべきシグナルメントおよび臨床徴候が認められるか否かは考慮すべきである. 血清総サイロキシン (TT4) 濃度および遊離T4 (fT4) 濃度によって甲状腺機能が除外された場合, 触知できた結節は非機能性と考えられる[70,74].

ネコの筋肉の状態を考慮することも重要で, 換言すると, 甲状腺機能亢進症でなくても筋肉量の減少または悪液質が進行したネコでは, 甲状腺が触知できることがある. このような症例では, 甲状腺が腫大しているから触知できるのではなく, 甲状腺を覆う筋肉が少ないか, もしくはないためである.

4.2 リンパ系の評価

触知可能な内分泌系の器官が限られるのと同様, 身体診察でリンパ系を評価できる機会は非常に限られる.

リンパ系は脈管と並走する幹線道路のようなもので

ある. 一連のリンパ管は静水圧によって血管から排泄された体液および蛋白を回収する. このような過剰な体液はその後, 頸静脈または後大静脈へ排液するリンパ本幹を介して全身循環に戻る. リンパ液が回収されないと, 末梢組織の浮腫が起こる[75].

身体診察で明らかなリンパ管閉塞による組織の浮腫を除いて, リンパ管自体の状態は評価できない. リンパ系の中で来院の都度に評価できる唯一の構造はリンパ節である. リンパ節はリンパ液を濾過する. リンパ球が増殖および分化できる部位でもあり, 免疫系の監視も行っている[75].

リンパ節は可動性および循環を最も妨げない部位に位置している[75]. 末梢リンパ節は対になって存在する傾向があり, 正常な動物では特に以下の3対を触知できる.

- 下顎リンパ節
- 浅頸リンパ節 (前肩甲骨リンパ節とも呼ばれる)
- 膝窩リンパ節

これらのリンパ節は診察の都度に触診するべきである. リンパ節の大きさ, 形状および硬さ, そして反対側のリンパ節と左右対称かどうかに注目すべきである. ネコが触診を嫌がるかどうかにも注意すべきである. リンパ節は触れると軟らかくはなく, 触診時に疼痛はみられないのが正常である. 正常なリンパ節はホタテガイの貝柱のように弾力性がある[1].

4.2.1 下顎リンパ節の検査

3.5口外検査を参照.

4.2.2 浅頸または前肩甲骨リンパ節の検査

浅頸または前肩甲骨リンパ節は左右の肩甲骨の頭側

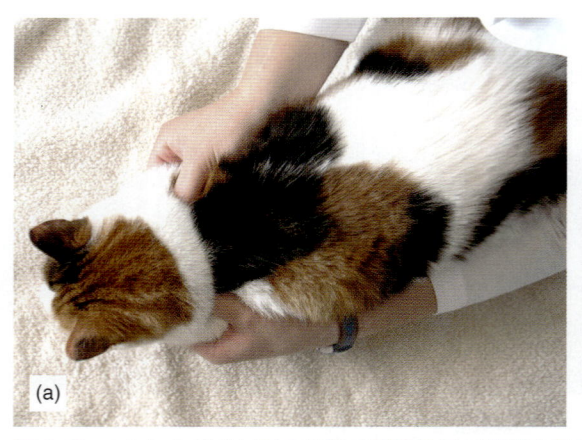
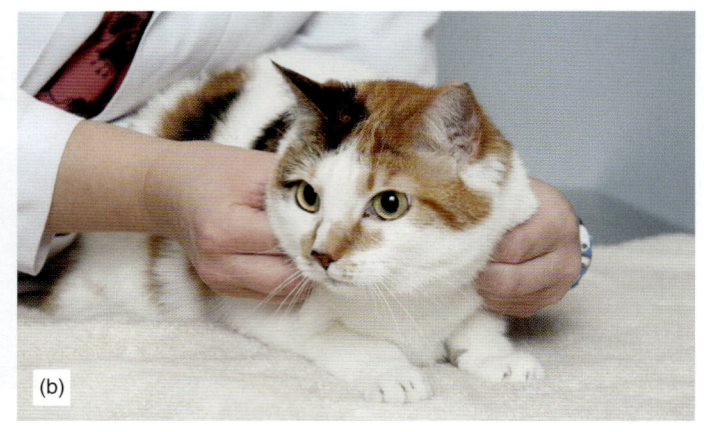

図4.3 (a) および (b) 肩の位置で肩甲骨縁の深部を掴み，浅頸リンパ節を触知する．
[写真提供] Midwestern University, Media Resources Department.

縁に位置し，鎖骨上腕筋および肩甲横突筋に覆われている．このリンパ節は扁平かつ卵円形で，身体の両側に対で存在することがある．左右それぞれに少ない場合で1個，多い場合は4個存在する．このリンパ節は頸部，肩部，そして同側の前肢からのリンパ液を集約および排液している [3, 75].

浅頸または前肩甲骨リンパ節を触診するためには，動物の真後ろまたは正面に立つとよい．著者は真後ろに立つことを好み，左手で左側のリンパ節を，そして右手で右側のリンパ節を触診している．両手を同時に使って，左右の対称性，大きさおよび硬さに明らかな差がないか評価する．

ネコが座位でも立位でもこの検査は実施できる．指先を上腕骨から肩部まで単純に移動させる．肩部では，親指および人差し指で肩甲骨縁の深部を掴むべきである．次に，親指および人差し指を深部から表層へと移動させると，頸部腹側の触診で甲状腺の結節が指先を「滑る」ように感じられるのと同様に，リンパ節も「滑る」ように触知できる（図4.3）．肥満やボールのような体幹のネコでは，これらのリンパ節の触診は難しい．

4.2.3 膝窩リンパ節の検査

膝窩リンパ節は両側の膝関節尾側に位置し，大腿二頭筋および半腱様筋に挟まれている．膝窩リンパ節は浅頸リンパ節よりも丸みを帯びており，ネコでは厚い脂肪層に包まれていることが多い．膝窩リンパ節は対で存在し，通常は左右に1個ずつ存在する．膝窩リンパ節は後肢遠位部のリンパ液を集約および排液している [3, 75].

膝窩リンパ節を触診するためには，獣医師はネコと

同じ方向を向いてネコの真後ろに立つ必要がある．パイの表面にひだをつくるように親指および人差し指を合わせる．左手の親指および人差し指を左側大腿部尾側に，そして右手の親指および人差し指を右側大腿部尾側に当てる．しっかりと均等な強さを保ちながら，親指および人差し指を大腿部の尾側から膝関節の尾側まで徐々に滑らせる．膝関節尾側では，皮膚の深部を掴むことができる．指先を深部から表層へ移動させると，このリンパ節が「滑り出る」はずである（図4.4）．

両手を使って，左右のリンパ節の対称性，大きさおよび硬さに明らかな差がないかを評価する．ネコでは，膝窩リンパ節は大量の皮下脂肪で覆われているため，実際のサイズよりも大きく感じられることが多い．そのため，ネコではこのリンパ節の大きさに加えて，左右の対称性も評価することが特に重要である．

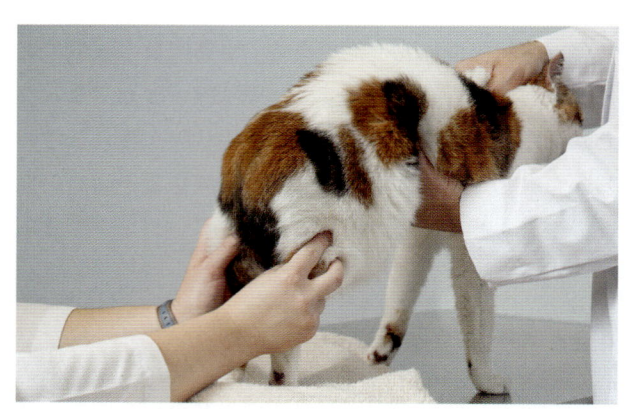

図4.4 膝窩リンパ節の触診．このネコは座りたがるため，保定者はネコを起立させるために胸部尾側および頭部腹側を下から手で支えている．
[写真提供] Midwestern University, Media Resources Department.

4.2.4　正常では触知できないリンパ節の触診

診察の都度に実施する下顎リンパ節，浅頸リンパ節および膝窩リンパ節の触診に対して，正常なネコでは触知できないリンパ節が2種類ある．

- 腋窩リンパ節
- 浅鼠径リンパ節

腋窩リンパ節はその名の通り，腋窩深部の肩関節の尾側に位置している．これは大円筋の側面および胸直筋の内側面に位置している．腋窩リンパ節は円盤状の形状で，想像するよりも深部に位置するため，正常では触知できない．腋窩リンパ節は胸壁，前肢，そして胸部および腹部頭側の乳腺からのリンパ液を回収している．動物によっては，腋窩リンパ節が浅頸リンパ節と共に腹部頭側の乳腺からの排液を担っていることがある．いっぽうで，左右の乳腺間にはこのような重複はなく，左側乳腺からのリンパ液が右側のリンパ節に回収されることはない[3, 75]．

リンパ液の回収が障害される状態でのみ評価できる腋窩リンパ節を触診するためには，動物と同じ方向を向いて真後ろに立つとよい．平手にした手で，指を押し当てながら腋窩に滑り込ませる．指先をパドル(櫂)のように使い，吻側に到達させたら尾側に向かって手を動かす．リンパ節が腫大していれば，前後に指をかき鳴らすように動かすことで，指先でわずかに触知できる．

浅鼠径リンパ節は，腹尾側の腹壁が大腿部内側に接する部位に位置する．片側に1〜2個存在し，一般に卵円形である．浅鼠径リンパ節は腹部および鼠径部の乳腺からのリンパ液を回収している．また，膝窩リンパ節，骨盤腹側，尾，大腿内側，膝関節および下腿からのリンパ液も回収している．雄では，陰茎，包皮および陰嚢のリンパ液も回収している[3, 75]．

浅鼠径リンパ節の触診はリンパ液の回収が障害される状態でのみ評価でき，獣医師は動物と同じ方向を向いて真後ろに立つとよい．平手にした手を押し付けながら左右の掌で皺を伸ばすように大腿部内側および腹壁の間へ滑らせる．指先をパドル(櫂)のように使い，背外側の最後乳腺を触知する．実際にリンパ節が腫大していれば，前後に指をかき鳴らすように動かすことで，指先でわずかに触知できる．その他に，動物を側臥位の姿勢で後肢をやさしく外転させて保定し，同側の浅鼠径リンパ節の領域を触診する方法もある．多くの動物で腹部の脂肪が広範囲に存在するため，リンパ節が腫大していても触診は困難である．

参考文献

1　Rijnberk, A. and van Sluijs, F.S. (2009) *Medical History and Physical Examination in Companion Animals*, 2nd edn., Saunders Elsevier, St. Louis.

2　Gilbert, S.G. (1968) *Pictorial Anatomy of the Cat*, University of Washington Press, Seattle.

3　Dyce, K.M., Sack, W.O., and Wensing, C.J.G. (1996) *Textbook of Veterinary Anatomy*, 2nd edn., Saunders, Philadelphia.

4　Eiler, H. (2004) Endocrine glands, in *Dukes' Physiology of Domestic Animals*, 12th edn. (ed. W.O. Reece), Comstock, Ithaca, NY, pp. 621–669.

5　Peterson, M.E., Kintzer, P.P., Cavanagh, P.G. *et al.* (1983) Feline hyperthyroidism: pretreatment clinical and laboratory evaluation of 131 cases. *Journal of the American Veterinary Medical Association*, **183** (1), 103–110.

6　Hoenig, M., Goldschmidt, M.H., Ferguson, D.C. *et al.* (1982) Toxic nodular goitre in the cat. *Journal of Small Animal Practice*, **23** (1), 1–12.

7　Peterson, M.E. and Ward C.R. (2007) Etiopathologic findings of hyperthyroidism in cats. *Veterinary Clinics of North America: Small Animal Practice*, **37** (4), 633–645.

8　Baral, R. and Peterson, M.E. (2012) Thyroid gland disorders, in *The Cat: Clinical Medicine and Management* (ed. S.E. Little), Saunders Elsevier, Philadelphia, pp. 571–592.

9　Feldman, E.C. and Nelson R.W. (2004) *Canine and Feline Endocrinology and Reproduction*, 3rd edn., Saunders, St. Louis.

10　Turrel, J.M., Feldman, E.C., Nelson, R.W., and Cain, G.R. (1988) Thyroid carcinoma causing hyperthyroidism in cats: 14 cases (1981–1986). *Journal of the American Veterinary Medical Association*, **193** (3), 359–364.

11　Hibbert, A., Gruffydd-Jones, T., Barrett, E.L. *et al.* (2009) Feline thyroid carcinoma: diagnosis and response to high-dose radioactive iodine treatment. *Journal of Feline Medicine and Surgery*, **11** (2), 116–124.

12　Carpenter, J.L., Andrews, L.K., and Holzworth, J. (1987) Tumors and tumor like lesions, in *Diseases of the Cat: Medicine and Surgery* (ed. J. Holzworth), Saunders, Philadelphia, pp. 406–596.

13　Peterson, M.E. and Johnson, J.G. (eds.) (1979) *Spontaneous Hyperthyroidism in the Cat*, American College of Veterinary Internal Medicine, Seattle.

14　McLean, J.L., Lobetti, R.G., and Schoeman, J.P. (2014) Worldwide prevalence and risk factors for feline hyperthyroidism: a review. *Journal of the South African Veterinary Association*, **85** (1), 1097.

15 Peterson, M. (2012) Hyperthyroidism in cats: what's causing this epidemic of thyroid disease and can we prevent it? *Journal of Feline Medicine and Surgery*, **14** (11), 804–818.

16 Mooney, C.T. and Peterson, M.E. (2012) Feline hyperthyroidism, in *Manual of Canine and Feline Endocrinology* (eds. C.T. Mooney and M.E. Peterson), British Small Animal Veterinary Association, Gloucester, pp. 92–110.

17 Scarlett, J.M. (1994) Epidemiology of thyroid diseases of dogs and cats. *Veterinary Clinics of North America: Small Animal Practice*, **24** (3), 477–486.

18 Gerber, H., Peter, H., Ferguson, D.C., and Peterson, M.E. (1994) Etiopathology of feline toxic nodular goiter. *Veterinary Clinics of North America: Small Animal Practice*, **24** (3), 541–565.

19 Broussard, J.D., Peterson, M.E., and Fox, P.R. (1995) Changes in clinical and laboratory findings in cats with hyperthyroidism from 1983 to 1993. *Journal of the American Veterinary Medical Association*, **206** (3), 302–305.

20 Thoday, K.L. and Mooney C.T. (1992) Historical, clinical and laboratory features of 126 hyperthyroid cats. *Veterinary Record*, **131** (12), 257–264.

21 Miyamoto, T., Miyata, I., Kurobane, K. *et al.* (2002) Prevalence of feline hyperthyroidism in Osaka and the Chugoku Region. *Journal of the Japanese Veterinary Medical Association*, **55**, 289–292.

22 Olczak, J., Jones, B.R., Pfeiffer, D.U. *et al.* (2004) Multivariate analysis of risk factors for feline hyperthyroidism in New Zealand. *New Zealand Veterinary Journal*, **53**, 53–58.

23 Sassnau, R. (2006) Epidemiological investigation on the prevalence of feline hyperthyroidism in an urban population in Germany. *Tierärztliche Praxis, Ausgabe K, Kleintiere Heimtiere*, **34**, 450–457.

24 De Wet, C.S., Mooney, C.T., Thompson, P.N., and Schoeman, J.P. (2009) Prevalence of and risk factors for feline hyperthyroidism in Hong Kong. *Journal of Feline Medicine and Surgery*, **11** (4), 315–321.

25 Kass, P.H., Peterson, M.E., Levy, J. *et al.* (1999) Evaluation of environmental, nutritional, and host factors in cats with hyperthyroidism. *Journal of Veterinary Internal Medicine*, **13** (4), 323–329.

26 Wakeling, J., Everard, A., Brodbelt, D. *et al.* (2009) Risk factors for feline hyperthyroidism in the UK. *Journal of Small Animal Practice*, **50** (8), 406–414.

27 Martin, K.M., Rossing, M.A., Ryland, L.M. *et al.* (2000) Evaluation of dietary and environmental risk factors for hyperthyroidism in cats. *Journal of the American Veterinary Medical Association*, **217** (6), 853–856.

28 Court, M.H. and Freeman, L.M. (2002) Identification and concentration of soy isoflavones in commercial cat foods. *American Journal of Veterinary Research*, **63** (2), 181–185.

29 Bell, K.M., Rutherfurd, S.M., and Hendriks, W.H. (2006) The isoflavone content of commercially-available feline diets in New Zealand. *New Zealand Veterinary Journal*, **54** (3), 103–108.

30 Divi, R.L., Chang, H.C., and Doerge, D.R. (1997) Anti-thyroid isoflavones from soybean: isolation, characterization, and mechanisms of action. *Biochemical Pharmacology*, **54** (10), 1087–1096.

31 Doerge, D.R. and Sheehan, D.M. (2002) Goitrogenic and estrogenic activity of soy isoflavones. *Environmental Health Perspectives*, **110** (Suppl. 3), 349–353.

32 de Souza dos Santos, M.C., Gonçalves, C.F., Vaisman, M. *et al.* (2011) Impact of flavonoids on thyroid function. *Food and Chemical Toxicology*, **49** (10), 2495–2502.

33 Shepard, T.H., Pyne, G.E., Kirschvink, J.F., and McLean, M. (1960) Soybean goiter – report of 3 cases. *New England Journal of Medicine*, **262** (22), 1099–1103.

34 Kay, T., Kimura, M., Nishing, K., and Itokawa, Y. (1988) Soybean, goiter, and prevention. *Journal of Tropical Pediatrics*, **34** (3), 110–113.

35 Edinboro, C.H., Scott-Moncrieff, J.C., Janovitz, E. *et al.* (2004) Epidemiologic study of relationships between consumption of commercial canned food and risk of hyperthyroidism in cats. *Journal of the American Veterinary Medical Association*, **224** (6), 879–886.

36 Tsai, W.T. (2006) Human health risk on environmental exposure to bisphenol-A: a review. *Journal of Environmental Science and Health. Part C, Environmental Carcinogenesis and Ecotoxicology Reviews*, **24** (2), 225–255.

37 Noonan, G.O., Ackerman, L.K., and Begley, T.H. (2011) Concentration of bisphenol A in highly consumed canned foods on the U.S. market. *Journal of Agricultural and Food Chemistry*, **59** (13), 7178–7185.

38 Goodson, A., Robin, H., Summerfield, W., and Cooper, I. (2004) Migration of bisphenol A from can coatings – effects of damage, storage conditions and heating. *Food Additives and Contaminants*, **21** (10), 1015–1026.

39 Cabado, A.G., Aldea, S., Porro, C. *et al.* (2008) Migration of BADGE (bisphenol A diglycidyl-ether) and BFDGE (bisphenol F diglycidyl-ether) in canned seafood. *Food and Chemical Toxicology*, **46** (5), 1674–1680.

40 Schecter, A., Malik, N., Haffner, D. *et al.* (2010) Bisphenol A (BPA) in U.S. food. *Environmental Science and Technology*, **44** (24), 9425–9430.

41 Kang, J.H. and Kondo, F. (2002) Determination of bisphenol A in canned pet foods. *Research in Veterinary Science*, **73** (2), 177–182.

42 Vandenberg, L.N., Maffini, M.V., Sonnenschein, C. *et al.* (2009) Bisphenol-A and the great divide: a review of controversies in the field of endocrine disruption. *Endocrine Reviews*, **30** (1), 75–95.

43 Boas, M., Main, K.M., and Feldt-Rasmussen, U. (2009) Environmental chemicals and thyroid function: an update. *Current Opinion in Endocrinology, Diabetes, and Obesity*, **216** (5), 385–391.

44 Patrick, L. (2009) Thyroid disruption: mechanism and clinical implications in human health. *Alternative Medicine Review*, **14** (4), 326–346.

45 Diamanti-Kandarakis, E., Bourguignon, J.P., Giudice, L.C. *et al.* (2009) Endocrine-disrupting chemicals: an Endocrine Society scientific statement. *Endocrine Reviews*, **30** (4), 293–342.

46 Meeker, J.D. and Ferguson, K.K. (2011) Relationship between urinary phthalate and bisphenol A concentrations and serum thyroid measures in U.S. adults and adolescents from the National Health and Nutrition Examination Survey (NHANES) 2007–2008. *Environmental Health Perspectives*, **119** (10), 1396–1402.

47 Welshons, W.V., Nagel, S.C., and vom Saal, F.S. (2006) Large effects from small exposures. III. Endocrine mechanisms mediating effects of bisphenol A at levels of human exposure. *Endocrinology*, **147** (6 Suppl.), S56–S69.

48 Moriyama, K., Tagami, T., Akamizu, T. *et al.* (2002)

Thyroid hormone action is disrupted by bisphenol A as an antagonist. *Journal of Clinical Endocrinology and Metabolism*, **87** (11), 5185–5190.

49 Kitamura, S., Jinno, N., Ohta, S. *et al.* (2002) Thyroid hormonal activity of the flame retardants tetrabromobisphenol A and tetrachlorobisphenol A. *Biochemical and Biophysical Research Communications*, **293** (1), 554–559.

50 Pottenger, L.H., Domoradzki, J.Y., Markham, D.A. *et al.* (2000) The relative bioavailability and metabolism of bisphenol A in rats is dependent upon the route of administration. *Toxicological Sciences*, **54** (1), 3–18.

51 Chiu, S.H. and Huskey, S.W. (1998) Species differences in *N*-glucuronidation. *Drug Metabolism and Disposition*, **26** (9), 838–847.

52 Soriguer, F., Gutiérrez-Repiso, C., Rubio-Martin, E. *et al.* (2011) Iodine intakes of 100–300 μg/d do not modify thyroid function and have modest anti-inflammatory effects. *British Journal of Nutrition*, **105** (12), 1783–1790.

53 Scott, P.P., Greaves, J.P., and Scott, M.G. (1961) Nutrition of the cat. 4. Calcium and iodine deficiency on a meat diet. *British Journal of Nutrition*, **15**, 35–51.

54 Roberts, A.H. and Scott, P.P. (1961) Nutrition of the cat. 5. The influence of calcium and iodine supplements to a meat diet on the retention of nitrogen, calcium and phosphorus. *British Journal of Nutrition*, **15**, 73–82.

55 Patrick, L. (2008) Iodine: deficiency and therapeutic considerations. *Alternative Medicine Review*, **13** (2), 116–127.

56 Zimmermann, M.B. (2009) Iodine deficiency. *Endocrine Reviews*, **30** (4), 376–408.

57 Mumma, R.O., Rashid, K.A., Shane, B.S. *et al.* (1986) Toxic and protective constituents in pet foods. *American Journal of Veterinary Research*, **47** (7), 1633–1637.

58 Dzanis, D.A. (1994) The Association of American Feed Control Officials Dog and Cat Food Nutrient Profiles: substantiation of nutritional adequacy of complete and balanced pet foods in the United States. *Journal of Nutrition*, **124** (12 Suppl.), 2535S–2539S.

59 Johnson, L.A., Ford, H.C., Tarttelin, M.F., and Feek, C.M. (1992) Iodine content of commercially-prepared cat foods. *New Zealand Veterinary Journal*, **40** (1), 18–20.

60 Ranz, D., Tetrick, M., Opitz, B. *et al.* (2002) Estimation of iodine status in cats. *Journal of Nutrition*, **132** (6 Suppl. 2), 1751S–1753S.

61 Edinboro, C.H., Scott-Moncrieff, J.C., and Glickman, L.T. (2010) Feline hyperthyroidism: potential relationship with iodine supplement requirements of commercial cat foods. *Journal of Feline Medicine and Surgery*, **12** (9), 672–679.

62 Tarttelin, M.F. and Ford, H.C. (1994) Dietary iodine level and thyroid function in the cat. *Journal of Nutrition*, **124** (12 Suppl.), 2577S–2578S.

63 Tarttelin, M.F., Johnson, L.A., Cooke, R.R. *et al.* (1992) Serum free thyroxine levels respond inversely to changes in levels of dietary iodine in the domestic cat. *New Zealand Veterinary Journal*, **40** (2), 66–68.

64 Kyle, A.H., Tarttelin, M.F., Cooke, R.R., and Ford, H.C. (1994) Serum free thyroxine levels in cats maintained on diets relatively high or low in iodine. *New Zealand Veterinary Journal*, **42** (3), 101–103.

65 Hess, S.Y. (2010) The impact of common micronutrient deficiencies on iodine and thyroid metabolism: the evidence from human studies. *Best Practice & Research Clinical Endocrinology & Metabolism*, **24** (1), 117–132.

66 Scott, P.P. (1969) Effect of calcium and vitamin A deficiency on the thyroid gland. *Proceedings of the Royal Society of Medicine*, **62** (3), 240.

67 Kimura, S., Suwa, J., Ito, M., and Sato, H. (1976) Development of malignant goiter by defatted soybean with iodine-free diet in rats. *Gann*, **67** (5), 763–765.

68 Ikeda, T., Nishikawa, A., Imazawa, T. *et al.* (2000) Dramatic synergism between excess soybean intake and iodine deficiency on the development of rat thyroid hyperplasia. *Carcinogenesis*, **21** (4), 707–713.

69 Ikeda, T., Nishikawa, A., Son, H.Y. *et al.* (2001) Synergistic effects of high-dose soybean intake with iodine deficiency, but not sulfadimethoxine or phenobarbital, on rat thyroid proliferation. *Japanese Journal of Cancer Research*, **92** (4), 390–395.

70 Norsworthy, G.D., Adams, V.J., McElhaney, M.R., and Milios, J.A. (2002) Relationship between semi-quantitative thyroid palpation and total thyroxine concentration in cats with and without hyperthyroidism. *Journal of Feline Medicine and Surgery*, **4** (3), 139–143.

71 Birchard, S.J., Peterson, M.E., and Jacobson, A. (1984) Surgical treatment of feline hyperthyroidism – results of 85 cases. *Journal of the American Animal Hospital Association*, **20** (5), 705–709.

72 Chaitman, S.J., Hess, R., Senz, R. *et al.* (1999) Thyroid adenomatous hyperplasia in euthyroid cats. *Journal of Veterinary Internal Medicine*, **13**, 242.

73 Hofmeister, E., Kippenes, H., Mealey, K.L. *et al.* (2001) Functional cystic thyroid adenoma in a cat. *Journal of the American Veterinary Medical Association*, **219** (2), 190–193.

74 Norsworthy, G.D., Adams, V.J., McElhaney, M.R., and Milios, J.A. (2002) Palpable thyroid and parathyroid nodules in asymptomatic cats. *Journal of Feline Medicine and Surgery*, **4** (3), 145–151.

75 Bezuidenhout, A.J. (1993) The lymphatic system, in *Miller's Anatomy of the Dog*, 3rd edn. (eds. H.E. Evans and M.E. Miller), Saunders, Philadelphia, pp. 717–757.

第5章
ネコの心血管系および呼吸器系の検査

5.1　心臓病

　大部分のネコは，心臓病によるよく知られた病歴で来院することはない．心雑音および不整脈は，健康診断，全身麻酔の前，あるいは心臓病とは関連のない主訴で来院した際の胸部身体診察により偶発的に発見される[1]．

　臨床的に健康な子猫であっても，初回の健康診断時，あるいはワクチン接種後の診察時に，病的ではなく，無害性で機能性の心雑音が聴取されることがある．これらの心雑音のグレードは低く，最強点は左側胸部で収縮期に聴取される．これは，心臓がまだ発育段階であるために心臓および血管内で生じる乱流が原因で，5ヵ月齢までに消失することが多い[2]．

　先天性心疾患は子猫では稀で，里親センターでは有病率1.6%と推定されており[3]，来院した症例では発生率は1,000例あたり0.2〜1例である[2]．ネコの先天性心疾患としては，僧帽弁または三尖弁の異形成が最も多い．進行性に容量負荷が増大する先天性心疾患には，心室中隔欠損症および動脈管開存症がある．これに対して，進行性に圧負荷が強大する先天性心疾患には，大動脈弁下部狭窄がある．ファロー四徴症では，臨床的に明白なチアノーゼが生じる[2]．

　臨床的に健康なネコのうち，保護施設のネコの44%，そして来院したネコの16%に収縮期雑音が聴取される[4-6]．器質的心疾患および機能性心雑音の鑑別には，追加検査が必要である．心エコー図検査で異常がみられたネコのうち，15%に肥大型心筋症（HCM）が，そして8〜16%に病的ではない動的右心室流出路閉塞がみられた[4-10]．HCMはネコでは最も一般的な心筋症で[11,12]，特に無徴候のネコで心雑音が偶発的に発見された場合にはHCMであることが多い[11]．

　心雑音と同様，無徴候のネコでは大部分の不整脈も偶発的所見である[13]．不整脈の原因が心臓病であっ

たとしても，ネコが臨床徴候を示すことは稀で，実際に，ネコでは失神はあまり一般的でない[13-16]．ネコは心臓病であっても，心臓に関連する主訴以外で来院することのほうが多い[14]．すなわち，ネコでは無徴候の心臓病が多い[8]．胸部の聴診は，心雑音または不整脈を検出し，心エコー図検査のような追加検査[8]を家族に提案するかどうかを判断するための最良の非侵襲性スクリーニング検査である[1]．

　ネコが心臓病に関連した臨床徴候を示したとしても，主訴の多くは非特異的である．イヌと異なり，ネコは原発性心疾患またはそれに起因するうっ血性心不全により咳をすることはほとんどなく，このことは左心房が拡大していても同様である[17]．ネコは呼吸困難を示すことのほうが多く，この場合，開口呼吸を伴うことも伴わないこともある．ネコが呼吸困難を示す時は，急速な代償不全に陥る可能性があるが，症例にストレスを加えることなく心疾患および呼吸器疾患を鑑別することは困難である．Swiftらは，90頭の呼吸困難を示すネコのうち38%が心疾患だったこと，そして心拍数，心雑音の有無，または奔馬調律の存在が診断に有効だと報じた[18]．ネコでは，心疾患による呼吸困難は右心不全による胸水貯留，あるいは左心不全による肺水腫が原因であることが多い[17]．

　呼吸困難が明白でないネコでも，家族は睡眠時または安静時の呼吸数の増加を報告することがある[19]．ネコでは全身的な衰弱または運動不耐性が明確な主訴になることは少なく，家族はこのような所見を老化現象に伴い徐々に衰えた結果と考えることがある[17]．同様に，体重および除脂肪体重の減少も老化または関節炎が原因と誤って判断することもある．

　心臓病，典型的にはHCMのネコは左心房に由来する血栓塞栓による急性の不全麻痺で来院することがあり，これは古典的には後肢の1肢または両後肢にみられるが，前肢に発生することもある．このような症例では，患肢の肉球はチアノーゼを示し，触診すると肢

の遠位部に冷感および疼痛が確認され，脈は減弱しているか，あるいは欠損している[17,20]．

高血圧のネコは視覚障害を主訴に来院することがある．身体診察では瞳孔対光反射が低下しており，眼底検査では網膜出血または網膜剥離と診断されることがある[17,21]．

5.2 聴診前の心血管系の評価

心血管系の評価は，診察室での症例の観察から始める．特にネコの主訴が心臓に関連する場合，身体診察の都度に以下の点を観察および記録すべきである．

5.2.1 態度
症例が診察室内に入った段階で，態度，精神状態および情動状態を注意深く観察する必要がある．特に，以下の2点を確認する．
- 症例は意識清明か？　反応が速いか？
- 症例は目に見えて苦しんでいるか？

第1章で解説したように，動物病院内でネコはストレスを示すことが多く[22-26]，「闘争か逃走かの反応」または，「闘争，逃走，あるいは固まった」状態になることがある[27]．「固まった」ネコは，恐怖により床に身体を密着させたり，壁にもたれて身体を丸くする．しかし，ネコは呼吸困難のために「固まる」こともあり，この場合，生きるために呼吸以外のことを考えられない可能性がある．

ネコが示すサイン（耳，眼，身体および尾の姿勢）に注目することは，恐怖による行為であるのか，あるいは疾患によるものかを判断する一助になる[27]．

5.2.2 呼吸数
正常なネコの呼吸数は，1分あたり20 ～ 40回である[28,29]．ストレスが加わったネコでは，呼吸数は増加することがあり，このことは心臓病のネコでも同様である．前項と同様，ネコが示すサイン（耳，眼，身体および尾の姿勢）は，呼吸数が増加した原因がストレスまたは基礎疾患かを鑑定する一助になる[27]．

5.2.3 努力性呼吸
吸気は能動的，かつ機械的プロセスである．吸気は横隔膜および内肋間筋が協調して収縮することで，肋骨を吻側，腹側および側方に移動させ，胸郭が拡大す

ることで生じる．対照的に呼気は受動的で，横隔膜および胸郭が本来の位置に戻ることで生じる．受動的な呼気には，柔軟な胸郭および伸縮自在の肺が必要である．吸気および呼吸の1周期で呼吸周期が完成する[28,30]．

呼吸困難は，動物が呼吸周期を全うする際に空気を取り込むこと，吐き出すこと，あるいはこの両者が困難になると生じる[28,30]．吸気性呼吸困難は上気道が狭窄すると生じる．空気を体内に取り込むために一段と労力が必要になるため，身体は呼吸周期を全うするために呼吸補助筋，つまり斜角筋および胸骨頭筋を酷使する．さらに，鼻孔の翼状ひだを開大させ，口唇を引き込むことで気流を増大させる[28]．

肺の弾性が低下，胸郭のコンプライアンスが低下，あるいは気管支が狭小化した場合，呼気性努力困難が生じる．呼気性努力困難では，身体から空気を吐き出す際に一段と労力が必要になる．胸腔内圧を上昇させ，強制的に空気を吐き出すために横隔膜に腹圧が加わる．しかし，このことで細い気管支がより狭小化し，呼吸困難が悪化することがある[28-30]．

努力性呼吸の悪化は一見して確認できる．

5.2.4 呼吸の経路
正常なネコは鼻を介して呼吸する．ネコは長期間にわたり開口呼吸するようにはできていない[31]．開口呼吸しているネコには著しくストレスが加わっているか，あるいは基礎疾患として呼吸器疾患または心疾患に罹患しているかのいずれかである[17,29,32]．開口呼吸しているネコは，呼吸器または循環器の緊急状態に容易に陥ることがある[32]．

5.2.5 粘膜の色調
第3章3.6.1節を参照．

繰り返すが，粘膜色を評価するために最も一般的に使用される組織は歯肉である．しかし歯肉を利用できない場合，ネコで容易に評価できる粘膜は結膜嚢である．外陰部または包皮での粘膜の評価は，イヌよりも困難である[28]．

5.2.6 毛細血管再充満時間（CRT）
第3章3.6.2節を参照．

5.2.7 頸静脈波
頸静脈は，頸部両側の最大の静脈である．ネコでは

採血に使用されることが多いが，同等とまではいかないものの，頸静脈が静脈還流および中心静脈圧の指標としても有効であることを診療スタッフは忘れていることが多い[28]．

前方をまっすぐ向いて起立している動物では，頸静脈は観察することも触知することもできない．ただし，心臓への静脈還流が障害されている場合はこの限りではない[17, 28]．右心不全では，右心系の効率が悪い，無効，あるいはこの両者により，右心系に血液が逆流する．この血液の過負荷により頸静脈は拡張し，この血管の観察または触知，あるいはこの両者が可能になる．時に頸静脈が著しく拡張し，心拍毎に拍動することもある[17, 28, 33]．

静脈環流量の低下の徴候を観察できる他の部位として，胸部腹側および腹部がある．これらの部位は静脈環流量が低下した状況でも血液を「蓄える」ことがあるが，「蓄える」というよりはむしろ浮腫を意味することがある．腹部に蓄えた状況は，一般に腹水と呼ばれる．腹水はネコでも生じることがあるが，イヌよりも頻度は低い．ネコでは，中心静脈圧の上昇の影響は腹部よりも胸腔内に出ることのほうが多い．このため，典型的には呼吸困難を主訴にネコが来院する[17, 28]．

5.2.8　頸部腹側の触診

第4章4.1.3節を参照．

成猫では，甲状腺の腫大を確認する目的で頸部腹側を常に触診すべきである．ネコの甲状腺機能亢進症は心臓に病変を誘発することが知られている．過剰な甲状腺ホルモンは陽性の変力ならびに変時作用を示し，それぞれ心収縮力および心拍数を増加させる．さらに，甲状腺機能亢進症のネコでは，代謝率が上昇し酸素消費量が増加するため，これに見合うよう心拍出量を増加させなければならない．このため，時間の経過と共に高血圧[21]，心筋肥大および心腔拡張が生じることがある．結果として，うっ血性心不全が生じることもある[34]．

5.2.9　四肢の温かさおよび四肢先端の色調の評価

既述したように，臨床徴候の有無にかかわらず，HCMのネコには左心房または左心耳内に血栓が形成されるリスクがある．いずれの血栓も栓子として体循環に入り込む可能性がある．血管内を運搬されている間に栓子が血管を閉塞すると，関連する臓器の循環が悪化する．栓子の塞栓が最も生じやすい部位は，大動

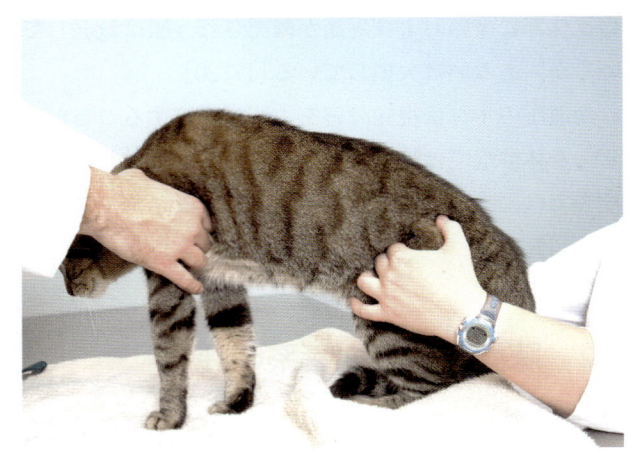

図5.1　大腿動脈の触診時の適切な保定．
[写真提供] Midwestern University, Media Resources Department.

脈終末部である．栓子が大動脈分岐部の頭側に留まった場合には両後肢への血流を閉塞し，そしてこの分岐部よりも遠位に留まった場合は片方の後肢にのみ閉塞が生じる．罹患した肢は急性の不全麻痺または麻痺に陥る．これらの症例は典型的には急性の疼痛により緊急来院し，肉球にはチアノーゼが認められ，大腿動脈の拍動は弱いかまたは消失している[17, 20, 29, 32]．

北米の獣医学教育病院を受診したネコのうち，この発生率は0.1%であった[35]．雄に多発傾向があり，ラグドール，バーマン，トンキニーズ，アビシニアンおよびメイン・クーンでリスクが高かった[35]．

5.2.10　大腿脈拍の評価

動脈拍動とは心室が収縮し，左心室からの血液が大動脈を力強く通過することで発生する触知可能な波動である．脈拍として触知されるものは，血液を受け入れることで生じる動脈の拡張である[17]．

ネコでは，脈拍を検出する最も一般的な部位は大腿動脈である．全ての心拍動は脈拍を伴うはずである[17]（図5.1）．大腿動脈の脈拍を評価するためには，動物から離れて背側に立つ必要がある．指を揃え，掌を曲げて触診することで，後肢および身体が連結する鼠径部で大腿動脈を触知できる．親指以外の指先を使用すると，脈拍の検出感度が高まる．また，指先を使用することで，動物の脈拍ではなく自分自身の脈拍を感知する可能性が低下する．疑わしい場合，脈拍の触知と同時に心臓を聴診してもよい．この場合，脈拍および心拍数が合致するはずである．

大腿動脈の触知部位に慣れたら，左右の大腿動脈を同時に触診する練習をする．このスキルを体得すると，

両側の動脈を同時に触知して脈拍の対称性を評価できるようになる．脈拍の非対称性は根底に存在する心臓の問題を診断する補助になる．

脈拍からは以下の情報を得ることができる．

- 脈拍数
- 灌流
- 脈拍の性質

既に述べたように，脈拍数は心拍数と合致するのが正常で，聴診すると心拍動毎に脈拍が発生することが判る．脈拍および心拍数が合致していることを確認するために，聴診と同時に大腿動脈を触診すべきである．脈拍が心拍数と合致していない場合，それは心臓のいわゆる「心拍脱落」であり，不整脈によって生じる．心臓の収縮が異所性中枢の電気的活動により早期に生じた場合，心室は充満する機会を失い，心室からの拍出量が減少する．この結果，一回拍出量が減少して触知可能な脈拍は発生しない．このように，心臓は収縮したにもかかわらず，脈拍は欠損する[14]．

脈拍の消失は，灌流低下を反映している場合もある．例えば，動脈血栓塞栓症（いわゆる「鞍状血栓」）のネコでは，大動脈分岐部の大動脈遠位端に血栓が存在する．血栓よりも遠位の組織は，動脈血を受け取ることができないため，大腿動脈の脈拍は減弱または欠損する．血栓よりも遠位の組織は低灌流により触診すると冷たく，また，指の肉球などの組織がチアノーゼを示す場合も低灌流が疑われる[17, 32, 33, 35]．

脈拍の強度は，収縮期血圧および拡張期血圧の差に依存する．この差が大きいほど脈拍が増強し，差が小さいほど脈拍は減弱する[17]．

- 反跳脈は正常よりも脈拍が強く，原因は拡張期圧の低下，収縮期圧の上昇，あるいはその両者である[17]．
- 弱い脈は正常よりも脈拍が弱く，原因は収縮期圧の低下，拡張期圧の上昇，あるいはその両者である[17]．
- 不規則な脈拍は心房細動の存在を示唆することがある[17]．

脈拍の評価に関する科学的知識は不完全であるため，この評価には欠点がある．第1に，正常なネコでも大腿動脈の脈拍の触診は容易でなく，このことは脈拍についても同様である．もう一つの欠点は，低血圧であるものの，収縮期血圧および拡張期血圧が同程度

に低下した場合，この2者の正味の差は不変なため，脈拍の質は変化しない点である．

5.3 胸部の聴診

心臓血管系を考慮する際，身体を循環する血液の経路を復習することが重要で，このことは心臓血管系に機能不全が生じた場合の心臓パラメータ，心音，そして循環に関する様々なポイントを理解する基礎となる．

5.3.1 心周期

最も基本的なことだが，心周期は収縮期（心室収縮）および拡張期（心室弛緩）から構成される．左心室内の酸素化された血液は，収縮期に左心室から大動脈に拍出され，そこから全身に移動する．血液は動脈から細動脈，毛細血管へと移動し，組織に酸素を灌流する．脱酸素化された血液は細静脈に集まり，静脈に蓄積し，そして右心系，具体的には右心房に戻る．血液は，拡張期に右心房および右心室に充満する．収縮期が再び起こり，血液が右心室から肺動脈，そして肺へと移動し，ここで再度酸素化される．再度酸素化された血液は，拡張期に肺静脈を介して心臓に戻り，左心房および左心室に充満する．収縮期が再び起こり，心周期を繰り返す．酸素化された血液は，左心室から身体へと能動的に拍出される[30]．

心臓の弁は，血液を前方に移動させ続けることで心周期に貢献している．

- 房室（A-V）弁は，その名が示すように心房および心室の間に存在する．右側の房室弁は三尖弁，そして左側の房室弁は僧帽弁と呼ばれる．
- 肺動脈弁は右心室および肺動脈の間に存在する．
- 大動脈弁は左心室および大動脈を区分する．

房室弁は，収縮期に心室から心房への血液の逆流を防止する目的で閉鎖する．収縮期の終了時，つまり拡張期の開始時に，大動脈弁および肺動脈弁が閉鎖する．次の収縮期に備えて，酸素化された血液は肺から前方に移動して左心室に充満する．脱酸素された血液は末梢から前方に移動し，右心系に充満する．

5.3.2 正常な心音

心音が基本的にはどのようなものかを考える際に，「ドッ・クン（lub-dub）」と表現することが多い．I

音である S1 は「ドッ（lub）」，そして II 音である S2 は「クン（dub）」に相当する．S1 は房室弁が閉鎖し，心室が収縮する際に発生するのに対し，S2 は肺動脈弁および大動脈弁が閉鎖し，心臓が充満する際に生じる．

5.3.3 異常心音：心雑音

心雑音は正常な動物では聴取されない特殊なタイプの心音で，血液の乱流により生じる．S1 および S2 は鮮明，かつ独立した音であるのに対し，心雑音は乱気流のように「ヒュー（whoosh）」という音に例えられる [17]．心雑音が聴取された場合，心周期の中での発生タイミングを記載する必要がある [17]．

- 収縮期雑音は S1 および S2 の間に発生する．
- 拡張期雑音は S2 および S1 の間に発生する．

心雑音の強度も評価する必要があり，一般的には 6 段階にグレード分類する [17]．

- グレード 1 の心雑音の多くは非常に限局的に発生しているため，すぐには聴取が困難な低強度の音である．グレード 1 の心雑音の多くは不明瞭で，S1 内に混在するため，この存在を示す唯一の所見は S1 が一見延長したように聴取される．
- グレード 2 の心雑音もソフトな音だが，グレード 1 と異なり明瞭である．グレード 2 の心雑音も限局して発生する傾向にあるが，グレード 1 よりも容易に聴取される．

- グレード 3 の心雑音の強度は中程度で，聴診器を胸壁にあてるとすぐに，かつ容易に聴取される．
- グレード 4 は大きな心雑音で，より放散する傾向にある．
- グレード 5 は非常に大きな心雑音で，また放散し，振戦が触知できることが特徴である．振戦は強い乱流により生じる振動で，胸壁を介して触知できる．
- グレード 6 は非常に大きな心雑音で，聴診器を用いなくても聴取できる．

心雑音はいわゆる最強点，つまり心雑音の最も大きな領域に対応する弁の位置を記述する必要がある．最強点と判断された弁に機能障害が存在する可能性があるため，全ての弁を含め胸部全体を聴診することが重要である．

5.3.4 その他の心音

正常な動物の胸壁を聴診すると，S1 および S2 の両者を聴取できる．しかし，健康であれば多くは聴取されないが，心臓に問題があると S1 および S2 に加え，特定の心音が発生することがある [36]．

- S3 は S2 の直後に聴取される音で，弛緩してある程度は充満した左心室に流れ込むことで発生する．S3 は拡張型心筋症（DCM）のように心室拡張が障害される病態に認められる．なお，DCM はネコで

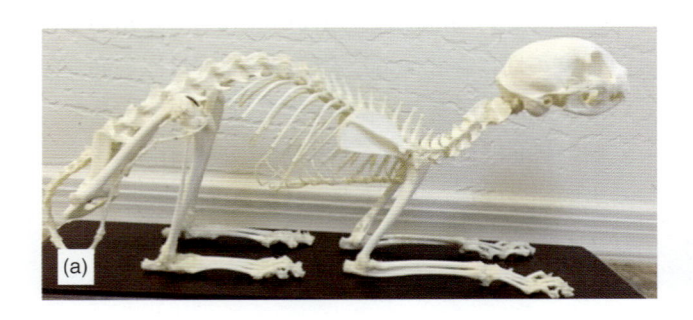
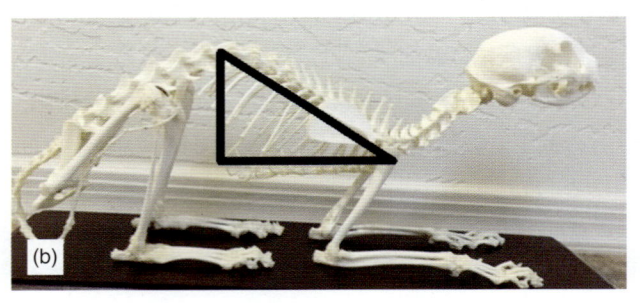
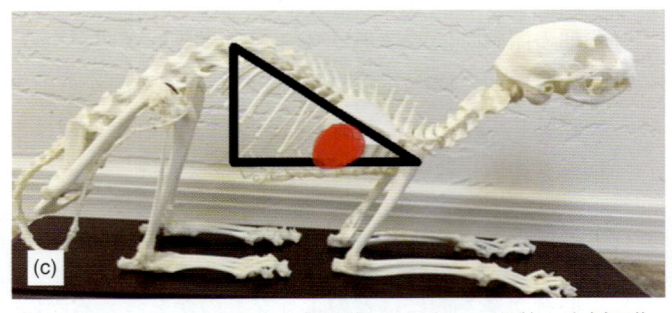
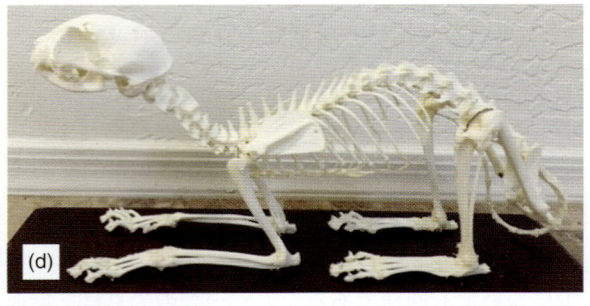

図 5.2 (a) ネコの骨格の右側面像．(b) ネコの骨格の右側面像．胸腔の輪郭を黒色で示した．(c) ネコの骨格の右側面像．胸腔の輪郭を黒色で，そして心臓を赤色で示した．(d) ネコの骨格の左側面像．（つづく）

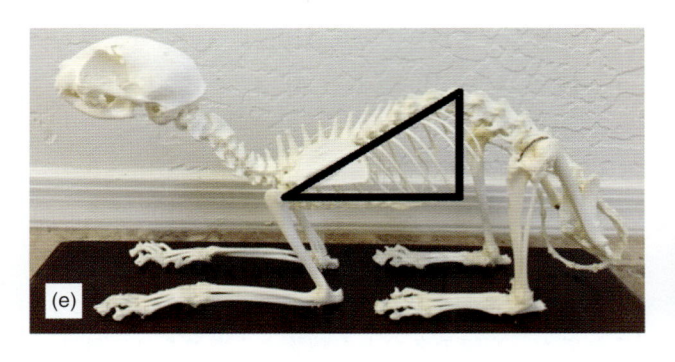
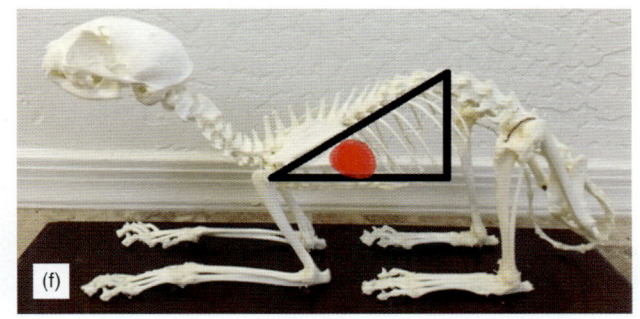
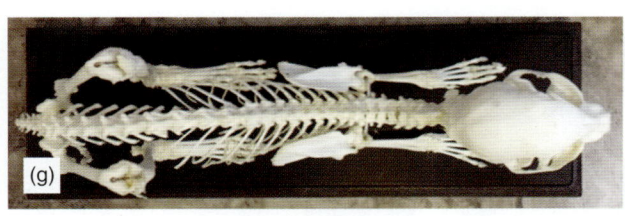
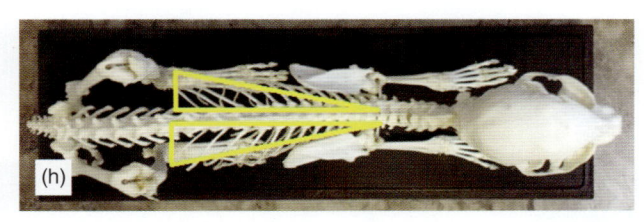
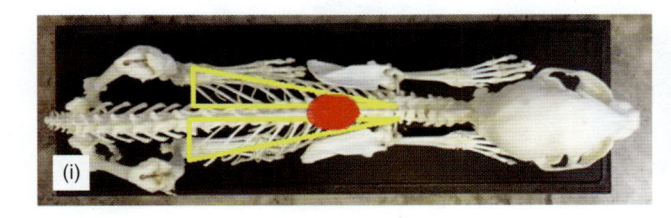

図 5.2 （つづき）(e) ネコの骨格の左側面像．胸腔の輪郭を黒色で示した．(f) ネコの骨格の左側面像．胸腔の輪郭を黒色で，そして心臓を赤色で示した．(g) ネコの骨格の背腹像．(h) ネコの骨格の背腹像．胸腔の輪郭を黄色で示した．(i) ネコの骨格の背腹像．胸腔の輪郭を黄色で，そして心臓を赤色で示した．

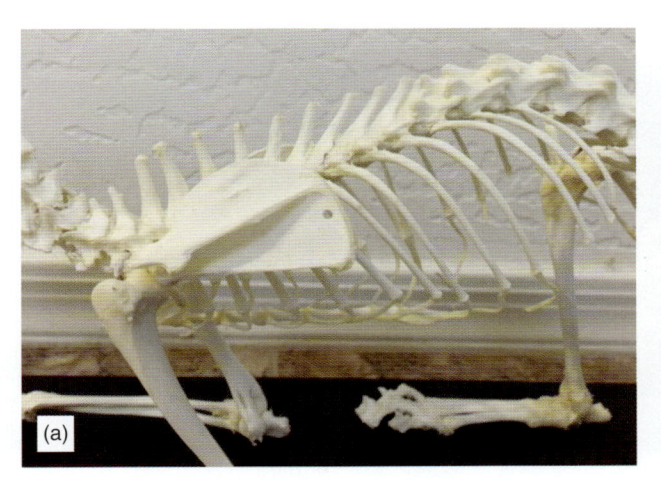
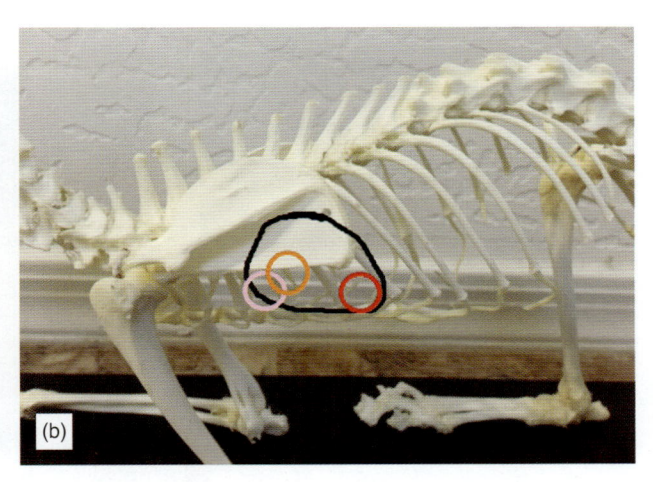
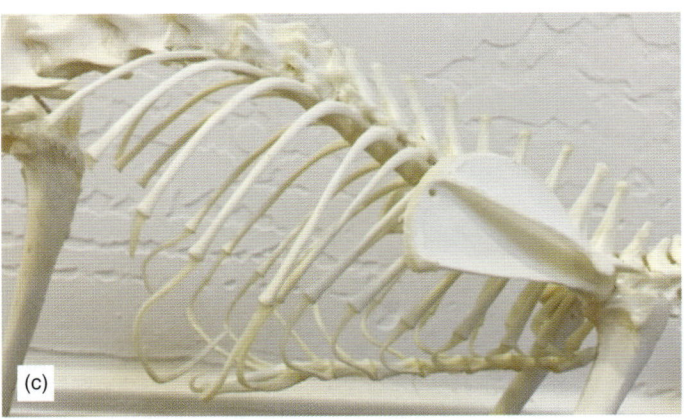
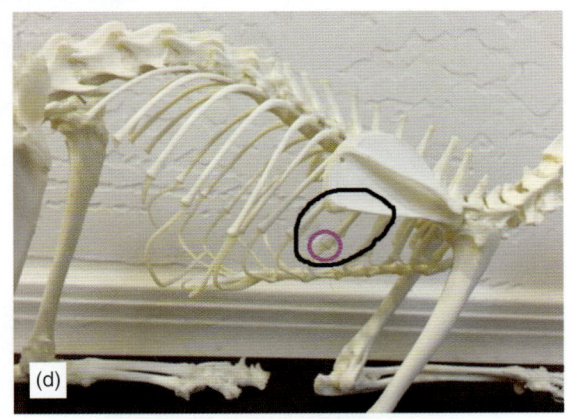

図 5.3 (a) ネコの骨格の左側面拡大写真．(b) ネコの骨格の左側面拡大写真．肺動脈弁をピンク色，大動脈弁をオレンジ色，そして僧帽弁を赤色で示した．(c) ネコの骨格の右側面拡大写真．(d) ネコの骨格の右側面拡大写真．心臓の弁を示す（紫色＝三尖弁）．

は稀だが，タウリン欠乏症に続発することがある．

- S4は心房の収縮に伴ってS1の直前に生じる．S4は，HCMのような心房拡張を障害する病態で聴取される．

S3およびS4が聴取された場合，奔馬調律となる[36]．S3が存在する場合，奔馬調律は以下のようになる．

1　23　　1　23　　1　23　　1　23

S4が存在する場合，奔馬調律は以下のようになる．

41　2　　41　2　　41　2　　41　2

5.3.5　心臓の聴診

ネコの胸郭はイヌと比較すると非常に小さい（図5.2）．狭い空間内に心臓をどのように収納するかを考えると，ネコの小さな胸郭はあまりに小さく見える．それでも，心臓の各弁上を聴診する習慣を身に付けることが重要である．

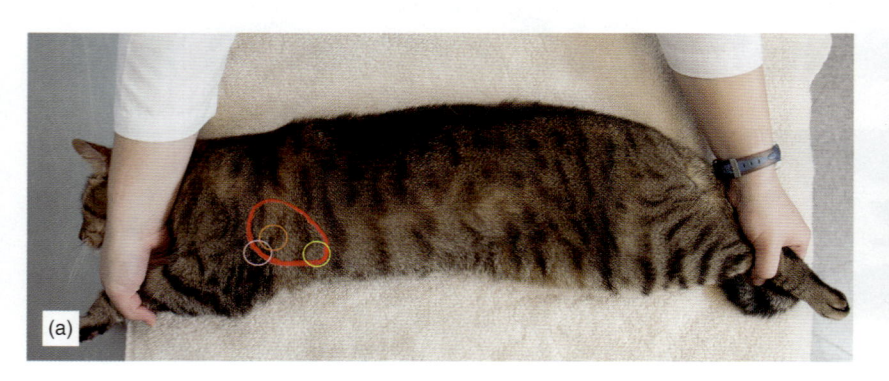
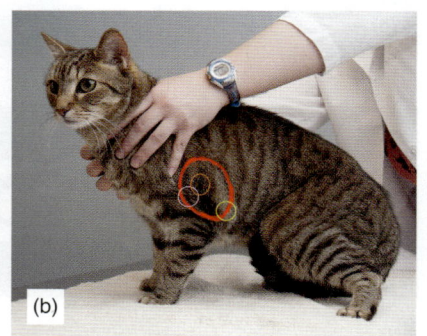
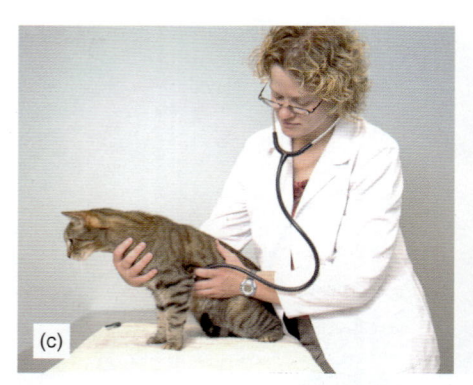
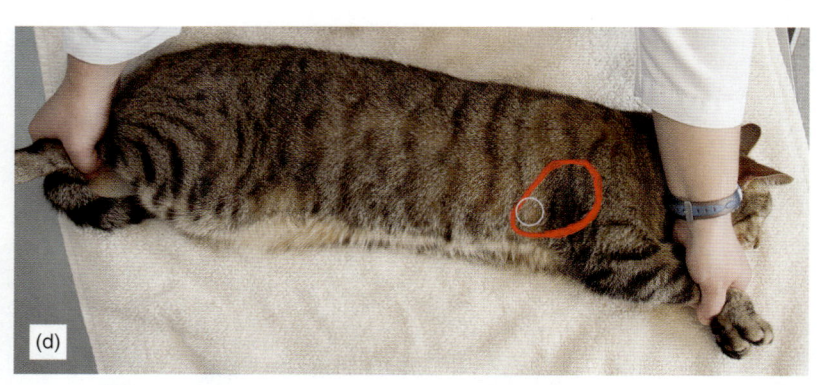
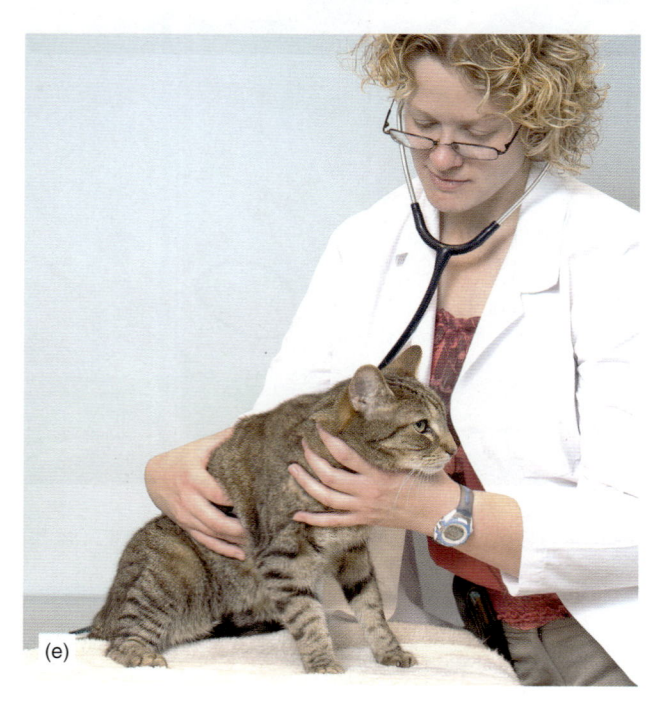

図5.4　(a) 右側横臥位のネコ．聴診を前提に，左側胸郭に局在する構造を理解すること（ピンク色＝肺動脈弁，オレンジ色＝大動脈弁，そして黄色＝僧帽弁）．(b) 犬座姿勢のネコ．聴診を前提に，左側胸郭に局在する構造を理解すること（ピンク色＝肺動脈弁，オレンジ色＝大動脈弁，そして黄色＝僧帽弁）．(c) ネコの左側胸郭の聴診．(d) ネコの左側横臥位での保定．聴診を前提に，右側胸郭に局在する構造を理解すること（薄紫色＝三尖弁）．(e) ネコの右側胸郭の聴診．[写真提供] Midwestern University, Media Resources Department.

左側胸部を評価する際，胸部領域で聴診すべき弁を思い出すために，P-A-Mという頭文字を用いるとよい（図5.3aおよびb）[17, 28]．

- 肺動脈弁（Pulmonic valve）：胸骨および脊柱の間の約1/3で胸骨背側の第2～3肋間腔で聴診する．
- 大動脈弁（Aortic valve）：左側第2～3肋間腔で聴診する．
- 僧帽弁（Mitral valve）：左側第5～6肋間腔の胸骨付近を聴診する．

右側胸部を評価する際は，右（Right）にある心房（Atrial）の弁である三尖弁（Tricuspid）を思い出すためにR-A-Tという頭文字を用いるとよい．聴診は第4～5肋間腔の胸骨付近で行う[17, 28]（図5.3cおよびd）．

これらの目印を実際のネコで確認するためには図5.4を参照．図5.4には様々な姿勢が示されているが，理想的には横臥位でなく，立位または座位で聴診すべきである．このような姿勢により心臓は解剖学的に正常な位置に維持され，体位による心雑音（症例が横になることで生じるアーチファクト[17]）を回避できる．

上記で強調した弁に関連した領域に加え，傍胸骨領域を聴診することも重要である．ネコでは，この領域で心雑音が聴取されることが多い．

5.3.6 聴診器の構造および特徴

聴診器は胸部を聴診する主要なツールである．聴診器はイヤー・ピース，チューブ，ベルおよびダイアフラムから構成される．

ダイアフラムはより高い周波数（毎秒300～1000サイクル）の音を優先して伝達する．S1およびS2はダイアフラムで良好に聴取される．対照的に，ベルより低い周波数（毎秒20～300サイクル）の音を優先して伝達する．このため，S3およびS4の聴取が容易になる．

大多数の聴診器の両面にチェスト・ピースがある．関心のある心音によってチェスト・ピースを切り替える（図5.5a-c）．

動物の体格が小さい場合（7kg未満），小さなチェスト・ピースであれば心臓全体をカバーすることなく，目的の弁を聴診できるため，小児用聴診器が好まれる．小児用聴診器であってもその両面にチェスト・ピースがある（図5.5d）．

一部の聴診器では両面型でないものもある．この代わりに，両面型の機能が片面に組み込まれている．胸壁に対してチェスト・ピースを圧迫する際に指先に加える力を調整することで，低周波数および高周波数を切り替えることができる（図5.5e）．チェスト・ピースの切り替えを必要とせず，聴取したい音に応じて指先の圧力を調整するのみで済むといった利点がある．

どちらの聴診器が優れているといったことはない．どちらを購入するかは好みによるが，正確，かつ有効に使用するための練習が必要である．

5.4 呼吸器疾患

呼吸器疾患のネコでは，典型的には上気道，下気道および／または胸腔疾患の3種類の1つがみられる．

5.4.1 上気道疾患

上気道疾患はネコでは一般的で，特に子猫，そして保護施設およびホテルのような共用施設で流行している[37, 43]．保護施設で発生した場合，管理にコストがかかり[39, 42]，これは過密な環境に続いて安楽死の主要原因である[44]．

原因は主に感染症で，以下のものが含まれる[42, 45-54]．

- ウイルス
    - ネコヘルペスウイルス（FHV-1）
    - ネコカリシウイルス（FCV）
- 細菌
    - *Chlamydia felis*
    - *Bordetella bronchiseptica*
    - *Mycoplasma felis*

これらの病原体のうち，FHV-1およびFCVが世界的に最も流行している[37]．これらのウイルス感染では最も一般的には，結膜炎を伴うことも伴わないこともある鼻漏，そしてくしゃみが生じる[43]．鼻漏は典型的には漿液性だが，上気道の炎症が悪化したり，細菌が二次的に日和見感染すると粘液膿性になることがある[37, 38, 43]．鼻漏の画像については第3章3.4項を参照．

上気道疾患の非感染性の原因には，主に若齢猫で生じる鼻咽頭ポリープ（図5.6），そして高齢猫では腫瘍が含まれる[38, 55-57]．これらの疾患では，吸気時に上気道が閉塞することが多いため，家族はスターター（いびき音）を報告することがある．この音は動物が眠っている間に顕著になることが多い．しかし，

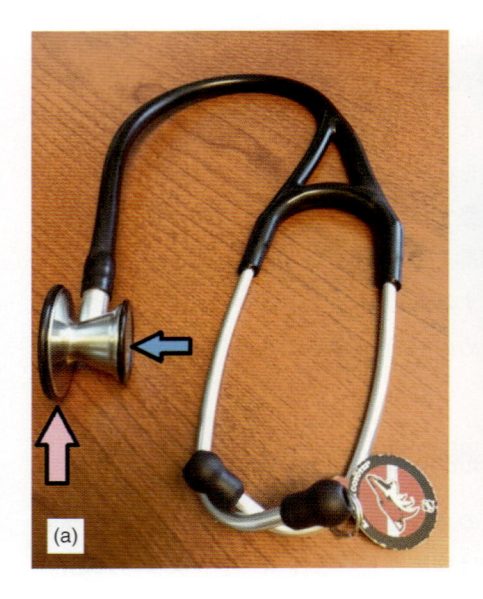

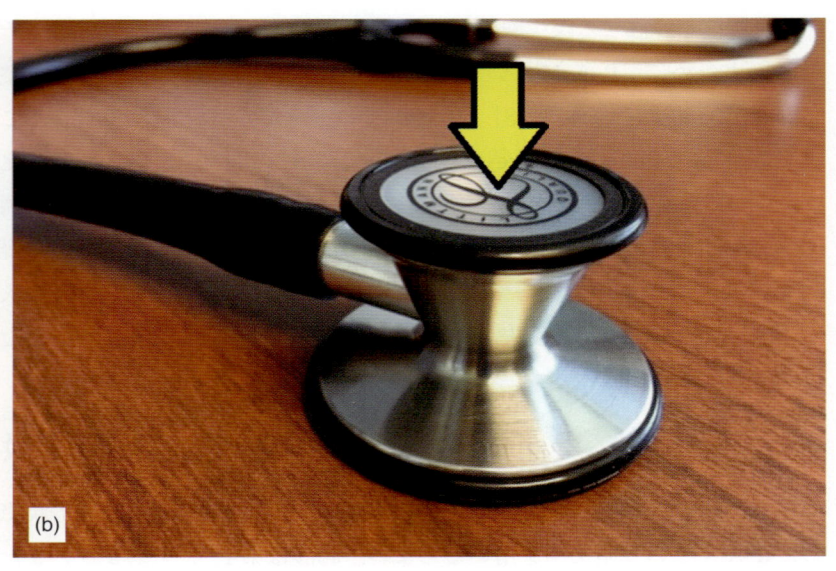

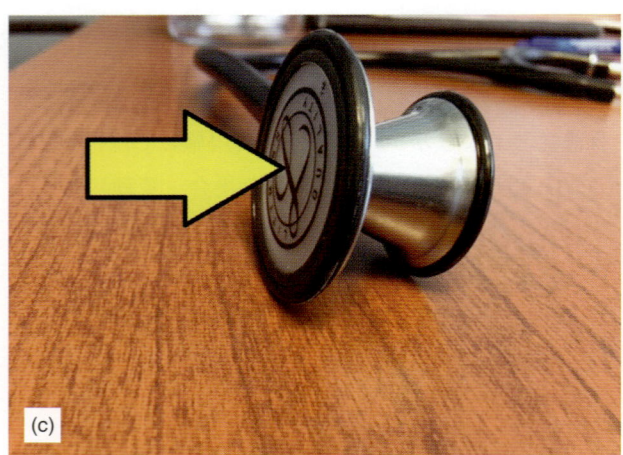

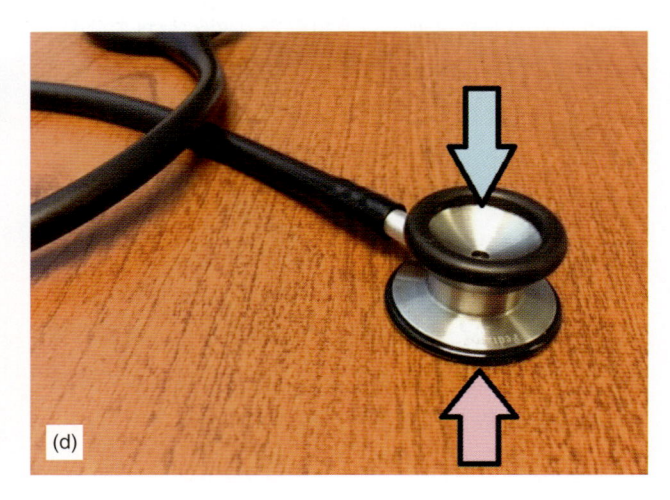

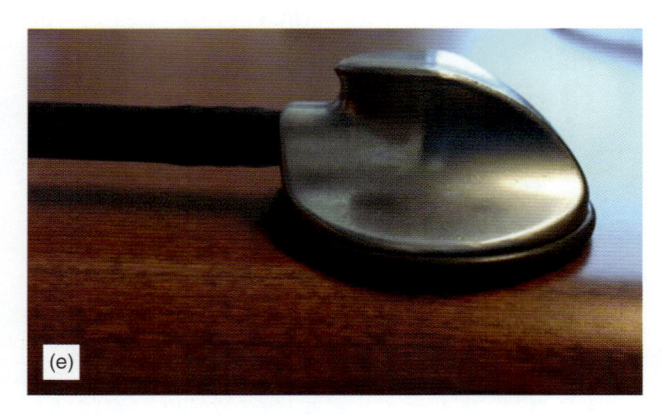

図5.5　(a) チェスト・ピースが両面型の聴診器．青い矢印はベルを，そしてピンク色の矢印はダイアフラムを示す．(b) チェスト・ピースが両面型の聴診器．矢印はベルを示す．(c) チェスト・ピースが両面型の聴診器．矢印はダイアフラムを示す．(d) チェスト・ピースが両面型の聴診器．青い矢印はベルを，そしてピンク色の矢印はダイアフラムを示す．(e) チェスト・ピースがタッチ・センシティブの聴診器．

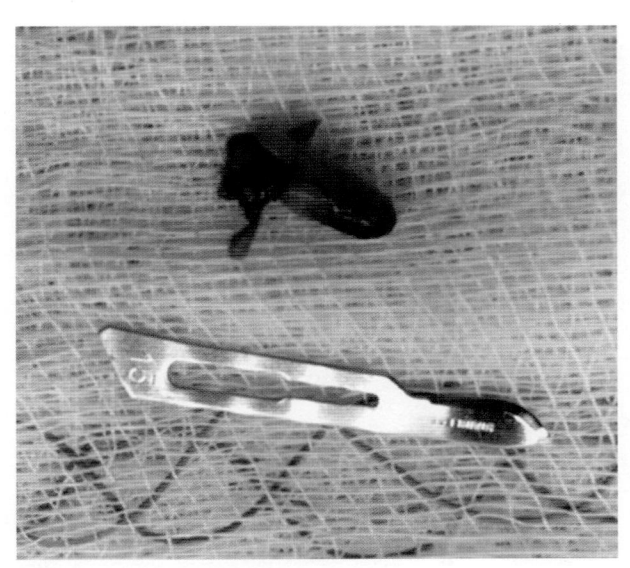

図5.6 摘出後の鼻咽頭ポリープ.

症例が覚醒している際にも持続することがある. 鎮静下での口咽頭検査では軟口蓋を可動させることが可能なため, 鼻咽頭ポリープの診断の一助となる. しかし, 鼻甲介の破壊や腫瘍の影響について, 上気道をよりよく評価するためには, CT検査のような高度な画像診断が必要になることがある [38].

ネコの喉頭疾患はイヌよりも明らかに少ない. しかし, この疾患でも上気道が閉塞して典型的にはぜん鳴するため, 吸気時に粗々しく, 高調な音が生じる [38].

5.4.2 下気道疾患

上気道に感染症が多発する傾向があるのに対し, 下気道疾患では炎症または腫瘍により吸気時よりも呼気時に呼吸困難が生じる. ネコの古典的な下気道疾患は

気管支疾患で, これはウマの再発性気道閉塞症およびヒトの喘息と類似している [58, 59]. ヒトの喘息に著しく類似することから, ネコ気管支疾患は時としてネコ喘息と呼ばれることがある. ネコ喘息では, 空気中の粒子状物質に対する気道の反応が亢進しており, 過剰な炎症反応の結果として気道が狭窄する [59].

若齢の成猫は気管支疾患の発生リスクが高く, 咳を心配した家族と来院することが多い [59]. 咳に加え, 呼吸困難とまではいかないが頻呼吸で来院することもがあり, 症例の身体診察および精密検査を実施しない限り, 基礎疾患としての心疾患の可能性を除外することは困難である. 気管支疾患のネコでは, 典型的には呼気時の連続音 (笛音) や粗い肺音が聴取される. 連続音が心筋症に続発する可能性は低い [58, 59].

ネコでは, ネコ気管支疾患を除く下気道疾患は稀である. 2ヵ所の教育病院での回顧的研究では, 5年間で21例の肺炎の報告 [60], そして10年間で39例の報告 [61] があるのみで, 原発性肺腫瘍の報告はさらに少ない [62-64].

X線検査は下気道疾患の診断に重要な役割を果たす. Gadbois らは, 気管支疾患のネコ40例のうち, 37例 (92.5%) に古典的な気管支パターンがみられたことを実証した [65]. このパターンの特徴は, 気管支樹の加齢に伴う石灰化, もしくは気管支の炎症による気管支周囲浸潤のいずれかにより気管支壁が強調されることである [66, 67]. 横断面では, 各気管支の外観は変化し, 一部の放射線専門医はドーナツ・パターンと呼んでいる. この場合, 気管支は細い線で囲まれた黒色の丸ではなく, 厚く縁どられた黒色の丸として認め

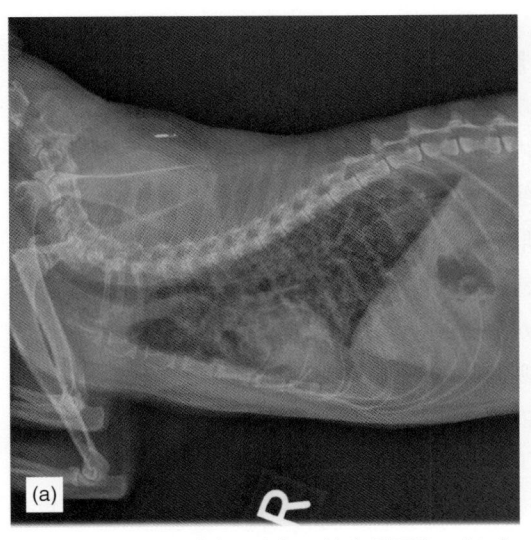
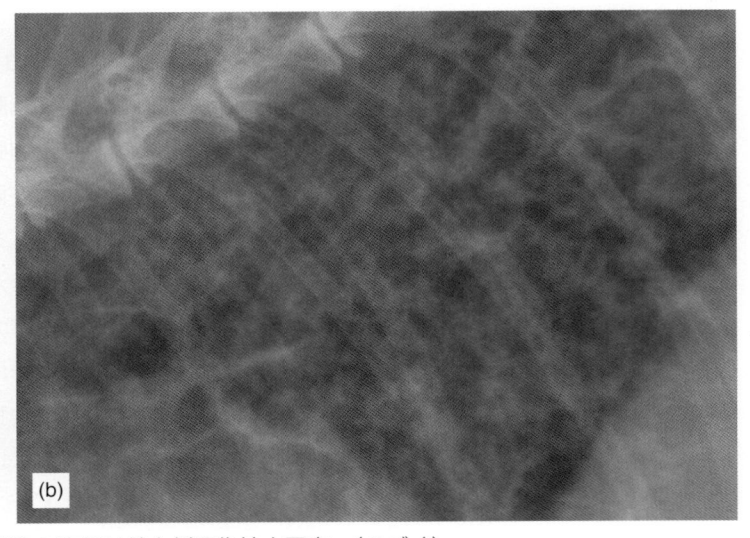

図5.7 (a) ネコ喘息の胸部X線右側面像. (b) ネコ喘息の胸部X線右側面像拡大写真. (つづく)

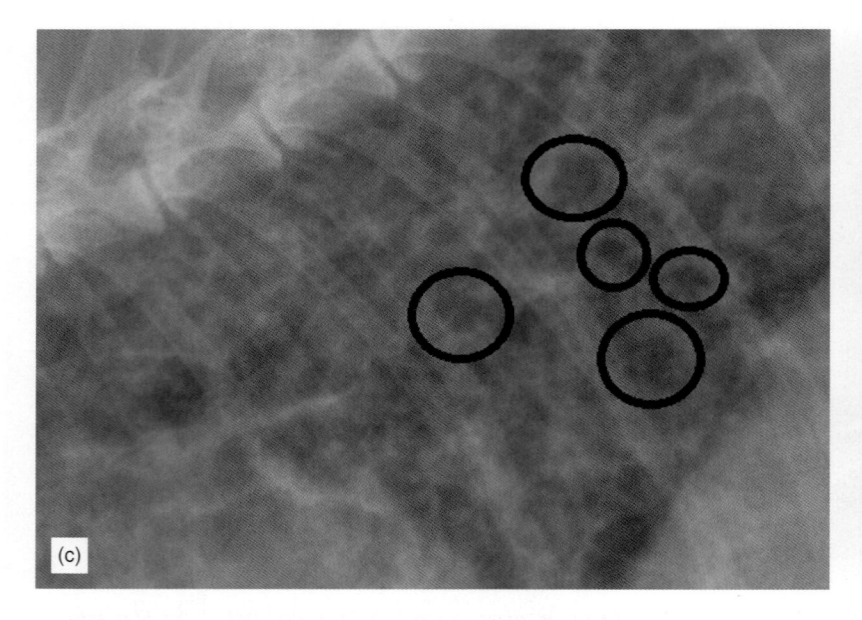

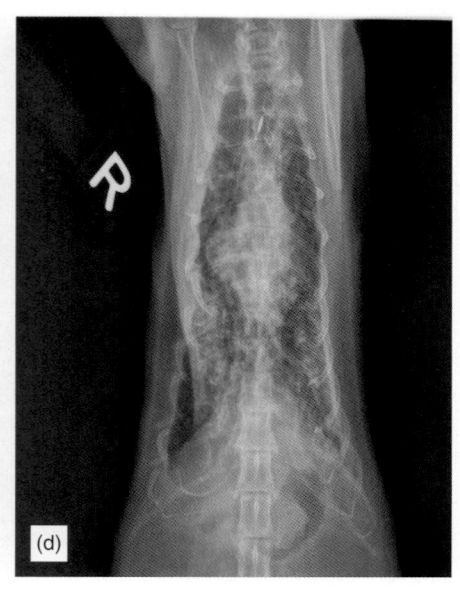

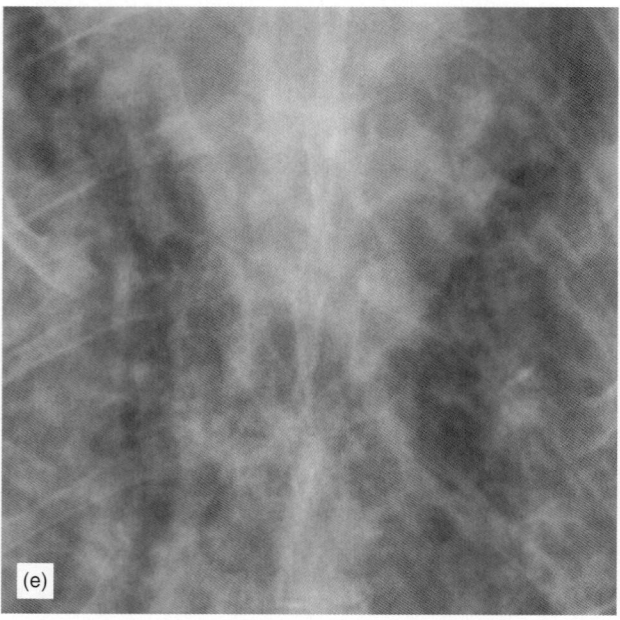

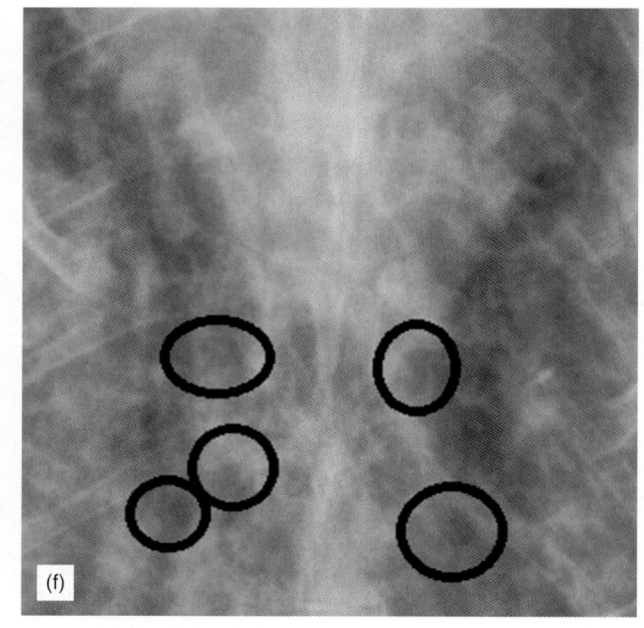

図5.7 （つづき）(c) ネコ喘息の胸部Ⅹ線右側面像拡大写真．典型的なドーナツ型の気管支パターンが確認される．(d) ネコ喘息の胸部Ⅹ線腹背方向（V/D）像．(e) ネコ喘息の胸部Ⅹ線 V/D 像拡大写真．(f) ネコ喘息の胸部Ⅹ線 V/D 像拡大写真．典型的なドーナツ型の気管支パターンが認められる．[写真提供] Daniel Foy, MS, DVM, DACVIM, DACVECC.

られる．これは炎症に続発した気管支壁の肥厚を意味する[67]（図5.7）．

　Ⅹ線検査は下気道疾患の存在の確認に有効である．しかし，下気道疾患の原因は鑑別できない[58]．ネコの気管支疾患の診断は除外診断により行う．慢性気管支炎[67-69]，好酸球性肺浸潤[70,71]および肺虫[72]などの気管支パターンを示す他の原因疾患を注意深く除外しなければならない．これらの下気道疾患では，胸部Ⅹ線検査で全て同じような所見を示すことがある（図5.8）．

5.4.3　胸腔疾患

　胸腔疾患は，液体，気体または固形組織のいずれかが胸腔内に貯留することで生じ，結果として肺の拡張性が障害される．症例は典型的には呼吸窮迫を示し，空気を取り入れようと頭頸部を伸展する．この際，開口した浅速呼吸を伴うことも伴わないこともある．呼気努力が顕著な気管支疾患とは異なり，胸腔疾患のネコでは吸気努力が認められる[73]．

　胸腔内に貯留した液体は胸水と呼ばれる．この貯留液は以下の疾患に続発する[73]．

- うっ血性心不全では，貯留液は透明から淡黄色を示す．

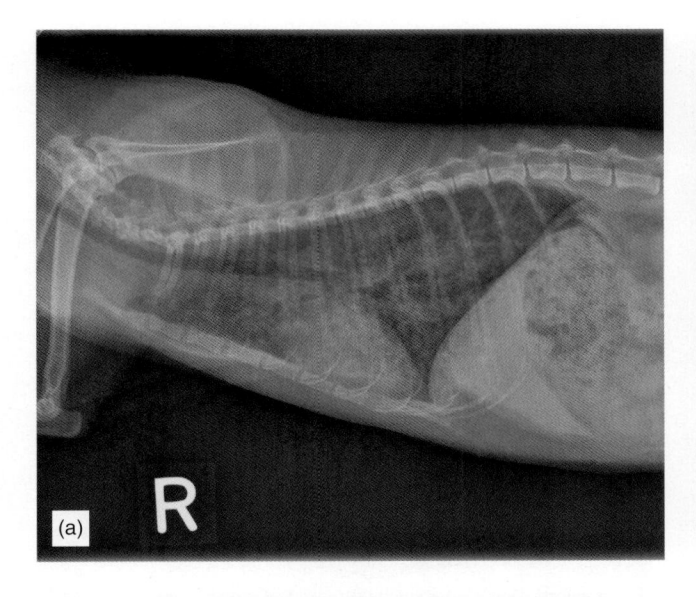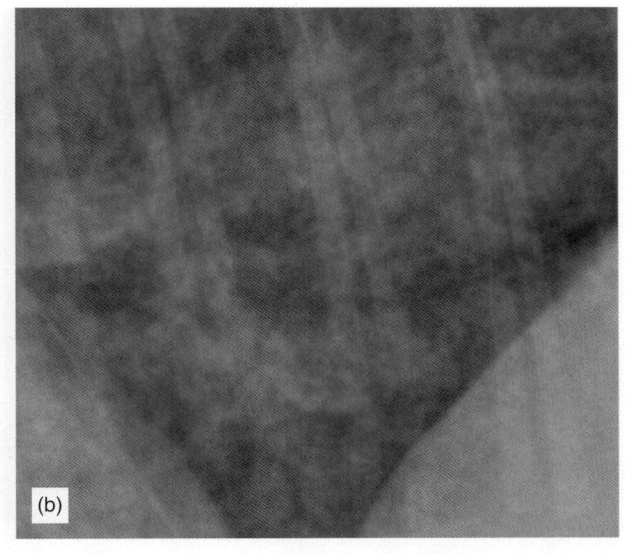
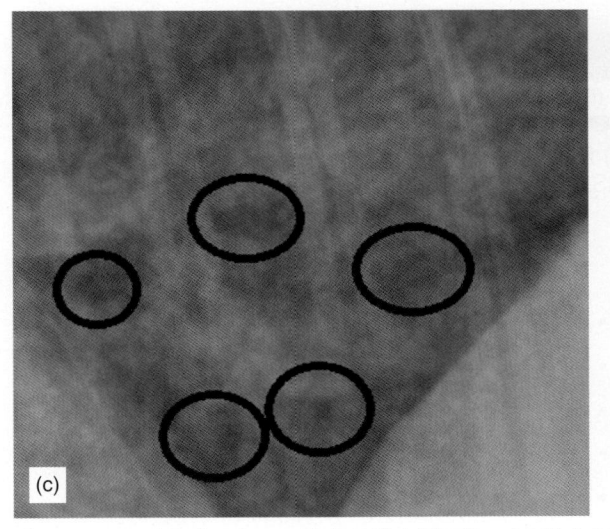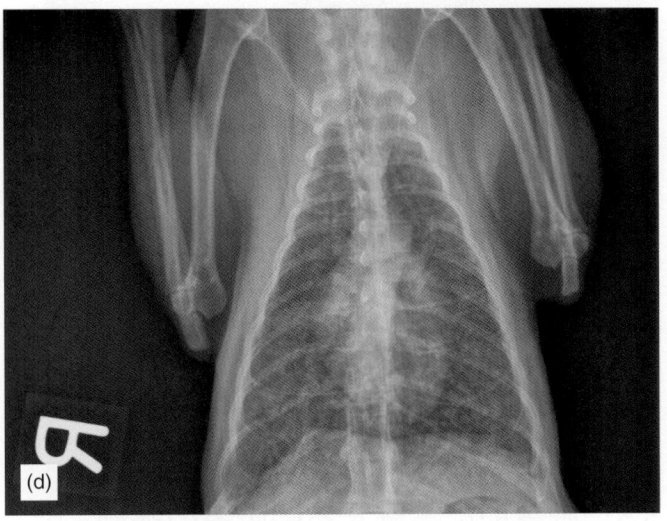

図5.8 (a) 肺虫症のネコの胸部X線右側面像. (b) 肺虫症のネコの胸部X線右側面像拡大写真. (c) 肺虫症のネコの胸部X線右側面像拡大写真. 典型的なドーナツ型の気管支パターンが確認される. (d) 肺虫症のネコの胸部X線腹背方向（V/D）像. （つづく）

- ウェットタイプのネコ伝染性腹膜炎では，貯留液は麦わら色を示す.
- 化膿性胸膜炎では，貯留液は不透明で，淡黄色を示す.
- 血胸では，貯留液は出血性である.
- 乳び胸では，貯留液は乳白色からピンク色を示す [73].

　液体の種類にかかわらず，貯留液により肺が胸腔内の背側／尾側領域に浮上するため，腹側／頭側領域では心音および肺音は減弱する [73]. このことはX線検査では明瞭に確認されるが，胸水が貯留した全てのネコが画像診断を実施できるほど安定しているわけではない. 多くのネコは非常に重篤な状態で，かつ呼吸困難のために，X線撮影のストレスにより容易に代償不

全となり呼吸が停止する [73].

　胸水のネコにX線検査を実施できたら，肺辺縁の円形化または波状変化，胸壁からの肺の分離，心陰影の不鮮明化，そして葉間裂による古典的な線状影を評価できる（図5.9）.

　対照的に，気胸のように胸腔内に遊離した空気が貯留した場合，胸腔内圧の変化により肺は虚脱する. 肺が虚脱すると，肺は十分に拡張できないことから一回換気量の維持が困難となる. その結果，呼吸数を増加させることで，空気を懸命に取り込まなければならなくなる [73].

　胸腔内の固形組織の原因は，横隔膜ヘルニア [74-76] のような外傷，腹膜心膜横隔膜ヘルニア [77] のような先天奇形，そして胸腺腫，胸腺脂肪腫および胸腺嚢胞 [73,78,79] のような腫瘍性疾患である. 胸腔内の

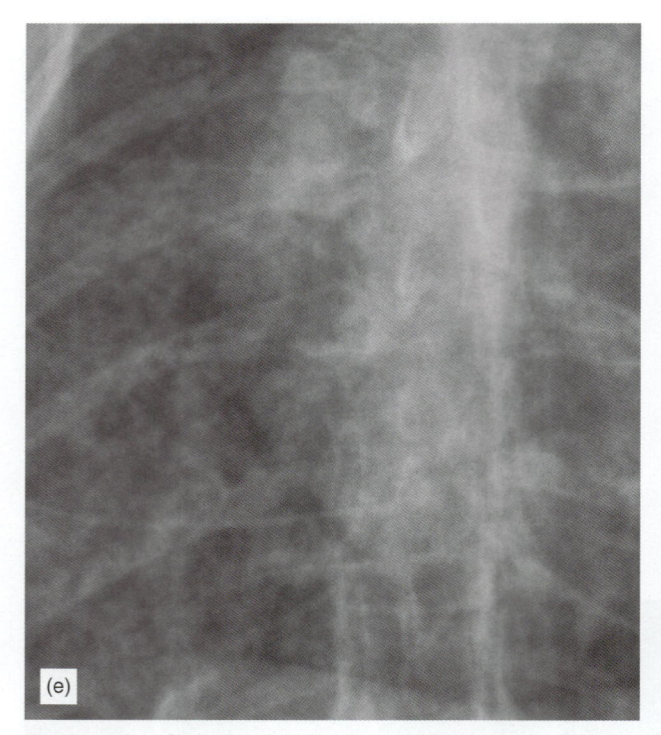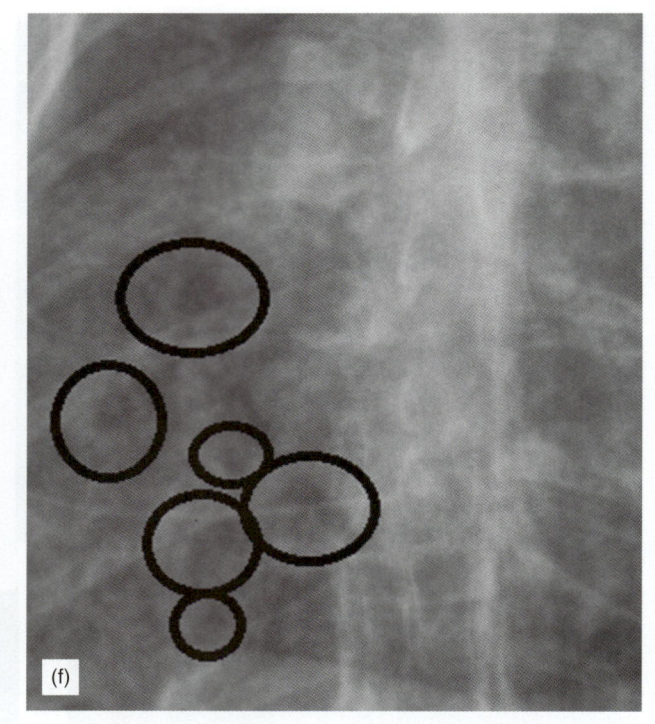

図5.8 （つづき）(e) 肺虫症のネコの胸部X線V/D像拡大写真. (f) 肺虫症のネコの胸部X線V/D像拡大写真. 典型的なドーナツ型の気管支パターンが確認される. [写真提供] Daniel Foy, MS, DVM, DACVIM, DACVECC.

液体貯留と同様, 組織の蓄積も肺野に悪影響を及ぼし, 肺が最大限に拡張する能力を低下させる. 最終的には, 肺を完全に拡張する能力が障害される（図5.10）.

5.5　聴診前に実施する呼吸系の評価

呼吸器系の評価は, 診察室での症例の観察から始める.

第5章5.2.1〜5.2.6節で述べた以下の点を確認すること.

- 態度
- 呼吸数
- 努力性呼吸
- 呼吸経路
- 粘膜の色調
- 毛細血管再充満時間（CRT）

動物が呼吸器系の徴候を主訴に来院した場合, 受診毎に身体診察で上記の点を観察および記録する必要がある. さらに, くしゃみまたは咳の有無も確認すべきである. このいずれかが認められた場合, 家族にその期間, 頻度および進行状況, そして特に咳がみられる

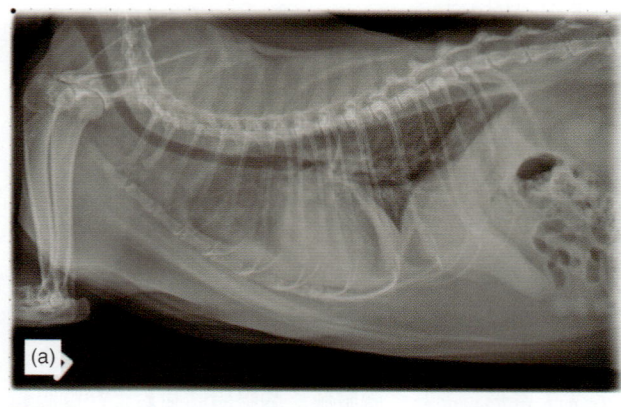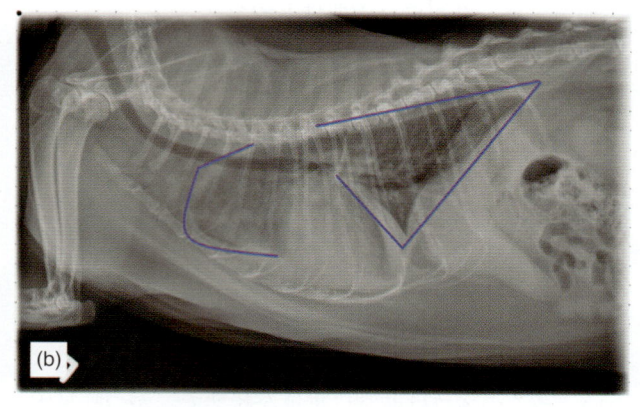

図5.9　(a) 急激に胸水が貯留したネコの胸部X線左側面像. (b) 急激に胸水が貯留したネコの胸部X線左側面像. 肺野の輪郭を青線で示す. 肺辺縁が鈍化し, 胸郭から離れていることに注目.（つづく）

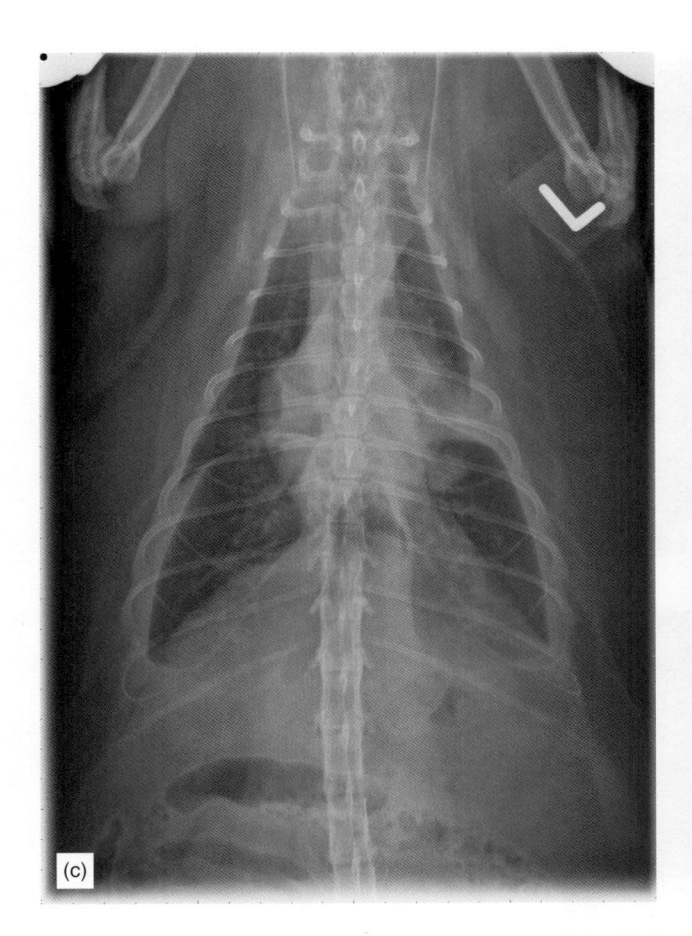

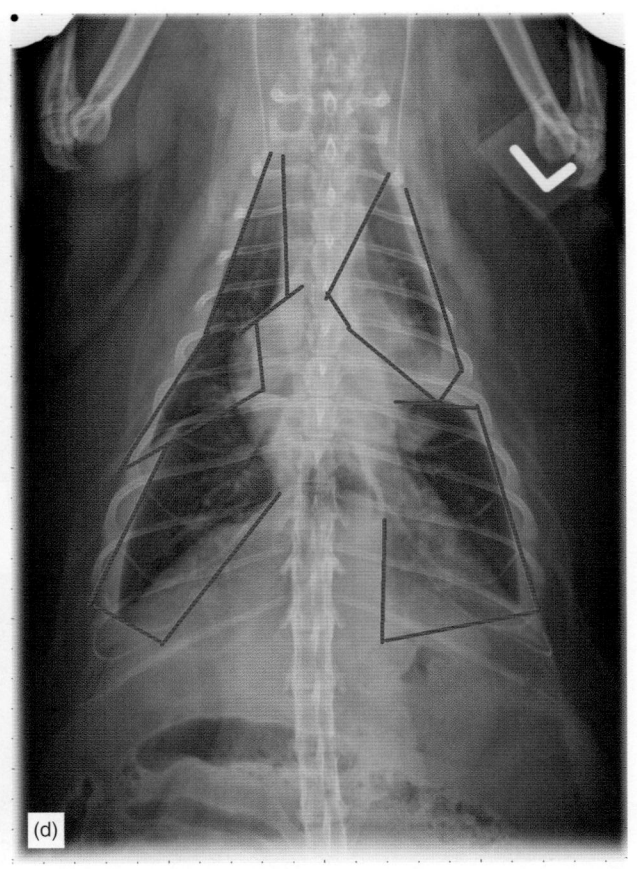

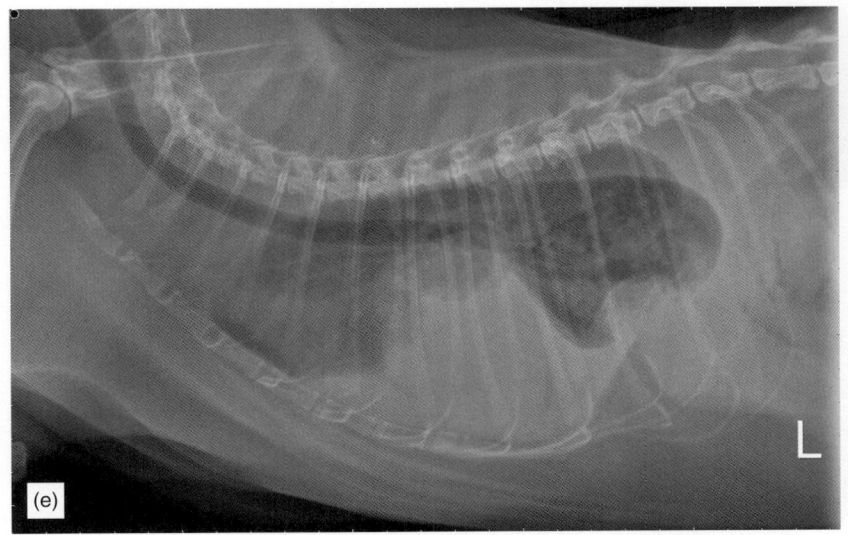

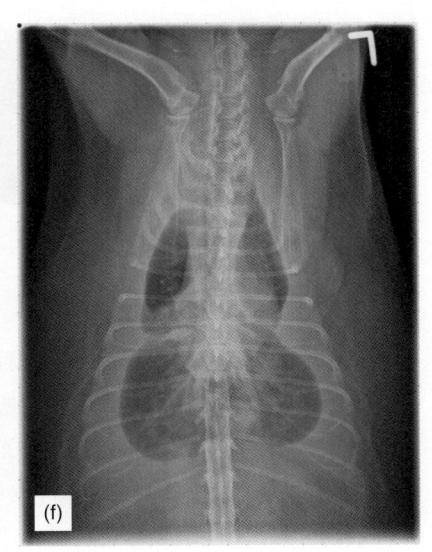

図5.9 （つづき）(c) 急激に胸水が貯留したネコの胸部X線腹背方向（V/D）像．(d) 急激に胸水が貯留したネコの胸部X線V/D像．肺野の輪郭を青色で示す．葉間の線状陰影により各肺葉は帆のように見えることに注目．(e) 慢性的に胸水が貯留したネコの胸部X線左側面像．肺辺縁の鈍化に注目．(f) 慢性胸水のネコの胸部X線V/D像．肺が胸壁からどの程度離れているかに注目．［写真提供］Daniel Foy, MS, DVM, DACVIM, DACVECC.

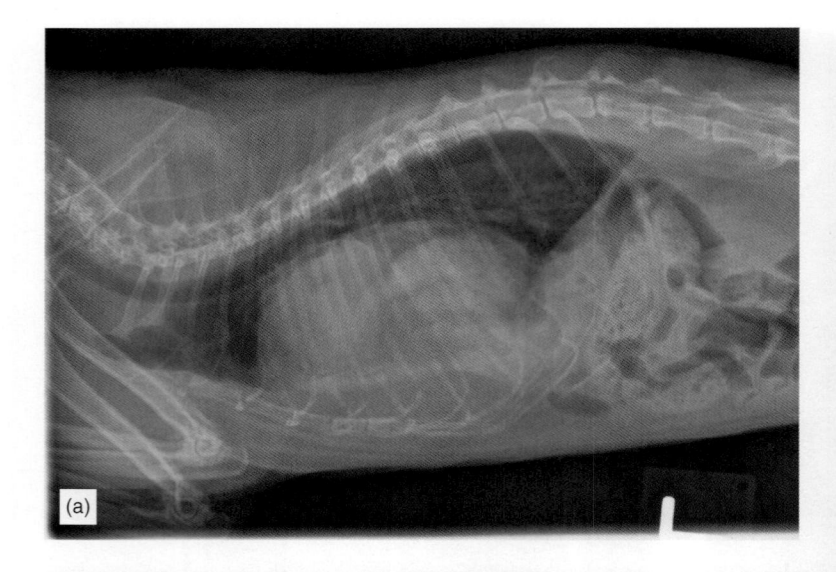

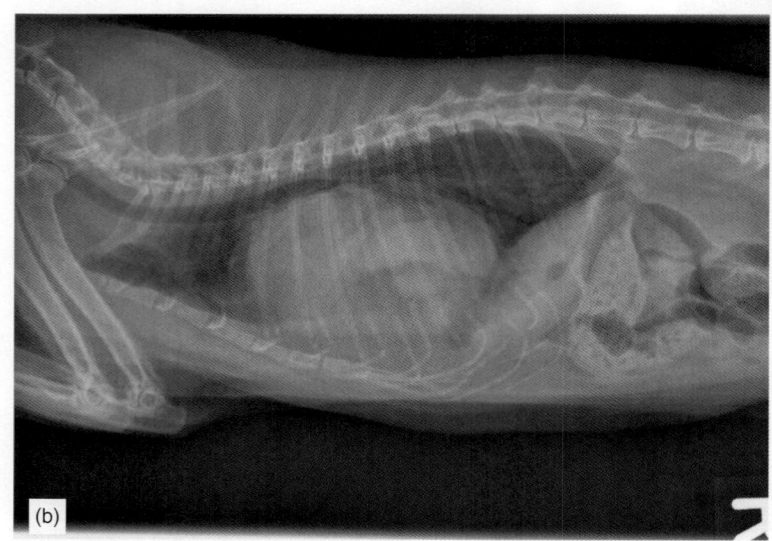

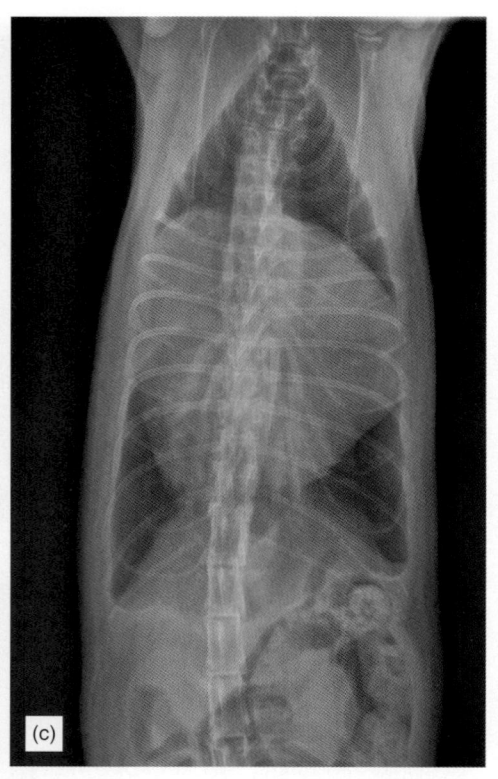

図5.10 (a) 胸腔および腹腔が不適切に接続する先天性異常，つまり腹膜心膜横隔膜ヘルニア（PPDH）のネコの胸部X線左側面像．(b) 同じPPDHのネコの胸部X線右側面像．(c) 同じPPDHのネコの胸部X線腹背方向像．[写真提供] Daniel Foy, MS, DVM, DACVIM, DACVECC.

場合は日中か夜間かなど，発生する時間帯を確認する．

　くしゃみおよび咳は，いずれも呼吸器疾患の非特異的な徴候である．くしゃみは，アレルゲンまたは他の刺激物質に対する防御反応の場合があるが[28]，炎症，異物，腫瘍などに対する生体反応であることもある[28]．いずれにせよ，咳は喉頭，気管または気管支による第2の防御反応である．喉頭誘発性の咳は間欠的に生じる傾向がある．この咳は粗々しく吐き気の引き金になるが，嘔吐は伴うことも伴わないこともある[28]．

5.5.1　鼻

　鼻漏の有無に注目する必要がある．鼻漏が認められる場合，以下の点を確認する．

- 片側性か，両側性か？
- 湿潤しているか，乾燥しているか？

- 大量か？
- 漿液性，粘液性，粘液膿性または出血性か？

　鼻漏の写真は第3章3.4項を参照．

　気流も確認すべきである．第3章3.4項で述べたように，両鼻孔からの気流は鼻の前にスライドグラスを置くことで確認できる．ネコは鼻で呼吸するため，呼吸により各鼻孔にスライドグラスに2個の同心円状の曇りが生じるのが正常である．スライドグラスの曇りが1個の場合，いずれかの上気道部の気流はわずかか，あるいは発生していない．なお，脱脂綿を両鼻孔の前に置き，その動きを観察して気流を評価してもよい．

　上気道から発生する雑音を聴取すべきである．この音とは具体的にはぜん鳴およびスターターのことで，この両者は聴診器を用いずに聴取できる．いずれの音も異常所見で，空気が狭窄した気道を通過すると発生

する.

既に述べたように，ぜん鳴は風の音のような高調な音であり，空気が硬い組織を通過する際に発生する音である[38]．一般にこの音は，鼻腔または喉頭の異常な狭窄を示す．対照的に，スターターはいびきのような低調な音で，軟口蓋過長のように固定されていない組織が気道に突出することで生じる．スターターは咽頭から生じることが多い．

5.5.2　喉頭および気管

喉頭が左右対称であることを触診で確認すべきである．この確認は動物の頭頸部を挙上すると容易になる．喉頭は非常に感受性が高いことに注意する．正常な動物であっても，強く圧迫すると咳が誘発されることがある．

気管も触診すべきで，喉頭遠位部から，胸郭前口まで触診する（図5.11）．触診により再現性のある咳が誘発されるかを確認することが重要である．気管の触診により生じる咳は正常ではなく，一般的には気管が過敏であることを意味する．

5.5.3　胸部のコンプライアンス

全てのネコで胸腔のコンプライアンスを評価すべきである．これを評価するためには，ネコの胸部腹側に掌をあて，胸骨の片側を親指で，対側を残りの指で把持する．そして，胸郭をしっかりと圧迫する．

正常なネコではコンプライアンスは適切で，多少は圧迫できる．コンプライアンスがない場合，あるいは以前は認められたコンプライアンスが消失した場合，胸腔内に占拠性腫瘍が存在している可能性がある．ネコでは縦隔リンパ腫は一般的な胸腔内の悪性腫瘍の一つである．縦隔リンパ腫は胸水を伴う傾向がある[73]．

5.5.4　胸部の打診

打診とは身体の一部を軽く叩くことである．打診は，疼痛の有無の確認，または基礎疾患の経過を理解するために反響音の特徴を把握する上で有効である．打診で胸腔のような体腔を評価する場合の目的は後者である．聴覚はヒトの身体診察の標準的手法として1761年にウィーンで始まり，1800年代初頭には打診板の使用により音質が改善した．伴侶動物の体格は小さい傾向にあるので打診板は必要ない．打診を実施する場合，指打診で十分である．この場合，左手を動物の胸壁の片側に置き，中指をしっかりと押し付ける．そし

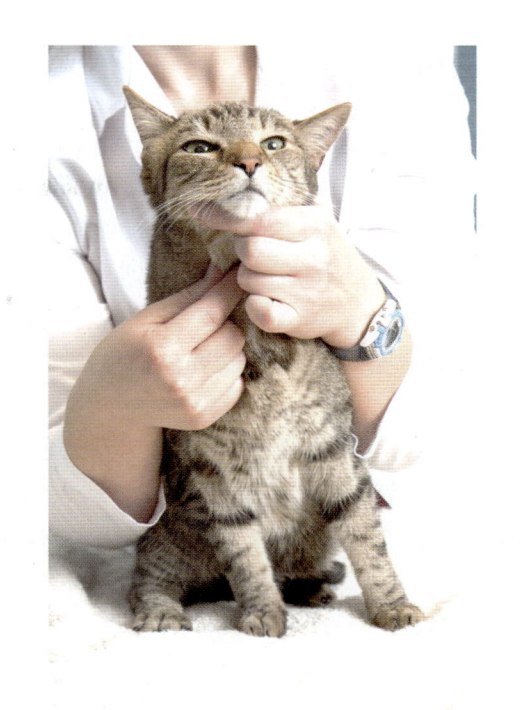

図5.11　触診による気管の長さの評価．[写真提供] Midwestern University, Media Resources Department.

て，右手の中指で左手の中節骨を叩く．1回打診して発生した音は，次の打診を行う前に評価する．同じ部位で打診を反復して打診音の一貫性を確認すると同時に，隣接する組織の変化を確認するために，周辺組織に打診する[28]．

胸部の打診は肺野の健康状態に加え，占拠性病変の評価を目的に考案された．このため，胸部の打診は胸部両側で実施すべきである．さらに，打診では背側，腹側および肩関節に二分する見えない線を描き，胸部中央を評価する．打診すると，正常な肺野では音が響くはずである．この音は低く，そして反響する．対照的に占拠性腫瘍が存在する場合，固形組織は気体を含まないために鈍い音が発生する．例えば，右側胸腔で肺野の尾側辺縁を打診した場合，肝臓が存在することで反響音は変化する[28]．

全ての一次臨床家が，身体診察の標準的手法として打診を活用しているわけではない．事実，動物の体格が小さいほど，正常な反響音と異常なそれとの鑑別は困難なので，打診を全く実施しない獣医師もいる．しかし，練習することで，打診により胸腔内の疾患が示唆されることがある．例えば気胸では，背側の反響音が増強し，膿胸または血胸では腹側の反響音が減弱し，そして一部の肺葉の浸潤性病変では，その領域の反響音が減弱するはずである[28, 73]．

5.6 気道での正常音

気道の音は，気道内を通過する気流が振動すると発生する．聴取される振動は，気流速度および気流の乱れの程度に影響される[28]．気道の音が聴取された場合，正常なこともあれば，副雑音（異常）であることもある．

正常な気道の音には，気管支音および肺胞音がある[28]．

- 気管支音は，気管尾側ならびに大きな気管支で発生する．気管支音は嵐の日の風のように粗々しく聴取され，これらの領域での気流の乱れにより発生する．
- 肺胞音は胸腔の辺縁で発生する．肺胞音は秋に音を立てる葉のように軟らかい音である．肺胞音は，胸壁と気管のようなより大きな乱流が激しい気道の間に空気で満たされた肺があることを示す．

気管支肺胞呼吸音は，音の発生部位，音調および音量の点で気管支音および肺胞音の中間である．この音が減弱した場合，胸壁との間に異常な組織または液体貯留が示される[28]．

気道の正常な音は変動することに注意する．例えば[28]，

- 正常な気道の音は，呼気時より吸気時に大きい傾向にある．
- 正常な気道の音は増大することも減弱することもある．例えば，正常な気道の音は，頻呼吸では増大する．

5.7 気道の聴診

気道の音を評価するために，全ての症例で上気道および下気道の音を聴取すべきである．気管では気管支音が聴診される．下気道では，肺胞音および気管支肺胞呼吸音が聴診される[28]．

胸腔両側に加え，肺野の頭側および尾側辺縁を含む下気道全体を聴診することが重要である（図5.12）．

初学者は，心血管系と関連させて呼吸器の構造をよく理解するためには，実際のネコの臨床的解剖と側面像の胸部X線写真を比較するべきである（図5.13aおよびb）．最初にすべきことは，正常な気道の音が聴取できる部位と肺野を関連づけることである（図5.13c）．

5.8 副雑音

副雑音は異常音である．日常的には，断続性ラ音および連続性ラ音[1]の2種類が聴取される．

- 断続性ラ音は何かが破裂するような音で，閉塞した気道が再開放することで発生する．この音は通常，気道内に大量の分泌物が存在することを示す．
- 連続性ラ音は，虚脱していた気道が吸気時に開放する，あるいは呼気時に閉鎖する際に発生する楽音様の音である．この音は肥厚した反応性気道のように気道内径が縮小した場合，あるいは隣接する肺疾患により気道が虚脱した場合に発生する．

---

1 ラ音とはラッセル音の略称．

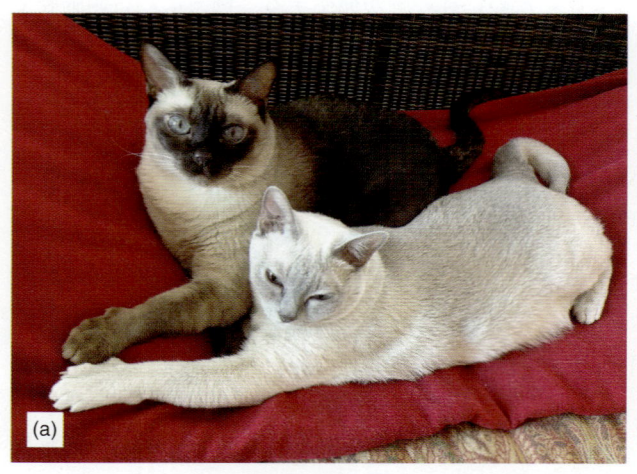 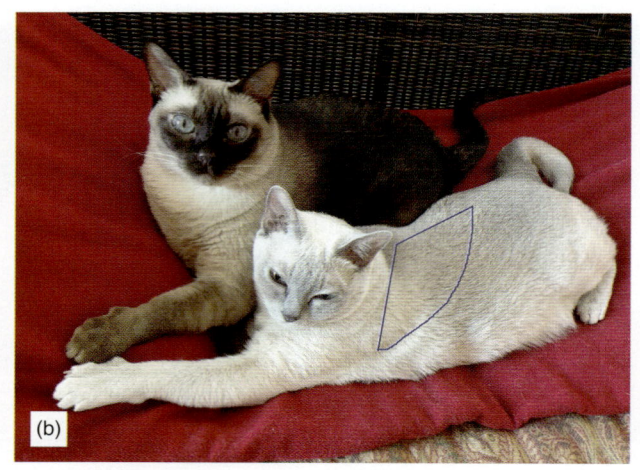

図5.12 (a) ネコの胸郭の左側面像．(b) ネコの胸郭の左側面像．肺野の境界を推定して示す．

既に述べたように，左右の胸腔，そして頭側および尾側辺縁を含む肺野全域を慎重に聴診すべきである．呼吸音は，正常であっても副雑音であっても必ずしも左右対称ではない．気流が片側で変化した場合は，呼吸音の変化も片側にのみ認められることが多い．

5.9　気流の音による打診所見の補強

第5章5.5.4節で述べたように，打診により胸腔疾患の存在に関する情報が得られる[73]．聴診により打診の所見を確認でき，獣医師はより自信を持つことができる．例えば滲出性疾患では，聴取により液体が貯留している境界が把握できることがある．この境界の上方では正常な呼吸音が聴取される．境界より下方では呼吸音は胸郭腹側に貯留した滲出液により，鈍くなるかあるいは消失する．対照的に，気胸では胸腔内に空気が漏出する．空気は胸郭の背側に移動するため，呼吸音は背側で鈍いのに対し，腹側ではあまり影響されない[28]．

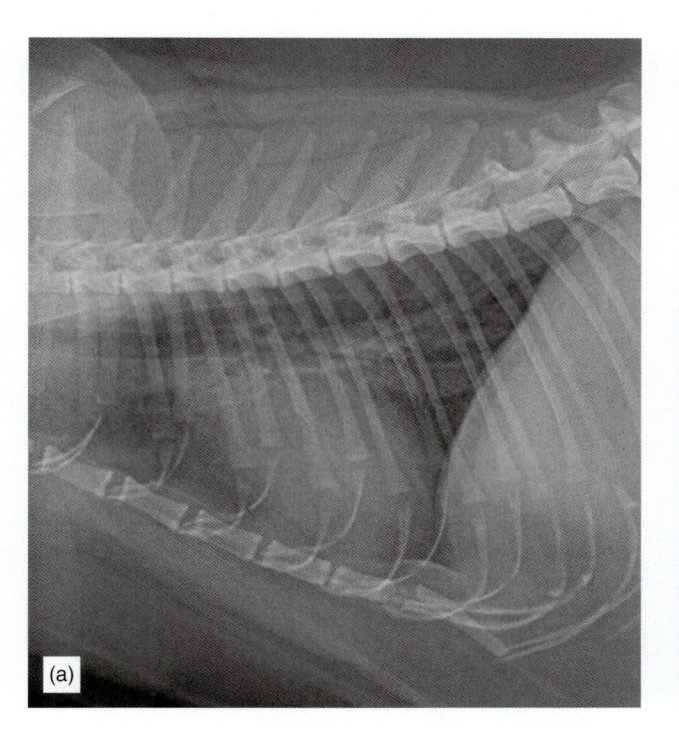

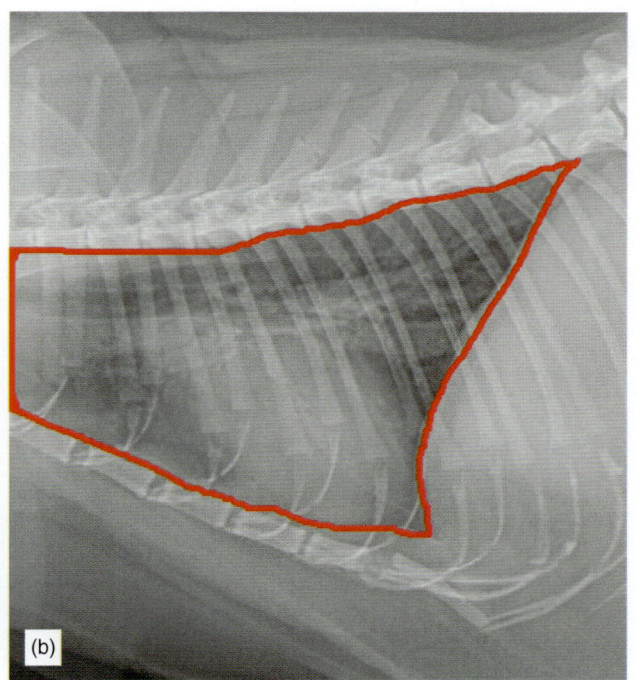

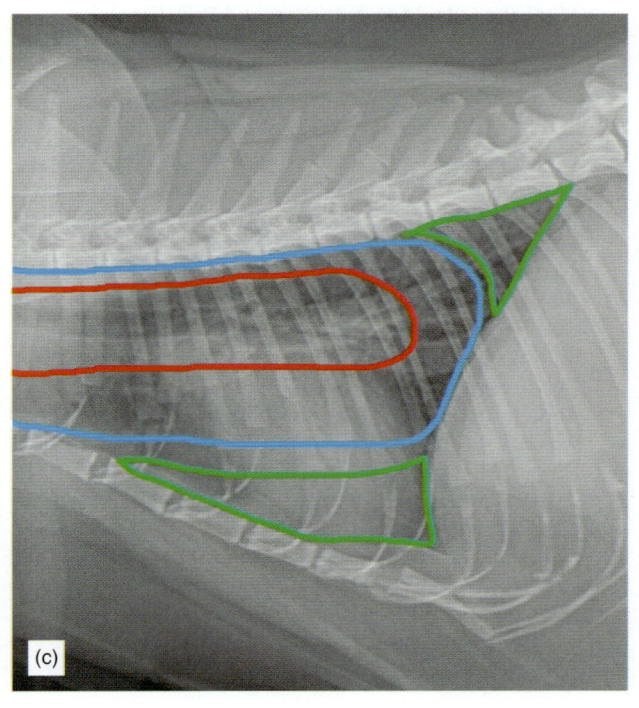

図5.13　(a) 胸部Ⅹ線左側面像．(b) 胸部Ⅹ線左側面像．肺野の境界を赤色で示す．(c) 胸部Ⅹ線左側面像．気道での正常な音の聴診を前提に肺野を図解している．気管支音は，赤線で囲まれた領域で聴取される．気管支肺胞呼吸音は，青線および赤線で囲まれた領域で聴取される．肺胞音は緑色の三角形の中で聴取される．

5.10 聴診に支障を来すネコ喘音[2]

ネコ喘音はかすかな音を遮るため，大きな障害となる．必ずしも成功するわけではないが，ネコ喘音を止めさせるために以下の方法が有効となることがある．

- 家族がネコを撫でている場合は，しばらくの間，止めるようにお願いする．身体を触ることでネコ喘音は発生しやすくなるが，止めると逆の効果，つまりネコ喘音は停止する．

- ネコ喘音が発生している場合，診察室の蛇口を開いて水を流し，シンクの近くにネコを起立させる．これにより，ネコ喘音が停止することがある．ただし，家族にネコを不必要に怖がらせる（または水浴びをさせる）つもりではないことを事前に告げるべきである．

- ネコ喘音を停止させる最後の方法は，綿花または正方形のガーゼをアルコールで濡らしてネコに嗅がせることである．第1章1.6項で述べたように，ネコはアルコールを嫌悪する [80]．このため，満足しているからというより，神経質になっているためにネコ喘音を発生させている場合，この匂いによりネコ喘音は停止する傾向がある．アルコールの使用により診察は容易になるが，ネコに記憶が定着することで，次回の診察が困難になることがある．アルコールの使用の有無にかかわらず，アルコールの匂いと病院を関連づけ，その診療でアルコールを使用しなくても，家族とネコの関係に負の影響を及ぼす可能性がある．こうなると，ネコにとっては動物病院に行くこと自体が予め決まっている嫌な経験となる [81-83]．

---

2 原語は purr. ネコが発する低調の振動性の音．俗に「ゴロゴロ」と呼ばれる．

参考文献

1 Cote, E., Edwards, N.J., Ettinger, S.J. *et al.* (2015) Management of incidentally detected heart murmurs in dogs and cats. *Journal of Veterinary Cardiology*, **17** (4), 245–261.

2 Strickland, K.N. (2008) Congenital heart disease, in *Manual of Canine and Feline Cardiology*, 4th edn. (eds. L.P. Tilley, F.W.K. Smith, M.A. Oyama, and M.M. Sleeper), Saunders, Philadelphia, pp. 215–239.

3 Kittleson, M.D. (1998) The approach to the patient with cardiac disease, in *Small Animal Cardiovascular Medicine* (eds. M.D. Kittleson and R.D. Kienle), Mosby, St. Louis, pp. 195–217.

4 Cote, E., Manning, A.M., Emerson, D. *et al.* (2004) Assessment of the prevalence of heart murmurs in overtly healthy cats. *Journal of the American Veterinary Medical Association*, **225** (3), 384–388.

5 Paige, C.F., Abbott, J.A., Elvinger, F., and Pyle, R.L. (2009) Prevalence of cardiomyopathy in apparently healthy cats. *Journal of the American Veterinary Medical Association*, **234** (11), 1398–1403.

6 Wagner, T., Fuentes, V.L., Payne, J.R. *et al.* (2010) Comparison of auscultatory and echocardiographic findings in healthy adult cats. *Journal of Veterinary Cardiology*, **12** (3), 171–182.

7 Bonagura, J.D. (2000) Feline echocardiography. *Journal of Feline Medicine and Surgery*, **2** (3), 147–151.

8 Dirven, M.J., Cornelissen, J.M., Barendse, M.A. *et al.* (2010) Cause of heart murmurs in 57 apparently healthy cats. *Tijdschrift voor Diergeneeskunde*, **135** (22), 840–847.

9 Nakamura, R.K., Rishniw, M., King, M.K., and Sammarco, C.D. (2011) Prevalence of echocardiographic evidence of cardiac disease in apparently healthy cats with murmurs. *Journal of Feline Medicine and Surgery*, **13** (4), 266–271.

10 Rishniw, M. and Thomas, W.P. (2002) Dynamic right ventricular outflow obstruction: a new cause of systolic murmurs in cats. *Journal of Veterinary Internal Medicine*, **16** (5), 547–552.

11 Fuentes, V.L. (2006) Cardiomyopathy: establishing a diagnosis, in *Consultations in Feline Internal Medicine*, vol. 5 (ed. J.R. August), Saunders Elsevier, St. Louis, pp. 301–310.

12 Ferasin, L., Sturgess, C.P., Cannon, M.J. *et al.* (2003) Feline idiopathic cardiomyopathy: a retrospective study of 106 cats (1994–2001). *Journal of Feline Medicine and Surgery*, **5** (3), 151–159.

13 Gordon, S.G. (2006) Cardiomyopathy – therapeutic decisions, in *Consultations in Feline Internal Medicine*, vol. 5 (ed. J.R. August), Saunders Elsevier, St. Louis, pp. 311–317.

14 Cote, E. and Harpster, N.K. (2009) Feline cardiac arrhythmias, in *Kirk's Current Veterinary Therapy*, vol. XIV (eds. J.D. Bonagura and D.C. Twedt), Saunders Elsevier, St. Louis, pp. 731–739.

15 Laste, N.J. and Harpster, N.K. (1995) A retrospective study of 100 cases of feline distal aortic thromboembolism: 1977–1993. *Journal of the American Animal Hospital Association*, **31** (6), 492–500.

16 Smith, S.A., Tobias, A.H., Jacob, K.A. *et al.* (2003) Arterial thromboembolism in cats: acute crisis in 127 cases (1992–2001) and long-term management with low-dose aspirin in 24 cases. *Journal of Veterinary Internal Medicine*, **17** (1), 73–83.

17 Gompf, R.E. (2008) The history and physical examination, in *Manual of Canine and Feline Cardiology*, 4th edn. (eds. L.P. Tilley, F.W.K. Smith, M.A. Oyama and M.M. Sleeper), Saunders Elsevier, St. Louis, pp. 2–23.

18 Swift, S., Dukes-McEwan, J., Fonfara, S. *et al.* (2009) Aetiology and outcome in 90 cats presenting with dyspnoea in a referral population. *Journal of Small Animal Practice*, **50** (9), 466–473.

19 Ljungvall, I., Rishniw, M., Porciello, F. *et al.* (2014) Sleeping and resting respiratory rates in healthy adult cats and cats with subclinical heart disease. *Journal of Feline Medicine and Surgery*, **16** (4), 281–290.

20 Smith, S.A. and Tobias, A.H. (2004) Feline arterial thromboembolism: an update. *Veterinary Clinics of North America: Small Animal Practice*, **34** (5), 1245–1271.

21 Stepien, R.L. and Henik, R.A. (2009) Systemic hypertension, in *Kirk's Current Veterinary Therapy*, vol. XIV (eds. J.D.Bonagura and D.C.Twedt), Saunders Elsevier, St. Louis, pp. 713–717.

22 Belew, A.M., Barlett, T., and Brown, S.A. (1999) Evaluation of the white-coat effect in cats. *Journal of Veterinary Internal Medicine*, **13** (2), 134–142.

23 Volk, J.O., Thomas, J.G., Colleran, E.J., and Siren, C.W. (2014) Executive summary of phase 3 of the Bayer Veterinary Care Usage Study. *Journal of the American Veterinary Medical Association*, **244** (7), 799–802.

24 Vogt, A.H., Rodan, I., Brown, M. *et al.* (2010) AAFP–AAHA Feline Life Stage Guidelines. *Journal of Feline Medicine and Surgery*, **12** (1), 43–54.

25 Volk, J.O., Felsted, K.E., Thomas, J.G., and Siren, C.W. (2011) Executive summary of phase 2 of the Bayer Veterinary Care Usage Study. *Journal of the American Veterinary Medical Association*, **239** (10), 1311–1316.

26 Greco, D.S. (1991) The effect of stress on the evaluation of feline patients, in *Consultations in Feline Internal Medicine* (ed. J.R. August), Saunders, Philadelphia, pp. 13–17.

27 Overall, K.L. (1997) *Clinical Behavioral Medicine for Small Animals*, Mosby, St. Louis.

28 Rijnberk, A. and van Sluijs, F.S. (2009) *Medical History and Physical Examination in Companion Animals*, 2nd edn., Saunders Elsevier, St. Louis.

29 Cote, E., MacDonald, K.A., Meurs, K.M., and Sleeper, M.M. (2011) *Feline Cardiology*, Wiley-Blackwell, Ames, IA.

30 Dyce, K.M., Sack, W.O., and Wensing, C.J.G. (2010) *Textbook of Veterinary Anatomy*, 4th edn., Saunders Elsevier, St. Louis.

31 Hunt, G.B. and Foster, S.F. (2009) Nasopharyngeal disorders, in *Kirk's Current Veterinary Therapy*, vol. XIV (eds. J.D. Bonagura and D.C. Twedt), Saunders Elsevier, St. Louis, pp. 622–626.

32 Kienle, R.D. (2008) Feline cardiomyopathy, in *Manual of Canine and Feline Cardiology*, 4th edn. (eds. L.P. Tilley, F.W.K. Smith, M.A. Oyama and M.M. Sleeper), Saunders Elsevier, St. Louis, pp. 151–175.

33 Cole, S.G. and Drobatz, K.J. (2008) Emergency management and critical care, in *Manual of Canine and Feline Cardiology*, 4th edn. (eds. L.P. Tilley, F.W.K. Smith, M.A. Oyama and M.M. Sleeper), Saunders Elsevier, St. Louis, pp. 342–355.

34 Smith, F.W.K., Schrope, D.P., and Sammarco, C.D. (2008) Cardiovascular effects of systemic disease, in *Manual of Canine and Feline Cardiology*, 4th edn. (eds. L.P. Tilley, F.W.K. Smith, M.A. Oyama and M.M. Sleeper), Saunders Elsevier, St. Louis, pp. 240–276.

35 Hogan, D.F. (2006) Prevention and management of thromboembolism, in *Consultations in Feline Internal Medicine*, vol. 5 (ed. J.R. August), Saunders Elsevier, St. Louis, pp. 331–345.

36 Stokhof, A.A. and De Rick, A. (2009) Circulatory system, in *Medical History and Physical Examination in Companion Animals*, 2nd edn. (eds. A. Rijnberk, F.J. vanSluijs), Saunders Elsevier, St. Louis, pp. 75–85.

37 Sykes, J.E. (2012) Pediatric feline upper respiratory disease. *Veterinary Clinics of North America: Small Animal Practice*, **44** (2), 331–342.

38 Quimby, J. and Lappin, M.R. (2012) The upper respiratory tract, in *The Cat: Clinical Medicine and Management* (ed. S.E. Little), Saunders Elsevier, St. Louis, pp. 846–861.

39 McManus, C.M., Levy, J.K., Andersen, L.A. *et al.* (2014) Prevalence of upper respiratory pathogens in four management models for unowned cats in the southeast United States. *Veterinary Journal*, **201** (2), 196–201.

40 Dinnage, J.D., Scarlett, J.M., and Richards, J.R. (2009) Descriptive epidemiology of feline upper respiratory tract disease in an animal shelter. *Journal of Feline Medicine and Surgery*, **11** (10), 816–825.

41 Binns, S.H., Dawson, S., Speakman, A.J. *et al.* (2000) A study of feline upper respiratory tract disease with reference to prevalence and risk factors for infection with feline calicivirus and feline herpesvirus. *Journal of Feline Medicine and Surgery*, **2** (3), 123–133.

42 Bannasch, M.J. and Foley, J.E. (2005) Epidemiologic evaluation of multiple respiratory pathogens in cats in animal shelters. *Journal of Feline Medicine and Surgery*, **7** (2), 109–119.

43 Di Martino, B., Di Francesco, C.E., Meridiani, I., and Marsilio, F. (2007) Etiological investigation of multiple respiratory infections in cats. *New Microbiologica*, **30** (4), 455–461.

44 Foley, J.E. and Bannasch, M.J. (2004) Infectious diseases of dogs and cats, in *Shelter Medicine for Veterinarians and Staff* (eds. L. Miller and S. Zawistowski), Iowa University Press, Ames, IA, pp. 235–284.

45 Chandler, F.A., Gaskell, C.J., and Gaskell, R.M. (2004) *Feline Medicine and Therapeutics*, 3rd edn., Blackwell, Oxford.

46 Foley, J.E., Rand, C., Bannasch, M.J. *et al.* (2002) Molecular epidemiology of feline bordetellosis in two animal shelters in California, *USA*. *Preventive Veterinary Medicine*, **54** (2), 141–156.

47 Hartmann, A.D., Hawley, J., Werckenthin, C. *et al.* (2010) Detection of bacterial and viral organisms from the conjunctiva of cats with conjunctivitis and upper respiratory tract disease. *Journal of Feline Medicine and Surgery*, **12** (10), 775–782.

48 Helps, C.R., Lait, P., Damhuis, A. *et al.* (2005) Factors associated with upper respiratory tract disease caused by feline herpesvirus, feline calicivirus, *Chlamydophila felis* and *Bordetella bronchiseptica* in cats: experience from 218 European catteries. *Veterinary Record*, **156** (21), 669–673.

49 Hoskins, J.D., Williams, J., Roy, A.F. *et al.* (1998) Isolation and characterization of *Bordetella bronchiseptica* from cats in southern Louisiana. *Veterinary Immunology and Immunopathology*, **65** (2–4), 173–176.

50 Ruch-Gallie, R.A., Veir, J.K., Spindel, M.E., and Lappin, M.R. (2008) Efficacy of amoxycillin and azithromycin for the empirical treatment of shelter cats with suspected bacterial upper respiratory infections. *Journal of Feline Medicine and Surgery*, **10** (6), 542–550.

51 Sykes, J.E., Anderson, G.A., Studdert, V.P., and Browning, G.F. (1999) Prevalence of feline *Chlamydia psittaci* and feline herpesvirus 1 in cats with upper respiratory tract disease. *Journal of Veterinary Internal Medicine*, **13** (3), 153–162.

52 Harbour, D.A., Howard, P.E., and Gaskell, R.M. (1991) Isolation of feline calicivirus and feline herpesvirus from domestic cats 1980 to 1989. *Veterinary Record*, **128** (4), 77–80.

53 Cai, Y., Fukushi, H., Koyasu, S. *et al.* (2002) An etiological investigation of domestic cats with conjunctivitis and upper respiratory tract disease in Japan. *Journal of Veterinary Medical Science*, **64** (3), 215–219.

54 Coutts, A.J., Dawson, S., Binns, S. *et al.* (1996) Studies on natural transmission of *Bordetella bronchiseptica* in cats. *Veterinary Microbiology*, **48** (1–2), 19–27.

55 Henderson, S.M., Bradley, K., Day, M.J. *et al.* (2004) Investigation of nasal disease in the cat – a retrospective study of 77 cases. *Journal of Feline Medicine and Surgery*, **6** (4), 245–257.

56 Schmidt, J.F. and Kapatkin, A. (1990) Nasopharyngeal and ear canal polyps in the cat. *Feline Practice*, **18** (4), 16–19.

57 Kapatkin, A.S., Matthiesen, D.T., Noone, K.E. *et al.* (1990) Results of surgery and long-term follow-up in 31 cats with nasopharyngeal polyps. *Journal of the American Animal Hospital Association*, **26** (4), 387–392.

58 Baral, R.M. (2012) Lower respiratory tract diseases, in *The Cat: Clinical Medicine and Management* (ed. S.E.Little), Saunders Elsevier, St. Louis, pp. 861–891.

59 Johnson, L.R. (2006) Bronchial disease, in *Consultations in Feline Internal Medicine*, vol. 5 (ed. J.R. August), Saunders Elsevier, St. Louis, pp. 361–367.

60 Foster, S.F., Martin, P., Allan, G.S. *et al.* (2004) Lower respiratory tract infections in cats: 21 cases (1995–2000). *Journal of Feline Medicine and Surgery*, **6** (3), 167–180.

61 Macdonald, E.S., Norris, C.R., Berghaus, R.B., and Griffey, S.M. (2003) Clinicopathologic and radiographic features and etiologic agents in cats with histologically confirmed infectious pneumonia: 39 cases (1991–2000). *Journal of the American Veterinary Medical Association*, **223** (8), 1142–1150.

62 Mehlhaff, C.J. and Mooney, S. (1985) Primary pulmonary neoplasia in the dog and cat. *Veterinary Clinics of North America: Small Animal Practice*, **15** (5), 1061–1067.

63 Miles, K.G. (1988) A review of primary lung-tumors in the dog and cat. *Veterinary Radiology*, **29** (3), 122–128.

64 Theilin, G.H. and Madewell, B.R. (1979) Tumours of the respiratory tract and thorax, in *Veterinary Cancer Medicine* (eds. G.H. Theilen and B.R. Madewell), Lea & Febiger, Philadelphia, p. 341.

65 Gadbois, J., d'Anjou, M.A., Dunn, M. *et al.* Radiographic abnormalities in cats with feline bronchial disease and intra- and interobserver variability in radiographic interpretation: 40 cases (1999–2006). *Journal of the American Veterinary Medical Association*, **234** (3), 367–375.

66 Berry, C.R., Love, N.E., and Thrall, D.E. (2002) Interpretation paradigms for the small animal thorax, in *Textbook of Veterinary Diagnostic Radiology*, 4th edn. (ed. D.E. Thrall), Saunders Elsevier, Philadelphia, pp. 307–322.

67 Lamb, C.R. (2002) The canine and feline lung, in *Textbook of Veterinary Diagnostic Radiology*, 4th edn. (ed. D.E. Thrall), Saunders Elsevier, Philadelphia, pp. 431–449.

68 Mantis, P., Lamb, C.R., and Boswood, A. (1998) Assessment of the accuracy of thoracic radiography in the diagnosis of canine chronic bronchitis. *Journal of Small Animal Practice*, **39** (11), 518–520.

69 Moise, N.S., Wiedenkeller, D., Yeager, A.E. *et al.* (1989) Clinical, radiographic, and bronchial cytologic features of cats with bronchial disease: 65 cases (1980–1986). *Journal of the American Veterinary Medical Association*, **194** (10), 1467–1473.

70 Moon, M. (1992) Pulmonary-infiltrates with eosinophilia. *Journal of Small Animal Practice*, **33** (1), 19–23.

71 Corcoran, B.M., Thoday, K.L., Henfrey, J.I. *et al.* (1991) Pulmonary infiltration with eosinophils in 14 dogs. *Journal of Small Animal Practice*, **32** (10), 494–502.

72 Losonsky, J.M., Thrall, D.E., and Prestwood, A.K. (1983) Radiographic evaluation of pulmonary abnormalities after *Aelurostrongylus abstrusus* inoculation in cats. *American Journal of Veterinary Research*, **44** (3), 478–482.

73 Baral, R.M. (2012) The thoracic cavity, in *The Cat: Clinical Medicine and Management* (ed. S.E. Little), Saunders Elsevier, St. Louis, pp. 892–913.

74 Voges, A.K., Bertrand, S., Hill, R.C. *et al.* (1997) True diaphragmatic hernia in a cat. *Veterinary Radiology and Ultrasound*, **38** (2), 116–119.

75 Worth, A.J. and Machon, R.G. (2005) Traumatic diaphragmatic herniation: pathophysiology and management. *Compendium: Continuing Education for the Practicing Veterinarian*, **27** (3), 178–190.

76 Schmiedt, C.W., Tobias, K.M., and Stevenson, M.A. (2003) Traumatic diaphragmatic hernia in cats: 34 cases (1991–2001). *Journal of the American Veterinary Medical Association*, **222** (9), 1237–1240.

77 Fossum, T.W. (2000) Pleural and extrapleural diseases, in *Textbook of Veterinary Internal Medicine* (eds. S.J. Ettinger and E.C. Feldman), Saunders, Philadelphia, p. 1098.

78 Day, M.J. (1997) Review of thymic pathology in 30 cats and 36 dogs. *Journal of Small Animal Practice*, **38** (9), 393–403.

79 Vilafranca, M. and Font, A. (2005) Thymolipoma in a cat. *Journal of Feline Medicine and Surgery*, **7** (2), 125–127.

80 Herron, M.E. and Shreyer, T. (2014) The pet-friendly veterinary practice: a guide for practitioners. *Veterinary Clinics of North America: Small Animal Practice*, **44** (3), 451–481.

81 Mazur, J.E. (2006) Basic principle of classical conditioning, in *Learning and Behavior*, 6th edn., Pearson Education, Upper Saddle River, NJ, pp. 76–81.

82 Yin, S. (2009) Classical conditioning (aka associative learning), in *Low Stress Handling, Restraint, and Behavior Modification of Dogs and Cats*, Cattle Dog Publishing, Davis, CA, pp. 83–84.

83 Bear, M.F., Connors, B.W., and Paradiso, M.A. (2007) The chemical senses, in *Neuroscience: Exploring the Brain*, 3rd edn., Lippincott Williams & Wilkins, Baltimore, pp. 271–272.

第6章
ネコの腹腔の検査

6.1　主訴に関連する消化管の概要

　胃腸系は上部および下部消化管に分けられる。口腔，中咽頭，唾液腺，食道，胃および十二指腸が上部消化管を，そして空腸，回腸，上行・横行・下行結腸，直腸および肛門が下部消化管を形成する。肝胆道系は上部消化管に近接し，小腸と共に，代謝および生体内変換経路に不可欠な腸肝循環に関与している。胃腸系および肝胆道系は共に消化器として機能し，食物を吸収可能な栄養素へと代謝し，そしてこれは身体の燃料となるエネルギーとして利用される[1-3]。

　第3章で中咽頭までを解説したので，本章ではこれ以降の消化管を扱う。心血管系および呼吸器系では，身体診察で異常が偶然に見つかる傾向があるが[4-6]，消化器系の機能異常は徴候を伴うことが多い[1]。巨大食道症，食道狭窄，食道閉塞および幽門狭窄の動物は受動的な吐出を示すことが多いのに対し，胃炎の症例は嘔吐，つまり胃内容物の能動的な逆行性排出が起きやすい[7-9]。

　下痢は小動物臨床では頻繁にみられるもう一つの主訴である。ネコは小腸性または大腸性下痢を示す。小腸性下痢では，稀に大量の下痢便が排出されるが，粘液，血液の混入，あるいはしぶりはみられない。体重減少は一般的にみられる。大腸性下痢の症例では，大腸の水分を大量に含む少量の便が頻繁に排出される。典型例では排便時のいきみを伴い，過剰な粘液および／または血液が糞便と共に排出される[10]。

　動物は腹痛を呈することもある。家族が「遊ぼうよの姿勢」または「祈りの姿勢」をしていると述べることもあるし，診察室でこのような姿勢がみられることもある。つまり，動物は前肢を伸ばして起立し，前胸部を床につけるように下げ，臀部を上げる姿勢である。このような身体を伸ばした姿勢により，腹腔内圧を下げて腹痛を軽減できると考えられている。この姿勢はネコよりもイヌで非常に多く認められるが，ネコでも

腹痛が重度であればみられることがある[1]。

　上述した主訴に比べると二次診療施設では多くはみられないが，腹水による腹囲膨満で腹部が丸くなったという主訴でネコが来院することがある。通常，腹腔内には微量の液体が浮遊して存在し，各臓器が摩擦を最小限にして容易に移動できる。しかし，液体が過剰に腹腔内に貯留すると，その動物には腹水があると認識される。家族は腹囲膨満または体重増加により腹水に気づくことがある[11]。

　腹水は，いわいる「ウェット（滲出）型」のネコ伝染性腹膜炎[12,13]のような感染症，外傷性血腹[14,15]，尿腹症[16,17]，右心不全[18,22]，肝障害[23,27]または腫瘍[11,18,28]に続発することもある。

　腹水が貯留しなくても腹囲が膨満することがあり，その原因は占拠性腫瘤である。このような腫瘤が肝臓に生じるのは原発性肝腫瘍よりも一般的に転移性だが，これはネコでは稀である[29,30]。原発性肝細胞腫瘍には良性の肝細胞腺腫および悪性の肝細胞癌が含まれる。原発性の間葉系肝腫瘍には良性の血管腫，そして悪性の平滑筋肉腫，血管肉腫および肝線維肉腫が含まれる。ネコではこれら全ての腫瘍は肝原発性疾患としては稀である。神経内分泌腫瘍は神経外胚葉細胞由来の腫瘍だが，ネコでは肝臓の原発性腫瘍としてはさらに稀である。肝細胞または間葉系の腫瘍と異なり，神経内分泌腫瘍は若齢動物に発生する傾向があり，より攻撃的な生物学的挙動を示す[29]。

　対照的に，原発性の胆管腫瘍はネコでは発生頻度が高く，ネコの胆管系腫瘍の50%以上を占める。良性の胆管腫瘍である胆管嚢胞腺腫は，悪性腫瘍である胆管嚢胞腺癌よりも発生頻度が高い。胆管嚢胞腺腫の同義語として，胆管腺腫，胆管細胞腺腫，嚢胞性胆管腫および肝胆系嚢胞腺腫といった多くの疾患名が，獣医学の文献では何年にもわたって用いられている[29,31]。

　胆管嚢胞腺腫または胆管嚢胞腺癌が生じると，腹腔

の大部分を占拠することがあり，その場合には肉眼で腹囲膨満が確認できる（図6.1）．さらに，これらの腫瘍は腹腔内で近隣臓器を圧迫し，腹部頭側で特に胃を圧迫すると食欲不振になることがある[32]．

動物が消化器の問題で来院した場合，経過を十分に理解できるように常に詳細に病歴を聴取するべきである[1]．

- **臨床徴候が初めて明白になったのはいつか？ 特定の年齢で発生したのか？**

子猫では食物不耐症の場合もあるのに対し，若〜中年齢の成猫では真の腸炎が発生することのほうが多い．授乳中には異常を示さなかったのに，離乳後に吐出を示すようになった子猫では，右大動脈弓遺残の可能性がある[8]．

- **臨床徴候は持続的か，または一時的か？**

胃腸炎は典型例では寛解および増悪を繰り返すのに対し，膵外分泌不全症（EPI）では徴候は持続する傾向にある．

- **臨床徴候は特定の時刻に関連しているか？**

例えば，夜間の絶食後の朝食前にだけ嘔吐するネコ．

- **臨床徴候は特定の食物に関連しているか？**

缶詰の摂取後に嘔吐がみられるが，ドライフードは許容できるネコ．

- **臨床徴候は特定の活動に関連しているか？**

例えば吐き気がある場合，ネコは本能的に植物を摂取することがあるため，草の摂取行動は嘔吐の前駆徴候の場合がある．

- **臨床徴候は進行しているか？　もしそうならどのように？　頻度は？　期間は？　重症度は？**

病歴は身体診察の前に聴取すべきである．そうすることで情報基盤が適切に形成され，診断の際に獣医師の洞察力が高まるからである．

著者の経験では，ネコの腹腔の評価は臨床研修前の学生にとっては大きなフラストレーションになることが多いが，その理由は繊細かつ正確に，そして忍耐強

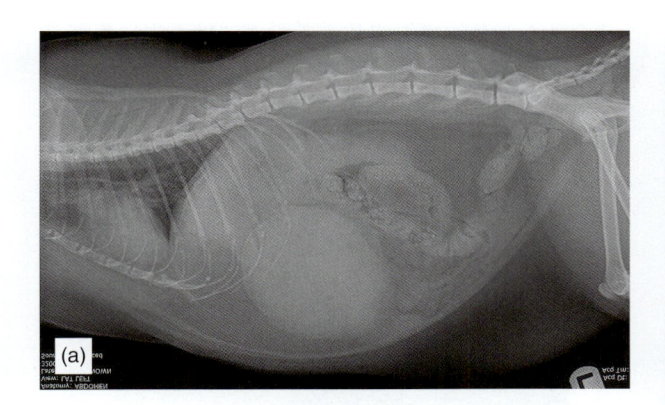
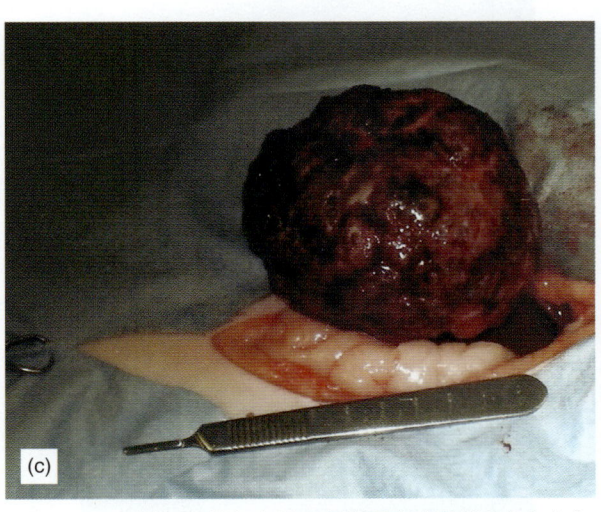
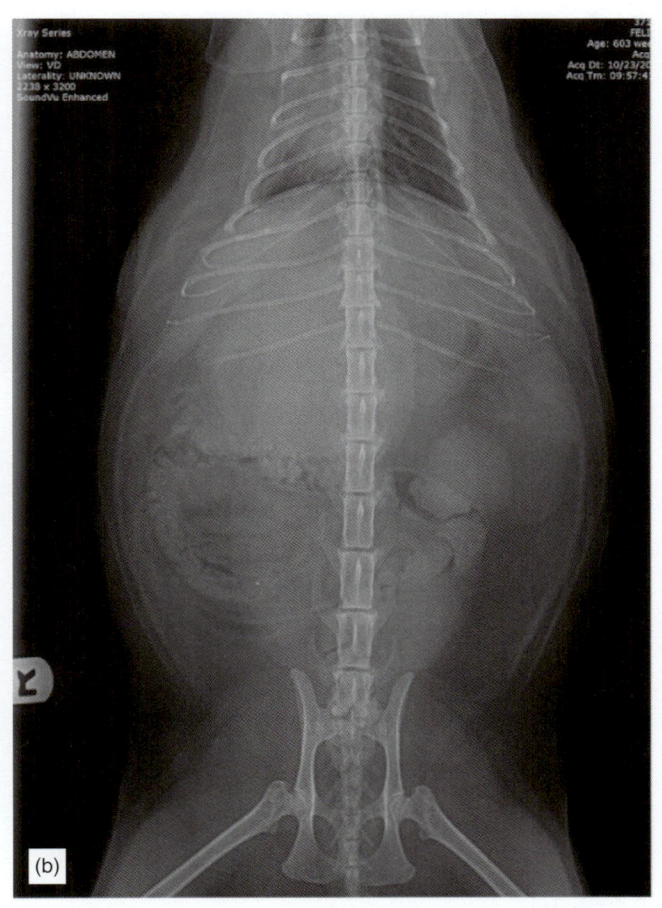

図6.1　(a) 触知可能な大型の胆管嚢胞腺腫がみられたネコのX線左側面像．このネコは部分的肝葉切除および病理組織学的検査によって診断された．頭側から中〜尾側の腫瘍によって，腹部頭側の臓器が圧迫されている．(b) 大型の胆管嚢胞腺腫がみられたネコのX線腹背像．これは部分的肝葉切除および病理組織学的検査によって診断された．頭側から中〜尾側の腫瘍によって，肝臓および胃が圧迫されている．(c) ネコの胆管嚢胞腺腫症例の術中写真で，腫瘍のサイズを比較している．腫瘍がいかに大きく，これが腹腔内にある時にどれほど近隣臓器を圧迫していたかが判る．

く行う必要があるのに，ネコは腹部触診になると寛容な動物ではないからである [33, 34]．また，学生にとっては目に見えないものの構造を評価することは難しい [33]．特に，正常な状態での触診に関する教育を受けていないと，正常ではどういう状態でどう触知できるのかが判らないため，学生は全く自信が持てない．学生が腹腔の評価法を学習し始めたばかりの時，大まかなところから始めることが重要である．著者は，構造が正常な場合に触知できるのはどの臓器か，そしてどの臓器は触知できないのかを気づかせるところから始めている．これによってまずは学生が腹部の「正常」を捉えることができるようになり，これを出発点としてより漠然とした「異常」の探索に進む．

考えてみると，消化器系では通常触知できる臓器は少ない．全てのネコで小腸および大腸は触診すべきだが，大腸は主に下行結腸に糞便が充満していると，明らかに触知しやすくなることを考慮する．胃は大量の食物などで顕著に拡大していない限り，通常は触知できない．肝臓は正常では肋骨縁を越えない位置に存在するため，通常は触知できない．膵臓も相当大きな腫瘍がない限り，通常は身体診察では評価できない．膵炎のネコでは腹部の頭腹側，正中から右側領域を触診すると腹痛が誘発されることがあるが，膵臓が触知されることはほとんどない [1, 35, 36]．

6.2　食道

先に消化管の大部分は触知できないと述べたが，食道も同様である．中咽頭より遠位では，食道は気管の背側に位置している．食道が頸部を尾側に進むにつれ，正中より左側に位置するようになる．正常な動物では食道は筋肉に隠れており，見ることも触知することもできない．食道閉塞の症例では食道が触知できるようになり，胸郭前口の左側で隆起として見えたり，あるいは触知されることがある．ネコでは食道閉塞は稀だが，発生する可能性はある [8]．イヌでは肉の塊，また骨を含む食物を丸のみすることで発生することが多い．このような動物は頸を伸ばしたり，胸郭前口の左側を圧迫すると疼痛を示すことがある．また過剰な流涎がみられ，吐出しようとしても吐出できないこともある [1, 37]．

食道を触診するためには動物の正面に立ち，動物の頭部を挙上し，頸部の左側腹側を上から下へ手で触れ，胸郭前口付近で食道拡張を疑わせる隆起の有無を触診

で確認する．食道閉塞が重度な場合，口から閉塞部の食物および水分がうっ滞し，食道内容物の動きを皮膚からでも感じられることがある [1]．

6.3　腹部の視診

腹部に触れる前に，腹部の大きさ，形状および対称性を観察するべきである．動物を背後から，あるいは空中に持ち上げて観察した場合，腹部の輪郭は対称なのが正常である．左右対称にびまん性に腹部が拡大している場合には，妊娠など生理的な状態も考えられるが（図6.2），腹水のように病的なこともある．腹部の局所的な拡大は臓器病変を反映していることが考えられる．例えば，腹部頭側の腫大は肝腫大の可能性が考えられる [1]．

6.4　腹部表層の触診

腹部外貌の視診が一通り終わったら，すぐに腹部の深部触診を行いたい誘惑にかられる．しかし，完全かつ総合的な身体診察を実施するためには，先に腹部表層の触診を実施すべきである．腹部表層の触診では波動感およびヘルニアの有無も確認する．

腹部波動感の評価は，腹水を除外できるかどうかということを意味する．腹囲が膨満している動物では，

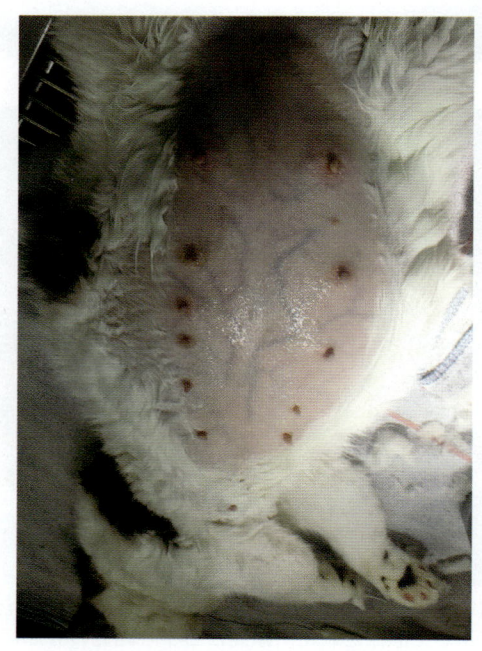

図6.2　妊娠した雌猫の左右対称性の腹部拡大．このネコはこの後に帝王切開術を受けた．[写真提供] Frank Isom, DVM

腹水貯留が原因なのか，あるいは腹部腫瘤の影響なのかを鑑別するために，波動感の評価は極めて重要となる．前者の場合，波動感が触知されるはずである．

波動感を評価するには，動物に獣医師の顔が見えないようにイヌの後方に立つのが一般的である．左の掌を腹部左側にぴったりつけて，右の掌は腹部右側表面にやや浮かすように置き，バロットマン（浮球法）検査を実施する．すなわち，右手の指で腹部右側を軽く叩き，腹腔内構造物が反対側の壁にあたって跳ね返るようにする．次に左側腹壁でも同様に実施し，右側腹壁で何か触知されないか確認することを繰り返す．腹腔内に多量の腹水が存在する場合，反対側で叩いた波動を感じるはずである．これは健康な動物では評価できず，腹水が貯留した動物でのみ評価可能である[1,11]．

波動感が触知されても，その原因までは診断できないため，腹腔穿刺によって浮遊性の腹水を採取および解析して，それが何なのかを明らかにすることが必要である．明白な出血の他に，胆管破裂による胆汁，膀胱破裂による尿，胃腸穿孔による胃腸内容物，そして細菌性腹膜炎に伴う滲出液などが確認される[1,11]．

波動感の他に，腹側正中の表層を触診することによって腹壁欠損，つまり腹部ヘルニアの有無を確認する必要がある．腹壁は外および内腹斜筋，そして腹横筋から構成されている．腹部正中では，腹斜筋および腹横筋の腱が一つになって白線を形成している．白線は剣状突起から恥骨までつながる線維性の血管のない継ぎ目であり，腹腔への入口でもある．腹壁の欠損はどの部位でも起こり得るが，ヘルニアが最も発生する部位は，白線上の臍孔，尾肋骨縁の傍肋骨近位，陰嚢および鼠径部である．これら部位のヘルニアは事故よりも先天的に生じることのほうが多い[38-41]．

ヘルニアのサイズおよび還納性は様々である．臍ヘルニアの多くは白線が広がりすぎた結果，あるいは腹直筋の形成不全によって生じる[38]．中には触診しなくても肉眼で判るものもあり，注意深い視診により気づくはずである．それ以外は小さかったり還納性であるため，腹部正中の触診が必要で，臍付近で軟らかい膨隆の有無を確認する．小さなヘルニアをより明瞭に観察するために，上半身を支えながら両後肢で起立させる必要がある場合もある．

大部分の臍ヘルニアは軟らかく，内容物があったとしても鎌状脂肪である[38]．発見された時の径は2〜3mmであることがほとんどで，子犬では生後6ヵ月までは自然にヘルニア孔が閉鎖する可能性があるので[42]，直ちに手術へと進むことは少ない．ネコで同じことが当てはまるかどうかは不明だが，ヘルニア整復術はネコでも卵巣子宮摘出術または精巣摘出術の実施時まで延期されることが多い．

ヘルニアの持続に伴う主な危険性は，腹腔の内容物が腹壁の欠損孔を通って皮膚および腹壁の筋肉の間にスリップして絞扼されることである．絞扼されやすい代表的な臓器は腸，子宮および膀胱である．入り込んだ組織は嵌頓ヘルニアになることがあり，これは激しい疼痛を伴い，循環障害による組織活力の低下によって数時間以内に死亡することもある[38]．

腹壁表層の触診で臍またはそれ以外のヘルニアが確認された場合，以下の点に注意する必要がある．

- **ヘルニアのサイズ[43]**

人間の指の太さは概ね小腸のそれと同じなので，指が入り込む程度の大きさのヘルニア（輪）の場合，腸が絞扼される危険性が高い[38]．

- **ヘルニアの硬さ[43]**

腹腔の内容物が腹壁欠損孔を通って，触知できる程度に突き出ているだけであれば，触診しても軟らかく疼痛はないはずである．腹腔の内容物が硬く，疼痛がみられる場合には絞扼している危険がある[38]．

- **還納性**

腹腔内容物が腹壁欠損孔を通って触知できる程度に突き出ている場合，それを腹腔内に押し戻すことができるか，それとも皮膚と腹壁の間で絞扼されているか？　非還納性ヘルニアの場合，欠損孔を通って組織が突き出ているが，容易に腹腔内に収めることはできない．これはすなわち組織が絞扼されていることを意味し，絞扼が持続すると癒着が起きる可能性がある．絞扼および癒着は組織が全く戻らなくなる嵌頓ヘルニアを引き起こし，緊急手術が必要な状態になる危険性を高める[38,41]．

腹壁の欠損は尾側にも発生することがあり，鼠径ヘルニアはその一つである．具体的には，鼠径ヘルニアは鼠径輪の異常である．鼠径輪はイヌおよびネコでは正常な構造物で，腹側下部の腹壁で開口しており，陰部大腿神経，動脈，静脈，そして外陰部血管が通過する．さらに，雄猫では鞘状突起が精索と共にこの孔を通過している．鼠径ヘルニアでは鼠径輪の構造が損なわれることで，その他の構造物も同様に通過する．このように他の構造物が通過するのは病的である．鼠径

輪が非常に大きい場合，子宮，膀胱または空腸が絞扼される可能性がある．触診だけで絞扼された臓器を確定診断することはできない場合がある．超音波検査は身体診察所見の補助として利用できる[38, 41, 44]．

ヘルニアはネコでは多くないが，その頻度にかかわらず新しく来院したネコに対して，ヘルニアの有無を触診で確認することを習慣にすべきである．ヘルニアの大きさ，位置および還納性は様々であるため，まずは腹壁表層の触診で構造の異常を確認することが重要な第一歩である．身体診察でヘルニアが確認できた場合，家族および獣医師は，ヘルニアをいつ，そしてどのように外科的に整復するかについて重要な相談を行うことになる．さらに，大部分の臍ヘルニアは遺伝すると信じられているため，遺伝に関する問題を考慮する必要もあり[41]，臍ヘルニアに罹患して出生したネコ，あるいは生後ヘルニアになった子猫は，性成熟しても交配に用いるべきではない．特に，コーニッシュ・レックスについては遺伝的特徴が大規模に調査されており，この品種は臍ヘルニアの好発品種と言われている[38, 41, 45, 46]．

腹部表層の触診は重要な診断を提供するだけでなく，次に行われること，つまり腹腔の深部触診に動物が慣れる手助けにもなる．ネコの腹部の側面および腹側面に触れた際に，ネコが緊張したり腹部をすぼめることは珍しいことではない．一般に，ネコは同じ社会集団に属するものにしか身体を触れさせず，たとえその集団内であっても触れさせるのは顔部および頸部のみに限られることが多い[47, 48]．見知らぬ人がネコに触れる際，特に腹部腹側に触れようとすると，ネコは脅えて恐怖反応を示すことがある[49]．そのためネコを扱う際，特に獣医師のような見知らぬ人に腹部を触れられるのを極端に嫌がる場合，時間をかけて触ることに慣れさせることが重要である．実際には，疼痛のためにネコが腹部を緊張させていることもあるが[1]，むしろそれよりも腹部を触れられることに慣れていなかったり，嫌いなことが原因であることが多い．

表層の触診中にネコを観察することで，恐怖，攻撃性または恐怖による攻撃行動を示すかどうかの手がかりも得ることができ，適切な対応につながる．ネコのボディー・ランゲージ，つまり目に見える具体的なサインについては第1章1.9項を参照．

最後に，表層の触診は動物にできるだけ苦痛を与えずに掌で実施する．こうすることで，腹部の深部触診を失敗しないように，そして指をネコの身体に対して立てて小突くように触診し，動物に苦痛を感じさせずに実施することができる[1]．

6.5　腹部の深部触診

表層の触診に続いて，腹腔内の構造を評価するために腹部の深部触診を行う．既に述べたように，腹部触診は学生にとっては身体診察の中で最もフラストレーションを感じる検査の一つである．そのため，腹部触診では「正常」とはどういう状態かを学ぶことに主眼を置き，感じられないものを感じるような教育は行わない．「正常」がどういう状態か目で見えない場合，「正常」を評価することは難しい．動物が腹部触診に耐えられなかったり，腹部を緊張させたり縮める傾向があることを考慮すると，初心者にとっては腹部触診は大失敗する可能性がある検査である．

学生が腹部触診の技術を習得する良い方法は，自分が担当する全症例の腹部触診を全身麻酔時に実施することである．例えば，外科実習でネコやイヌの避妊・去勢手術を行う際に，麻酔中に繰り返し腹部触診を行うべきである．動物の腹部の筋肉が弛緩していると，学生は自信を持って腹部を評価できることを知り，そして愕然とするはずである．

学生は以下の2種類の方法で腹部を触診して，どちらの方法が評価しやすいかを試すこともできる．

- 最初の方法では，両手を同時に使う必要がある．腹部の両側面にそれぞれの掌をあてて，波動感の有無を確認する時のように触診を始める．つまり片方の手は「テーブル」となり，もう片方の手で腹腔内の構造物を「テーブル」に向かわせるようにする方法である（図6.3a）．
- もう一つの方法は片方の手だけを使う方法で，掌を動物へ向けて下から触診する（図6.3b）．

小型のネコおよび子猫では2番目の方法がやりやすいと著者は感じているが，大型で肥満のネコでは両手を使う最初の方法がより効果的である．

学生がどちらの方法を選択したとしても，ぎこちない動きではなく，なめらかに触診を実施すべきである．そうすることで動物の検査中の態度が改善されるはずである．学生が覚醒した動物でも自信を持って腹部の深部触診を実施できるようになると，自分が触診している臓器が何であるかを信じられるようになり，触診可能な腹腔内の構造物がより確実に識別できるように

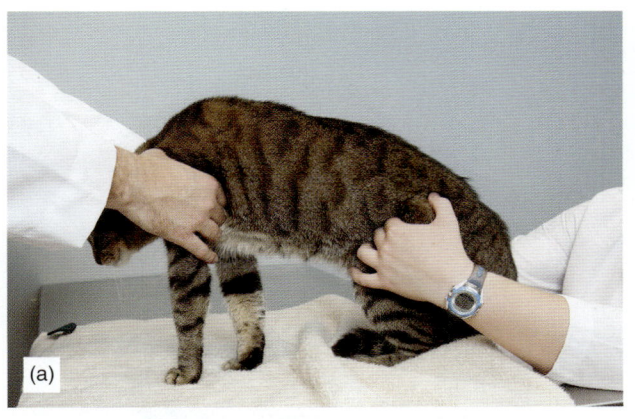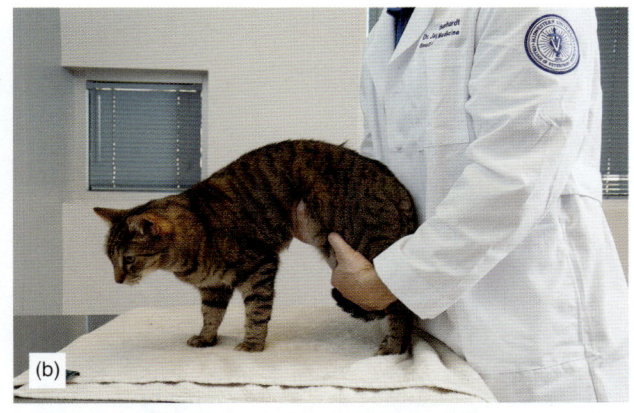

図6.3 (a) 両手を用いた腹部の触診法. このネコでは，実際には写ってないが獣医師の右手の掌が動物の右側面にテーブルとしてあてられていて，左側から臓器を押している. 左手で左側の臓器を右手に向かって動かしながら，臓器の形状および構造を評価する. (b) 片手を用いた腹部の触診法. この症例では，右手だけで腹部を触診して腹腔内構造物を評価している. 左手は動物を安定させ，歩き回らないようにしているだけで，腹部触診には用いていない.
[写真提供] Midwestern University, Media Resources Department.

なる.

　覚醒した動物で腹部の深部触診を行うためには，動物を起立させたままで実施するのが最も容易である. 獣医師は動物の顔が見えないように動物の後方に立ち，身体診察の一環として腹部の深部触診を実施する.

　腹部の深部触診には唯一の「正しい」アプローチは存在しない. 著者は頭部から始めて尾側へと進めることが多いが，これとは反対の方向で行う獣医師もいる. どちらの方法を選ぶかということはあまり重要ではなく，各獣医師が自身の系統的アプローチを確立させることで，腹部領域で見逃しがないようにすることがより重要である.

　初心者は腹部を以下の3区画に分けて捉えるとよい [1]（図6.4aおよびb）.

1）**前腹部（腹部頭側）**

　前腹部には肝臓，胃，膵臓，脾臓および腎臓が存在する.

2）**中腹部（腹部中央）**

　中腹部には小腸，尿管および卵巣（雌のみ）が存在する.

3）**後腹部（腹部尾側）**

　後腹部には膀胱，前立腺（雄のみ），尿道，下行結腸および直腸が存在する.

　この3区画の位置をイメージできたら，さらにそれぞれの区画を背側，中央および腹側に分割して捉える獣医師もいる [1]（図6.4c）.

- **前腹部背側**

　前腹部背側には腎臓が存在する.

- **前腹部中央**

　前腹部中央には肝臓および膵臓が存在する.

- **前腹部腹側**

　前腹部腹側には肝臓，胃および脾臓が存在する.

- **中腹部背側**

　中腹部背側には尿管および卵巣が存在する.

- **中腹部中央**

　中腹部中央には小腸が存在する.

- **中腹部腹側**

　中腹部腹側には小腸が存在する.

- **後腹部背側**

　後腹部背側には下行結腸および直腸が存在する.

- **後腹部中央**

　後腹部中央には膀胱および前立腺が存在する.

- **後腹部腹側**

　後腹部腹側には尿道が存在する.

　この腹部区画アプローチを用いる場合，一部の臓器は重複することに注意する. 例えば，肝臓は前腹部中央および前腹部腹側の両区画にまたがっている.

　詳細を評価したい場合，細かい腹部区画が学習ツールとして適している. そうでない場合はやや面倒かも知れない. 臨床実習を受ける学生は自身でどのアプローチが良いかを選択するが，腹部区画化は必須事項ではなく選択肢の一つであることも同時に理解する必要がある.

6.5.1　肝臓

　肝臓は肋骨弓の中に収まっている [1, 35]. このため

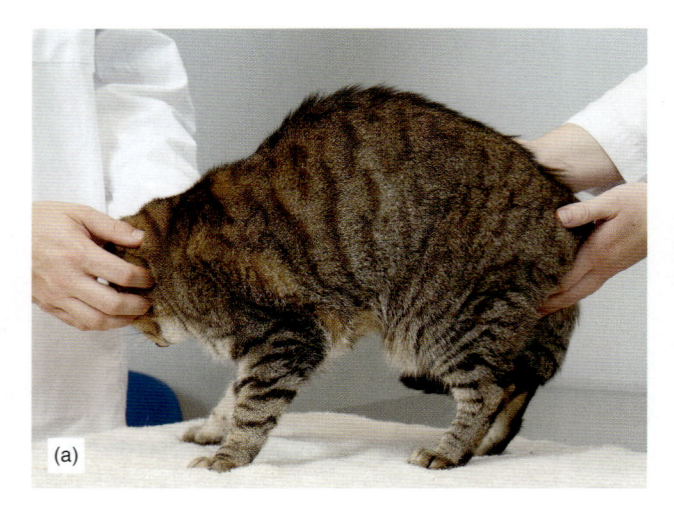
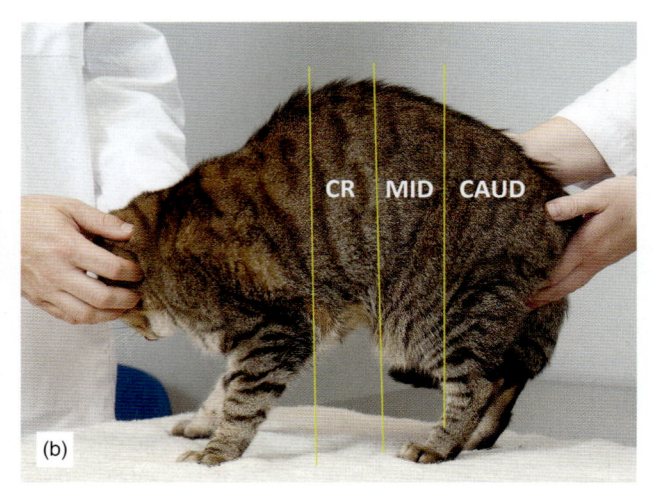
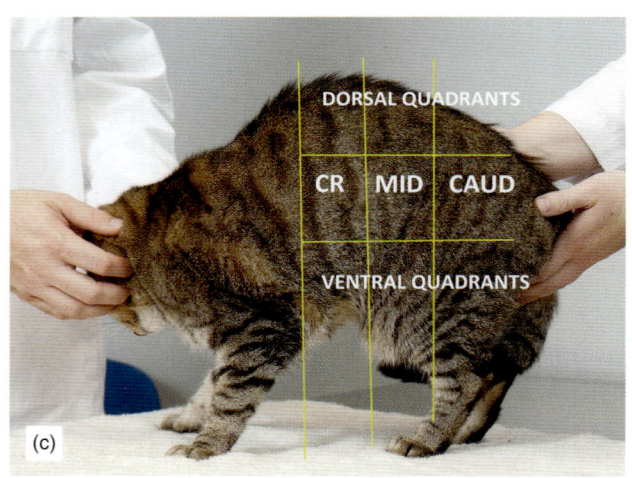

図6.4 (a) ネコの左側面像. 背中を丸めているが動物は立位である. (b) 同じくネコの左側面像で, 腹部を人為的に前腹部 (CR), 中腹部 (MID) および後腹部 (CAUD) に区分している. (c) 同じくネコの左側面像で, 腹部を人為的に前腹部 (CR), 中腹部 (MID) および後腹部 (CAUD) に区分している. さらに背側 (DORSAL QUADRANTS) および腹側 (VENTRAL QUADRANTS) を図中に記入してさらに区分している. [写真提供] Midwestern University, Media Resources Department.

ネコでは腫大していない限り, 尾側縁を除いて肝臓の大部分は通常は触診できない[1, 35]. 触知できる場合, 尾側縁は境界明瞭で他臓器と明確に区別でき, 辺縁は丸みを帯びずに鋭角になっている.

肝臓を触診するためには, 動物の前方を持ち上げると判りやすい. 重力によって前腹部の臓器が少し腹部下方へと「落ち込む」ため, ある程度は触診しやすくなる.

肝臓が腫大していた場合, 通常は左側よりも右側が評価しやすい[1]. これは肝臓は腹部中央に位置してはいるが, 右側には右腎を包むように尾状突起があるために, 正中よりもわずかに右側に偏っているためである[40].

肝障害のネコでは, 肝腫大が唯一の所見の場合がある. 胆管炎, 肝リピドーシスおよびリンパ腫などの原発性肝腫瘍では, 肝腫大は頻繁に認められる. 反対に, 門脈体循環シャント (PSS) のネコでは小肝症がみられることがある. ヒマラヤンおよびペルシャはPSSの好発品種である[50].

肝臓の大きさの変化に加えて, 動物は無関心, 食欲不振および嘔吐などの非特異的な臨床徴候を示すことがある. 嘔吐が起きる原因として, 腫大した肝臓が上部消化管を圧迫して吐き気を誘発している場合, そして肝臓によって毒素が十分に除去されずに化学受容器引金帯を直接刺激している場合が考えられる. 下痢が起きる場合, 通常は小腸性下痢である. 高ビリルビン血症の動物では, 黄疸もみられることがある[50]. 肝障害によって黄疸を呈しているネコの写真は第2章2.7項を参照.

多喝および多尿は肝疾患のネコではあまりみられない[50].

肝臓は再生能力が非常に高いので, 臨床徴候の発現は通常遅い. 肝疾患では肝臓の予備能力が枯渇するまで無徴候であることが多い. また, たとえ身体診察と相応の臨床徴候から肝障害が疑診されても, 確定診断を下すためにはより広範囲の精密検査が必要である[50].

6.5.2 胃

胃は腹腔内で肝臓の尾側に位置している．胃底部および胃体部は主に前腹部の左側に位置しているが，胃体部の腹側は右側へと続き幽門とつながる[40]．胃の全体は通常は触知できない[35]．

胃が触知される場合，原因として以下のどちらかが考えられる[1]．
- 肝臓が腫大していて，胃が尾側に変位している．
- 胃が顕著に拡張している．

胃が拡張している場合，食物摂取直後であることが原因である場合がある．例えば，子猫がつい子猫用フードの袋に入り込むと食べ過ぎることがあり，この場合，胃は重度に拡張し，押すとへこむ軟らかい胃を前腹部の左側肋骨縁を越えた部位で触知できることがある．

胃を拡張させるのは食物だけでないことにも注意する必要がある．例えば空気や液体，あるいはこの両者が蓄積して胃は拡張することがある．このような胃が閉塞した症例では，その原因が腫瘍，異物，あるいは稀ではあるが捻転に続発した場合であっても，空気や液体による拡張が認められる．この場合，胃は前腹部の左側肋骨縁を越えた部位で触知できるが，硬さはより張りつめていて，一般に触診すると疼痛がみられる．

胃は触知できないことのほうが多いが，ネコは前腹部の深部触診を行うと疼痛を呈したり，気持ち悪そうに舌なめずりをしたり，あるいはえづいたりすることがある．

嘔吐に関する病歴を家族が強く訴えているのに，ネコの身体診察で胃が触知できず，前腹部の深部触診でも明らかな反応が認められないことが多い．嘔吐が主訴の場合，嘔吐の経過を時系列で整理する必要がある（第6章6.1項参照）．嘔吐の進行，食事と嘔吐のタイミング，そして吐物の性状に関する情報を総合すると，胃の運動性を推察できる．例えば，ネコが食後12時間以上経っているのに未消化物を嘔吐するという理由で来院した場合，胃運動性は明らかに遅延している[51]．

6.5.3 脾臓

ネコの脾臓は前～中腹部に位置する三日月形の臓器である．脾体部は左側腹壁に接し，尾部は腹部の両腹側に沿って巻くように存在している[40, 52, 53]．通常，ネコの脾臓は触知できない[35]．

ネコでは脾臓の異常は稀である[54, 55]．脾臓に異常がある場合，局所的な異常よりもびまん性の脾腫になることが多い[56]．びまん性脾腫は医原性にも起きることがある．鎮静薬や全身麻酔薬の使用は，脾臓のうっ血を引き起こすことがある[54]．びまん性脾腫は生理的需要の増大によっても生じる場合がある[54]．例えば，重度の溶血は髄外造血の引き金となり脾腫の原因となり得る[54]．さらに以下の感染症でも慢性的な抗原刺激によって脾臓が腫大することがある：ネコ白血病ウイルス，ネコ免疫不全ウイルス，ネコ伝染性腹膜炎，エールリヒア症およびサイトークスズーン症（cytauxzoonosis）[57]．

びまん性脾腫が存在すると重量が増すので，脾臓は肋骨弓を越えて腹尾側に変位して触知可能になる．肝臓は比較的その場で固定されているが，脾臓は触診の際に尾側に変位するので，肝臓および脾臓は鑑別できる[1]．

脾臓の局所が腫大すると，部分的な腫瘤効果（mass effect）が触知される．腫瘤の原因として，外傷に伴う脾血腫，膿瘍または結節性過形成のような非腫瘍性病変が挙げられる．通常，脾臓を触診するとなめらかに感じられる．結節性過形成の場合，脾臓の表面は波立つような構造になる．腫瘍性疾患によって脾臓の構造が局所的に変化することは一般的でない[54]．

脾臓が触知できた場合，乱暴に取り扱わないように注意する必要がある．病変がある脾臓はもろい傾向にあり，それほど力をいれていなくても脾臓の腫瘤は破裂することがある[54]．

6.5.4 膵臓

膵臓は前腹部に位置する内分泌および外分泌器官で，2葉から構成される．左葉は幽門の尾側内側付近から胃の後方を正中面を横切って，左腎付近まで続いている．右葉は幽門の尾腹側付近から下行十二指腸に沿って続き，上行結腸の横まで伸びている[40, 58]．正常な動物では，膵臓のどちらの葉も触知できない[1, 35, 40]．

高齢猫の剖検では，膵臓の結節性過形成は一般的に観察されるが，身体診察ではこの構造変化が明らかになることはない[59, 61]．病変がある膵臓も同様に触知困難である．ネコでは極めて稀だが，たとえ膵臓腫瘍であっても，身体診察では判らず剖検で発見されることが多い[59, 62, 63]．

著者は学生からは以下のような質問をよく受ける：正常でも異常でも身体診察ではほとんど膵臓を触知で

きないなら，なぜ常に膵臓の触診を習慣にするのか？

なぜ，そしていつ，稀に評価できることがあるのか？——これに対して，膵臓の所見を捉えることが目的ではなく，むしろ正常な前腹部の触診がどう感じられるかを学ぶことが重要であること，そしてその膵臓の異常という稀な出来事に遭遇した場合に，頭の中で閃いて病変を想像できるようになるからと著者は説明している．

もう一つの目的は，触診時の膵臓の不快感を評価することである．膵炎のネコの身体診察所見は非特異的なことが多いが，前腹部の疼痛は最大で19％の症例にみられる[59]．前腹部の疼痛は必ずしも膵炎の特有所見ではないが，その存在は膵炎の可能性を支持しており，より広範囲の診断検査の実施を後押しする．

6.5.5　小腸

小腸は幽門から十二指腸として始まる．十二指腸は右側体壁に沿って下行し，右腎および骨盤前口の間に達して頭側へ反転する．そこから内側を上行して腸間膜の中に入り，空腸に続く．空腸は中腹部腹側の大部分を占め，らせん状につながってこのスペースを埋めている．空腸は回腸に移行して頭側へ進み，第1または第2腰椎付近で上行結腸につながる[40]．

小腸は活動性が高く，その内容物は部位およびタイミングによって様々である．ある部位は摂取物で満たされているが，他の部位は空虚で，近隣臓器によって一時的に平坦になる．蠕動波が摂取物を肛門へ向かって持続的に移動させ，腸の通過時間および規則性を維持している[40]．

小腸はその一部だけを検査することができる．検査可能なのは主に空腸で，これは中腹部の腹側に位置しているからである．このため，獣医師は腸の健康状態に関するスナップ写真を手に入れるのと同じである．このスナップ写真を最大限に活用するためには，腸管ループの厚さ，管腔内容物，そして消化管の触診時に動物が不快感を示すかどうかを評価する[64]．

最初に小腸の質感を評価する．正常なネコの小腸ループはイヌのそれよりもわずかに硬く，なめらかであり，指の間を容易にすり抜ける[1]．

次に腸壁の全体的な厚さを評価するが，その際には，一貫して正常なのか，あるいはびまん性または限局的に肥厚しているかを確認する[64]．びまん性肥厚は子猫では回虫などの消化管内寄生虫の大量寄生でよく認められる．このような子猫では，腹囲が膨満して来院することが多く，通常「仏様のお腹」のようになっており，消化管はたるんだように触知される．小腸のびまん性肥厚は食物不耐症，そして不適切な食事に起因する腸炎でも認められることがある[1, 65]．

炎症性腸疾患（IBD）でも症例によって小腸がびまん性または局所性に肥厚することがある[66]．触診はその後の検査の指針となる．腸管が肥厚していると主観的に感じられたら，特に症例が慢性的な嘔吐，下痢および／または体重減少を呈している場合，次に超音波検査を行って腸の壁厚を正確に測定することが妥当である[66]．正常なネコの十二指腸の壁厚は2.8mm未満で，回腸の壁厚は3.2mm未満である[67]．腸管の肥厚程度は，炎症性腸疾患の組織学的グレードと比例すると考えられてきた[68]．しかし実際には，超音波検査所見だけで炎症性腸疾患および小細胞性リンパ腫を鑑別することは困難である[66]．確実に診断するためには生検が必要だが，病理検査でも炎症性浸潤および腫瘍性浸潤には共通する点があるために，常に確定診断を下せるとは限らない[66]．

局所的な小腸壁の肥厚は腫瘤効果を示す場合があるため，この肥厚に注目することは重要である．ネコの全ての腫瘍の約6％が消化管腫瘍で，小腸の腫瘍の74％がリンパ腫である．ネコでは小腸の腫瘍で2番目に多いのは腺癌で，これに肥満細胞腫および平滑筋肉腫が続く[66]．

ネコでは，炎症性腸疾患および小細胞性リンパ腫を臨床的には鑑別できない．ネコが嘔吐，下痢および／または体重減少といった非特異的な臨床徴候を示して来院した場合，鑑別診断としてこの両者の疾患の可能性があり，広範囲の診断検査が必要であることを認識すべきである[66]．

局所性肥厚に注意することが重要であるもう一つの理由は，異物の可能性もあるからである．これまで，ネコでは孤立性の異物は線状異物に比べると極めて稀と考えられてきた[69-71]．そのため身体診察の解説書は，小腸が過剰に折りたたまれていないかどうかを評価することを強調してきた．つまり小腸がひだ状になるのは異常であり，線状異物でみられることが多い所見である[1]．しかしHayesら（2009）は，ネコでは線状異物はネコの異物症例の1/3に過ぎないと報告している[72]．すなわち，かつて予想されていたよりも，ネコでは孤立性の異物が多くなっているということになる．異物は必ずしも玩具に関連したものではないが，2歳未満の若齢猫に多い傾向がある[66]．明ら

かな好発品種は報告されていないが，シャムではそのおしゃぶり（吸い）癖が多いためか，異物を摂取することが多いとも言われている[73]．長毛種では，孤立性異物が実は毛玉であることもある[74]．

小腸を検査する場合，管腔内容物にも注意する必要がある．実際には内容物を直接見ることはできないが，触った感触によってどのような種類の素材が中に含まれている可能性が高いかは評価できる．最初に，小腸管腔が拡張しているかどうかを確認する．拡張していた場合，液体で拡張しているか？　液体ならぐにゃぐにゃした触感で，触診した指の間を液体がすり抜ける感じがする．また空気によって拡張しているのが判ることもある[1]．

腸を触診している際の動物の反応にも注意する必要がある．小腸の触診は疼痛を伴わず，あたかも何事もなかったかのように反応しないのが正常である．腸の特定の部分を触診しているときに，咬んだり引っかいたり逃げようとする行動，あるいは腹部の緊張感が繰り返し認められる動物では，腹膜炎または他の小腸疾患の疑いがあるため，より詳細な検査が必要である[1]．

最後に，聴診器を腹壁の腹側にあてて，腸の蠕動音を聴診すべきである．この音は通常「腹鳴」と呼ばれる．腹鳴が聴取されるのは，腸内にある程度の液体および空気が存在し，動いている時である．腹鳴が聴取されない場合，腸内が空か，腸の運動性が欠如しているか，あるいはこの両者が原因である．例えば食欲不振の動物では，消化管内が空であるために腹鳴が聴取されないことがある．同様に，腸閉塞の場合のように消化管が運動しないために，腹鳴が消失することもある[1]．対照的に，腹鳴の頻度および音量が過剰に聴取されることもあり，ある種の下痢でみられる腸の蠕動運動の亢進が示される[1]．

6.5.6　腸間膜リンパ節

前腸間膜リンパ節は腸間膜根に沿って存在し，これ以外にも空腸，盲腸および結腸に関連したリンパ節が存在する[40]．正常なネコでは，これらのリンパ節は触診できない[1]．しかし，これらのリンパ節は空回腸の脈管からのリンパ液を回収するため[58]，炎症または腫瘍が生じると腫大して触診可能になる[66]．触診できるほど腫大した腸間膜リンパ節は，小細胞性腸リンパ腫の20〜50%で認められ，炎症性腸疾患でも同様である[65, 75-77]．腫大した腸間膜リンパ節は腹

部超音波検査でも確認できる[66]．

6.5.7　大腸

回結腸接合部は小腸である回腸から大腸への移行部で，大腸は盲腸，上行結腸，横行結腸，下行結腸，直腸および肛門から構成される．盲腸および結腸が端端接続している他の動物種と異なり，ネコでは回腸および結腸が互いに同一線状に位置し，連続した管腔を形成している[58]．

ネコの盲腸はコンマ状を呈している．これは第4腰椎付近で触知可能であるが，かなり硬いために腹腔内腫瘤と間違えることがある[58]．

上行結腸は短く小腸と比較してさほど太くない．上行結腸は十二指腸および腸管膜根の間を右側腹壁に沿って頭側へ走行している．そして横行結腸となり，右側から左側へ走行する．次に横行結腸は下行結腸となり，腸管膜根の左側を腹壁に沿って下行する．ネコでは下行結腸は，特に糞便が存在すると容易に触診できる．糞便および結腸の腫瘤を鑑別するためには，圧迫するとよい．難治性の便秘でなければ，糞便は押しつぶすことができるが，腫瘤ではできない[40, 58]．結腸内に糞便がない場合でも触知は可能で，小腸よりも結腸壁は硬いため，小腸と区別できる[40]．

結腸はダイナミックな臓器である．糞便の貯留によって正常な径の数倍にまで伸展できる．ネコでは便秘は珍しくない．その原因は食事，死骸または毛皮の摂取，活動性の低下，脱水，肥満，骨盤骨折，特定のマンクスの子猫にみられる腰仙部脊髄奇形，腰仙部脊髄の損傷，そしてトイレで排便姿勢がとりづらくなる整形外科疾患などである．便秘を迅速に改善することができず，糞便が長期間にわたって結腸内に停留すると，糞便は圧縮され難治性便秘と呼ばれる状態になる[78]．長期間，難治性便秘を繰り返すと，宿便を治療で取り除いても結腸径は減少せず，巨大結腸症に発展する[66, 79]．

ヒトでは，巨大結腸症は骨盤上口での結腸径が6.5cmを超えた状態と定義されている[80]．獣医学領域では巨大結腸症は明確には定義されていないが，ネコの結腸径はL7椎体の長さを超えないとされている[81]．

巨大結腸症になると悪循環に陥る．結腸径が一定レベルを超えると，糞便を移動させる推進力が低下し，糞便の停留が助長される．糞便停留が助長されると，糞便中の水分が再吸収されて糞便はより乾燥して硬く

なり，結腸内で捕捉されやすくなる．こうしてできた糞塊は後退したり互いに接触したりして，結腸をさらに伸展させて，この悪循環を反復する．最終的にはネコは排便障害となる．ネコは持続的にいきむようになり，時に糞塊による閉塞を通過して液体だけが噴出することで下痢がみられる．通常，このようなネコでは吐き気がみられ，食欲不振や嘔吐を伴うことがある[66].

ネコが巨大結腸症または慢性下痢のために長期間にわたっていきむと，直腸脱の発現リスクが高まる[66]．軽度の直腸脱では粘膜だけが露出するが，重度になると直腸間膜全体が逸脱する（図6.5）[82]．このような状況になると，直腸脱および回結腸重積の外見が類似しているために，見ただけでは最初は両者の鑑別が困難な場合がある[83]．逸脱した組織と体温計を一緒に挿入してみることで，回結腸重積を除外できることがある．直腸脱では，体温計は挿入できるが，回結腸重積では挿入が困難である[66].

話題を正常なネコの消化管の解剖に戻すと，結腸は骨盤に達すると直腸に移行する．直腸は第2から第3尾椎付近で肛門管へ移行する．ネコおよびイヌの両者で肛門は尿生殖器の開口部背側で体外へつながっている．肛門が開口する直前で一対の肛門嚢が皮脂腺を分

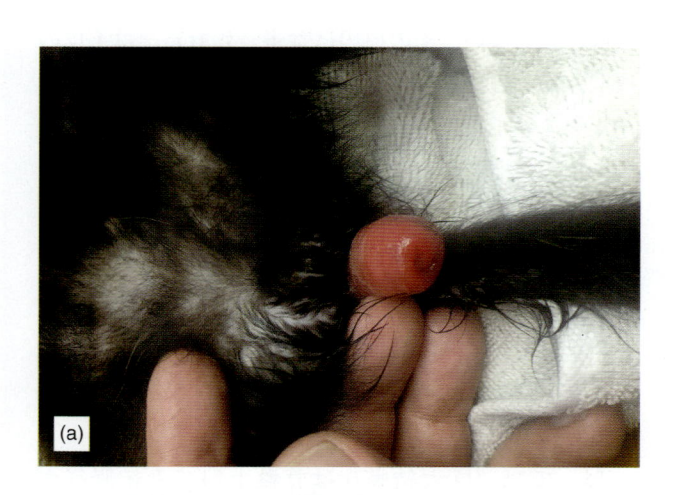

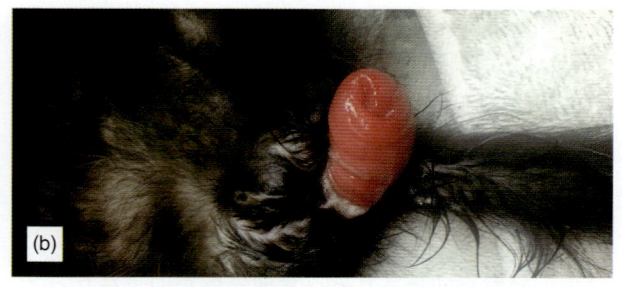

図6.5 ネコの (a) 直腸脱および (b) 進行した直腸脱. [写真提供] Frank Isom, DVM.

泌するため肛門管へ流入しており，糞便を覆って種間のコミュニケーション手段としてマーキングに役立っている[40].

ネコの肛門嚢分泌物は最近まで研究されてこなかったが[84]，これはおそらくこれまでの文献で，ネコの肛門直腸疾患が頻繁に報告されなかったことが原因である[66]．Frankel，Scott および Erb による2008年の報告[84]では，正常なネコの肛門嚢分泌物の色（白，灰色，クリーム色，小麦色，黄色，オレンジ色）および濃さ（水様から粘度の高いものまで）は大きく異なる．さらにネコの正常な肛門嚢分泌物は様々な細菌を含むことが多く，グラム陽性球菌が主体で，グラム陰性球菌がこれに続く．桿菌も存在するが，酵母と同じく少数である．少数の好中球がみられることもあるが，通常は細菌貪食像は認められない．

肛門嚢炎の原因として，肥満，肛門嚢管を閉塞させる局所的腫脹，糞便径が小さくて肛門嚢からの十分な排出を促す腸運動が得られない場合，そして下痢が挙げられる．肛門嚢炎によってネコは明らかに肛門周囲に刺激を感じるようになる．イヌと同様，肛門周囲を床にこすりつけることもあるが，多くのネコは単に会陰部をしきりと舐める．著者の経験では，あたかも会陰部を舐めるかのように後肢を挙上するものの，足根部側面または中足部背面のような肛門周囲以外の部分をあちこち舐めることが多い（図6.6aおよびb）．注意深い家族であれば，ネコが落ち着いて座ることができないことに気づいたり，我慢強いネコであれば，実際に触ったときに肛門嚢による肛門周囲の腫脹に気づくことがある．腺分泌物が充満したまま排出されないと，膿瘍を形成したり（図6.6c），破裂して排膿することがある．

6.5.8 直腸検査

全てのネコの健康診断時に直腸検査を行うことはなく，通常はネコが以下のような場合に実施される[1].

- 肛門を床にこすりつける
- 排便障害または血便を主訴に来院した
- 慢性下痢，特に大腸性下痢がみられる
- 肛門嚢炎または肛門嚢膿瘍の病歴がある
- 便秘，難治性便秘または巨大結腸症の病歴がある
- 便失禁の病歴がある
- 骨盤や骨盤底に持続的な損傷がある

ネコでは自動車事故が多くみられ，事故による骨盤

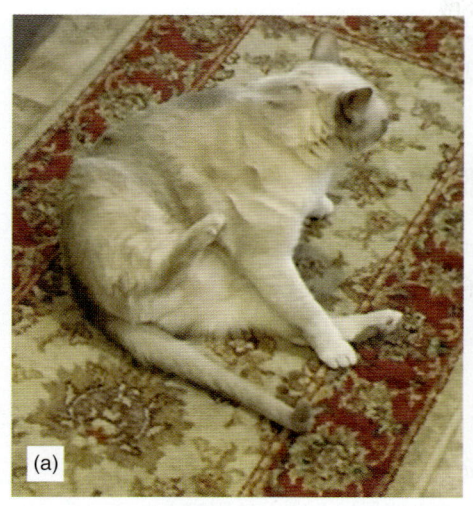 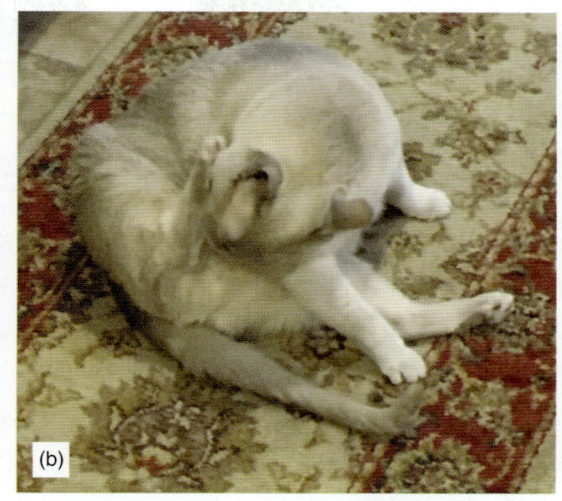 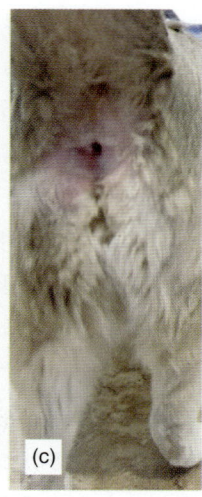

図6.6　(a) 肛門嚢膿瘍のネコで，後肢を挙上したまま長時間座っている．(b) 肛門嚢膿瘍のネコで，病変部ではない膝を舐める動作を示している．(c) 左側肛門嚢膿瘍のネコ．左側肛門嚢がある部位に内出血がみられる．

骨折はネコの骨折全体の22％にのぼる [85]．骨盤骨折の中でも，腸骨および寛骨臼の骨折は，軸が変位して骨盤管が狭窄しやすいため，ネコにとっては最も問題となる．骨盤管が狭窄すると，難治性下痢および巨大結腸症が頻繁に発生する [86]．

　加えて直腸検査は，脊髄奇形が多発するネコでも適切に実施する必要がある．例えばマンクスは，尾椎形成不全になるように品種改良されている．ヘテロ接合体では尾のない遺伝形質が様々な程度で認められ，これが重度の脊髄症の原因になることがある．マンクスでは髄膜瘤を伴うことも伴わないこともある二分脊椎症の発症率が高いだけでなく，会陰または肛門の筋緊張が低下し，それによって排尿および排便が困難になることがある [87]．

　ネコに直腸検査を行う際には鎮静が必要になることが多い [66]．しかし，鎮静は保定の代用にはならないため，鎮静下であったとしても診療スタッフの負傷を防ぐために保定が必要になることが多い．

　診療スタッフは直腸検査を行うことを予想して，予め準備しておくべきである．動物を検査する手にはグローブをし，潤滑ゼリーを十分に塗布する．グローブをした人差し指で，肛門周囲にも潤滑ゼリーを塗布することもある．直ちに指を挿入するのではなく，ネコが慣れるまで少し待ってから検査を開始する [1]．

　グローブをした人差し指を挿入する前に，会陰部を観察する必要があり（図6.7），以下の点に注意する必要がある．

- 会陰部は清潔か？　それとも糞便が付着しているか？
- もつれて硬まった被毛が会陰部に付着し，毛繕いをしていないことが疑われるか？
- 条虫の片節が付着していないか？
- 肛門周囲に皮膚炎はないか？
- 肛門周囲フィステルはないか？
- 肛門周囲腫瘍はないか？
- 肛門嚢が腫大し，肛門腹側の4時および8時方向で外部から触知できるか？

　正常な肛門嚢は外部からは触知できないが，拡張または閉塞した肛門嚢は硬く腫大したり結節状になって

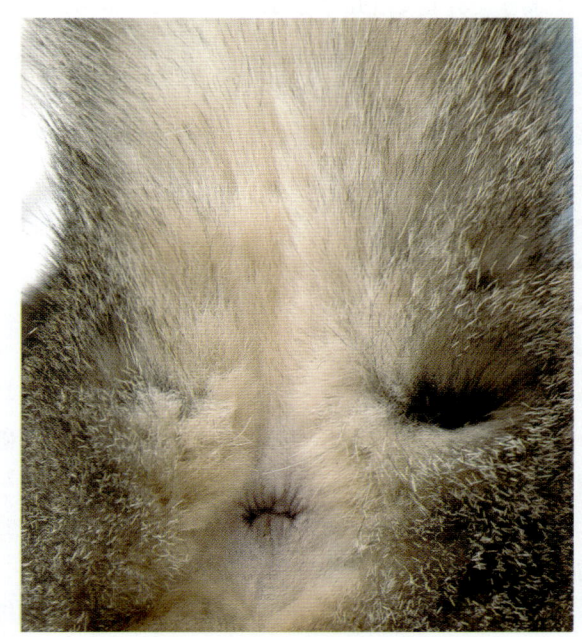

図6.7　会陰部の観察．このネコは肉眼的には正常である．

いるため触知できる.

肛門の筋緊張も確認する必要がある.これはグローブをした人差し指で肛門の縁に触れることで確認できる.筋緊張が正常であれば,肛門括約筋が閉鎖して肛門が「まばたき」をする.筋緊張が低下または消失している場合,肛門への神経支配の障害が示唆される.

人差し指を直腸に挿入する準備が整ったら,非常にやさしく挿入することが重要で,無理な力を加えたり,急に曲げたりこすったりしないようにする.なめらかに流れるように指を動かすべきである[1].挿入中は筋緊張が適切かどうかに注目する.正常なネコでは指をしっかりと締め付けるくらい括約筋は緊張するが,筋緊張が低下または消失している場合,肛門の神経支配が障害されている可能性がある[1].

検査が進むにつれ,肛門管は人差し指に適応するようになる.最初は直腸壁と直腸粘膜を触診し,直腸壁の肥厚および粘膜の不整を評価するが,正常な動物では粘膜は柔軟で均一である[1].

次に,直腸側面に隣接する筋肉,つまり尾骨筋および肛門挙筋を評価する.これらの筋肉に障害があると,直腸の完全性が損なわれて会陰ヘルニアが生じる[1].

背側に位置する内腸骨リンパ節を評価するが,腫大していない限りこれは触知はできない.腫大している場合,背側の直腸壁を通して触知でき,直腸を腹側に変位させていることもある[1].

直腸壁腹側では骨盤骨を触診し,便秘または巨大結腸症の原因となるような過去の骨折などの異常を評価する.尿道も骨盤底を通過しており,経験豊富であれば直腸壁を介して触知できる.同じ方法により尿道結石も触知できることがある[1].

肛門管から指を引き抜きながら,左右の肛門嚢を触診し,その形状および大きさを評価する.その際に以下の点に注意する[1].

• 肛門嚢は左右対称か?
• 腫大していないか?
• 疼痛はないか?
• 肛門嚢は容易に排液できるか?

肛門嚢を排液した場合,その分泌物を肉眼的に評価する.分泌物が血様または膿様の場合,排液後にグローブをした指の付着物を用いてスライド塗抹を作製し,左右の肛門嚢の内容物を評価する[1,84].

最後に,肛門管から指を引き抜く際に,肛門周囲縁の評価を忘れるべきでない.ここまで深部にばかり集

中して触診してきたので,皮膚粘膜境界部付近の腫瘤をかえって見落とすことがある.

6.6 上部尿路系

上部尿路は腎臓,そして尿の導管である尿管から構成され,その後排尿前に膀胱で蓄尿される.腎臓は左右対称の豆型の臓器で,後腹膜腔の腰下筋の腹側に位置している.右腎は左腎よりも頭側に位置し,第1〜3腰椎付近に位置しているのに対し,左腎は第2〜5腰椎付近に位置している.右腎は肝臓の尾状突起に覆われており,この位置はわずかに固定されている.しかし,ネコでは両腎がイヌよりも可動性があり,両腎が触診できるのが正常である[40,88,89].

尿管は触知できないが,通常の卵巣子宮摘出術の際に損傷させる可能性があるので,その位置をここで触れておく[1,40].

それぞれの腎臓の内側に1個ずつ副腎がある.開腹すると,左副腎のほうが容易に確認でき,右副腎は腎臓,肝臓の尾状突起および後大静脈に挟まれて位置しているためより確認しづらい.身体診察では両副腎は触知できない[40].

これらの上部尿路臓器のうち,身体診察では左右の腎臓だけが触知可能である.ネコでは,熟練していればそれぞれの腎臓の大きさおよび表面の状態を観察できる.健康であれば,腎臓の表面はなめらかに感じられる.慢性腎臓病では,表面は不正になり凸凹に感じられる.

肥満動物では腎臓の周囲に脂肪が沈着しているため,腎臓の大きさを過大評価するかも知れないので,注意が必要である[40,89].腎臓の大きさは画像検査で確認できる.従来から腎臓の大きさはX線検査で評価されており,排泄性尿路造影が同時に行われることもある[90,91].X線検査で評価する場合,第2腰椎の長さと腎臓長の比を算出する[88].報告にもよるが,ネコの正常な腎臓長の比は2.0〜3.0とされている[91-95].

避妊去勢の有無も腎臓の大きさに影響すると思われる.Shiromaらの1999年の報告では,避妊・去勢手術を受けたネコの腎臓長比(1.9〜2.6)はこれらの処置を受けていないネコ(2.1〜3.2)に比較して小さいことが示されている[93].この違いについては,げっ歯類などの実験動物では1930年代から既に事実として知られていたが,ネコでは最近まで広く認識されてい

なかったり，受け入れられていなかった[93, 96, 98]．テストステロンは近位および遠位尿細管に沿って細胞の肥大および過形成を刺激する[98, 99]．エストロゲンの作用については，腎臓の大きさに対して促進するという報告と抑制するという報告の両方があるため，これまで活発に議論されてきた[96, 97, 100, 101]．

腹部超音波検査により，腎臓内の構造に関する情報が得られるため，最近では腎臓長の評価法としてこの検査はより好まれるようになってきた[102-104]．報告にもよるが，正常な腎臓の長さは3.8〜4.4 cmの範囲だが，5.3 cmに達することもある[90, 92, 102, 105, 106]．

画像検査によりさらに正確に腎臓の大きさを測定できるが，それでも身体診察だけでも腎臓の構造を評価するための技術を習得し洗練させるべきである．この技術があれば，毎回動物が来院したときに腎臓を評価して，傾向を把握できる．腎臓の触診は，上部尿路系をより詳細に検査する必要性の有無を判断できる唯一の身体診察でもある．

腎臓の大きさは，人差し指から薬指の幅を測っておくことでも推定できる．身体診察の前に，人差し指から指の幅が何cmなのかを測定する．ネコの腎臓を3本の指の幅と比較し，予めその幅の長さを知っておくことで，触診した腎臓の長さが約何cmなのかを推察できる．

ネコの腎臓を触診する方法は2つある（図6.8）．
- 最初の方法は，動物を診察台の上で，獣医師とは反対に顔を向かせて四肢で起立させ：
  - 左手を動物の左側体壁平坦部へ置き
  - 反対側から臓器を容易に触診できるように，左手を「テーブル」にするイメージで，腹腔内へ押し込むように圧をかける．
  - 次に，右手の指を軽く曲げて，最後肋骨尾側の右上腹部を深く押し込む．
  - 圧をかけながら，右手を尾側に移動させて右腎を触診する．
  - 反対側の触診も同様の方法で実施でき，今度は右手を平坦にしてテーブルとし，左手を軽く曲げて，左腎を触診する．
- もう一つの方法は，ネコを片方の手で胸骨を支えながら持ち上げて，後肢だけで起立させる．
  - この姿勢をとらせると，腎臓はより触知しやすい位置に沈む．
  - 反対の手を用いて腹部を包み込み，それぞれの腎臓を触診する．
  - 両腎を評価するためには，左右の手を変えなくてはならないこともある．

触診で腎臓の長さを評価することで，左右腎臓が対称的なのか非対称的なのか，あるいは腫大しているのか縮小しているのかを明らかにできる．
- 両腎が対称的に腫大している場合，ユリ中毒などによる急性腎不全が疑われる[88]．
- 両腎が対称的に小さい場合，慢性腎臓病が疑われ

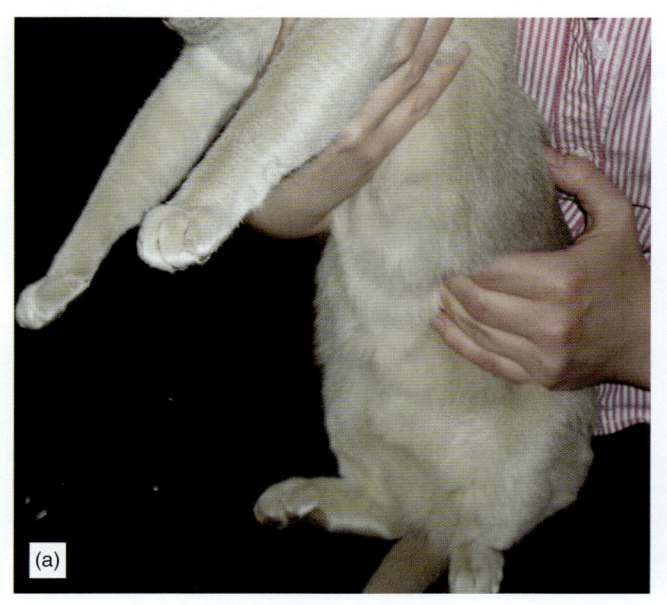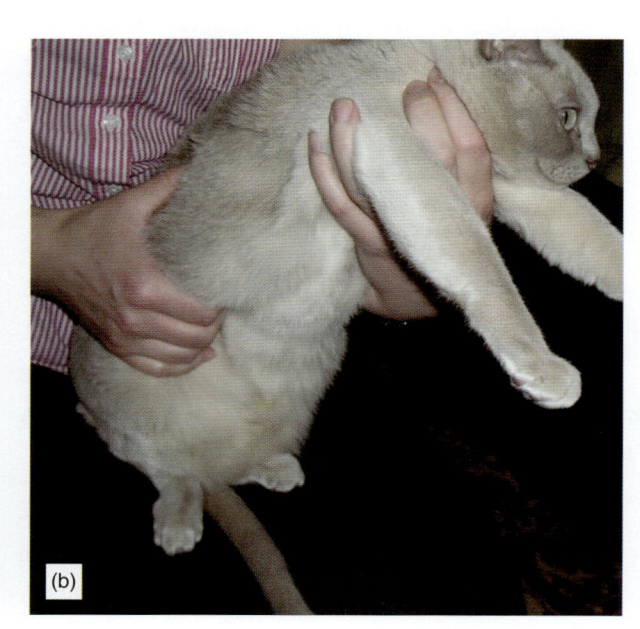

図6.8　ネコを起立させた状態での(a)左腎および(b)右腎の触診

る[88].

- 左右腎臓の非対称は片腎の腫瘍，閉塞または梗塞を示す．ネコの腎臓で発生する腫瘍で最も多いのはリンパ腫である[88].

触診によって腎臓の疼痛の有無も確認できる．健康なネコでは腎臓を触診しても疼痛はみられないが，腎盂腎炎の動物は疼痛を示す[89].

6.7　下部尿路系

下部尿路系は尿管とつながる膀胱，そして尿を体外に排泄する際の導管である尿道から構成される[40].

膀胱は通常触診可能である．ネコでは尿路閉塞(UTO)が起きることがあり，UTOを発症して来院したネコの膀胱を触診した際の感触は独特なので，膀胱が腹腔内で通常はどのように触知されるかを熟知する必要がある．

著者の経験では，UTOを全く経験したことがない学生は，臨床現場でこれを見逃したらどうしようとうろたえてしまう．しかし，正常な膀胱がどのように触知されるかを理解していれば，異常な膀胱を容易に認識できる．

空の膀胱の感触はティッシュを丸めたようである：軟らかくしなやかで，疼痛は伴わない．膀胱に少量の尿があると，とても小さな水風船のようである：しっかりとしているが，軟らかく，しなやかな壁で液体が包まれている．中程度に尿が貯留しても，やはり水風船の状態で圧縮できる[89].

これに対して，UTOのネコの膀胱は，岩のように硬く可動性に乏しく，圧縮できず，強い疼痛を伴っている．身体診察でこのような膀胱を触知したら，膀胱を破裂させる恐れがあるので，触診時にあまり力を入れないように注意する必要がある[107].

通常，UTOの原因は尿道栓の閉塞で，この尿道栓は蛋白に富んだ炎症細胞および尿結晶の混合物である[108, 109].雄は雌よりも尿道が細いため，UTOをより発症しやすい[107].しかし，尿道径と去勢時の年齢には関連がないため，若齢時の去勢がUTOの危険性を高めることはない[110].

UTOはネコ下部尿路疾患（FLUTD）の極めて代表的な疾患である．2001年にLekcharoensuk，OsbornおよびLulichは，尿路徴候を示して獣医学教育病院を受診したネコ22,000頭のうち，18％がUTOを発症し

たと報告している[111].しかし，非閉塞性FLUTDも発生頻度が高く，その半数以上の症例が非感染性のネコ特発性膀胱炎（FIC）であった[107, 109, 112].FLUTDの症例の約1/10では非医学的な行動上の問題が関与しており，それ以外では膀胱腫瘍および尿路感染が関与していた[107].

非閉塞性FLUTDの原因を身体診察だけで明らかにできないが，FLUTDを示唆する身体診察所見には気づくはずである．例えば，下腹部および鼠径部に両側性に脱毛がある場合には，膀胱炎による過剰な毛繕いの可能性がある．会陰部やその周囲の被毛に血様分泌物が付着している場合，血尿の可能性がある．不完全または完全なUTOの雄猫では，身体診察で陰茎の拍動がみられ，これによって排尿が困難になっていることを肉眼で確認できることがある．家族は，以下に述べる自宅での異常な「行動」を報告することもある：排尿障害，頻尿，排尿時に鳴く，そして会陰部をしきりに舐める．すなわち，問診所見および身体診察所見を組み合わせることで，ネコの現在の健康状態をより詳細に描くことが重要で，それによってさらなる診断検査が必要なタイミングを知ることができる．

膀胱を触診するためには，腹腔の尾側腹側部を検査しなければならない．膀胱は通常，腹側体壁および下行結腸の間にある．しかし下行結腸が充満すると，膀胱の横に変位することがある．

腎臓の触診と同様，膀胱の触診にも唯一の正しい方法はない．動物が快適で，かつ獣医師が実施しやすいいくつかの姿勢をとらせ，膀胱を評価することができる．

- 動物を起立させ，顔を獣医師と反対側へ向ける．
- 腎臓の触診と同様，顔を獣医師と反対側へ向けて，前半身を挙上させてもよい．
- 動物を横向きにしても検査できる．この姿勢では，獣医師は手をお椀の形にして，腹部尾側で親指と他の指を反対へ置く．親指と他の指に力を入れて間を狭め，膀胱を指の間で触知する．次に，手を頭側へスライドさせて，そして尾側へ，また頭側へと膀胱を手で捉えられるまで動かす（図6.9a）.
- 動物を仰向けにして検査をすることもできる（図6.9b）.

膀胱結石の症例では，稀ではあるが膀胱内で結石を触知できることがある．複数の結石がある場合，お互いがぶつかってきしみ，まるで袋の中のビー玉のよう

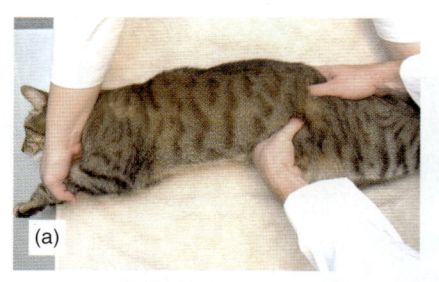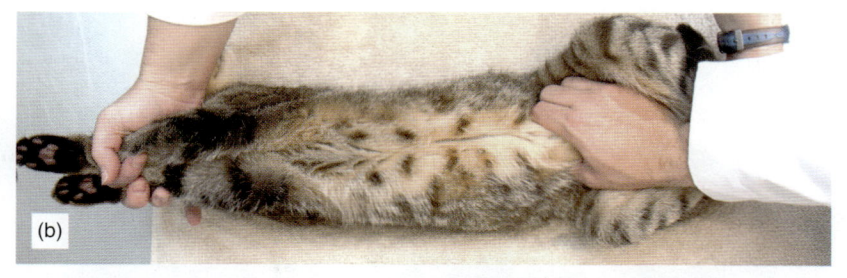

図6.9 膀胱の触診. (a) 右横臥位, (b) 仰臥位. [写真提供] Midwestern University, Media Resources Department.

に感じられることがある.

6.8 雄の生殖道

雄猫の生殖道は,内部および外部器官の両者から構成されている. 内部器官のうち,前立腺が直腸を介して触知されることは稀で,尿道球の近位に位置している尿道球腺,そして精管のいずれも触診では評価できない[113]. したがって,雄猫の生殖道の身体診察は外部器官,つまり陰茎および精巣に限定される.

陰茎が大腿部の間に位置するイヌとは異なり,ネコの陰茎は胎子期の位置を保持しており,その先端は尾側腹側方向に向いている[40]. ネコの陰茎は会陰部に位置しておらず,そして雌猫の外陰部を見るのと同じように動物の後ろからでないと見ることができないため,子猫の性別判定は学生にとっては難しい. 子猫,特に生後間もないと雄も雌も同じように見える. 子猫の雄と雌を鑑別する主なポイントは,肛門−生殖器間の距離が雌猫より雄猫のほうが長いことである. 雄猫ではこの肛門−生殖器間の距離が長いため,精巣は生殖器開口部の背側に位置する(図6.10). 雄猫および雌猫におけるこの肛門−生殖器間の長さの違いは,成猫になってもみられる(図6.11).

図6.11aおよびbにも示したように,ネコの陰茎は包皮で完全に覆われているが,勃起したときは例外で,この場合には陰茎は下方かつ前方へとカーブする[113].

雄猫と去勢雄の重要な違いは,未去勢雄の亀頭には尾側方向に120〜150個の角質化した乳頭がみられることである(図6.12). これらのトゲはテストステロン依存性で,12週齢から出現し始め,性成熟するまでには十分に確認できるようになる. これらのトゲは,挿入時に雌を刺激することで,それによって雌は排卵が誘導される. 性的刺激がないと雌は排卵しない[40, 113].

ネコが去勢されると,これらの乳頭の維持に重要なテストステロンが分泌されなくなり,このため乳頭が退化する. 去勢後およそ6週間までに乳頭は消失する[40, 113]. 大切なことは,未去勢の雄猫にはこのような乳頭があり,どういう状況でそれが退化するのかを知っておくことである. それによって,もし迷子のネコが来院して,陰嚢内に精巣がない場合であっても,その迷子のネコは実は既に去勢されているのか,ある

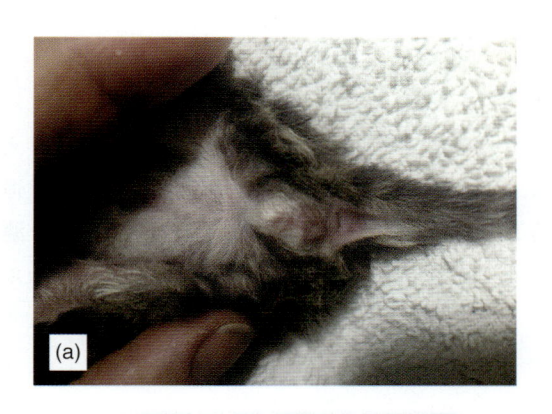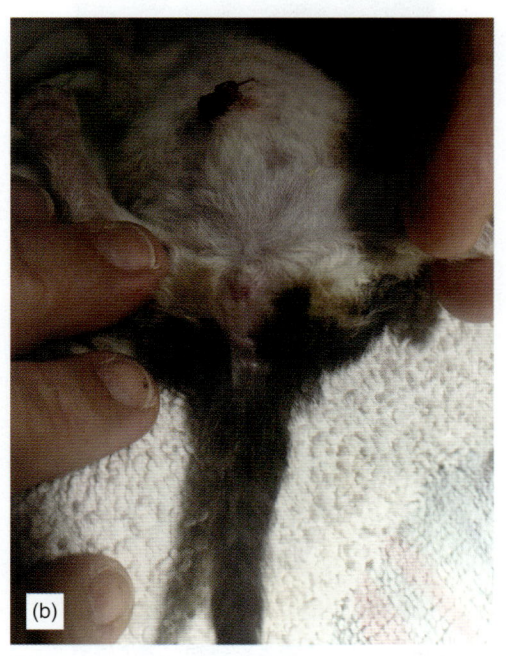

図6.10 子猫の雌雄鑑別:(a) 雄および (b) 雌. [写真提供] Frank Isom, DVM.

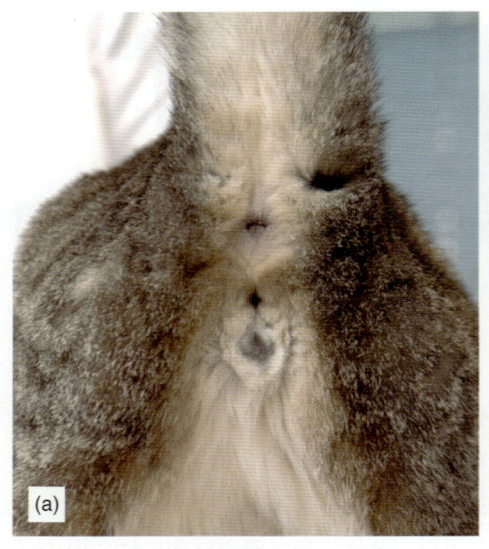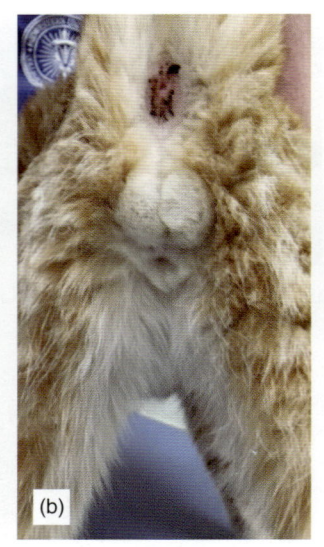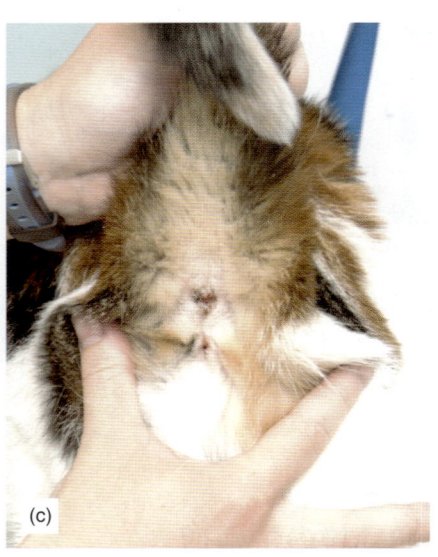

図6.11 肛門と生殖器の距離の評価.
去勢雄の成猫 (a) および未去勢の雄猫 (b) の肛門および生殖器の距離は，雌猫 (c) よりも長い.
[写真提供] (a), (c) Midwestern University, Media Resources Department.

いは両側性停留精巣なのかを判断できる．既に去勢されていれば，乳頭はないはずで，少なくとも来院する6週間以上前までに去勢されているとみなされる．停留精巣であれば，腹腔内の精巣から乳頭を維持するためにテストステロンが十分に分泌されていると考えられる．確認の検査としてテストステロンの測定を追加することがある．その場合，血清テストステロン濃度を，性腺刺激ホルモン（ゴナドトロピン）放出ホルモ

ンによる刺激前後で比較する．しかし，乳頭の存在は去勢の有無の非常に正確な指標である [113].

未去勢雄では，陰嚢内の精巣の有無も評価すべきである．特に子猫が初めて来院した際には精巣が下降しているかどうかを調べ，下降していない場合，片側または両側の停留精巣かどうかを確認する．

胎子期の発生段階に精巣は左右腎臓の尾側付近から発生する．精巣は鼠径管を通って移動するが，この移動は導帯と呼ばれる精巣尾側から鼠径管につながる組織によって導かれる．最初に導帯が腫大して陰嚢へ移動し，鼠径管を拡張させ，精巣下降のための道を開くように作用する．出生時，導帯は陰嚢内に存在することが多いが，これは導帯が精巣を鼠径管を介して陰嚢内に下降させるためである．このため，導帯は陰嚢内の精巣と間違われることがある．実際には出生時には大部分の子猫および子犬の精巣はまだ腹腔内にある．精巣は生後3〜4日で鼠径管を通って陰嚢に到達できる．しかし，精巣は10〜14週齢までは，開口した鼠径管を通って陰嚢に入ったり出たりを繰り返す．そのため子猫が4〜6ヵ月齢になって鼠径管が閉鎖して，陰嚢内の精巣の有無が明確になるまでは，片側または両側の停留精巣と判断しないほうがよい [114, 115].

精巣疾患はネコでは稀だが，診療現場では先天異常として停留精巣が最も頻繁にみられる疾患である．報告によって異なるが，有病率は1.3〜3.8%である [116, 120]．停留精巣で来院する場合，その多くは片側性である [113, 118, 119]．このうち，停留した精

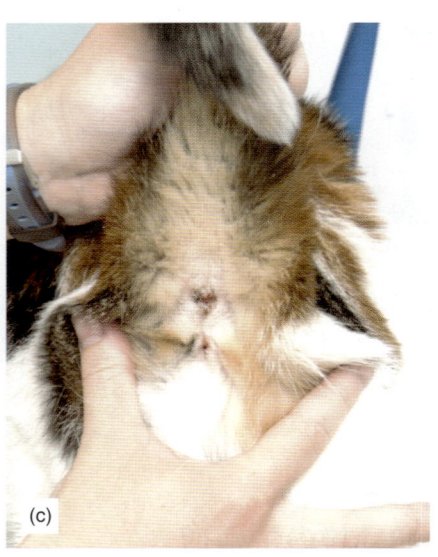

図6.12 未去勢の雄猫の陰茎亀頭にあるテストステロン依存性の乳頭.
[写真提供] Frank Isom, DVM.

巣の圧倒的多数は鼠径部にみられる[113, 118, 119]. 過去の報告ではペルシャで多いと言われている[114, 116, 118]. しかし, カナダのオタワのLittle's Practiceを10年間に受診したネコ4,140頭の調査では, ラグドールでの発生率が最も高く18.75%であった[113].

停留精巣は劣性遺伝で子孫に伝播する[118]. このため, 停留精巣の雄猫は交配に用いるべきでない[113]. しかし, 家族の5分の1程度しか自分のネコが停留精巣であることに気づいていない[119]. そのため, 子猫の最初の来院時に精巣を評価して, 家族にどうすればいいのかを伝えるのは獣医師の責任である.

6.9　雌の生殖道

雌猫の生殖道は内部器官および外部器官から構成される. 内部器官のうち, 正常な卵巣および妊娠していない子宮はネコでは触知できない[121].

卵巣嚢胞または卵巣腫瘍によって病的に腫大すると, 卵巣は触知できることがある[121]. しかし卵巣腫瘍は稀で, 卵巣嚢胞も卵巣子宮摘出術の際に, 無排卵性機能性卵胞嚢胞のように偶発的に見つかることが多い[122] (図6.13).

子宮は生理的状態でも妊娠期には触知できる[121, 123]. 交配から出産までのネコの妊娠期間は56〜69日である[124]. 発育している個々の胎子は, 別々の球状物として早ければ妊娠14〜17日目には触知できる[123, 124]. このいわゆる「数珠（糸を通したビーズ）」状の構造は, 妊娠21〜25日の間が最も触知しやすく, この期間には腫大した子宮も触知できる[121, 123]. 妊娠35〜45日の間になると, 胎盤の大きさのために腹部触診では個々の胎子を触知することが困難になる. この期間になると胎盤は非常に大きく発達し, 子宮は個々に独立したソーセージ様ではなく, 1本のチューブのように触知される[123] (図6.14).

妊娠45日を超えると, 個々の胎子の骨, 特に肋骨および頭蓋骨が触知できるようになる[121, 123] (図6.15).

子宮は子宮蓄膿症のような疾患の際にも触診できる. 未避妊雌の2.2%が, 13歳になるまでに子宮蓄膿症を経験する. シャム, コラット, オシキャット, ベンガルなどのオリエンタルまたはエキゾチック系の純血種に好発し, 他のネコ種よりも子宮蓄膿症に罹患する年齢は若い[125].

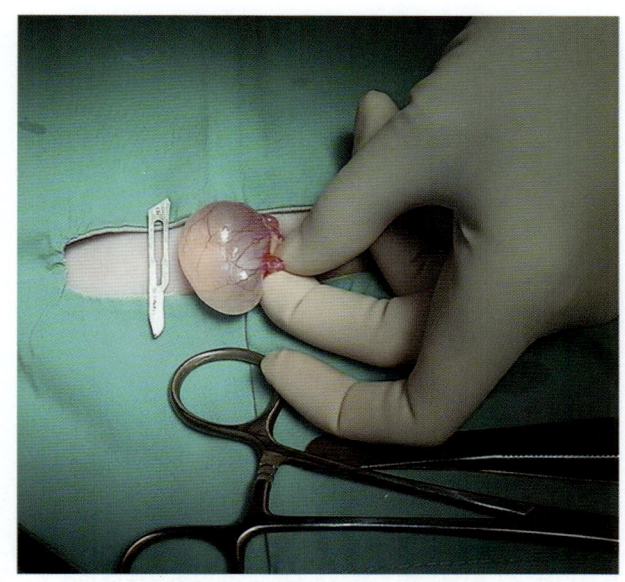

図6.13　卵巣子宮摘出術中に偶発的に発見された無排卵性卵巣嚢胞. ［写真提供］Shannon Carey, DVM.

開放性子宮蓄膿症, つまり頸管が開口している場合, 生殖道から血様または膿様分泌物が流出し, 拡大した子宮の触診は必ずしも容易でない. しかし, 閉鎖性子宮蓄膿症では頸管は閉鎖しているので, 全ての分泌物が生殖道に貯留し, 子宮は明瞭に触知できる. このように腫大した子宮の触診は慎重に行うべきで, 腫大した脾臓と同様, 子宮も破裂させる可能性がある[126].

卵巣子宮摘出術の際に不注意で卵巣の一部が残存すると, 避妊済みのネコで子宮断端蓄膿症が発生することがある. 最近避妊手術を受けたネコの尾側腹部に腫大した管状の構造物が触知された場合, 子宮断端蓄膿症も考慮して検査を進める必要がある[127, 128].

雌猫の生殖道の身体診察には外部器官, つまり外陰部の大まかな評価も含めるべきである. 外陰部の分泌物を入念に観察する. 発情前期であれば, 外陰部に粘液状の分泌物がみられることがある[121, 123]. ネコが発情していると, 外陰部に漿液性から粘液性の分泌物がみられることもみられないこともある. またウマの脊柱弯曲症のような姿勢, つまり腰椎部を体の内側へ意図的にカーブさせて骨盤を前方に傾ける姿勢を示す. 前肢は地面近くに小さく丸めて, 尾は片方に曲げて, 雄猫を受け入れる姿勢を示す[123].

ネコの外陰部の分泌物は, 正常であれば血様, 膿様または血膿様ではなく, 悪臭は示さない. これらの異常がみられたら, 子宮蓄膿症, 子宮内膜炎, そして妊娠猫であれば子宮内での胎子死亡を除外するための追加検査が必要である[121].

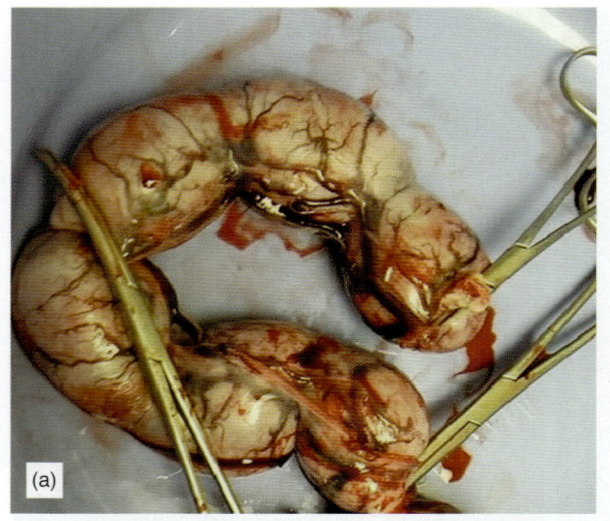 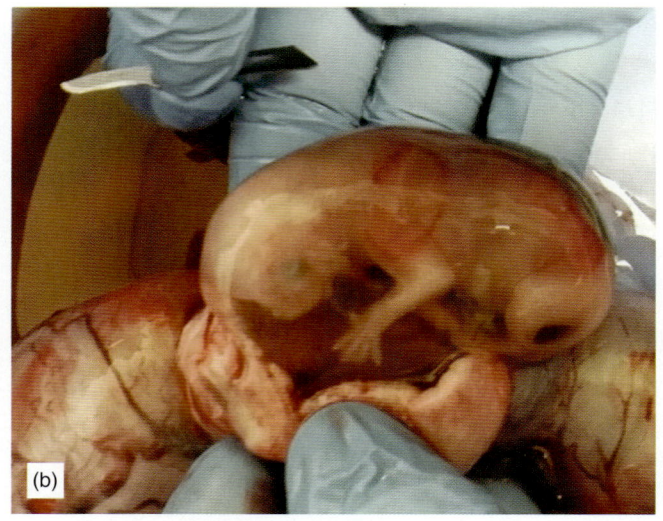

図6.14 (a) 妊娠35〜45日の妊娠猫での卵巣子宮摘出術. この時点で個々の胎子の識別は困難である. 子宮は1本の太い管状になっている. 糸を通したビーズ状のようには見えず, 個々の胎子は触診では区別できない. (b) (a)の時点での胎子の様子を調べるために, ネコの子宮を切開した. [写真提供] Shannon Carey, DVM.

加えて外陰部周囲の皮膚炎, そして尿の強い匂いにも注意すべきである. 特に肥満のネコでは, 大腿下部の皮膚の皺が, 外陰部を巻き込んで皮膚炎を隠していることが多い. こうなると尿やけによる湿性皮膚炎が持続し, 外陰部周囲に痂疲が形成される.

6.10 避妊手術の既往が不明なネコが来院した場合

迷い猫が初診で来院し, 避妊手術の既往が不明な場合, 最初に左耳に切り込み, またはチップがついていないかを確認する. もしあれば捕獲・解放・不妊化 (TNR) プログラムで既に避妊手術が行われていることが示唆される. 切り込みまたはチップがない場合, 家族の許可を得て, 腹部を剃毛し避妊手術痕を探す. これがあれば避妊手術を受けた可能性は高くなるが, この手術痕が必ずしも避妊手術を保証するとは限らず, 同じ部位での他の手術の可能性もある. 例えば, 膀胱結石に対して膀胱切開術を受けた可能性がある.

6.11 新生子

ネコでは予想外の出産は多い. 2006年のWallaceおよびLevyらの研究では, 1993年から2004年にTNRプログラムを訪れた103,643頭の迷い猫のうち, 雌猫の15.9%が卵巣子宮摘出術時に妊娠しており, 平均胎子数は4.1頭であった[120]. 一般に, ネコは5〜6ヵ月齢で初回の発情を迎えるが, 発情周期は最短で3.5ヵ月と報告されており[129], 子猫が子猫を妊娠することは珍しくない.

子猫は羊膜嚢に包まれて出生するが, 母猫はこれを臍帯と共に咬み切って子猫を自由にし, 子猫を舌で舐めて呼吸を刺激する[123] (図6.16).

出生時の子猫の体重は通常100g程度である[130]. 2週齢までは心拍数は通常200回/分を超え, 呼吸数は多くは15〜35回/分程度である[130-132]. 4週齢になるまでは, 体温を適切に調節できず, 当初の深部体温は35.5〜36℃である[43, 133].

図6.15 骨化が生じた後の胎子の発達状況. この胎子は妊娠後期 (45日目以降) に腹部触診で触知できたと思われる. [写真提供] Shannon Carey, DVM.

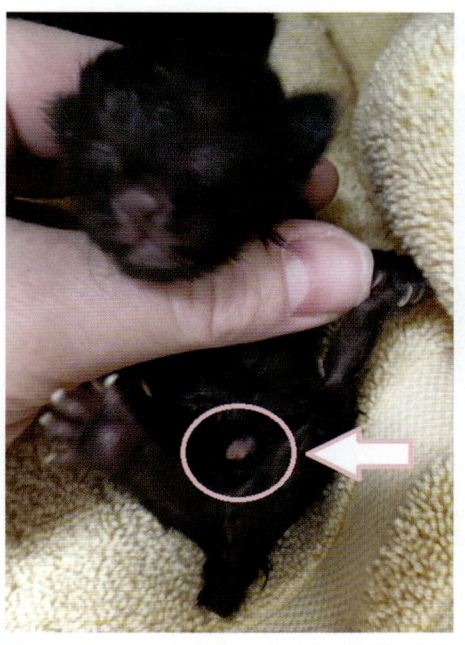

図6.16　出生2時間後の子猫. 臍帯の断端に注目.

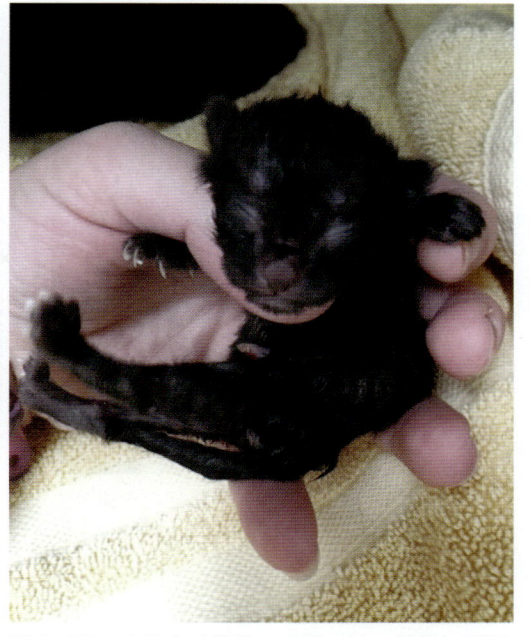

図6.17　出生2時間後の子猫では, 屈筋の緊張が優勢で, 体を丸めようとすることに注目.

　4日齢までは屈筋の緊張が優勢なため（図6.17），新生子の特徴でもあるコンマ型の姿勢を示す. さらに母猫がうなじを咬んだときに, 柔軟に丸くなることもできる [43, 133].

　5〜14日齢までは, 眼瞼および外耳道は閉鎖したままである [43, 133]（図6.18）. 威嚇反射および瞳孔対光反射は10〜21日齢までには出現し, 視覚は4週齢までに機能する [43].

　新生子の乳探し反射および吸引反射は強いが [43, 133], 母猫が子猫を許容して面倒を見ているかどうかも同時に観察する必要がある（図6.19）.

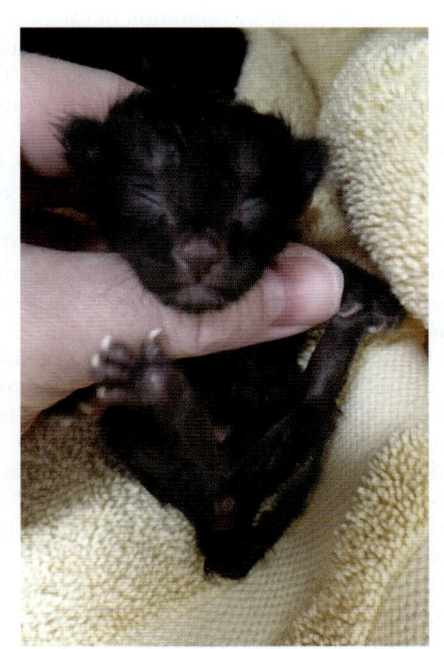

図6.18　正常な新生子では, 上下の眼瞼は閉鎖していることに注目. 5〜14日齢までは眼瞼は閉鎖したままである.

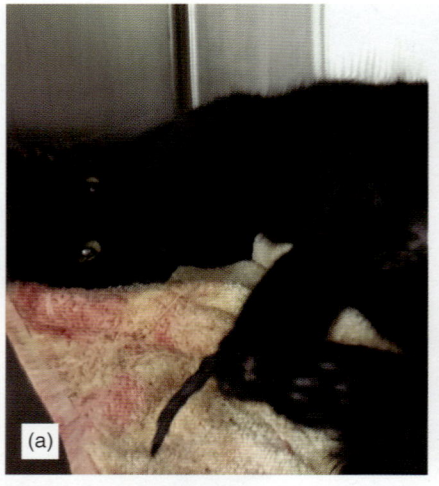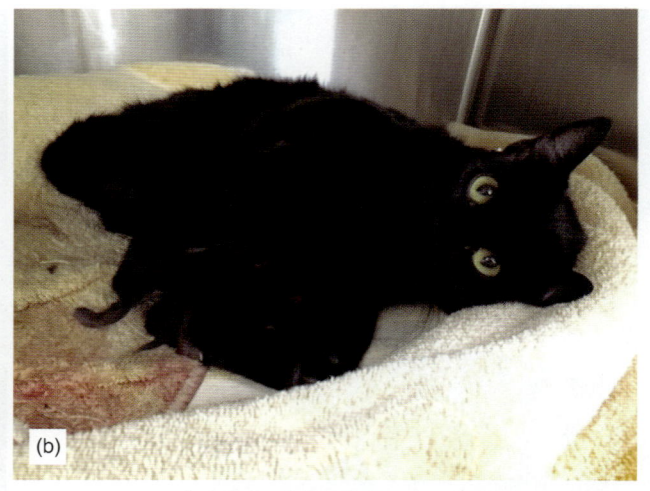

図6.19 (a) 同腹4頭の最初の1頭が生まれて1時間と経たずに母乳を飲んでいる．母猫は残りの同腹子の出産に向けて陣痛が続いている．(b) 母猫が4頭全ての出産を終え，全頭が母乳を飲んでいる．

参考文献

1 Rijnberk, A. and van Sluijs, F.S. (eds.) (2009) *Medical History and Physical Examination in Companion Animals*, 2nd edn., Saunders Elsevier, St. Louis.

2 Dyce, K.M., Sack, W.O., and Wensing, C.J.G. (2010) *Textbook of Veterinary Anatomy*, 4th edn., Saunders Elsevier, St. Louis.

3 Dukes, H.H., Swenson, M.J., and Reece, W.O. (1993) *Dukes' Physiology of Domestic Animals*, 11th edn. Comstock, Ithaca, NY.

4 Cote, E., Edwards, N.J., Ettinger, S.J. *et al.* (2015) Management of incidentally detected heart murmurs in dogs and cats. *Journal of the American Veterinary Medical Association*, **246** (10), 1076–1088.

5 Fuentes, V.L. (2006) Cardiomyopathy: establishing a diagnosis, in *Consultations in Feline Internal Medicine*, vol. 5 (ed. J.R. August), Saunders Elsevier, St. Louis, pp. 301–310.

6 Gordon, S.G. (2006) Cardiomyopathy – therapeutic decisions, in *Consultations in Feline Internal Medicine*, vol. 5 (ed. J.R. August), Saunders Elsevier, St. Louis, pp. 311–317.

7 Baral, R.M. (2012) Approach to the vomiting cat, in *The Cat: Clinical Medicine and Management* (ed. S.E. Little), Saunders Elsevier, St. Louis, pp. 426–441.

8 Little, S.E. (2012) Diseases of the esophagus, in *The Cat: Clinical Medicine and Management* (ed. S.E. Little), Saunders Elsevier, St. Louis, pp. 441–450.

9 Willard, M.D. (2014) Clinical manifestations of gastrointestinal disorders, in *Small Animal Internal Medicine*, 5th edn. (eds. R.W. Nelson and C.G. Couto), Mosby Elsevier, St. Louis, pp. 367–389.

10 Baral, R.M. (2012) Approach to the cat with diarrhea, in *The Cat: Clinical Medicine and Management* (ed. S.E. Little), Saunders Elsevier, St. Louis, pp. 459–466.

11 Baral, R.M. (2012) Approach to the cat with ascites and diseases affecting the peritoneal cavity, in *The Cat: Clinical Medicine and Management* (ed. S.E. Little), Saunders Elsevier, St. Louis, pp. 538–546.

12 Kennedy, M. and Little, S.E. (2012) Viral diseases, in *The Cat: Clinical Medicine and Management* (ed. S.E. Little), Saunders Elsevier, St. Louis, pp. 1029–1063.

13 Sparkes, A.H., Gruffydd-Jones, T.J., and Harbour, D.A. (1991) Feline infectious peritonitis: a review of clinicopathological changes in 65 cases, and a critical assessment of their diagnostic value. *Veterinary Record*, **129** (10), 209–212.

14 Culp, W.T.N., Weisse, C., Kellogg, M.E. *et al.* (2010) Spontaneous hemoperitoneum in cats: 65 cases (1994–2006). *Journal of the American Veterinary Medical Association*, **236** (9), 978–982.

15 Mandell, D.C. and Drobatz, K.J. (1995) Feline hemoperitoneum – 16 cases (1986–1993). *Journal of Veterinary Emergency and Critical Care*, **5** (2), 93–97.

16 Aumann, M., Worth, L.T., and Drobatz, K.J. (1998) Uroperitoneum in cats: 26 cases (1986–1995). *Journal of the American Animal Hospital Association*, **34** (4), 315–324.

17 Kyles, A.E., Hardie, E.M., Wooden, B.G. *et al.* (2005) Management and outcome of cats with ureteral calculi: 153 cases (1984–2002). *Journal of the American Veterinary Medical Association*, **226** (6), 937–944.

18 Wright, K.N., Gompf, R.E., and DeNovo, R.C., Jr. (1999) Peritoneal effusion in cats: 65 cases (1981–1997). *Journal of the American Veterinary Medical Association*, **214** (3), 375–381.

19 Closa, J.M. and Font, A. (1999) Traumatic tricuspid insufficiency in a kitten. *Journal of the American Animal Hospital Association*, **35** (1), 21–24.

20 Harvey, A.M., Battersby, I.A., Faena, M. *et al.* (2005) Arrhythmogenic right ventricular cardiomyopathy in two cats. *Journal of Small Animal Practice*, **46** (3), 151–156.

21 Harjuhahto, T.A., Leinonen, M.R., Simola, O.T. *et al.* (2011) Congestive heart failure and atrial fibrillation in a cat with myocardial fibro-fatty infiltration. *Journal of Feline Medicine and Surgery*, **13** (2), 109–111.

22 Saxon, B., Hendrick, M., and Waddle, J.R. (1991) Restrictive cardiomyopathy in a cat with hypereosinophilic syndrome. *Canadian Veterinary Journal*, **32** (6), 367–369.

23 Dimski, D.S. (1997) Feline hepatic lipidosis. *Seminars in Veterinary Medicine and Surgery (Small Animal)*, **12** (1), 28–33.

24 Lucke, V.M. and Davies, J.D. (1984) Progressive lymphocytic cholangitis in the cat. *Journal of Small Animal Practice*, **25** (5), 249–260.

25 Prasse, K.W., Mahaffey, E.A., Denovo, R., and Cornelius, L. (1982) Chronic lymphocytic cholangitis in 3 cats. *Veterinary Pathology*, **19** (2), 99–108.

26 Gores, B.R., Berg, J., Carpenter, J.L., and Ullman, S.L. (1994) Chylous ascites in cats – 9 cases (1978–1993). *Journal of the American Veterinary Medical Association*, **205** (8), 1161.

27 Blaxter, A.C., Holt, P.E., Pearson, G.R. *et al.* (1998) Congenital portosystemic shunts in the cat – a report of 9 cases. *Journal of Small Animal Practice*, **29** (10), 631–645.

28 Tasker, S. and Gunn-Moore, D. (2000) Differential diagnosis of ascites in cats. *In Practice*, **22** (8), 472–479.

29 Liptak, J.M., Dernell, W.S., and Withrow, S.J. (2004) Liver tumors in cats and dogs. *Compendium: Continuing Education for the Practicing Veterinarian*, **26** (1), 50–57.

30 Hoskins, J.D. (2005) Liver disease in the geriatric patient. *Veterinary Clinics of North America: Small Animal Practice*, **35** (3), 617–634.

31 Nyland, T.G., Koblik, P.D., and Tellyer, S.E. (1999) Ultrasonographic evaluation of biliary cystadenomas in cats. *Veterinary Radiology and Ultrasound*, **40** (3), 300–306.

32 Witzelben, C.L. (1990) Cystic diseases of the liver, in *Hepatology: a Textbook of Liver Disease*, 2nd edn. (eds. D. Zakim and T.D. Boyer), Saunders. Philadelphia, pp. 1395–1411.

33 Parkes, R., Forrest, N., and Baillie, S. (2009) A mixed reality simulator for feline abdominal palpation training in veterinary medicine. *Studies in Health Technology and Informatics*, **142**, 244–246.

34 Williamson, J.A., Hecker, K., Yvorchuk, K. *et al.* (2015) Development and validation of a feline abdominal palpation model and scoring rubric. *Veterinary Record*, **177** (6), 151.

35 Defarges, A. (2015) The physical examination. *Clinician's Brief, September*, 73–80.

36 Ettinger, S.J. (2010) The physical examination of the dog and cat, in *Textbook of Veterinary Internal Medicine* (eds. S.J. Ettinger and E.C. Feldman), Saunders Elsevier, St. Louis, pp. 1–9.

37 Sack, W.O., Wensing, C.J.G., and Dyce, K.M. (1996) *Textbook of Veterinary Anatomy*, 2nd edn., Saunders, Philadelphia.

38 Smeak, D.D. (2012) Abdominal wall reconstruction and hernias, in *Veterinary Surgery: Small Animal* (eds. K.M. Tobias and S.A. Johnston), Saunders Elsevier, St. Louis, pp. 1353–1379.

39 Hermanson, J.W. and Evans, H.E. (1993) The muscular system, in *Miller's Anatomy of the Dog*, 3rd edn. (ed. H.E. Evans), Saunders Elsevier, Philadelphia, pp. 258–384.

40 Dyce, K.M., Sack, W.O., and Wensing, C.J.G. (1996) *Textbook of Veterinary Anatomy*, 2nd edn., Saunders, Philadelphia.

41 Pratschke, K.M. (2014) Abdominal wall hernias and ruptures, in *Feline Soft Tissue and General Surgery* (eds. S.J. Langley-Hobbs, J.L. Demetriou, and J.F. Ladlow), Saunders Elsevier, St. Louis, pp. 269–280.

42 Read, R. (1985) Cranial abdominal hernias, in *Textbook of Small Animal Surgery* (ed. D.H. Slatter), Saunders Elsevier, Philadelphia, p. 853.

43 Hoskins, J.D. and Partington, B.P. (2001) Physical examination and diagnostic imaging procedures, in *Veterinary Pediatrics: Dogs and Cats from Birth to Six Months*, 3rd edn. (ed. J.D. Hoskins), Saunders Elsevier, Philadelphia, pp. 6–7.

44 Baker, T.W. and Davidson, A.P. (2011) Ultrasonography of the young patient, in *Small Animal Pediatrics: The First 12 Months of Life* (eds. M.E. Peterson and M.A. Kutzler), Saunders Elsevier, St. Louis, p. 197.

45 Robinson, R. (1997) Genetic aspects of umbilical hernia incidence in cats and dogs. *Veterinary Record*, **100** (1), 9–10.

46 Klein, M.D. and Hertzler, J.H. (1981) Congenital defects of the abdominal wall. *Surgery, Gynecology and Obstetrics*, **152** (6), 805–808.

47 Rodan, I., Sundahl, E., Carney, H. *et al.* (2011) Feline focus: AAFP and ISFM feline-friendly handling guidelines. *Compendium: Continuing Education for the Practicing Veterinarian*, **33** (12), E3.

48 Rodan, I. (2010) Understanding feline behavior and application for appropriate handling and management. *Topics in Companion Animal Medicine*, **25** (4), 178–188.

49 Heath, S. (2009) Aggression in cats, in *BSAVA Manual of Canine and Feline Behavioural Medicine*, 2nd edn. (eds. D. Horwitz and D.S. Mills), British Small Animal Veterinary Association, Gloucester, p. 233.

50 Meyer, H.P. and Rothuizen, J. (2013) The liver: history and physical examination, in *Canine and Feline Gastroenterology* (eds. R.J. Washabau and M.J. Day), Saunders Elsevier, St. Louis, pp. 856–863.

51 Spohr, A. (2013) The stomach: diagnostic evaluation, in *Canine and Feline Gastroenterology* (eds. R.J. Washabau and M.J. Day), Saunders Elsevier, St. Louis, pp. 609–613.

52 Miller, M.E., Evans, H.E., and Christensen, G.C. (eds.) (1979) *Miller's Anatomy of the Dog*, 2nd edn., Saunders, Philadelphia.

53 Bezuidenhout, A.J. (1993) *The lymphatic system, in Miller's Anatomy of the Dog*, 3rd edn. (ed. H.E. Evans), Saunders Elsevier, Philadelphia, pp. 749–753.

54 Javinsky, E. (2012) Hematology and immune-related disorders, in *The Cat: Clinical Medicine and Management* (ed. S.E. Little), Saunders Elsevier, St. Louis, pp. 685–688.

55 Culp, W.T. and Aronson, L.R. (2008) Splenic foreign body in a cat. *Journal of Feline Medicine and Surgery*, **10** (4), 380–383.

56 Marino, D. (2000) Diseases of the spleen, in *Kirk's Current Veterinary Therapy XIII – Small Animal Practice* (ed. R.W. Kirk), Saunders, Philadelphia, p. 520.

57 Autran de Morais, H. and O'Brien, R. (2005) *Non-neoplastic diseases of the spleen, in Textbook of Veterinary Internal Medicine*, 6th edn. (eds. S.J. Ettinger and E.C. Feldman), Saunders Elsevier, St. Louis, p. 1944.

58 Evans, H.E. (1993) The digestive apparatus and abdomen, in *Miller's Anatomy of the Dog*, 3rd edn. (ed. H.E. Evans), Saunders Elsevier, Philadelphia, pp. 385–461.

59 Baral, R.M. (2012) Diseases of the exocrine pancreas,

in *The Cat: Clinical Medicine and Management* (ed. S.E. Little), Saunders Elsevier, St. Louis, pp. 513–520.

60 Steiner, J.M. and Williams, D.A. (1999) Feline exocrine pancreatic disorders. *Veterinary Clinics of North America: Small Animal Practice*, **29** (2), 551–575.

61 Duffell, S.J. (1975) Some aspects of pancreatic disease in the cat. *Journal of Small Animal Practice*, **16** (6), 365–374.

62 Seaman, R.L. (2004) Exocrine pancreatic neoplasia in the cat: a case series. *Journal of the American Animal Hospital Association*, **40** (3), 238–245.

63 Priester, W.A. (1974) Data from eleven United States and Canadian colleges of veterinary medicine on pancreatic carcinoma in domestic animals. *Cancer Research*, **34** (6), 1372–1375.

64 Rijnberk, A. and van Sluijs, F.J. (eds.) (2009) *Medical History and Physical Examination in Companion Animals*, 2nd edn., Saunders Elsevier, St. Louis.

65 Datz, C. (2011) Parasitic and protozoal diseases, in *Small Animal Pediatrics: The First 12 Months of Life* (eds. M.E. Peterson and M.A. Kutzler), Saunders Elsevier, St. Louis, pp. 154–160.

66 Baral, R.M. (2012) *Diseases of the intestines, in The Cat: Clinical Medicine and Management* (ed. S.E. Little), Saunders Elsevier, St. Louis, pp. 466–477.

67 Goggin, J.M., Biller, D.S., Debey, B.M. *et al.* (2000) Ultrasonographic measurement of gastrointestinal wall thickness and the ultrasonographic appearance of the ileocolic region in healthy cats. *Journal of the American Animal Hospital Association*, **36** (3), 224–228.

68 Baez, J.L., Hendrick, M.J., Walker, L.M., and Washabau, R.J. (1999) Radiographic, ultrasonographic, and endoscopic findings in cats with inflammatory bowel disease of the stomach and small intestine: 33 cases (1990–1997). *Journal of the American Veterinary Medical Association*, **215** (3), 349–354.

69 Basher, A.W. and Fowler, J.D. (1987) Conservative versus surgical management of gastrointestinal linear foreign bodies in the cat. *Veterinary Surgery*, **16** (2), 135–138.

70 Bebchuk, T.N. (2002) Feline gastrointestinal foreign bodies. *Veterinary Clinics of North America: Small Animal Practice*, **32** (4), 861–880, vi.

71 Felts, J.F., Fox, P.R., and Burk, R.L. (1984) Thread and sewing needles as gastrointestinal foreign bodies in the cat: a review of 64 cases. *Journal of the American Veterinary Medical Association*, **184** (1), 56–59.

72 Hayes, G. (2009) Gastrointestinal foreign bodies in dogs and cats: a retrospective study of 208 cases. *Journal of Small Animal Practice*, **50** (11), 576–583.

73 Beaver, B.V. (1994) *Disorders of behavior, in The Cat: Diseases and Clinical Management* (ed. R.G. Sherding), Churchill Livingstone, New York, p. 191.

74 Barrs, V.R., Beatty, J.A., Tisdall, P.L. *et al.* Intestinal obstruction by trichobezoars in five cats. *Journal of Feline Medicine and Surgery*, **1** (4), 199–207.

75 Evans, S.E., Bonczynski, J.J., Broussard, J.D. *et al.* (2006) Comparison of endoscopic and full-thickness biopsy specimens for diagnosis of inflammatory bowel disease and alimentary tract lymphoma in cats. *Journal of the American Veterinary Medical Association*, **229** (9), 1447–1450.

76 Carreras, J.K., Goldschmidt, M., Lamb, M. *et al.*

(2003) Feline epitheliotropic intestinal malignant lymphoma: 10 cases (1997–2000). *Journal of Veterinary Internal Medicine*, **17** (3), 326–331.

77 Lingard, A.E., Briscoe, K., Beatty, J.A. *et al.* (2009) Low-grade alimentary lymphoma: clinicopathological findings and response to treatment in 17 cases. *Journal of Feline Medicine and Surgery*, **11** (8), 692–700.

78 Sherding, R. (1994) Diseases of the intestines, in *The Cat: Diseases and Clinical Management*, 2nd edn. (ed. R. Sherding), Churchill Livingstone, New York, p. 1211.

79 Bertoy, R.W. (2002) Megacolon in the cat. *Veterinary Clinics of North America: Small Animal Practice*, **32** (4), 901–915.

80 Preston, D.M., Lennard-Jones, J.E., and Thomas, B.M. (1985) Towards a radiologic definition of idiopathic megacolon. *Gastrointestinal Radiology*, **10** (2), 167–169.

81 O'Brien, T.R. (1978) *Radiographic Diagnosis of Abdominal Disorders in the Dog and Cat: Radiographic Interpretation, Clinical Signs, Pathophysiology*, Saunders, Philadelphia.

82 Holt, P. (1985) Anal and perianal surgery in dogs and cats. *In Practice*, **7** (3), 82–89.

83 Demetriou, J.L. and Welsh, E.M. (1999) Rectal prolapse of an ileocaecal neoplasm associated with intussusception in a cat. *Journal of Feline Medicine and Surgery*, **1** (4), 253–256.

84 Frankel, J.L., Scott, D.W., and Erb, H.N. (2008) Gross and cytological characteristics of normal feline anal-sac secretions. *Journal of Feline Medicine and Surgery*, **10** (4), 319–323.

85 Langley-Hobbs, S.J., Sissener, T.R., and Shales, C.J. (2007) Tension band stabilisation of acetabular physeal fractures in four kittens. *Journal of Feline Medicine and Surgery*, **9** (3), 177–187.

86 Harasen, G.L.G. and Little, S.E. (2012) *Musculoskeletal diseases, in The Cat: Clinical Medicine and Management* (ed. S.E. Little), Saunders Elsevier, St. Louis, pp. 704–733.

87 Barone G. (2012) Neurology, in *The Cat: Clinical Medicine and Management* (ed. S.E. Little), Saunders Elsevier, St. Louis, pp. 734–767.

88 Scherk, M. (2012) The upper urinary tract, in *The Cat: Clinical Medicine and Management* (ed. S.E. Little), Saunders Elsevier, St. Louis, pp. 935–979.

89 van Dongen, A.M. and L'Eplattenier, H.F. (2009) Kidneys and urinary tract, in *Medical History and Physical Examination in Companion Animals*, 2nd edn. (eds. A. Rijnberk and F.J. van Sluijs), Saunders Elsevier, St. Louis, pp. 101–107.

90 Barrett, R.B. and Kneller, S.K. (1972) Feline kidney mensuration. *Acta Radiologica, Supplementum*, **319**, 279–280.

91 Lee, R. and Leowijuk, C. (1982) Normal parameters in abdominal radiology of the dog and cat. *Journal of Small Animal Practice*, **23** (5), 251–269.

92 Walter, P.A., Feeney, D.A., Johnston, G.R., and Fletcher, T.F. (1987) Feline renal ultrasonography: quantitative analyses of imaged anatomy. *American Journal of Veterinary Research*, **48** (4), 596–599.

93 Shiroma, J.T., Gabriel, J.K., Carter, R.L. *et al.* (1999) Effect of reproductive status on feline renal size. *Veterinary Radiology and Ultrasound*, **40** (3), 242–245.

94 Owens, J. (1982) The genitourinary system, in *Radiographic Interpretation for the Small Animal*

Clinician (ed. D. Biery), Ralston Purina, St. Louis, p. 175.

95 Biery, D. (1981) Upper urinary tract, in *Radiographic Diagnosis of Abdominal Disorders in the Dog and Cat* (ed. T.R. O'Brien), Covel Park Veterinary Co., Davis, CA, pp. 484–485.

96 Huang, K.C. and McIntosh, B.J. (1955) Effect of sex hormones on renal transport of *p*-aminohippuric acid. *American Journal of Physiology*, **183** (3), 387–390.

97 Freudenberger, C.B. and Howard, P.M. (1937) Effects of ovariectomy on body growth and organ weights of the young albino rat. *Proceedings of the Society for Experimental Biology and Medicine*, **36** (2), 144–148.

98 Selye, H. (1939) The effect of testosterone on the kidney. *Journal of Urology*, **42** (4), 637–641.

99 Jean-Faucher, C., Berger, M., Gallon, C. *et al.* (1987) Sex-related differences in renal size in mice: ontogeny and influence of neonatal androgens. *Journal of Endocrinology*, **115** (2), 241–246.

100 Selye, H. (1940) Interactions between various steroid hormones. *Canadian Medical Association Journal*, **42** (2), 113–116.

101 Li, J.J., Kirkman, H., and Hunter, R.L. (1969) Sex difference and gonadal hormone influence on Syrian hamster kidney esterase isozymes. *Journal of Histochemistry and Cytochemistry*, **17** (6), 386–393.

102 Debruyn, K., Paepe, D., Daminet, S. *et al.* (2013) Renal dimensions at ultrasonography in healthy Ragdoll cats with normal kidney morphology: correlation with age, gender and bodyweight. *Journal of Feline Medicine and Surgery*, **15** (12), 1046–1051.

103 Walter, P.A., Feeney, D.A., Johnston, G.R., and Fletcher, T.F. (1987) Feline renal ultrasonography – quantitative-analyses of imaged anatomy. *American Journal of Veterinary Research*, **48** (4), 596–599.

104 Barr, F.J. (1990) Evaluation of ultrasound as a method of assessing renal size in the dog. *Journal of Small Animal Practice*, **31** (4), 174–179.

105 Yeager, A.E. and Anderson, W.I. (1989) Study of association between histologic features and echogenicity of architecturally normal cat kidneys. *American Journal of Veterinary Research*, **50** (6), 860–863.

106 Park, I.C., Lee, H.S., Kim, J.T. *et al.* (2008) Ultrasonographic evaluation of renal dimension and resistive index in clinically healthy Korean domestic short-hair cats. *Journal of Veterinary Science*, **9** (4), 415–419.

107 Little, S.E. (2012) The lower urinary tract, in *The Cat: Clinical Medicine and Management* (ed. S.E. Little), Saunders Elsevier, St. Louis, pp. 980–1015.

108 Gerber, B., Boretti, F.S., Kley, S. *et al.* (2005) Evaluation of clinical signs and causes of lower urinary tract disease in European cats. *Journal of Small Animal Practice*, **46** (12), 571–577.

109 Kruger, J.M., Osborne, C.A., Goyal, S.M. *et al.* (1991) Clinical evaluation of cats with lower urinary-tract disease. *Journal of the American Veterinary Medical Association*, **199** (2), 211–216.

110 Root, M.V., Johnston, S.D., Johnston, G.R., and Olson, P.N. (1996) The effect of prepuberal and postpuberal gonadectomy on penile extrusion and urethral diameter in the domestic cat. *Veterinary Radiology and Ultrasound*, **37** (5), 363–366.

111 Lekcharoensuk, C., Osborne, C.A., and Lulich, J.P. (2001) Epidemiologic study of risk factors for lower urinary tract diseases in cats. *Journal of the American Veterinary Medical Association*, **218** (9), 1429–1435.

112 Buffington, C.A., Chew, D.J., Kendall, M.S. *et al.* (1997) Clinical evaluation of cats with nonobstructive urinary tract diseases. *Journal of the American Veterinary Medical Association*, **210** (1), 46–50.

113 Little, S.E. (2012) Male reproduction, in *The Cat: Clinical Medicine and Management* (ed. S.E. Little), Saunders Elsevier, St. Louis, pp. 1184–1194.

114 Kutzler, M.A. (2011) The reproductive tract, in *Small Animal Pediatrics: The First 12 Months of Life* (eds. M.E. Peterson and M.A. Kutzler), Saunders Elsevier, St. Louis, pp. 405–417.

115 Christensen, B.W. (2012) Disorders of sexual development in dogs and cats. *Veterinary Clinics of North America: Small Animal Practice*, **42** (3), 515–526, vi.

116 Millis, D.L., Hauptman, J.G., and Johnson, C.A. (1992) Cryptorchidism and monorchism in cats: 25 cases (1980–1989). *Journal of the American Veterinary Medical Association*, **200** (8), 1128–1130.

117 Meyers-Wallen, V.N. (2012) Gonadal and sex differentiation abnormalities of dogs and cats. *Sexual Development*, **6** (1–3), 46–60.

118 Richardson, E.F. and Mullen, H. (1993) Cryptorchidism in cats. *Compendium: Continuing Education for the Practicing Veterinarian*, **15** (10), 1342–1345.

119 Yates, D., Hayes, G., Heffernan, M., and Beynon, R. (2003) Incidence of cryptorchidism in dogs and cats. *Veterinary Record*, **152** (16), 502–504.

120 Wallace, J.L. and Levy, J.K. (2006) Population characteristics of feral cats admitted to seven trap–neuter–return programs in the United States. *Journal of Feline Medicine and Surgery*, **8** (4), 279–284.

121 Schaefers-Okkens, A.C. and Kooistra, H.S. (2009) Female reproductive tract, in *Medical History and Physical Examination in Companion Animals*, 2nd edn. (eds. A. Rijnberk and F.J. van Sluijs), Saunders Elsevier, St. Louis, pp. 108–116.

122 Ortega-Pacheco, A., Gutierrez-Blanco, E., and Jimenez-Coello, M. (2012) Common lesions in the female reproductive tract of dogs and cats. *Veterinary Clinics of North America: Small Animal Practice*, **42** (3), 547–559, vii.

123 Little, S.E. (2012) Female reproduction, in *The Cat: Clinical Medicine and Management* (ed. S.E. Little), Saunders Elsevier, St. Louis, pp. 1195–1227.

124 Feldman, E.C. and Nelson, R.W. (2004) *Canine and Feline Endocrinology and Reproduction*, 3rd edn., Saunders, St. Louis.

125 Hagman, R., Strom Holst, B., Moller, L., and Egenvall, A. (2014) Incidence of pyometra in Swedish insured cats. *Theriogenology*, **82** (1), 114–120.

126 Hollinshead, F. and Krekeler, N. (2016) Pyometra in the queen: to spay or not to spay? *Journal of Feline Medicine and Surgery*, **18** (1), 21–33.

127 Demirel, M.A. and Acar, D.B. (2012) Ovarian remnant syndrome and uterine stump pyometra in three queens. *Journal of Feline Medicine and Surgery*, **14** (12), 913–918.

128 Johnston, S.D., Kustritz, M.V.R., and Olson, P.N.S. (2001) Disorders of the feline ovaries, in *Canine and Feline Theriogenology*, 1st edn. (eds. S.D. Johnston, M.V.R. Kustritz, and P.S. Olson), Saunders, Philadelphia, pp. 193–205.

129 Griffin, B. (2001) Prolific cats: the estrous cycle.

Compendium: Continuing Education for the Practicing Veterinarian, **23** (12), 1049–1057.

130 Hoskins, J.D. and Partington, B.P. (2001) *Physical examination and diagnostic imaging procedures, in Veterinary Pediatrics: Dogs and Cats from Birth to Six Months,* 3rd edn. (ed. J.D. Hoskins), Saunders, Philadelphia, pp. 1–21.

131 Mosier, J.E. (1978) The puppy from birth to six weeks. *Veterinary Clinics of North America,* **8** (1), 79–100.

132 Small, E. (1980) Pediatrics, in *Current Veterinary Therapy. VII. Small Animal Practice* (ed. R.W. Kirk), Saunders, Philadelphia, p. 77.

133 Kustritz, M.V.R. (2011) History and physical examination of the neonate, in *Small Animal Pediatrics: the First 12 Months of Life* (eds. M.E. Peterson and M.A. Kutzler), Saunders Elsevier, St. Louis, pp. 20–27.

第7章
ネコの筋骨格系の検査

7.1 筋肉コンディション・スコア （MCS）

アメリカでは，肥満状態にある伴侶動物の数が増加している[1]．そこまで高くないかも知れないが，体脂肪が推定で50％もある多くのネコが動物病院を訪れている[2,3]（図7.1）．しかし，体重過多のネコでは，除脂肪体重が減少していることがある．除脂肪体重の減少は，ネスレ・ピュリナ・ペットケア社が紹介した9段階評価法を含む，現在までのいずれのボディ・コンディション・スコア（BCS）によっても評価できない[4,5]（図7.2）．

低体重のネコにも，診療スタッフが除脂肪体重の減少を認識できなかったり，明らかにできないリスクがある[5]．削痩しているネコでの体重減少が，実際には除脂肪体重の減少によって生じている場合であっても，単に体脂肪の減少と判断されることがある．

除脂肪体重の減少は年齢と関連して生じることがあり，このような場合をサルコペニアと呼ぶ．また，除脂肪体重の減少は疾患の結果として生じることもある[6]．特に，慢性腎臓病，うっ血性心不全および腫瘍は，

ヒトと同様に動物でも悪液質を引き起こす[6]．このような疾患による除脂肪体重の減少は，ヒトでは病態がより悪く，高い死亡率と関連する[6-9]．コンディションの不良は，動物でも生存率の低下と関係する[10-12]．生活の質を維持できる良質な内科療法を実施することで，動物はより長期にわたって生存できる可能性があることを考慮すると，診療スタッフは除脂肪体重の減少を早期に認識する責任を負っている．早期の診断を通じてのみ，獣医師と家族の協力関係を構築でき，サルコペニアまたは悪液質による体重減少で生じる潜在的で有害な影響を阻止できる．

全てのネコにとって，BCSの評価は栄養状態のスクリーニングに役立つ．しかし，BCSだけでは，症例の全体像を完全には把握できない．BCSと筋肉量は，必ずしも関連しない．したがって，各々のネコで筋肉量スコア（MMS）または筋肉コンディション・スコア（MCS）を評価すべきである[13]．

BCSと同様，MCSの判定には，全身的な視診および触診が必要である．特に，中毛および長毛種のネコでは，触診しないとスコアを高く評価する危険がある．豊富な被毛は，軽度から中程度の筋萎縮を隠すことが

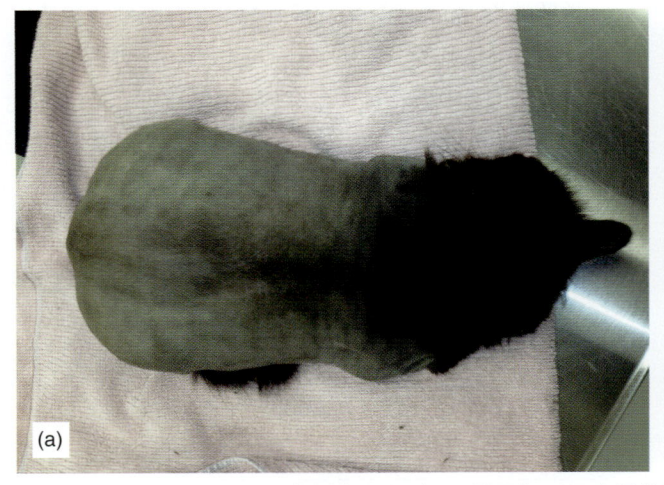
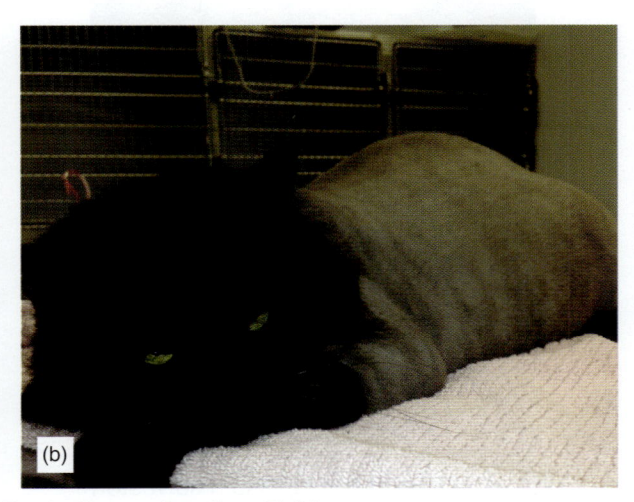

図7.1 肥満のネコの (a) 背側像および (b) 側面像．[写真提供] Paola Bazan Steyling, DVM.

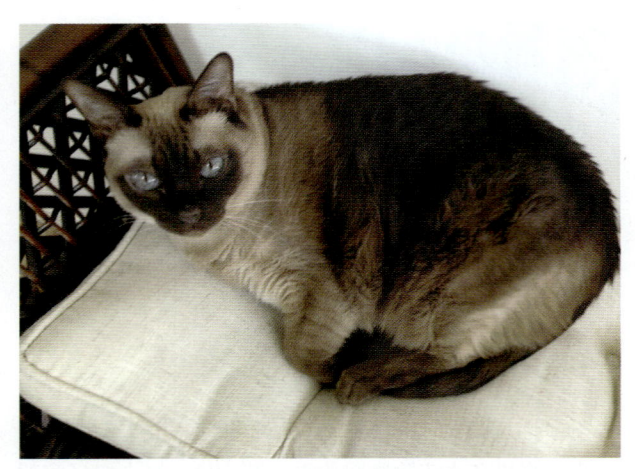

図7.2　BCSが7/9で，両側の尾側大腿部に加齢性の軽度から中程度で左右対称性の筋萎縮が生じている肥満のネコ．除脂肪体重の減少を記録するための別のスコア・システムがないと，このネコの体重減少が実際には体脂肪ではなく，筋肉量の減少であったとしても，次回の来院時に削痩したと不適切に判断される可能性がある．

あり，手で触診しない限り正確に評価できない[13]（図7.3）．

　最も容易に筋肉量を評価し，筋萎縮を確認できる部位は，筋肉量が適度か否かの判断を妨げる脂肪の蓄積がほとんどない骨隆起部である[13]．MCSの評価に最もよく用いられる部位は，側頭骨，肩甲骨，腰椎の横突起および腸骨翼の骨隆起部である[13-17]（図7.4）．

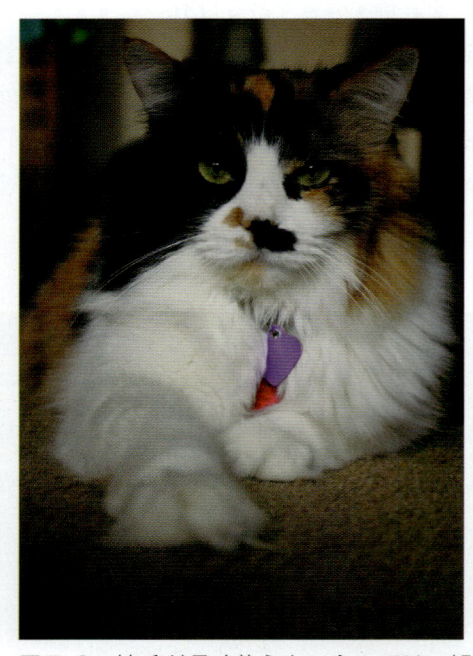

図7.3　被毛が長く軟らかいネコでは，観察するだけでMCSおよびBCSを判定することは困難である．両スコアを正確に判定するためには，触診が必要である．[写真提供] Marissa Haglund, Midwestern University CVM 2019.

これらの部位での筋肉量の評価に基づいて，4段階のスコアにネコを分類できる[5, 17]．

- MCS 3では，筋肉量は正常で，筋萎縮はない．
- MCS 2では，筋肉量は軽度に減少している．
- MCS 1では，筋肉量は中程度に減少している．
- MCS 0では，筋肉量は重度に減少している．

　2011年にMichelらによって行われた研究では，二重エネルギーX線吸収法（DEXA）によって測定されたネコの真の除脂肪体重，そしてこの方法で評価されたスコアとの間に適切な相関があったことが示されている[5]．

　MCSにより各症例を数値化することに加え，筋萎縮が局所的かまたは全身性か，そして対称性かまたは非対称性かについても注目すべきである．これらの詳細を知ることで，萎縮の根本的な原因に関する手がかりを得ることができる．例えば，右後肢に整形外科的な損傷が以前にあったネコでは，この肢を動かさなかったために大腿部尾側に局所的な筋萎縮が残存しているかも知れない．両後肢に変形性関節症があるネコでは，関節の可動域および可動性が低下するため，大腿部尾側に両側性で対称性の筋萎縮が存在することがある．そして，以前に左前腕を断脚されたネコでは，前肢帯の重要な構成筋肉の局所的な萎縮が認められることが多い．

　ヒト医学では，筋肉量の減少は有害な転帰と関連するため，患者の生活の質および量を改善する治療をより早期に開始できるように，筋萎縮を早期に認識することが重視されている[6, 7, 9, 13]．

7.2　全身の骨格

　骨格は2つの重要な部分に分類でき，これらが共に働くことで運動器は機能する．第一に軸性骨格で，これは骨格の芯と考えることができる．軸性骨格は脊椎を介して，損傷から中枢神経を保護するよう機能する．さらに，軸性骨格は体幹部のバランスおよび安定性に貢献している．次に付属骨格は四肢を構成し，前肢帯および後肢帯を通じて軸性骨格と連結することで機動性を発揮する[18]（図7.5）．

　健康診断の一環として両方の骨格を症例毎に評価すべきである．これは，新規の症例でベースライン[1]を

1　体調不良になる前の健康時の状態のこと．

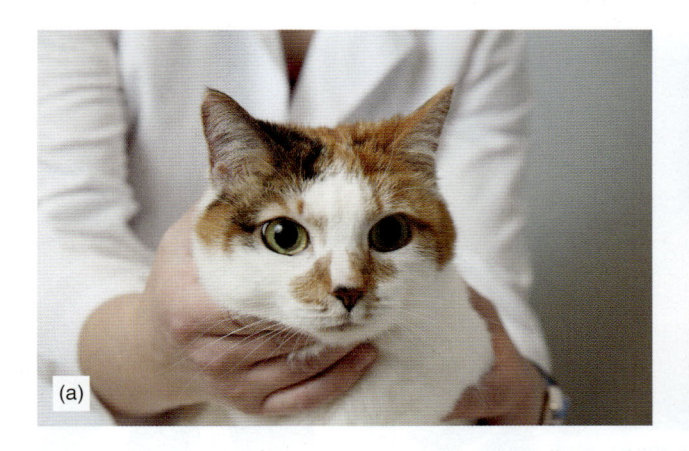

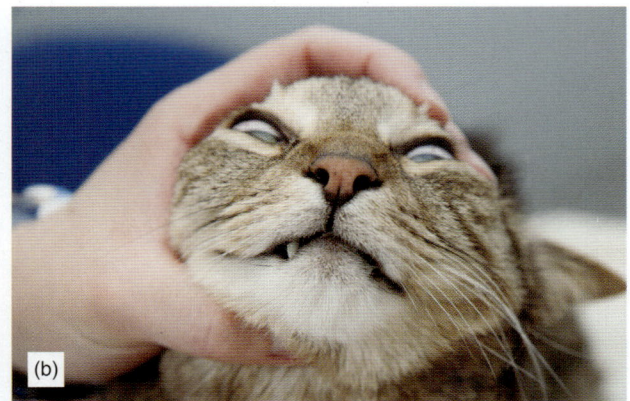

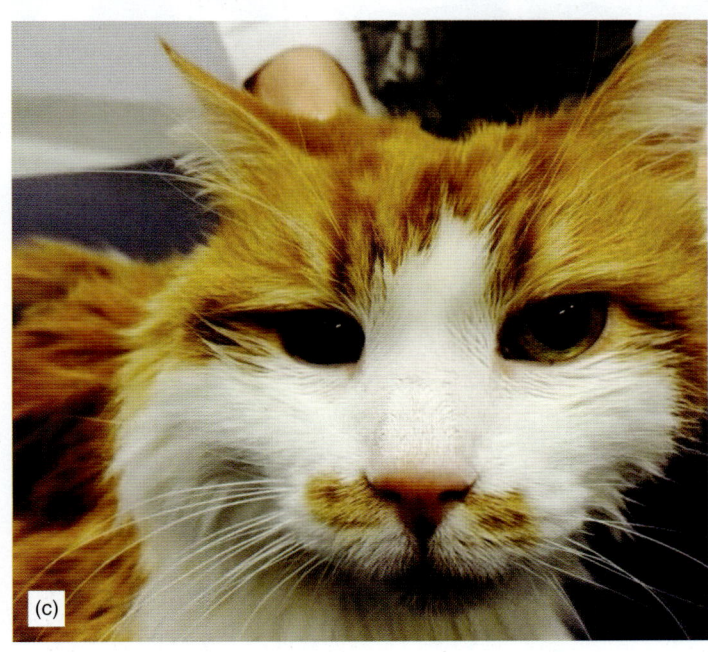

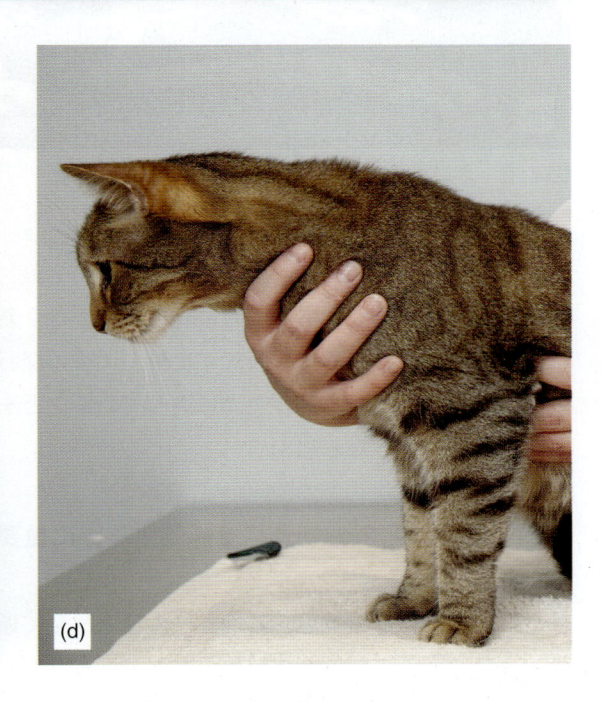

第7章

ネコの筋骨格系の検査

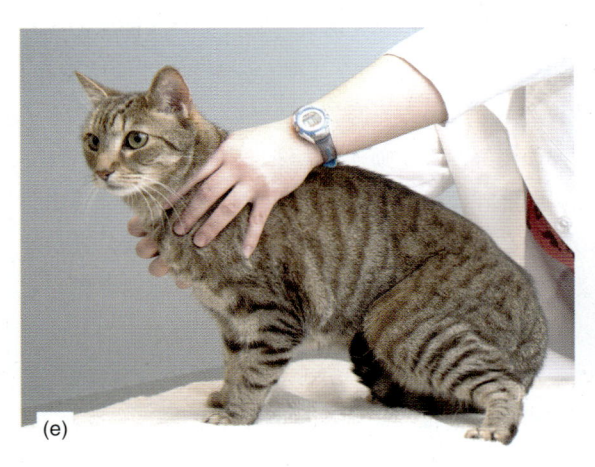

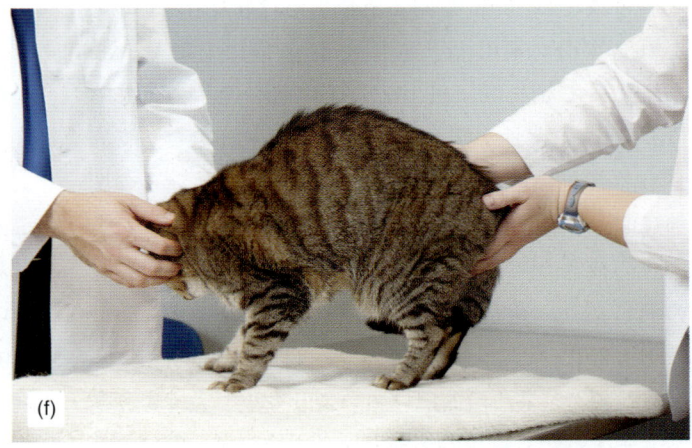

図7.4　(a) 視診では側頭筋は左右対称に見える．(b) 触診による側頭筋の対称性の評価．(c) この高齢猫では，根底に存在する神経疾患のために側頭筋が左右不対称になっている．右側の側頭筋を触診すると，左側に比べて軽度に萎縮していた．(d) 肩部の筋肉量の評価．(e) 腰椎横突起部の筋肉量の評価．(f) 腸骨翼および尾側大腿部の筋肉量の評価．
[写真提供] Midwestern University, Media Resources Department.

147

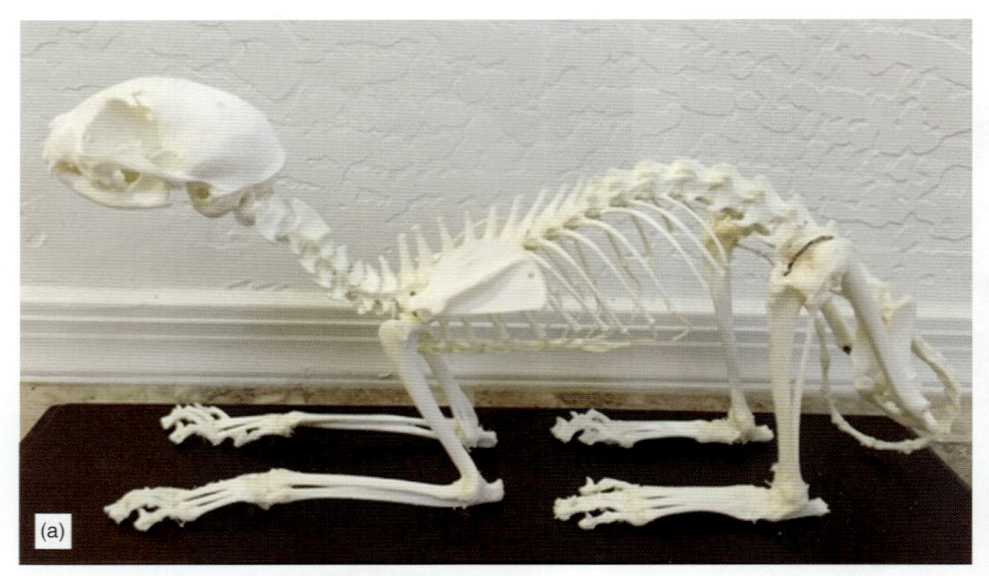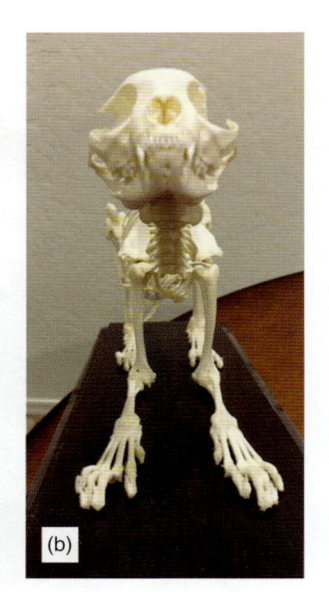

図7.5 ネコの骨格の (a) 側面像および (b) 正面像.

把握するために重要である．特に骨格の検査は，新規に来院した子猫のために獣医師が健康証明書の発行を依頼されたり，その子猫が販売に適していることを証明する際に重要となる[18].

7.2.1　身体診察で軸性骨格を評価する際に重要な構造物

新規の子猫であっても，軸性骨格の検査は全て頭蓋骨および顔面骨の評価から開始すべきである．

胎子期では，頭蓋骨は軟骨または膜に由来する．これらの骨の骨化は，妊娠35日前後に上顎骨および下顎骨で始まり，出生前の発育期を通じて生じる[19, 20]．頭蓋骨が接合する部位では，縫線として知られる線維性の関節が形成される[21]．これらの関節により，頭蓋骨の異なった速度での，異なった方向への成長が可能になる[21]．前頭骨および頭頂骨の間にあり，通常は生前に存在する間隙を泉門という[19, 21]．泉門は生前または生後間もなく閉鎖する[19, 21, 22]．泉門の開口はネコよりも小型犬でより多く発生するが，新規の子猫では必ず検査する際に直接触診して泉門の開口の有無を確認すべきである[22].泉門の永続的な開口は，単に構造欠損のこともある．泉門が開口しているイヌの1/3では，側脳室拡大などの中枢神経疾患は併発しない[23]．しかし，泉門の大きさによっては，脳外傷の危険因子となったり，脳室拡大の可能性を精査する必要性がある場合がある．ネコでは，泉門の開口とその続発症の発生率を明らかにした研究は行われていない．しかし，泉門の開口が，

根底にある脳の欠損を反映しているか否かを伝えるためにも，このようなネコの家族とコミュニケーションをすることは重要である．

泉門の開口に加え，対称性および品種特異的な特徴を考慮して，顔面骨の構造を評価すべきである．第3章で述べたように，ペルシャおよびエキゾチック・ショートヘアでは，幅の狭い典型的な短縮した顔貌で，頭蓋が小さく，眼窩が開いた短頭型頭蓋が特徴である[24, 25]．この顔の歪みの程度は，ネコによって様々だが，その品種の標準と考えられ，その品種にとって「正常」とされる典型的な「押しつぶされたような顔」の外貌を呈している（図7.6).

頸部の姿勢および動きにも注目すべきである．特に，捻転斜頸と呼ばれる頸部の捻れ，あるいは頸部腹側屈曲の有無を評価すべきである．ネコが顎を胸に近づけるように引いている場合には，頸部腹側屈曲を呈しているというが，このような姿勢は，ネコが顔部を伏せていると誤解されることがある．

頸部腹側屈曲は，恐怖が原因で生じることもある．この場合，ネコは隠れようとして背中を丸める．しかし，頸部腹側屈曲は全身の筋力低下の結果として生じることのほうが多い[26]．ネコには項靱帯がないため，単に頸部を下げているというだけで，筋力の低下を比較的容易に確認できる[26].

典型的には遺伝性疾患，代謝性疾患，腫瘍性疾患，栄養性疾患，感染症および免疫疾患といった基礎疾患があるネコで，頸部腹側屈曲を引き起こすほどの重度な筋力低下が生じる．例えばバーミーズでは，周期的

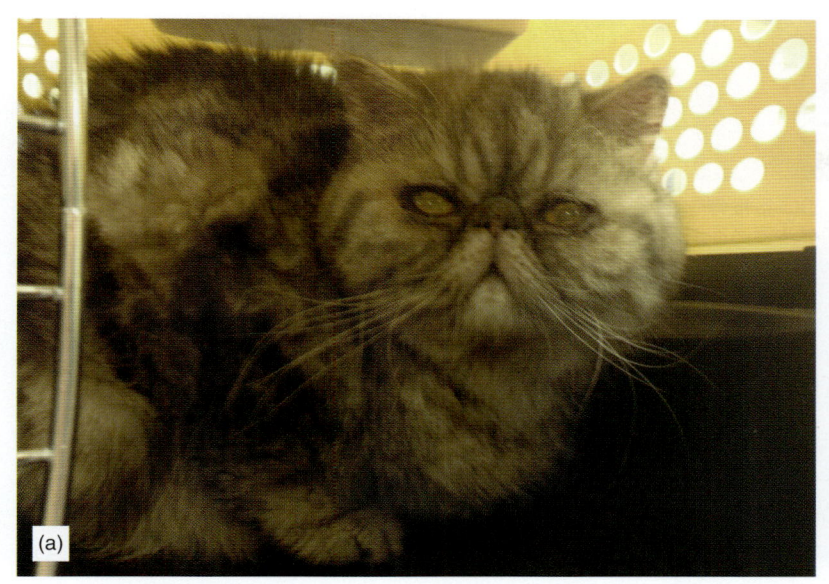
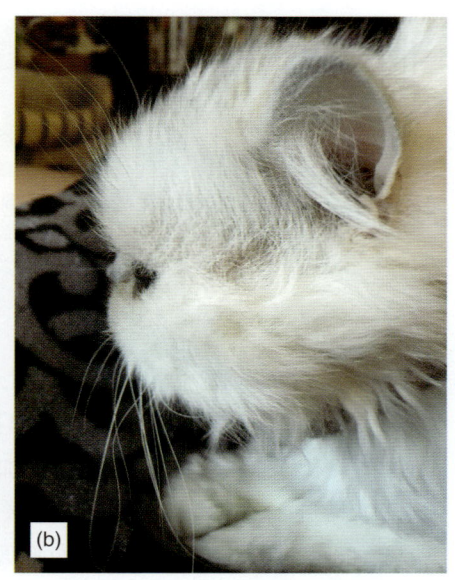

図7.6 顔面骨の構造が歪んでいるために典型的な「押しつぶされたような顔」をしている短頭種のネコの (a) 正面像，(b) 側面像．[写真提供] Madison Lea Skelton.

な低カリウム血症性ミオパチーを引き起こすホモ接合性劣性遺伝性疾患がある [26-28]．この疾患では，急速にかつ散発的に細胞外のカリウムが細胞内スペースへ移動することで，急性低カリウム血症が生じる．この電解質不均衡により，細胞は持続的に脱分極するため，細胞の興奮性が全体的に低下する [26]．この結果として，筋力低下が生じる．

低カリウム血症はバーミーズに特有なものではない．遺伝性ではないが，ネコで頸部腹側屈曲を呈す場合がある低カリウム血症性ミオパチーを引き起こす疾患は他にもある．例えば，慢性腎臓病は尿中へのカリウムの喪失を招く．これは，閉塞解除後利尿のネコにも該当する．この最終的な結果は同じである．血清カリウム濃度の低下は興奮性を低下させ，筋力低下を引き起こす [26, 29]．

低カリウム血症による頸部腹側屈曲は，甲状腺機能亢進のネコでも認められる [30]．甲状腺機能亢進症では，アドレナリンの作用が過剰になる．この状態はインスリンの分泌を促進し，カリウムを細胞内へ移動させる．糖尿病のネコに過剰な量のインスリンを不注意で投与した際も同様で，細胞内へカリウムが移動し，低カリウム血症性ミオパチーを招くために，頸部腹側屈曲が生じる [26]．

トキソプラズマ症は多発性筋炎，全身的な筋肉痛および筋力低下を引き起こす．重症筋無力症では，運動誘発性の全身的な筋力低下が生じる [31, 32]．デボン・レックスのミオパチーは，ストレスによって悪化する

全身的な筋力低下を引き起こす [26]．

カリウムが欠乏している野菜のみの食事は，頸部腹側屈曲を招くことがある [33]．この場合と同様，魚のみの食事に起因するチアミン欠乏症も，他による影響というよりむしろこれ自体が影響し，頸部腹側屈曲を引き起こすことがある [26]．

ここまでに述べた内容から明らかなように，頸部腹側屈曲は，1種類の特定の疾患の病的状態に起因するものではない．頸部腹側屈曲を呈するネコでは，臨床徴候を引き起こす基礎疾患が1つ以上存在する可能性がある．しかし，この徴候の存在を認識することは，獣医師が診断を下せるようにさらなる精査の必要性を，家族が理解する第一歩となる．

頸部の動きに注目することに加え，その可動域も評価すべきである．具体的には，ネコの頭部および頸部を背腹方向に屈曲および伸展させ，そして頭部および頸部を側方に回転させる．特に，1つ以上の方向に頭部および頸部を動かすことを嫌うか，動かせた際に明らかな疼痛があるか否かを判断する必要がある．頸部のこれらの操作は，可動パターンを特定するために反復すべきで，その結果が信用できるのであれば再現が可能である [34]．

次に，椎骨の棘突起上の表層を触診して，脊椎の残りの部分を検査する（図7.7）．さらに，同じ領域の深部および棘突起間の間隙を触診して，疼痛を評価する．疼痛があるとネコは鳴き声を上げるが，時には曖昧なこともある．この場合，獣医師が指先で圧力をか

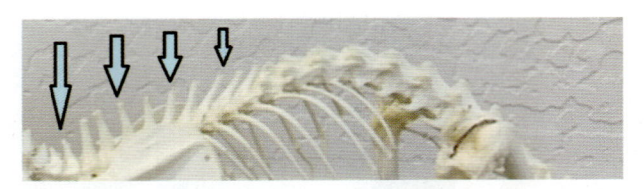

図7.7 ネコの骨格の側面像．矢印で強調している椎骨の棘突起は，身体診察時に全てのネコで触診すべきである．

けた時に，ネコが脊椎を落とすようにして触れられることから逃れようとすることがある[34]．

疼痛を評価するための脊柱の触診に加え，標準から逸脱した構造を確認すべきである．多くの場合でこれらの変化は曖昧で，X線検査でしか確認できない．しかし，背弯，腹弯および側弯は，時として身体診察だけで確認できる．これらは先天的な脊椎奇形の場合もあるし，交通事故の外傷による後天的な脊椎変形の場合もある．これらの状態では，椎間板圧迫が生じるリスクも高い．脊柱の異常な構造は脊髄を圧迫し，神経障害を引き起こす素因となる．

7.2.2 身体診察で付属骨格を評価する際に重要な構造物

付属骨格には前肢および後肢が含まれ，四肢全てが協調して1つのユニットとして働くことで機能的に動作できる．

各肢を別々に検査する前に，全身的に付属骨格を検査すべきで，その際に鍵となるポイントがいくつかある．

- 骨格のコンフォメーション
- 肢の位置
- 体重の負重状態
- 歩様

ネコでは，コンフォメーションについて議論されることはあまりない．コンフォメーションという用語は「構造が機能に大きく影響する」という概念で，ウマの世界でより一般的に用いられている．ウマでは，四肢の形状が競走能力を向上させることも，低下させることもある．来院するネコの大多数はショーには出ない伴侶動物である．そのため，コンフォメーションについては忘れられがちである．しかし，コンフォメーションは構造の異常または器質的疾患を引き起こす傾向があるため，コンフォメーションを考慮することは重要である．コンフォメーションとは，身体の各々の

部分がどのようにして互いのバランスを保っているか，そして骨格が筋肉および結合組織といった支持組織にどのような影響を与えているのかといったことを意味している．

矮小症を例に挙げると，マンチカンというネコ種では在来短毛種ネコに比べて遺伝的に四肢が短いため，明らかなコンフォメーションの変化が認められる（図7.8）．マンチカンに関連する矮小症の影響を評価するためにはさらなる研究が必要だが[35]，肢が短い「いとこ」のような存在のイヌであるダックスフンドおよびコーギーと類似した整形外科疾患がマンチカンでも発生する可能性があると考えている獣医師もいる．

その他にコンフォメーションの変化を呈する品種にスコティッシュ・フォールドがある．スコティッシュ・フォールドは，遺伝的な軟骨の形成異常の結果として生じる折れ耳という表現型のために人気を博した[35]．しかし，同様の異常が耳介の軟骨だけに限局していない個体が，かなり販売されている．身体の他の部位の軟骨にも影響が生じ，その結果として関節が変形し，ネコは体動を嫌うようになる．実際に，スコティッシュ・フォールドでは筋骨格系疾患の罹患率が他のネコ種よりも高い[36]．症例によるが，「正常な」ネコと比べた時に，捉えどころがなく，コンフォメーションの変化がわずかしか認められない整形外科疾患もある．

ネコの姿勢を観察する際にも，コンフォメーションを考慮する必要がある．ネコは，「ビーチサンダル」を履いているようにべた足で歩くのではなく，ハイヒールを履いて歩いているようにみえるはずである（図7.9）．

ネコが，後肢の足根関節より遠位部の腹側面を床に接するようにして立つ蹠行性姿勢を呈すのは異常である．このような起立姿勢を示すネコでは，糖尿病性ニューロパチーまたは総踵骨腱断裂の評価を行うべきである[37,38]．

起立姿勢に加えて，肢の正常な位置からの弯曲にも着目し，記録すべきである．内反変形では，矢状面において1本または複数の肢が正中方向に弯曲するのが特徴である．例えば，手根関節が内反しているネコでは，「手首」よりも遠位部が正中方向に屈曲している．反対に，手根関節が外反しているネコでは，「手首」よりも遠位部が正中から離れるように屈曲する角状変形を呈す．著者の経験では，外反変形および内反変形はイヌのほうが多く認められる．しかし，このような

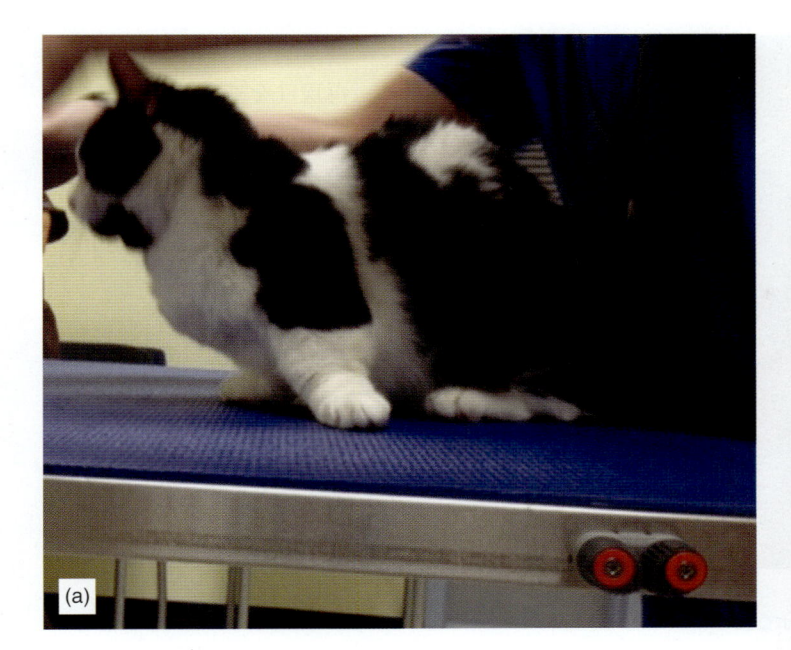

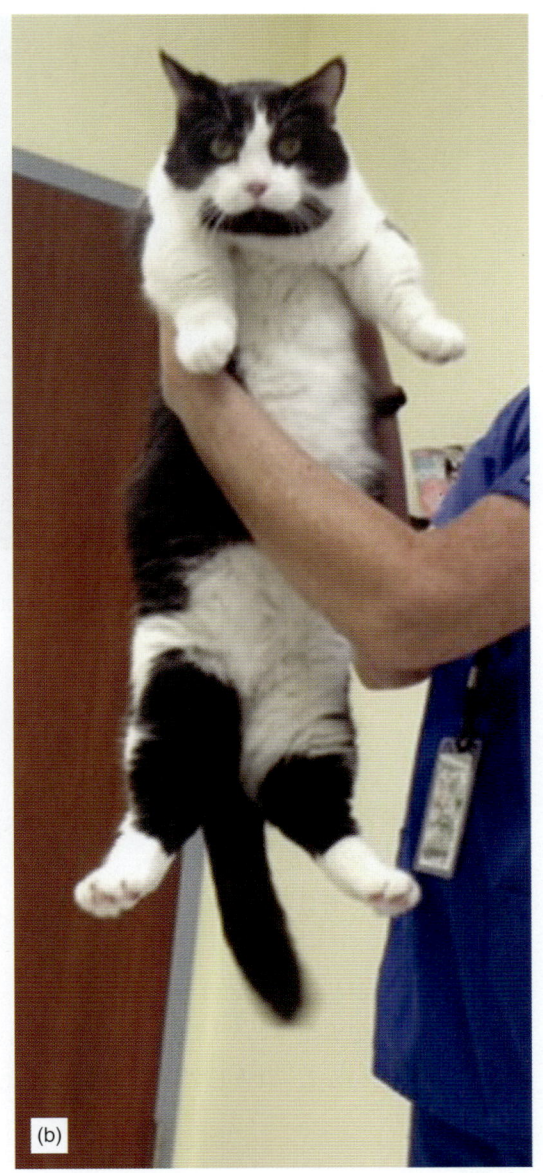

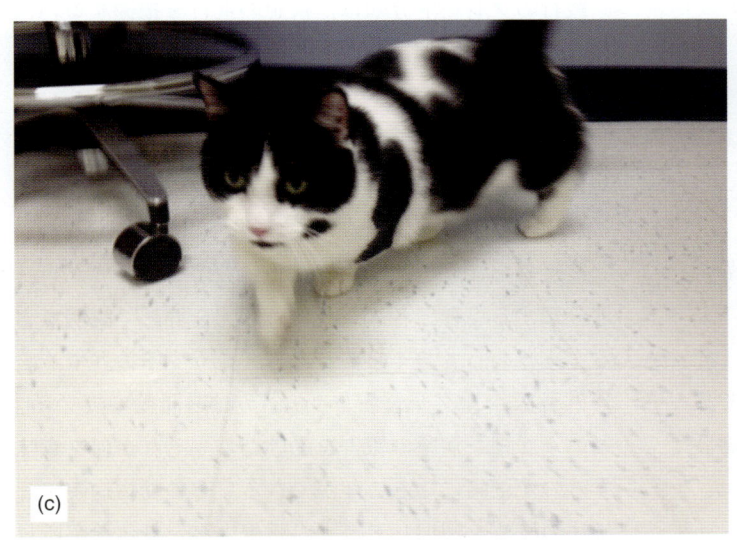

図7.8 診察台の上にいるマンチカンの側面像. このネコ種に関連した遺伝により四肢が短縮していることに注目. (b) 手で持ち上げたり, (c) 歩かせたりすることにより, マンチカンの肢がどのくらい短いのかを判定できる.

変形はネコでも認められる可能性がある.

　肢の角状変形の評価に続いて, 体重を負重しているか否かにも着目し, 負重しているのであればその状況を記録する. 例えば, 安静時には明らかに体重を負重できるが, 歩行時にはそれができないネコがいる. また, 歩行時には体重を負重できても, 走行時には負重できないネコもいる.

　安静時および活動的に歩行している時の両者でネコを評価する必要があるが, 指示によって歩いたり走るネコはほとんどいないため, ネコでは跛行検査は困難である. 大部分のネコは, 身体診察中はずっと背中を丸めたり, じっとしたままになっている (図7.10). ネコは, 内在する医学的問題を隠すことを最優先に考えて, じっと動かないこともある [39, 40].

　隠れている場所からネコを出して部屋の反対側におくことで, 診察室内を歩かせることができることがある. これはネコが隠れ場所に戻る動機づけになり, その過程で診療スタッフはネコの歩様を観察できる. おやつで動機づけできるネコでは, 診察室内におやつで道を作ってあげると, これに沿って移動することがある. 若齢または未成熟のネコでは, レーザーポインターによっても遊び行動を誘発できることがある. この方法は, 獣医師にとって歩様を評価するのに十分かも知れない. 家庭で認められた歩様異常を記録するために, 家族に自身のビデオカメラで動画を撮影してもらってもよい [40, 41].

　ネコの跛行が明らかな場合, 獣医師は以下の質問に答えるようにして検査を進めるべきだが, ネコが検査

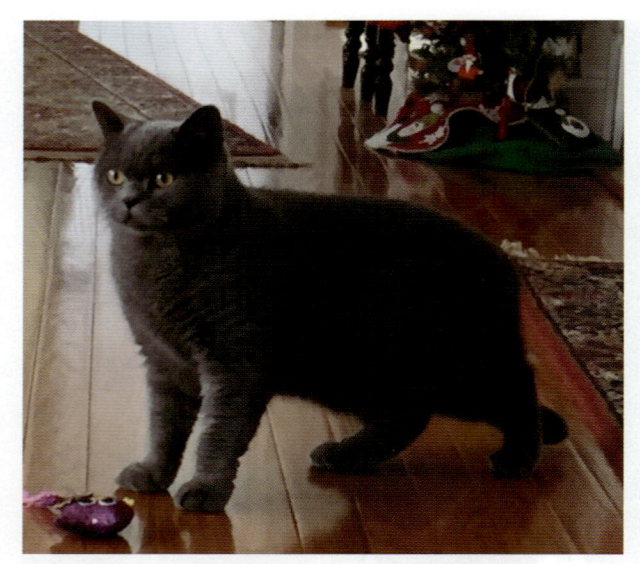

図7.9 ネコの姿勢の評価．このネコは正常である．
[写真提供] Midwestern University, Media Resources Department.

に耐えられず，一部の検査を実施できないことがあるため，以下の質問に全て答えられるとは限らないことは理解する必要がある．[18, 39].

- 跛行は新規の所見なのか？ それとも再発したものか？
- 跛行の引き金となる既知の要因はあるか？
- 体重を少しでも負重しているか？ それとも全く負重していないか？ 負重していないネコでは，患肢

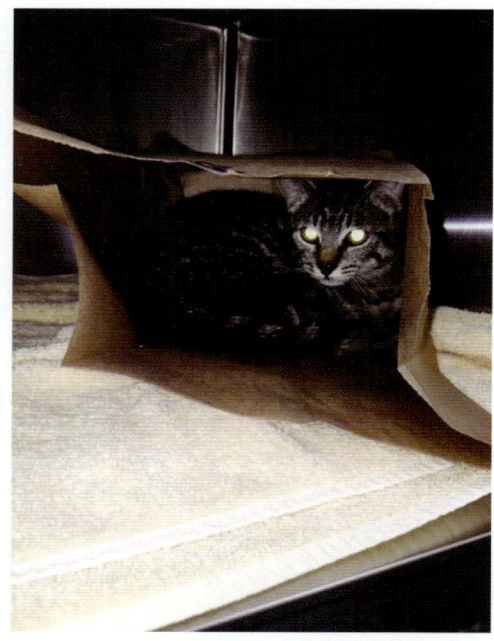

図7.10 視界から逃げるために全力で隠れているネコの典型的な姿．
[写真提供] Breanne Craigen, CVT.

を挙上していることがある．患肢に圧力がかからないようにするため，再現性を持って診察室の壁に寄りかかっていることもある．

- 跛行は持続的か？ それとも間欠的か？
- 移動性跛行を呈しているか？ すなわち，ある肢のみで発生した跛行が，検査の過程で別の肢に「ジャンプ（移行）」する跛行があるか？
- 起立したり，座ったりするのが，困難であったり，不快な様子がみられるか？
- 跛行は安静後に悪化するか？ あるいは，速歩，段差の昇降，縁石の上に乗ったり降りたりするような運動後に悪化するか？
- 跛行は持続的な運動に伴って悪化するか？

跛行のグレード分類は，疾患の進行を把握するのに役立つ[18, 42, 43]．しかし，跛行を評価するための画一化された標準的なグレード分類法はない．そのため，診療スタッフ間で一貫して理解，認識および記録できるように，各獣医師または動物病院で，跛行を評価するための最良の方法を決めておくべきである．

跛行の重症度を判定するために数字を用いてグレード分類する場合，各グレードの意味を詳しく説明できるようになっておく必要がある．こうすることで，整形外科医が「グレード2の跛行が2週間続いている」という詳細な病歴の報告を受けたら，それが何を意味するのか正確に知ることができる．その動物病院の評価法の概要を把握し，過去の報告内容と身体診察所見を比較することによって，跛行が進行性に悪化しているのか，あるいは良化しているのかを容易に判定できる．

著者の動物病院では，以下の評価法を用いて判定している．

- グレード1：安静時または起立時に患肢への体重負重を避けているが，歩行時または小走りした時に跛行は認められない．
- グレード2：小走りすると軽度の跛行が認められるが，歩行時には認められない．
- グレード3：歩行時および小走りした時に軽度から中程度の跛行が認められる．
- グレード4：小走りした時に肢を運ぶことはできるが，起立時は着肢する程度である．
- グレード5：体重負重ができない．

この方法は，2009年にHazewinkelらによって概説

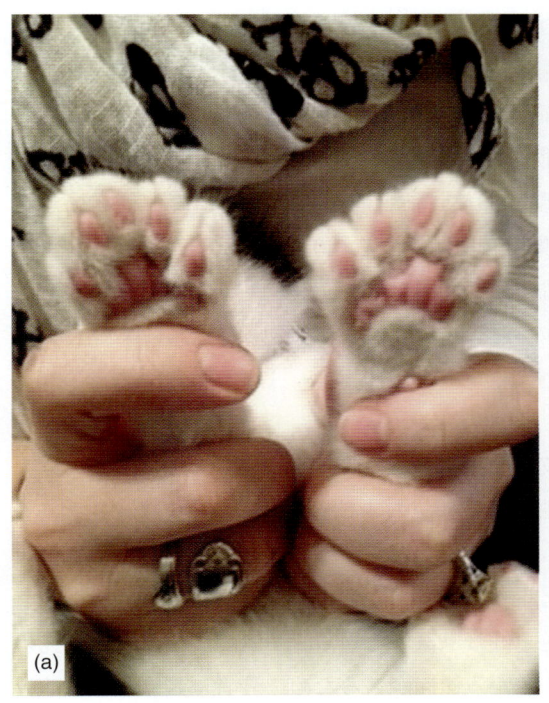
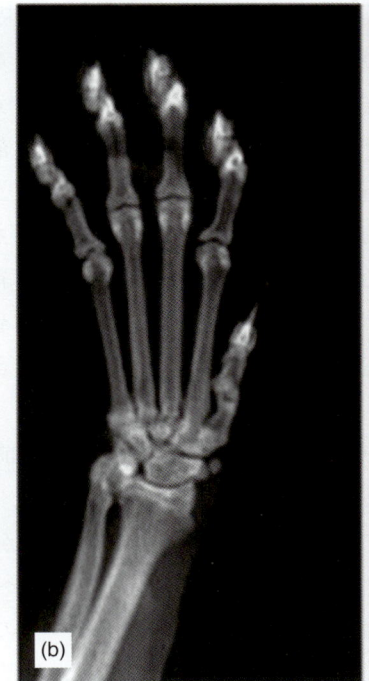
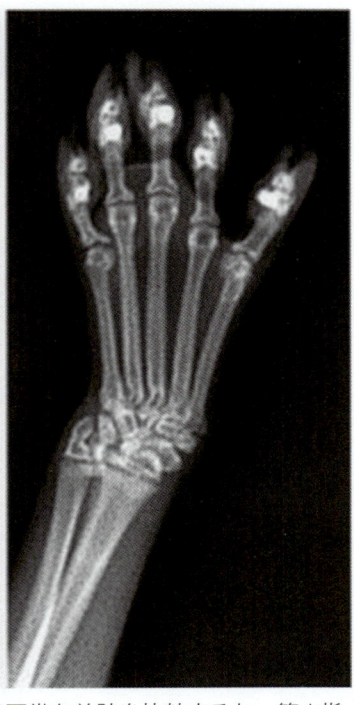

図7.11　(a) 両前肢の多指症のネコ. (b) 多指症のX線写真. 右図の多指症の前肢と左図の正常な前肢を比較すると, 第1指の指骨に発育性の変形が認められる. [写真提供] Kat Mackin.

された4ポイントの評価法とは異なる[18]. 繰り返すが, 著者が説明した方法とHazewinkelらの方法のいずれを採用するかはあまり重要ではない. これよりも重要なのは, 全ての診療スタッフにとって, 実用的で, 使いやすく, 理解しやすい方法が最良の方法ということである.

7.2.3　身体診察の時に評価すべき骨格以外の構造物

前肢および後肢を詳細に検査する前に, 何らかの骨の形成異常, つまり先天的な成長障害の存在に気づくことがある. ネコで最もよく認められる骨形成異常の一つが多指症である. 多指症は, 発現状態が様々な優性形質であるため, 罹患猫では1本以上の追加の指がみられる. これらの指には, 余分な爪があることもないこともある[38,44](図7.11). このようなネコでは, 爪が伸びすぎて, 指のパッドに爪が食い込むことがあるため, 定期的に爪のトリミングを行うことが重要である[38].

もう一つの骨形成不全は, マンクスでみられる尾の先天的な欠損である (図7.12). マンクスは, 審美的な理由で尾椎が形成されないように作出されたネコである. しかし, 無尾という形質は, 腰仙髄の形成異常を合併することがある. マンクスの家族は, 会陰または肛門の緊張が低下する可能性があることに注意す

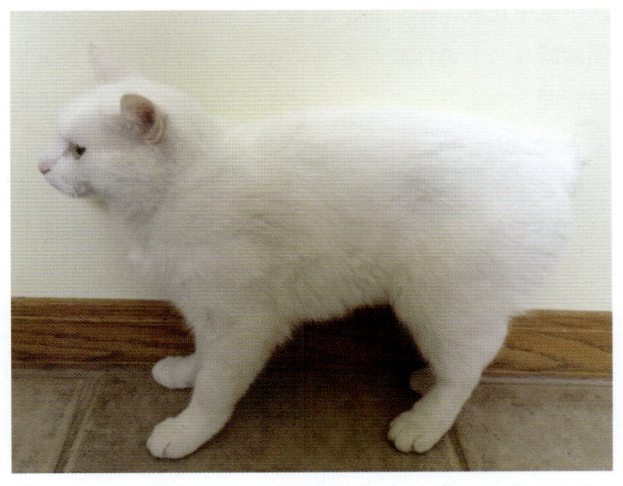

図7.12　無尾のネコ. [写真提供] Jule Schweighoefer.

る必要がある. これらが低下した場合, 便失禁および／または尿失禁が慢性的な問題になることがある[45,46].

7.3　付属骨格：前肢

ネコでは, 包括的な身体診察の一部として, あるいは主訴が肢に関連している場合に, 付属骨格の検査を行うべきである.

ネコでは家族が跛行を訴えることは稀で, 最終的に

X線検査により整形外科疾患と診断されたネコのたった4〜16%でしかそのような訴えがない[40, 41, 47-49]. 家族が跛行を見つけて報告する割合は, 体重過多のネコでは2.8倍, 肥満のネコでは5.4倍高い[11, 41].

家族は, ネコがジャンプする能力および活動レベルの変化に気づいて報告することが多い[40]. このような変化は, 正常な加齢の過程として生じることもある. そのため, 真の「問題」として常に識別されるとは限らない. 筋骨格系疾患のあるネコは, グルーミング行動が減少したために来院することがある[40]. しかし, 家族は関節疾患とネコの衛生状態の維持を妨げる可能性を結びつけることはできない.

ネコでは跛行が報告されることはめったにないため, 家族が跛行を認識した時点で, 重大な臨床的疾患が通常は存在する. 未だ多くの獣医師は, イヌで一般的に行われている整形外科学的検査と同じ検査を, ネコで完全に実施することは難しいと感じている. ネコでも整形外科学的検査を行うことは可能で, 不可欠である. ネコが許容できているかを評価しながら段階的に検査する必要があったり, 鎮静時および覚醒時で触診所見を比較する必要があるが, 検査を行うことで鑑別診断リストの作成が容易になり, 次に行うべき医学的管理, つまり「ここからどこに進むべきか」を決定できる[40].

第7章7.2.2節で, 全ての症例に関係する歩行検査について触れた. 前肢に関連する歩行検査を考慮した場合, 着目すべき2種類の典型的な歩行異常がある[40].

- 片側性の前肢の跛行では, ネコが疼痛のある肢に負重した時に, 頭部が上下することがある.
- 両側性の前肢の跛行では, ネコの歩幅が短縮して, 小刻みな歩行になることがある.

跛行が生じる場合, 発育に伴う疾患, ネコによる咬傷または骨折などによる外傷, 変形性関節症, 感染症, あるいは腫瘍に起因している可能性がある[41]. 歩行検査の目的は, 跛行の原因を特定することではなく, 跛行の原因となっている部位を特定することである. 家族は, どの肢が問題になっているのかを提示できるほど, 常に問題となっている肢を特定できるとは限らない.

包括的な健康診断を行う際と同様, 損傷部位をさらに絞り込む目的, そして正常な構造との違いを認識する目的で, 歩行検査に続いて起立時の触診を行う. 起立時の触診では, 以下の点を評価する[40].

- 前肢間での骨形状の対称性：特に, 骨の連続性に意識を集中させて触診する. 開放性骨折があるか?
- 前肢間での筋肉量の対称性：特に, 棘上筋, 棘下筋, 上腕三頭筋, 前腕屈筋群および前腕伸筋群に意識を集中して触診する[40].
- 前肢間での関節の対称性：関節の周径, 関節液貯留の有無, そして関節の熱感の有無に集中して触診する.

前肢を触診するための「正しい」方法は一つではない. 触診する部位および順序は獣医師の好みによる. 指から肩甲骨にかけて, つまり遠位部から始めて近位部へと上がっていく方法を好む獣医師もいれば[39], その逆を好む獣医師もいる. ネコは肢端および指先の触診を嫌がる傾向があるため, 著者は起立時に触診を実施する際には近位部から遠位部に向かって行うことが多い.

検査を行う順序はあまり重要ではない. 以下の全ての構造物を網羅するように, 系統立てた手法で検査することのほうが重要である.

- 前肢帯：肩甲骨および鎖骨を含む[50, 51].
- 上腕骨：上腕を構成する[50, 51].
- 橈骨および尺骨：前腕を構成する[50, 51].
- 手根関節[50, 51]
- 中手骨
- 指骨

最初に上記の各部位の表面を触診する. 次いで深部を触診し, さらに関節をあらゆる範囲で可動させる. これらの検査は, 動物を起立させて始めるのが一般的である. しかし, 関節を可動させる必要がある場合, 動物を横臥位にすると最も容易に検査できる. 疼痛がある側の肢が判明している場合, 著者はその前肢を最後に検査することにしている[39].

前肢帯を検査する際, 触診できるのは肩甲骨のみである. 鎖骨はX線写真でのみ見ることができる[18, 50]. 肩甲骨は, 肩部の大きく平坦な骨として触知できる. この外観を1993年にEvansは,「2つの表面, 3つの縁, そして3つの角を持つ不完全な三角形」と記述した[50].

肩甲骨の外側面は肩甲棘で区切られている. 肩甲棘はBCSが理想的なネコでも突出しており, 触知できる. 棘上筋を含む棘上窩は肩甲棘の背側にあり, 棘下筋を

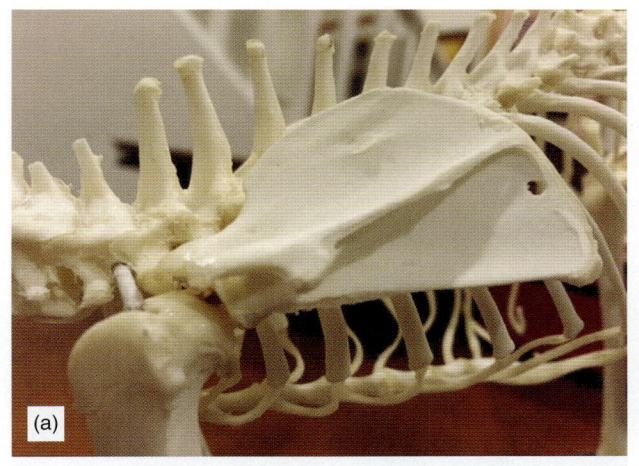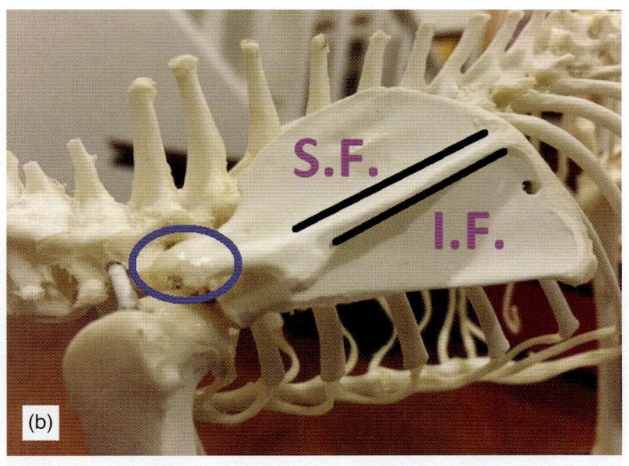

図7.13 (a) プラスチック製のネコの骨格モデル．左側肩甲骨を側面から撮影．(b) 肩甲骨の主要な構造．黒色の並行線で縁取られている部位は肩甲棘，そして青色の丸で囲んだ部位は肩峰を示す．S.F.と表記されているのは棘上窩，そしてI.Fと表記されているのは棘下窩である．

含む棘下窩は肩甲棘の腹側にある．これらの2つの筋肉は触知できる．これらの筋肉は両前肢で比較すると左右対称で，触診しても疼痛はみられないのが正常である［18, 50］．肩峰は，肩甲棘の遠位部で最も幅広い部分である．肩峰は，三角筋などの筋肉が起始する重要な目印として触診すべきである［18, 50］（図7.13）．

肩甲骨のもう一つの重要な目印は，上腕二頭筋腱の起始部である関節上結節である［50］（図7.14）．

肩関節では肩甲骨と近位上腕骨が連結している．近位上腕骨の大結節は棘上筋の終止部で，これは触知できる［50］（図7.15）．肩関節では，腫脹，活動性の炎症を示す触知可能な熱感，捻髪音，疼痛，そして関節可動時の抵抗性を評価する．関節角度計（ゴニオメーター）で測定すると，正常なネコの肩関節の可動域は，屈曲時は32°，そして伸展時は163°で維持されている［52］．

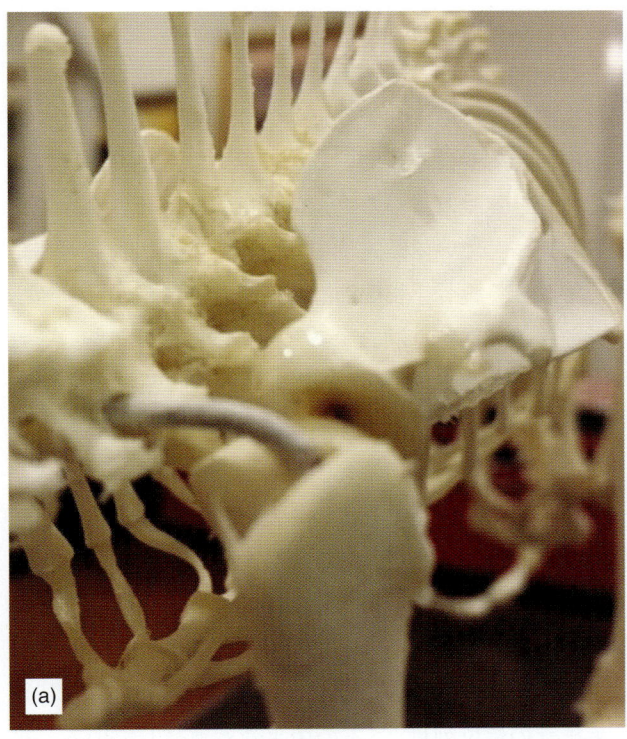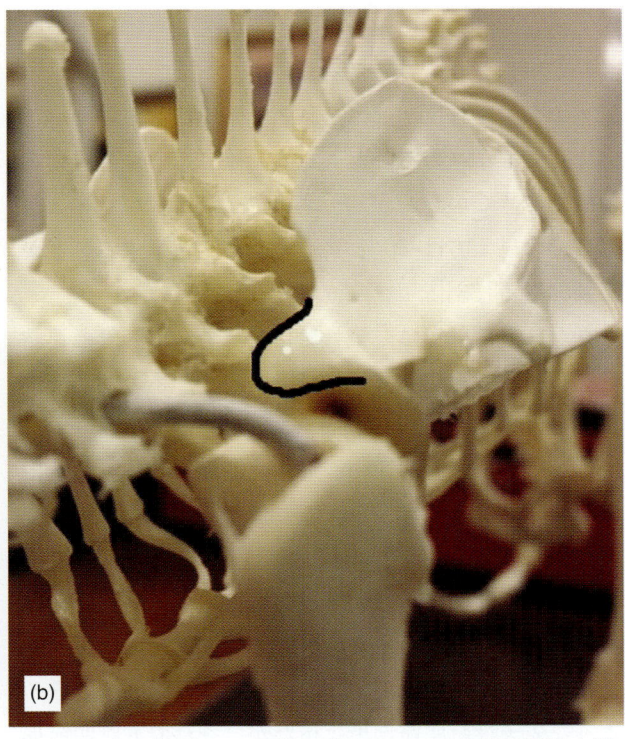

図7.14 (a) プラスチック製のネコの骨格モデル．左側肩甲骨を斜め45°から撮影．(b)黒線で描かれている輪郭は関節上結節である．

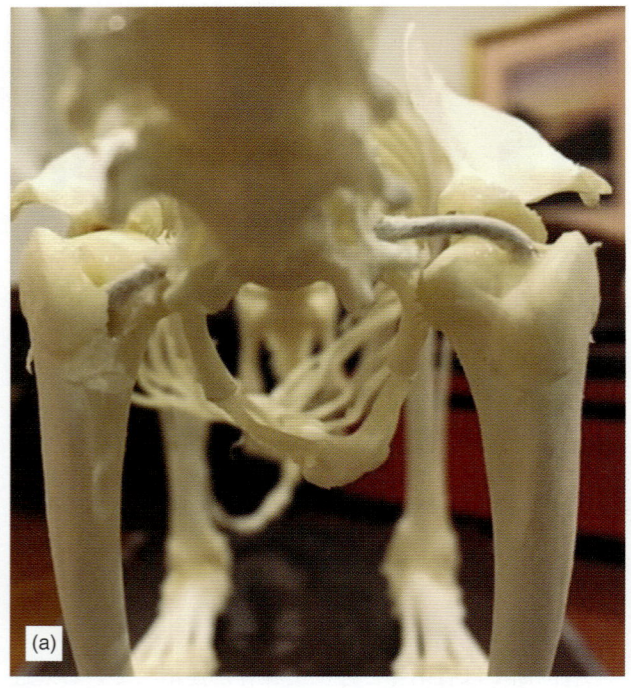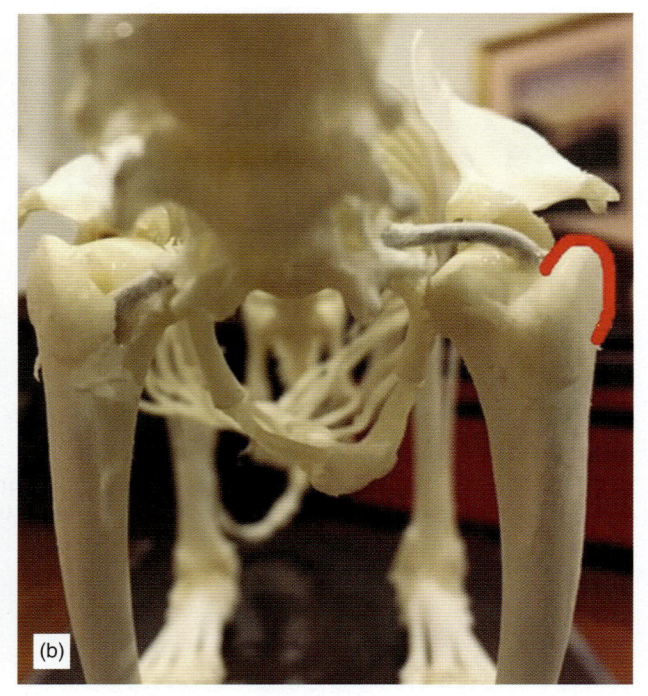

図7.15 (a) プラスチック製のネコの骨格モデル．左側肩甲骨を正面から撮影．(b) 赤線で描かれている輪郭は上腕骨の大結節である．

　上腕骨体の触診では，肢の角状変形，腫脹，両前肢間の非対称性，そして疼痛を評価する[18]．上腕骨の遠位では，内側上顆および外側上顆を触知できる[50]（図7.16）．ネコの上腕骨遠位の内側面には，イヌと異なり顆上孔が存在する．顆上孔は触知できないが，正中神経および上腕動脈が走行しているため留意すべきである．この部位が骨折した場合，正中神経や上腕動脈が圧迫されることがある[53]．

　ネコの上腕骨遠位部は，肘頭窩が開口していないという点でもイヌのそれと異なる．繰り返すが，肘頭窩は触知できない．しかし，ネコの上腕骨遠位部のX線写真での見え方はイヌと異なるため，留意することが重要である[53]．

　さらに遠位部では，橈骨および尺骨が上腕骨と連結し，肘関節を形成している．肘関節は，ネコで変形性関節症が最も多く発生する部位である[53,54]．ネコでは，大部分の肘関節の変形性関節症は身体診察時に偶発的に発見されるが，実際にはもっと多くの割合で発生している[41,55]．肘関節形成不全は，ネコの肘関節に変形性関節症を引き起こす可能性のある要因と推測されているが，ネコの肘関節形成不全に関する報告はわずかである[53]．一般診療では，肘関節脱臼のような先天性肘関節疾患は稀だが，それでも肘関節形成不全よりは発生が多い[53,56,57]．イヌの罹患率の

ほうが高いが，ネコでも，イヌと同じ上顆炎が原因で，屈筋群が内側上顆から剥離することがある[53]．

　肘関節では，腫脹，活動性の炎症を示す触知可能な熱感，捻髪音，疼痛，そして関節可動時の抵抗性を評価する．関節角度計で測定すると，正常なネコの肘関節の可動域は，屈曲時は22°，そして伸展時は162°で維持されている[53]．

　前腕部に向かって遠位に移動すると，橈骨が主に体重を支えている．橈骨は尺骨よりも短く，尺骨は主に筋肉の付着部になっている．近位では，橈骨の尾側面で尺骨と連結している．遠位では，橈骨の外側縁で尺骨と連結している．遠位では，橈骨は手根骨とも連結しており，橈骨手根関節を形成している[50]．

　前腕の近位部を触診すると，外側に橈骨頭を，そして尺骨の尾側方向への突出部である肘頭を評価できる．肘頭は，肘関節の伸筋群のためのテコとして重要な役割を果たしている[50]．

　橈骨と尺骨は交差しているため，前腕の遠位部を触診すると，橈骨は2つある骨の内側に位置する．尺骨遠位の外側では，茎状突起が触知できる．茎状突起は副手根骨と連結している[50]（図7.17）．

　手根関節では，7個の骨が2列に並んでいる（図7.18）．手根骨の遠位列は，5本の中手骨と連結している．第2〜5中手骨には各3個の指骨が付いており，第2〜5

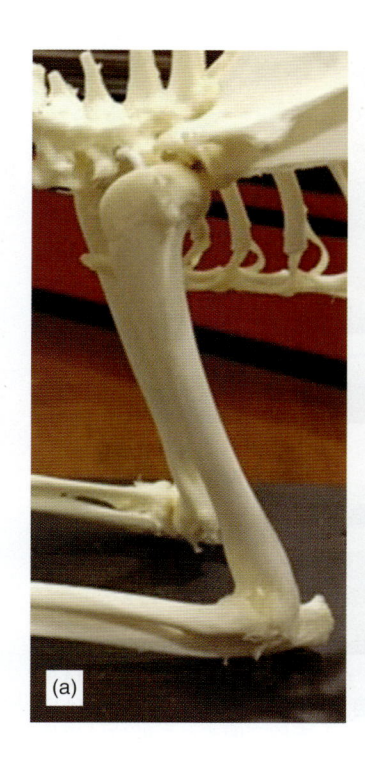
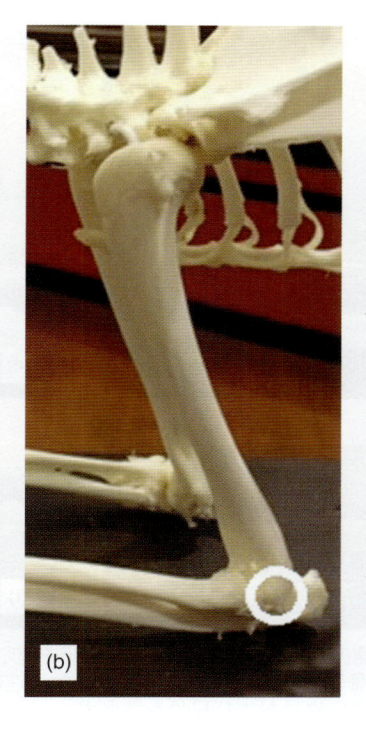
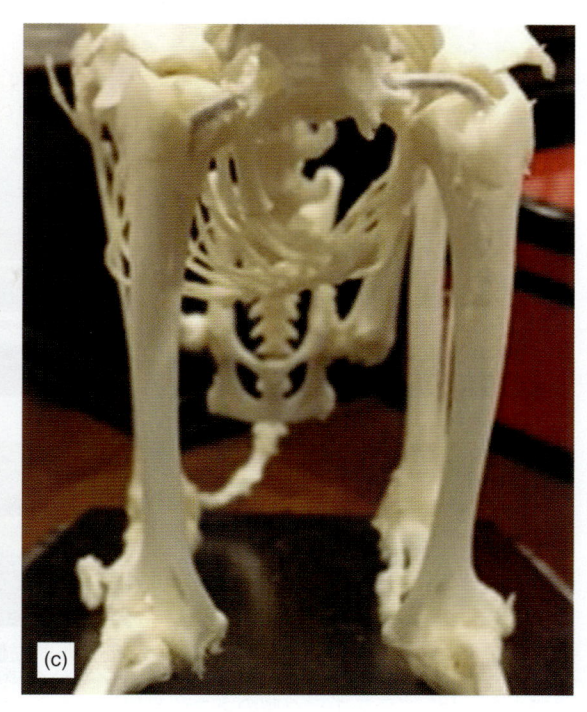

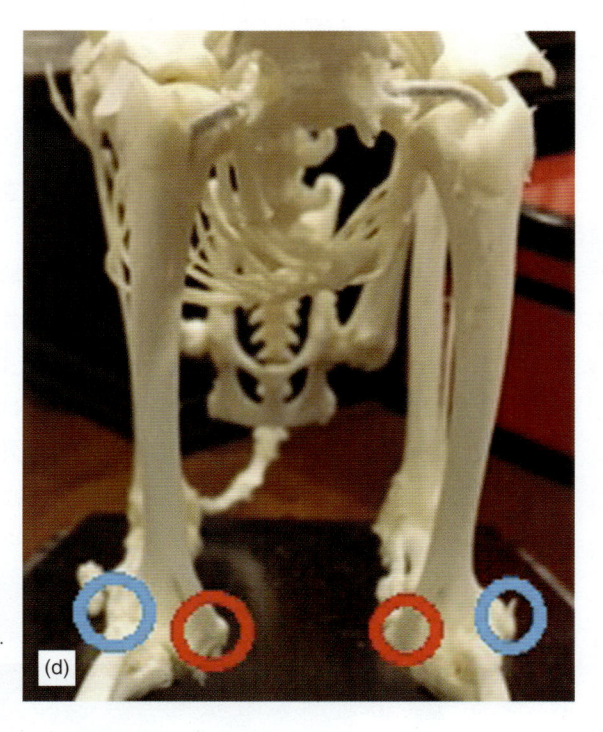

図7.16 (a) プラスチック製のネコの骨格モデル．左側上腕骨を側面から撮影．(b) 白色の丸で囲まれたところは上腕骨の外側上顆である．(c) プラスチック製のネコの骨格モデル．両側の上腕骨の正面像．(d) 青色の丸で囲まれたところは外側上顆，そして赤色の丸で囲まれたところは内側上顆である．

指を形成している．第1中手骨は内側に位置し，指骨は2個しかない[50]（図7.19）.

ネコの前肢端の大きさを考慮すると，触診のみで副手根骨以外の手根骨を確認することは非常に難しい．したがって，手根関節を検査する目的は，各々の骨の確認ではなく，腫脹，熱感，捻髪音，両前肢端間の非対称性および疼痛といった異常を確認することである（図7.20）.

手根関節の可動域も評価すべきである．関節角度計で測定すると，正常なネコの手根関節の可動域は，屈曲時は22°，そして伸展時は198°で維持されている[52]．各中手骨は指と同様に触知できる．爪を出したり引いたりする能力を評価するような場合，爪に注意して触診する．しかし，現実的には，前肢端の検査に際して，その大きさが最大の障壁となり，身体診察のみの評価では，手根骨，中手骨および指骨の骨折を見逃す可能性がある[39]．X線検査を行うことで骨折の有無を確認できるので，前肢の遠位部に限局した疼痛，

第7章 ネコの筋骨格系の検査

157

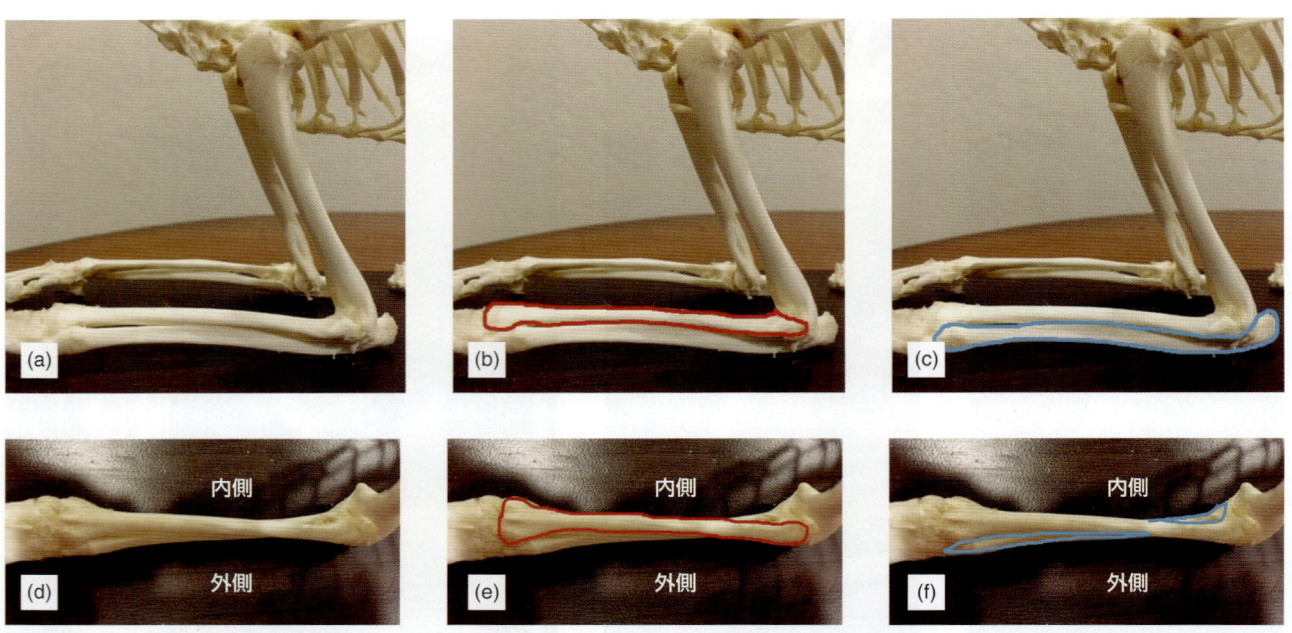

図7.17 (a) プラスチック製のネコの骨格モデル．左側の橈骨および尺骨を側面から撮影．(b) 赤線で囲まれた部位は橈骨である．近位の橈骨は尺骨よりも外側にあり，遠位の橈骨は尺骨よりも内側にあることに注目．(c) 青線で囲まれた部位は尺骨である．(d) プラスチック製のネコの骨格モデル．左側の橈骨および尺骨を背側から撮影．(e) 赤線で囲まれた部位は橈骨である．近位の橈骨は尺骨よりも外側にあり，遠位の橈骨は尺骨よりも内側にあることに注目．(f) 青線で囲んだ部位は尺骨である．

腫脹または跛行が存在する場合には，常にX線検査を実施すべきである．

ネコの整形外科学的検査は難しく，最良の身体診察を実施しても異常所見は非特異的なため，明白な骨折でない限り，学生は諦めてしまうことが多い．例えば，関節液の貯留は，ある種の疾患に特徴的な徴候ではない．手根関節で関節液の貯留が認められた場合，外傷または変形性関節症に起因している可能性がある．肩関節で関節液が貯留している場合，滑液嚢胞の可能性もある [39]．しかし，医学的に問題があることを特定できればよく，最も可能性の高い鑑別診断を考慮したり，診断検査および治療プランを導く際の備えとなればよい．

一度しか得られなかった結果を信じるよりも，異常な身体診察所見を再現することも重要である．例えば，肢端に触れられるのを好まないネコでは，前肢端の触

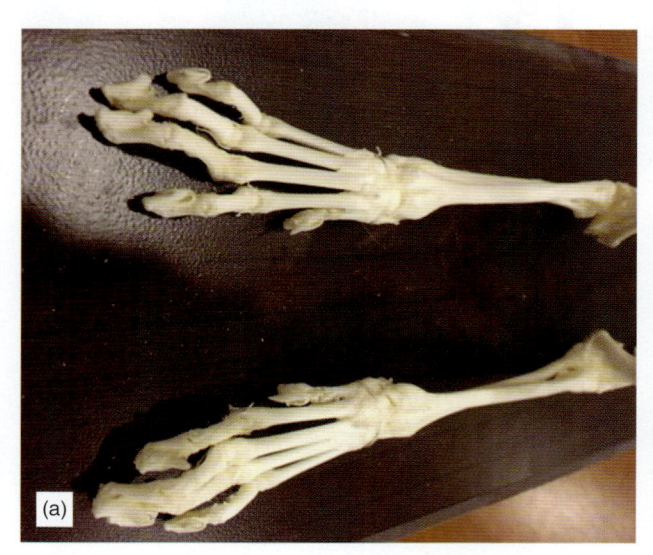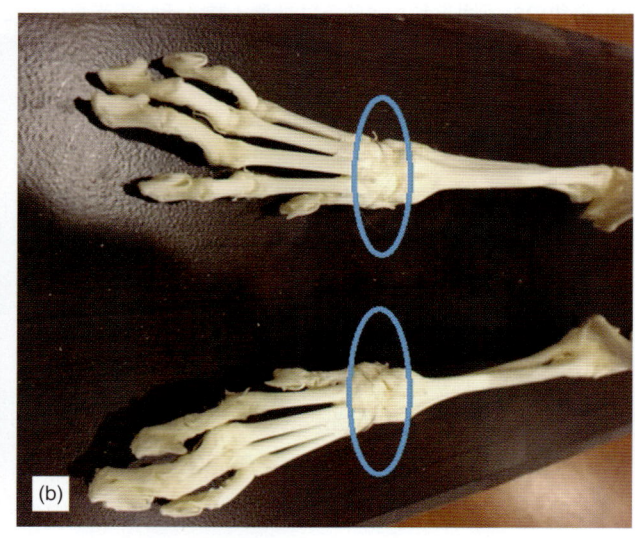

図7.18 (a) プラスチック製のネコの骨格モデル．左右の手根部を背側から撮影．(b) 青線で囲まれた部位は手根骨である．

図7.19 (a) プラスチック製のネコの骨格モデル．右側の前肢端を背側から撮影．(b) 中手骨は1〜5で示されている．最も内側にある中手骨が1，そして最も外側にある中手骨が5であることに注目．(c) 中手骨は1〜5，そして指骨はP1，P2およびP3で示されている．最も近位にある指骨はP1，そして最も遠位にある指骨はP3であることに注目．(d) 中手骨は1〜5，そして指骨はP1，P2およびP3で示されている．第1中手骨の遠位には指骨は2個しかないことに注目．これらの指骨はP2およびP3である．

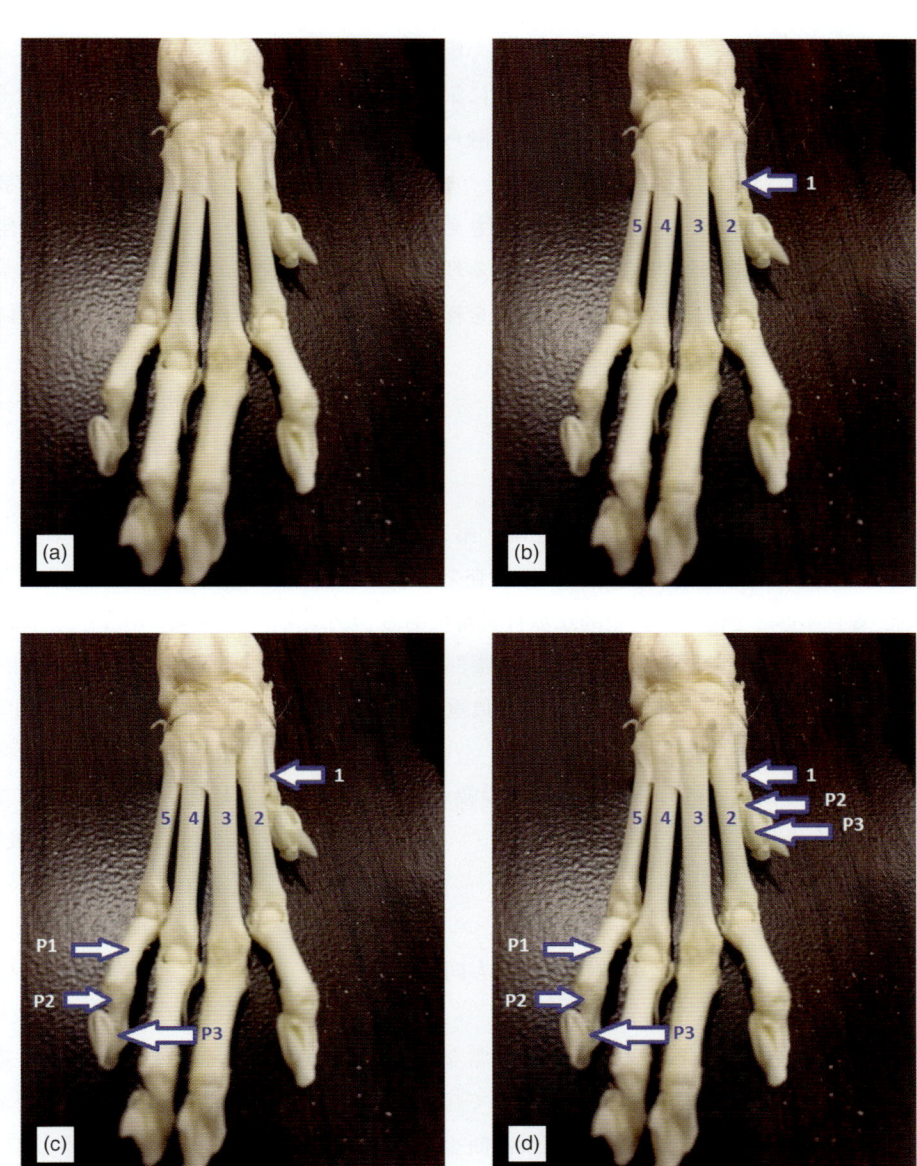

図7.20 このネコでは，右側に比べて左側の前肢端に明らかな腫脹が認められる．[写真提供] Elizabeth Robbins, DVM.

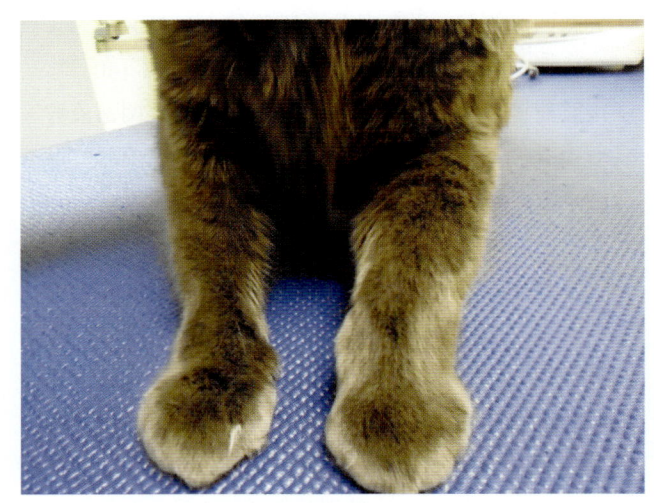

診に最初は抵抗するかも知れない．この場合，ネコが痛みを感じていると信じて，その部位に気を取られてしまうかも知れないが，ネコは初めて触られたことに単に驚いているだけかも知れない．

特に，用手操作によって疼痛を誘発させる可能性がある場合，獣医師が疼痛を誘発し続ける理由を家族に知ってもらうために，このような操作を繰り返し行うことを家族に予め伝える必要がある．

7.4　付属骨格：後肢

全ての症例に関係する歩行検査は，第7章7.2.2節で取り上げた．後肢に関連する歩行検査を考慮した場合，着目すべき2種類の典型的な歩行異常がある[40]．

- 片側性の後肢の跛行では，ネコは腰部を上下させることがある．疼痛のある患肢に負重した時に患肢側の腰部が上がる．
- 両側性の後肢の跛行では，ネコの歩幅が短縮して，小刻みな歩行になることがある．

前肢の跛行の原因の大まかな分類については第7章7.3項で概説した．後肢の跛行の原因も同様に分類できる．

損傷部位を特定するため，そして正常な構造との違いを認識するために，歩行検査に続いて起立時の触診を行う．その際には，包括的な健康診断を行うように触診する．起立時の触診では，以下の点を評価する[40]．

- 後肢間での骨形状の対称性：特に，骨の連続性に意識を集中させて触診する．開放性骨折があるか？
- 後肢間での筋肉量の対称性：特に大腿部膝屈筋群，大腿四頭筋群，前脛骨筋，腓腹筋，ヒラメ筋およびアキレス腱に意識を集中させて触診する[40]．
- 後肢間での関節の対称性：関節の周径，関節液貯留の有無，そして関節の熱感の有無に集中して触診する．

前肢の触診でも述べたように，後肢を触診するための「正しい」方法は一つではない．触診する部位や順序は獣医師の好みによる．趾から腸骨翼にかけて，遠位から始めて近位へと上がっていく方法を好む獣医師もいる[39]．いっぽうで，その逆を好む獣医師もいる．前述したように，ネコは肢端および趾を触られるのを嫌がる傾向があるため，著者は起立時には近位から遠

位に向かって触診することが多い．

検査を行う順序はそれほど重要ではない．以下の全ての構造物を網羅するように，系統立てた手法で検査することのほうが重要である．

- 後肢帯：腸骨，坐骨，恥骨および寛骨臼を含む[50,51]．
- 大腿骨：大腿を構成する[50,51]．
- 脛骨および腓骨：下腿を構成する[50,51]．
- 足根関節[50,51]
- 中足骨
- 趾骨

前肢と同様，先に挙げた後肢の各部位を表面から触診する．次いで，深部を触診し，さらに関節をあらゆる範囲で可動させる．この検査は，ネコを起立させて開始するのが一般的である．しかし，関節を可動させる必要がある場合，ネコを横臥位にすると最も容易に実施できる．敏感になっている側の肢が判明している場合，著者はその後肢を最後に検査することが多い[39]．

後肢帯の検査では，腸骨翼および坐骨結節が触知できる[18,50]（図7.21）．

ネコは，交通事故に巻き込まれることが多いため，骨盤の外傷にはよく遭遇する[53,58,59]．交通事故により受傷した場合，ネコでは大腿骨の脱臼または骨折が多く発生する[59]．ネコが前者のタイプの外傷を負った場合，股関節の関節包に裂傷が生じるだけでなく，大腿骨頭靱帯も断裂する[53]．ネコで股関節が脱臼した際，72％に大腿骨の頭背側への変位が認められる[53,59]．この状態はX線検査で確認できる（図7.22）．

股関節の頭背側脱臼は身体診察の異常所見のみで診断できる．正常なネコでは，腸骨翼，坐骨結節および大転子が三角形を呈し，左右両側で対称的である（図7.23）．股関節の頭背側脱臼では，患側の大転子が病的に頭背側方向へ変位するため，この三角形が崩れる[18]（図7.24）．

股関節の頭背側脱臼を評価するためのもう一つの方法として，大転子および坐骨結節の間に親指を置く．同時に，両後肢をやさしく持ち上げ，尾側へ伸展させながら圧力をかける．左右の踵骨の位置を評価することで，肢の長さを比較する．股関節頭背側脱臼の症例では，大腿骨が寛骨臼の本来収まっている位置よりも頭背側方向へ移動するため，患側のほうが短く見える

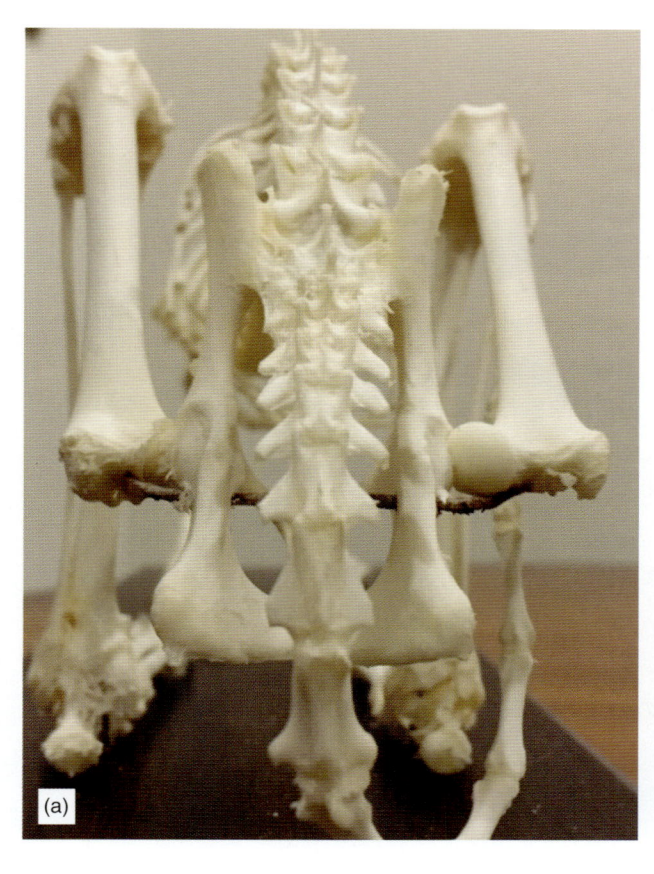
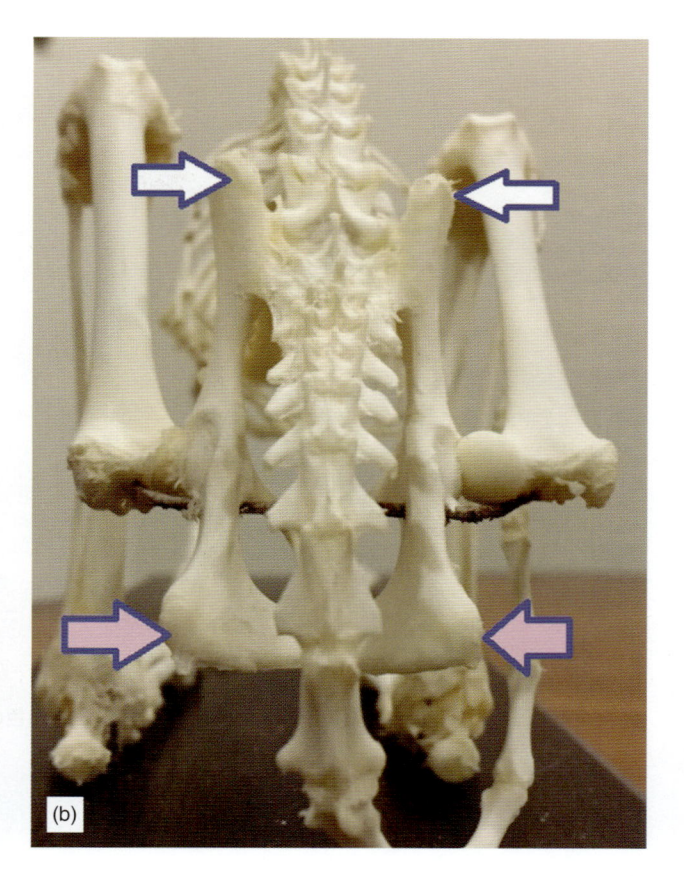
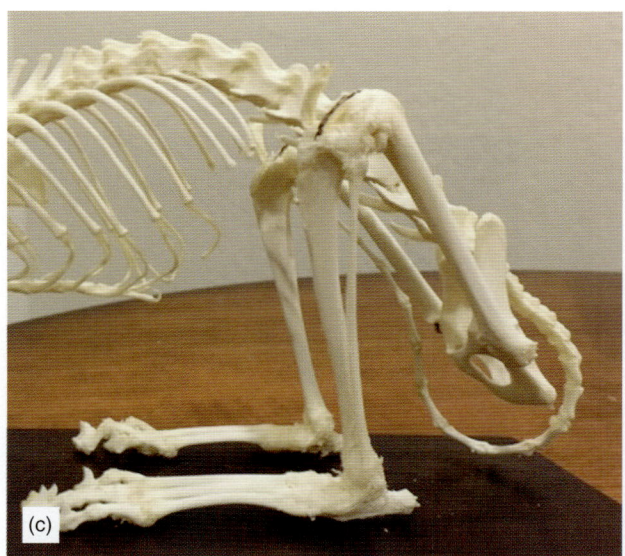
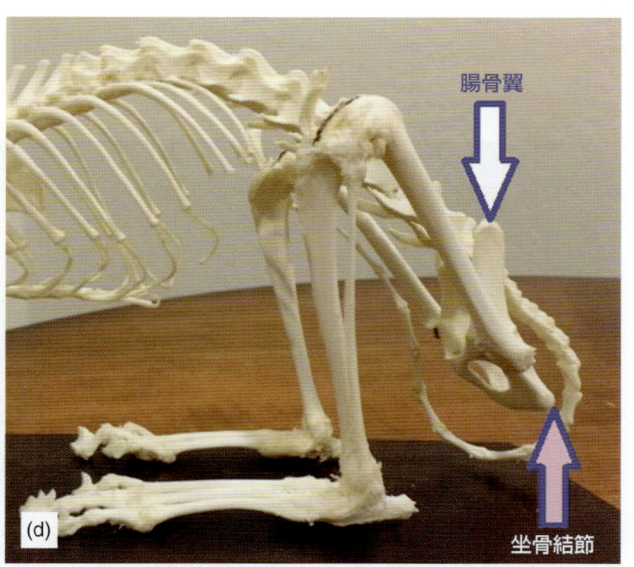

図7.21 プラスチック製のネコの骨格モデルを尾側，側面および背側から撮影．ネコはスフィンクスのようにしゃがんだ姿勢をとっている．(a) 尾側像．骨盤を強調した写真．(b) 白色の矢印は腸骨翼を，そしてピンク色の矢印は坐骨結節を示す．(c) 側面像．骨盤を強調した写真．(d) 白色の矢印は左側の腸骨翼を，そしてピンク色の矢印は左側の坐骨結節を示す．（つづく）

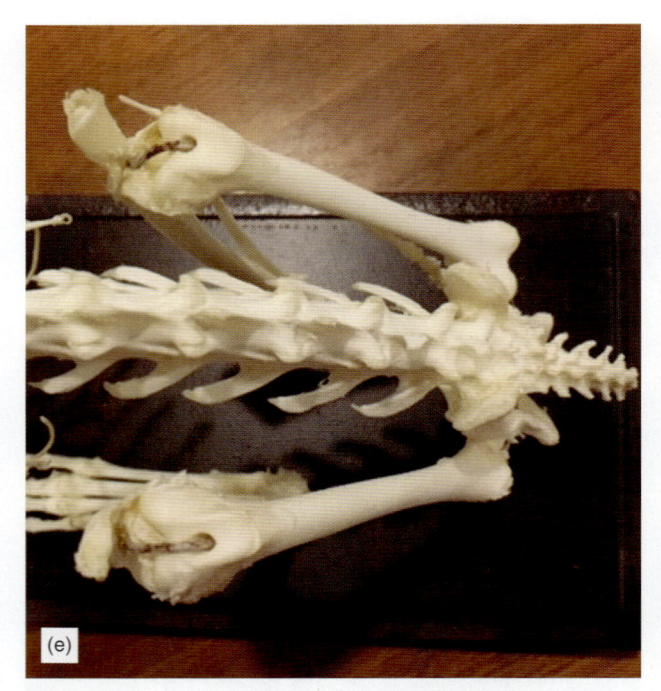
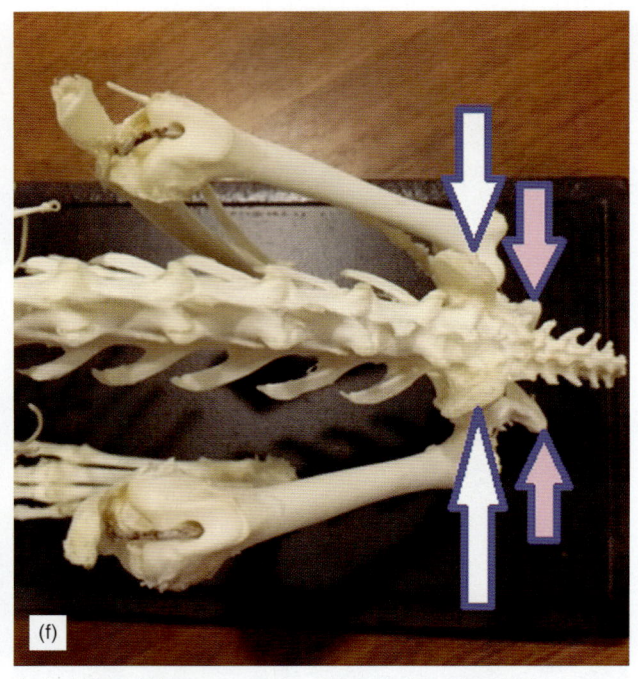

図7.21 （つづき）(e) 背側像．骨盤を強調した写真．(f) 白色の矢印は腸骨翼を，そしてピンク色の矢印は坐骨結節を示す．

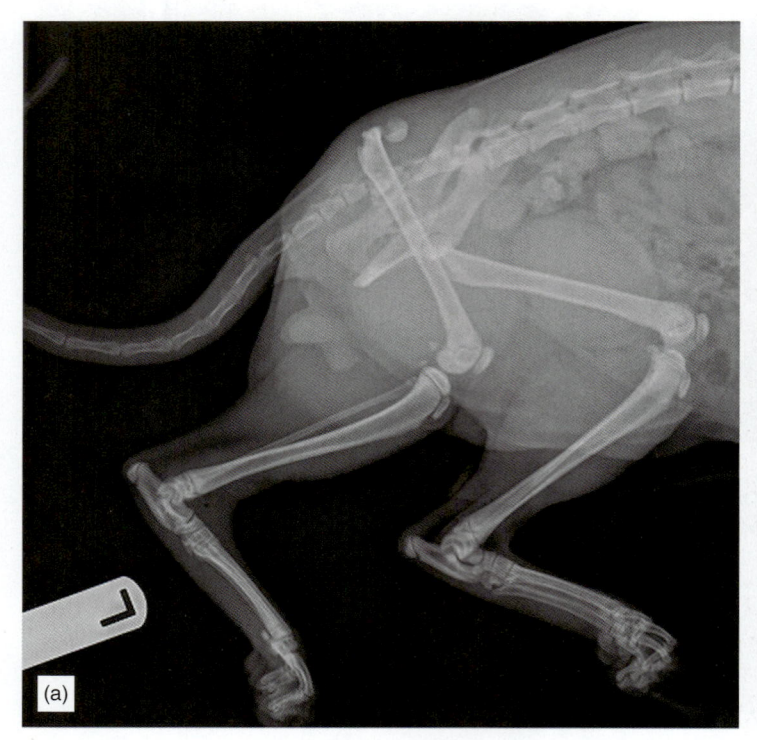
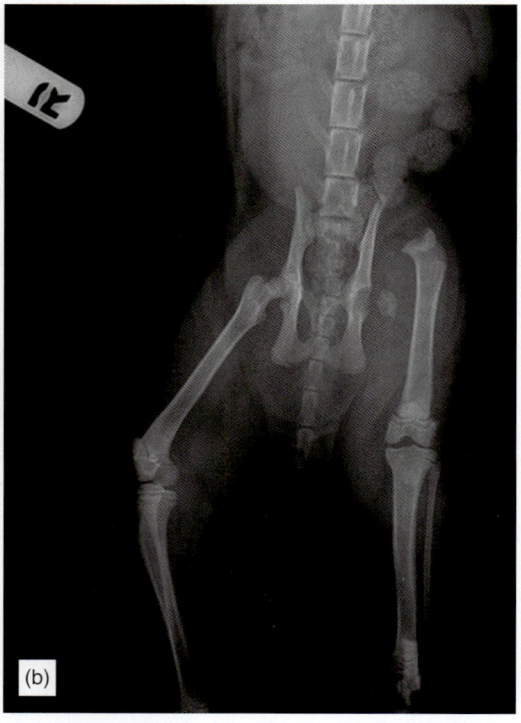

図7.22 5ヵ月齢，未去勢，在来短毛雑種の子猫のX線写真の (a) 側面像および (b) 腹背像（V/D）では，左側の大腿骨頭と大腿骨頸を斜めに横切る外傷性の閉鎖性骨折が認められ，左側の大腿骨は股関節よりも頭背側へ変位していることが確認できる．

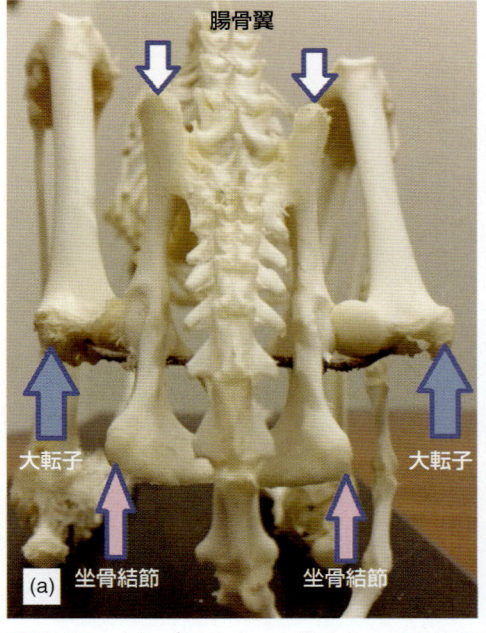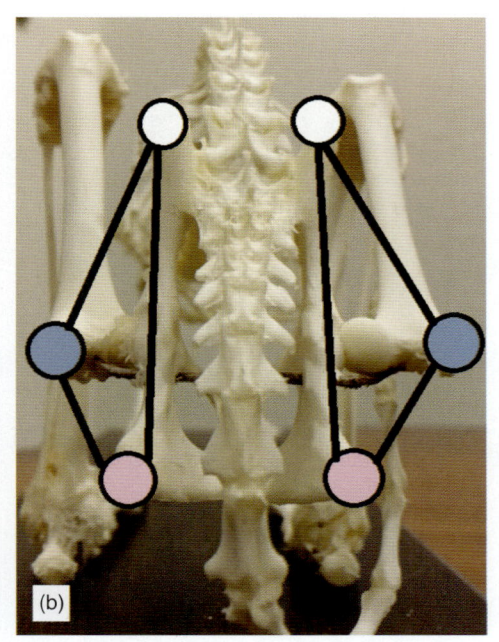

図7.23 (a) プラスチック製のネコの骨格モデルを尾側から撮影. ネコは, スフィンクスのようにしゃがんだ姿勢をとっている. 骨盤を強調した写真. 白色の矢印は腸骨翼を, ピンク色の矢印は坐骨結節を, そして青色の矢印は大転子を示す. (b) 腸骨翼（白色の丸）, 坐骨結節（ピンク色の丸）, そして大転子（青色の丸）によって三角形が形成されていることに注目.

[18].

　骨盤の外傷に加えて, 先天性の骨盤変形が生じることがある. 股関節形成不全は, イヌの整形外科疾患として古くから知られていたが, 股関節形成不全が単独で生じたネコが論文報告されたのは1970年代初頭である [60, 61]. 純血種, 特にメイン・クーン, ヒマラヤン, シャム, ペルシャ, アビシニアンおよびデボン・レックスで発生率が高い [62, 63]. X線検査での罹患率は7 〜 32％である [62, 63].

　股関節形成不全では, 寛骨臼が浅いことが特徴である. ネコの寛骨臼はただでさえイヌの寛骨臼よりも浅いため, 股関節形成不全で寛骨臼が浅くなると, 大腿骨頭が多少被覆されていたとしても不十分な状態になる [38]（図7.25）.

　股関節形成不全の結果として, ネコは階段を昇降しなくなったり, 様々な程度の跛行を示すこともある. 多くの整形外科疾患と同様, 家族は曖昧な臨床徴候に気づかないかも知れない. 家族にはネコは無徴候に見えるかも知れないが, 身体診察にて異常を発見し, 臨床的に疑いのある点を列挙できることがある. 例えば, 不使用による臀部および後肢の筋萎縮に気づくことは十分にありえる [53].

　X線検査は股関節形成不全の診断に役立つ. 股関節形成不全のネコでは, この疾患で古くから知られて

いる浅い寛骨臼および大腿骨の亜脱臼を確認できる [38, 53]. しかし, X線検査の所見は, 臨床的な疾患の重症度とはあまり相関しない. X線写真での変化が

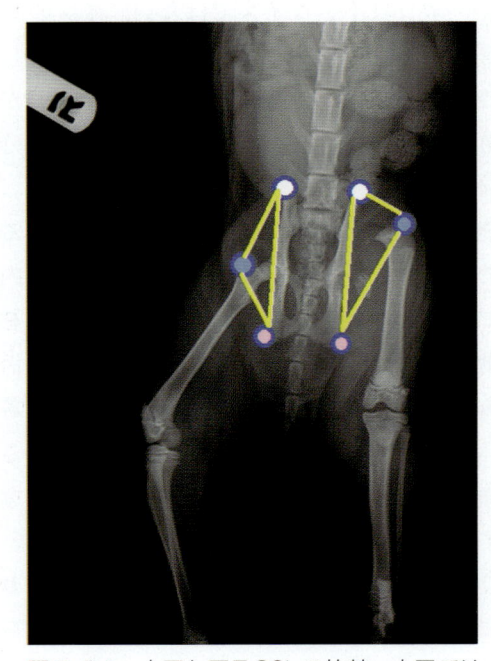

図7.24 本図と図7.23bの比較. 本図では, 股関節の頭背側脱臼によって左側の大腿骨が変位し, 腸骨翼（白色の丸）, 坐骨結節（ピンク色の丸）および大転子（青色の丸）で構成される架空の三角形が変形していることに注目.

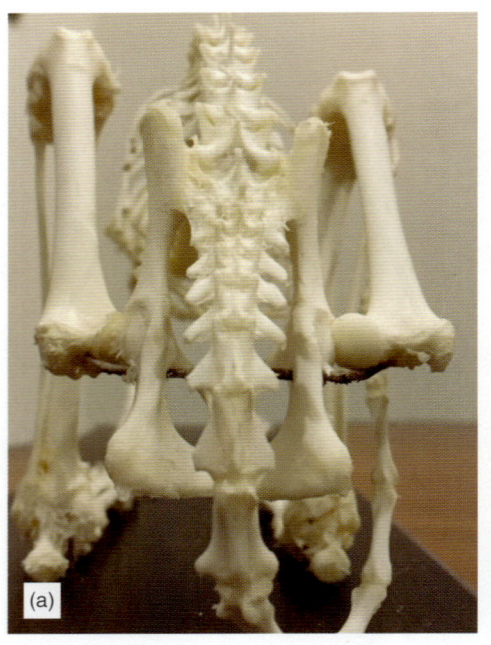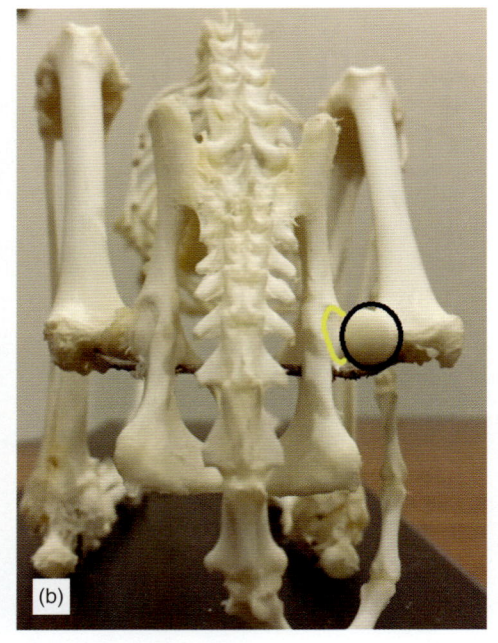

図7.25 (a) プラスチック製のネコの骨格モデルを尾側から撮影. ネコはスフィンクスのようにしゃがんだ姿勢をとっている. 骨盤, 特に股関節を強調した写真. (b) 右側の大腿骨頭が, 寛骨臼内にどのくらい収まっているのかに注目. これは右側の股関節形成不全の例である.

軽度であっても, 臨床的には疾患が進行しているネコに遭遇することがある. 反対に, X線写真での変化が重度であっても, 曖昧な徴候しか認められないネコもいる [53].

股関節では, 腫脹, 活動性炎症を示す触知可能な熱感, 捻髪音, 疼痛, そして関節可動時の抵抗性を評価する. ネコは小さなイヌではない. イヌの股関節は70〜80°屈曲し, 80〜90°伸展するのに対し, ネコの股関節はイヌほど屈曲しない（30〜60°）が, イヌより大きく伸展させることはできる（100〜165°）[53, 64].

大腿骨近位部は, 股関節の重要な構造物である. 半球状の突起部である大腿骨頭は, 骨盤の寛骨臼内に位置している. 大腿骨頭の関節面は, 大腿骨頭窩を除き硝子軟骨で覆われており, 近位骨端の内側面に沿ってへこみがある. 大腿骨頭窩は大腿骨頭靱帯の付着部であり, 大腿骨と寛骨臼の腹側をつなぎ止めている. 大腿骨頸は骨頭を支持しており, 大腿骨の近位骨端に連結している [50, 51, 65].

大腿骨近位部は, 日常の活動中に大きな張力および圧力にさらされているため, これらの力に耐えられるように骨梁が配列している. これに加えて, 大腿骨頭の基部から大転子へと伸びる横走線によって補強されている. 骨梁および横走線が一緒になって屈曲時の力を中和し, 大腿骨近位部および股関節を安定させてい

る [50, 51, 65, 66].

大転子は, 中殿筋, 深殿筋および梨状筋の付着部として働くことで, さらに骨格を安定させている. これらの筋肉は, 股関節を伸展および外転させたり, 後肢を内旋させる [50, 51, 65, 66].

転子窩は大転子の内側に位置するへこみで, 股関節を外旋させる内閉鎖筋, 外閉鎖筋および双子筋が付着している. 大腿骨頸の遠位かつ尾内側に小転子があり, 股関節を屈曲させる腸腰筋が付着している [50, 51, 65, 66]（図7.26）.

既に述べたように, ネコの身体診察では大転子は触知できるが, 大腿骨近位部の残りの部分の触知は容易でない [18]. 大転子を含む大腿骨近位部に骨折が生じることもあるが, 大転子が関与しない骨折が生じることも念頭におくべきである [67]. 特に, 臨床的な跛行を呈した病歴のない幼若猫で, このようなことが生じる. このような骨折は外傷の結果の場合がある [67]. しかし, 若齢の雄猫で非外傷性の大腿骨頭骨端骨折の発生が増加している [67-72]. このような状態を大腿骨頭すべり症（SCFE）という. 最終的には, 成長板を通るように大腿骨頭骨端から大腿骨近位部骨幹端が変位する [73]. 文献の症例報告によると, シャムおよびシャム雑種 [70, 73], メイン・クーン [68], ブリティッシュ・ブルー [70, 74], バーマン [70], そしてアビシニアン [75] を含む純血種が大きな割合を占めていた.

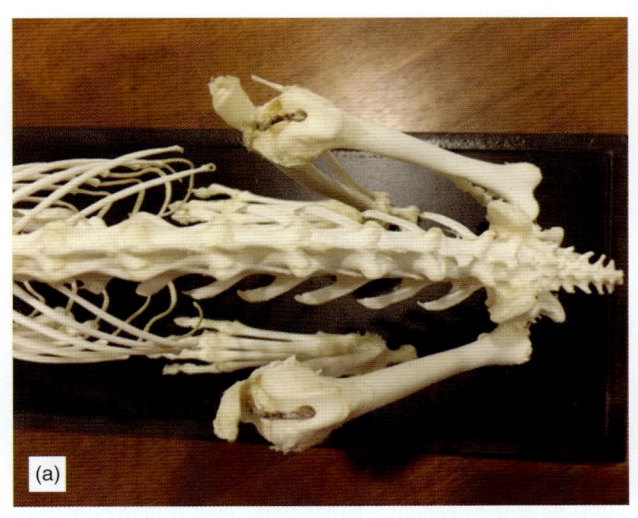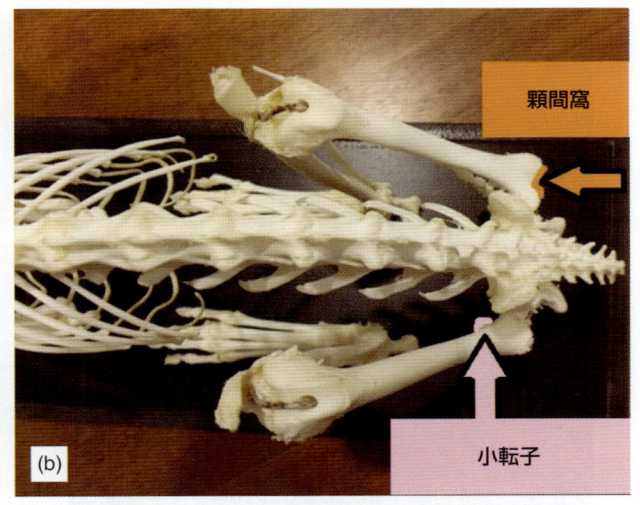

図7.26 (a) プラスチック製のネコの骨格モデルを背側から撮影．ネコはスフィンクスのようにしゃがんだ姿勢をとっている．大腿骨を強調した写真．(b) オレンジ色で描いた輪郭は顆間窩を，そしてピンク色のそれは小転子を示す．

典型例には外傷の病歴はなく，文献で報告されているネコの大多数では，家族は「室内のみ」で生活していると説明した[72, 74]．

SCFEは，常に片側に生じるとは限らない．2001年のCraigによる研究では，13頭中5頭が両側性に罹患していたが[73]，2002年のMcNicholasらの研究では，両側性に発生していたのは26頭中5頭であった[68]．McNicholasらが調査した26頭のうち，4頭は最初は片側性の骨折だったにもかかわらず，その後に反対側の大腿骨が骨折した．このように，SCFEは両側性に生じる場合があり，両方の大腿骨頭および頸部が同時に侵されることがある．また，反対側の大腿骨の骨折が最初の骨折とは別に生じることもある．

SCFEの典型例では，罹患した後肢に，急性，慢性の急性増悪，慢性といった様々な程度の跛行がみられる．それ以上に，罹患ネコの後肢に明白な強張りおよび虚弱が認められる，あるいはジャンプする能力が低下してきたと家族が報告することのほうが多い[68, 70]．身体診察では，SCFEは触知できない．しかし，患肢の臀部および大腿部に筋萎縮が存在することがあり，疾患部位の特定に役立つ[68]．一般にSCFEのネコでは，正常な可動域内で股関節を動かすと，股関節に触知可能な捻髪音が認められる[68]．SCFEのネコでは，後肢の脊髄反射は正常であることが多い．しかし，患肢の固有位置反応が低下していることがある[74]．SCFEのネコにおける整形外科学的検査での主な特徴は，股関節伸展時の疼痛で，股関節屈曲時の疼痛は稀である[70, 76]．患肢の大転子の上を触診す

ることによっても，疼痛を誘発できることがある[76]．

SCFEを疑診した場合，骨盤および股関節に対して直角方向でのX線撮影が診断に重要である．SCFEに特徴的なX線検査所見として，大腿骨頸の輪郭が不鮮明になることが挙げられる．その際に大腿骨頸の硬化症は伴うことも，伴わないこともある．大腿骨頭，大腿骨頸および大転子の辺縁の確認が困難なこともある[74]．このような大腿骨頸部は，「りんごの芯」のような外観を呈することが多い．これは，大腿骨近位部骨幹端の領域での骨破壊および／または骨吸収によって，骨が侵食されたように見える（図7.27）．

大腿骨頭は著しく変形したり，扁平化していることがある．大腿骨頭が完全に分離して，大腿骨頸を横切る不整なX線透過性の線が明らかに確認できる症例もある[70]．大腿骨頭の成長板骨折が明らかであっても，典型例では全く変位していないか，変位していても最小限である．慢性例では，より大きな骨溶解像を示すことが多い[68, 77]．

ネコの後肢の整形外科学的検査を実施する際に主に手で行うべき話題に戻ると，大腿骨体部の触診では，腫脹，疼痛，そして左右の大腿骨間の非対称性を評価する．大腿骨の遠位部では，内側上顆および外側上顆を触知できる[50, 51]．

大腿骨の内側上顆および外側上顆の間で，大腿骨遠位部の頭側面に位置する大腿骨滑車は，身体診察では触知できない（図7.28）．膝蓋骨は大腿骨滑車のなめらかな表面と連結している[50]．

ネコでは，膝関節を伸展させる大腿四頭筋の終止部

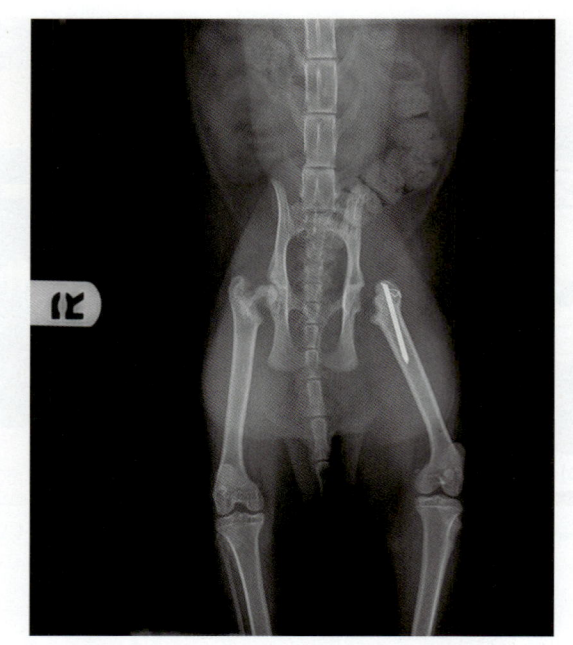

図7.27 11ヵ月齢，未去勢，在来短毛雑種の子猫．図7.22で示した，5ヵ月齢，左側の大腿骨頭と大腿骨頸を斜めに横切る外傷性の閉鎖性骨折が認められ，左側の大腿骨が股関節よりも頭背側に変位していた症例と同じ症例．左側の大腿骨頭および大腿骨頸は外科的に整復されている．しかし，右側の大腿骨頸領域に，典型的な「りんごの芯」の所見が認められることに注目．その後，このネコは病理組織学的検査で右側の大腿骨のSCFEと診断された．

の腱の中に[50]，硬い骨として膝蓋骨を触知できる[18]．膝蓋骨の位置を特定するためには，脛骨近位の頭側面に突出している脛骨稜を見つけるのが最も容易かも知れない．脛骨稜の近位には脛骨粗面がある．膝蓋腱は，この脛骨粗面から膝蓋骨へ走行している．このため，脛骨粗面から近位に向かって膝蓋腱を辿ると，

膝蓋骨に達するのが正常である（図7.29）．

　身体診察にて，膝蓋骨が脱臼するか否かは必ず検査すべきである．ネコは，イヌよりも膝蓋骨が緩い傾向がある．そのため，正常なネコでも適度な力で膝蓋骨を脱臼させることができることは珍しくなく，力を弱めると膝蓋骨は解剖学的に正常な位置へとすぐに戻る[38,53]．これはイヌではグレード1の脱臼と判断されるが，ネコでは正常なことがある．

　ネコにグレード2の脱臼がみられる場合，通常では膝蓋骨は解剖学的に正常な位置に存在するが，容易に脱臼する．グレード3の脱臼の特徴は，常に滑車溝の外に膝蓋骨があるが，解剖学的に正常な位置へ手で容易に戻せることである．グレード4の脱臼は整復できない．膝蓋骨は常に脱臼しており，手で膝蓋骨を戻すことはできない[38]．ネコの膝蓋骨脱臼はイヌと同様に先天性と考えられており[38,78]，デボン・レックス，アビシニアンおよび在来短毛雑種猫が明らかな好発品種である[78-85]．

　膝蓋骨脱臼が生じる場合，両側性でかつ内方への脱臼が典型的である[38,53]．これは，成長段階に滑車溝が浅いために生じると考えられている[53]．長期間にわたって，不適切な位置での膝蓋骨の動きが増えると，滑車稜の関節軟骨にびらんが生じ，ネコは膝関節の変形性関節症になりやすくなる．中程度から重度な症例では，ネコは膝関節を外側に旋回させ，膝関節を固く屈曲させたような状態で歩行する様子が認められることがある[53]．

　膝蓋骨の位置，そして病的な膝蓋骨脱臼の有無を確認することに加え，膝関節では，腫脹，活動性炎症を

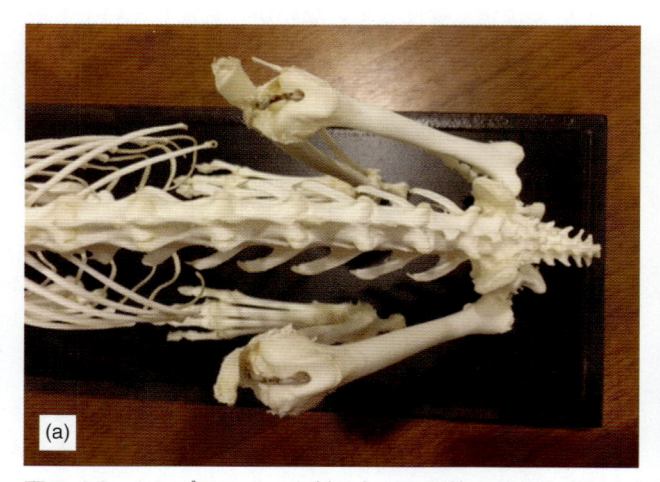

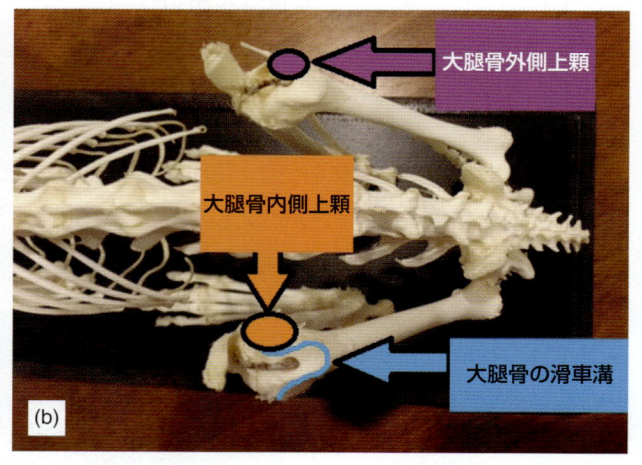

図7.28 (a) プラスチック製のネコの骨格モデルを背側から撮影．ネコはスフィンクスのようにしゃがんだ姿勢をとっている．大腿骨を強調した写真．(b) 青色で描いた輪郭は大腿骨の滑車溝，オレンジ色の丸は大腿骨内側上顆を，そして紫色の丸は大腿骨外側上顆を示す．

図7.29 (a) ネコの後肢の遠位部を脛骨の頭側面に焦点を当てて前方から撮影. (b) 青色の三角形は脛骨稜を示す.

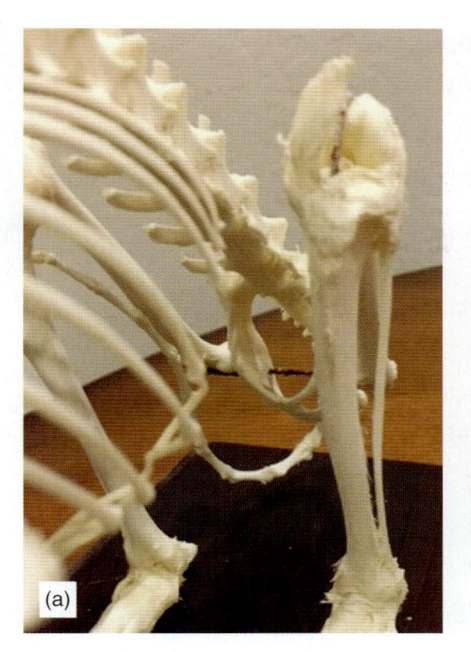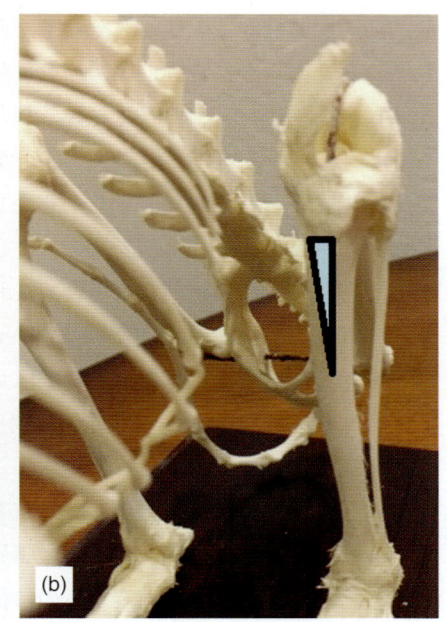

示す触知可能な熱感, 捻髪音, 疼痛, そして関節可動時の抵抗性を評価する. 関節角度計で測定すると, 正常なネコの膝関節の可動域は, 屈曲時は24°, そして伸展時は164°で維持されている[53].

膝関節はX軸(屈曲および伸展), そしてY軸(旋回)の動作に耐えられるように, 内側側副靭帯, 外側側副靭帯, 前十字靭帯および後十字靭帯によって安定している[86]. 内側側副靭帯は大腿骨内側上顆に起始し, 脛骨の内側縁に終止する. 内側側副靭帯は関節包と癒合し, 内側半月板に付着している. 内側側副靭帯の一部は, 関節の整合性を維持するために, 膝関節の屈曲時および伸展時を通じて選択的に緊張している[86,87]. 外側側副靭帯は大腿骨外側上顆に起始し, 腓骨頭に終止する. 膝関節が屈曲している間, 外側側副靭帯は内旋しやすいように弛緩している. 反対に, 膝関節が伸展している間, 外側側副靭帯は緊張している[86,87].

前十字靭帯と後十字靭帯は一緒になって, 体重負重時に大腿骨に対して脛骨が前方へと移動する動き, すなわち前方変位を防いでいる[87]. 大腿骨外側顆の尾内側面が前十字靭帯の起始部である. 前十字靭帯は大腿骨外側顆から頭内側方向へ走行し, 脛骨の顆間領域の頭側に終止する. 前十字靭帯は, 「ズボンのポケットの中の手のように」通過すると捉えるとよい[18]. 膝関節が伸展している間は, 前内側帯および後外側帯の両者は緊張した状態になっている. しかし, 屈曲時には後外側帯は弛緩する[86,87]. 大腿骨内側顆の外側面が後十字靭帯の起始部である. 後十字靭帯は大腿骨内側顆から尾遠位方向へ走行し, 脛骨の膝窩切痕に終止する[86,87].

前十字靭帯および後十字靭帯は, 起始部から終止部にかけて互いに交差する. 前十字靭帯は後十字靭帯の外側に位置する[87]. 前十字靭帯の断裂は, 後十字靭帯の損傷よりも臨床的に多く認められ, この両者は古くからイヌの整形外科疾患と考えられてきた. しかし, 前十字靭帯の断裂はネコでも発生する. 歴史的に, ネコの前十字靭帯の断裂は, 高所落下症候群のような外傷性損傷と関連するとされてきた. しかし, 外傷が常に認められるとは限らない. 最近の研究では, ネコの前十字靭帯の断裂は単に靭帯の慢性的な変性の結果である可能性が示唆されている[38,53,88,89].

ネコで前十字靭帯断裂が生じる場合, 後十字靭帯の損傷が続発することがある. これにより膝関節の病的な過伸展が生じ, 脛骨が頭側に著しく脱臼することが特徴である. さらに, 内側側副靭帯が損傷することもある[38]. 前十字靭帯が損傷すると膝関節が不安定になるため, 骨どうしの異常な動きによって関節軟骨に進行的な摩滅および損傷が発生する. 時間の経過と共に, 半月板を損傷することが多い. 半月板に損傷が生じる時には, 外側半月板が最も頻繁に損傷する傾向がある[89]. これに加え, 膝蓋骨の近位, 滑車溝および脛骨の内背側では, X線検査で診断が可能なまでに骨棘が発達することが多い[88].

前十字靭帯損傷のネコは, 典型例では跛行を呈し,

膝関節の関節液貯留を伴う．そして，膝関節を触れられることを明らかに嫌う．膝関節を可動域内で動かした時に，「クリック」が発生することも，しないこともある．「クリック」の存在は，古くから半月板の損傷を示唆すると考えられてきた．しかし，これは一貫性のない所見である[53, 81].

前十字靭帯損傷が疑われる場合，これは脛骨前方引き出し試験または脛骨圧迫試験によって確認できる[53, 90, 91].脛骨前方引き出し試験はネコを横臥位にして行う．右膝関節の前十字靭帯損傷が疑われる場合，ネコを左横臥位にてやさしく保定することで，右後肢を触診しやすくなる．この例では，左手の人差し指の先端を膝蓋骨の上に置き，親指を大腿骨の種子骨の上に置く．これは大腿骨を固定するのに役立つ．次に右手の人差し指を脛骨稜の上に添え，親指を腓骨頭の後方に置く．これにより脛骨の近位部を安定させることができる．そして大腿骨をしっかりと保持しながら，右手で頭側方向へ向かって脛骨に力をかけて，脛骨の前方変位を試みる．脛骨の前方変位が生じた場合，さらに膝関節を病的に過伸展させる．脛骨前方引き出し試験が陽性である場合，前十字靭帯の損傷が確認されたことになる[18, 86]（図7.30）.

一般的に，脛骨圧迫試験もネコを横臥位にして行う．膝関節を伸展させながら足根関節を屈曲させた時に，健全な前十字靭帯は膝関節の過伸展を防ぐはずであるということが，この試験の前提となっている．前述したように，右膝関節の前十字靭帯損傷が疑われる場合，ネコを左横臥位にやさしく保定することで，右後肢を触診しやすくなる．左手の人差し指を膝蓋骨および脛骨稜の上にやさしく添える．右手で右側の中足骨領域を握り，足根関節を屈曲させながら，左手の人差し指で脛骨の前方への異常な動きを感知する．前十字靭帯

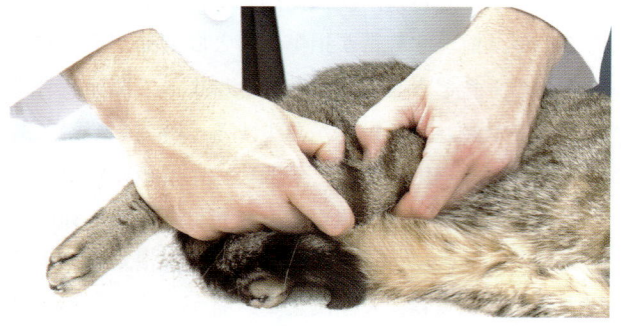

図7.30 ネコの右膝関節に対して脛骨前方引き出し試験を実施しているところ．[写真提供] Midwestern University, Media Resources Department

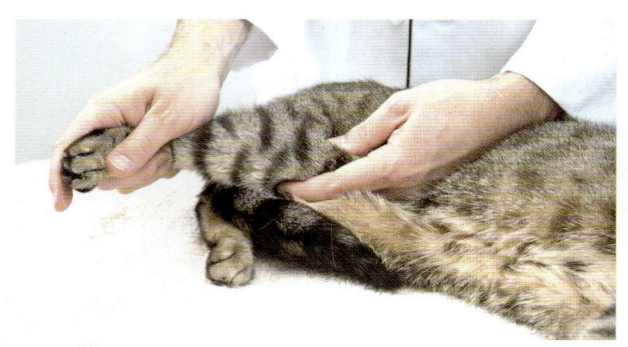

図7.31 ネコの右膝関節に対して脛骨圧迫試験を実施しているところ．[写真提供] Midwestern University, Media Resources Department.

が損傷している場合，脛骨の前方への動きが認められる[81, 91]（図7.31）.

内側側副靭帯および外側側副靭帯の安定性も評価すべきである．内側側副靭帯の安定性を評価する際には，検査対象の肢を上にしてネコを横臥位に保定する．検査する肢を伸展させて保持する．片方の手で大腿骨の遠位を握り，もう片方の手で脛骨の近位を握る．脛骨の近位にあるほうの手で，脛骨を大腿骨に対して外転させる．内側側副靭帯に損傷がない場合，脛骨の変位は感じられない[18].

外側側副靭帯の安定性を評価する際には，ネコを横臥位にして，「上」になった肢を伸展させる．片方の手で大腿骨の遠位を握り，もう片方の手で脛骨の近位を握る．脛骨の近位にあるほうの手で，脛骨を大腿骨に対して内転させる．外側側副靭帯に損傷がない場合，外側の関節腔が開く感覚は得られない[18].

たしかに，イヌのほうが上記の触診に耐えることが多く，かつ身体がしばしば大きく，そして獣医師が手を挿入できる空間が広いため，これらの触診はネコよりもイヌのほうが容易に実施できる．整形外科疾患が疑われるネコでは，整形外科学的検査を包括的に行うために鎮静が必要になることがある．

膝関節の整形外科学的検査を終えて下腿部に移る際に，脛骨はより頭側に位置し，腓骨は細いということを頭に入れておくとよい．脛骨は主要な下腿の体重負重骨である．外側にある腓骨の役割は，筋肉の付着部を提供することである[50].脛骨の近位は，大腿骨との関節を形成するために平坦になっている．脛骨の内側顆および外側顆，そして大腿骨の内側顆および外側顆を隔てているのは，不完全な両凹形の円板である内側半月板および外側半月板だけである[50].内外側

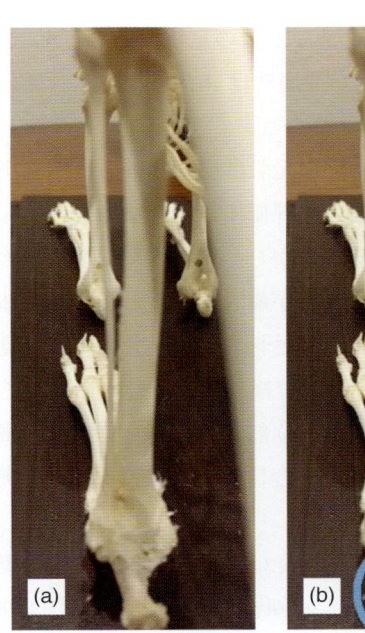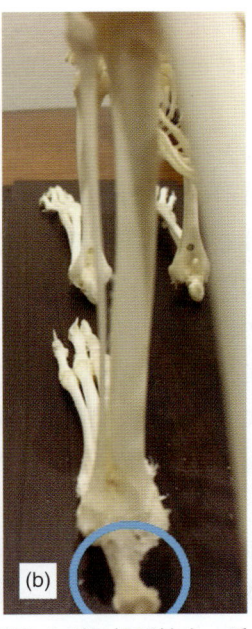

図7.32 (a) 左側の下腿部および足根関節を，踵骨隆起を強調して，後方から撮影．(b) 青色の丸は踵骨隆起を示す．

の脛骨顆の間の尾側に位置するのが膝窩切痕である．繰り返すが，膝窩切痕は後十字靱帯の付着部である [86, 87]．

遠位では，脛骨は内果として終わっている．内果の尾側には，足根屈筋群の付着部を提供するための明瞭な切痕および溝がある [50]．

近位では，腓骨頭が脛骨外側顆の尾外側面と関節を構成している．遠位では，腓骨が外果として終わっている．外果の内側面に沿って，脛側足根骨または距骨の滑車と密接に結合する関節面がある [50]．

足根関節は手根関節と同様に7個の骨で構成されているが，3つの重要な違いがある．1つ目は，脛骨と腓骨は共に脛側足根骨のみと関節を構成しているのに対し，橈骨と尺骨はより広く手根骨と連結している．2つ目は，足根骨の長さは手根骨のそれの3倍である．3つ目は，大きさおよび形態に多様性のある足根骨が組み合わさって足根関節が構成されている．最も大きく長い足根骨は踵骨である．踵骨は，近位で踵骨隆起という突出部を形成しており，その上に踵骨腱が終止している（図7.32）．遠位では，脛側足根骨と共に安定した関節を構成している [50]．

内側足根側副靱帯および外側足根側副靱帯の安定性を評価すべきである．各々の靱帯は，短帯および長帯の2つの帯で構成されている．各帯の不安定性を評価する際は，屈曲時の足根関節の変位（短帯の損傷によって生じる不安定）だけでなく，伸展時の足根関節の変位（長帯の損傷によって生じる不安定）も検査する必要がある．

足根骨の遠位列は，第2〜5中足骨の4本の中足骨と関節を構成している．第2中足骨が最も内側に位置している [50]．各々の中足骨には，第2〜5趾を形成するために3個の趾骨が付着している [50]（図7.33）．

ネコの後肢端の大きさを考えると，踵骨を除き，触診だけで個々の足根骨を識別することは非常に難しい．したがって，足根関節の検査を行う目的は，各々の骨を識別することよりも，腫脹，熱感，捻髪音，両後肢端間の非対称性，そして疼痛といった異常を確認することである（図7.34）．

足根関節の可動域も評価すべきである．関節角度

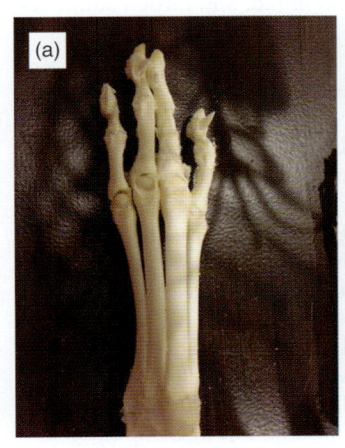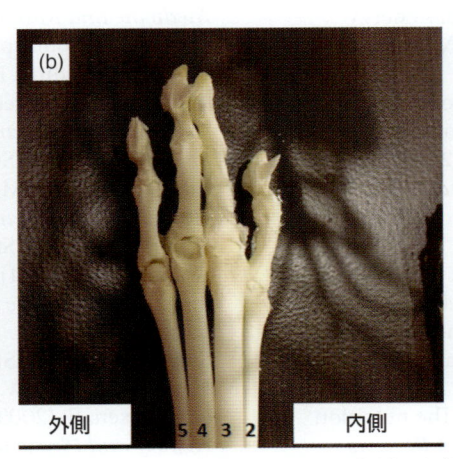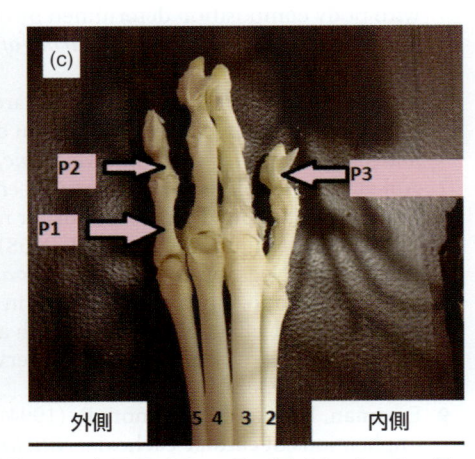

図7.33 (a) プラスチック製のネコの骨格モデル．左側の後肢端を背側から撮影．(b) 中足骨は2〜5で示されている．最も内側にある中足骨が2，そして最も外側にある中足骨が5である．(c) 中足骨は2〜5で，そして趾骨はP1，P2およびP3で示されている．最も近位にある趾骨がP1，そして最も遠位にある趾骨がP3である．

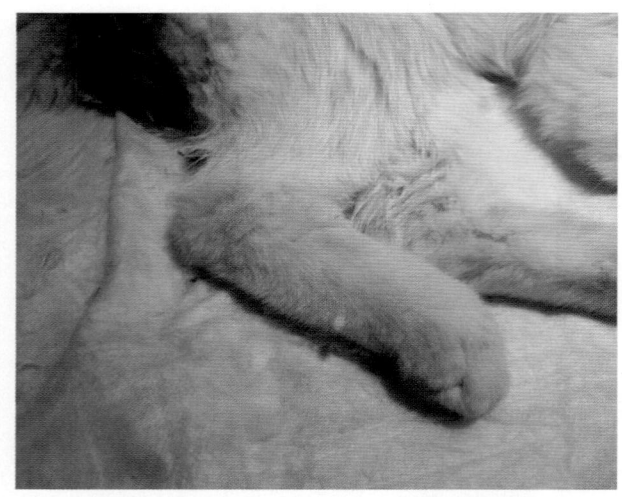

図7.34 このネコでは，左側に比べて右側の後肢端に明白な腫脹が認められる．[写真提供] Daniel Foy, MS, DVM, DACVIM, DACVECC.

計で測定すると，正常なネコの足根関節の可動域は，屈曲時は21°，そして伸展時は167°で維持されている[52]．

趾と同様に，各々の中足骨は触知できる．爪を出したり引いたりする能力を評価するような場合には，爪に注意して触診する．しかし，現実的には後肢端の検査に際して，その大きさが最大の障壁となり，身体診察のみでは，足根骨，中足骨および趾骨の骨折を見逃す可能性がある[39]．X線検査により骨折の有無を確認できるので，後肢の遠位部に限局した疼痛，腫脹または跛行が認められた場合には，常にX線検査を実施すべきである．

前述したように，ネコでは整形外科学的検査の実施は困難である．しかし，練習を積み重ねれば，診断，内科療法，そして外科療法の補助となる些細な変化を拾い上げられるようになるはずである．

参考文献

1 German, A.J. (2006) The growing problem of obesity in dogs and cats. *Journal of Nutrition*, **136** (7 Suppl.), 1940S–1946S.

2 German, A.J., Holden, S.L., Moxham, G.L. *et al.* (2006) A simple, reliable tool for owners to assess the body condition of their dog or cat. *Journal of Nutrition*, **136** (7 Suppl.), 2031S–2033S.

3 Bjornvad, C.R., Nielsen, D.H., Armstrong, P.J. *et al.* (2011) Evaluation of a nine-point body condition scoring system in physically inactive pet cats. *American Journal of Veterinary Research*, **72** (4), 433–437.

4 Laflamme, D. (1997) Development and validation of a body condition score system for cats: a clinical tool. *Feline Practice*, **25** (5–6), 13–18.

5 Michel, K.E., Anderson, W., Cupp, C., and Laflamme, D.P. (2011) Correlation of a feline muscle mass score with body composition determined by dual-energy X-ray absorptiometry. *British Journal of Nutrition*, **106** (Suppl. 1), S57–S59.

6 Freeman, L.M. (2012) Cachexia and sarcopenia: emerging syndromes of importance in dogs and cats. *Journal of Veterinary Internal Medicine*, **26** (1), 3–17.

7 Anker, S.D., Ponikowski, P., Varney, S. *et al.* (1997) Wasting as independent risk factor for mortality in chronic heart failure. *Lancet*, **349** (9058), 1050–1053.

8 Anker, S.D., Negassa, A., Coats, A.J. *et al.* (2003) Prognostic importance of weight loss in chronic heart failure and the effect of treatment with angiotensin-converting-enzyme inhibitors: an observational study. *Lancet*, **361** (9363), 1077–1083.

9 Freeman, L.M. and Roubenoff, R. (1994) The nutrition implications of cardiac cachexia. *Nutrition Reviews*, **52** (10), 340–347.

10 Baez, J.L., Michel, K.E., Sorenmo, K., and Shofer F.S. (2007) A prospective investigation of the prevalence and prognostic significance of weight loss and changes in body condition in feline cancer patients. *Journal of Feline Medicine and Surgery*, **9** (5), 411–417.

11 Scarlett, J.M. and Donoghue, S. (1998) Associations between body condition and disease in cats. *Journal of the American Veterinary Medical Association*, **212** (11), 1725–1731.

12 Doria-Rose, V.P. and Scarlett, J.M. (2000) Mortality rates and causes of death among emaciated cats. *Journal of the American Veterinary Medical Association*, **216** (3), 347–351.

13 Baldwin, K., Bartges, J., Buffington, T. *et al.* (2010) AAHA nutritional assessment guidelines for dogs and cats. *Journal of the American Animal Hospital Association*, **46** (4), 285–296.

14 Thayer, V. (2012) Deciphering the cat: the medical history and physical examination, in *The Cat: Clinical Medicine and Management* (ed. S.E. Little), Saunders Elsevier, St. Louis, pp. 26–39.

15 Bartges, J., Raditic, D., Kirk, C. *et al.* (2012) Nutritional management of diseases, in *The Cat: Clinical Medicine and Management* (ed. S.E. Little), Saunders Elsevier, St. Louis, pp. 255–288.

16 Little, S.E. (2012) Managing the senior cat, in *The Cat: Clinical Medicine and Management* (ed. S.E. Little), Saunders Elsevier, St. Louis, pp. 1166–1175.

17 Chandler, M. (2014) Nutrition for the surgical patient, in *Feline Soft Tissue and General Surgery* (eds. S.J. Langley-Hobbs, J.L. Demetriou, and J.F. Ladlow), Saunders Elsevier, St. Louis, pp. 55–58.

18 Hazewinkel, H.A.W., Meij, B.P., Theyse, L.F.H., and van Rijssen, B. (2009) Locomotor system, in *Medical History and Physical Examination in Companion Animals*, 2nd edn. (eds. A. Rijnberk and F.J. van Sluijs), Saunders Elsevier, St. Louis, pp. 135–159.

19 Evans, H.E. (1993) Prenatal development, in *Miller's*

Anatomy of the Dog, 3rd edn. (ed. H.E. Evans), Saunders Elsevier, Philadelphia.

20 Evans, H. (1958) Prenatal ossification in the dog. *Anatomical Record*, **130** (2), 406.

21 Dyce, K.M., Sack, W.O., and Wensing, C.J.G. (1996) Some basic facts and concepts, in *Textbook of Veterinary Anatomy*, 2nd edn. (eds. K.M. Dyce, W.O. Sack, and C.J.G. Wensing), Saunders, Philadelphia, pp. 1–31.

22 Stades, F.C., and Stokhof, A.A. (2009) Health certification, in *Medical History and Physical Examination in Companion Animals*, 2nd edn. (eds. A. Rijnberk and F.J. van Sluijs), Saunders Elsevier, St. Louis, pp. 245–246.

23 Kustritz, M.V.R. (2011) History and physical examination of the neonate, in *Small Animal Pediatrics: The First 12 Months of Life* (eds. M.E. Peterson and M.A. Kutzler), Saunders Elsevier, St. Louis, pp. 20–27.

24 Monfared, A.L. (2013) Anatomy of the Persian cat's skull and its clinical value during regional anesthesia. *Global Veterinaria*, **10** (5), 551–555.

25 Schlueter, C., Budras, K.D., Ludewig, E. *et al.* (2009) Brachycephalic feline noses: CT and anatomical study of the relationship between head conformation and the nasolacrimal drainage system. *Journal of Feline Medicine and Surgery*, **11** (11), 891–900.

26 Gunn-Moore, D. (2006) The cat with neck ventroflexion, in *Problem-Based Feline Medicine* (ed. J. Rand), Saunders Elsevier, Philadelphia, pp. 890–905.

27 Lantinga, E., Kooistra, H.S., and van Nes, J.J. (1998) Periodic muscle weakness and cervical ventroflexion caused by hypokalemia in a Burmese cat. *Tijdschrift voor Diergeneeskunde*, **123** (14–15), 435–437 (in Dutch).

28 Malik, R., Musca, F.J., Gunew, M.N. *et al.* (2015) Periodic hypokalaemic polymyopathy in Burmese and closely related cats: a review including the latest genetic data. *Journal of Feline Medicine and Surgery*, **17** (5), 417–426.

29 Dow, S.W., LeCouteur, R.A., Fettman, M.J., and Spurgeon, T.L. (1987) Potassium depletion in cats: hypokalemic polymyopathy. *Journal of the American Veterinary Medical Association*, **191** (12), 1563–1568.

30 Nemzek, J.A., Kruger, J.M., Walshaw, R., and Hauptman, J.G. (1994) Acute onset of hypokalemia and muscular weakness in four hyperthyroid cats. *Journal of the American Veterinary Medical Association*, **205** (1), 65–68.

31 Joseph, R.J., Carrillo, J.M., and Lennon, V.A. (1988) Myasthenia gravis in the cat. *Journal of Veterinary Internal Medicine*, **2** (2), 75–79.

32 Indrieri, R.J., Creighton, S.R., Lambert, E.H., and Lennon, V.A. (1983) Myasthenia gravis in two cats. *Journal of the American Veterinary Medical Association*, **182** (1), 57–60.

33 Leon, A., Bain, S.A., and Levick, W.R. (1992) Hypokalaemic episodic polymyopathy in cats fed a vegetarian diet. *Australian Veterinary Journal*, **69** (10), 249–254.

34 van Nes, J.J., Meij, B.P., and van Ham, L. (2009) Nervous system, in *Medical History and Physical Examination in Companion Animals*, 2nd edn. (eds. A. Rijnberk and F.J. van Sluijs), Saunders Elsevier, St. Louis, pp. 160–174.

35 Lyons, L.A. (2015) DNA mutations of the cat: the good, the bad and the ugly. *Journal of Feline Medicine and Surgery*, **17** (3), 203–219.

36 Inoue, M., Hasegawa, A., and Sugiura, K. (2016) Morbidity pattern by age, sex and breed in insured cats in Japan (2008–2013). *Journal of Feline Medicine and Surgery*, **18** (12), 1013–1022.

37 Feldman, E.C. and Nelson, R.W. (2004) *Canine and Feline Endocrinology and Reproduction*, 3rd edn., Saunders, St. Louis.

38 Harasen, G.L.G. and Little, S.E. (2012) *Musculoskeletal diseases, in The Cat: Clinical Medicine and Management* (ed. S.E. Little), Saunders Elsevier, St. Louis, pp. 704–733.

39 Voss, K. and Steffen, F. (2009) Patient assessment, in *Feline Orthopedic Surgery and Musculoskeletal Disease* (eds. P.M. Montavon, K. Voss, and S.J. Langley-Hobbs), Saunders Elsevier, St. Louis, pp. 3–20.

40 Kerwin, S. (2012) Orthopedic examination in the cat: clinical tips for ruling in/out common musculoskeletal disease. *Journal of Feline Medicine and Surgery*, **14** (1), 6–12.

41 Leonard, C.A. and Tillson, M. (2001) Feline lameness. *Veterinary Clinics of North America: Small Animal Practice*, **31** (1), 143–163, vii.

42 Arnoczky, S.P. and Tarvin, G.B. (1981) Physical examination of the musculoskeletal system. *Veterinary Clinics of North America: Small Animal Practice*, **11** (3), 575–593.

43 Piermattei, D.L., Flo, G.L., and DeCamp C.E. (2006) *Brinker, Piermattei and Flo's Handbook of Small Animal Orthopedics and Fracture Repair*, 4th edn., Saunders, Philadelphia.

44 Breur, G.J., McDonough, S.P., and Todhunter, R.J. (2011) The musculoskeletal system, in *Small Animal Pediatrics: The First 12 Months of Life* (eds. M.E. Peterson and M.A. Kutzler), Saunders Elsevier, St. Louis, pp. 443–460.

45 Barone, G. (2012) Neurology, in *The Cat: Clinical Medicine and Management* (ed. S.E. Little), Saunders Elsevier, St. Louis, pp. 734–767.

46 Baral, R.M. (2012) Diseases of the intestines, in *The Cat: Clinical Medicine and Management* (ed. S.E. Little), Saunders Elsevier, St. Louis, pp. 466–495.

47 Hardie, E.M., Roe, S.C., and Martin, F.R. (2002) Radiographic evidence of degenerative joint disease in geriatric cats: 100 cases (1994–1997). *Journal of the American Veterinary Medical Association*, **220** (5), 628–632.

48 Clarke, S.P., Mellor, D., Clements, D.N. *et al.* (2005) Prevalence of radiographic signs of degenerative joint disease in a hospital population of cats. *Veterinary Record*, **157** (25), 793–799.

49 Lund, E.M., Armstrong, P.J., Kirk, C.A. *et al.* (1999) Health status and population characteristics of dogs and cats examined at private veterinary practices in the United States. *Journal of the American Veterinary Medical Association*, **214** (9), 1336–1341.

50 Evans, H.E. (1993) The skeleton, in *Miller's Anatomy of the Dog*, 3rd edn. (ed. H.E. Evans), Saunders Elsevier, Philadelphia, pp. 122–218.

51 Gilbert, S.G. (1989) *Pictorial Anatomy of the Cat*, University of Washington Press, Seattle.

52 Jaeger, G.H., Marcellin-Little, D.J., Depuy, V., and Lascelles, B.D. (2007) Validity of goniometric joint measurements in cats. *American Journal of Veterinary Research*, **68** (8), 822–826.

53 Grierson, J. (2012) Hips, elbows and stifles: common joint diseases in the cat. *Journal of Feline Medicine and Surgery*, **14** (1), 23–30.

54 Lascelles, B.D. (2010) Feline degenerative joint disease. *Veterinary Surgery*, **39** (1), 2–13.

55 Hardie, E.M. (1997) Management of osteoarthritis in cats. *Veterinary Clinics of North America: Small Animal Practice*, **27** (4), 945–953.

56 Valastro, C., Di Bello, A., and Crovace, A. (2005) Congenital elbow subluxation in a cat. *Veterinary Radiology and Ultrasound*, **46** (1), 63–64.

57 Rossi, F., Vignoli, M., Terragni, R. *et al.* (2003) Bilateral elbow malformation in a cat caused by radio-ulnar synostosis. *Veterinary Radiology and Ultrasound*, **44** (3), 283–286.

58 Meeson, R. and Corr, S. (2011) Management of pelvic trauma: neurological damage, urinary tract disruption and pelvic fractures. *Journal of Feline Medicine and Surgery*, **13** (5), 347–361.

59 Basher, A.W.P., Walter, M.C., and Newton, C.D. (1986) Coxofemoral luxation in the dog and cat. *Veterinary Surgery*, **15** (5), 356–362.

60 Kolde, D. (1974) Pectineus tenectomy for treatment of hip dysplasia in a domestic cat. *Journal of the American Animal Hospital Association*, **10**, 564–565.

61 Hayes, H., Wilson, G., and Burt, J. (1999) Feline hip dysplasia. *Journal of the American Animal Hospital Association*, **15**, 447–448.

62 Langenbach, A., Giger, U., Green, P. *et al.* (1998) Relationship between degenerative joint disease and hip joint laxity by use of distraction index and Norberg angle measurement in a group of cats. *Journal of the American Veterinary Medical Association*, **213** (10), 1439–1443.

63 Keller, G.G., Reed, A.L., Lattimer, J.C., and Corley, E.A. (1999) Hip dysplasia: a feline population study. *Veterinary Radiology and Ultrasound*, **40** (5), 460–464.

64 Chandler, J.C. and Beale, B.S. (2002) Feline orthopedics. *Clinical Techniques in Small Animal Practice*, **17** (4), 190–203.

65 Guiot, L.P., Demianiuk, R.M., and Dejardin, L.M. (2012) Fractures of the femur, in *Veterinary Surgery: Small Animal*, vol. 1 (eds. K.M. Tobias and S.A. Johnston), Saunders Elsevier, St. Louis, pp. 865–905.

66 Sebastiani, A.M. and Fishbeck, D.W. (1998) *Mammalian Anatomy: The Cat*, Morton Publishing, Englewood, CO.

67 Phillips, I.R. (1979) A survey of bone fractures in the dog and cat. *Journal of Small Animal Practice*, **20** (11), 661–674.

68 McNicholas, W.T., Jr., Wilkens, B.E., Blevins, W.E. *et al.* (2002) Spontaneous femoral capital physeal fractures in adult cats: 26 cases (1996–2001). *Journal of the American Veterinary Medical Association*, **221** (12), 1731–1736.

69 Lafuente, P. (2011) Young, male neutered, obese, lame? Non-traumatic fractures of the femoral head and neck. *Journal of Feline Medicine and Surgery*, **13** (7), 498–507.

70 Queen, J., Bennett, D., Carmichael, S. *et al.* (1998) Femoral neck metaphyseal osteopathy in the cat. *Veterinary Record*, **142** (7), 159–162.

71 Forrest, L.J., O'Brien, R.T., and Manlet, P.A. (1999) Feline capital physeal dysplasia syndrome. *Veterinary Radiology and Ultrasound*, **40**, 672.

72 Burke, J. (2003) Physeal dysplasia with slipped capital femoral epiphysis in a cat. *Canadian Veterinary Journal/ Revue Vétérinaire Canadienne*, **44** (3), 238–239.

73 Craig, L.E. (2001) Physeal dysplasia with slipped capital femoral epiphysis in 13 cats. *Veterinary Pathology*, **38** (1), 92–97.

74 Ridge, P.A. (2006) What is your diagnosis? Destructive bony lesions of the proximal femoral metaphysis. *Journal of Small Animal Practice*, **47** (5), 291–293.

75 Fischer, H.R., Norton, J., Kobluk, C.N. *et al.* (2004) Surgical reduction and stabilization for repair of femoral capital physeal fractures in cats: 13 cases (1998–2002). *Journal of the American Veterinary Medical Association*, **224** (9), 1478–1482.

76 Isola, M., Baroni, E., and Zotti, A. (2005) Radiographic features of two cases of feline proximal femoral dysplasia. *Journal of Small Animal Practice*, **46** (12), 597–599.

77 Chandler, E.A., Hilbery, A.D.R., and Gaskell, C.J. (2004) *Feline Medicine and Therapeutics*, 3rd edn., Iowa State Press, Ames, IA.

78 Flecknell, P. and Gruffydd-Jones, T. (1979) Congenital luxation of the patellae in the cat. *Feline Practice*, **9**, 18–20.

79 L'Eplattenier, H. and Montavon, P. (2002) Patellar luxation in dogs and cats: pathogenesis and diagnosis. *Compendium: Continuing Education for the Practicing Veterinarian*, **24** (3), 234–240.

80 Loughlin, C., Kerwin, S., Hosgood, G. *et al.* (2006) Clinical signs and results of treatment in cats with patellar luxation: 42 cases (1992–2002). *Journal of the American Veterinary Medical Association*, **228** (9), 1370–1375.

81 Scott, H. and McLaughlin, R. (2007) *Feline Orthopedics*, Manson Publishing, London.

82 Smith, G.K., Langenbach, A., Green, P.A. *et al.* (1999) Evaluation of the association between medial patellar luxation and hip dysplasia in cats. *Journal of the American Veterinary Medical Association*, **215** (1), 40–45.

83 Engvall, E. and Bushnell, N. (1990) Patellar luxation in Abyssinian cats. *Feline Practice*, **18** (4), 20–22.

84 Houlton, J.E.F. and Meynink, S.E. (1989) Medial patellar luxation in the cat. *Journal of Small Animal Practice*, **30** (6), 349–352.

85 Johnson, M.E. (1986) Feline patellar luxation – a retrospective case-study. *Journal of the American Animal Hospital Association*, **22** (6), 835–838.

86 Palmer, R. (2005) *Diagnosing Cranial Cruciate Ligament Pathology*, http://veterinarymedicine. dvm360.com/diagnosing-cranial-cruciate-ligament-pathology (accessed 2 May 2016).

87 Evans, H.E. (1993) Arthrology, in *Miller's Anatomy of the Dog*, 3rd edn. (ed. H.E. Evans), Saunders Elsevier, Philadelphia, pp. 219–257.

88 Voss, K., Langley-Hobbs, S.J., and Montavon, P.M. (2009) Stifle joint, in *Feline Orthopedic Surgery and Musculoskeletal Disease* (eds. P.M. Montavon, K. Voss, and S.J. Langley-Hobbs), Saunders Elsevier, St. Louis, pp. 475–490.

89 Harasen, G.L. (2005) Feline cranial cruciate rupture: 17 cases and a review of the literature. *Veterinary and Comparative Orthopaedics and Traumatology*, **18** (4), 254–257.

90 Thomson, M. (2006) The cat with lameness, in *Problem-Based Feline Medicine* (ed. J. Rand), Saunders Elsevier, Philadelphia, pp. 976–991.

91 Henderson, R.A. and Milton, J.L. (1978) Tibial compression mechanism – diagnostic aid in stifle injuries. *Journal of the American Animal Hospital Association*, **14** (4), 474–479.

第8章
ネコの神経系の評価

8.1 行動および精神状態の評価

　神経学的機能障害は常に運動や歩様の異常に限定されるわけではない. 最も曖昧な神経学的機能障害には, 散発的な異常行動, あるいは自宅の中でしか目撃されないような家族の観察に基づいた報告を含むことがある[1,2].

　家族は明らかな錯乱を伴うことも, 伴わないこともある発声障害を報告することがある[1,2]. 家族はネコが空を見つめていたり, 壁に頭部を押し付けていたりしているのを目撃することもある[2]. また家族は周囲に対する過剰反応, 狂躁または反応性の低下について述べる場合もある.

　病歴は原因疾患の進行を評価する上で特に有効で[3,4], 家族には以下の事項について質問すべきである.

- その行動の詳細
- 発症
- 持続時間
- 頻度
- 時刻
- 他の活動との明らかな関連性

　特にその観察された行動が低頻度であったり, 身体診察時に認められない場合, 家族には可能な限りビデオを提供するよう依頼するとよい.

　徹底的な病歴聴取の後, 身体診察を実施する前に, 診察室内でネコとその相互関係を最初に観察すべきである. 家族が述べた行動の一部または全てを獣医師が観察できないことがあるが, 家族の懸念を増大または明確にする追加所見を確認できることがある[5].

　初めにそのネコに意識があるかどうかを観察すべきである[2,5]. 意識があるということは覚醒している, あるいは周囲を認識しているということである[1.4]. 周囲の環境に対するネコの反応が様々であっても, 意識があると判断すべきことに注意する. 例えば, 過剰警戒しているネコ, 意識清明なネコ, そして落ち着いているネコにはいずれも意識がある (図8.1).

　図8.1 c で明らかなように, 意識清明なネコは必ずしも相互関係を持とうとしないことを認識することが重要である. ネコが意識清明かどうかを明らかにするために, ネコが環境刺激に対して適切な反応を示しているかどうかを見極めるべきである. 例えば, 非常に神経質なネコが診察室のようなストレスが強い環境で眠ってしまうのは異常と思われる.

　意識状態は「全か無か」ではない[1,2,4]. 意識状態の減退を表記するためのスライド・スケールがある. 重症度が増すにつれて, ネコは以下のように表記される[2,5].

- 沈うつ
- 鈍麻
- 昏迷
- 昏睡

　沈うつ状態のネコには意識があるものの, 周囲に対する反応性が低下している. 獣医師の中には, この状態を嗜眠または無関心と表現する. ネコの活動性は低い傾向にある (図8.2). 典型的な沈うつ状態のネコの例として, 神経学的には正常であるが, 発熱している場合などがある. 沈うつは中枢神経系内の病変のような非感染性疾患によっても起こる[4].

　隠れようとするネコは沈うつの場合もあれば, そうでない場合もある. 隠れているネコは単純に怖がっていると覚えておくことは重要である. 「視界から逃げる」行動の動機に何らかの疑問がある場合, 獣医師は非言語的なサイン (詳細は第1章1.9項参照) を探すべきである[6]. 特に, 瞳孔のサイズおよび形状に注目する必要がある. 拡大した丸い瞳孔は交感神経系の緊張が亢進していることを示す傾向がある. 耳をたたむ, 立毛の有無および尾の姿勢も沈うつ状態のネコと

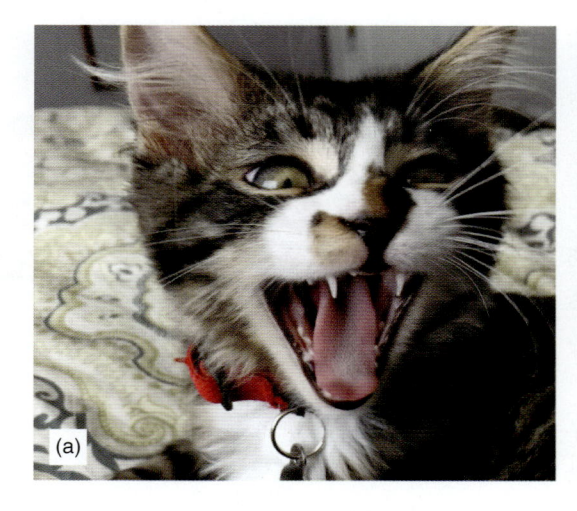

(a)

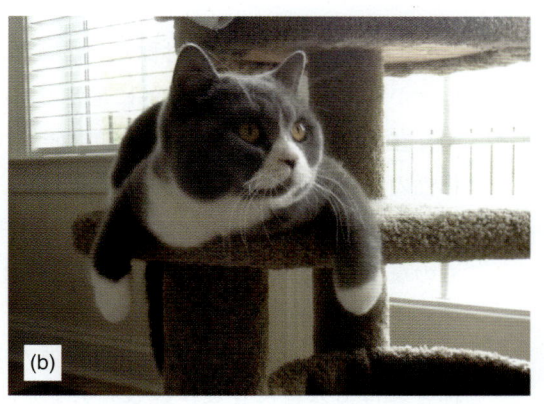

(b)

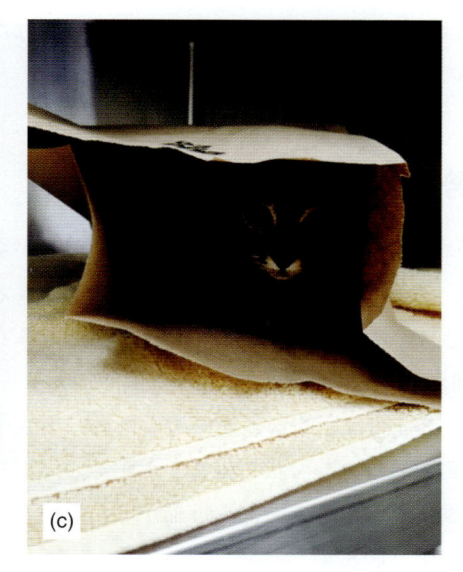

(c)

図8.1 (a) 病院の環境で過剰に刺激されたために非常に警戒しているネコ. シャーッといったり, フーッと唸ったりしている. (b) 自宅で意識清明かつ注意深くしているネコ. (c) 平穏かつ意識清明で, 視界から逃れようとしているネコ.
[写真提供] (a) Hilary Lazarus.
(b) Richard and Jill Englar.

怖がっているネコの鑑別に役立つ.

　鈍麻のネコは精神的に鈍く, 外部刺激に対する反応が顕著に低下している. ネコが昏迷の場合, 反応は侵害刺激に対してのみに限定される. 覚醒させることができるが, そのためには刺激を与えなくてはならない. ネコが昏睡に陥った場合, 侵害刺激に対する反応さえ消失する. 反応を誘発することはできない. ネコは深い全身麻酔下にあるような状態である. 覚醒せず, 周囲に対し無反応である[1-4].

　昏迷および昏睡は比較的容易に識別できる. 鈍麻および沈うつの鑑別はより困難で, 特にどちらのカテゴリーに分類するかについては主観的な要素があり, この両者は明確には鑑別できない. ネコの反応を刺激するために独創的にデザインされた方法に頼る必要があるかも知れない. 例えば, 手を叩くことでネコが頭を挙げ, 音がした方向に耳を向けるかどうかを調べる方法などである. 沈うつの場合, ゆっくりだが確実に反応する. 鈍麻の場合もゆっくりと反応するが, 拍手を止めるとすぐに元の状態に戻る[1].

　意識状態は, 正常から逸脱したどのような変化であってもびまん性または局所的な中枢神経系疾患を示唆するため重要である. 両側大脳半球に問題がある場

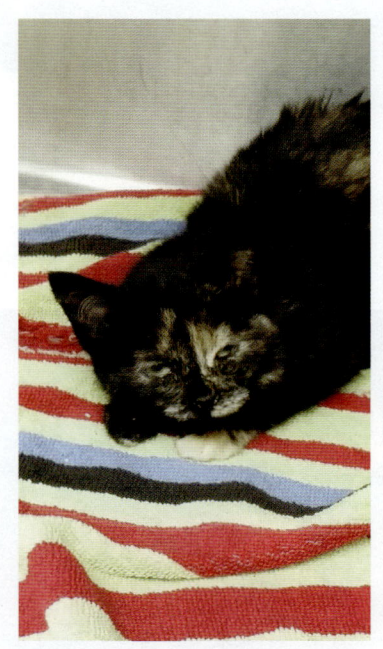

図8.2 このネコは上部気道感染症のために沈うつになっている. ネコの目はどんよりとし, 眼瞼は下垂している. 腰仙部脊椎上の被毛は粗剛である. このネコは十分に毛繕いできていなかった. 気分が優れないように思われた.

合，あるいは脳幹の上行性網様体賦活系が障害された場合，ネコの意識状態は低下する[2,4].

8.2 姿勢の評価

姿勢はネコの年齢と関連づけて判断する必要がある．出生時，子猫は頭部を挙上させることはできるが，およそ2週齢までは正常な起立姿勢を保持できない[7,8]（図8.3）.

出生後2〜3日間は屈筋緊張が優勢なため，新生子で特徴的な典型的なコンマ状の姿勢を示す．この姿勢のために，柔軟な新生子の頸部を母猫がくわえて容易に運べる[9,10]（図8.4）.

伸筋支配が屈筋緊張を上回るのは，最終的に筋肉系が「全か無か」よりむしろ「協調運動」がとれるように発達してからで，数日から数週間を要する[11].

1ヵ月齢になると，子猫の姿勢は成猫のようになる．つまり，頭部および頸部を左右対称に保持し，体幹は片方に傾くことなく均等に保持する．起立した際には，両肢の負重はほぼ均等である[1,4]（図8.5）.

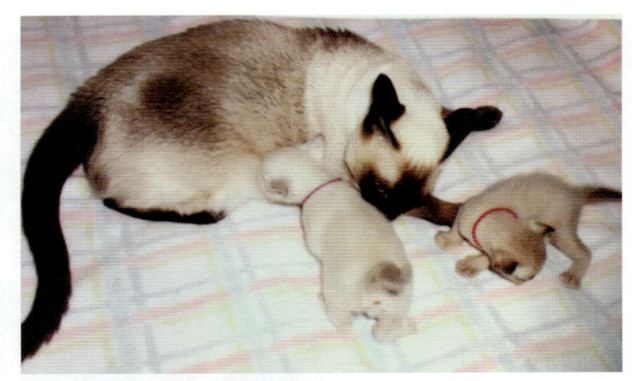

図8.4 屈筋緊張が優位であることに注目．特に右側の子猫で顕著である.

頭部および頸部が左右対称でない場合，たとえその程度が軽度であっても臨床的に重要である．捻転斜頸の存在を識別し，捻転斜頸の方向，そして顔面の非対称性の有無に注目すべきである（図8.6）.

捻転斜頸が存在する場合，真の神経学的異常によるものなのか，あるいは重度の外耳道疾患によるものなのかを明確にしなくてはならない．著者の経験では，捻転斜頸を呈するネコの一部は，顕著な片側性の細菌性または混合性外耳炎に続発したものである．したがって，捻転斜頸を示すネコには徹底的な耳鏡検査に加え，滲出液の細胞学的評価を行うべきである.

捻転斜頸を示すネコでは，根底の前庭疾患を示唆する運動失調または眼振が合併しているかどうかを考慮することが重要である．典型的な前庭疾患では，捻転

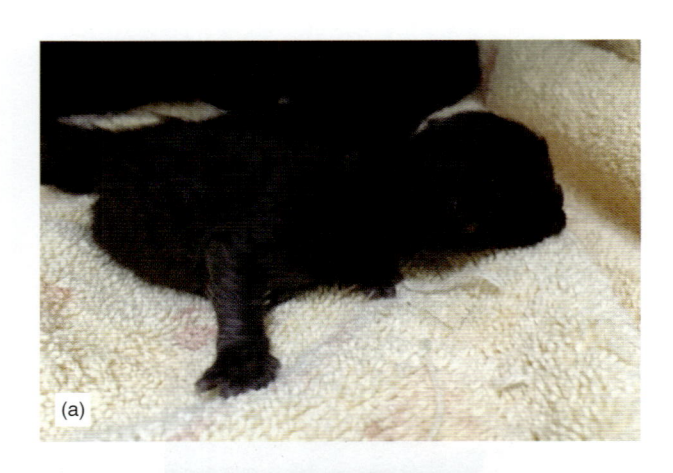

(a)

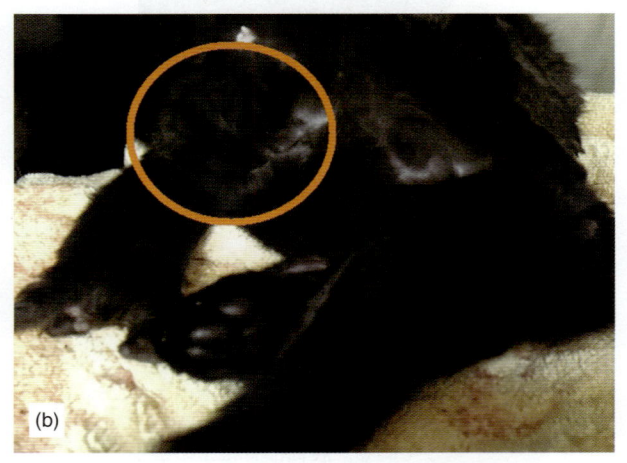

(b)

図8.3 (a) この生後2時間の子猫は頭部を挙上できる． (b) 頭部を挙上することによって，この子猫は吸乳できる.

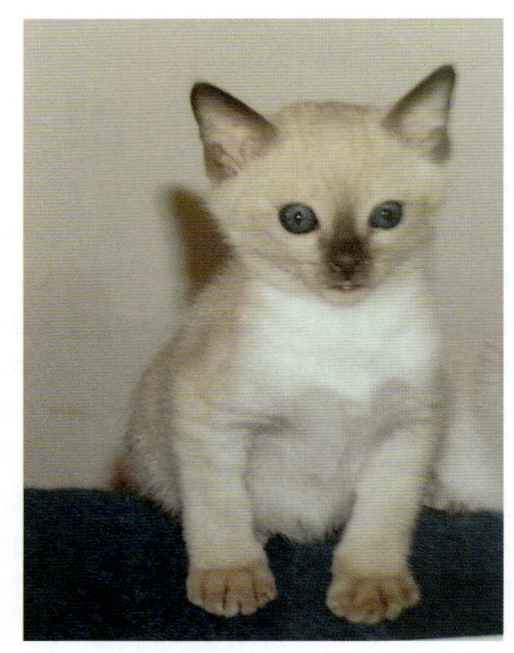

図8.5 この6週齢のネコにおける歳相応の姿勢に注目．眼および耳は左右対称で，捻転斜頸は認められない.

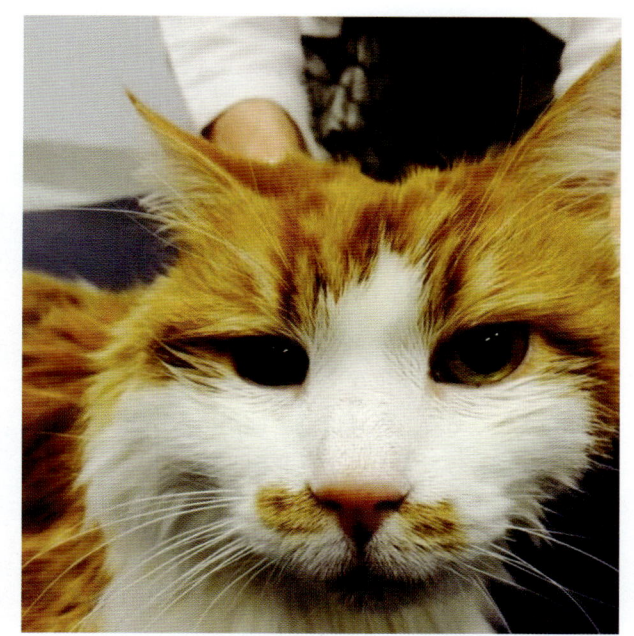

図8.6 右側および左側の眼瞼裂の非対称性に注目. またこの画像では見にくいが, このネコの瞳孔は不対称で, クリプトコッカス症を併発している.
[写真提供] Andrew Weisenfeld, DVM.

斜頸は病変と同側に起こる. しかし, 前庭疾患が両側性の場合, 捻転斜頸が認められない場合もある[12]. 捻転斜頸および旋回運動の両者を示す患者では, 前庭疾患の可能性はあまり高くなく, 視床および大脳疾患の可能性のほうが高い[4,12].

頸部姿勢の異常は, 根底に存在する筋骨格系疾患または神経学的機能障害によって生じる. 頸部腹側屈曲の原因となる筋力低下については第7章 7.2.1節を参照[4,12]. 頸部領域の姿勢異常の原因には, この他に先天奇形および後天性整形外科疾患がある. 一例として, 脊柱の異常形態は以下の姿勢異常を引き起こす[1]

- 側弯症−脊柱が一側へ弯曲
- 背弯症−脊柱が背側へ弯曲
- 腹弯症−脊柱が腹側へ弯曲

頸部の姿勢異常の原因が神経学的機能障害である場合, 頸部は斜頸 (torticollis)[1] と呼ばれる単純な弯曲ではなく捻れていることが多い[4].

頭部および頸部の姿勢が正常なネコでも, 一肢または複数の肢の位置が異常なことがある. このような症例では, 病変局在診断の補助となる触診および姿勢反応による患肢のより徹底した検査が必要である[3]. 異常姿勢は, 負重して起立しているネコでも認められ

---

1 捻転斜頸 (head tilt) とは異なることに注意.

る. 横臥しているネコも容易に認識できる姿勢の変化を示すが, これが認められる場合は重大な神経学的機能障害が示される[4,5].

- 横臥位で後ろ反張 (頭頸部の背側屈曲) を伴うことも伴わないこともある四肢の伸展は除脳固縮と呼ばれる. これは脳幹病変の存在を意味する.
- 前肢が伸展し, 後肢が屈曲した後ろ反張は急性小脳損傷の特徴で, 除小脳固縮と呼ばれる.
- 両後肢の麻痺を伴う前肢の伸展は胸腰部脊髄分節の損傷の特徴で, シフ−シェリントン姿勢と呼ばれる.

8.3 協調運動および歩様の評価

患者が起立するためには, 負重が可能な機能的かつ正常な筋骨格系を有することに加え, 同時に身体が周囲の空間に対してどこにあるのかをフィードバックする固有位置感覚機能も存在しなくてはならない. 同じネコが運動を開始および維持するためには, 末梢神経系および中枢神経系の統合, そしてこれらの連携がなければならない. 筋および靱帯には運動による伸張を検知する受容体が存在する. 次に, これらの情報は上行性脊髄路を介して, より上位の中枢に伝えられ, 協調運動のためさらに脳幹および小脳に伝達される. 霊長類とは異なり, ネコでは大脳は歩様にあまり関与していない[2]. しかし, このシグナル伝達に関与するいかなる部位の病変であっても, 歩様に有害な影響を与える[4].

第7章で述べたように, ネコの歩様診断は非常に困難である. 身体診察を十分に許容するネコでさえ, 歩行したり速歩するよう指示しても躊躇する. より一般的には, ネコは検査室を歩き回ることなく, その場にうずくまって固まることを好む. このため, ネコでは整形外科的検査と同じ難しさが神経学的検査にもある. したがって歩様の評価は, 家族が提示する自宅でのネコの動きを録画したビデオに限定されることがある[21-23].

ネコが診察室内を歩行する場合でさえ, 経験が学生の最良の教師である. 歩様異常の微妙な違いを正確に, 再現性よく識別できるようになるには時間を要する. したがって, 歩様検査のエキスパートになることは本書の目的外である. 学生が最初に学ぶべきことは, 歩様の強度, 協調性および対称性の評価である. これらの修得は難しいが, やりがいはある[3].

正常な歩様はなめらかで，強く，そして対称的である．前肢の歩幅は概ね後肢の歩幅と同じである．肢の着地はしっかりと，ためらいがなく，そしてきびきびして，各々の肢は地面を踏みしめ，地面から離れ，ナックリングすることはない[4]．

微妙な歩様の変化は，ネコが機敏に向きを変える時，あるいは急に動く時に最も容易に検出できる[3,4]．しかし，これはリードを使って体動をガイドできるイヌに比べて，ネコでは再現性はあまりない．

歩様の変化に気づいたら，一肢のみの異常か，複数の肢の異常かに注目すべきで，それが病変の局在診断に役立つ．不全麻痺は，根底に存在する筋力低下のために随意運動が妨げられている場合にみられる．この用語は，明らかな筋力低下の部位を述べるために以下のように用いられる[3,5]．

- 四肢不全麻痺…四肢全てが罹患しているとき
- 不全片麻痺…身体の一側が罹患しているとき
- 不全対麻痺…両後肢が罹患しているとき
- 単不全麻痺…一肢のみが罹患しているとき

異常が片側性の場合，身体のどちら側が罹患しているのかを明らかにする必要がある．例えば，右側の不全片麻痺なのか，あるいは左前肢の単不全麻痺なのかを明確にする必要がある．

筋力低下が存在する場合，それは強い運動と関連することもしないこともある．例えば重症筋無力症の症例では，運動を続けるうちに筋力低下が強くなる．ネコは初めは力強いが，その後に運動量が低下する．これは診断を容易にするため，カルテに記載すべきである[3]．

不全麻痺はその根底にある問題の起源に基づいて分類されることもある．歩行するためには，中枢神経系内の上位運動ニューロン（UMN）系，そして中枢神経系と支配下の筋を連結する下位運動ニューロン（LMN）系の間の相互作用が機能しなくてはならない．UMN性不全麻痺では中枢神経系レベルが原因で歩行できない．LMN性不全麻痺では負重が困難になることがその原因である．UMN性不全麻痺のネコでは，歩行時の肢の挙上が遅延するのに対し，LMN性不全麻痺では歩幅の短縮が生じるか，あるいは負重したときに肢が虚脱する[2]．

いっぽうで，麻痺では随意運動は完全に消失する[3,5]．

- 四肢麻痺…四肢全てが罹患しているとき

- 片麻痺…身体の一側が罹患しているとき
- 対麻痺…両後肢が罹患しているとき
- 単麻痺…一肢のみが罹患しているとき

不全麻痺のネコと同様，麻痺が片側性の場合，身体のどちら側が罹患しているのかを明確にすべきである．例えば，動物が右片麻痺なのか，左前肢の単麻痺なのかを明らかにすべきである．

随意運動の有無およびその強度に加え，歩様の質も評価すべきである．歩行に協調性があるかどうかを確認すべきである．筋力低下に起因しない歩様の非協調性は運動失調と呼ばれる[2,4]．運動失調には主に小脳性運動失調，前庭性運動失調，そして固有位置感覚性運動失調（または感覚性運動失調）の3種類がある[4,5]．

小脳性運動失調では，小脳疾患に由来した運動の速さ，範囲または強度の異常がみられる．小脳性運動失調の典型例は「おもちゃの兵隊」の歩様と呼ばれ，動物は歩行時に肢を極端に挙上し，後肢で前肢を蹴るように歩行し，大げさに屈曲することもある[3]．

前庭性運動失調では平衡感覚が欠如している．この原因は，鼓室胞を侵す末梢性前庭疾患，あるいは小脳橋延髄角で生じた病変でみられるような中枢性前庭疾患である[12]．片側の前庭障害がある場合，その動物は一側へ寄りかかる，あてもなくあちこちに動く，あるいは倒れ込む．これは顕著な場合も，微妙な場合もある．動物は診察室の壁にもたれかかりながら体勢を維持して歩行しようとすることがある．捻転斜頸は存在することも，存在しないこともある[4,12]．前庭疾患が両側性の場合，動物は動こうとせず，典型的には頭頸部を広く，激しく左右に揺り動かす[4,12]．

固有位置感覚性または感覚性運動失調は，病変が末梢神経，背根，脊髄または脳幹に存在する場合に発生する．これらの病変は，動物の肢が空間のどこに位置しているかを知覚する能力を制限する．その結果，動物はぎこちなく，非常に非協調的に見える．家族はネコが酔っているように見えるということがある．このタイプの運動失調を示すネコは，身体を安定させようと開脚して起立しようとする．ナックリングを示すことも多く，一肢または複数肢をナックリングしたまま引きずって歩行したり，ナックリングしたまま起立している．運動路が固有位置感覚路と重複することが多いため，不全麻痺が同時に認められることもある[4,12]．

8.4 姿勢反応の評価

前述のような理由からネコでは歩様の評価が困難なため，姿勢反応の評価が重要になる．姿勢反応により，ネコが自身の頭部，頸部，体幹および肢が空間とどのように関連しているかを認識しているかについて補助的データを得ることができる．ネコが解剖学的構造と環境との空間的感覚を持つためには，神経系の全ての構成要素（中枢神経系および末梢神経系の両者）が正常であり，これらが互いに機能的に連携していなくてはならない．神経経路の1ヵ所以上に機能障害がある場合，1つ以上の姿勢反応の欠如が認められるはずである．学生にとっては，姿勢反応の欠如は微妙な歩様解析よりもより明確な場合がある[2,4].

ネコで最も一般的に，あるいは最低限実施すべき姿勢反応は以下の通りである[1-5].

- プロプリオセプション（固有位置感覚）の検査
- 踏み直り反応
- 跳び直り反応
- 片側歩行
- 手押し車反応（姿勢性伸筋突伸反応）

プロプリオセプションの検査は，時として位置感覚[3]またはナックリング反射[1]とも呼ばれる．全ての肢についてこの検査を実施する必要がある．ネコを起立させて支持し，ネコの肢の背側面を床に着地させるようにナックリングさせる[1,3-5,24].

- 前肢の検査は同じ側から実施するのが最も容易である．例えば，左前肢はネコの左側で，そして右前肢はネコの右側で実施するとよい．
- 後肢の検査は，ネコの後ろに立って実施するのが最も容易である．

検査の間，ネコを支持することは必須である．プロプリオセプションが正常なネコでも，筋力低下のためにこの検査に失敗する場合がある．ネコを支持することで，筋力低下により検査結果が不正確になるリスクを排除できる．

プロプリオセプションが正常なネコは，肢の背側面が接地していることは姿勢維持に適切ではないと「認識」し，正常なネコが起立しているように掌側面または足底面が床に着地するよう，素早く正常な状態に戻す[3,5].プロプリオセプションが正常なネコは，獣医師が肢の背側面を接地させることを予測することさ

えある．肢の背側面を接地させることを拒むネコもいる[1,3,5].これに対し，反応経路に1つ以上の病変が存在するネコでは，肢の異常な位置を正そうとせず，患肢の背側面で負重してナックリングしたまま起立する[3,5].

理想的には，検査結果の再現性を確実にするために，各肢を少なくとも2回は検査すべきである．ネコが各々の肢を正しい位置に戻せるか否かに注意し，さらに各々の肢を正常な状態に戻すのに要する相対的な時間にも注意する必要がある．他の肢よりも反応が遅い肢があった場合，これをカルテに記録し，病変の局在診断に役立てるべきである．

この反応の評価は技術的に容易で，痛みや不快感を伴わないため，ネコはこの検査を十分に許容する．しかし，ネコは肢に触られることを嫌うことが多いため，再現性のある最終的な結果を得るのは困難な場合もある．ネコはこの検査を全く許容しないことがある．具体的には起立しなかったり，背中を丸めたり，あるいは丸まって固まってしまう場合がある[1,2].この検査に非協力的なネコに対しては，触覚性および視覚性踏み直り反応，あるいは跳び直り反応がより有益である[1,2].

触覚性踏み直り反応は，診察台の水平面に対して前を向いてネコを抱きかかえて実施する．ネコの眼を覆い，前方が見えないようにする．ネコの視界を遮ったら，診察台に向けてネコを移動させ，ネコの前肢の背側面を診察台の端に接触させる．ネコが診察台の端に触れると，すぐに診察台の上に肢を踏み直すのが正常である．両前肢を同時に検査することもできるが，抱きかかえられている側の肢は反応しないことがある．この場合，ネコを反対側から抱きかかえ直して再検査すべきである．この検査を後肢の評価に用いる場合，信頼性が劣る[1,4,5,25].前肢のプロプリオセプションが欠如しているネコは，踏み直ることができない[1].

視覚性踏み直り反応は目隠しをしないこと以外は前述の触覚性踏み直り反応と同じである．ネコを診察台に近づけると，診察台の端に接触させる前に前肢を屈曲させ，次に診察台の表面に肢を置き，両前肢を伸展させて負重する[1,3,5].

ネコが非協力的な場合，起立しているネコの1本の肢の下に紙を1枚敷いてプロプリオセプションを評価できる．次に，その紙をネコの身体から離れる方向にゆっくりとスライドさせる．プロプリオセプションが

正常なネコは紙が動くとすぐに正常な起立姿勢に肢を引き戻すのに対し，異常なネコは紙を動かせた方向に肢が引きずられて転倒する[1]．

触覚性および視覚性踏み直り反応は主に前肢に行われるのに対し，跳び直り反応は，前肢および後肢が体重を支える能力，そして空間での肢の位置を把握する能力を評価するために使用できる．ネコを抱き上げ，検査する肢だけを着地させる．次に，検査する肢を負重させ，そこから身体を外側方向へ移動させる．身体を外側へスライドさせることでネコの重心が変化するので，ネコは新しい重心のほうに倒れる．正常な動物では，この新しい重心に肢を「跳び直す」反応が誘発される[1,3-5,25]．各々の肢について検査し，対側と比較するべきである．この検査はわずかな筋力低下および非対称性も検出できる．しかし，この検査の有用性は動物に依存する．全てのネコが踏み直り反応を許容するわけではない．実際に多くのネコが跳び直るのを拒んだり，獣医師の努力むなしく横臥したり抵抗する．

片側跳び直り反応は片側歩行反応とも呼ばれる．これは跳び直り反応の一種で，同側の前後肢を同時に検査する．左前後肢を検査するためには，右前後肢を持ち上げ，ネコを左側へ押しやる．反対にネコの右前後肢を検査する際には左前後肢を持ち上げ，ネコを右方向へ押しやる[3-5,12,25]．

手押し車反応[2]も跳び直り反応の一種で，両前肢または両後肢を同時に検査する[1,3-5]．

- 両前肢を検査する場合，ネコの腹部を保持する．両後肢が地面に着かないよう持ち上げ，前肢だけでネコを前方へ進めさせる．正常では前肢を交互に動かし前進する．
- 両後肢を検査する場合，ネコを両側の腋下を保持して抱き上げて前肢が着地しないようにする．ネコを両後肢のみで起立させる際，可能であれば両後肢でまっすぐ起立させ，ネコを後方に移動させる．

異常なネコは肢の位置感覚を失っているため，つまずいたり，ナックリングして肢をひきずる[3]．

8.5 その他の異常運動の評価

不随意運動はヒトと比べると動物では臨床的にあま

り重要でない傾向がある．しかし，不随意運動は家族が気づいて報告したり，臨床的に明らかになることがある．これらのいわゆるジスキネジア（運動異常症）の定義は獣医学の文献では曖昧なことが多く，また各種のジスキネジアの認識が重複していることもあるため，記述するのが難しい場合がある[1,4]．最も一般的にみられる3種類のジスキネジアを以下に示す．

1）振戦
2）スパズム[3]
3）ミオクローヌス

振戦は，拮抗筋群が関与する1ヵ所以上の部位の律動的な震えと定義されている．振戦は局所性または全身性である．振戦は低カルシウム血症などの代謝障害によっても生じることもあれば，マイコトキシンやメタアルデヒドによる中毒の臨床徴候の場合もある．例えば食器にネコが頭を沈めようとするといった目的のある運動に振戦がみられる場合，これは企図振戦に分類される[4]．

振戦が発生異常のために生じる場合，それは通常は小脳障害を反映する．小脳低形成は，ネコで最も一般的に知られている先天性かつ発生障害の一つである[7,26-29]．子猫の小脳低形成は，ネコ汎白血球減少症ウイルスに感染した妊娠猫の子宮内感染によって生じることが最も多い．子猫は出生直後にこのウイルスに感染したり，あるいは免疫力が強くない母猫が修飾生 FVRCP ワクチン接種を受けた際に子宮内で感染することがある[7,26-32]．

ネコ汎白血球減少症ウイルスは，急速に分裂している細胞に対し変性作用を発揮する．この細胞には小脳細胞も含まれる．結果として，罹患した子猫の小脳は低形成を示す[7,26-29]．同腹の全ての子猫が罹患するわけではない[27]．しかし，2〜4週齢に臨床徴候を発現する傾向がある[7,27]．これらの臨床徴候は生涯を通して安定しているか，あるいは改善することもある[7,27]．この改善は，ネコがどれだけ環境をよく学習するかといった，ネコの代償能力によるものと考えられている[26]．

小脳低形成で特徴的な振戦は，典型的には全身性かつ大げさで，1秒あたり2〜6回ほど緩徐に振戦する．

---

2 後肢に対しては姿勢性伸筋突伸反応とも呼ぶ．

3 原書には tic と表記されているが，これは獣医神経病学ではもはや推奨されていない用語であるため，スパズムとした．顔面ミオクローヌスとも呼ばれる．

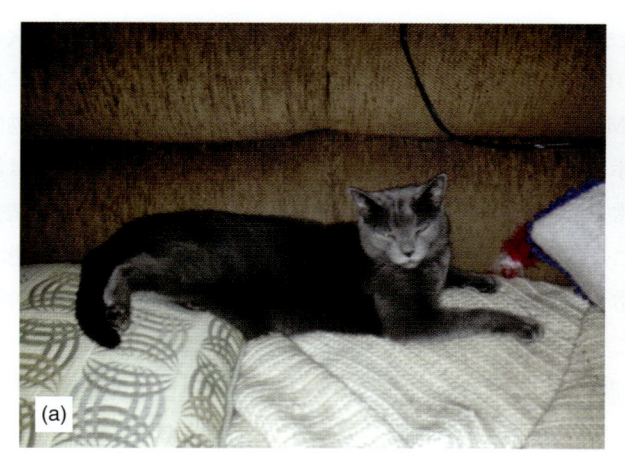
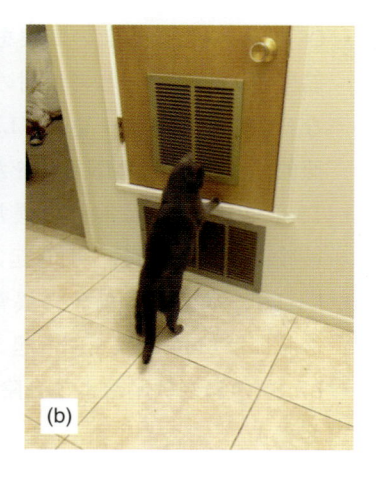

図8.7 (a) 安静時には，このネコが小脳低形成に罹患しているとは思えない．(b) 小脳低形成に罹患しているにもかかわらず，このネコは歩行可能で，周囲を歩き回ることができる．[写真提供] Juliane Daggett, MBS.

振戦は目的のある運動に伴って増強される傾向にあり[26]，子猫が食べようとしたり，飲もうとしたり，あるいはトイレを使おうとした時に転倒する．小脳低形成のネコは小脳機能障害による運動失調も示すことがある[26]．このような不随意な協調障害にもかかわらず，小脳低形成のネコは非常に機能的で，良質な生活を送ることができる．安静時に検査すると，罹患したネコはその他の点は全て正常に見える（図8.7）．罹患猫には，転倒時に負傷しない安全な生活環境だけが必要である[25]．

振戦と比較して，スパズムは1種類以上の筋群の収縮である．動物でスパズムが生じた場合，通常は顔面筋にみられる（顔面痙攣）．スパズムおよび振戦の両者は，ペルメトリンという殺虫剤中毒のネコで頻繁に観察される[33]．

ミオクローヌスは誇張された，あるいは激しい，極めて強く，けれども短い筋収縮であり，罹患した部分の非常に際立った痙縮を引き起こす．ミオクローヌスがネコでみられるのは稀で，イヌではイヌジステンパーウイルスによる脳炎で認められることのほうが多い[4]．

8.6　脊髄反射の評価

反射は刺激に対する自動的かつ自然発生的な反応である．反射は体内に内在しており，動物は反射が起こる際にそのことを考えることはない[2,34]．脊髄反射は，実験的に脊髄を切断された動物で，脳と永久的に切断された脊髄分節でも特定のステレオタイプな機能が維持されていることから発見された[34]．

最も基本的なことは，脊髄反射は末梢受容器が刺激を受けた際に生じる点である．この受容器はメッセージを感覚神経へ伝達し，感覚神経は統合中枢（脊髄反射の場合は脊髄）内に存在する介在神経とシナプスする．その結果，「返事」が介在神経を介して最初の刺激に対して何らかの反射を起こす部位に送られる．この活動は運動神経によって行われる[34]．

脊髄反射は，この「コミュニケーション」の全ての要素が機能できる場合でのみ正常と判断される．このためには完全に正常な経路が不可欠である．完全に正常でない場合，「壊れている」経路の部分を特定するのは獣医師しだいである．その経路内に「故障箇所」がある場合，1つ以上の反射が影響を受け，神経学的検査で明らかになる[3]．

異常な反射は以下のように記載される[1,4,5]

- 亢進
- 低下
- 消失

正常な動物で期待される結果と比較した反射の質の評価は，神経学的病変の局在診断に役立つ．

病変の局在診断を容易にするもう一つの方法は，脊髄を以下のようにいくつかの分節群に分けて考えることである[2,5]．

- C1–C5
- C6–T2
- T3–L3
- L4–L6
- L7–S3

このようにグループ分けした各々の分節群は，特徴的な神経学的所見を示す[2,4,5]．

- C1–C5の病変は四肢全てに上位運動ニューロン（UMN）徴候と呼ばれる所見を引き起こす．UMN徴候は筋抑制が消失することで，筋緊張が増加し反射が亢進することが特徴である．

- C6–T2の病変は複数の徴候を引き起こす. 前肢は筋緊張の低下, そして反射の低下または消失からなる下位運動ニューロン（LMN）徴候を示す. 対照的に, 後肢はUMN徴候を示す.
- T3–L3の病変では前肢に異常は認められないが, 後肢にはUMN徴候を引き起こす.
- L4–L6の病変でも前肢に異常は認められないが, 後肢にはLMN徴候を引き起こす.
- L7–S3の病変は尾および会陰部にLMN徴候を引き起こす.

各々の脊髄分節群には異なる神経が関連している. これらの関連した神経の完全性を評価する目的で, 様々な脊髄分節を検査するため脊髄反射を用いる[2,4,5].

しかし, 全ての反射を同等には信頼できないことに注意しなければならない. 反射によっては, 誘発するのが難しいことがある. また一部の反射は検査者に非常に依存する. 獣医師がこのような反射検査を毎日行っていないのなら, その結果が正確かどうかは判らない. ネコで実施できる最も信頼性のある種類の反射は以下の2種類である[2].

1）膝蓋腱反射
2）引っ込め反射または屈曲反射

これらの反射は新生子猫でも認められるが, 正しく評価するのは難しい場合がある[7].

これらの反射を実施するのに唯一の正しい方法はない. どこで, どの獣医師によるトレーニングを受けたか, そしてネコの体位によって異なる. Garosi[2], そしてde LahuntaおよびGlass[25]が示唆している仰臥位, あるいはThomasおよびDewey[5]が示唆している側臥位といった体位はあまり重要ではなくなっている. それよりも重要なのは, 反射を誘発した際に再現性のある結果を得ることである. 獣医師と動物の両者が快適で, 獣医師が反射の質を正確に判断するための膨大な経験を持っていると, 再現性は最良になると思われる.

膝蓋腱反射および引っ込め反射の両者を実施する際, 著者はネコを側臥位にすることを好んでいる. 膝蓋腱反射は, 大腿神経およびこれに関連するL4–L6脊髄分節が正常か否かを評価する. ネコを側臥位に保定し, 片方の手を検査する肢の大腿内側にそえてわずかに持ち上げた状態で支える. 持ち上げた肢の後膝関節を部分的に屈曲させる. 次に, もう片方の手で打診槌をしっかりかつなめらかに振り, 膝蓋腱靱帯を打診する. 正常では膝関節は自動的に伸展する[2,4,5,25].

膝蓋腱反射が低下または消失している場合, 病変は大腿神経またはL4–L6脊髄分節に存在する可能性が高い. しかし, 重度の膝疾患でも同様に膝蓋腱反射は低下または消失するため, 神経学的検査（膝蓋腱反射単独で有効とは考えられていない）の結果のみで判断せずに, ネコを全体的に評価する必要があることを覚えておくべきである. 正確な病変局在には, そのネコに最も適した臨床像を形成する全ての診断所見を統合する必要がある[2].

膝蓋腱反射が亢進しており, 歩様および姿勢反応の異常を併発していない場合, ネコは真の神経疾患ではなく, 興奮しているか緊張している可能性が高い. しかし, 歩様異常や姿勢反応の欠如を伴う膝蓋腱反射の亢進は, L4より頭側のUMN病変を示唆する[2]. 膝蓋腱反射の反射弓内で生じる膝の伸展に拮抗する屈筋の緊張度が坐骨神経, あるいはL6よりも尾側の病変によって減弱している場合, 膝蓋腱反射は亢進しているように見える場合もある[2].

引っ込め反射は, 前肢または後肢に行う場合によって, 様々な神経および様々な脊髄分節の完全性を評価する. 前肢で行う場合, 引っ込め反射はC6–T2脊髄分節に加え, 筋皮神経, 腋窩神経, 正中神経, 尺骨神経および橈骨神経を評価する. 後肢で行う場合, L7–S1分節および坐骨神経を評価する[2,4,5,25].

ネコを側臥位で保定し, 1度に1肢ずつ, 肢を伸展させて指間の皮膚または爪床をつまむ. 前肢を検査した場合, ネコは自ら肩, 肘および手根を屈曲させ肢を引く反応を示す. 後肢では, 股関節, 膝および足根関節を屈曲させ肢を引く. 通常は反対側の肢には問題はなく, 右後肢の引っ込め反射を評価した際に左後肢は反応しない. 一側の引っ込め反射を検査した時に反対側の肢が伸展した場合, 異常な交叉伸展反射が存在しており, 追加検査が必要となる[2,4,5,25]. 例外が一つあり, 17日齢までの新生子猫では, 交叉伸展反射は正常と考えられる[7,8].

全ての動物に実施すべき第3の脊髄反射は, 会陰または肛門反射である. これは直腸検査の際のキーポイントとした, 第6章6.5.8節に簡潔に述べた. 会陰反射では肛門の緊張度を評価する. 適切に緊張しているかどうかを明らかにするために, グローブをした人差し指で肛門縁を触診する. 緊張度が正常な肛門は「ウィ

ンクをする」ように肛門括約筋を閉鎖する．緊張度が低下または消失していた場合，S1-S3分節の病変，あるいは陰部神経の分枝からの脱神経による肛門機能障害が示唆される[5]．加えて，会陰反射は尾の屈曲も引き起こす．尾をしまい込めない場合，尾髄分節も病変が示唆される[5]．3週齢までの新生子猫では，会陰部の刺激により排泄も促される[7]．

第4の脊髄反射を実施するのであれば，皮筋反射または皮膚体幹反射である．鉗子を用いて，腰仙部から頭側へ1度に1椎体ずつ，脊柱外側の皮膚をやさしくつまむ．ネコの左右両側を検査する必要がある．正常な動物で行った場合,皮筋反射により皮筋が収縮する．この収縮は，外側胸神経およびC8-T1脊髄分節が正常な時に胸腰部の引きつりとして明確にみられる[4,5]．皮筋の収縮が明白でない場合，病変はその部位から頭側に1〜4分節以内のどこかに存在する可能性が高い[5]．

ネコでは他の脊髄反射が追加で行われることがあるが，ネコではこのような反射は信頼性および再現性には疑問があり，また検査者の能力に大きく依存するため，本書では言及しなかった．前肢では以下のものがある[2,4,5,25]．

- 橈側手根伸筋反射または三頭筋反射は，橈骨神経およびC7-T1脊髄分節を評価する．
- 二頭筋反射はC6-C8脊髄分節および筋皮神経を評価する．

後肢では，著者は腓腹筋反射は日常的には検査していない．この反射は，坐骨神経および主としてL7-S1脊髄分節を評価する．しかし，この反射は正常な動物で誘発することが難しく，神経学的異常を持つ動物では言うまでもない[5]．

8.7　脳神経の評価

歩様および姿勢反応の評価後，通常は脳神経の評価に移る[25]．脳神経は脳から派出する12対の神経から構成される．これらは身体の様々な部位(主に頭部，頸部および体幹) で機能する．一部の脳神経は特殊感覚，つまり視覚，嗅覚，聴覚および味覚の認知に強く関与し，その他の脳神経は知覚，筋収縮，そして腺または組織機能に関与している．脳神経は脳の吻側から尾側へ派出する順に，第Ⅰ〜Ⅻ脳神経と番号が付けられている[5]．

- 第Ⅰ脳神経 CN Ⅰ：嗅神経
- 第Ⅱ脳神経 CN Ⅱ：視神経
- 第Ⅲ脳神経 CN Ⅲ：動眼神経
- 第Ⅳ脳神経 CN Ⅳ：滑車神経
- 第Ⅴ脳神経 CN Ⅴ：三叉神経
- 第Ⅵ脳神経 CN Ⅵ：外転神経
- 第Ⅶ脳神経 CN Ⅶ：顔面神経
- 第Ⅷ脳神経 CN Ⅷ：内耳神経
- 第Ⅸ脳神経 CN Ⅸ：舌咽神経
- 第Ⅹ脳神経 CN Ⅹ：迷走神経
- 第Ⅺ脳神経 CN Ⅺ：副神経
- 第Ⅻ脳神経 CN Ⅻ：舌下神経

通常の身体診察では，12対全ての脳神経を常に評価するわけではない．例えば，動物が匂いのわずかな区別ができるかどうかを検査する臨床的理由はない．ネコは特定の匂い，特にかんきつ類，アロエ，マツ，ユーカリおよびアルコールを発見して回避する傾向があることが明らかにされているが[35,36]，ネコが各々の匂いを発見できるかどうかを客観的に評価することは困難だと思われる．

同様に，CN Ⅷの蝸牛部は通常の健康診断では検査されない．聴覚障害について明確に表現できるヒトとは異なり，動物の聴覚障害に気づくには，家族に大きく依存する．また，聴覚障害が疑われたとしても，ネコの難聴の多くは内科的にも外科的にも治療できないため，確定診断を追及することは臨床現場では稀である．

もし獣医師および家族が確定診断を望む場合，第3章3.3項で簡潔に説明した脳幹聴性誘発反応（BAER）のような電気生理学的検査を実際にすることができる[37-41]．BAERを利用するよりも，例えば被毛が白色で眼が青色のネコには難聴の傾向があるといったように，獣医師は家族による病歴，そして身体診察所見に基づいて難聴の臨床診断を下すことが多い．この毛色と眼色の組み合わせは，内耳の有毛細胞のアポトーシスと遺伝的に関連しており，出生後まもなく聴覚が障害される[42-49]．

CN ⅠおよびCN Ⅷ以外の大半の脳神経は，完全な神経学的検査を通じて，あるいは健康診断で行われる他の身体系に関連して個別に検査される．

8.7.1　眼反射に関連する脳神経の評価

CN Ⅱは視覚の特殊感覚を動物へ伝達する視覚経路

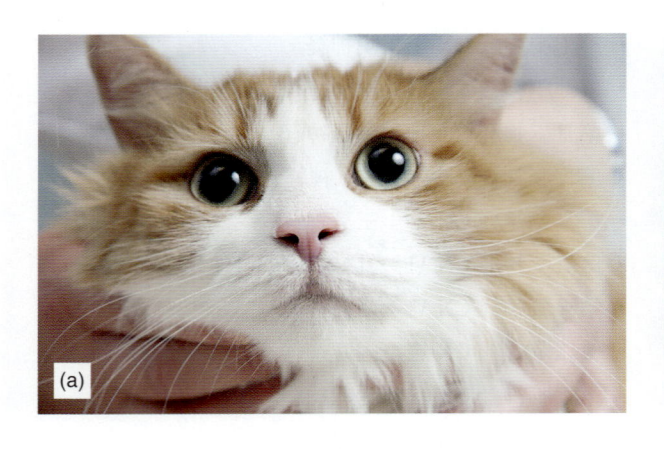

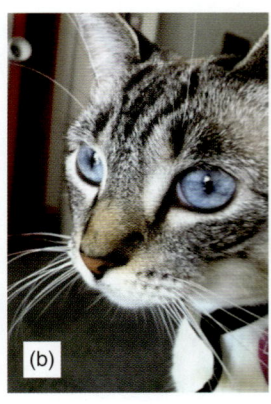

図8.8 (a) ストレスを感じているネコは，交感神経刺激のため両側性に瞳孔を拡大させている．(b) 周囲が非常に明るいために，縮瞳しているネコ．[写真提供] (a) Midwestern University, Media Resources Department. (b) Samantha Rudolph.

の一つである．視覚のあるネコには，機能的な眼球，網膜，CN Ⅱ，視索および後頭皮質が存在しなくてはならない．視覚を評価する際，高所から地面に向けて綿球を落下させたりして，動物が対照物を眼で追跡するかどうかを観察する．この基本的な検査は，ネコが覚醒していて意識清明で注意深い場合に視覚の有無を判別するのに有用である．しかし，視覚の鮮明さ（視野の清澄度および明瞭度）までは確認できない[3,5]．

視覚に関するその他の基本的検査は，診察室に障害物を置いたり，迷路を作ることである．凝った迷路にする必要はなく，段ボール箱やケージのドアを使った簡単なものでよい．この迷路の目的は動物が障害物を見て，それに合わせてコースを変えて障害物を避けて通る能力を観察することである[3]．

瞳孔サイズは交感神経および副交感神経間のバランスに依存している．前者は動物の態度および感情的な状態と強く結びついている．「闘争か逃走か」の引き金となるようなストレスは，過剰な交感神経刺激によって両側の瞳孔を散大させる（図8.8a）．対照的に，副交感経路は周囲の光の量に対する瞳孔反応を促進する．つまり，強い光は瞳孔収縮または縮瞳を誘発するのに対し（図8.8b），周囲の光量が少ない場合には瞳孔散大または散瞳を引き起こす．CN Ⅲには縮瞳を促進するための副交感神経成分がある[2]．

CN ⅡおよびCN Ⅲは，正常な瞳孔対光反射（PLR）を発生させるために共に機能的である必要がある．第3章3.2.8節にも記載したが，PLRには2種類のバリエーション，つまり直接性および共感性がある．直接性PLRを行うためには，明るい光を検査する眼に照射する．CN ⅡおよびCN Ⅲが正常であれば，CN Ⅲは瞳孔を収縮させて眼に侵入する光量を調節する．正常な瞳孔は光に反応して収縮する．加えて，反対側の瞳孔も収縮する．これが共感性PLRと呼ばれるものである[1,3,5,25]．PLRは生後5〜14日齢以降の子猫で認

められる[7]．

獣医師の経験によっては，散瞳の程度の評価が困難な場合があることに注意する．ネコにとって病院はしばしばストレスの多い場所であり，多くのネコが左右対称に散瞳している．このような散瞳が顕著な場合，正常なネコはペンライトのような弱い光源では縮瞳しない．ストレスのかかったネコでは，より強い光源が必要になることが多い[50]．

第3章3.2.8節でも解説したように，PLRが正常でも，動物の視覚が正常とは限らない．皮質盲[4]の動物では，PLRは正常である．このことは，正確な病変局在には複数の検査が必要であることを意味する[37,50]．

片側または両側性PLRが消失していたり，あるいは瞳孔が不対称なのにもかかわらず視覚がある場合，病変はCN Ⅲまたは眼の交感神経支配部位のいずれかにある[3]．ホルネル症候群は後者の一例で，罹患した眼の縮瞳が特徴的である[51]．加えて，眼球陥凹，眼瞼下垂（上眼瞼の下垂）および第三眼瞼の突出も認められる[51]．

鼻咽頭ポリープ，特にこれが中耳を巻き込んでいる場合，一般的にはホルネル症候群が生じる[52]．第5章5.4.1節で述べたように，鼻咽頭ポリープは主に若いネコで発生する．典型的には，このようなネコは呼吸周期の吸気時に上部気道閉塞によるぜん鳴を示す．鎮静下での口腔咽頭検査が診断に役立つことがある．しかし，上部気道洞を評価するためには，鼻甲介の破壊や腫瘍による影響を除外するために，CT検査のような高度な画像診断が必要になる場合がある[53]．

一過性のホルネル症候群は，腹側鼓室胞骨切除術の術後にも認められることがあり，これは鼓室胞を通る交感神経線維を不注意に傷害したためである[52]（図8.9）．

---

4 大脳皮質障害による視覚喪失．

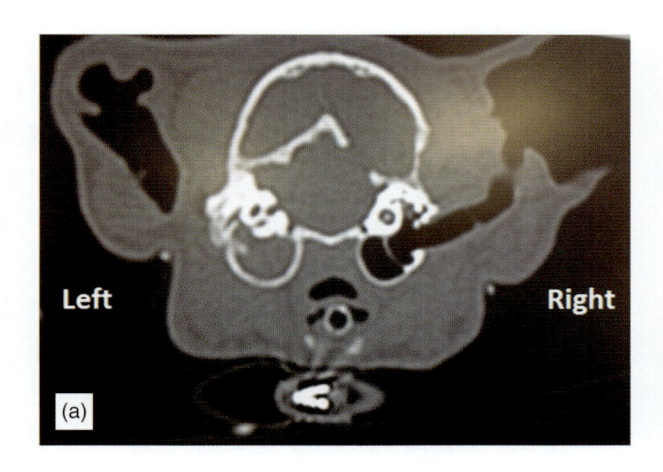

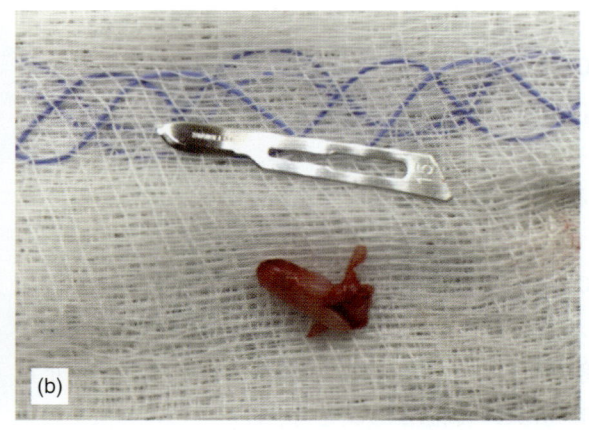

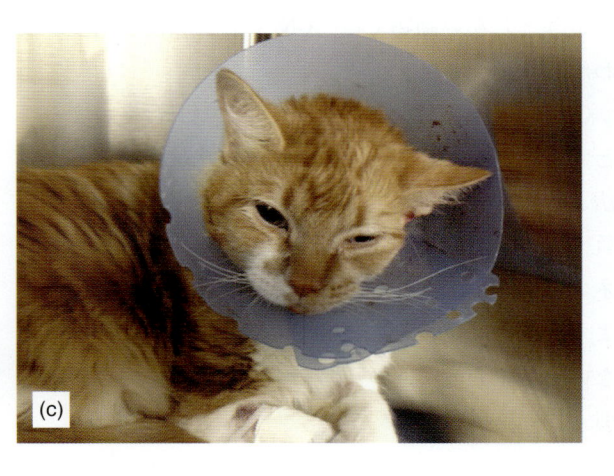

図8.9 (a) 左側鼓室胞内の顕著な液体貯留を示すCT画像横断面. (b) 外科的に切除された鼻咽頭ポリープ. (c) 腹側鼓室胞骨切除術が行われたネコでの術後の左側眼瞼下垂および瞬膜突出.

PLRに加え，もう一つの眼反射によりCN Ⅱの完全性を評価するが，それは第3章3.2.8節でも述べた威嚇瞬目反応である．威嚇瞬目反応によりCN ⅡおよびCN Ⅶを検査する．各々の眼に向けて威嚇的なジェスチャーをする．威嚇瞬目反応が正常な動物はこの威嚇を最初に見て，次に防御機構として眼を閉じる．威嚇の際に眼瞼に触らないようにし，また過剰な空気流を作ってはならないが，その理由は，これらの刺激は視覚の有無に関係なく同じ反応（眼を閉じる）を引き起こすからである［37, 50］．両眼の威嚇瞬目反応がみられるようになるのは生後4週間ほどだが［7］，これが一貫してみられるようになるには2〜3ヵ月齢の場合もある［3］．

もう一つの眼反射は，第3章3.2.8節で述べた眼瞼反射である．眼瞼反射はCN ⅤおよびCN Ⅶの検査である．眼瞼の内眼角を触診する．この反射が正常な神経学的に正常なネコは，この触れられたことによる刺激に応じて眼を閉じる．この反射が生じるためには，ネコは初めに触られたことをCN Ⅴを介して知覚し，そしてCN Ⅶを介して瞬きをする［37, 50］．眼瞼反射は生後3日以内にみられるようになる［7］．

8.7.2 眼球運動に関連する脳神経の評価

協調した眼球運動は，外眼筋を支配するCN Ⅲ, ⅣおよびⅥによって制御されている［3, 5, 25］．外眼筋の1つ以上の機能不全に陥ると斜視が起こる．このため，斜視により各々の眼が同時に同じ物を凝視できなくなる．この結果，両眼視および奥行覚が障害されることがある［54-57］．

ヒト医学では，斜視の存在は典型的には外眼筋自体の機能不全を示すのに対し［55, 56］，獣医学での斜視は通常は神経学的異常が原因である．斜視の方向は障害されている脳神経を示す．

- 外腹側斜視はCN Ⅲ
- 回転斜視はCN Ⅳ
- 内斜視はCN Ⅵ

斜視は片側性または両側性に起こり，シャムで一般的である［37, 58-60］．図3.16に斜視のあるネコを示した．

8.7.3 触覚に関連する脳神経の評価

眼瞼反射の知覚におけるCN Ⅴの役割は，その分枝である眼枝が担っていることは既に概説した．この反射では，CN Ⅴは内眼角レベルでの触刺激の知覚に関

与している.

CN Vの眼枝は，生理的食塩水で湿らせた綿棒を角膜に接触させることでも評価できる．角膜反射と呼ばれるこの反射が生じるためには，触られた刺激を認識するためのCN Vの眼枝，そしてそれに対する反応として眼球を後引させるためのCN Ⅵが必要である[5].

CN Vは顔面の他の領域の触覚にも関与している．例えば，顔面感覚は鉗子または綿棒の先端を鼻中隔に接触させることで評価できる．CN Vの上顎枝が正常な動物はこの刺激から顔を遠ざける．この刺激を回避しようとしない動物では，CN Vの上顎枝の病変が疑われる[5].

CN Vの上顎枝は，上顎犬歯付近の上唇をつまむことでも評価できる．しかし，この方法は先に述べた方法よりも有害であり，また一部のネコでは怒って手に負えない状況になることが多いように思えるため[5]，ネコにはこの方法はあまり行っていない．同じ理由により，著者はCN Vの下顎枝の検査はあまり行っていない．下顎犬歯付近の下唇をつまむと，ネコは頭部を引く[5].

8.7.4 眼球以外の筋運動に関連する脳神経の評価

CN V，ⅦおよびⅪは身体の代表的な筋群を神経支配している．これらの筋に形態的または機能的な変化がみられた場合，これらに関連する脳神経の障害が示される[5].

- 咀嚼筋はCN Vによって神経支配されている．CN Vの機能不全は側頭筋または咬筋の萎縮，あるいは顎の筋力低下または顎下垂（"dropped" jawと呼ばれる）が認められる．
- 眼瞼の位置および口唇の緊張はCN Ⅶの神経支配を受けている．眼瞼下垂の存在または口唇下垂では，CN Ⅶの機能不全を考慮する．
- 肩部背側上部に広がる僧帽筋はCN Ⅺの神経支配を受けている．この神経の機能不全により，この筋は萎縮する．しかし，この萎縮は曖昧で，かつ稀であり，この場合には正しく認識されない．

8.7.5 消化に関連する脳神経の評価

CN Ⅸ，ⅩおよびⅫは消化を補助している．家族または獣医師の身体診察によって，これらの消化機能が障害されていることが明らかになった場合，消化に関連する脳神経が障害されている可能性がある[5].

- CN ⅨおよびⅩは嚥下反射に関与している．これら

の神経のいずれかまたは両方の機能が障害された動物では，嚥下困難または吐出の病歴が聴取される．このような動物では，この両者の機能を確認するため，指を尾側咽頭部へ挿入して催吐反射を誘発するが，安全面の点でこの検査は通常はネコでは実施しない．

- 舌はCN Ⅻによって神経支配されている．この神経に機能障害があるネコは，水または食べ物をすくい上げるのが困難である．舌が口から不随意に下垂し，「舌が出っぱなし」になる．イヌの舌の強度を評価する時のように，著者はネコではガーゼを使って掴まないことが多い．しかし，舌を掴んで，舌が弱いと判断した場合，著者はCN Ⅻの機能障害の可能性を考慮している．

8.7.6 姿勢維持に関連する脳神経の評価

CN Ⅷの前庭部は身体の平衡維持を補助している．動物はバランスを失わずに頭部の位置の変化を感知できる．動物が頭部を回転させた時，眼と前庭器の協調により，頭部の方向と反対方向に眼球を動かすことで網膜の焦点を対象物に保持することもできる[5]．CN Ⅷ前庭部が機能不全の動物は，捻転斜頸，異常（非生理的）眼振，あるいは開脚姿勢を伴う運動失調を示す．

8.8　痛覚の評価

痛覚とは，動物が実際の刺激，あるいは予期される刺激の結果，有害な経験として痛みを認識することである[61-64]．痛みの認識は個体によって異なる[64]．痛みの認識は動物の年齢，健康状態，そして過去の経験に影響される[62]．痛みは急性または慢性的で，また増強することもある[64]．さらに，痛みは直後の感覚だけではなく，後遺症としても起こることがある．痛みが動物の感情状態をどのように変化させるかも同様に重要である[63-65].

動物はどのような経験をしているのかをヒトが用いる言葉では表現できないため，動物の痛みを察知することは困難である．ヒトは痛みのタイムライン（発症時期，持続時間，進行度），痛みの強さ，そして痛みの特徴（突き刺すような，焼けるような，ズキズキするような，ヒリヒリするようななど）を識別し，伝えることができる．動物の場合，痛みの存在を示唆する行動，あるいは他の観察可能な徴候をピックアップしてくれる家族および診療スタッフに依存する[63,64].

したがって，外科的処置や在院中のみならず，来院の都度に痛みを予想し，認識し，介入し，管理し，そして再評価しなくてはならない[64, 65]．このことは，医学文献ではPLATTERアプローチと呼ばれている[65]．

- PLan　計画
- Anticipate　予測
- TreaT　治療
- Evaluate　評価
- Return　戻る

この頭字語は痛みを効果的に管理するための重要なリマインダーで，古典的で型にはまった薬物療法ではなく，症例毎に必要に応じて策定した計画に専念しなくてはならない．薬物は現在でも適切な治療選択の一つである．しかし，効果的な痛みの管理には適切な看護，やさしいハンドリング，行動療法，運動，栄養および体重管理，可動域運動，そして他の理学的療法，レーザー療法および他の補足的な処置も考慮する必要がある[62]．

痛みは以前は結果論と考えられていたが，現在では体温，脈拍および呼吸数を測定するのと同じくらい全ての動物で重要と考えられている．一部の施設では，痛みを第4のバイタル・サインとして必ずカルテに記入している[64, 65]．

いくつかの痛みのスケールが動物用に考案されてきた[63]．これまでに臨床現場で採用された初期のスコアリングシステムにはNumerical Rating Scale（NRS），Visual Analogue Scale（VAS）およびSimple Descriptive Scale（SDS）があり，個々の症例をベースにした痛みの評価法として用いられた[64, 66, 67]．これらのスケールを用いた際，主観性が問題となった．観察者間変動が存在し，これはこれらのスケールの再現性を制限すると考えられる[64]．

その後に開発された複数の痛みのスコア化法は，数値による痛みの評価および複合的な行動観察の組み合わせによる臨床的な意思決定ツールとして用いられた[64]．これらは，動物の行動が痛みの存在，持続および強さを示すことの重要性を強調している[62, 63, 68]．例えば，メルボルン・ペイン・スケールはイヌの姿勢，活動性，精神状態，発声，そして触診に対する反応を取り入れている[68, 69]．コロラド州立大学獣医学教育病院では，イヌおよびネコの類似した複合スケールを設計および実践している[70, 71]．

ネコの痛み認識を考慮する際，瞳孔のサイズ，心拍数および呼吸数には一貫性がない．現在も行動がより良い指標と考えられている[64, 72]．ネコの「正常な」行動，すなわちネコを最もよく理解している人，つまり家族が個々のネコで正常と考えられることを理解するためには，新規の行動，特にそのネコらしくない行動を同定することが重要である．例えば，病院でも一貫して人なつっこいネコが診療スタッフから突然離れて，隠れたり，あるいは防御性攻撃行動を示すような場合，潜在的な懸念があるとして注目すべきである．同様に，常にグルーミングしている清潔なネコが，突然来院した際に汚れていたり，手入れできていなかったり，毛がもつれていたりする場合，痛みを含めた病的な何かがそれに関与している場合があることに注意すべきである[64]．

ネコの潜在的な痛みを反映することがあるその他の行動変化として，活動性の変化，食欲の変化，例えば手術した部位などの過剰なグルーミング，避妊手術後の緊張した腹部などの手術部位をガードする，ネコ用トイレを使わずに室内で頻繁に排泄するなどの排泄習慣の変化が挙げられる[64]．

姿勢は重要な行動の手がかりである．正常な姿勢で体を丸めて眠っているネコは背を丸め，特に肢を折り曲げて視界から逃げようとするネコと比べると，痛みを感じている可能性は低い．特に術後期に背中を丸めていた場合，そのネコはストレスによる心理的疼痛，あるいは実際の身体的疼痛を経験しているのかも知れない．ネコで痛みを示すその他の特徴的な姿勢として，頭部を低く保持する，あるいは負重を常にある肢から別の肢へ移動させる場合がある[64]．

臨床現場では顔の表情が痛み，あるいは痛みの可能性を認識する助けになる．顔に皺を寄せたり，眼を細めているネコは，リラックスをしている際に特徴的なゆっくりとした瞬きをしているネコよりも痛みを感じている可能性が高い[64]．

複合スケールの利用は，診療スタッフにとって技術的に容易で，観察に重点を置くことが推奨されているが，1回だけでなく，間隔をあけて反復する．このことは，治療継続の重要性を強調している．大部分のスケールでは有効性および信頼性が評価されていない．現時点では，どのスケールを臨床現場で用いるかよりも，手術を受けた動物だけではなく，全ての動物で痛みを考慮することのほうが重要である[64]．

1つだけでなく，複数の基準を評価することで，複

合スケールにより動物の快適な生活をより完全に確認することもできる．動物の多くの側面を観察および記録するため，動物の正常から逸脱した領域を同定できる．

例えば，身体診察の様々な手技によって誘発される疼痛部位が3種類ある3症例を考えてみよう．

- 器質的脳疾患のネコは，頬骨弓より上の頭蓋に強く，かつ一定の圧を加えると疼痛反応を示す．
- 頸部痛があるネコでは頸を曲げようとすると痛みが誘発されるため，頸部の運動を制限している．
- 腰仙部に病変があるネコは，仙骨を強く下方に圧迫すると疼痛反応を示す．

これら3症例全てのネコに痛みが存在する事実にもかかわらず，疼痛反応はそれぞれで異なることが多い．全てのネコが同じ反応を示すわけではなく，また全てのネコが同じ強さの痛みを感じているわけでもない．ここで概述したシナリオの3症例全てのネコに痛みが存在する場合，一つの基準だけが合致しても，1例またはそれ以上のネコは痛みがないと誤って評価される可能性がある．

より多くの項目を観察するために複合スケールを用いることで，痛みの徴候を幅広く把握できる．これにより，痛みが様々なパターンで表現されることを認識できるようになる．この様々なパターンには以下の例が含まれるが，これ以外の場合もある．

- 逃げようとする．
- 動物が触診した領域に注目している．獣医師から目をそらしていた動物が，急に獣医師のほうへ頭を向ける．
- 声をあげる（唸る，シャーッという，鳴く）．
- 診療スタッフを攻撃する．

さらに，同じ症例に複合スケールを経時的に反復して用いることは，個々の動物の外的および内的刺激に対する反応を診療スタッフが理解し，認められた痛みに対する医療行為が動物の示す疼痛反応の程度にどれほど影響したのかを知るのに役立つ．

複合的スケールの利用に加え，痛みを認知する経路が正常かどうかを検査することが重要である．神経学的に，侵害刺激が信号として脊髄を介して脳へ伝達され，それを意識的に認知するかどうかを評価する．痛みを認識できないことは，有益な情報で，どこまで痛みのシグナルが伝わり，どこから伝わらないのかを特定することで病変を局在化するのに役立つ．

痛みの伝達経路を検査する際，以下の2種類の痛みを検査する [1,5].

1）表在痛覚
2）深部痛覚

表在痛覚は皮膚に由来する．表在痛覚の認識を検査する場合，鉗子で検査部位の皮膚をつまむ．動物が落ち着くのを待って，皮膚をつまんでいる鉗子を徐々に絞る．動物が以下に示す適切な反応を示したら，直ちに鉗子でつまむのをやめる [1,5].

- 皮膚を収縮させる．
- 声を出して反応する．
- 咬もうとする．
- 逃げようとする．

これらの反応は全て疼痛刺激が感知されたことを示している．

表在痛覚とは対照的に，深部痛覚の意味はその名称が示す通りである．これは皮膚よりも深部で起こり，その経路は体表と比較してダメージを受けることは少ない．したがって深部痛覚は，表在痛覚を誘発しても反応しなかった場合にのみ検査される [1,5].

深部痛覚を認知できるかを評価するため，最初につま先または尻を指で強くつまむ．反応がなかった場合，次に鉗子を用いる．表在痛覚の検査と同様，反応するまで鉗子で徐々に強くつまむ．肢を引っ込めるのは十分な反応ではない．これは反射が正常であることを示しているだけで，痛みの認識とは無関係である．動物が刺激の方向に頭を向けたり，声を出したり，咬みつこうとしたりといった反応を見る [1,5]．重篤な脊髄圧迫，あるいは他の病変から生じる深部痛覚の消失は，脊髄レベルの重度な損傷を示唆し，機能回復に関する予後は要注意である．

参考文献

1 van Nes, J.J., Meij, B.P., and van Ham, L. (2009) Nervous system, in *Medical History and Physical Examination in Companion Animals* (eds. A. Rijnberk and F.J. vanSluijs), Saunders Elsevier, St. Louis, pp. 160–174.

2 Garosi, L. (2009) Neurological examination of the cat.

How to get started. *Journal of Feline Medicine and Surgery*, **11** (5), 340–348.

3 Averill, D.R., Jr. (1981) The neurologic examination. *Veterinary Clinics of North America: Small Animal Practice*, **11** (3), 511–521.

4 Thomas, W.B. (2000) Initial assessment of patients with neurologic dysfunction. *Veterinary Clinics of North America: Small Animal Practice*, **30** (1), 1–24, v.

5 Thomas, W.B. and Dewey, C.W. (2008) Performing the neurologic examination, in *A Practical Guide to Canine and Feline Neurolog*y, 2nd edn. (ed. C.W. Dewey), Wiley-Blackwell, A mes, IA, pp. 53–74.

6 Overall, K.L. (1997) *Clinical Behavioral Medicine for Small Animals*, Mosby, St. Louis.

7 Lavely, J.A. (2006) Pediatric neurology of the dog and cat. *Veterinary Clinics of North America: Small Animal Practice*, **36** (3), 475–501, v.

8 Hoskins, J.D. (1990) Clinical evaluation of the kitten – from birth to eight weeks of age. *Compendium: Continuing Education for the Practicing Veterinarian*, **12** (9), 1215–1225.

9 Kustritz, M.V.R. (2011) History and physical examination of the neonate, in *Small Animal Pediatrics: The First 12 Months of Life* (eds. M.E. Peterson and M.A. Kutzler), Saunders Elsevier, St. Louis, pp. 20–27.

10 Hoskins, J.D. and Partington, B.P. (2001) Physical examination and diagnostic imaging procedures, in *Veterinary Pediatrics: Dogs and Cats from Birth to Six Months*, 3rd edn. (ed. J.D. Hoskins), Saunders Elsevier, Philadelphia, pp. 6–7.

11 Beaver, B.V. (1980) Neuromuscular development of *Felis catus. Laboratory Animals*, **14** (3), 197–198.

12 Parent, J.M. (2006) The cat with a head tilt, vestibular ataxia, or nystagmus, in *Problem-Based Feline Medicine* (ed. J. Rand), Saunders Elsevier, Philadelphia, pp. 835–851.

13 Gunn-Moore, D. (2006) The cat with neck ventroflexion, in *Problem-Based Feline Medicine* (ed. J. Rand), Saunders Elsevier, Philadelphia, pp. 890–905.

14 Lantinga, E., Kooistra, H.S., and van Nes, J.J. (1998) Periodic muscle weakness and cervical ventroflexion caused by hypokalemia in a Burmese cat. *Tijdschrift voor Diergeneeskunde*, **123** (14–15), 435–437 (in Dutch).

15 Malik, R., Musca, F.J., Gunew, M.N. *et al.* (2015) Periodic hypokalaemic polymyopathy in Burmese and closely related cats: a review including the latest genetic data. *Journal of Feline Medicine and Surgery*, **17** (5), 417–426.

16 Dow, S.W., LeCouteur, R.A., Fettman, M.J., and Spurgeon, T.L. (1987) Potassium depletion in cats: hypokalemic polymyopathy. *Journal of the American Veterinary Medical Association*, **191** (12), 1563–1568.

17 Nemzek, J.A., Kruger, J.M., Walshaw, R., and Hauptman, J.G. (1994) Acute onset of hypokalemia and muscular weakness in four hyperthyroid cats. *Journal of the American Veterinary Medical Association*, **205** (1), 65–68.

18 Joseph, R.J., Carrillo, J.M., and Lennon, V.A. (1988) Myasthenia gravis in the cat. *Journal of Veterinary Internal Medicine*, **2** (2), 75–79.

19 Indrieri, R.J., Creighton, S.R., Lambert, E.H., and Lennon, V.A. (1983) Myasthenia gravis in two cats. *Journal of the American Veterinary Medical Association*, **182** (1), 57–60.

20 Leon, A., Bain, S.A., and Levick, W.R. (1992) Hypokalaemic episodic polymyopathy in cats fed a vegetarian diet. *Australian Veterinary Journal*, **69** (10), 249–254.

21 Voss, K. and Steffen, F. (2009) Patient assessment, in *Feline Orthopedic Surgery and Musculoskeletal Disease* (eds. P.M. Montavon, K. Voss, and S.J. Langley-Hobbs), Saunders Elsevier, St. Louis, pp. 3–20.

22 Kerwin, S. (2012) Orthopedic examination in the cat: clinical tips for ruling in/out common musculoskeletal disease. *Journal of Feline Medicine and Surgery*, **14** (1), 6–12.

23 Leonard, C.A. and Tillson, M. (2001) Feline lameness. *Veterinary Clinics of North America: Small Animal Practice*, **31** (1), 143–163, vii.

24 Chrisman, C.L. (2006) The neurologic examination. *Clinician's Brief, January*, 11–16.

25 de Lahunta, A. and Glass, E. (2009) The neurologic examination, in *Veterinary Neuroanatomy and Clinical Neurology*, 4th edn. (eds. A. deLahunta, E. Glass, and M. Kent), Saunders Elsevier, St. Louis, pp. 487–501.

26 Bagley, R.S. (2006) The cat with tremor or twitching, in *Problem-Based Feline Medicine* (ed. J. Rand), Saunders Elsevier, Philadelphia, pp. 852–869.

27 Hoskins, J.D. and Shelton, G.D. (2001) The nervous and neuromuscular systems, in *Veterinary Pediatrics: Dogs and Cats from Birth to Six Months*, 3rd edn. (ed. J.D. Hoskins), Saunders, Philadelphia, pp. 425–462.

28 Blythe LL. (2011) The neurologic system, in *Small Animal Pediatrics: The First 12 Months of Life* (eds. M.E. Peterson and M.A. Kutzler), Saunders Elsevier, St. Louis, pp. 418–435.

29 Barone, G. (2012) Neurology, in *The Cat: Clinical Medicine and Management* (ed. S.E. Little), Saunders Elsevier, St. Louis, pp. 734–767.

30 Willoughby, K. and Kelly, D.F. (2002) Hereditary cerebellar degeneration in three full sibling kittens. *Veterinary Record*, **151** (10), 295–298.

31 Johnson, R.H., Margolis, G., and Kilham, L. (1967) Identity of feline ataxia virus with feline panleucopenia virus. *Nature*, **214** (5084), 175–177.

32 Kilham, L. and Margolis, G. (1966) Viral etiology of spontaneous ataxia of cats. *American Journal of Pathology*, **48** (6), 991–1011.

33 Richardson, J.A. and Little, S.E. (2012) Toxicology, in *The Cat: Clinical Medicine and Management* (ed. S.E. Little), Saunders Elsevier, St. Louis, p. 919.

34 Jennings, D.P. and Bailey, J.G. (2004) Spinal control of posture and movement, in *Dukes' Physiology of Domestic Animals*, 12th edn. (ed. W.O. Reece), Comstock, Ithaca, NY, pp. 892–903.

35 Herron, M.E. and Shreyer, T. (2014) The pet-friendly veterinary practice: a guide for practitioners. *Veterinary Clinics of North America: Small Animal Practice*, **44** (3), 451–481.

36 Rodan, I., Sundahl, E., Carney, H. *et al.* (2011) AAFP and ISFM feline-friendly handling guidelines. *Journal of Feline Medicine and Surgery*, **13** (5), 364–375.

37 Rijnberk, A. and vanSluijs, F.S. (eds.) (2009) *Medical History and Physical Examination in Companion Animals*, Saunders Elsevier, St. Louis.

38 Bach, J.P., Lupke, M., and Wefstaedt, P. (2013) Deafness in the dog and cat: aetiology, diagnostics and treatment. *Tierarztliche Praxis. Ausgabe K, Kleintiere/Heimtiere*, **41** (6), 421–427; quiz, 8 (in German).

39 Sims, M.H. (1988) Electrodiagnostic evaluation of auditory function. *Veterinary Clinics of North*

America: Small Animal Practice, **18** (4), 913–944.

40 Dijkshoorn, N.A. and van der Wel, T. (1997) Screening for deafness in companion animals. *Tijdschrift voor Diergeneeskunde*, **122** (6), 168–169 (in Dutch).

41 Cook, L.B. (2004) Neurologic evaluation of the ear. *Veterinary Clinics of North America: Small Animal Practice*, **34** (2), 425–435, vi.

42 Stokking, L.B. and Campbell, K.C. (2004) Disorders of pigmentation, in *Small Animal Dermatology Secrets* (ed. K.C. Campbell), Hanley & Belfus, Philadelphia, pp. 352–255.

43 Cat Fanciers' Association (2004) *Cat Colors FAQ: Cat Color Genetics*, http://www.fanciers.com/other-faqs/color-genetics.html (accessed 12 April 2016).

44 Cvejic, D., Steinberg, T.A., Kent, M.S., and Fischer, A. (2009) Unilateral and bilateral congenital sensorineural deafness in client-owned pure-breed white cats. *Journal of Veterinary Internal Medicine*, **23** (2), 392–395.

45 Strain, G.M. (1999) Congenital deafness and its recognition. *Veterinary Clinics of North America: Small Animal Practice*, **29** (4), 895–907, vi.

46 Luttgen, P.J. (1994) Deafness in the dog and cat. *Veterinary Clinics of North America: Small Animal Practice*, **24** (5), 981–989.

47 Strain, G.M. (2007) Deafness in blue-eyed white cats: the uphill road to solving polygenic disorders. *Veterinary Journal*, **173** (3), 471–472.

48 Geigy, C.A., Heid, S., Steffen, F. *et al.* (2007) Does a pleiotropic gene explain deafness and blue irises in white cats? *Veterinary Journal*, **173** (3), 548–553.

49 Bergsma, D.R. and Brown, K.S. (1971) White fur, blue eyes, and deafness in the domestic cat. *Journal of Heredity*, **62** (3), 171–185.

50 deLahunta, A., Glass, E., and Kent, M. (eds.) (2009) *Veterinary Neuroanatomy and Clinical Neurology*, 4th edn., Saunders Elsevier, St. Louis.

51 Bagley, R.S. (2006) The cat with anisocoria or abnormally dilated or constricted pupils, in *Problem-Based Feline Medicine* (ed. J. Rand), Saunders Elsevier, Philadelphia, pp. 870–889.

52 Baines, S.J. (2014) Pharynx, in *Feline Soft Tissue and General Surgery* (eds. S.J. Langley-Hobbs, J.L. Demetriou, and J.F. Ladlow), Saunders Elsevier, St. Louis, pp. 617–634.

53 Quimby, J. and Lappin, M.R. (2012) The upper respiratory tract, in *The Cat: Clinical Medicine and Management* (ed. S.E. Little), Saunders Elsevier, St. Louis, pp. 846–861.

54 Maggs, D.J., Miller, P.E., and Ofri, R. (2013) *Slatter's Fundamentals of Veterinary Ophthalmology*, 5th edn., Saunders Elsevier, St. Louis.

55 Gunton, K.B., Wasserman, B.N., and DeBenedictis, C. (2015) Strabismus. *Primary Care*, **42** (3), 393–407.

56 Campos, E.C. (2008) Why do the eyes cross? A review and discussion of the nature and origin of essential infantile esotropia, microstrabismus, accommodative esotropia, and acute comitant esotropia. *Journal of AAPOS*, **12** (4), 326–331.

57 Ketring, K.L. and Glaze, M.B. (2012) *Atlas of Feline Ophthalmology*, 2nd edn., Wiley-Blackwell, Ames, IA.

58 Rengstorff, R.H. (1976) Strabismus measurements in the Siamese cat. *American Journal of Optometry and Physiological Optics*, **53** (10), 643–646.

59 Blake, R. and Crawford, M.L. (1974) Development of strabismus in Siamese cats. *Brain Research*, **77** (3), 492–496.

60 Hyde, J.E. (1962) Cross-eyedness: a study in Siamese cats. *American Journal of Ophthalmology*, **53**, 70–75.

61 de Lahunta, A. and Glass, E. (2009) General sensory systems: general proprioception and general somatic afferent, in *Veterinary Neuroanatomy and Clinical Neurology*, 4th edn. (eds. A. deLahunta, E. Glass, and M. Kent), Saunders Elsevier, St. Louis, pp. 221–242.

62 Epstein, M., Rodan, I., Griffenhagen, G. *et al.* (2015) 2015 AAHA/AAFP Pain Management Guidelines for Dogs and Cats. *Journal of the American Animal Hospital Association*, **51** (2), 67–84.

63 Balakrishnan, A. and Benasutti, E. (2012) Pain assessment in dogs and cats. *Today's Veterinary Practice, March/April*, 68–74.

64 Mathews, K., Kronen, P.W., Lascelles, D. *et al.* (2014) Guidelines for recognition, assessment and treatment of pain: WSAVA Global Pain Council members and co-authors of this document. *Journal of Small Animal Practice*, **55** (6), E10–E68.

65 AAHA/AAFP Pain Management Guidelines Task Force Members, Hellyer, P., Rodan, I. *et al.* (2007) AAHA/AAFP Pain Management Guidelines for Dogs and Cats. *Journal of Feline Medicine and Surgery*, **9** (6), 466–480.

66 Holton, L.L., Scott, E.M., Nolan, A.M. *et al.* (1998) Comparison of three methods used for assessment of pain in dogs. *Journal of the American Veterinary Medical Association*, **212** (1), 61–66.

67 Hudson, J.T., Slater, M.R., Taylor, L. *et al.* (2004) Assessing repeatability and validity of a visual analogue scale questionnaire for use in assessing pain and lameness in dogs. *American Journal of Veterinary Research*, **65** (12), 1634–1643.

68 Hansen, B.D. (2003) Assessment of pain in dogs: veterinary clinical studies. *ILAR Journal*, **44** (3), 197–205.

69 Firth, A.M. and Haldane, S.L. (1999) Development of a scale to evaluate postoperative pain in dogs. *Journal of the American Veterinary Medical Association*, **214** (5), 651–659.

70 Hellyer, P.W., Uhrig, S.R., and Robinson, S.G. (2006) *Feline Pain*, http://csu-cvmbs.colostate.edu/Documents/anesthesia-pain-management-pain-score-feline.pdf (accessed 30 May 2016).

71 Hellyer, P.W., Uhrig, S.R., and Robinson, S.G. (2006) *Canine Pain*, http://csu-cvmbs.colostate.edu/Documents/anesthesia-pain-management-pain-score-canine.pdf (accessed 30 May 2016).

72 Brondani, J.T., Luna, S.P., and Padovani, C.R. (2011) Refinement and initial validation of a multidimensional composite scale for use in assessing acute postoperative pain in cats. *American Journal of Veterinary Research*, **72** (2), 174–183.

第2部
イヌの身体診察
Performing the Canine Physical Examination

第9章
イヌにやさしい診療の準備およびストレスの少ない扱い方

9.1　イヌの診療が直面する問題点

　人と動物の絆は，伴侶動物が西半球で大多数の家庭に住み，家族の一員と考えられるようになって徐々に発展した[1-3]．この人と動物というパートナーの強力な関係は，明らかに身体的，生理的，社会的，そして心理的に有益であることが証明されている[1,4,5]．しかしこの絆が崩壊すると，伴侶動物の家族は動物の変化に困惑し，譲渡，放棄または安楽死のリスクが増大する[1,6-13]．

　問題行動は，イヌおよびネコが保護施設に放棄される主な原因の一つである[7,8,10-12,14,15]．引き取られたイヌが保護施設に再び戻ってくる理由としても，問題行動がしばしば挙げられる[8,10,16]．特に人と動物の絆にダメージを与えるのは，人に対する攻撃およびイヌどうしの攻撃に関連した行動である[14,17]．1988年のSalmanらの全国規模の調査によると，イヌが放棄された事例の約10%で攻撃が関係していた[10]．このうち，関与したイヌの70%近くが，1名以上の人を咬んでいた[10]．問題行動によって人と動物の絆が維持できないと判断された場合，安楽死が考慮されることが多い．1999年のPatronekおよびDodmanの研究では，毎年224,000頭のネコおよびイヌが根底に行動が関連した原因で殺処分されたと推定された[18]．

　健康なイヌの行動を原因とする安楽死には，伴侶動物に対する家族の非現実的な期待，そして動物病院が問題行動に適切に介入できず適切な認識および管理に失敗したことが関係している[11,12,19]．精神の健康および身体の健康には相互関係があり，診療スタッフはこのような失敗に対して家族と責任を共有している[6,20]．問題行動を含む様々な側面に関する公開討論のような健康への取り組みを具体化するための責任が獣医師にはある[6,21]．まだ多くの獣医師が，健康診断で検討する項目として，行動はあまり重要でないと考えている．2004年にGreenfieldらが，新卒獣医師が精通しておくべき重要なスキルまたは技術の順位を小動物獣医師に尋ねたところ，動物行動の実用的知識は上位10位にすら入らなかった[22]．

　多くの獣医師が，問題行動を扱うには準備不足と感じている[6,18]．このため，家族に問題行動の可能性について日常的に問診している獣医師は，平均して全体の1/4にすぎなかった[6,11,12,18]．家族は，診察室で行動に関連して獣医師と話し合った経験はあまりないと報告している．アメリカ獣医師会（AVMA）が1997年に行った全国調査では，通常の健康診断時に家族からの行動に関する相談は1%にも達していなかった[23]．このため，古くから家族は不適切な行動に関する助言を診療スタッフに求めなくなった．実際，93%のネコの家族が，家の汚れの対策についての助言を獣医師以外に求めたことを認めており，約1/4の家族は，この件を獣医師に全く伝えていなかった[24]．後者の家族は，獣医師が効果的に介入する方法を知っているとは思えないと回答した[24]．

　問題行動は依然としてなくならず，診療スタッフが問題行動を認識して対処しなければ，伴侶動物は自らの生命を限定し得る問題行動をし続けると思われる[6]．問題行動には根底に医学的根拠が存在することもあり，イヌの健康が損なわれているという最初に目に止まる指標であることもある[6]．獣医師には問題行動の有無を問診で確認する義務があり，問題行動が生じる前にこの出現を予期できるようにすべきである．このことは，全てのイヌの通院の都度に行動の評価を受ける必要があることを意味している[15]．この評価がイヌの通常のカルテに記入されれば，診療スタッフは動向を把握できる[15]．

　行動が原因で保護施設に収容された伴侶動物の多くは成犬だが[25]，問題行動が唯一の異常であることは稀で[8]，幼齢期から問題行動の素因を持っていることが多い．多くの場合，若齢期の恐れおよび不信感は

しばしば成犬期まで持ち越される．8週齢時に怖がる子犬は，18ヵ月齢まで恐怖心が持続するリスクが高い[26, 27].

したがって，動物の不快な徴候に気づかなければならないし，また気づこうともしなければならない[15].一つひとつを基にして，その徴候は正常な行動からの逸脱が予想されたものか，あるいは予想されないものか，さらには状況によるのか一般的なものかどうかについて，症例毎に家族と話し合うべきである[15].こうすることで，人と動物の絆が崩壊する前に問題を解決する目的を診療スタッフと家族の話し合いに入れることができる．

動物の行動に関するコミュニケーションのドアを開けることで，動物を放棄するリスクを食い止め，あるいは軽減するだけでなく，診療スタッフが問題行動を正確に認識できるようになることに加え，スタッフはより安全になる．獣医師には診療に関連したリスクがあり，診療中の動物による負傷は一般的である[28-30].2009年のカナダで実施された809名の獣医師を対象とした調査では，1回以上引っかかれたのは64%，1回以上咬まれたのは63%，そして1回以上咬まれた後に感染症に罹患したのは20%だった[28].小動物の獣医師はウマの獣医師に比べて4.4倍も咬まれている[28].安全面からすると，診療スタッフが行動の評価，特に動物の姿勢の意義を認知することは重要である[15].

同時に，強制的な保定および罰による訓練は逆効果であることを示唆する文献が増えている[15].かつては粗暴な扱い方が当たり前で，テクニシャンが爪切りを終えるまでイヌを押さえつけていた時間は重要ではなかった．保守的な考えではイヌの福祉はあまり重要でなく，効率性を重視していた[31].このような方法が恐れに基づく攻撃を発生させ続けていたが，その後，より人道的な方法として動物の個々の要求に基づくより良い管理法が提唱されるようになった[33].

9.2 ストレスの少ない扱いの概念

ネコにやさしい診療は，診療スタッフがネコの身体的，生理的および心理的要求に適応するために発展したが，このストレスの少ない扱いの概念の先駆けはDr. Sophia Yinのような動物擁護者だった[32].この用語は，病院内でのイヌの身体的拘束のみと関係すると理解するのは誤っている．ストレスの少ない扱い

とはイヌの保定だけではない．この用語には力を必要としない指導者の哲学の意味もあり，これは診察室内外で許容できる行動を促進するために，イヌを動機づけするものを理解し，そしてそれを強化することで成立する．ストレスの少ない扱いの基礎は，動物行動学の実用的な知識である．具体的には言語を用いないイヌのサインの解釈法，そして診療に関与する者全員にとって安全で，落ち着いた環境の適切な作り方を理解することである．

ネコは本来は単独で行動するのに対し[33-35]，イヌは自然環境では社会的で社交的な傾向がある[36].社会的に成熟するのに18〜36ヵ月が必要な晩熟の幼犬を育てるため，イヌは広大な家族グループで生活することが多い．十分に成熟しても，イヌは懇願や受け身の服従のようなあどけない行動パターンを示す傾向がある．群れのメンバーの関係には序列的傾向があり，敬意を示す行動よりも毎日のけんかで解決することが多い．ネコと同様，イヌは可能な場合にはけんかによる解決は望んでいない[36].

ヒトはヒトの社会システムとイヌの社会システムの間に，多くの類似点を認めているので，ヒトはイヌを擬人化しがちである．それでもイヌのサインは厳密にはイヌのサインなので，そういうものとして解釈する必要がある．家族が自分達に対して友好的な行動と判断したものが，イヌからすると異なっていることが多い．例えば，抱きしめるというような完全に人間的なしぐさは，イヌにとっては威嚇になることがある[36].

したがって，ストレスの少ない扱いの目的は，動物病院の世界をイヌの眼を通して見るように，再解釈することである．このため，ストレスの少ない扱いは，動物が来院した時点から始めなければならない．イヌは社会性のある動物かも知れないが，病院の環境は新しく，そして潜在的に怖がらせる光景，騒音，そして感覚に満ちた不慣れなテリトリーとみなされる．大多数のネコでは，できるだけ同種および異種の動物と顔を合わせないことが有効なように[37]，イヌも同様である．イヌにやさしい診療では，イヌ専用の待合室を用意するか，あるいは空間が隔離されたスペースを少なくとも1ヵ所は用意すべきである（図9.1).

可能な時には，待ち時間を最短にするため診察は予約制にすべきである．不測の事態で待ち時間が延長した場合，イヌは可能な限りイヌ専用の診察室に移動させるべきである．

大部分の病院は，イヌが診察室に行く途中にある床

図9.1 (a) イヌ専用の待合室. (b) ネコ専用の待合室. 床にイヌまたはネコのイラストが描かれており, 見分けられるようになっている.

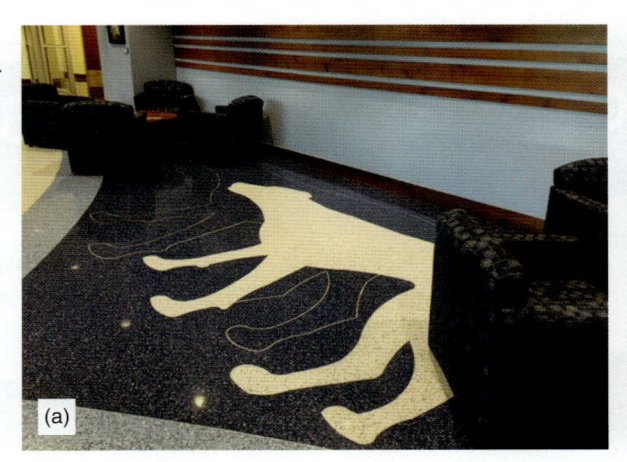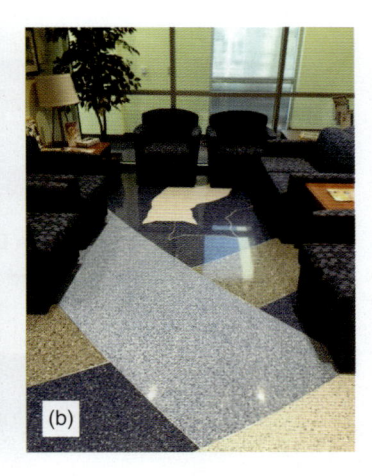

に置かれた薄型の電子体重計の上を歩いてくれることを期待している. このような体重計は, 表面の金属が強く反射し, イヌには冷たく滑るようにも感じるため, ストレスの原因になりえる. 足元の安全のため, 体重計の表面全体に敷くすべらないマットの利用については第1章1.5項を参照.

体重計は配置場所によってもストレスになることがある. 例えば, 体重計は通路の邪魔にならず, そして視界を遮らない隅に押し込まれていることが多い. しかし, その配置は既に怖がっているイヌにとっては, ある意味では後退させられ, さらに隅に押し込まれるため, 脅されているように感じる可能性がある (図9.2a). 好ましい方法は, 床の体重計を撤廃し, その代わりに診察台で体重を測定できるデジタル式プラットフォーム体重計を選ぶことかも知れない (図9.2b).

診察室に廊下に面した窓がある場合, 視覚的刺激を軽減するためにブラインドを設置するのもよい (図1.4 参照).

ネコ専用の診察室と同様, イヌ専用の診察室の外側には, 診察室が使用中の時に表示するためのスライド式の表示板を装備しておくとよい. こうすることで, ブラインドが閉じられた使用中の診察室に, スタッフが気づかずに入ることを防ぎ, 不注意でイヌが廊下に脱走することを防止できる (図1.5参照).

入院が必要な場合, イヌどうしが顔を合わすことを減らすため, 1つ以上のイヌ専用の入院室を利用すべきである. 著者は, イヌの体格によって2つに分けられたイヌ専用の入院室がある施設で働く機会に恵まれたことがある (図9.3). 体格の違いによる緊張および過度なストレスを軽減するために, 小型犬は小型犬の, そして大型犬は大型犬の入院室に収容する.

ネコの場合のように, イヌのケージも互いに向かい合わないようにすべきである (図9.4). 向かい合わせると, 他のイヌを見ることになり, 大きなストレス

図9.2 (a) 部屋の隅の床に設置された薄型体重計. 多くのイヌは, この体重計の上を歩かせても難色を示さないが, 怖がっているイヌでは, 隅に置かれている体重計の位置が恐怖心を増大させることがある. (b) 診察室の診察台と組み合わせたデジタル式プラットフォーム体重計. 床の体重計の上を歩くとストレスが増強するイヌは, 診察台の上に起立させることで体重が測定できる.

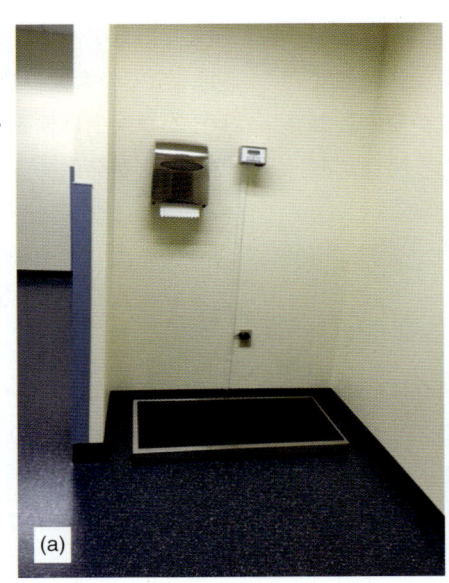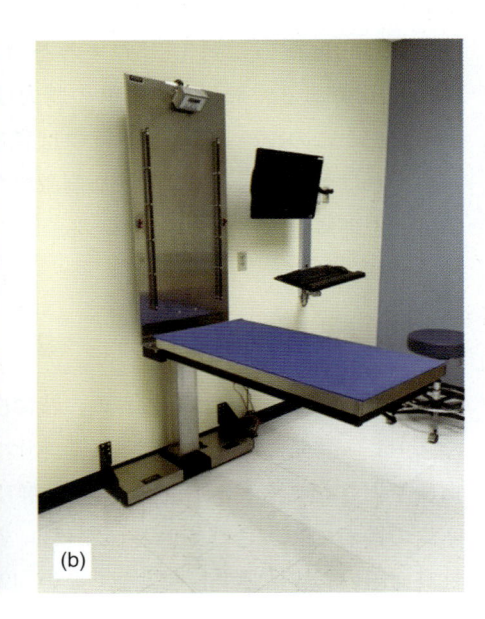

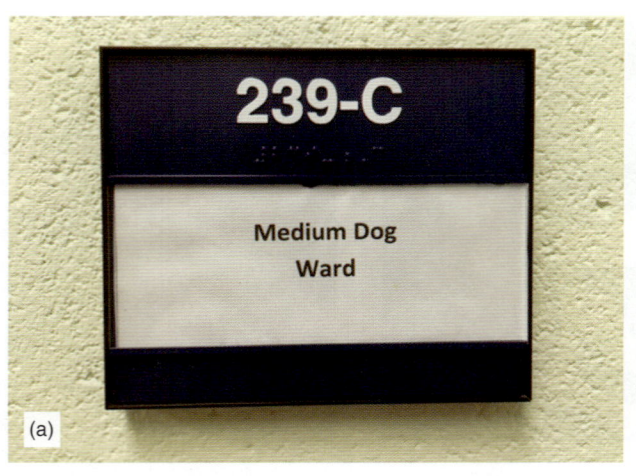 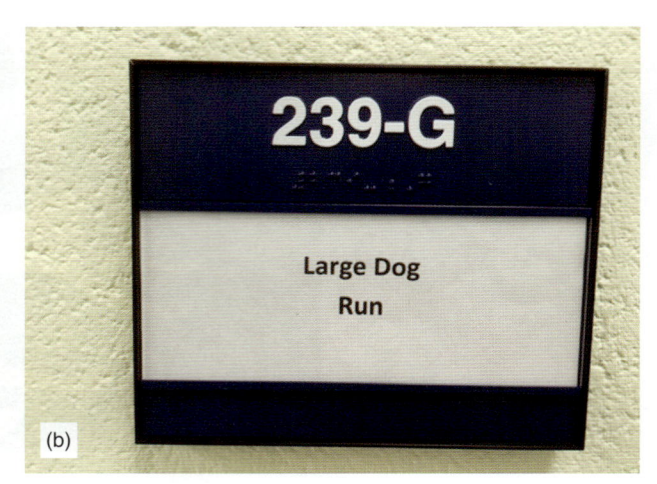

図9.3 (a) 小型から中型犬，そして (b) 大型犬を収容するためのイヌ専用の入院室.

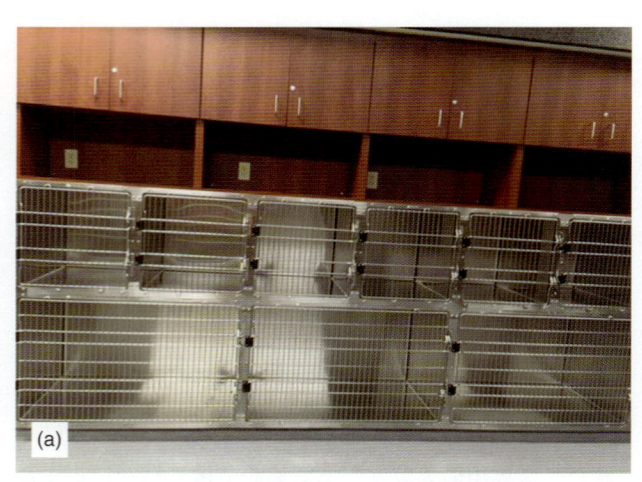 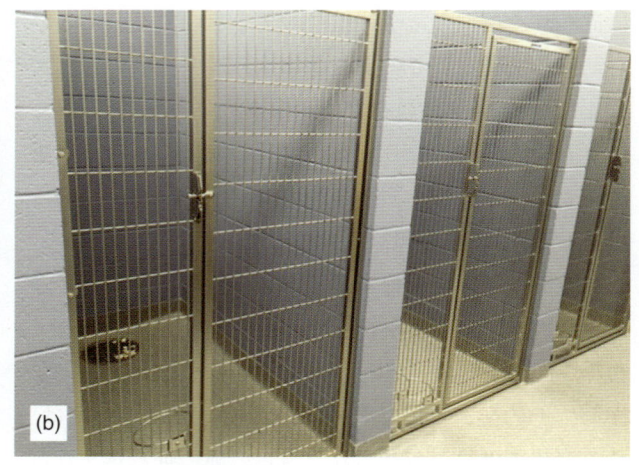

図9.4 (a) 小型から中型のイヌを収容する積み上げ式のケージ．ケージは収容されたイヌどうしが互いを見ないように積み上げられていることに注目．(b) 大型犬を収容するため横に配置されたケージ．このケージは向き合っていないため，イヌが他のイヌを見ることはできない.

の原因となる可能性がある.

　病院内の光および音がいかに有害な刺激なのかについては第1章1.3および1.4項を参照．ネコの可聴域はイヌよりも広い．ネコの聴力は20,000～100,000Hzなのに対し，イヌのそれは15,000～60,000Hzである．それでもイヌの聴力はヒト以上である[36]．このため，診療スタッフは騒音が発生したら，それは動物にとっては不快な刺激になる場合があることを理解し，注意すべきである.

9.3　白衣症候群

　白衣症候群は病院内にあるもの，特に白衣に反応したストレス誘発性の交感神経系の活性化で，一過性高血圧を引き起こす[38-41]．白衣症候群はイヌおよびネコの両者で報告されている[42,43]．ストレス誘発性高血圧の影響は必ずしも少なくない[49]．白衣症候

群を経験した人では，特に心血管系，腎臓および眼の標的器官障害を発現するリスクが高い[44,45,50-52]．イヌでは，腎臓が最も影響を受ける[53]．持続的な高血圧による腎臓のダメージにより尿蛋白が発生し，尿検査で微量アルブミン尿が陽性を示すことがある[52-54]．全ての犬種の中で，ドッグ・レースに出場するグレーハウンドは検査を受けずに高血圧が持続して標的器官障害が発生するリスクが最も高いと思われる．その理由は，グレーハウンドの心血管系が他の犬種と異なり「頑丈」だからである．他の犬種と明らかに異なるグレーハウンドの心血管系の特徴は以下のとおりである.

- 血液の粘性が高い[55].
- 通常の基準値よりもヘマトクリットが高い[55].
- 左心室の筋肉量および容積が多い[56,57].
- 通常の基準値よりも収縮期血圧が高い[55,58].

これらの心血管系の特徴は全てグレーハウンドを
レースに適応させてはいるが，同時にこの犬種で標的
器官障害を多発させている．なぜなら，病院で測定し
たグレーハウンドの安静時血圧は，他の犬種よりも
10 〜 20mmHg 高いことが非常に多いからである[53].
換言すると，この犬種の収縮期血圧は標的器官障害を
予想させる水準に近く，そのためグレーハウンドの血
圧には，有害反応を伴わずに白衣症候群を経験できる
ほど血圧が上昇する余裕はほとんどない[49]．グレー
ハウンドが高血圧になった場合，その大多数で尿検査
でストレスに曝露されたことによる異常所見が認めら
れる．高血圧のグレーハウンドの84%で微量アルブミ
ン尿がみられる[59].

白衣症候群は実際の現象であるため，治療よりも予
防を優先する．予防は，イヌが病院の環境に関連する
負の印象を学習し，強化する前の若齢期に開始すべき
である．獣医師が感染症に対して予防接種を行うよう
に，診療スタッフは恐れに対する予防の重要性を考慮
すべきである．その予防法の一つが病院内での社会化
教室の開催である．それは病院での体験および診療ス
タッフとの交流を，嫌悪や横暴ではなく前向きで双方
向的であるものにすることを目的としている．正の強
化，誉め言葉，そしてご褒美の玩具およびおやつは，
全てイヌが安全でストレスがないと感じることができ
るリラックスした環境を作る[60].

子犬にはスタッフとの交流に加え，見守られながら
診察室を探索する勇気を出させるべきで，そうするこ
とで病院の設備に触れるようになる．強引に侵襲的手
技を受け入れることなく，自ら進んで設備を見たり触
れたりすると，イヌは自由だと感じて恐れは抑制され
る．特に，子犬には問題が生じて来院する前に聴診器
や白衣に触れさせるべきである．このようにすること
で，動物病院の設備はもはや恐れまたは不信感を誘発
しない，ありふれた無害なもの，あるいは何も起こさ
ないものになる[60].

このように思わせるためには，イヌに一度に全ての
設備を「洪水」のように経験させるのではなく，自ら
のペースで設備に触れさせる必要がある．この洪水法
とは，動物の何らかの反応を最終的には消失すること
を期待して，動物の負の反応を惹起する「全か無か」
の刺激を動物に曝露することである．例えば，エレベー
ター恐怖症の人には，エレベーターに恐怖を感じなく
なるまで長期間にわたってその人をエレベーターに閉
じ込めることで，恐怖心を減弱させることを目的に洪

水法が採用される[61].

同様に，イヌが玄関のベルを怖がっている場合でも，
洪水法を実施して，そのベルの音を録音したものを最
大の音量で，間断なく，イヌの有害反応の強度が減弱
するまで何度も繰り返し再生する[61, 62].

洪水法は大きなストレスとなる可能性がある．これ
は恐怖心を増強し，永久に怖がるイヌを作り出すため，
多くの獣医行動学者は既に洪水法を推奨していない．
この代わりに減感作法が好まれている．減感作法は，
徐々に自信を持たせるために，有害刺激にゆっくりと
曝露させる方法で，この方法により恐怖心は減弱する
[61].

減感作法は病院でも実施されることがある．しかし，
時間の制約により，安全で慣れた環境である自宅で開
始し続けることで成功することが多い．例えば，白衣
またはスクラブのような診療衣を自宅に用意し，イヌ
に徐々に曝露する．そのまま放っておくと，イヌは自
発的にそれらの匂いを嗅いだり，前肢でいじることが
ある．イヌが回避行動を示す場合，イヌが近づくよう
におやつを並べると，不信感を取り除けることがあ
る．この方法では，はじめは家族に長い時間を強いる
が，イヌは不慣れな物を自分の環境で既に経験済みで，
そしてご褒美をもらってその物の使用を学んでいるた
め，この初期投資はその後の通院に良い影響をもたら
す[60].

獣医師が新しい子犬には可能な限り早く，多くの検
査に慣れさせることが重要だと力説することが多いの
はこのためである．例えば著者にとっては，新しい
子犬の家族に肢を撫でる，指の間を触る，唇をめく
る，そして耳介を立てるよう依頼することは珍しくな
い．若齢期の恐怖や不信感は成犬になっても続くた
め，獣医師と家族が協力して恐怖心を軽減するために
行うことはどんなことでも正しい方向への一歩になる
[26, 27].

獣医師と家族の両者が最大限に努力しても，白衣症
候群は確実には予防できないことに注意すべきである
[60]．社会性の乏しいイヌまたはトラウマを経験した
イヌは，院内で決して完全に安心できないことがある
[60]．加えて，イヌによっては遺伝により神経質にな
る傾向がある．このようなイヌは，新規の刺激に強い
恐怖心を示して反応する準備をしている．このため，
イヌに内在する恐怖心を克服することは困難な場合が
ある．選択的な交配，イヌの興奮しやすい気質および
反応が把握できる場合，診療スタッフはイヌ毎に遺伝

的病歴を考慮して行動を評価する．イヌの福祉を促進させるために，イヌのストレス要因を予想し事前に対処することは，ストレスの少ない扱いを診療スタッフが取り入れる唯一の方法である．

9.4　匂いの役割

家畜化された動物種のうち，イヌは最も優れた嗅覚を備えている．嗅覚にはこれに割り当てられた表面積が関係している．この面積はヒトでは$500mm^2$なのに対し，イヌでは$7000mm^2$である．加えて，ヒトの嗅覚細胞は2×10^7個だが，イヌのそれは2.8×10^8個である[36].

このためイヌの嗅覚感度は極めて高く，ヒトが感知できる匂いをたとえ1%に希釈しても，イヌは認識できる[63].この嗅覚により，イヌは6週間前についたグラスの指紋を認知できる[64].また，嗅覚のみで双生児を鑑別することもできる[65].ある警察犬の研究では，匂いによる個人識別の成功率は93.3%だった[66].加えて，イヌは匂いが身体のどの部分から発したのかも正確に識別できる[66].

イヌの嗅覚は強力なため，イヌのコミュニケーションにフェロモンが重要な役割を果たしていることは驚くべきことではない[36].個々のイヌおよびそのメッセージに隠された意味によって，匂いのマーキングに糞便，肛門腺の分泌物，尿，膣の分泌物，肉球のメロクリン汗腺，そして指間の皮膚の皮脂腺の分泌物が用いられる[67].

糞便を用いたマーキングは雌よりも雄で一般的だが[68]，肛門腺の分泌物は腸が運動するたびに糞便に付着し，イヌの個別認識に役立つ[36,39].さらに，肛門腺の分泌物はイヌが興奮したり不安になった時にも放出されることがある[36].恐れているイヌにとって，病院で肛門腺の分泌物を絞り出すことは稀でない．この魚のようなやや不快な匂いは，診療スタッフに加え，周囲にいる他のイヌも確実に気づく．

尿を用いたマーキングは糞便によるマーキングよりも多く行われ，特に野放しの雄で行われる[36].この目的はおそらく性的告知，つまり性的状態または受容性を知らせる手段かも知れない．しかし，より一般的にはこの意味は社会的なもので，特定の個体，その社会集団および社会的地位に関する情報の提供である[36,70].約50%の雄犬が13ヵ月齢までに尿を用いたマーキングをし[71,72]，24ヵ月齢までには雄および雌犬の94%が尿を用いたマーキングをする[72].

尿および糞便を用いたマーキングと同時に引っ掻くことがある．しかし，肉球および指間の分泌物も個体識別に役立ち，同じ動物種間のメッセージを伝えている．

膣の分泌物の受容性のメッセージは，未避妊の雌では雄を引きつける時期になると尿によるマーキングよりも重要である[36].

イヌの鼻は身体の様々な部位から発生した多くの匂いを判断するようにできていることは明らかで，匂いの全てに多様なメッセージが込められている．

使役犬は鼻を駆使している．彼らの役割として嗅覚，そして匂いを識別する能力が頼りにされている．このため，狩猟犬または野外探索犬の家族は，診療スタッフに可能な限り経鼻ワクチンを接種しないよう依頼する．このようなワクチンを接種すると，イヌは一時的ではあるが臨床徴候を示すことがあり，最大で6週間嗅覚が低下する場合がある[36].

イヌは嗅覚を通してイヌどうしおよび周囲の状況を敏感に感じるため，彼らはケネルまたは病院環境を，硬直するほどではないにしても混乱させるような嗅覚メッセージが連続する場所と認識する可能性がある．そのような恐れが，逃避または回避行動，無駄吠え，流涎，過度なグルーミング，破壊および／または攻撃的行動を引き起こし，これら全てが不適切な対処メカニズムによるものである[36,73].

獣医師が，恐怖心が根底にあるネコの行動をフェロモンを用いて緩和しようとするのと同様，敏感な嗅覚を考慮するとイヌでも同様の効果を再現できるという仮説が立てられている[74].ネコのフェイシャル・フェロモンはイヌの嗅覚言語ではないため，別の化合物が検討されていた．それがイヌの安寧フェロモン（DAP）である．

DAPは分娩3日後の雌犬の乳房間にある皮脂腺で自然に産生される[75].これには哺乳前後に子犬に安全であることを伝達する役割があると考えられている[76].このフェロモンが合成可能で，成犬の恐怖および分離不安に対処するために使用するというアイデアは，診療スタッフに好意的に受け入れられた．DAPの合成類似物質としてスプレー式および散布式が販売されている．イヌに装着する首輪に浸み込ませたタイプもある．全てのタイプが様々な問題行動を対象に，様々な状況で研究された．DAPはケネル[73,74]，病院[77]，社会化教室[78]，自動車[79]および自宅

環境[80,81]で評価された．花火[82-85]および雷[76]などの様々な騒音に関連した恐怖症に対処するためのDAPの利用も調査されてきた．新しく迎え入れたイヌが，夜間に部屋を汚すことに対するDAPの有効性は証明されていない[86]．

あらゆる環境で全ての恐怖心にDAPが有効かどうかは明らかにされていない．Frankらによる文献のシステマチック・レビューでは，DAPの有効性に関するエビデンスは不足していると結論づけている[87]．しかし，DAPの使用は効果の有無にかかわらず有害ではない．したがって，DAPを採用し，ストレス軽減が期待できる行動修正の手段の一つとして家族に奨励する施設もある．

9.5　事前準備の役割

ネコの診療と同様，イヌも初回の来院が現在およびその後の診察を決定づける．診療スタッフが予め計画を立て，イヌの要求を予想することが重要である．診察室には洗濯が容易な玩具および嗜好性の高いおやつを用意すべきである．イヌが遠慮がちかあるいはおどおどしているものの，食べ物に興味を示すことが判っている場合，家族にイヌを空腹にして来院するよう依頼し，診療スタッフからおやつをより受け入れやすくするとよい．こうすることで，家族とイヌが共に通院がより楽しい経験になるのに役立つ[31]．

9.6　診察室のエチケット：獣医師とイヌの初めての意思疎通のための雰囲気づくり

第1章1.8項で述べたように，獣医界は伝統的に効率を優先してきた．伴侶動物は常に動物の福祉を考慮して扱われてこなかった．診療スタッフの福祉が第1であった[31]．残念ながら，診療スタッフにとって安全で有効なことは，常に動物の福祉になるわけではない．ネコと同様，「問題のあるイヌ」は乱暴に扱われ，乱暴な扱いは恐れ，回避行動および／または恐怖心が根底にある攻撃が続くだけだということは認識されなかった．

ストレスの少ないイヌの取り扱いの基本は，イヌを中心に据えた関係に基づいたケアである．イヌの福祉を個別に考え，診療スタッフはイヌが慣れないうちに頭部から身体診察を行わないようにする[32]．

家族およびイヌが診察室に入ったら，イヌが攻撃的でない限り，家族にリードを外すよう促すとよい．こうすることでイヌに環境に慣れさせる機会を与えるいっぽうで，診療スタッフは家族から病歴を聴取できる．問診中，診療スタッフはイヌの姿勢，呼吸および情動状態に注意することができる．

リードを外して自由になると，獣医師に向かって歩いたり，靴の匂いを嗅いだり，あるいは獣医師の脇を鼻先で軽くつつくイヌもいる．ある意味では，イヌは診療スタッフにざっと調べる機会を与え，接近することを獣医師が「了解」するのかどうかをそれとなく探ろうとしているのである．

家族のそばを離れたがらないイヌもいる．さらに，診察室の隅に隠れたり，あるいは診察室の椅子または家族の足の下にできるだけ丸くなるイヌもいる．そのようなイヌには，脅すような態度で近づかないことが最良である．診療スタッフはイヌが見上げるように立つことは避けたほうがよい．イヌに近づく時は，獣医師は身体を動物と同じ高さまで低くすべきである[88]．

家族の許可のもと，良好な関係を作るために，診療スタッフがイヌにおやつをぽいと投げて与えることは有効かも知れない．イヌは「幸せそうな」声で，機嫌よく歓迎するはずである．イヌが尾を振って反応したら，獣医師はイヌに直接掌からおやつを与えることができる[88]．

イヌが診察室に慣れるまでは，直視することも避けるべきである．特に不慣れな環境にいるイヌにとって，直視は威嚇になる．その代わりに，イヌを慣れさせるために，初めのうちは目を背けたほうがよい[88]．

獣医師は自分のボディー・ランゲージを常に把握しているべきで，素早い手の動き，特にイヌの顔の前に届く手の動きはやめるべきである[88]．手はゆっくり静かに動かす．ネコの診察でよく言われているように，「急がば回れ」でなければならない[33]．

イヌが診察室の椅子の下に丸まったまま，あるいは隅に縮こまったままの場合，その隠れ場所からできるだけ引っ張り出さないことが重要である．これはネコの診療時にキャリーから診察台の上に「ドサッと出す」ことと同じである．イヌを強制的に隠れ場所から出す行為は，その状況を制御する感覚を奪い去り，次に防御的攻撃を引き起こすことがある．

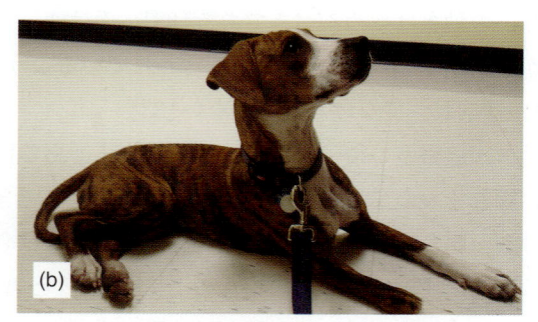

図9.5 「遊びのおじぎ」を示している柴.
[写真提供] Alan Fink Fine Art.

9.7 ボディー・ランゲージの認識

　診療スタッフは自分のボディー・ランゲージおよびそれがイヌに与える潜在的な影響を認識すべきで，イヌに接近して扱う前に，イヌの非言語的サインを読み取ることが重要である[31].

　視覚的には，イヌは身体の姿勢，被毛,尾の位置,眼,耳および口を使ってイヌどうし，そして他の動物種とコミュニケーションしている．これらのサインは，短距離で迅速にメッセージを伝達するために使用されている．対照的に，嗅覚は一般的に長時間持続するメッセージの伝達に使われ，そして吠えることは長距離の伝達の役割を果たしている[36].

　姿勢によるコミュニケーションは犬種によって違いがあるが[36]，診療スタッフが確実に認識できる共通点がある．

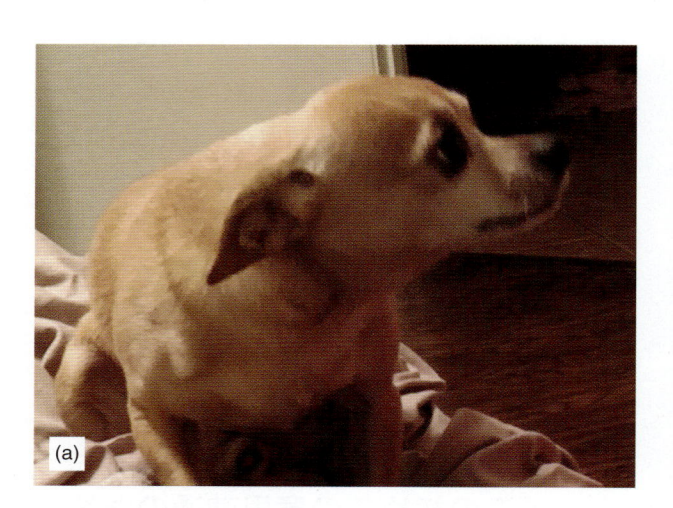

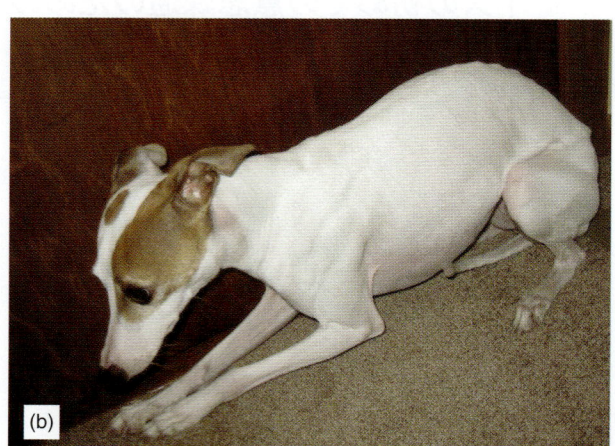

図9.6 (a) 意識清明でリラックスして座っているイヌ．イヌは家族からの指示を待っている．(b) 意識清明で、今のところリラックスしている病院内のイヌ．イヌは横たわりながら診療スタッフに注目している．[写真提供] (a) Sarah Ciamello. (b) Analucia P. Aliaga.

図9.7 (a) 怖がっているチワワ．かがんで恐れているものから後ずさりを始め，頭部および頸部をわずかに下げていることに注目．(b) 恐怖心が強いイヌ．頭部および頸部は背中と平行で，尾を丸め込んでいることに注目．イヌは腹部腹側を地面に付着させ，可能な限り壁に身体を押し付けている．視線もそらしている．[写真提供] (a) Lydia T. McDaniel. (b) Danna Kedrowski.

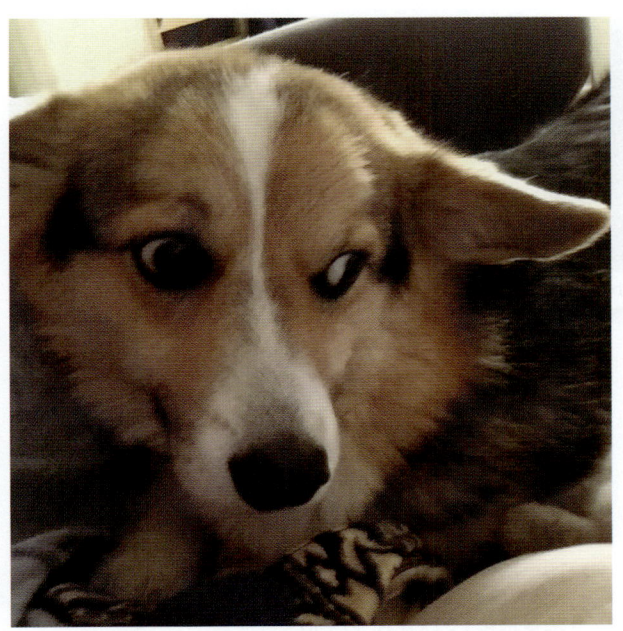

図9.8 両側の強膜を目立たせることで不安感を表現しているイヌ．自信がないことを示唆する典型的な「飛行機の主翼のような耳」の状態に注目．
[写真提供] Cora R. Zenko.

恐れているイヌは現在の状況または環境に対する不安感を伝えるために，姿勢の明らかな変化を示す．恐れているイヌは自分の体重を後方へ移動させ，恐れている物または人から離れて全身をかがめる（図9.7a）．恐怖心が増強するにつれて，イヌは頭部および頸部を背中と平行になるまですくめ，腹部を地面に付け，尾を腹部後方の下へ丸め込み，その状況から逃げ出そうとする（図9.7b）[36, 88]．

イヌが恐怖心を抱いた時の微妙な徴候はあくび，唇を舐めるおよび／または肉球の過度の発汗である[88]．臆病または気まぐれなイヌは，強膜を著しく露出することもある（図9.8）．

対照的に，自己主張が強いまたは敵対心を持っているイヌは，前躯をかがめる（図9.9）[36]．敵対心が強いイヌは，旋回しようと決めた方向にすぐに方向を転換できるよう後肢を広げることもある[36]．

周囲の環境に反応しているイヌは，被毛を逆立てることもある（図9.10）．敵対心の強いイヌに加え，恐れているイヌの被毛も逆立つことに注意すべきである．怖がっているイヌは，肩および臀部の被毛を，二峰性に逆立てる傾向があるのに対し，敵対心が強いイヌは背中全体の被毛を逆立てることが多い[36]．

身体の前方を低くして後躯を高くして起立し，肢を出し，そして尾を振っているイヌ，特に若いイヌは「遊びのおじぎ」のサインをしている．このようなイヌは遊びたいのである（図9.5）．

意識清明でリラックスしているイヌは起立しているか，座っているか，あるいは横になっている．これは姿勢に関係なく，敵対反応または恐怖心はなく，置かれている環境に興味があり，楽しんでいるイヌである．被毛は覚醒時ほど立っていない．尾はしまい込まずに振っているか，あるいは力が抜けている（図9.6）．

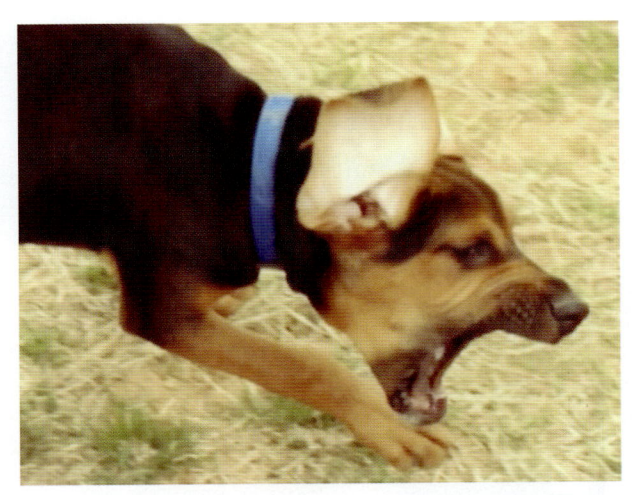

図9.9 明確な敵対心を表現しているこのイヌは，興味のある物体または人に対して前かがみの姿勢をとっている．
[写真提供] Lauren A. Beren.

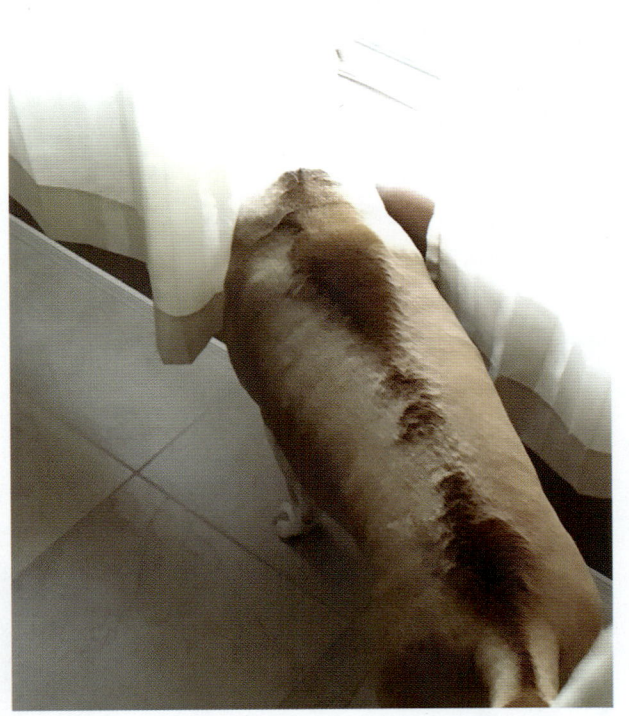

図9.10 窓の外を見て刺激され，被毛が立っているイヌ．頭部はカーテンで隠れている．二峰性に立った被毛に注目．
[写真提供] Kiefer Hazard.

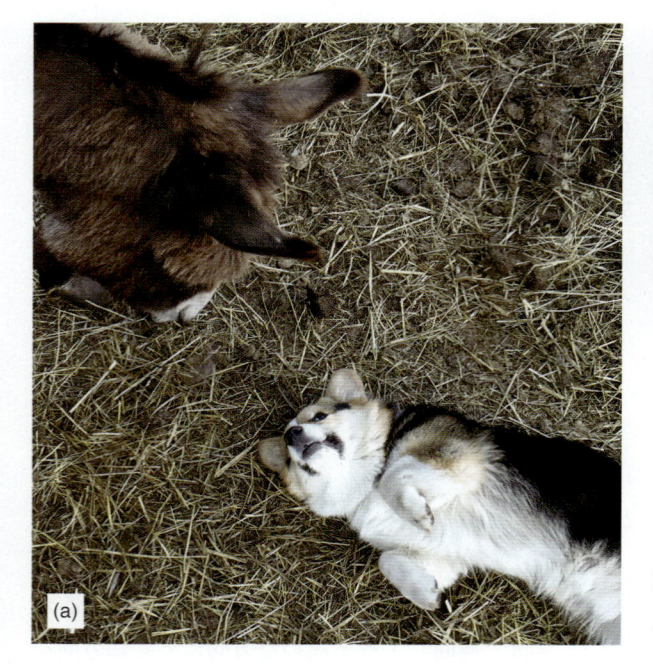

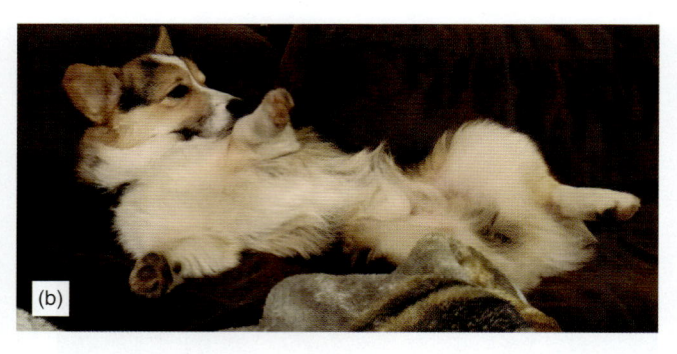

図9.11　(a) 腹部腹側を露出しているイヌ．(b) (a)と同じイヌ．自宅では，腹部腹側を露出するほどリラックスして，心地よくしている．[写真提供] Cora R. Zenko.

　四肢を全て屈曲させ，尾を丸めて腹部を露出しているイヌは，服従を伝えている（図9.11a）．このようなイヌは恐怖心または不安感を示すため，排尿または流涎がみられる．この行動は幼形成熟的および本能的なものである．子犬は同じ群れの成犬に対してこのような行動を日常的に示す．成犬は子犬の頸部を押さえることによって，子犬に服従の姿勢を要求していると思われる [36]．

　腹部を露出している全てのイヌが恐怖心を抱いているわけではない．単に安心しているイヌや信頼を伝えているイヌもいる．このようなイヌは攻撃されやすい身体の部分への接近に無関心である（図9.11b）．

　新卒の獣医師は，腹部を露出している原因が恐怖心なのか，あるいは快適で満足し安心しているためなのかの鑑別は難しいと考えることがある．このような状況では，獣医師は眼，耳，口および尾のような目に見えるサインと動物の姿勢によるコミュニケーションの評価を組み合わせる必要がある．

　それぞれのイヌの行動的評価を補助するため，アイ・コンタクトをする・しないを評価することがある．怖がっているイヌは視線をそらす傾向がある（図9.12a）．このようなイヌは診察室の様々な物に頻繁に視線を送ることがある．恐怖心が極めて強くなると，イヌは眼瞼裂を狭くして，眼をほとんど閉じたままになることもある [36, 88]．対照的に，落ち着いて人を信用しているイヌ，あるいは攻撃的なイヌは直接視線を合わせようとする [36]（図9.12b）．

　もし，周囲の照明が適切で，これが関与していなければ，瞳孔の大きさもイヌの根底にある感情を正確に反映する．怖がっているイヌは，生体の交感神経系の「闘争か逃走かの反応」の活性化により散瞳する（図9.13a）．これは興奮していないイヌの瞳孔と対照的である（図9.13b）．

　縮瞳するとより瞳孔が楕円またはスリット状になるネコと比べると，イヌでは瞳孔の拡大の有無にかかわらず，円形を示すことが多い．

　イヌは耳の姿勢も使って視覚的にコミュニケーションするが，イヌの耳の姿勢は犬種によって大きく異なる．一般的には，意識清明なイヌでは耳の形状は左右対称であることが多く，耳を直立させ，かつ耳を刺激

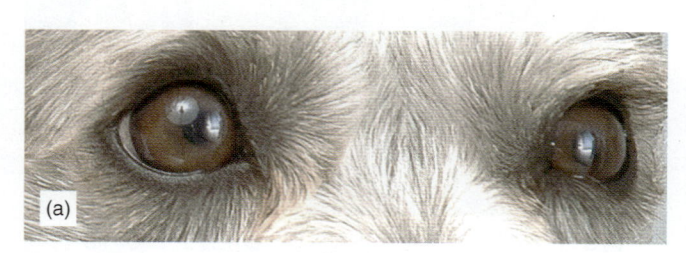

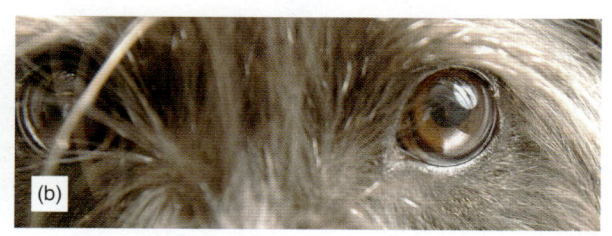

図9.12　(a) 臆病なイヌが視線をそらしていることに注目．(b) 人を信頼しているイヌが直視している視線に注目．[写真提供] Midwestern University, Media Resources Department.

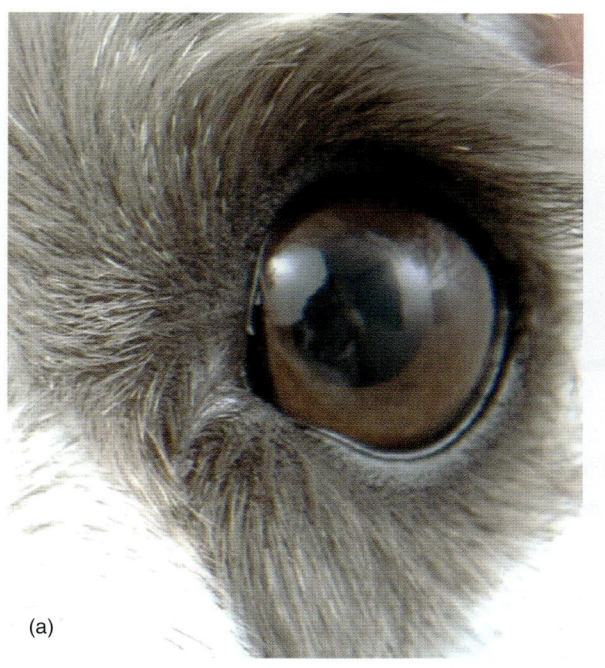
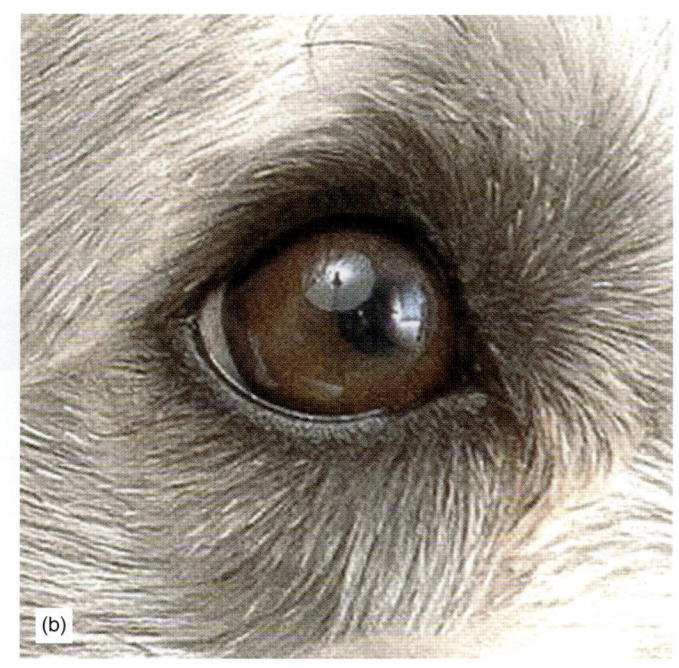

図9.13 (a) 臆病なイヌの両側性の散瞳. (b) 興奮していないイヌの瞳孔の正常な大きさ.
[写真提供] Midwestern University, Media Resources Department.

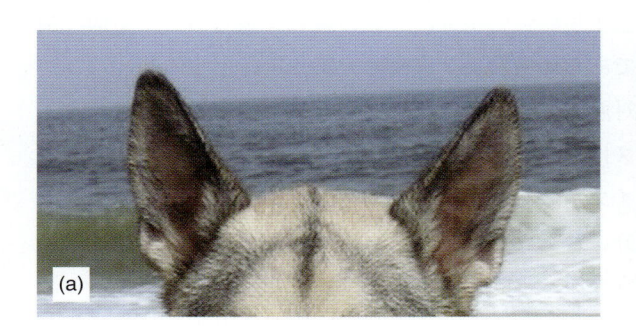
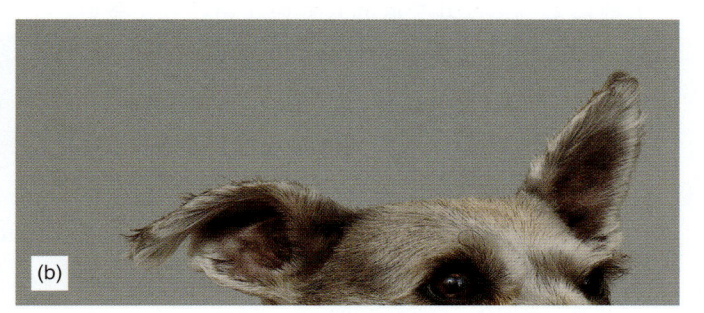

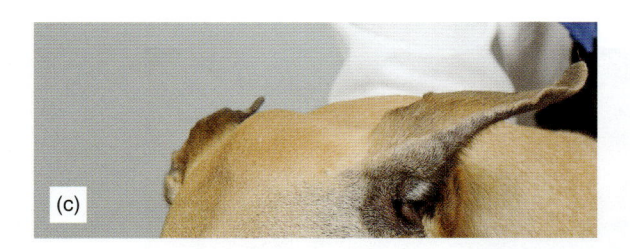

図9.14 (a) このイヌの直立した耳は注意を払っていることを示唆している. Rachel Beard, DVM を偲んで. (b) このイヌは耳を別々の方向に向けている. このイヌは自信がなく困惑し, あるいは視線を向けることなく, 右側で起こっていることを察知しようとしている. (c) このイヌは耳を後方に押し付けている. これは獣医師に脅されていると感じている「警戒信号」である. [写真提供] Midwestern University, Media Resources Department.

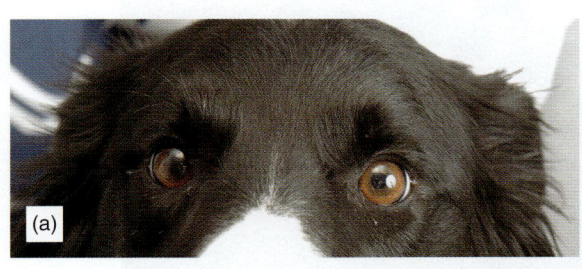
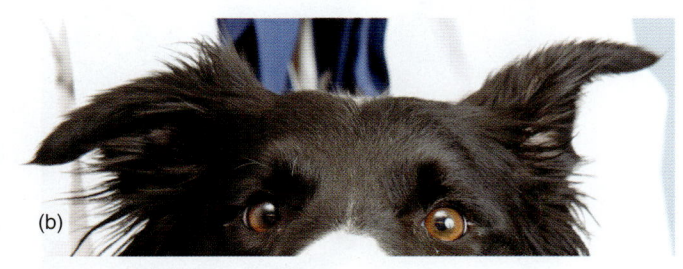

図9.15 ボーダー・コリーの (a) 正常で自然な耳の位置, そして (b) 意識清明な耳の位置.
[写真提供] Midwestern University, Media Resources Department.

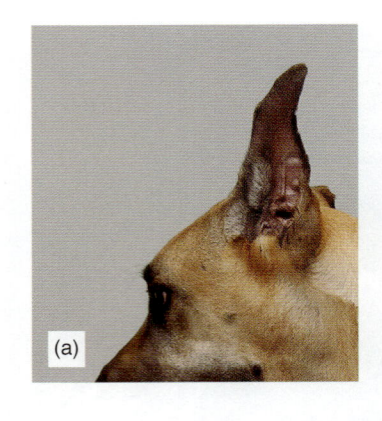
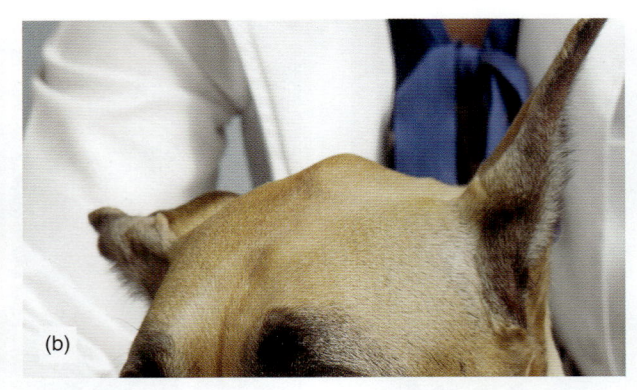

の方向に向ける（図9.14a）. 周囲に確信がない, あるいは意識が高まっていることを示すイヌでは, 耳は左右不対称になる傾向があり, 一側または両側の耳を回転させ, 耳介内側を横方向に向ける（図9.14b）. 耳を対称性に平坦にし, 耳介を頭頂部に対して倒した状態は, 防御を示している. イヌは警戒して, そして自己防衛の方法として攻撃的なけんかを強いられていると感じていることがある（図9.14c）[36].

　犬種によっては耳を直立していないことが多い [36]. 例えばボーダー・コリーの耳は, 頭部に対して平坦に寝かせているのが正常である（図9.15a）. この平坦な状態の耳は, 図9.14cに示しているものとは全く異なるメッセージを伝えている. 図9.15aのボーダー・コリーは何も警戒していない. 単に周囲の環境を意識し, その状況に対して偏見を持っていない. 周囲の環境に興味を持つと, ボーダー・コリーの耳は, 通常の位置から半分ほど起立させるように位置が変化することが多い（図9.15b）.

　グレート・デンのような一部の犬種では, 耳の端が切られたようになっており, 正面および側面は特徴的で独特な形状である（図9.16）.

　コミュニケーションに眼および耳を使うことに加えて, イヌは口腔, 特に歯も利用する. 自信に満ち, 自己主張の強いイヌは下顎の輪郭を張り出し, 吻側の歯である切歯および犬歯の大部分を露出する（図9.17a）. 対照的に, 十分に攻撃的になっていると判断されるイヌは, 攻撃する・しないで葛藤している. このようなイヌは敵対する衝突を回避したがっているが, もし十分に脅されたと感じたら攻撃すると思われる. このようなイヌは吻側の歯に加え, 尾側の歯も露出する（図

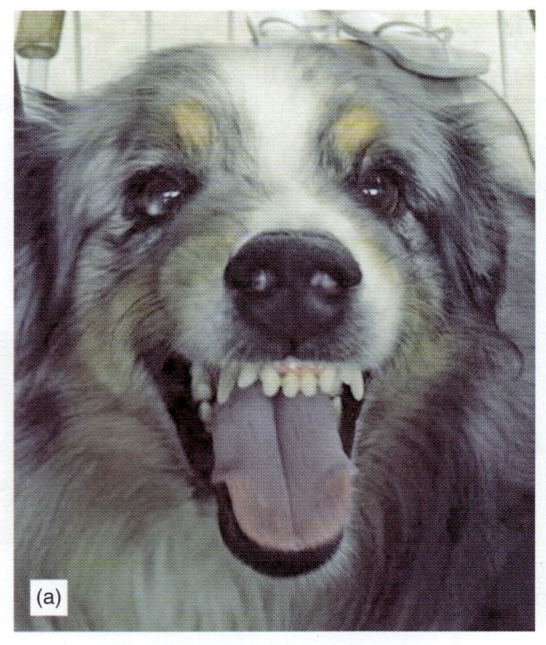
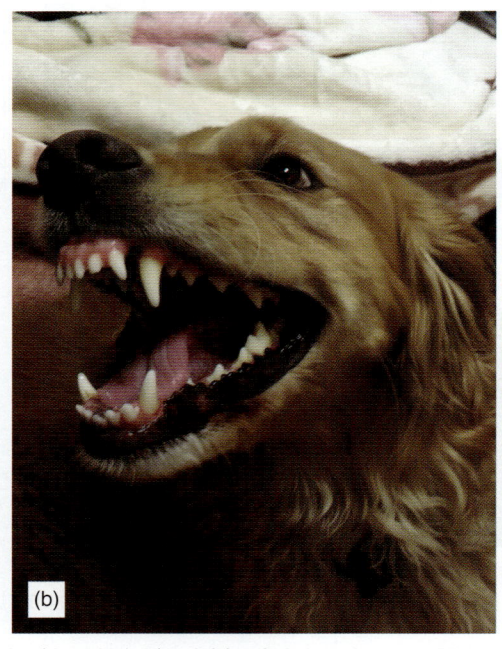

図9.17 (a) 自信があり自己主張の強いイヌ. うなりながらほとんどの吻側の歯をむき出し, 口唇を巻き上げている様子に注目. (b) このイヌは戦闘状態にある. 大臼歯を含めて口腔を完全に露出し, 頸部を相手に見えるようにし, 微妙に後方へ反り返りながら頭部をわずかに上げている. [写真提供] (a) Stephani Ruppert. (b) Kaylee and Christiana Otterson, Midwestern University.

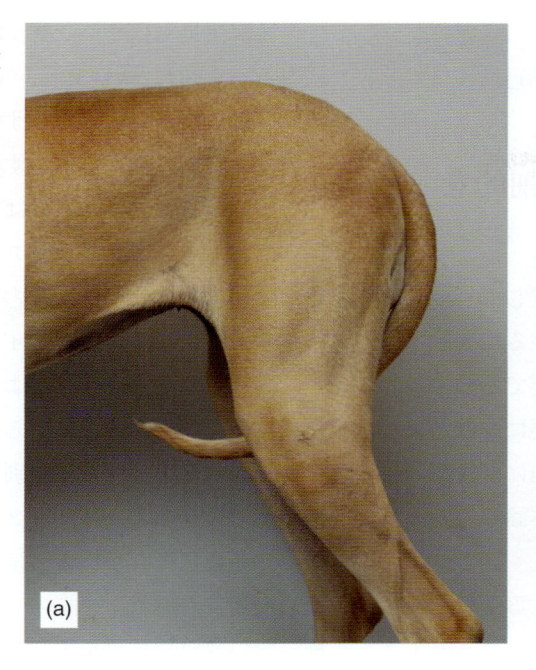
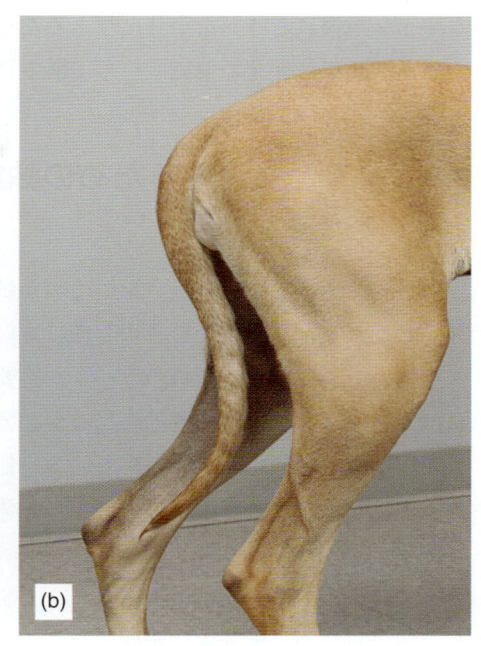

図9.18 （a）このイヌは尾を巻き込んでおり，現在の状況に信頼および安心できていないことを示している．（b）このイヌの自然な尾の状態に注目．意識清明で今のところはリラックスしている．
[写真提供] Midwestern University, Media Resources Department.

9.17b）．さらに，頸部腹側を露出し，後方にわずかに傾け高く挙上した頭部によって視界は部分的に遮られる[36]．

尾の状態もイヌが視覚的にコミュニケーションするもう一つの方法だが，耳と同じようにイヌの尾の状態も犬種によって大きく異なる．一般に，尾を振っている場合はイヌの良好な心理状態を示している．交流することを喜び，そして熱望している．反対に，尾を巻き込んでいる場合は，通常状態と比べて信頼の欠如や不信感を示している（図9.18）[36]．

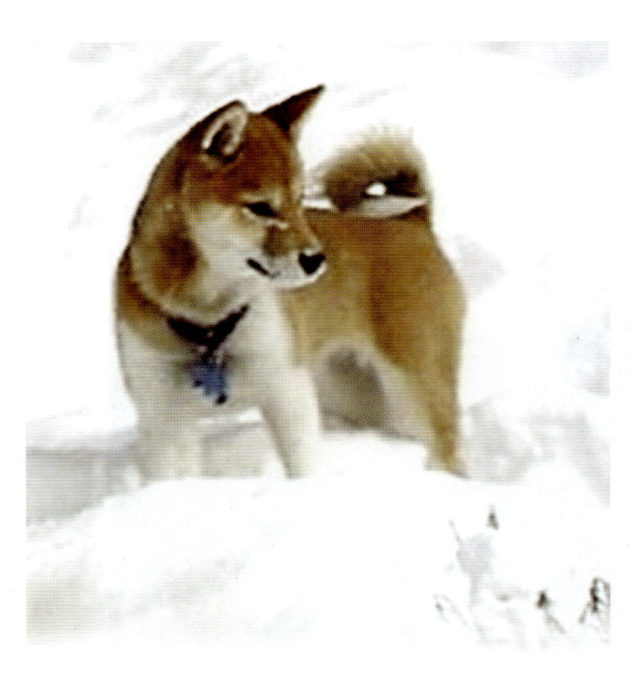

図9.19 柴に特有の巻いている尾．
[写真提供] Alan Fink Fine Art.

耳と同様，特定の犬種では診療スタッフは正常と理解すべき，珍しく独特な形状の尾がみられる．例えば柴の尾は，臀部の上で常に巻いた状態である（図9.19）．このような犬種では，尾の状態だけで気性を評価するのは困難であり，他の特徴からサインを読み取らなければならない．

姿勢，被毛，眼，耳，口および尾の状態は，イヌが周囲の環境をどう考えているかを基本的に示しており，そしてこれらの状態はイヌがどのように反応する可能性が高いかを明らかにしてくれる[36]．ボディー・ランゲージから攻撃的な傾向を認識できるということは重要である．認識できれば，獣医師はイヌに対する接近法を調節できる．目標は，その後の通院の診察を悪化させる全力的な攻撃にエスカレートさせないことである[31]．

時間が制約される臨床現場では，怖がっているイヌの管理には時間がかかり，苛立たせるので，忍耐を忘れて腕力で対処してしまいがちである．この行為は，このようなイヌに「難しいイヌ」，または単に「悪いイヌ」というレッテルを貼るのと同じである．しかし，臨床現場でイヌが攻撃的傾向を示す根底にある主な原因は恐怖心であることを理解することは重要である．診療スタッフがこの恐怖心に対して対策を講じない限り，恐怖心はさらに増強し，その後に来院しても診療は非常に困難になる[31]．

恐怖心を軽減するためには，やさしく静かに声をかけてみる，おやつを与える，威嚇を直接伝えないように獣医師自身のボディー・ランゲージを修正する，そ

してイヌが慣れる時間を十分に与えるなどの無理のない試みを状況に併せて実施すべきである[31].

9.8 イヌと交流するための独創的な接近法

ストレスが少ない取り扱いをいくつか試しても，イヌが診療スタッフの安全を脅かし続けている場合，イヌを扱えるようにするためのツールが必要である．時には，診療スタッフの独創的な思考が必要になる．家族がいなければ扱いやすいイヌもいる．他には診察台の上ではなく，獣医師の膝の上でなら身体診察を好んで許容するイヌもいる[31].

イヌによっては，攻撃にエスカレートする過剰刺激を予防するため，検査中に定期的な休憩を入れるとよい[31]．明るい雰囲気で終えるために，実施すべき処置を前もって決めておくと良いイヌもいる．例えば，ワクチン接種のためにイヌを捕まえることが大変でも，イヌが最終的には正の強化でワクチン接種を受け入れた場合には，次に爪切りに進むことは良識的ではない．イヌの我慢の限界を押し上げるよりも，成功裏に終了したほうがより良いからである．爪切りは次回の診察時に試みればよい．

実施すべき処置を事前に決めるためには，獣医師と家族とが処置の優先順位に関する自由な話し合いが必要である．診療に関与するメンバーにとって優先順位の高い処置を最初に実施すべきだと思われる．他の処置は，イヌが直面するストレスを制限するため，必要に応じて別の日に順次行う．

イヌが本当に手に負えない場合，時として検査日を変更する必要が生じることがある．イヌを乱暴に扱う

ことは解決策ではない．解決策は，後日の異なる状況になるかも知れない[31]．イヌによっては，次の診療予約の前に抗不安薬を投与すると有効である[31].

特定の時刻に診察を予約する必要があることがある[31]．例えば著者の経験では，過剰刺激を受けやすい傾向にあるイヌは，ストレスがかかった他のイヌが発した匂いによるサインが院内に充満する前，つまりその日の最初に予約すると，イヌは問題なく診療を受けられることが多い．イヌによっては待合室の利用を完全に控えたり，別の入口から病院に入ることも有効である．これらの代わりに，別の場所，例えば処置室や備品室で検査をすれば，イヌはより従順になることもある．非常に稀だが，著者は駐車場の片隅でイヌを検査したことがある！ このような状況では，検査の実施場所の変更は結果を著しく改善し，イヌは家族が同席すれば包括的な身体診察を受け入れる[31].

病院ではひどく脅えるイヌでは，家族に自宅で獣医師の診察を受けるよう提案することも適切な場合がある．家族はこのような提案をされた理由，そして家族に獣医師が本当に動物の福祉を考えていることを理解してもらうことは重要である．このような難しいイヌについて家族と率直に，そして正直に話し合いを続けることは，誤解を防ぐ上で重要である．通常，獣医師も家族もイヌの要求を最優先させた決断に賛成するはずである．

9.9 イヌを扱うための他のツール

診療スタッフが最善な方法を尽くしても手に負えないイヌを，より安全に扱うため市販されている製品を使わないと，スタッフまたは家族が負傷することがあ

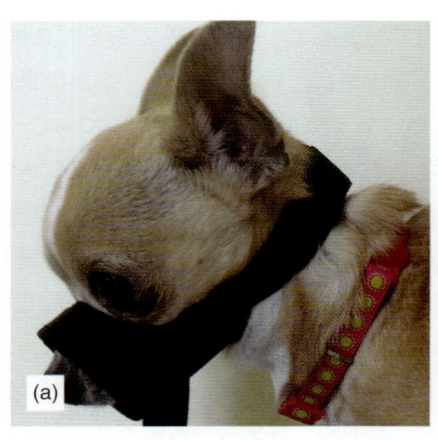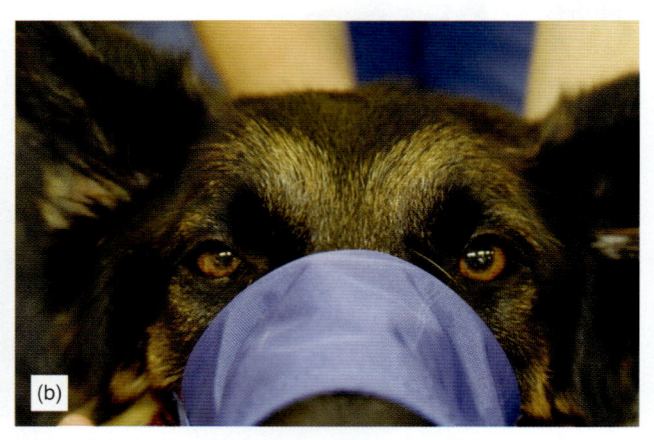

図9.20 (a) ナイロン製の口輪を装着したチワワ． (b) ナイロン製の口輪を装着した大型犬．
[写真提供] (a) Jule Schweighoefer. (b) Elizabeth Robbins, DVM.

る．このようなイヌには，スタッフ，家族およびイヌを保護するために，タオル法または口輪が必要な場合がある[31]．タオル法は，第1章1.10項で述べた「ネコのブリトー法」に類似した方法である．しかし，「ネコのブリトー法」でネコをくるんだようにイヌの身体全体をくるむのではなく，タオルでイヌの頭頸部と獣医師の間にバリアを作り，イヌを制御する．

著者は小型から中型のイヌに「タオル法」を実施することを好むが，特に扱いに抵抗したり咬みつこうとする短頭種で行っている．ハンドタオルよりもバスタオルの方がプール・ヌードル[1]のように巻くことができる．巻いたタオルの両端を保定者の同側の手で掴む．つまり，巻いたタオルの左側を保定者の左手で，そしてタオルの右側を保定者の右手で把持する．巻いたタオルがU字型にたるむように，保定者の手は十分に離す．イヌが起立した状態で，タオルのU字型の間にイヌの頭部が入るように固定する．このとき，タオルの

---

1 プールに浮かんで遊ぶ時に使うチューブ状の浮き輪のようなもの．

両端はねじっておく．こうするとイヌは身を引くことができなくなる．

診療スタッフが負傷するのを防ぐために口輪を使用する必要が生じることは多い．ネコの口輪と同様，イヌにもいくつかの選択肢がある．大部分の病院が用意しているのは，ナイロン製または革製の口輪である．イヌの口をしっかりと閉じるために，様々な大きさおよび機能のものがある（図9.20）[31]．

口輪で懸念されるのは，イヌがパンティングできなくなることである．口をしっかりと閉じたままにする方法ではパンティングできず，怖がっているイヌの大部分で呼吸数が増加する．イヌのパンティングを抑制すると，実際にはストレスが増強する．擬人化して考えると，十分な量の空気を吸えないと感じ，この状況を是正しようとしてさらにもがくかも知れない[31]．

バスケット状の口輪はパンティングを妨げないので，ナイロン製および革製のものよりも好まれる．これによりイヌは普通に飲水でき，例えば検査または診察の合間にケージ内で装着したままでも安全である．

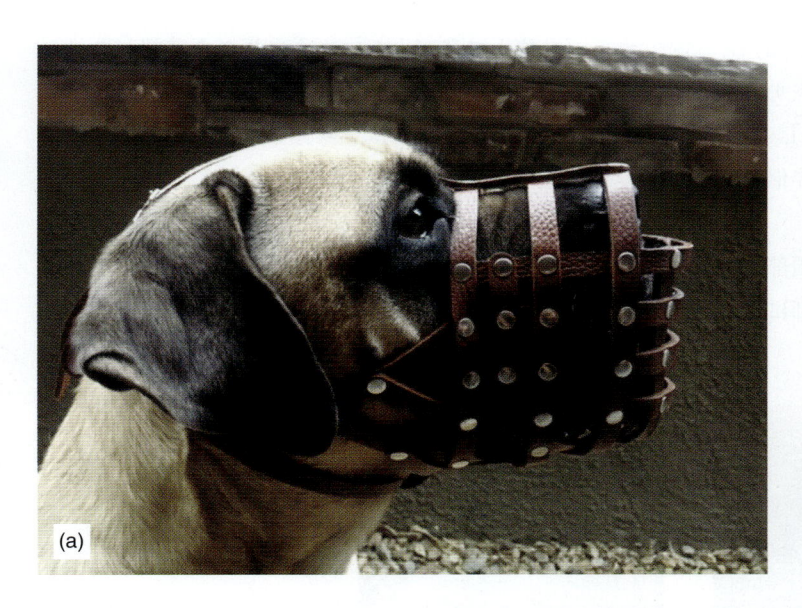

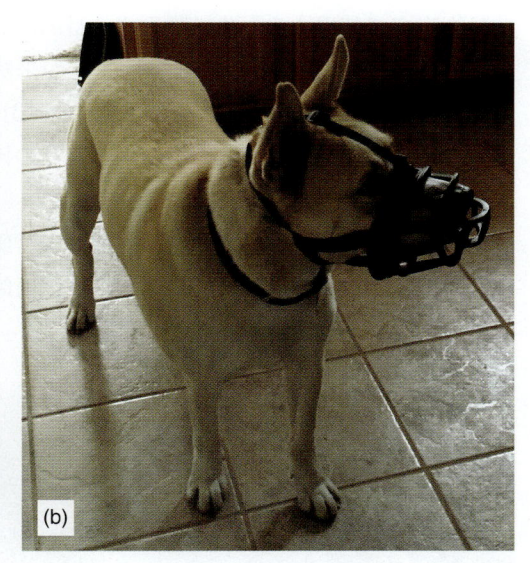

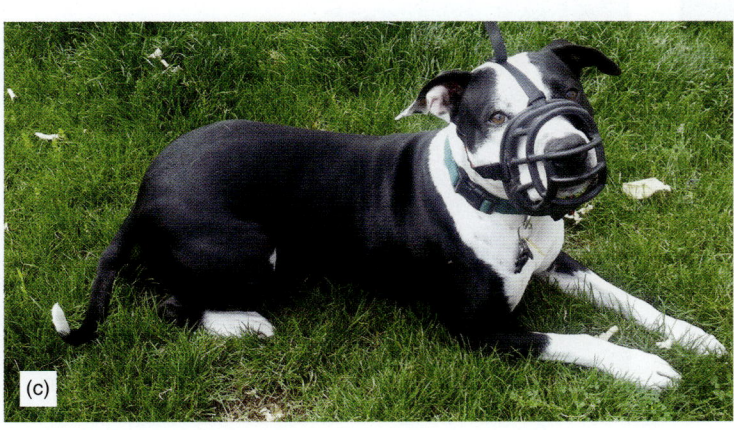

図9.21　(a) バスケット状の口輪を装着した超大型犬の側面像．(b) バスケット状の口輪を装着した大型犬．(c) バスケット状の口輪の代替型．[写真提供] (a) Miranda Frolich. (b) Kyley Olson. (c)Danielle N. Cucuzella.

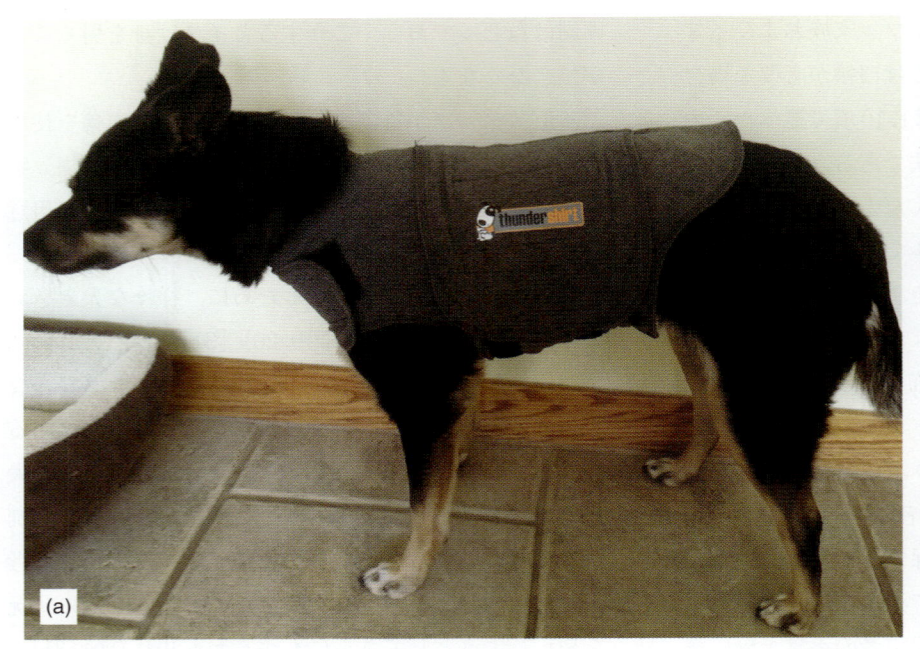
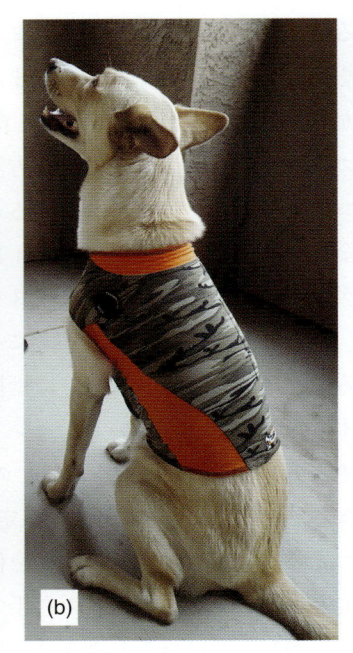

図9.22 (a) サンダーシャツ® を着たイヌの側面像. (b) ボディー・ラップを着たイヌの別方向からの写真. [写真提供] (a) Jule Schweighoefer. (b) Sarah Ciamello.

様々な犬種のマズルの様々な形状および大きさに合うように, 様々なタイプが販売されている (図9.21) [31].

図9.21 で明らかなように, 家族がバスケット状の口輪を自宅で使用するために購入する目的は2つある. 1つは, 病院で攻撃的になるイヌの家族が来院する前にイヌがこれを装着することに慣れるため [31], そして他のイヌに攻撃的なイヌの家族が, 自分の伴侶動物と室外でも楽しむためである.

口輪以外の方法として, イヌの顔面および頭部から離れた部位を検査する場合, イヌの口が獣医師に届か

ないようにするためにエリザベス・カラーを装着することがある (ネコにエリザベス・カラーを使用している様子については図1.29参照). この場合, エリザベス・カラーを越えて鼻が出ないように長さを確認しなければならない.

怖がっているイヌには, 身体をくるむのと同様に体幹を圧迫するサンダーシャツ® のような身体を覆うもの (ボディー・ラップ) を着せるのも良い場合がある (図9.22). 体幹部を均一に圧迫すると, 不安が軽減すると信じられている [89-91].

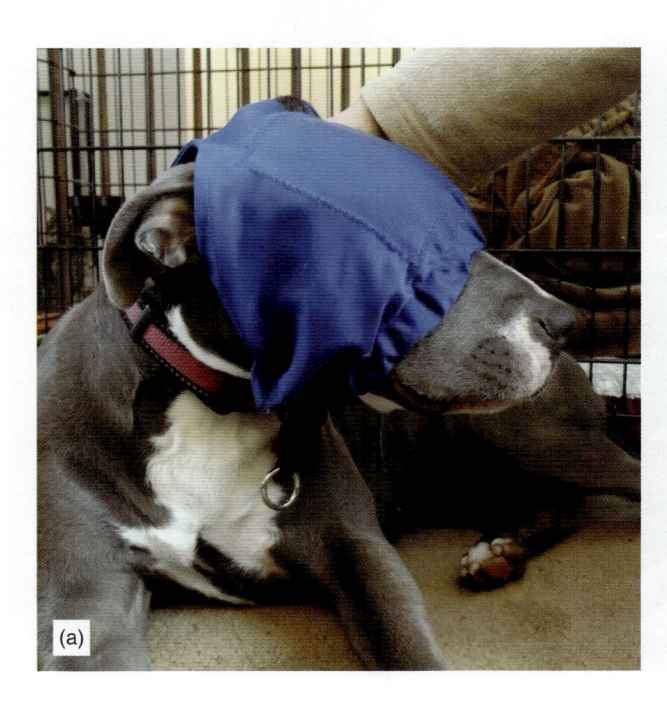
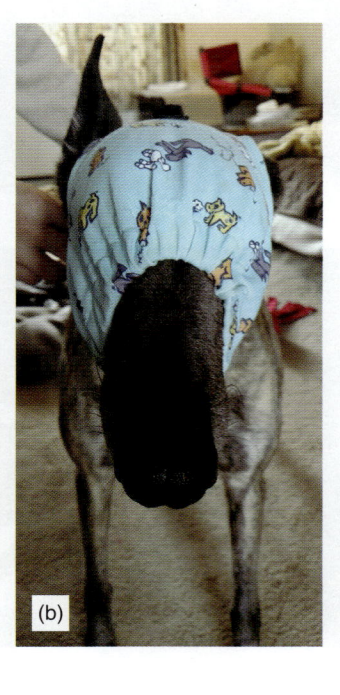

図9.23 (a) カーミング・キャップを装着したイヌの側面像. (b) カーミング・キャップを装着したイヌの正面像. [写真提供] Leni Kaplan, MS, DVM.

ボディー・ラップに加えて，カーミング・キャップのような視覚的刺激を軽減するフェイス・ラップもある（図9.23）．イヌは布を介して外部を見るため，視界からの過剰刺激は軽減する．この種のキャップは，爪切りおよび採血のような視覚刺激を引き起こす可能性が高い処置に有効である [31]．

第1章で述べたように，イヌのストレスを最小限にし，診療スタッフの安全性を向上させるために化学的拘束が適切なこともある．作用時間が短い薬剤の筋肉内投与が好まれているのは，即効性であるため，作用発現が迅速で，怒りやすいイヌへの投与が容易で，身体診察または診断処置が完了する頃には作用が消失す

るからである．処方したり投与される薬剤と同様，鎮静剤の使用プロトコルは年齢，健康状態，基礎疾患，そして鎮静が必要な時間をもとにイヌ毎に調整すべきである．過去に全く検査を受けたことがないネコおよび触られることが耐えられないイヌでは，それら全てを予測することは困難である．しかし，リスクと有用性のバランスを検討するのは，担当獣医師の責任である．「家族との関係を中心に据えた医療」の重要な要素の一つである家族の意思決定を手助けするために，鎮静剤の使用については十分に話し合うべきである [31, 92]．

参考文献

1 Coe, J.B., Young, I., Lambert, K. *et al.* (2014) A scoping review of published research on the relinquishment of companion animals. *Journal of Applied Animal Welfare Science: JAAWS*, **17** (3), 253–273.

2 Case, L. (2008) Perspectives on domestication: the history of our relationship with man's best friend. *Journal of Animal Science*, **86** (11), 3245–3251.

3 Hines, L.M. (2003) Historical perspectives on the human–animal bond. *American Behavioral Scientist*, **47** (1), 7–15.

4 Barker, S.B. and Wolen, A.R. (2008) The benefits of human–companion animal interaction: a review. *Journal of Veterinary Medical Education*, **35** (4), 487–495.

5 Wells, D.L. (2009) The effects of animals on human health and well-being. *Journal of Social Issues*, **65** (3), 523–543.

6 Seibert, L.M. and Landsberg, G.M. (2008) Diagnosis and management of patients presenting with behavior problems. *Veterinary Clinics of North America: Small Animal Practice*, **38** (5), 937–950, v.

7 Houpt, K.A., Honig, S.U., and Reisner, I.R. (1996) Breaking the human–companion animal bond. *Journal of the American Veterinary Medical Association*, **208** (10), 1653–1659.

8 Horwitz, D.F. (2008) Managing pets with behavior problems: realistic expectations. *Veterinary Clinics of North America: Small Animal Practice*, **38** (5), 1005–1021, vi.

9 Scarlett, J.M., Salman, M.D., New, J.G., Jr., and Kass, P.H. (1999) Reasons for relinquishment of companion animals in U.S. animal shelters: selected health and personal issues. *Journal of Applied Animal Welfare Science: JAAWS*, **2** (1), 41–57.

10 Salman, M.D., New, J.G., Jr., Scarlett, J.M. *et al.* (1998) Human and animal factors related to relinquishment of dogs and cats in 12 selected animal shelters in the United States. *Journal of Applied Animal Welfare Science: JAAWS*, **1** (3), 207–226.

11 Patronek, G.J., Glickman, L.T., Beck, A.M. *et al.* (1996) Risk factors for relinquishment of dogs to an animal shelter. *Journal of the American Veterinary Medical Association*, **209** (3), 572–581.

12 Patronek, G.J., Glickman, L.T., Beck, A.M. *et al.* (1996) Risk factors for relinquishment of cats to an animal shelter. *Journal of the American Veterinary Medical Association*, **209** (3), 582–588.

13 Miller, D.D., Staats, S.R., Partlo, C., and Rada, K. (1996) Factors associated with the decision to surrender a pet to an animal shelter. *Journal of the American Veterinary Medical Association*, **209** (4), 738–742.

14 Seksel, K. (2008) Preventing behavior problems in puppies and kittens. *Veterinary Clinics of North America: Small Animal Practice*, **38** (5), 971–982, v–vi.

15 Hammerle, M., Horst, C., Levine, E. *et al.* (2015) 2015 AAHA Canine and Feline Behavior Management Guidelines. *Journal of the American Animal Hospital Association*, **51** (4), 205–221.

16 Wells, D.L. and Hepper, P.G. (2000) Prevalence of behaviour problems reported by owners of dogs purchased from an animal rescue shelter. *Applied Animal Behaviour Science*, **69** (1), 55–65.

17 Ledger, R.A. and Baxter, M.R. (1997) The development of a validated test to assess the temperament of dogs in a rescue shelter, in *Proceedings of the First International Conference on Veterinary Behavioural Medicine, 1997*, Birmingham, UK (eds. D.S. Mills, S.E. Heath, and L.J. Harrington), Universities Federation for Animal Welfare, Wheathampstead, pp. 87–92.

18 Patronek, G.J. and Dodman, N.H. (1999) Attitudes, procedures, and delivery of behavior services by veterinarians in small animal practice. *Journal of the American Veterinary Medical Association*, **215** (11), 1606–1611.

19 Landsberg, G.M., Shaw, J., and Donaldson, J. (2008) Handling behavior problems in the practice setting. *Veterinary Clinics of North America: Small Animal Practice*, **38** (5), 951–969, v.

20 McMillan, F.D. (2005) Stress, distress, and emotion: distinctions and implications for mental well-being, in *Mental Health and Well-Being in Animals* (ed. F.D.

McMillan), Blackwell, Ames, IA, pp. 93–111.

21 McMillan, F.D. and Rollin, B.E. (2001) The presence of mind: on reunifying the animal mind and body. *Journal of the American Veterinary Medical Association*, **218** (11), 1723–1727.

22 Greenfield, C.L., Johnson, A.L., and Schaeffer, D.J. (2004) Frequency of use of various procedures, skills, and areas of knowledge among veterinarians in private small animal exclusive or predominant practice and proficiency expected of new veterinary school graduates. *Journal of the American Veterinary Medical Association*, **224** (11), 1780–1787.

23 Gehrke, B.C. (1997) The 1997 AVMA survey of US pet-owning households regarding services and products purchased and expenditures during their pet's most recent veterinary medical visit. *Journal of the American Veterinary Medical Association*, **211** (6), 706–708.

24 Bergman, L., Hart, B.L., Bain, M., and Cliff, K. (2002) Evaluation of urine marking by cats as a model for understanding veterinary diagnostic and treatment approaches and client attitudes. *Journal of the American Veterinary Medical Association*, **221** (9), 1282–1286.

25 Scarlett, J.M., Salman, M.D., New, J.G., and Kass, P.H. (2002) The role of veterinary practitioners in reducing dog and cat relinquishments and euthanasias. *Journal of the American Veterinary Medical Association*, **220** (3), 306–311.

26 Godbout, M., Palestrini, C., Beauchamp, G., and Frank, D. (2007) Puppy behavior at the veterinary clinic: a pilot study. *Journal of Veterinary Behavior*, **2** (4), 126–135.

27 Godbout, M. and Frank, D. (2011) Persistence of puppy behaviors and signs of anxiety during adulthood. *Journal of Veterinary Behavior*, **6** (1), 126–135.

28 Epp, T. and Waldner, C. (2012) Occupational health hazards in veterinary medicine: zoonoses and other biological hazards. *Canadian Veterinary Journal/ Revue Vétérinaire Canadienne*, **53** (2), 144–150.

29 Jeyaretnam, J. and Jones, H. (2000) Physical, chemical and biological hazards in veterinary practice. *Australian Veterinary Journal*, **78** (11), 751–758.

30 Epp, T. and Waldner, C. (2012) Occupational health hazards in veterinary medicine: physical, psychological, and chemical hazards. *Canadian Veterinary Journal/Revue Vétérinaire Canadienne*, **53** (2), 151–157.

31 Moffat, K. (2008) Addressing canine and feline aggression in the veterinary clinic. *Veterinary Clinics of North America: Small Animal Practice*, **38** (5), 983–1003, vi.

32 Yin, S. (2016) *Low Stress Handling*, CattleDog Publishing, Davis, CA, https://drsophiayin.com/low-stress-handling/ (accessed 31 May 2016).

33 Rodan, I., Sundahl, E., Carney, H. *et al.* (2011) AAFP and ISFM feline-friendly handling guidelines. *Journal of Feline Medicine and Surgery*, **13** (5), 364–375.

34 Rodan, I., Sundahl, E., Carney, H. *et al.* (2011) Feline focus: AAFP and ISFM feline-friendly handling guidelines. *Compendium: Continuing Education for the Practicing Veterinarian*, **33** (12), E3.

35 Bowen, J. and Heath, S. (2005) *An Overview of Feline Social Behaviour and Communication: Behaviour Problems in Small Animals: Practice Advice for the Veterinary Team*, Saunders, Philadelphia.

36 Overall, K.L. (1997) Normal canine behavior, in *Clinical Behavioral Medicine for Small Animals* (ed. K.L. Overall), Mosby, St. Louis, pp. 10–44.

37 Scherk, M. (2013) *The cat-friendly practice, in BSAVA Manual of Feline Practice: A Foundation Manual* (eds. A. Harvey and S. Tasker), British Small Animal Veterinary Association, Gloucester.

38 Verdecchia, P., Schillaci, G., Borgioni, C. *et al.* (1995) White coat hypertension and white coat effect – similarities and differences. *American Journal of Hypertension*, **8** (8), 790–798.

39 Ogedegbe, G. (2008) White-coat effect: unraveling its mechanisms. *American Journal of Hypertension*, **21** (2), 135.

40 Cardillo, C., Defelice, F., Campia, U., and Folli, G. (1993) Psychophysiological reactivity and cardiac end-organ changes in white coat hypertension. *Hypertension*, **21** (6), 836–844.

41 Palmer, B.M., Lynch, J.M., Snyder, S.M., and Moore, R.L. (2001) Renal hypertension prevents run training modification of cardiomyocyte diastolic Ca^{2+} regulation in male rats. *Journal of Applied Physiology*, **90** (6), 2063–2069.

42 Marino, C.L., Cober, R.E., Iazbik, M.C., and Couto, C.G. (2011) White-coat effect on systemic blood pressure in retired racing greyhounds. *Journal of Veterinary Internal Medicine*, **25** (4), 861–865.

43 Belew, A.M., Barlett, T., and Brown, S.A. (1999) Evaluation of the white-coat effect in cats. *Journal of Veterinary Internal Medicine*, **13** (2), 134–142.

44 Verdecchia, P., Schillaci, G., Borgioni, C. *et al.* (1995) White coat hypertension and white coat effect. Similarities and differences. *American Journal of Hypertension*, **8** (8), 790–798.

45 Ogedegbe, G. (2008) White-coat effect: unraveling its mechanisms. *American Journal of Hypertension*, **21** (2), 135.

46 Belew, A.M., Barlett, T., and Brown, S.A. (1999) Evaluation of the white-coat effect in cats. *Journal of Veterinary Internal Medicine*, **13** (2), 134–142.

47 Zimmerman, R.S. and Frohlich, E.D. (1990) Stress and hypertension. *Journal of Hypertension Supplement*, **8** (4), S103–S107.

48 Verdecchia, P., Porcellati, C., Schillaci, G. *et al.* Ambulatory blood pressure. *An independent predictor of prognosis in essential hypertension. Hypertension*, **24** (6), 793–801.

49 Marino, C.L., Cober, R.E., Iazbik, M.C., and Couto, C.G. (2011) White-coat effect on systemic blood pressure in retired racing Greyhounds. *Journal of Veterinary Internal Medicine*, **25** (4), 861–865.

50 Cardillo, C., De Felice, F., Campia, U., and Folli, G. (1993) Psychophysiological reactivity and cardiac end-organ changes in white coat hypertension. *Hypertension*, **21** (6 Pt. 1), 836–844.

51 Palmer, B.F. (2001) Impaired renal autoregulation: implications for the genesis of hypertension and hypertension-induced renal injury. *American Journal of the Medical Sciences*, **321** (6), 388–400.

52 Palmer, B.F. (2001) Renal dysfunction complicating the treatment of hypertension. *New England Journal of Medicine*, **347** (16), 1256–1261.

53 Brown, S., Atkins, C., Bagley, R. *et al.* (2007) Guidelines for the identification, evaluation, and management of systemic hypertension in dogs and cats. *Journal of Veterinary Internal Medicine*, **21** (3), 542–558.

54 Lees, G.E., Brown, S.A., Elliott, J. *et al.* (2005) American College of Veterinary Internal Medicine. Assessment and management of proteinuria in dogs and cats: 2004 ACVIM Forum Consensus Statement (small animal). *Journal of Veterinary Internal Medicine*, **19** (3), 377–385.

55 Bodey, A.R. and Rampling, M.W. (1999) Comparison of haemorrheological parameters and blood pressure in various breeds of dog. *Journal of Small Animal Practice*, **40** (1), 3–6.

56 Schneider, H.P., Truex, R.C., and Knowles J.O. (1964) Comparative observations of the hearts of mongrel and greyhound dogs. *Anatomical Record*, **149**, 173–179.

57 Pape, L.A., Price, J.M., Alpert, J.S., and Rippe, J.M. (1986) Hemodynamics and left ventricular function: a comparison between adult racing greyhounds and greyhounds completely untrained from birth. *Basic Research in Cardiology*, **81** (4), 417–424.

58 Cox, R.H., Peterson, L.H., and Detweiler, D.K. (1976) Comparison of arterial hemodynamics in the mongrel dog and the racing greyhound. *American Journal of Physiology*, **230** (1), 211–218.

59 Surman, S.E. (2010) *The Relationship Between Systemic Hypertension, Proteinuria, and Renal Histopathology in Clinically Healthy Retired Racing Greyhounds*, Graduate School of Ohio State University, Columbus, OH.

60 Cromwell-Davis, S.L. (2007) White coat syndrome: prevention and treatment. *Compendium: Continuing Education for the Practicing Veterinarian*, **29** (3), 163–165.

61 Overall, K.L. (1997) Treatment of behavioral problems, in *Clinical Behavioral Medicine for Small Animals* (ed. K.L. Overall), Mosby, St. Louis, pp. 274–292.

62 Levis, D.J. (1980) Implementing the technique of implosive therapy, in *Handbook of Behavioral Interventions: A Clinical Guide* (eds. A.J. Goldstein and E.B. Foa), John Wiley & Sons, Inc., New York, 1980, pp. 92–151.

63 Moulton, D.G. (1960) Studies in olfactory acuity. 4. Relative detectability of n-aliphatic acids by the dog. *Animal Behaviour*, **8**, 117–128.

64 King, J.E., Markee, J.E., and Becker, R.F. (1964) Studies on olfactory discrimination in dogs. 3. Ability to detect human odour trace. *Animal Behaviour*, **12** (2–3), 311.

65 Kalmus, H. (1955) The discrimination by the nose of the dog of the individual human odours and in particular the odours of twins. *British Journal of Animal Behaviour*, **3**, 25–31.

66 Toner, B.S. and Miller, D.I., Jr. (1993) Olfactory discrimination of individual human odors using experienced tracking police and work dogs. *Animal Behavior Consultants Newsletter*, **10** (4), 2–4.

67 Bradshaw, J.W.S. and Brown, S.L. (1990) Behavioral adaptations of dogs to domestication, in *Pets, Benefits, and Practice* (ed. I.H. Berger), British Veterinary Association Publications, London, pp. 18–24.

68 Sprague, R.H. and Anisko, J.J. (1973) Elimination patterns in the laboratory beagle. *Behaviour*, **47** (3), 257–267.

69 Fox, M.W. and Bekoff, M. (1975) The behaviour of dogs, in *The Behaviour of Domestic Animals*, 3rd edn. (ed. E.S.E. Hafez), Williams & Wilkins, Baltimore, pp. 370–409.

70 Scott, J.P. and Fuller, J.L. (1965) *Genetics and the Social Behavior of the Dog*, University of Chicago Press, Chicago.

71 Borchelt, P.L. (1984) Behavior development of the puppy in the home environment, in *Nutrition and Behavior of Dogs and Cats* (ed. R.S. Anderson), Pergamon Press, New York, pp. 165–174.

72 Borchelt, P.L. (1984) Development of behaviour in the dog during maturity, in *Nutrition and Behavior of Dogs and Cats* (ed. R.S. Anderson), Pergamon Press, New York, pp. 189–197.

73 Tod, E., Brander, D., and Waran, N. (2005) Efficacy of dog appeasing pheromone in reducing stress and fear related behaviour in shelter dogs. *Applied Animal Behaviour Science*, **93** (3–4), 295–308.

74 Grigg, E.K. and Piehler, M. (2015) Influence of dog appeasing pheromone (DAP) on dogs housed in a long-term kennelling facility. *Veterinary Record Open*, **2** (1), e000098.

75 Pageat, P. and Gaultier, E. (2003) Current research in canine and feline pheromones. *Veterinary Clinics of North America: Small Animal Practice*, **33** (2), 187–211.

76 Landsberg, G.M., Beck, A., Lopez, A. *et al.* (2015) Dog-appeasing pheromone collars reduce sound-induced fear and anxiety in beagle dogs: a placebo-controlled study. *Veterinary Record*, **177** (10), 260.

77 Mills, D.S., Ramos, D., Estelles, M.G., and Hargrave, C. (2006) A triple blind placebo-controlled investigation into the assessment of the effect of dog appeasing pheromone (DAP) on anxiety related behaviour of problem dogs in the veterinary clinic. *Applied Animal Behaviour Science*, **98** (1–2), 114–126.

78 Denenberg, S. and Landsberg, G.M. (2008) Effects of dog-appeasing pheromones on anxiety and fear in puppies during training and on long-term socialization. *Journal of the American Veterinary Medicine Association*, **233** (12), 1874–1882.

79 Estelles, M.G. and Mills, D.S. (2006) Signs of travel-related problems in dogs and their response to treatment with dog-appeasing pheromone. *Veterinary Record*, **159** (5), 143.

80 Gaultier, E., Bonnafous, L., Vienet-Legue, D. *et al.* (2008) Efficacy of dog-appeasing pheromone in reducing stress associated with social isolation in newly adopted puppies. *Veterinary Record*, **163** (3), 73–80.

81 Gaultier, E., Bonnafous, L., Vienet-Lague, D. *et al.* (2009) Efficacy of dog-appeasing pheromone in reducing behaviours associated with fear of unfamiliar people and new surroundings in newly adopted puppies. *Veterinary Record*, **164** (23), 708–714.

82 Sheppard, G. and Mills, D.S. (2003) Evaluation of dog-appeasing pheromone as a potential treatment for dogs fearful of fireworks. *Veterinary Record*, **152** (14), 432–436.

83 Mills, D.S., Estelles, M.G., Coleshaw, P.H., and Shorthouse, C. (2003) Retrospective analysis of the treatment of firework fears in dogs. *Veterinary Record*, **153** (18), 561–562.

84 Levine, E.D. and Mills, D.S. (2008) Long-term follow-up of the efficacy of a behavioural treatment programme for dogs with firework fears. *Veterinary Record*, **162** (20), 657–659.

85 Levine, E.D., Ramos, D., and Mills, D.S. (2007) A prospective study of two self-help CD based

desensitization and counter-conditioning programmes with the use of dog appeasing pheromone for the treatment of firework fears in dogs (*Canis familiaris*). *Applied Animal Behaviour Science*, **105** (4), 311–329.

86 Taylor, K. and Mills, D.S. (2007) A placebo-controlled study to investigate the effect of dog appeasing pheromone and other environmental and management factors on the reports of disturbance and house soiling during the night in recently adopted puppies (*Canis familiaris*). *Applied Animal Behaviour Science*, **105** (4), 358–368.

87 Frank, D., Beauchamp, G., and Palestrini, C. (2010) Systematic review of the use of pheromones for treatment of undesirable behavior in cats and dogs. *Journal of the American Veterinary Medical Association*, **236** (12), 1308–1316.

88 Yin, S. (2007) Simple handling techniques for dogs.

Compendium: Continuing Education for the Practicing Veterinarian, **29** (6), 352–358.

89 Grandin, T. (1992) Calming effects of deep touch pressure in patients with autistic disorder, college students, and animals. *Journal of Child and Adolescent Psychopharmacology*, **2** (1), 63–72.

90 Grandin, T. (1989) Voluntary acceptance of restraint by sheep. *Applied Animal Behaviour Science*, **23** (3), 257–261.

91 Cottam, N., Dodman, N.H., and Ha, J.C. (2013) The effectiveness of the Anxiety Wrap in the treatment of canine thunderstorm phobia: an open-label trial. *Journal of Veterinary Behavior*, **8** (3), 154–161.

92 Herron, M.E. and Shreyer, T. (2014) The pet-friendly veterinary practice: a guide for practitioners. *Veterinary Clinics of North America: Small Animal Practice*, **44** (3), 451.

第10章
外観の評価：イヌの身体，被毛および皮膚

10.1　個体識別法

　アメリカだけでも年間200万頭以上の家族と暮らすイヌが行方不明になっている[1]．ある5年間では，その数は国内で家族と暮らすイヌの頭数の14％に相当した[1]．行方不明になったイヌの帰宅率は93％とかなり高いが[2]，これはネコの家族よりもイヌの家族のほうが行方不明のペットを探すために頻繁に動物保護施設を訪れるという事実が関係している．さらにイヌの家族の約89％は，イヌに何らかの個体識別を行っている[1]．

　連絡先を示したタグ付きの首輪など，一見して判りやすい個体識別は，イヌと家族が再会する方法として最も効果的である．迷い犬の発見者はこのタグを見て家族に速やかに連絡できる[2-4]（図10.1）．

　個体識別情報の付いた首輪を動物病院の好意で支給

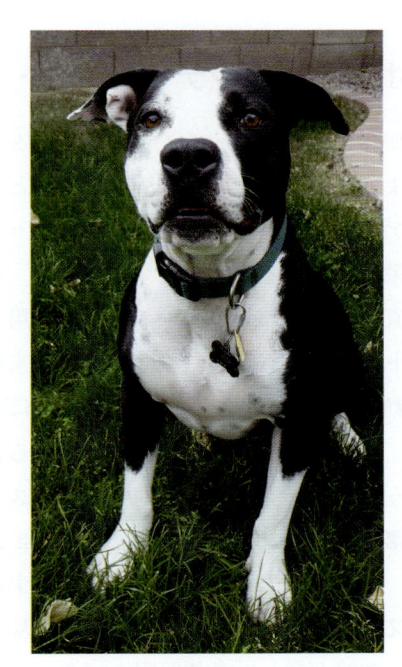

図10.1　見て識別できるよう連絡先の情報を記載したタグ付きの首輪を装着させたイヌ．
[写真提供] Danielle N. Cucuzella.

されると，この家族が首輪を使用する可能性が高まる．イヌでは首輪が支給された場合，この着用率は8週間で14％から84％に増加した[5]．首輪を使用することの短所は，これを意図的に除去，変更または紛失することである．イヌにとって首輪が唯一の個体識別法で第2の識別子がなければ，イヌが家族のもとに戻る可能性は大幅に低下する．

　個体識別タグの付いた首輪に加え，入れ墨またはマイクロチップなどの永久的な個体識別法も好まれている[2]．マイクロチップは電子的に個体識別できる米粒大のもので，通常は肩甲骨間の皮下組織に埋め込まれる（図10.2aおよびb）．マイクロチップには，さらに首輪用の個体識別タグが付いていることが多い．これはマイクロチップを埋め込まれたイヌが行方不明になった場合，その発見者にとっては追加情報になる（図10.2c）．これによって，迷い犬の発見者はこのイヌを保護施設ではなく動物病院に連れて行く可能性が高くなる[4]．各マイクロチップの個体識別番号を明らかにするためには，イヌをスキャンする必要がある（図10.2d）．この固有の識別子にはペットの家族が登録されており，中央データベースからその連絡先にアクセスできる．

　マイクロチップを使用することで，保護施設から家族へのイヌの帰宅率が22％から52％に高まることが証明されている[6]．このため，診療スタッフは健康診断および初診検査時に，動物個体識別に関する話題を取り入れるよう配慮すべきである．さらに望ましいこととして，過去に埋め込まれたマイクロチップがまだ機能していることを確認し，連絡先の情報更新を家族に思い出させるために，マイクロチップのスキャンを身体診察の項目の一つにするとよい[2]．

　動物の登録情報に不備がないようにするため，動物病院が配慮して，正確な情報を登録しようとすることがある[2]．Lordらによる研究によると，施設に保護されたマイクロチップを装着しているイヌおよびネコ

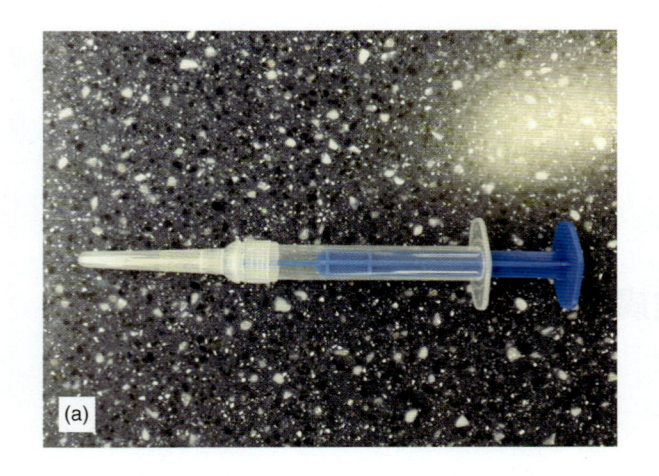

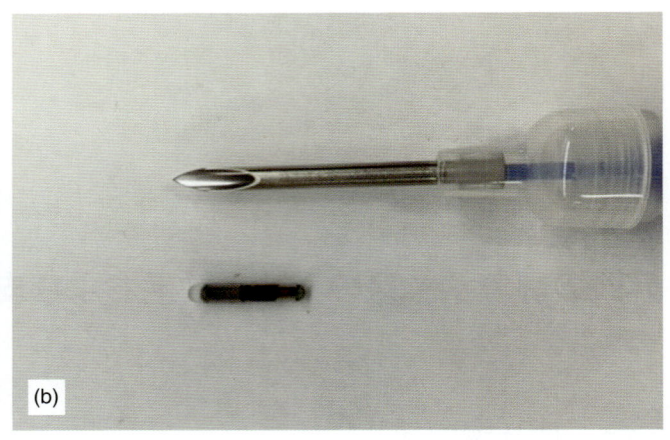

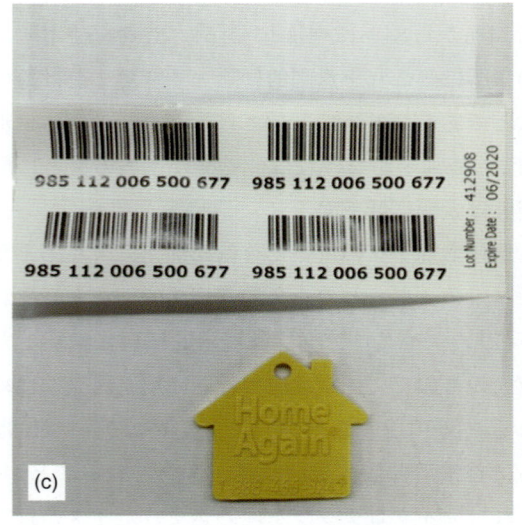

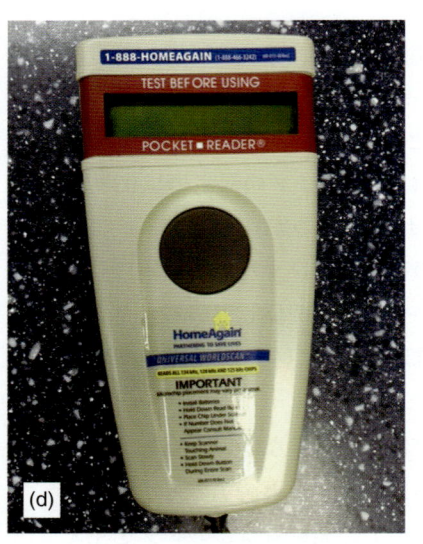

図10.2 (a) マイクロチップの挿入に使用する針および注射器. 針はキャップされている. (b) マイクロチップおよび針の サイズの比較. マイクロチップはおよそ米粒大であることに注目. (c) マイクロチップに付属している個体識別情報を記載し たタグにより, 失踪したイヌの発見者にそのイヌには家族があり, マイクロチップを装着していることが判る. (d) いわゆる ユニバーサル・マイクロチップ・スキャナーの例.

のうち, 実際に情報が登録されていたのは58.1%の みだった[6]. 情報が登録されていた個体のうち, 多 くの動物で現在の電話番号および住所とは異なる古い 連絡先情報が登録されていた[6]. この場合, 運が良 ければ迷い犬と家族の再会が遅れるだけだが, 最悪の 場合, 動物の連絡先情報が不明なために再会できなく なる.

　マイクロチップは安全で有効と考えられており, マ イクロチップの故障, 移動, 移植による副反応 (血腫), そして埋め込んだ部位の腫瘍に関する報告はほとんど ない[7-9]. このため, オーストラリアでは1999年以 降, イヌおよびネコにマイクロチップを装着すること が求められている[9]. アメリカがこれに追従したが, 強制的なマイクロチップの埋め込みを要求するかどう かは不明である. しかし, アメリカ国内でのマイクロ チップの使用は確実に支持されている.

10.2　ボディ・コンディション・スコア

　動物の個体識別を推奨することは診療スタッフの責 任であるように, 各動物の健康管理の一環として栄養 に関するアドバイスをすることも診療スタッフの職務 である. 栄養に関するアドバイス内容には, 食物の全 体的な見直し, 食物の栄養素, 与え方, 費用を含む環 境要因, トレーニング時のおやつの使用, 家庭内に複 数の同居動物がいて食物を奪い合わなければならない かどうか, そして環境刺激の有無が含まれる[10].

　どのような動物でも, 栄養学的な問題のスクリーニ ングの主要な項目にボディ・コンディション・スコ ア (BCS) の評価が含まれる. BCSに影響する要因は 体重である[10]. 体重は非常に多くの要因に影響さ れるため, 調節が難しい身体診察のパラメータである [11-18]. シグナルメントや生活習慣などの要因には, 獣医師の管理は及ばない[19]. ほとんど体を動かさな

い生活は，伴侶動物にとっては当然のことである．このような動物は，同居している人間の活動レベルを反映する傾向がある[15, 20-22]．診療スタッフは活動レベルを上げることを推奨するが，これに同意して継続するかどうかは動物の家族次第である．

既に存在する内分泌疾患，そして治療に必要な薬物投与が問題をさらに悪化させることがある[19]．例えば，長期的なステロイド療法が必要な動物は多食症という有害作用を示すことがあり，この場合には体重は増加する[19]．

このような要因の結果として，体重が増加する伴侶動物がますます増えている[12]．一部の獣医師は，このことは特に西半球では人間とペットに共通の現象と考えている[23-26]．

体重増加はイヌの福祉に対する懸念を高める[12]．イヌでは，体重増加は跛行および糖尿病を多発させるために，筋骨格系および内分泌系に悪影響を及ぼす[11, 15, 19, 27, 28]．具体的には，体重過多および肥満のイヌには変形性関節症などの変性整形外科疾患，そしてインスリン抵抗性が発生する素因がある[29-31]．体重過多のイヌでは無症候性細菌尿のリスクも高く，これは上行尿路感染症または尿石症の発生を助長することがある[25]．さらに，イヌでは腹部の肥満は心血管系疾患のリスクを高める[32]．

体重過多のイヌの寿命は平均で2年短い[30, 33]．癌生物学では，体重過多または肥満のイヌをヒトのモデルに当てはめた場合，発癌リスクが高いことがこの理由かも知れない．ヒトでは，肥満は結腸直腸癌[34]，閉経後乳腺癌[35]，食道胃腺癌[36, 37]および肝細胞癌[38]の発生リスクを高める．

イヌでは，その品種と体格に基づいて最適と思われる体重を10%以上上回ると体重過多，そして最適と思われる体重を15%以上上回ると肥満と判定される[39]．調査が行われた国によっては，家族と暮らすイヌの10〜40%が肥満だった[40-44]．体重過多のイヌの割合はさらに高い．獣医師による評価では，フランスでは38.8%，オーストラリアでは41%，そしてイギリスでは52%のイヌが体重過多と判定された[40, 45-47]．

経験豊富な診療スタッフによる体重の評価と比較すると，家族は過小評価する傾向がある．例えば，獣医師が体重過多と判定したオーストラリアのイヌの41%のうち，家族も体重過多と判定したのは25%のみであった[40, 46]．

家族は適正，痩せすぎ，体重過多といった一般的なイヌの体型を正しく識別できるように思えるが，自分のペットの体重が適正を上回ると，そのことを気にせず，常に正しく評価できるとは限らない[40, 48, 49]．例えば，Whiteらによる研究では，イヌの体重に関して獣医師と家族の認識の間に明確な矛盾があることが確認された．家族の39%は，獣医師が自分のイヌを体重過多と判定したのは間違いだと感じていた[11]．Whiteらによって調査されたケースの79%は，家族は体重について診療スタッフと話し合ったが，家族が診療スタッフの判定結果を正しいと思うか否かについてはばらつきが大きかった[11]．

しかし，体重過多だけが動物の福祉に関する懸念ではない．痩せすぎであることにもリスクがあり，これも罹患率および死亡率の増加と関連することがある[50]．さらに，体重減少が何らかの基礎疾患と関連している場合，それは生活の質に関する家族の考え方に影響し，早期での安楽死の決断を要することがある[50, 51]．

したがって，体重に関する懸念を認識し，明白にし，そして対処するために，診療スタッフが栄養および体重の状態について家族とオープンに話し合うことが重要である．診療スタッフが必要に応じて介入できるように，体重は来院毎に記録し，必要に応じて経時的な体重の傾向を分析すべきである[10, 52]．

しかし，品種または個体の体格および体組成に基づいて予想される体重の違いは考慮されていないことから，体重のみを利用することは困難である．ヒト医学ではこの解決策の一つとして，体重の記録に加えてボディマス指数（BMI）を計算している．BMIは，個人の体格および身長に基づいて栄養指導を計画するために，体重を身長に関連づけたものである．

ヒト医学では体組成つまり体脂肪率を測定するために携帯型生体インピーダンス方式の体組成計を使用できる．しかし，このような非侵襲的装置は肥満のイヌでは正確でない[53]．

二重エネルギーX線吸収測定法（DEXA）を用いることで，肥満であってもヒトおよびイヌの体組成を正確に計測できる．残念ながら，この機器の購入および維持に要する費用を考えると，臨床現場での使用よりも学術的に意義のある方法である[54, 55]．形態計測法を用いた予備的研究により，体組成の割合として体脂肪を予測できる公式が開発された[55-57]．しかし，これはまだ臨床現場では日常的に使用されるには至っ

ていない.

　獣医学でより一般的に使用されている方法は, 5段階または9段階法でボディ・コンディション・スコア（BCS）を評価することである [58,59]. どちらの方法も一定の基準に沿ってBCSを評価しており, 9段階法の1および9はそれぞれ極度の削痩および病的肥満を示す. 体脂肪が45%未満の動物の評価に使用する場合については, この方法は既に検証されている [55,59]. これらはイヌの体脂肪率を概算するため, そして各個体のBCSに基づいてイヌのエネルギー必要量を計算するために使用されることがある. 残念なことに, 動物の体脂肪率が45%を超えると, 5段階法および9段階法はどちらも体脂肪を正確には予測できないことがDEXAによる実験で判明している [55]. 世界中でペットの肥満が増加傾向にあることを考えると, これは懸念すべき問題である [13,27,46].

　将来, 体組成に対する品種の影響も考慮した上で病的肥満の動物にとって, より精度の高い信頼できる形態計測法の必要性が高まる可能性がある [55]. 例えば軟骨異栄養症のイヌ, そしてスタッフォードシャー・テリアのような頭部の筋肉が発達したイヌでは, 体組成をより正確に予測するために他の評価法が必要となるかも知れない [55]. さらに, 品種が異なれば理想的な体脂肪の基準が異なる. 例えば, 若齢のパピヨンおよびラブラドールでは, 若齢のグレート・デンよりも体脂肪が多い [56]. これらの品種では, 加齢に伴って, グレート・デンではさらに体脂肪が増加するのに対し, パピヨンおよびラブラドールでは増加しない [56].

　肥満動物の体組成に対する最良の対処法に関するコンセンサスが得られるまでは, BCSが最良の評価法である. ただし, BCSには制限があることを理解する必要がある.

　著者は, ピュリナの9段階法のBCSを好んで利用している（図10.3）. 5段階法と非常に類似しているが, ピュリナの9段階法は, イヌの側方および背側の両者を視診および触診しながら評価することによってBCSを決定する.

　この方法によって決定されるBCSは, 獣医師が動物に触れることに依存しているので, 観察のみではBCSを常に正しく判定できるとは限らない. 写真などを見てイヌを評価することは, 最初のスクリーニングとしては十分だが, その精度は評価者の経験に左右される. 経験の浅い評価者ほど精度が変動する可能性が高い [60].

　著者は視診による評価を学習する者にガイドラインを示すために, イヌのBCSの写真を提供している. これらの写真は診察現場の生きた動物に代わるものではなく, 簡単に言えば出発点に過ぎない.

　触診は, 全身が大量の被毛で覆われたイヌを評価する際に特に重要である. 被毛が豪華な品種では, 厚い被毛のために観察すべき典型的特徴が目立たなくなるため, スコアを過剰に評価するリスクがある. このため, 特に胸郭, 腰椎, ウエスト・ラインおよび腸骨翼は触診によって評価しなければならない（図10.4）.

　前述したように, BCSには制限がある. BCSは体重とは異なり主観的な評価であるため, 同じ動物を評価しても診療スタッフ間で結果が異なることがある [61]. しかし, BCSは動物の現在の栄養状態について家族と会話を始める出発点になる.

　ピュリナの9段階法（図10.3）によるイヌのBCSの評価では, 1, 2または3であれば低体重である.

- BCS1のイヌは, ネグレクトまたは末期の蛋白漏出性腸症などのために極度に削痩している. 短毛種のイヌであれば, 触診はせずに視診により際立った肋骨, 腰椎および骨盤を評価できる. 体脂肪は触知できず, 筋肉量は非常に少ない. ウエスト・ラインは顕著である. 外観は骸骨のようである（図10.5）.

- BCSが2のイヌは中程度の低体重と判定される. 肋骨, 腰椎および骨盤骨は容易に観察できる. しかし, BCS1のイヌと比較すると, BCS2のイヌの筋肉量はより多い. 腹部のへこみはBCS1と同様に顕著で, 脂肪は触知できない（図10.6）.

- BCS3のイヌは軽度の低体重と判定される. 肋骨は見えることも見えないこともあり, 上を覆う脂肪はなく肋骨の触診は容易である. 腸骨翼などの骨盤骨が目立ち, 腰椎の棘突起の先端が見える. 全体的に体脂肪量は最小限である. ウエスト・ラインは明らかである.

　著者は, BCSが4のイヌを「削痩傾向だが正常」と判定したり, あるいは「アスリート体型」と呼んでいる.「削痩傾向だが正常」のイヌでは, 肋骨は容易に触知できるが目には見えない. 最小限の脂肪に覆われた肋骨に加え, 腹部の顕著なへこみがみられる（図10.7）.

　イヌのBCS評価をするためのピュリナの9段階法では, BCSが5のイヌが理想的と判定される. BCSが5

PURINA®

ボディ・コンディション・システム

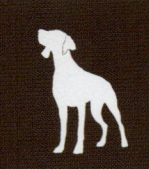

1. 肋骨，腰椎，骨盤および全ての骨の目立つ部分が遠目にも明らか．体脂肪は識別できない．筋肉量は明らかに減少している．

2. 肋骨，腰椎および骨盤は容易に見える．脂肪は触知できない．他の骨は際立って見える．筋肉量は最小限まで喪失している．

3. 肋骨は容易に触知できるが，脂肪は触知できない．腰椎の頂点が見え，骨盤が目立っている．ウエストおよび腹部のへこみが明瞭．

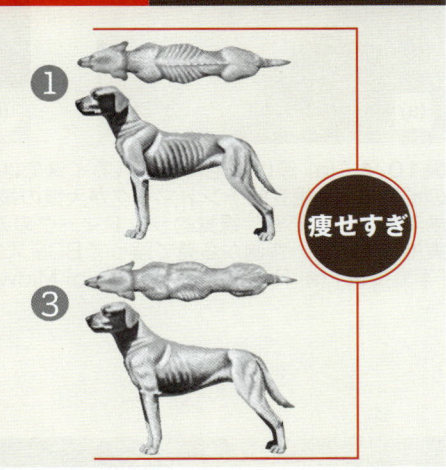

① ③ 痩せすぎ

4. 脂肪は最小限で，肋骨は容易に触知できる．上から見るとウエストは容易に判る．腹部のへこみは明瞭．

5. 余分な脂肪に覆われず，肋骨が触知できる．上から見ると，ウエストは肋骨の後方で観察される．横から見ると腹部のへこみが判る．

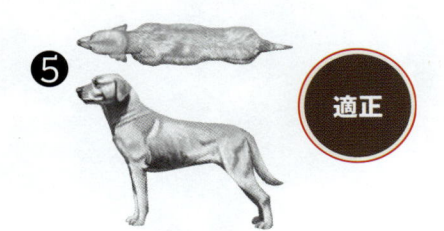

❺ 適正

6. わずかに過剰な脂肪に覆われているが，肋骨は触知できる．ウエストは上から見て識別できるが，目立ってはいない．腹部のへこみは明らか．

7. 過剰な脂肪に覆われており，肋骨の触診は困難である．腰部および尾根部に脂肪が蓄積している．ウエストはみられない．腹部はへこんでいることがある．

8. 肋骨は非常に大量の脂肪に覆われている．肋骨は触知できないが，力強く押すと触知できる．過剰な脂肪が腰部および尾根部に蓄積している．ウエストはみられない．腹部はへこんでいない．腹囲膨満が明瞭な場合がある．

9. 胸郭，脊椎および尾根部に大量の脂肪が蓄積している．ウエストおよび腹部のへこみはみられない．頸部および四肢にも脂肪が蓄積している．腹囲膨満が明瞭である．

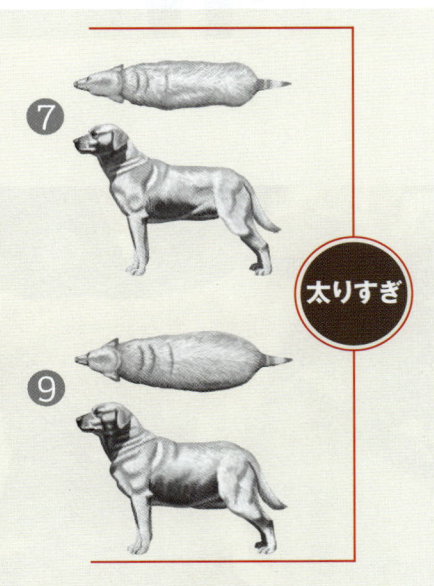

⑦ ⑨ 太りすぎ

Printed in U.S.A.

図10.3 ピュリナの9段階法を使用したイヌのBCSの評価．［図提供］Nestlé Purina PetCare.

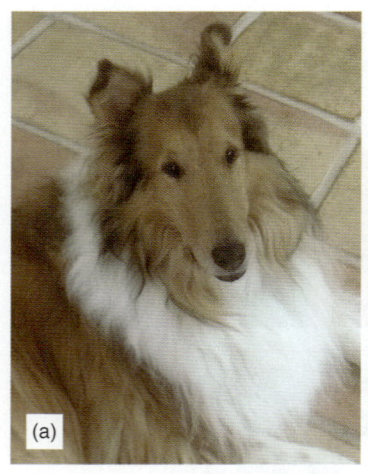
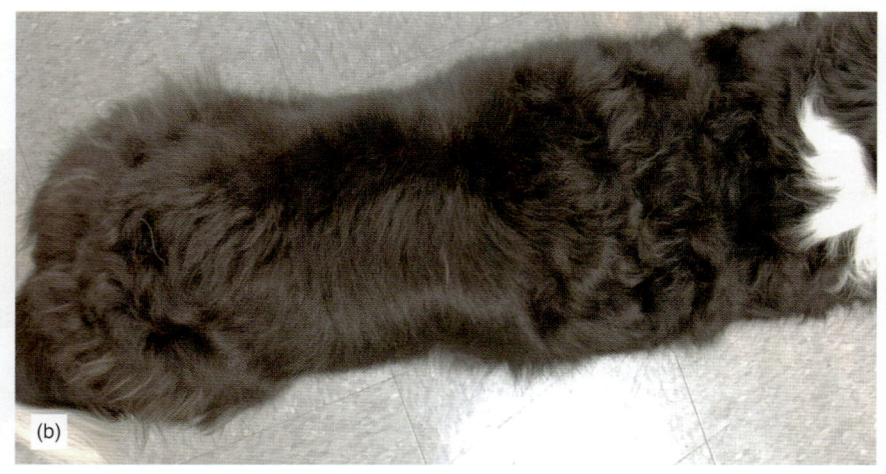

図10.4 (a) 厚い被毛に覆われるイヌでは，視覚的ランドマークのみを頼りに BCS を判定するのは困難なことに注意．このイヌでは，視覚的ランドマークが大量の被毛の下に隠れているため，触診しないとスコアを高く判定するおそれがある．(b) 中毛種のイヌでも，視覚的ランドマークのみでBCSを判定することは困難なことに注意．身体診察所見を補うための触診を実施しないと，背側から見て誤ってBCSスコアを高く判定するおそれがある．
[写真提供] (a) Rozalyn Donner. (b) Midwestern University, Media Resources Department.

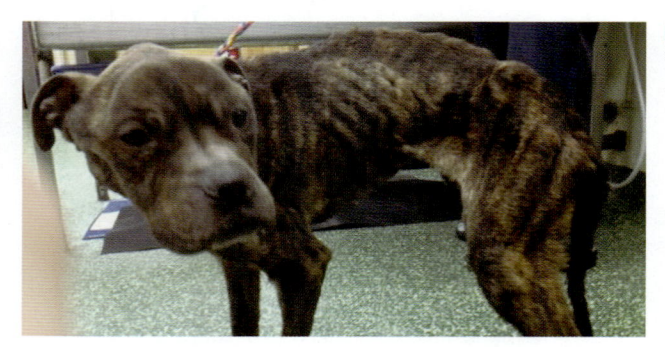

図10.5 このイヌのBCSは1である．顕著で判りやすい胸郭，脊椎の背側棘突起および腸骨に注目．このイヌは飼育放棄による明らかな栄養失調だった．[写真提供] Karen Burks, DVM.

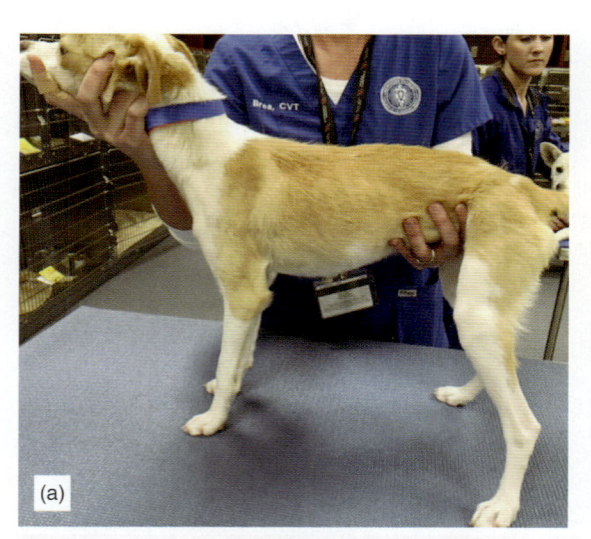
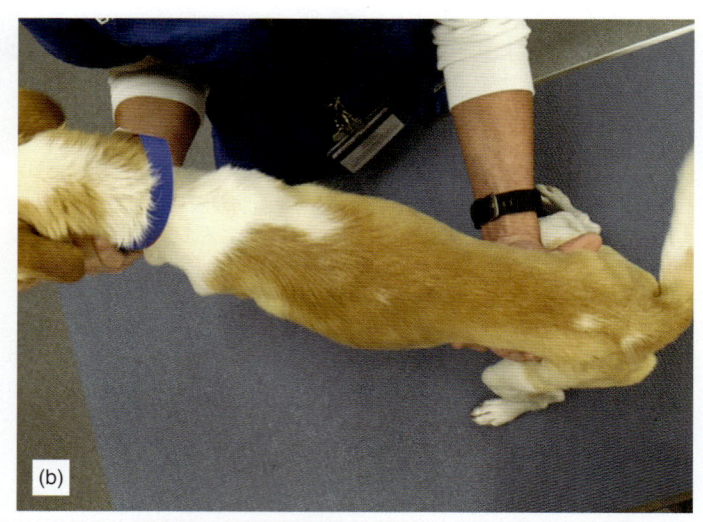

図10.6 (a) BCSが2のイヌの側面像．肋骨は図10.5のイヌほど判りやすくないが，覆っている脂肪が少ないため非常に容易に触診できる．(b) BCSが2の同じイヌの背面像．骨格が目立ち，腹部のへこみが際立っていることに注目．

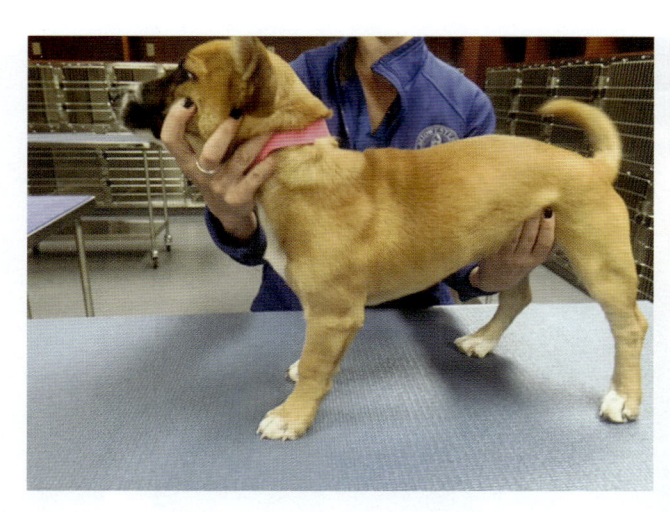

図10.7 BCSが4のイヌの側面像．肋骨は見えないが，覆う脂肪が最小限なので容易に触診できる．上から見るとウエストが明瞭である．

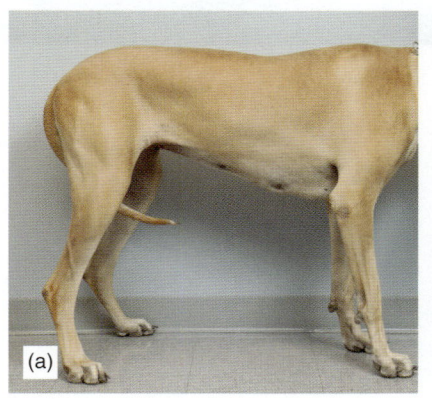
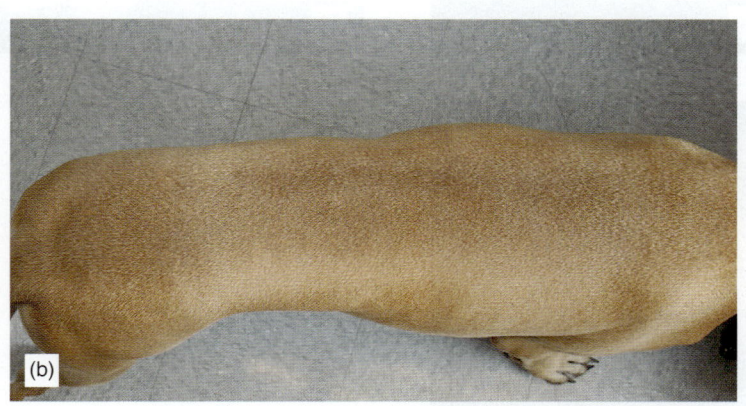

図10.8 BCSが5のイヌ．(a) 側面像では腹部のへこみが明瞭である．(b) 背面像ではウエストが容易に識別できる．[写真提供] Midwestern University, Media Resources Department.

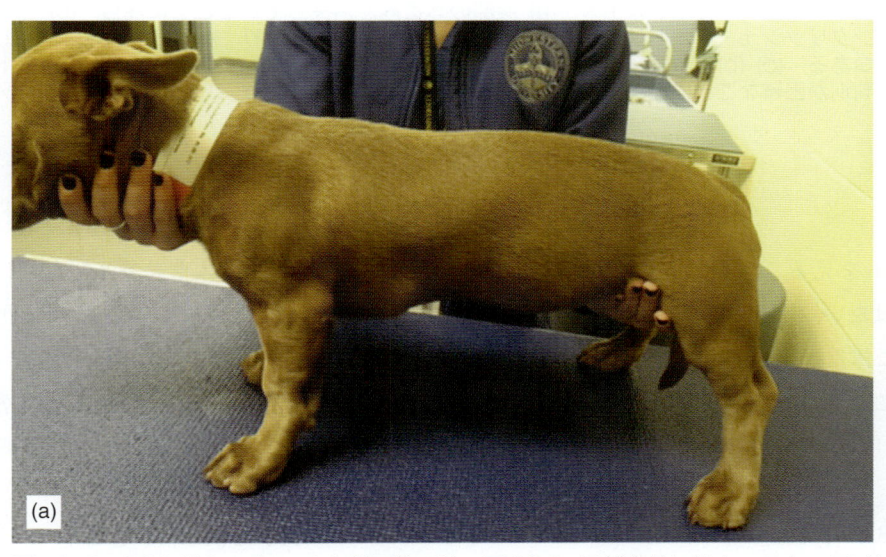
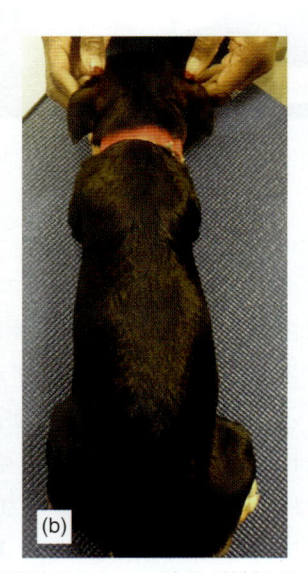

図10.9 BCSが6のイヌ．(a) 側面像では，図10.8aほど容易にはウエスト・ラインを識別できない．肋骨が触知できることを確認するために触診が必要で，正常よりもわずかに過剰な脂肪に覆われている．(b) 背面像では，ウエスト・ラインおよび肋骨の確認は困難である．肋骨が触知できることを確認するために触診が必要で，正常よりもわずかに過剰な脂肪に覆われている．

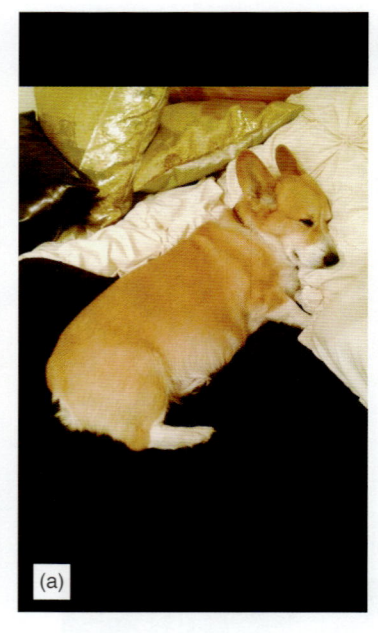
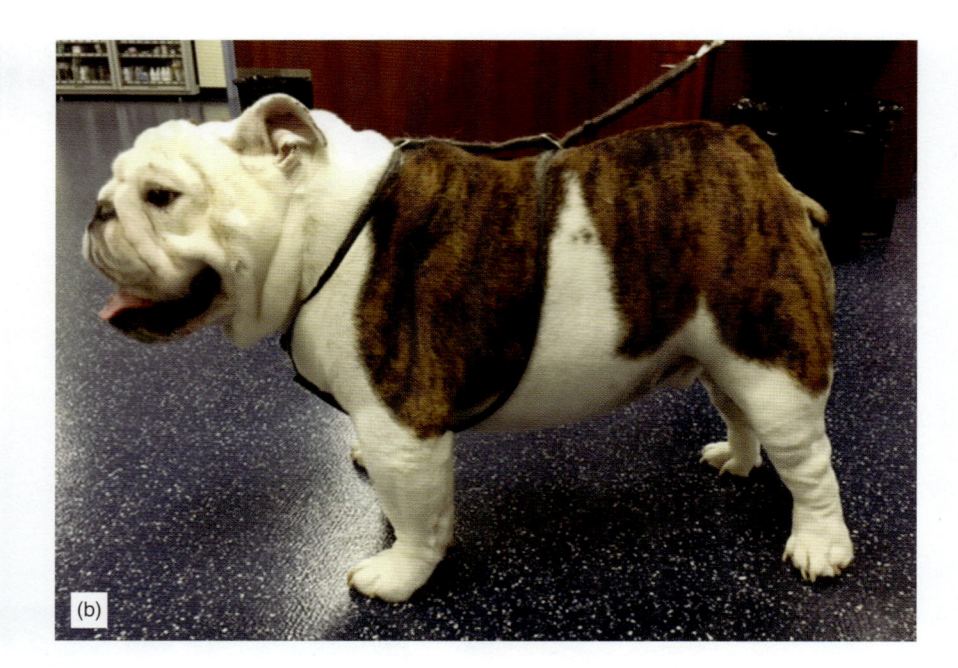
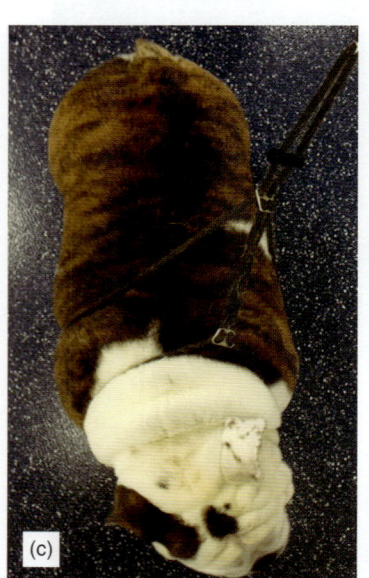

図10.10 BCSが7のイヌ.（a）腹部のへこみが消失していることに注目.（b）このイングリッシュ・ブルドッグは，腰部に脂肪が蓄積し始めており，腹部のへこみは消失しつつある.（c）（b）と同じイングリッシュ・ブルドッグの背面像. 上から見てもウエストの判別が困難なことに注目.［写真提供］（a）Rayeanne Solano.

のイヌの体型は良好で，ウエストを見ることができ，肋骨は触知可能で，余分な脂肪はない（図10.8）.

著者はBCS6のイヌはわずかに体重過多だと判定している. 肋骨は触知可能だが，これを覆っている脂肪はわずかに多い. ウエストを見分けることはできるが，それほど目立たない（図10.9）.

ピュリナの9段階法では，BCSが7，8または9のイヌが体重過多である.

- BCSが7のイヌは，軽度の体重過多と判定される（図10.10）. 脂肪の覆う割合が高いため肋骨を感じることはできるが難しく，腰部および尾根部に脂肪が蓄積し始めていることがある. 腹部のへこみと同様，ウエストは認められない.

- BCSが8のイヌは，中程度に体重過多と判定される（図10.11）. 厚い脂肪で覆われているために肋骨は触知できず，ウエスト・ラインは判別できない. 腰部の両側および尾根部に蓄積した脂肪は観察および触知できる. 脂肪の蓄積によって腹部腹側が丸く見えることがある.

- BCSが9のイヌは病的肥満と判定される（図10.12）. 脂肪は広範囲に蓄積している. 腰部の「愛らしい取っ手」が著明で，脂肪はさらに頸部，胸部，椎骨，尾および四肢にも存在する.

診療スタッフはBCSを活用しない傾向にあるが［61］，獣医師がイヌの傾向を把握するためのスクリー

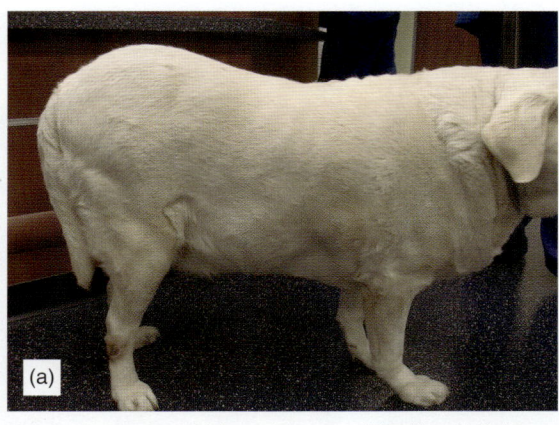
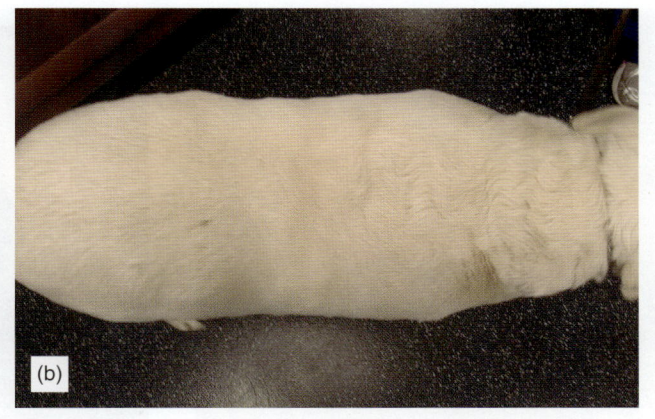

図**10.11** BCSが8のイヌ．(a) 側面像では腹部のへこみが失われており，臀部尾側および腹部腹側に脂肪が顕著に蓄積していることに注目．(b) 同じイヌの背面像．肩甲部の脂肪の顕著な蓄積に注目．

ニング・ツールとして，診察毎に活用すべきある[62]．

BCSを評価する際，大きさ，体形，骨格，体長および体組成は全てのイヌで同じでないことに注意する．前述したように，体組成には品種に特有の相違点[56]および個体差がある．あるイヌのBCSは生涯を通して7の場合がある．このようなイヌは，単純に言えば常に「大きいイヌ」である．また他のイヌの中には，生涯を通してBCSが3のままの場合もある．このようなイヌは，単純に言えば常に「痩せたイヌ」である．

BCSが一貫していることよりも，その傾向に注意することのほうが重要である．家族が気づく明らかな臨床徴候が発生する前に，体格または体形が変化することがある．BCSが常に7だった「大きなイヌ」が，食事の質または習慣が明らかに変化していないにもかかわらず身体診察でBCS4と評価された場合，より広範囲の検査が必要と判断すべきである．

過体重または低体重がもたらすリスクに関する話し合いを家族に持ちかけることは診療スタッフの責任である．前述したように，多くの家族は体重が健康面の懸念事項とは思っていない．したがって，体重管理を話題に取り上げ，その重要性を家族が納得するよう働きかけることは診療スタッフの職務である[23]．

10.3　水和状態の評価

BCSに加え，動物の水和状態も全身的な健康状態を示す多くの指標の一つである．水和状態の評価における病歴の重要性に関する詳細な考察については第2章2.3項を参照．身体診察は病歴情報を補い，完全な臨床像を描くため重要である．各症例の水和状態を把握するために，診療スタッフは皮膚の緊張度（ツルゴール），粘膜の湿潤性，眼窩内での眼球の位置，心拍数，脈拍の質，毛細血管再充満時間および頸静脈怒張の有無を調べる必要がある[62]．イヌの心血管系の所見は第13章に記載した．

本章では，皮膚の弾力性を評価する皮膚の緊張度を取り上げる．首筋または肩甲骨間の豊富なひだをつまむことで評価できる．この皮膚のひだを親指および人差し指でつまみあげる，あるいは手首を返して片側にひねる方法が古くから行われている．この手技は「皮膚のテント張り」と呼ばれることもある（図10.13）．

次に皮膚のひだを離し，以下の2つのうちどちらの状態になるかを確認する．

- 水和状態が正常な動物では，皮膚の弾力性は顕著である．皮膚のひだはほぼ瞬時に本来の位置に戻る．すなわち，「皮膚のテント」が持続することはない．

- 脱水するにつれて，皮膚の弾力性は徐々に失われ

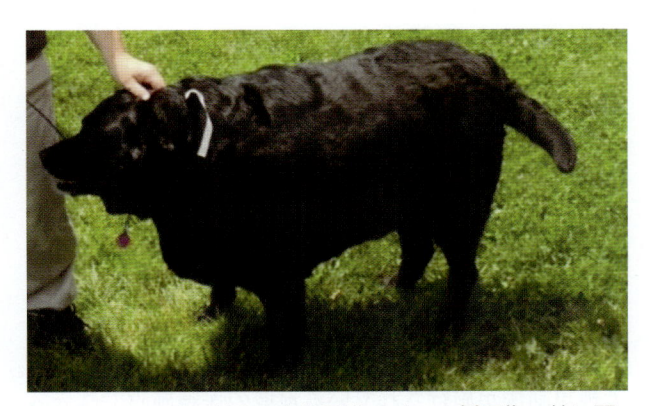

図**10.12** BCSが9の病的肥満のイヌの側面像．特に頸部，腹側胸部および背線部での脂肪の過剰な蓄積に注意．

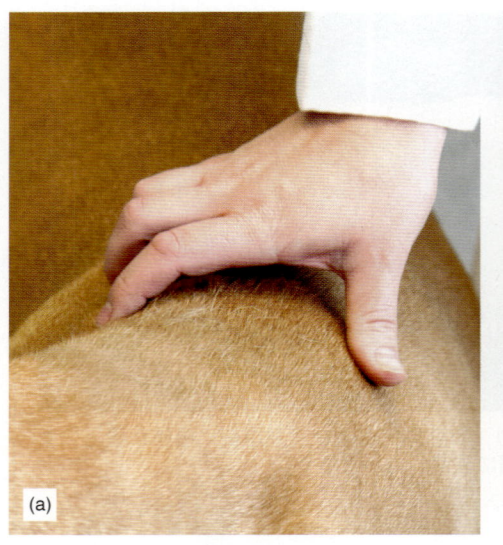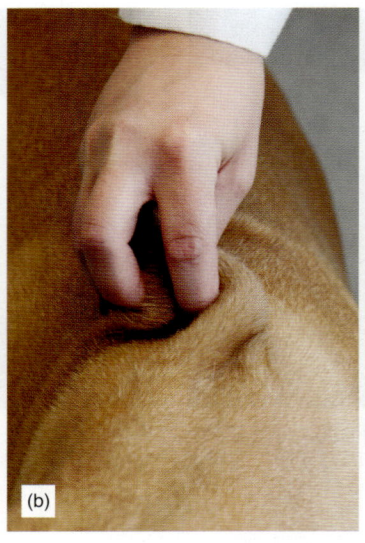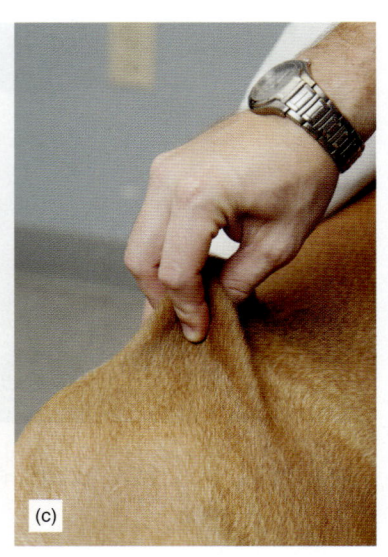

図10.13 (a) 水和状態を評価するために肩甲骨間をつまんでひだを作る準備をしている. (b) 水和状態を評価するためにイヌの皮膚をひねっている. (c) 水和状態を評価するためにイヌの皮膚をテント状にしている.
[写真提供] Midwestern University, Media Resources Department.

るため，つまんだ皮膚の戻りは遅くなる．このような皮膚は「だらけている」と言われ，本来の位置に戻るようにはみえない．脱水の悪化に伴って，最終的には皮膚のひだは全く戻らなくなり「テントを張ったまま」になる．

皮膚テント試験の限界，身体診察所見に基づいた水和状態の評価結果および関連する臨床病理学的所見との統合方法，そして脱水の程度の推定法については，第2章2.3項を参照．

10.4 品種の特定

イヌが初めて病院を訪れた際，そのイヌの品種固有の特徴を確認するために少し時間をかける必要がある．品種固有の識別子をカルテに記載することが重要で，個体識別に役立つ．

家族は犬種を自己判断することが多いが，その判断は正しいことも正しくないこともある．例えば著者の経験では，来院したピット・ブル・テリアの多くは別の犬種または雑種，特にラブラドール，ボクサーまたはラブラドールとボクサーの雑種と誤認されている．

このために，特定犬種規制法が制定され [63-66]，品種固有の規制および禁止規定が設けられたことは，一部の人々による品種の明らかな不正表示の予防に役立っているかもしれない．この法律は最も一般的にはピット・ブル・テリアに関して制定されているが，自治体によっては，スタッフォードシャー・ブル・テリア，アメリカン・スタッフォードシャー・テリア，あるいはピット・ブルと外観が似たその他のイヌも対象に含めている [63]．

ピット・ブル・テリアおよびこれに類似した品種に関する懸念は，これらの引き起こす傷害の発生率および致死率を上昇させると考えられていることである [67-70]．イヌの咬傷は公衆衛生面で依然として深刻な問題で，アメリカの人口の約1.5%の人々が毎年被害を受けている [70-73]．イヌの咬傷の大部分は予防可能と考えられており [67,73-75]，品種固有の法律は保護および予防を目的にしている．この法律が有効かどうかについては現在も議論が続いている [76-79]．

残念ながら，毎年，膨大な数の伴侶動物を自宅に戻すことも保護施設は求められている [80]．イギリスでは，2010年にイヌの保護施設の収容数は89,571頭に達し，536の保護団体に分割して収容されている [81]．アメリカ動物虐待防止協会（ASPCA）は，760万頭の伴侶動物が全米で推定13,600の公共動物保護施設に収容されていると見積もっている [82]．これらの望まれないイヌまたはホームレスのイヌの多くが，ピット・ブル・テリアまたはピット・ブルに類似したイヌである [80]．これらの犬種は保護施設により長く収容されることが多かったり [86]，あるいは保護施設内でより高い確率で安楽死している [84-86]．このため，特定犬種規制法が施行されている地域の保護施設では，スタッフの41%が新たな譲渡の機会を増やすために制

限されている品種のイヌを意図的に不正表示したことを認めた[80]. 保護施設のスタッフは, 保護されたイヌの品種を判定する際に身体的特徴も重視している[80]. しかし, 異なる2品種の純血犬の交配により生まれた子または孫でさえ, 身体的特徴は変化に富んでいる[87].

その正確さにかかわらず, 犬種は保護施設の滞在期間および譲渡率に影響する[83]. 犬種は, イヌがどのように行動するかを予測する家族の考えにも影響する. 例えば, 伴侶動物と生活している一般的な人々は, ボーダー・コリーは非常に知的で訓練しやすいと認識しているのに対し, ピット・ブル・テリアについては近づき難く, 訓練が難しいという固定観念を持っている[83].

品種に関する家族の考えを理解することは, 全ての獣医師にとって重要である. 品種に関する家族の意見を聞くことで, 家族と獣医師が期待と現実の間で相互に理解するためのオープンな話し合いが可能になる.

10.5 被毛の視診:第一印象

獣医師がイヌを識別および記録する上で最も重要な特徴は被毛の長さ, そしてイヌが「無毛」の品種かどうかである. ダーウィンが「歯に欠陥があるトルコの裸犬」と呼んで以来, 「無毛」の品種が少数報告されてきた[88]. 他の変わった品種として, アフリカン・サンド・ドッグおよびエジプシャン・ドッグがある. 対照的に, 最もよく知られている品種はチャイニーズ・クレステッド・ドッグおよびメキシカン・ヘアレス・ドッグである. この両者は完全に無毛というわけではない. 全てで体幹が疎毛で, 頭部背側および尾の先端

には他の部位よりも多くの被毛が集中している[88].

常染色体優性単一遺伝子がメキシカン・ヘアレス・ドッグの表現型, つまり被毛で覆われる部位および無毛の部位の決定に関与している[89]. メキシカン・ヘアレス・ドッグには, 異常な皮脂腺[88]およびメラノサイトが集中する表皮[90]があることも知られている. 驚くことではないが, 彼らの皮膚はデリケートで, 紫外線(UV)照射によってダメージを受けるリスクが高い[90-92]. 彼らの背線部に沿って, さらに四肢および包皮に沿って, 面皰または「黒にきび」と呼ばれる毛包角栓が一般的にみられる[93].

チャイニーズ・クレステッド・ドッグの無毛も常染色体不完全優性遺伝形質として伝播する. この品種の特徴である古典的な表現型はヘテロ接合型の個体にみられるが, 無毛の完全性には多少の違いがある[94, 95]. ヘテロ接合型のチャイニーズ・クレステッド・ドッグは真の無毛症である. 毛包全体の約1/3が形成異常で, メキシカン・ヘアレス・ドッグのように面皰が一般的にみられる. このようなイヌの家族と共に身体診察を行う際, この犬種の正常所見としてこれらを記録することが重要である.

イヌに被毛がある場合, 特にそれが独特な場合は, 毛質を記録する必要がある. 大部分のイヌは直毛である. しかしラブラドードルの被毛は, 自然な直毛, 波状または巻き毛の場合がある(図10.14a). 同様に, ミニチュア・プードルの被毛も巻き毛の場合がある(図10.14b).

被毛があるイヌでは, その品種の標準的な基準と考えられている状態と比較して被毛の長さおよび厚みも評価すべきである(図10.15). 被毛の長さは目に見える特徴として明らかな場合があるが, そのためにか

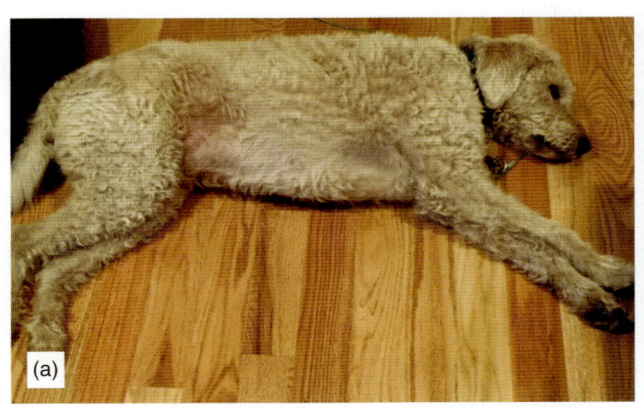
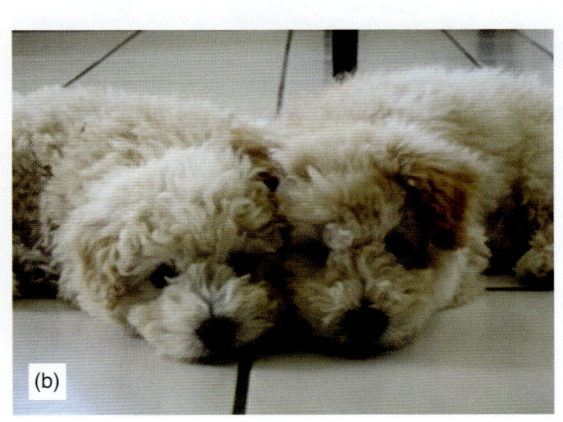

図10.14 (a) 巻き毛のラブラドードルの例. (b) 巻き毛のミニチュア・プードルの例.
[写真提供](a) Ambika Vaid. (b) Christine Chen.

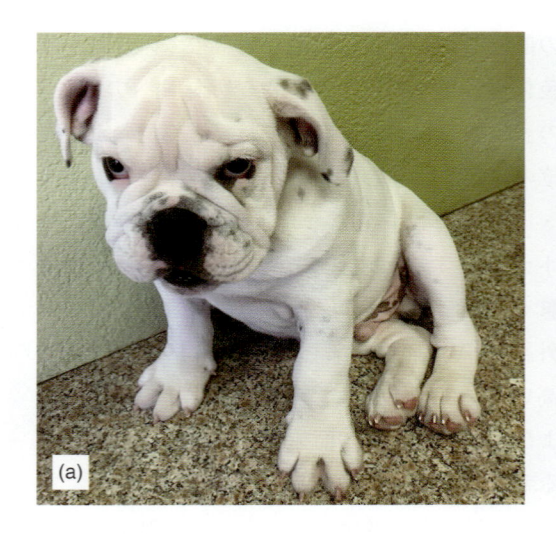

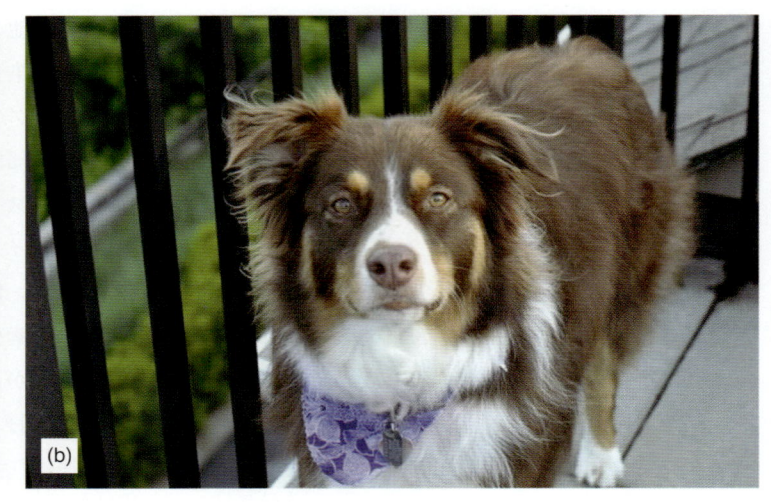

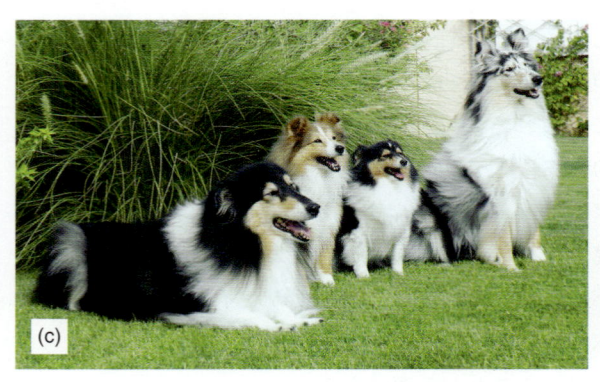

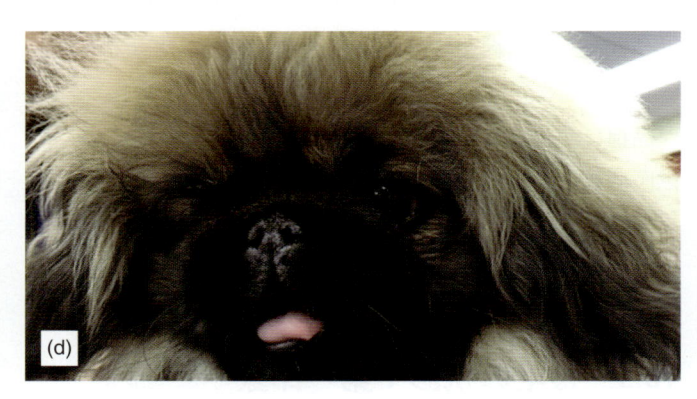

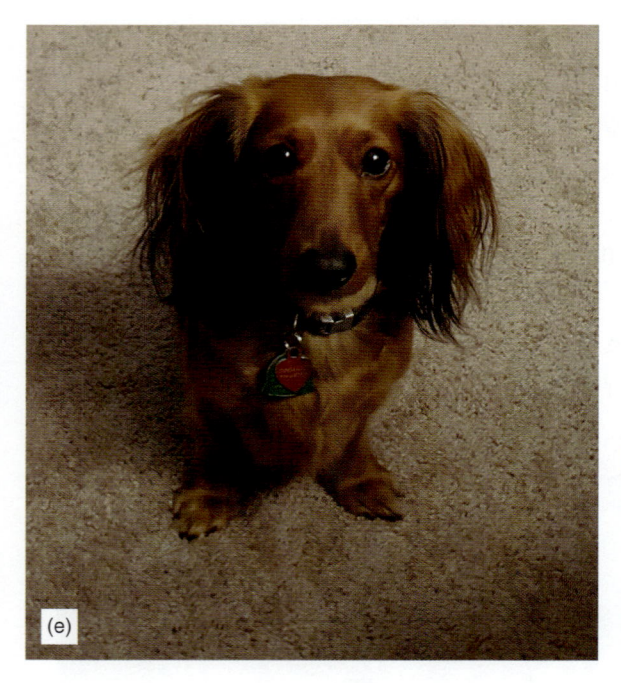

図10.15 (a) 典型的なイングリッシュ・ブルドッグの被毛の例.被毛は短い. (b) 典型的なオーストラリアン・シェパードの被毛の例.被毛の長さは中程度. (c) 典型的なコリーの被毛の例. (d) 典型的なペキニーズの被毛の例. (e) 典型的な長毛のミニチュア・ダックスフンドの例.
[写真提供] (a) Shirley Yang, DVM. (b) Stephanie Harris. (c) B. Santos. (e) Marissa Haglund, Midwestern University CVM 2019.

えって見落とすことがある．しかし，現時点での被毛の長さを保ち健康的に維持するためには定期的な管理が必要な場合があるので，家族と一緒に確認，記録および検討することが重要である．家族は被毛の適切な手入れと維持について獣医師に相談することがある．家族によっては，毛玉および被毛の長さに関連した問題を予防するために，被毛の長さを変えることを選択する．

被毛の長さに加えて，被毛の匂いは重要な考慮事項である．全てのイヌはアポクリン汗腺および皮脂腺の分泌物，そして常在菌の産生物に由来する独特の臭気を示す．明らかに異常な匂いに遭遇することがある．このような場合，詳細な視診が必要である．時に「燻製ニシン」のような匂いを認めることがあるが，これは例えば喫煙者と暮らしているイヌの被毛に付着した煙の匂いなど，イヌが住んでいる環境に由来する場合がある．しかし，刺すような匂いを認めた場合，それを見落としてはいけない．これはより詳しく検査するためのヒントであり，皮膚病変，代謝性疾患，またはこの両者が原因となっている可能性がある．

10.6 被毛の色調およびパターンの識別

被毛の色，被毛の色の組み合わせである被毛パターンは，診療スタッフが初めて動物と対面した時には常にカルテに記録されるべきイヌ固有の特徴である．

イヌでは，認識すべきいくつかの被毛パターンがある．

- ソリッド（単色）
- バイカラー（二色）
- トライカラー（三色）
- マール
- ハーレクイン
- ブリンドル（虎縞模様）
- ブリンドルクイン
- セーブル
- アグーティ
- カラー・ポイント
- スペックルドまたはティックド
- フォーン

ソリッドのイヌでは1色の被毛が特徴である．黒,茶,ブルー，レッド，ゴールド，クリームおよび白は，イヌの被毛の典型的な基本色である［96］（図10.16）．

眼が青く被毛が白いネコが内耳の有毛細胞の遺伝的アポトーシスのために聴覚障害を起こす傾向があるのと同様に［97-104］，色素関連性難聴はイヌにも存在し，90以上の犬種で確認されている［105-112］．最も注目すべき色素関連性難聴は，ダルメシアン，ジャック・ラッセル・テリア，イングリッシュ・セッター，イングリッシュ・コッカー・スパニエル，ウィペットおよびボーダー・コリーで報告されている［112］．これは劣性対立遺伝子，特にパイボールドおよびマール遺伝子と関連している［105］．この両者の遺伝子はメラノサイトを抑制する［105］．これによって皮膚および被毛は白色または淡色になり，虹彩が青くなることがある［105］．また蝸牛管の血管条も影響を受けると難聴が生じる［105］．

先天的聴覚障害が予想されるイヌの家族は，イヌが言葉によるサインに反応しないと述べる場合がある．例えば，睡眠中の子犬が呼ばれても来ないことがある．家族が帰宅し，目の前のドアから部屋に歩いて入ってきた時でさえ，イヌは気づいていないように見えることがある．

このような病歴の補助として，脳幹聴性誘発反応（BAER）のような電気診断検査の実施を選択してもよい［113-117］．確定診断を下すために，BAERはネコよりもイヌで頻繁に実施されている．蝸牛細胞が発達または変性する時期である5～6週齢に，ブリーダーがこの試験の実施を依頼することがある．診断を下す目的は，（1）家族が手の動きやその他の手段によるサインでコミュニケーションをとる必要性を認識し，イヌが直接的な利益を得るため．そして（2）この種の先天性難聴は遺伝するため，このようなイヌを繁殖に用いないようにするための2つである［105］．

犬種に応じて，いくつかの色調には複数の名称がある［96］．

- 茶色に関する犬種固有の用語としては，チョコレート・ラブラドールのように「レバー色」または「チョコレート」と表現される．
- レッドに関する犬種固有の用語としては，シナモン・チャウ・チャウのように「オレンジ」「レッド・ゴールド」「ルビー」または「シナモン」と表現される．
- ゴールドに関する犬種固有の用語としては，レモン・ビーグルのように「アプリコット」「小麦色」「黄褐色」「麦わら色」「蜂蜜色」「ブロンド」または「レモン」と表現される．

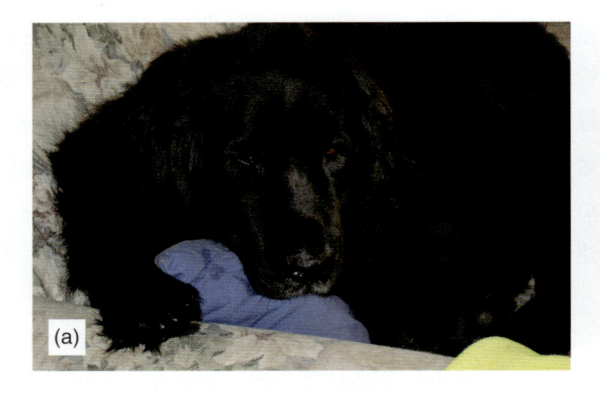
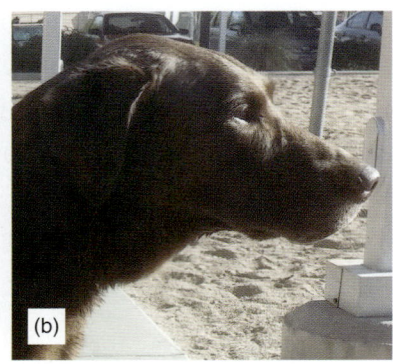
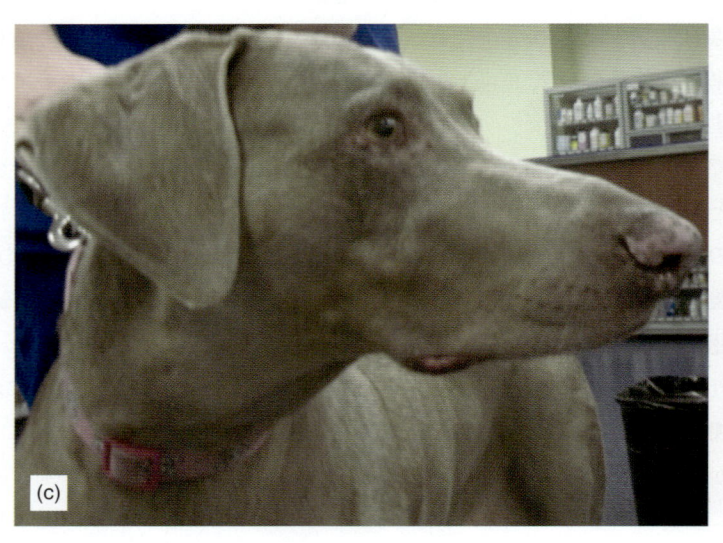
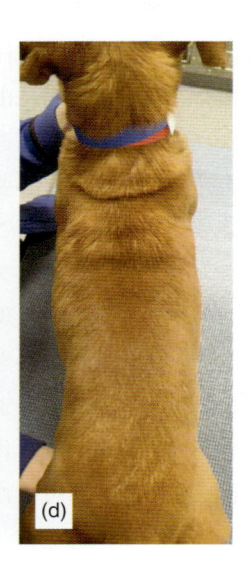
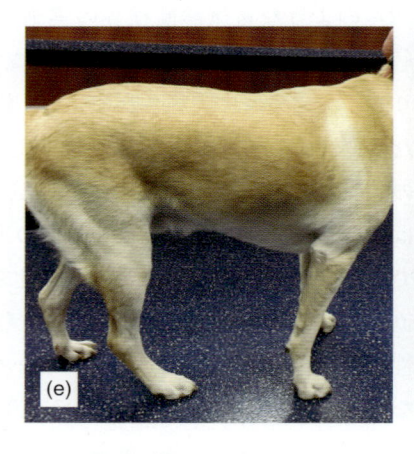
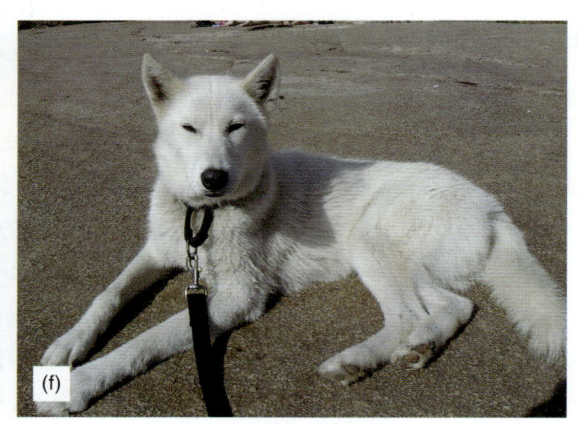
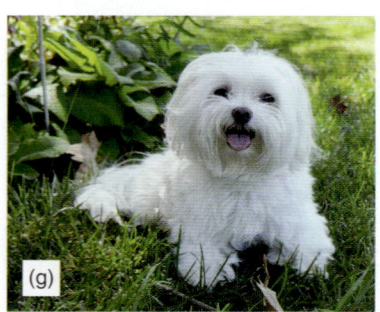

図10.16 (a) ニューファンドランドの黒のソリッドの例. (b) 茶色のソリッドのイヌの例. (c) ワイマラナーのブルーのソリッドの例. (d) レッドのソリッドのイヌの例. (e) ラブラドール・レトリーバーのゴールドの例. (f) ハスキーのクリームのソリッドの例. (g) マルチーズの白のソリッドの例.
[写真提供] (b) Jess Darmofal. (c) Elizabeth Robbins, DVM. (f) Garrett Rowley, 2018 DVM. (g) Richard Vallejos.

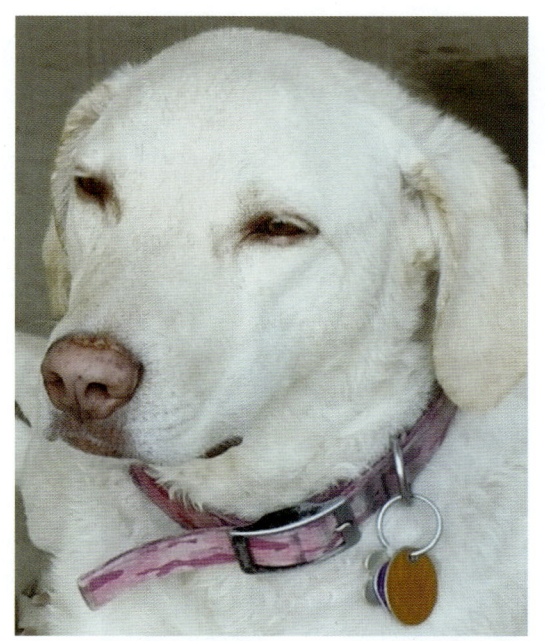

図**10.17** チェサピーク・ベイ・レトリーバーの
デッドグラスの例 [写真提供]Jess Darmofal.

いくつかの色には犬種固有の名称が付けられてい
る．例えば，チェサピーク・ベイ・レトリーバーはデッ
ドグラス（枯草）色と呼ばれることが最も多い（図
10.17）．デッドグラスという色は，ソリッドの黄褐
色または麦わら色から，見た目はほぼ白色の非常に明
るいクリーム色まで様々である[118].

バイカラーのイヌでは被毛が2色であることが特徴
である．「タキシード」カラーとしても知られる白お
よび黒，そしてブルー（グレー）および白がこの被毛
パターンの典型例である．タキシードのネコと同じよ
うに，タキシードのイヌでは主体が黒の場合も白の場

合もある（図10.18）．タキシードのイヌは短毛，中
毛または長毛である[96].

トライカラーのイヌでは被毛が3色なのが特徴であ
る．通常は背側の被毛は黒，茶色，またはブルーで，
腹側の被毛は白く，黄褐色のハイライトが入っている
（図10.19）[96].

マールの被毛パターンは大理石に類似し，オースト
ラリアン・シープドッグで一般的にみられる．ダッ
クスフンドがマールのパターンを示す場合，ダップル
（斑点）と呼ばれることがある[96]．ブルー・マール
とは，ブルーの被毛色で大理石模様を示すもの，そし
てレバー・マールとは茶色の被毛色で大理石模様を示
すものである（図10.20）．前述したように，マール
遺伝子は難聴と虹彩の青色化の高い発生率と関連する
[105]（図10.21）.

さらに，マールの被毛パターンは，先天的に眼が小
さい小眼球症と関連する[119-122]．小眼球症のみが
存在する場合，通常は視力はある．しかし，これに他
の眼の異常を合併すると盲目になることがあり，この
ような症例の臨床像はマール眼形成異常と合致する．
小眼球症に加えて，これらのイヌでは角膜，虹彩，瞳
孔，強膜および網膜が欠陥していることもあり，小角
膜，虹彩欠損，瞳孔不同，水晶体脱臼，網膜形成異常
および網膜剥離が報告されている[120].

マール遺伝子により全身の被毛は大理石模様になる
が，皮膚，鼻および肉球もこの模様になることがある
（図10.22）．通常は被毛の少ない腹部腹側および大腿
部内側の領域に，斑点のある皮膚を容易に確認できる
[123].

皮膚に斑点を生じる色素沈着はマール遺伝子を持つ

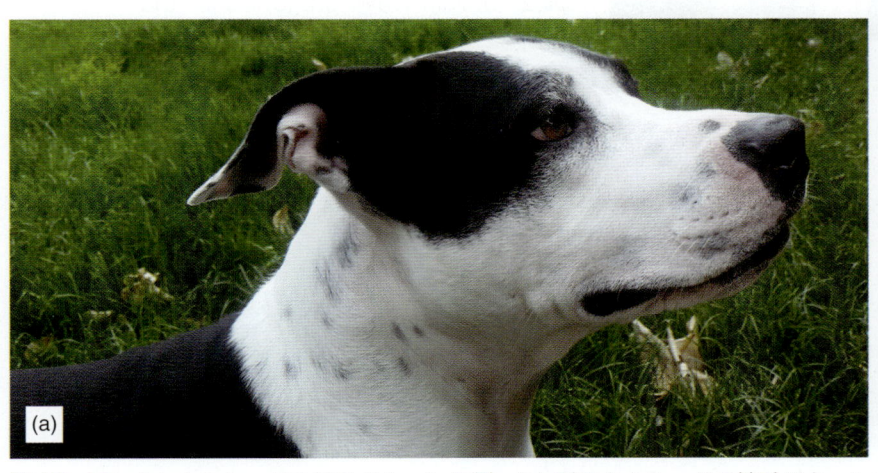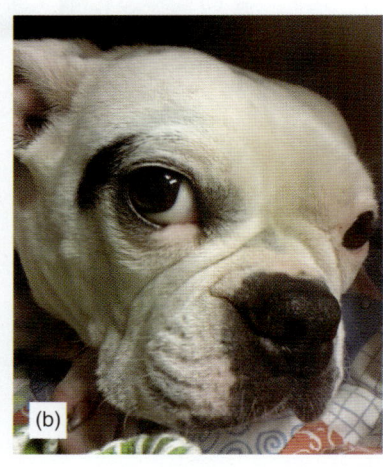

図**10.18** (a) タキシードの被毛パターンの例．(b) 別のタキシードの被毛パターンの例．このイヌは主体が白で，黒の模様
のみがみられることに注目．[写真提供] (a) Danielle N. Cucuzella. (b) Rozalyn Donner.

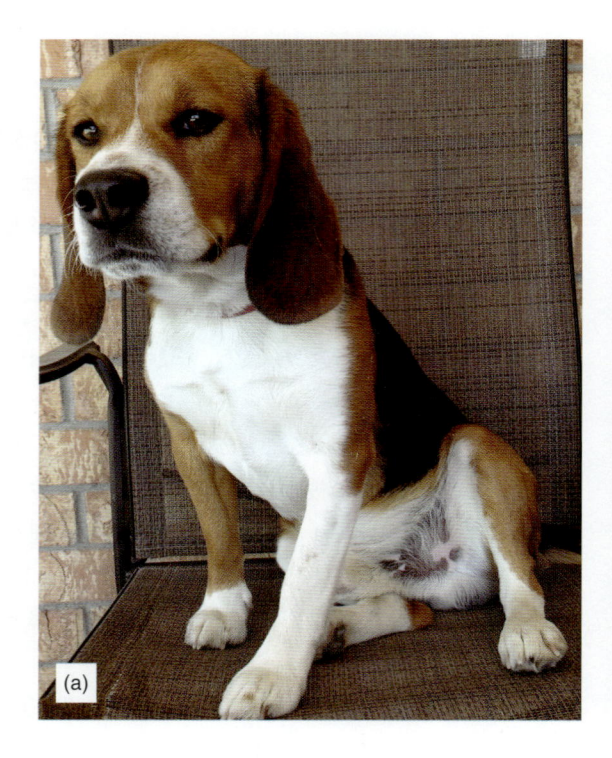

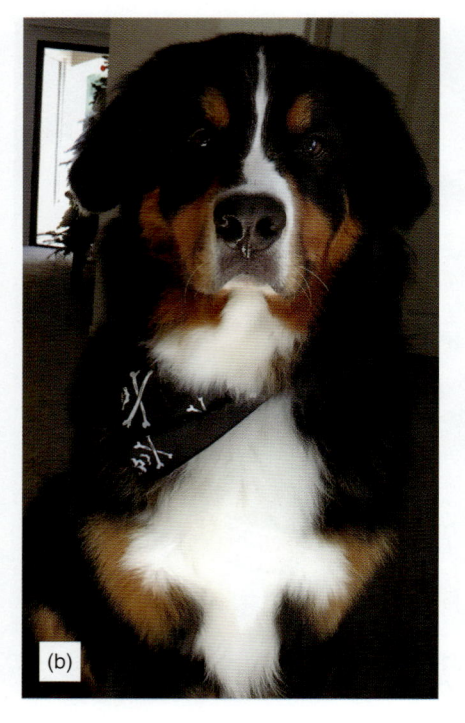

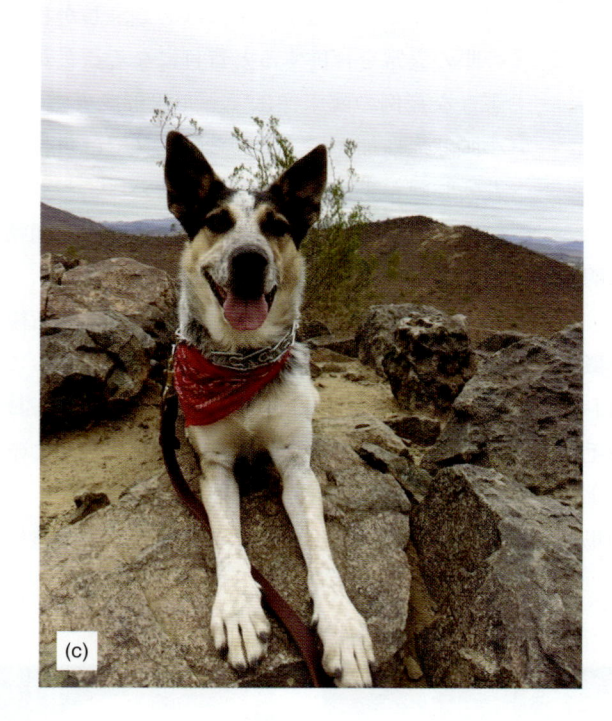

図 10.19 (a) トライカラーのビーグル の例. (b) トライカラーのバーニーズ・マ ウンテン・ドッグの例. (c) 別のトライカ ラーの例. ［写真提供］(a) Jordanne M. Diaz. (b) Kim Wallitsch. (c) Samantha Rudolph.

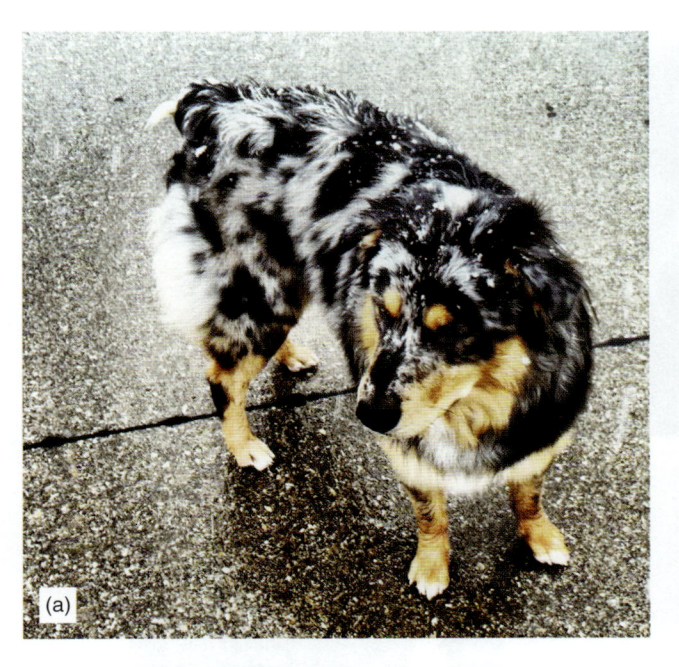

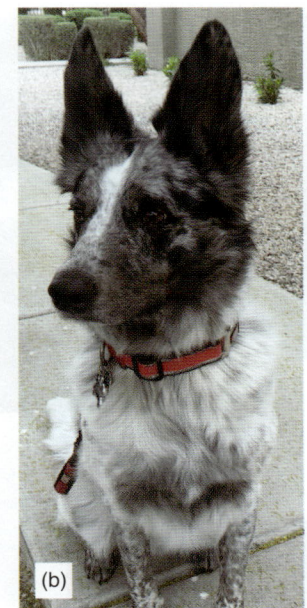

図 **10.20** (a) ブルー・マールのシェットランド・シープドッグの例. (b) 別のブルー・マールの例. (c) レッド・マールのオーストラリアン・シェパードの例. (d) 別のレッド・マールの雑種犬の例.
[写真提供] (a) Lauren A. Beren. (b) Brittany L. Lasak. (c) Amanda Rappaport. (d) Arielle Hatcher.

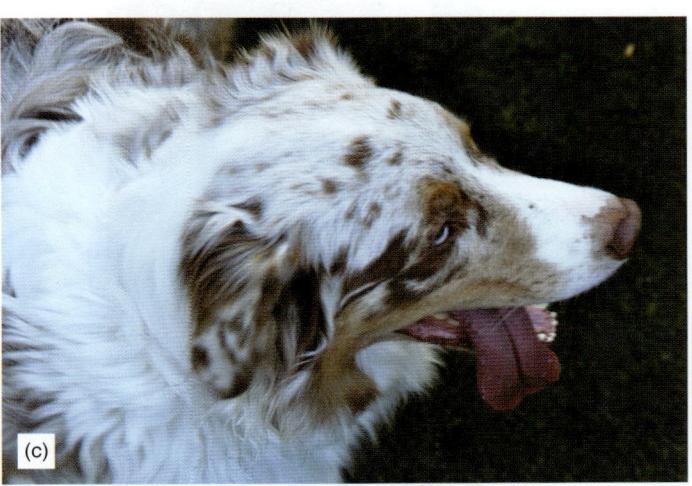

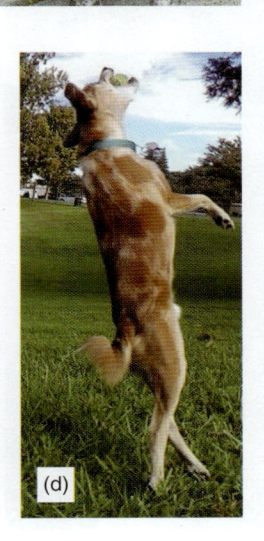

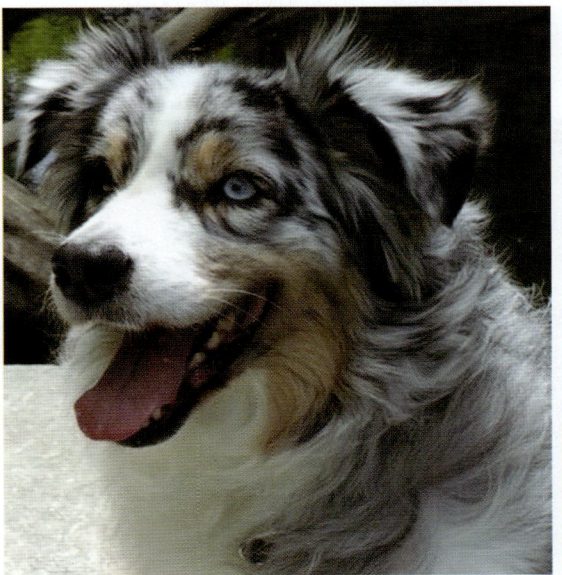

図 **10.21** 虹彩が青いこのイヌの被毛パターンはマールであることに注目. 一般的にこれらは密接に関連している.
[写真提供] Heather Gould.

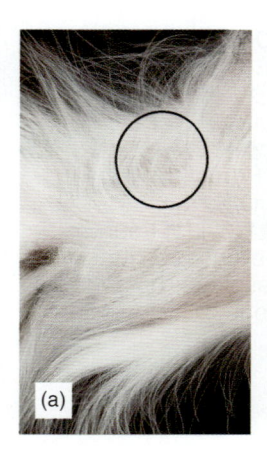

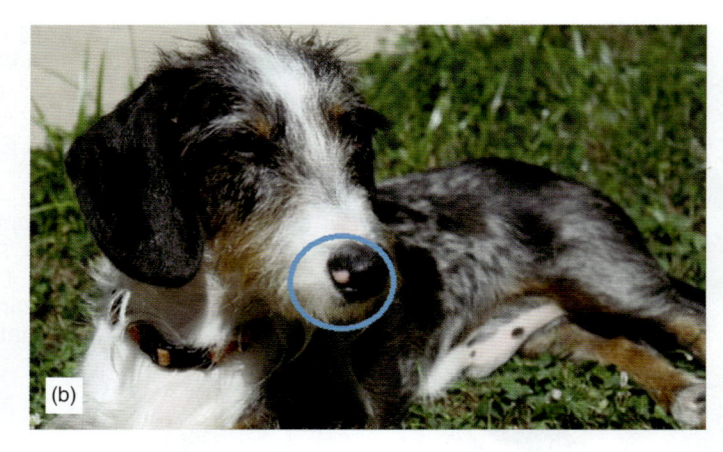

図10.22 (a) 被毛パターンがマールのこのイヌでは，腹部腹側の被毛の下に細かな斑点が明瞭であることに注目．(b) このダップル・ダックスフンドでは，鼻の色素が斑状に沈着していることに注目．[写真提供] (b) R. Lewis, LVT.

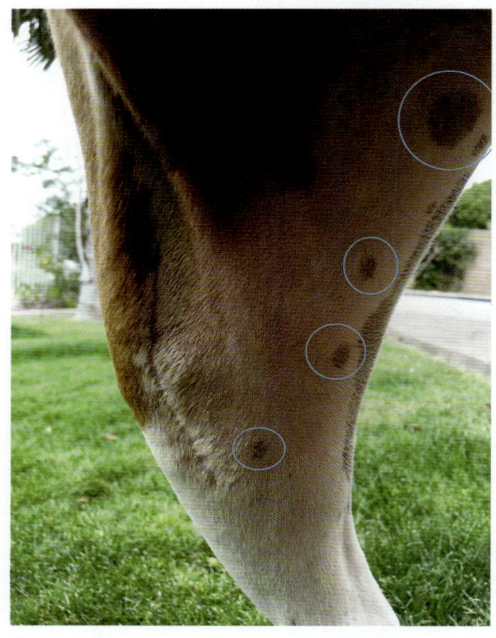

図10.23 このイヌではマール遺伝子が欠損しているが，大腿部内側に沿って斑状の色素沈着がみられる．[写真提供] Kiefer Hazard.

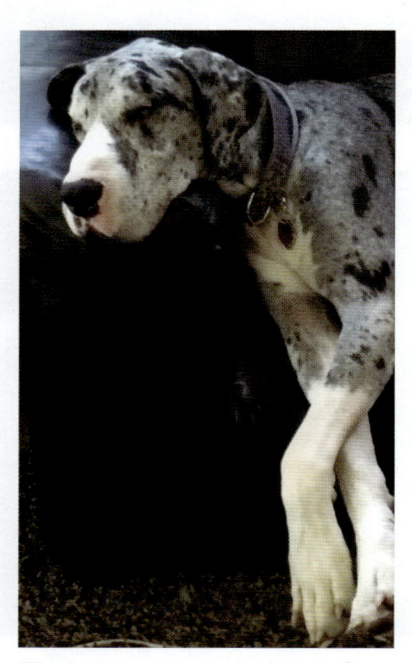

図10.24 ハーレクインのグレート・デンの例．[写真提供] Daniel J. Fletcher, PhD, DVM, DACVECC.

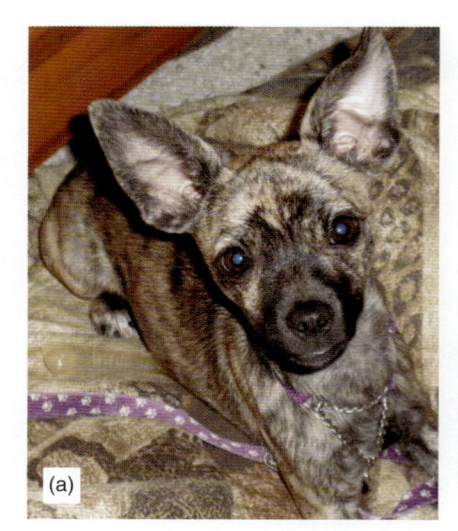

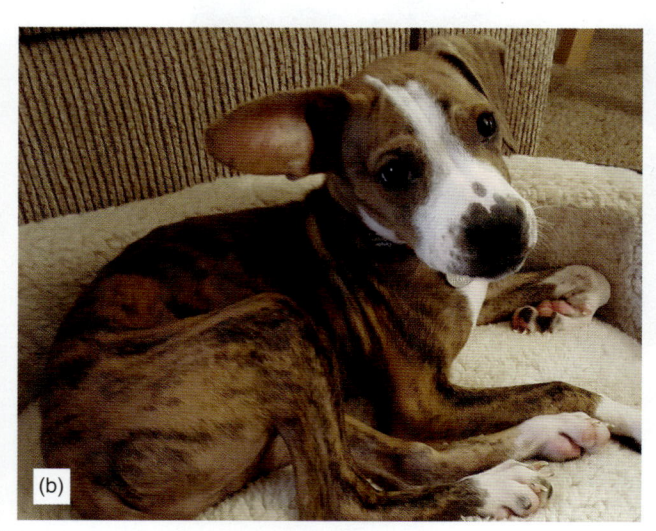

図10.25 (a) ブリンドルの例．(b) 別のブリンドルの例．鼻梁に白い縞模様もみられる．[写真提供] (a) Kaitlen Betchel. (b) Analucia P. Aliaga.

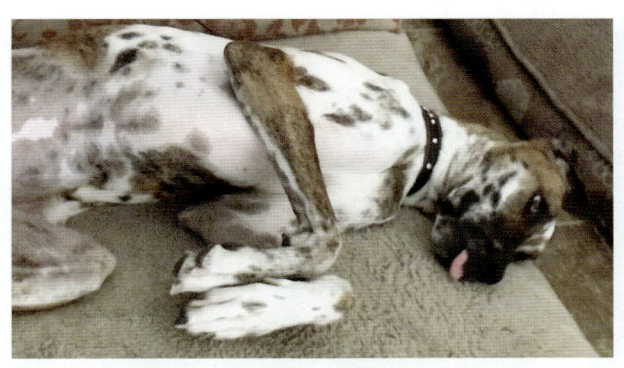

図10.26　ブリンドルクインのグレート・デンの例.
[写真提供] Rozalyn Donner.

イヌに限らず，マール遺伝子を持たない他の品種でも起こることに注意すべきである（図10.23）.

ハーレクインの被毛パターンはマール遺伝子の変異で，グレート・デンに特異的にみられる．ハーレクイン遺伝子により斑点は大理石模様というよりもむしろ様々な色調になる（図10.24）．例えばハーレクイン・グレート・デンでは，パイボールド[1]のウマまたはウシに非常に似た白と黒またはグレーの斑点がみられる [96, 124].

ブリンドルの被毛パターンは縞模様である．これは古典的には「虎縞模様」のパターンと呼ばれることがある．この縞は黒と茶色，黄褐色またはゴールドが混ざったものである（図10.25）．ブリンドルの被毛パターンはボクサー，ブルドッグおよびグレート・デンで一般的である [96, 125, 126].

ブリンドルクインはグレート・デン固有の被毛パターンである．これはハーレクインの混合型で，有色の斑点がブリンドルになっている（図10.26）[127].

セーブルの被毛パターンは毛先が黒い被毛である．このパターンは古典的にはジャーマン・シェパードでみられる（図10.27）[96].

アグーティの被毛パターンは縞状である（図10.28）．このパターンは典型的にはキースホンドでみ

1　Piebold，白および黒，または白および茶のまだらの意.

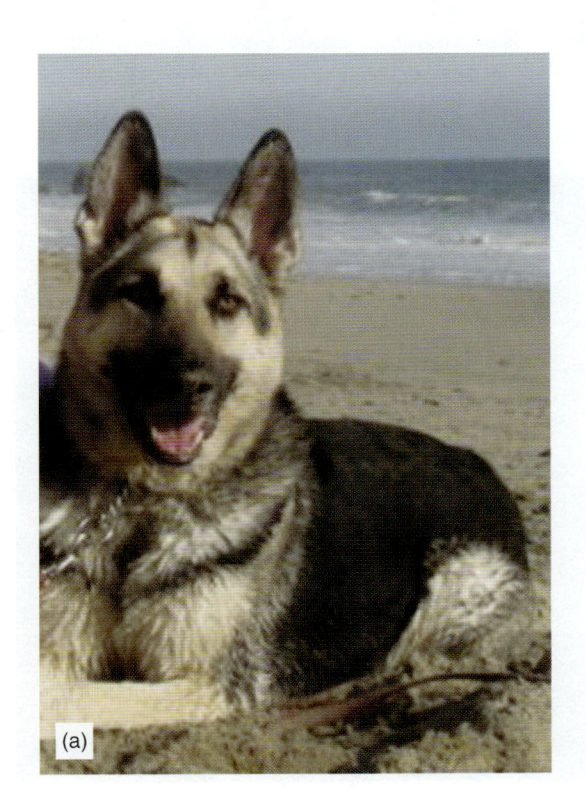

(a)

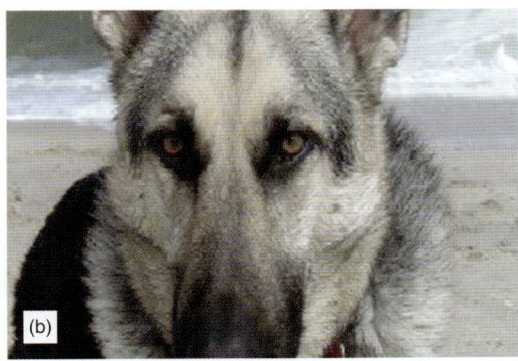

(b)

図10.27　(a) ジャーマン・シェパードのセーブルの被毛パターン，そして (b) セーブルの被毛パターンの拡大写真.
[写真提供] Rachel Beard, DVM.

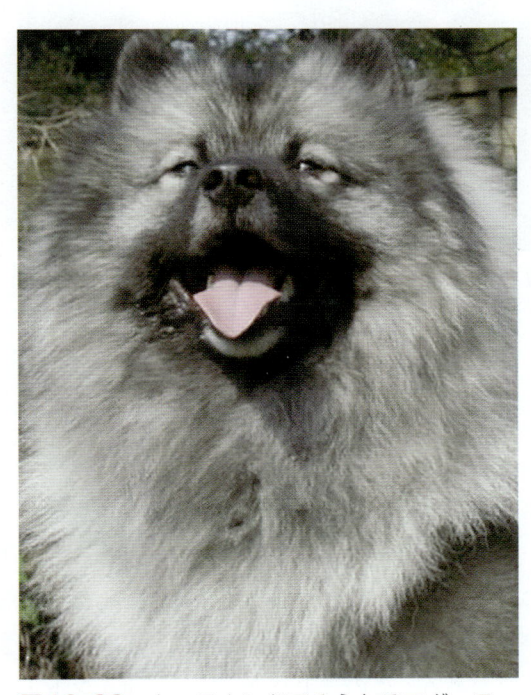

図10.28　キースホンドでみられるアグーティの被毛パターンの例.

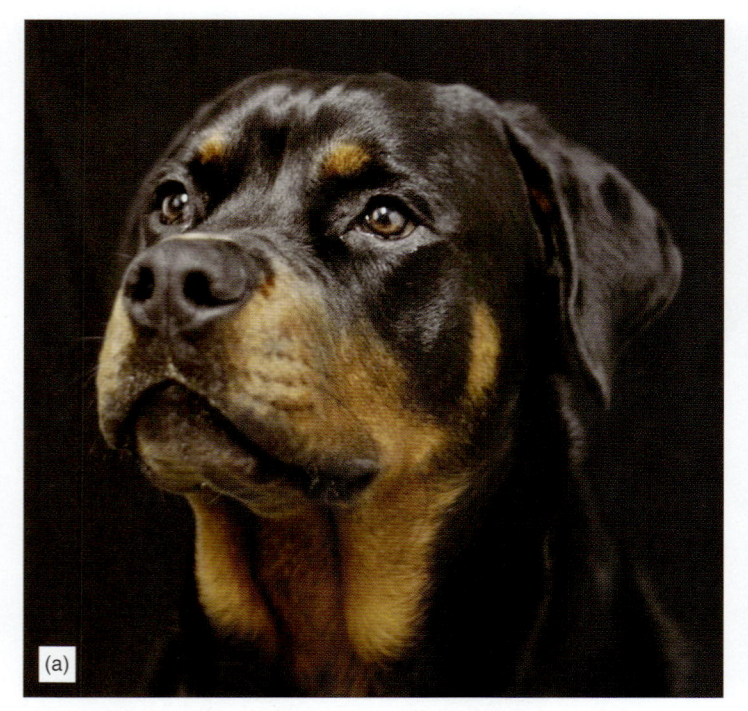
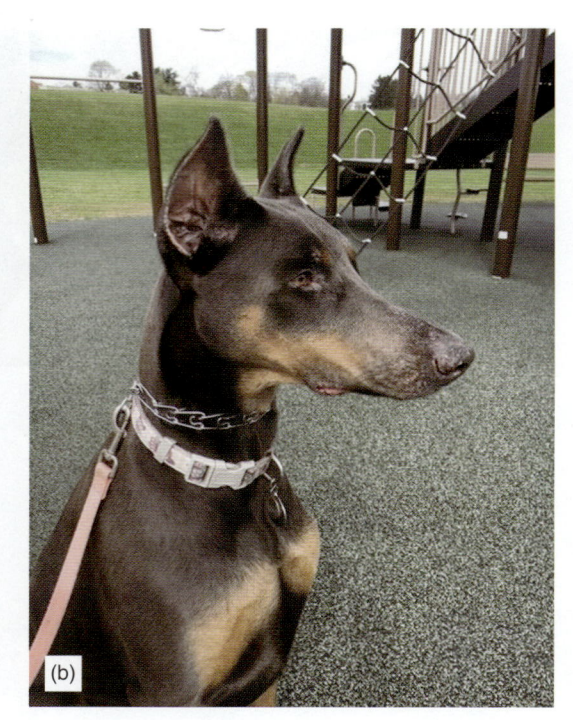

図10.29 (a) ロットワイラーでみられるカラー・ポイントの例. (b) ドーベルマンでみられるカラー・ポイントの例. [写真提供] (a) Zabzoo Services. (b) Courtney Keller.

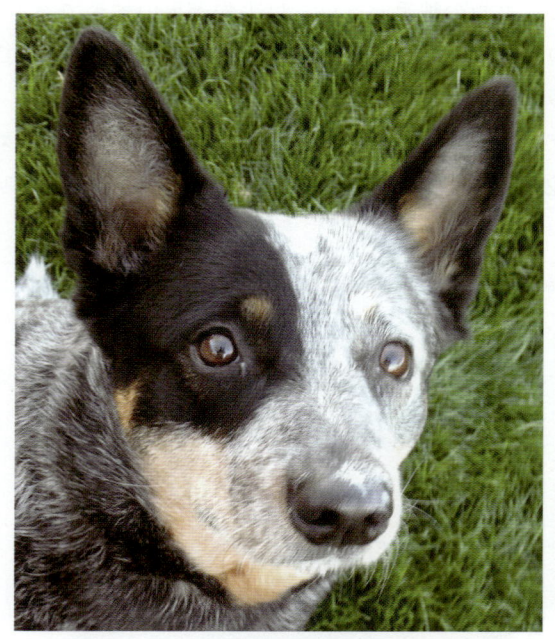

図10.30 オーストラリアン・キャトル・ドッグのティックド. [写真提供] Kayla M. Kerstetter.

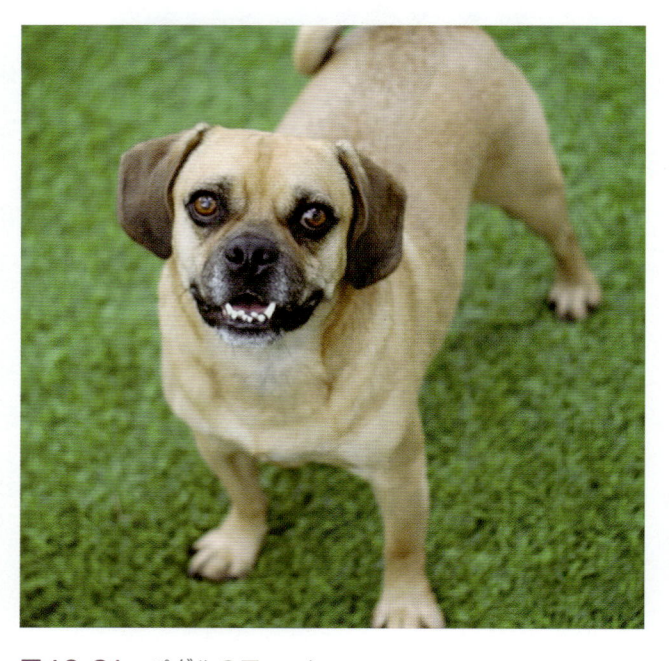

図10.31 パグルのフォーン. [写真提供] Shelby Newton.

られる [96].

ポイント・カラレーションはロットワイラーおよびドーベルマンで一般的な被毛パターンである. 被毛は黒のソリッドで, 眼上, 頬部, 頸背部, 胸部, 後肢および四肢外側には例外的に黄褐色の「ポイント」または斑点がある. この被毛パターンは「ポイント・カラレーション」ではなく単に「ブラックとタン」と呼ば

れることもある (図10.29).

スペックルドまたはティックドの被毛パターンは通常, オーストラリアン・キャトル・ドッグでみられる (図10.30). ティックドの被毛はアグーティによってできている. 毛長に沿っていくつかの様々な色で縞状になっている. 背景となる明色の被毛に対して2色目の被毛は通常は濃色で, 「スタンプ」を押したように

コントラストは明瞭である. 例えばオーストラリアン・キャトル・ドッグでは, 黒を基調とした斑点模様により, 外観は虫食い状のブルー・グレーになる [96].

フォーンの被毛パターンは典型的にはパグおよびパグル (訳注 : パグとビーグルの雑種) でみられる (図 10.31). フォーンでは黄褐色またはクリーム色が基調だが, 顔は暗色である [96].

10.7 毛質の評価

毛質は常に評価および記録すべきである. 特に, 十分に手入れをされているか, そして光沢の状態に注意すべきである (図 10.32). 最近の毛質の変化には注意しなければならない.

さらに, 毛量についても評価する必要がある. 疎毛または脱毛のいずれかがみられる場合, 以下の疑問を持たなければならない.

- 疎毛または脱毛は限局性またはびまん性か?
- 疎毛または脱毛は進行性か?
- 疎毛または脱毛は左右対称か?
- 疎毛または脱毛は, 特定の毛色に関連しているか?

カラー・ダイリューション脱毛症 (淡色被毛性脱毛症) は稀な遺伝性皮膚疾患で, ドーベルマン・ピンシャー, ダックスフンド, ミニチュア・ピンシャー, シュナウザー, ヨークシャー・テリア, イタリアン・グレー

ハウンド, ウィペット, シェットランド・シープドッグおよびチワワで増加していると報告されている. 症例の被毛は出生時は見た目には正常だが, 6 ヵ月齢から2歳齢の間に体幹背側の被毛の色が徐々に薄くなる. この変化は被毛が淡色の領域に限局している. 特に, レッドまたは茶色の希釈色 (ダイリュートカラー) であるフォーンの領域, そして黒の希釈色であるブルーの領域が罹患する. 常にではないが, 典型的には頭, 尾および四肢の被毛は変色しない (図 10.33) [128-130].

病理組織学的には, カラー・ダイリューション脱毛症のイヌには色素の産生および貯蔵, 毛包構造, そして角化に異常がある [130]. 結果として, 淡色被毛領域は疎毛で毛質は不良になる [129]. 毛幹は容易に折れ, 皮膚には鱗屑がみられ, 膿皮症を続発しやすい [129].

黒色被毛性毛包形成不全はカラー・ダイリューション脱毛症に非常に似た疾患である. 病理組織学的検査ではこの2つの所見は同じである. 唯一の相違点は, 前者では影響を受けるのは黒色領域のみで, 黄褐色 (タン) 領域は変化しないことである [129-133].

この他の病的でない限局性脱毛症として, 品種に関連したイヌのパターン脱毛症がある. これは主にダックスフンドで報告されているが, ドーベルマン・ピンシャー, チワワ, ボストン・テリア, ボクサーおよびウィペットでも報告されている. 罹患したイヌは通常は

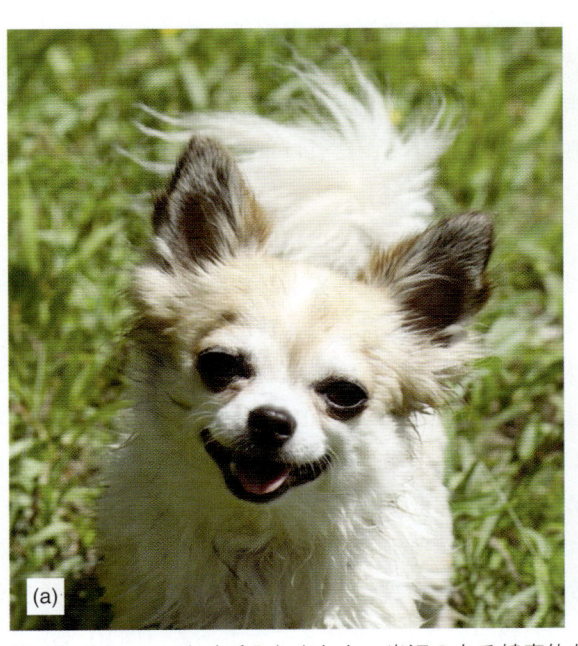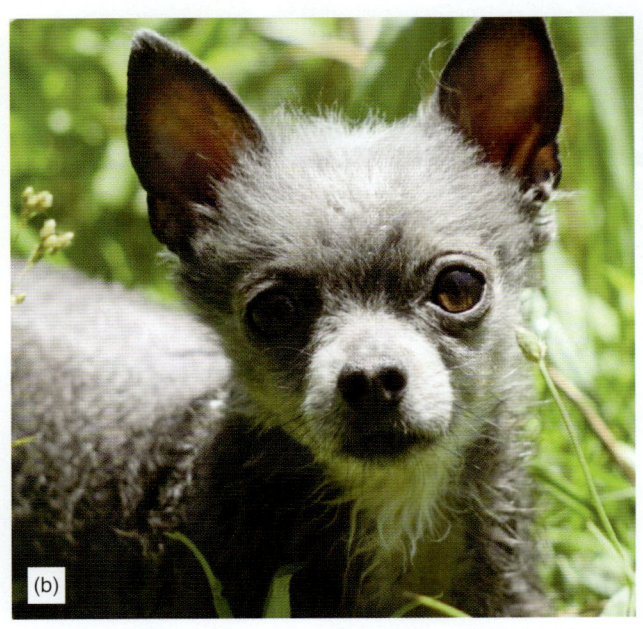

図10.32　(a) よく手入れされた, 光沢のある健康的な被毛の例. (b) 質が悪く, 折れやすく, 乾燥した異常な被毛で, 羊毛に似た質感を示す例. [写真提供] Cheri Erwin.

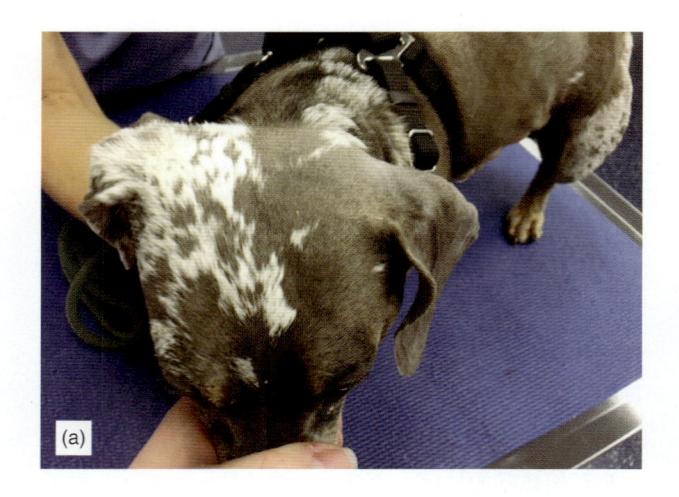

(a)

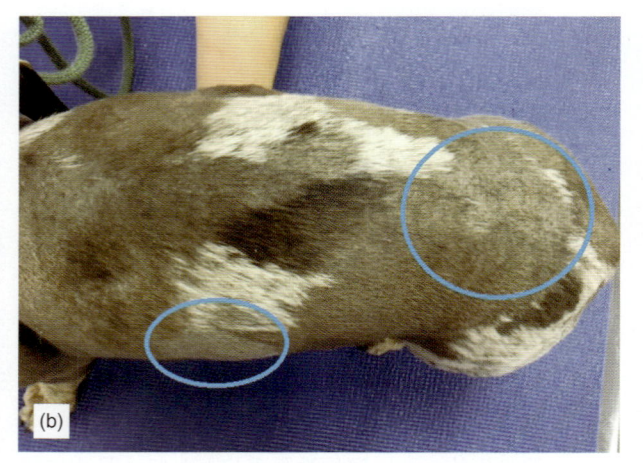

(b)

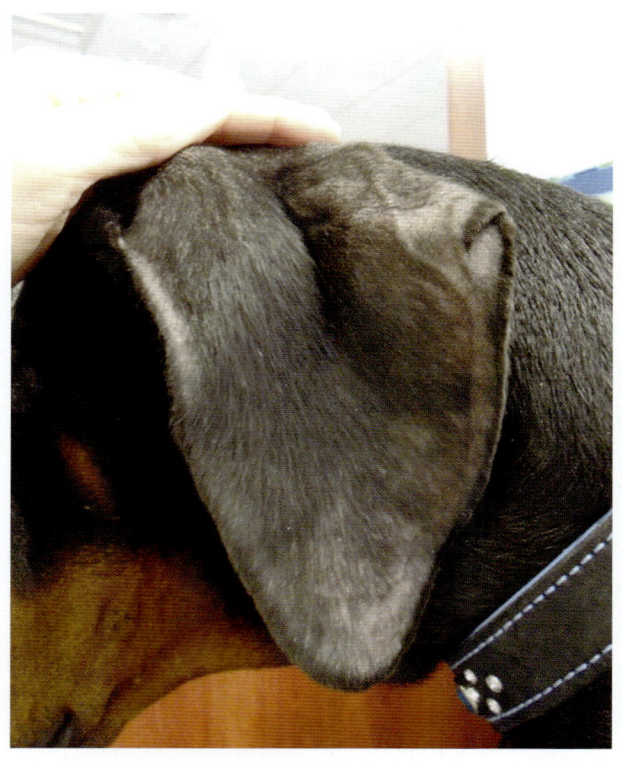

図 10.34 　両側の耳介側面に発生したパターン脱毛症が疑われるドーベルマン・ピンシャー．この写真では左側耳介のみを示す．[写真提供] Elizabeth Robbins, DVM.

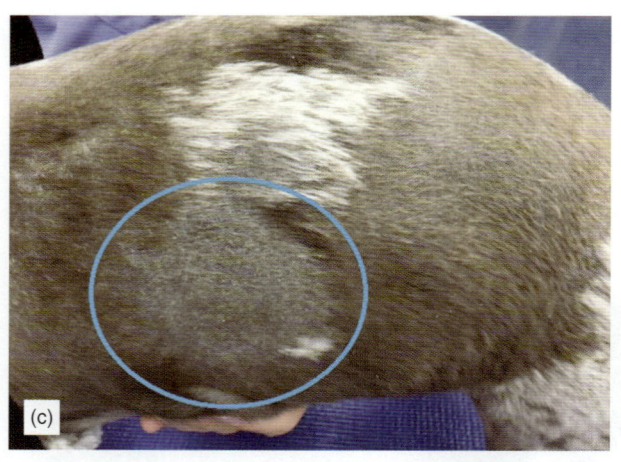

(c)

図 10.33 　(a) カラー・ダイリューション脱毛症のイヌの例．頭部の疎毛に注目．(b) ブルーの被毛領域に関連したカラー・ダイリューション脱毛症のイヌの例．丸で囲んだ部分に注目．背部および臀部尾側に沿って疎毛になっている．(c) ブルーの被毛領域に関連したカラー・ダイリューション脱毛症のイヌの例．丸で囲まれた背部の疎毛な部分に注目．

成犬早期に疎毛を示し，その後は脱毛へと進行する．この脱毛は左右対称であり，最も一般的には耳介外側および耳介尾側に発生する（図 10.34）．しかし，頸部腹側，胸部および腹部に発生することもある [134]．

　グレーハウンドにも同様の状態がみられ，大腿部尾側の限局性脱毛症が特徴で，これは腹側から頭側へ拡大することもしないこともある．ダックスフンドのパターン脱毛症と同様，このいわゆるグレーハウンドの特発性大腿部脱毛症候群は成犬早期に疎毛が始まり，脱毛へと進行する．これは単に見た目の問題で，治療の必要はない [135]．

　限局性脱毛症の多くは根底の疾患の結果として発生する．限局性脱毛症の鑑別診断は多岐にわたり，発生する可能性のある部位は無数にある．しかし，原因を大まかに分類すると，細菌性 [136]，真菌性 [137] および寄生虫性皮膚疾患 [138] が含まれる．脱毛が体幹に分布している場合，内分泌異常に関連している傾向がある [139, 140]．さらに限局性脱毛症は先天性 [141] であることもあれば，ワクチン接種を含む [142, 143] 外傷性，そして第 2 章 2.6 項で述べた自己誘発性 [144, 145] により発生することもある（図 10.35）．

　イヌが「自己被毛刈り」をする場合，四肢の遠位端

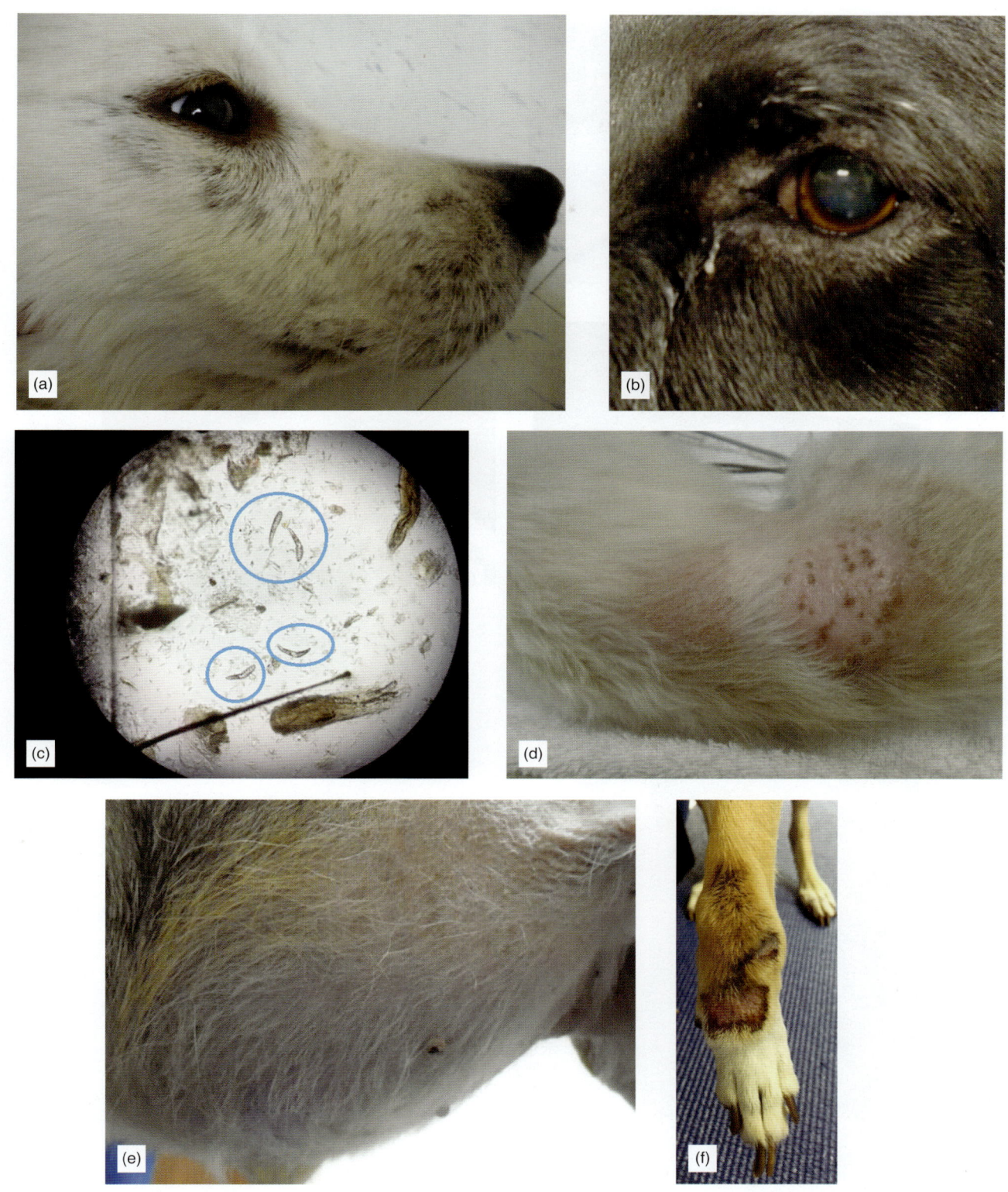

図 **10.35** (a) 局所性毛包虫症によって二次的に斑状または虫食い状の疎毛が顔面にみられた若齢犬の例. (b) 全身性毛包虫症によって二次的に限局的に眼周囲の脱毛がみられた成犬の例. (c) *Demodex canis* の顕微鏡写真. (d) 左横臥位のマルチーズの右側腹部. 狂犬病ワクチンを接種して数週間後に発生した広範囲の側腹部脱毛に注目. この脱毛領域は生検され，病理診断医によって狂犬病ワクチン接種後脂肪織炎および虚血性皮膚症と診断された. (e) 腹部腹側の左右対称性の疎毛. 同時にこのイヌには，内分泌疾患を疑わせるポットベリー様の腹部がみられた. (f) 左側前腕遠位部の外傷に関連した脱毛.
[写真提供] (a), (d), (f) Samantha Thurman, DVM. (b) Elizabeth Robbins, DVM. (e) Patricia Bennett, DVM. （つづく）

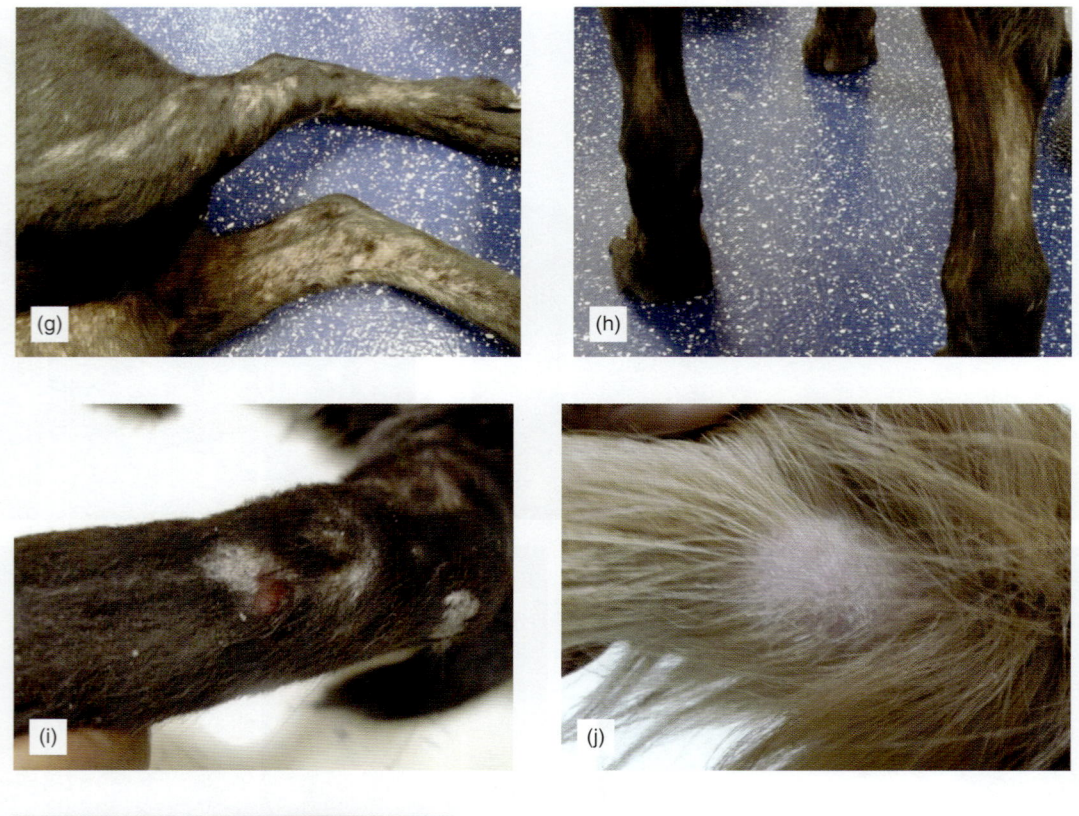

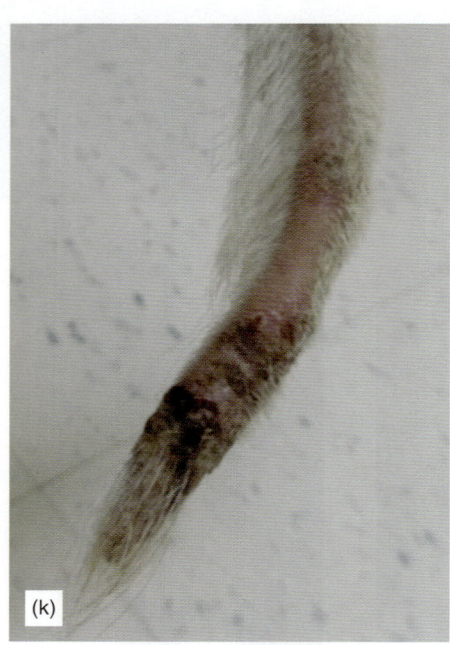

図10.35 （つづき）(g) 全身性毛包虫症によって二次的に大腿部および後肢遠位部に斑状または虫食い状の脱毛を示した成犬の例. (h) 後肢尾側遠位部の疎毛. (i) 左側の足根部および中足部の底部の疎毛. (j) 尾根部の脱毛. (k) 尾の遠位部の脱毛. ［写真提供］(g), (h) Elizabeth Robbins, DVM.(i), (j), (k) Patricia Bennett, DVM.

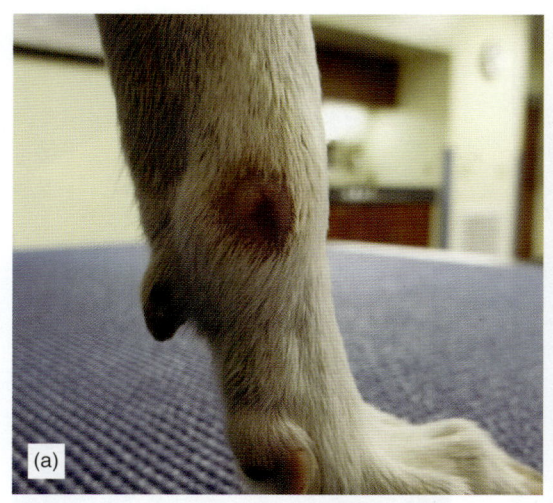
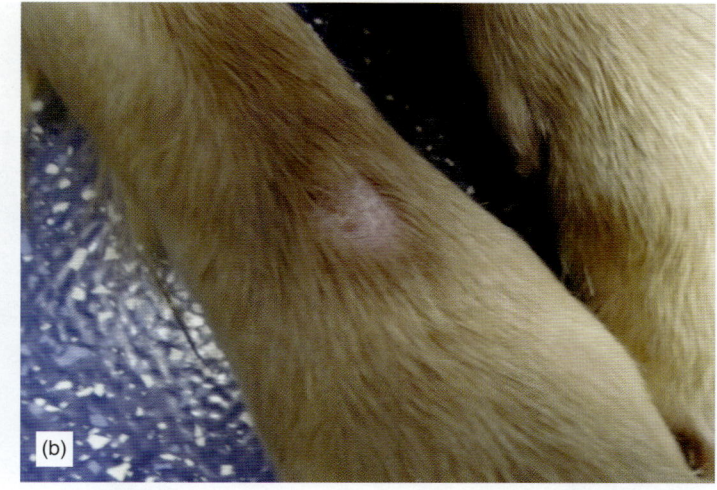

図 **10.36** (a) 左足根部内側の舐性肉芽腫. (b) 右前腕上部の舐性肉芽腫.
[写真提供] (a) Elizabeth Robbins, DVM. (b) Patricia Bennett, DVM.

に集中して病的な舐性行動を示す傾向がある．時間の経過と共に，周囲の皮膚の二次的変化を伴う限局性脱毛症へと進行する．この皮膚は通常，硬く肥厚し潰瘍化する．湿潤な病変になる可能性もある．たとえイヌの舐性行動を予防しても，この病変は自発的に治癒するまでに長時間を要することが知られており，皮膚深部に及ぶ二次的細菌感染に加え，慢性的な組織変化が発生していることが多い．このような病変は通常は舐性肉芽腫と呼ばれ，これは肢端舐性皮膚炎の結果である．舐性肉芽腫が最も好発する部位は手根部，中手部，足根部および中足部の背側である（図10.36）[146]．

10.8　皮膚の視診

被毛をかき分けて皮膚表面を観察し，外部寄生虫の存在を評価すべきである（図10.37）．

皮膚の完全性も評価すべきである．これは，皮膚に擦過傷がないか，あるならばその程度を評価することである．皮膚の完全性が破壊された原因の多くは外傷の結果だが，先述の肢端舐性皮膚炎で触れたように，自傷の場合もある（図10.38）．

皮膚を徹底的に評価する場合，色素のあらゆる変化も考慮すべきである．鼻の色素脱失のような一部の色素変化は特発性で，これは見た目の問題である．鼻の色素脱失はイヌ，特に黄色のラブラドール・レトリーバー，ゴールデン・レトリーバー，アラスカン・マラミュートおよびシベリアン・ハスキーで一般的である．これはダッドレイ・ノーズ(赤鼻)と時として呼ばれる．罹患したイヌでは出生時には鼻に色素がある．しかし，加齢に伴って鼻は明るい色になる（図10.39）．この明色化は季節性のことも自然寛解することもあるが，永久に持続することもある．鼻自体に擦過傷はなく，

図 **10.37** (a) イヌの黒い被毛をかき分けて皮膚表面を評価する．(b) イヌの白い被毛をかき分けて皮膚表面を評価する．[写真提供]Patricia Bennett, DVM.

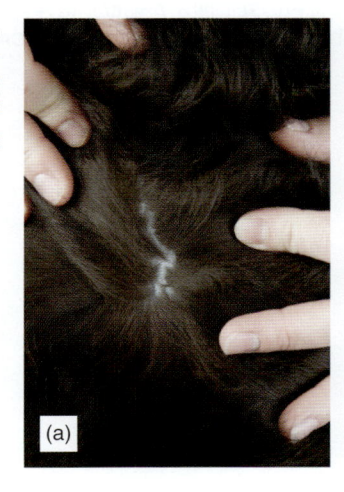
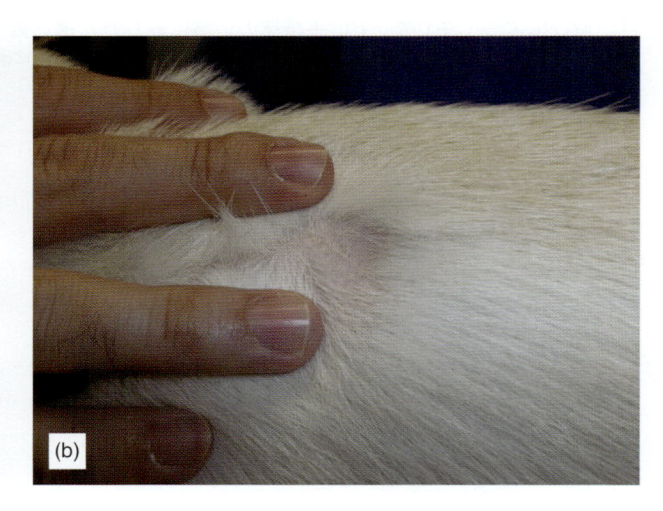

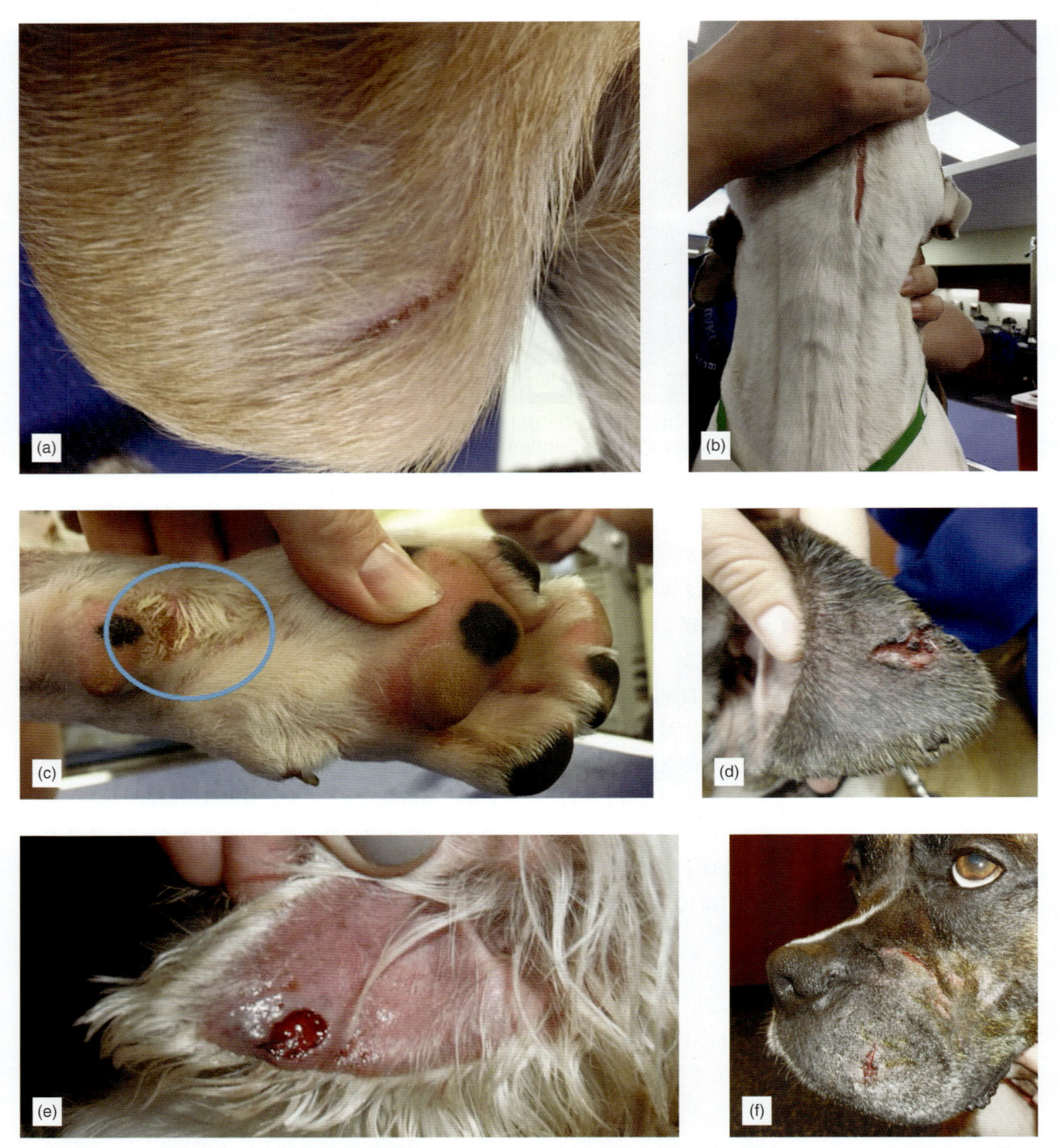

図10.38　(a) 右膝の高さまで続く線状の擦過傷に注目. (b) 頸部腹側の線状の擦過傷に注目. これはイヌの保護施設での荒っぽい遊びによって生じた.　(c) 手根球の辺縁にみられた擦過傷（青色の丸で囲んだ部位）に注目.　(d) 左耳介腹側の創傷.　(e) 右耳介腹側の開放創.　(f) 顔面の創傷. ［写真提供］(d), (e) Elizabeth Robbins, DVM. (f) Patricia Bennett, DVM.（つづく）

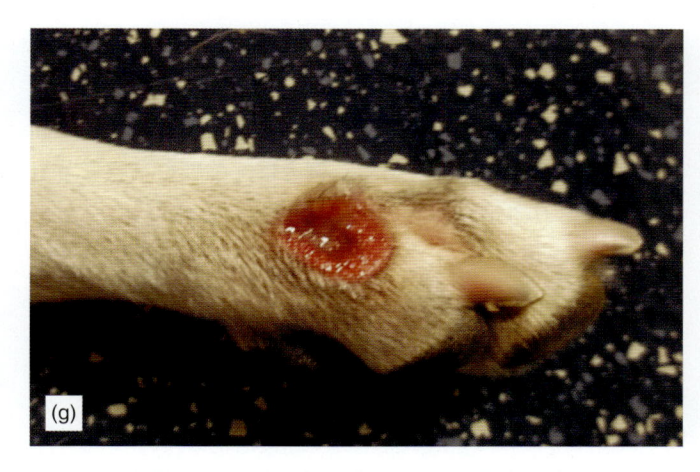

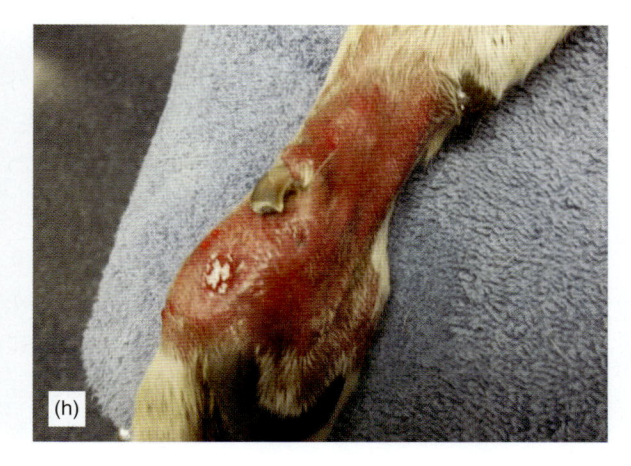

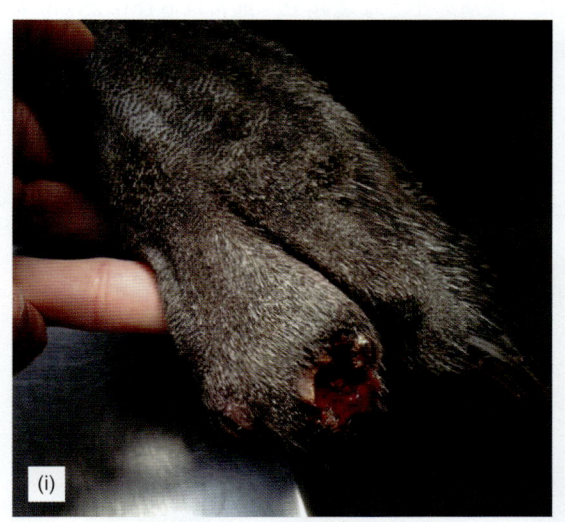

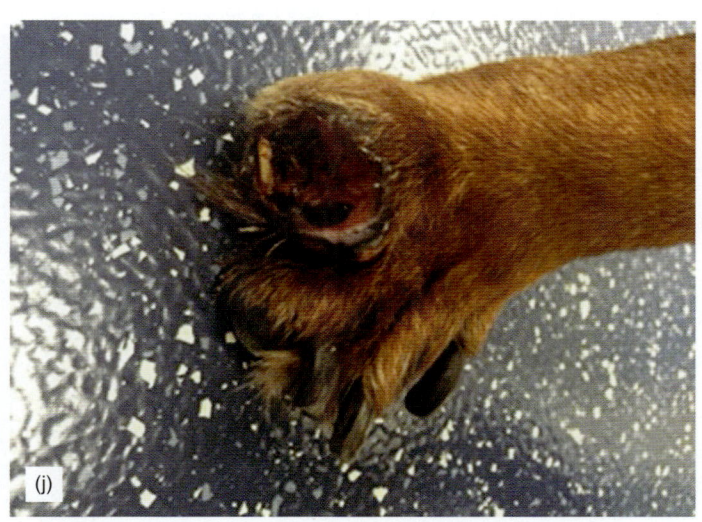

図10.38 （つづき）(g) 左中足部内側の開放創．(h) 皮膚の完全性が著しく失われた右前腕足底．これは副木の装着によって二次的に生じた褥瘡である．(i) 肢端の扁平上皮癌に罹患した指．指を切断し，病理組織学的検査によって診断された．潰瘍化した指．[写真提供] (g) Elizabeth Robbins, DVM. (h) Patricia Bennett, DVM. (i) Amanda Maltese, DVM. (j) Samantha Thurman, DVM.

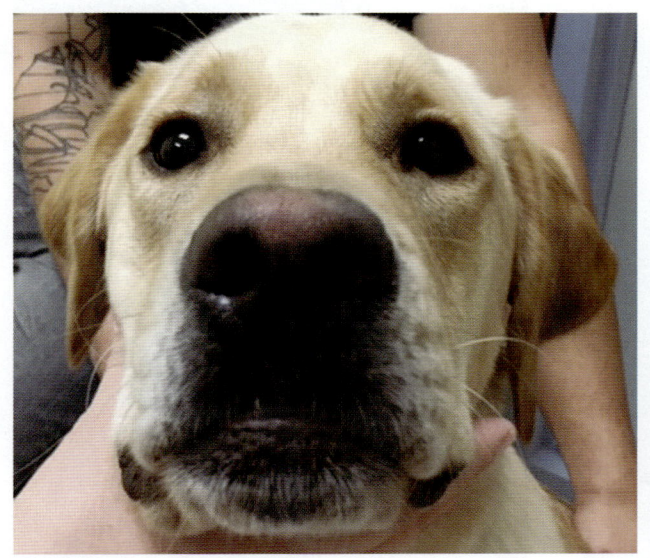

図10.39 被毛が黄色いラブラドール・レトリーバーの鼻の色素脱失に注目．

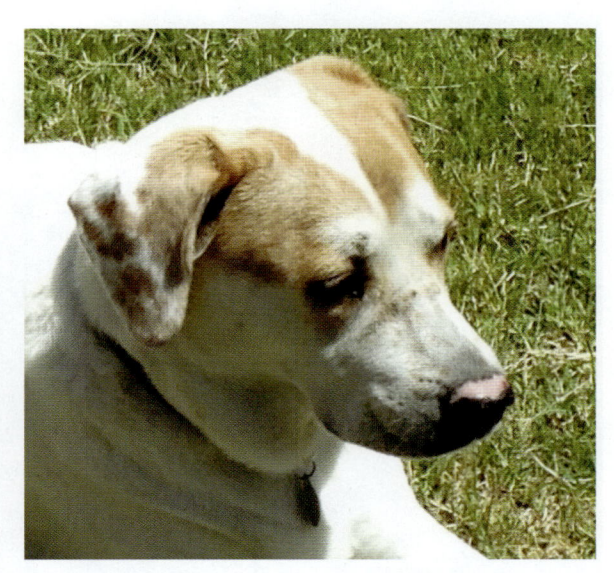

図10.40 鼻鏡背側の外傷による鼻の色素変化．[写真提供] Juliane Daggett, MBS.

色素のみが影響を受ける [147].

　いっぽう，皮膚病変に併発した鼻の色素変化は，外傷性創傷治癒後の色素変化（図10.40），日光皮膚炎，あるいは落葉状天疱瘡のような自己免疫性疾患などの根底の疾患によって生じる場合がある [148].

　外皮系組織の色素変化を評価する場合，著しいあざのある部位は軟部組織損傷または凝固障害のいずれかを反映している可能性があるため，このような部位についても検査する必要がある [149-151]（図10.41）.

　あざに加え，皮膚の黄疸の有無にも注意する必要がある（図10.42a）. 黄疸とは，過剰なビリルビンによって身体が黄色に変化することである. 黄疸は過剰な溶血 [152-154]，肝疾患 [155,156] または胆道閉塞 [157,158] によって発生することがある. 原因疾患の進行に伴って，黄疸は皮膚だけでなく，身体の他の部位に発生することがある. 例えば，強膜や粘膜に黄疸がみられる場合がある（図10.42b および c）.

10.9　原発疹

　総合的な身体診察の都度に，以下の原発疹について評価する必要がある [113,159].

- **丘疹**：皮膚の小さな隆起で，通常は直径 0.25 cm 未満（図10.43）.

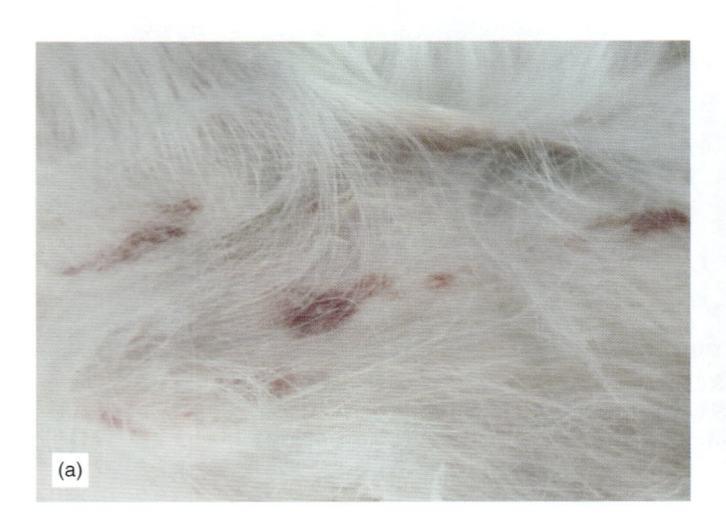
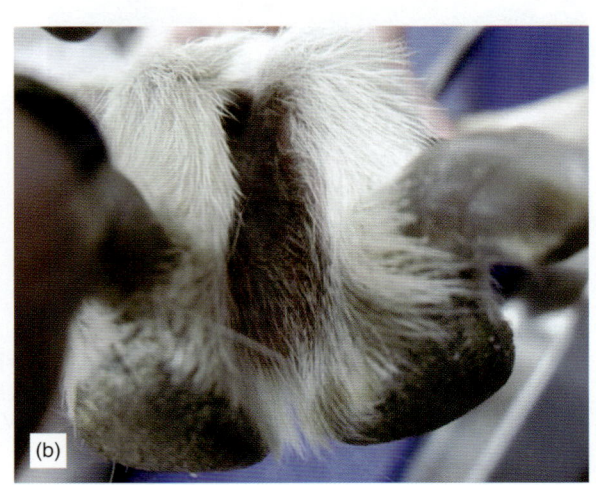
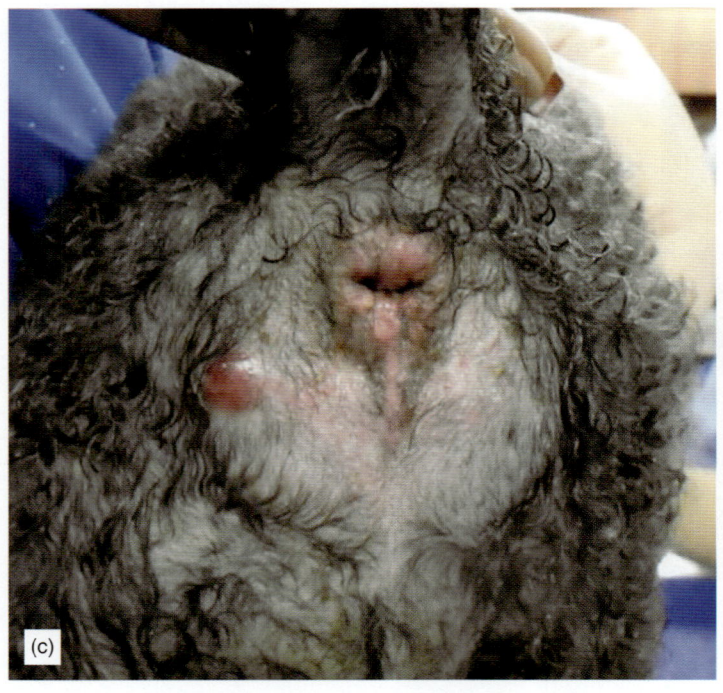
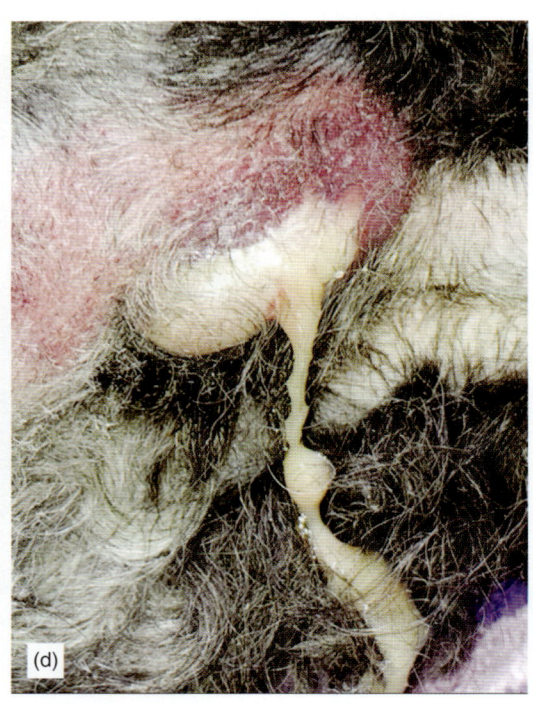

図10.41　(a) 腹部腹側のあざ. (b) 指節骨の骨折に続発した指間のあざ. (c) 肛門嚢貯留に続発した会陰部のあざ. (d) 破裂した肛門嚢膿瘍に続発した肛門周囲のあざ. [写真提供] (a) Elizabeth Robbins, DVM. (b), (c) Patricia Bennett, DVM. (d) Shannon Carey, DVM.

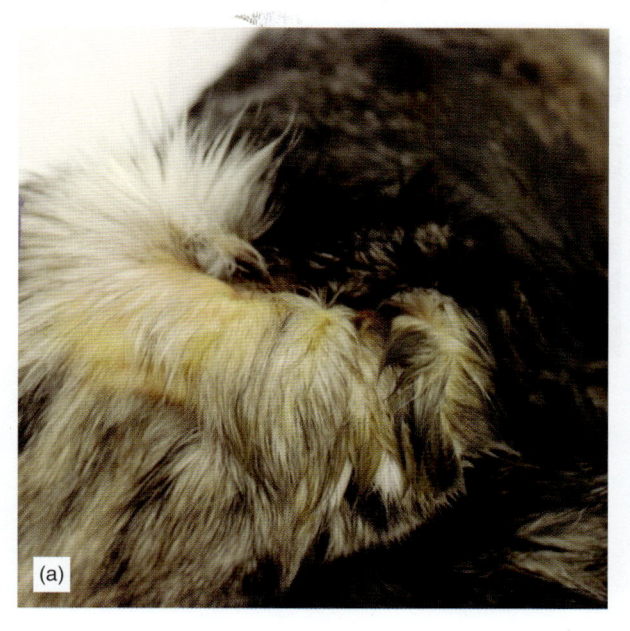

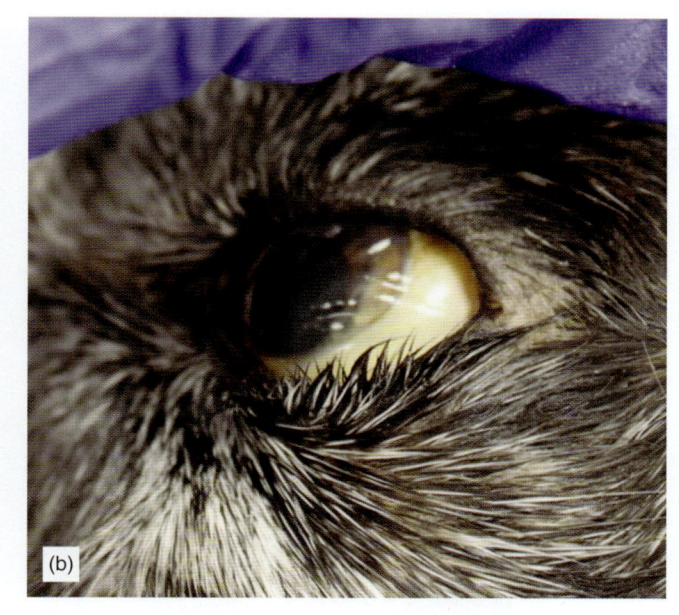

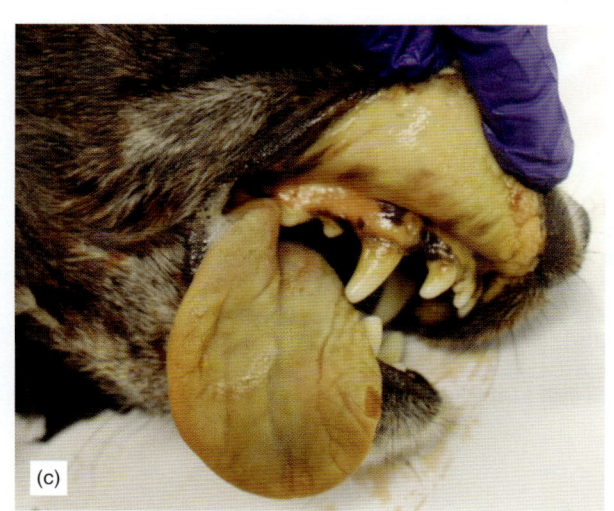

図10.42 (a) 皮膚のびまん性の黄疸に注目．(b) 強膜の黄疸に注目．(c) 粘膜および舌の著しい黄疸に注目．[写真提供] Ali Brower, DVM, DACVP.

- **結節**：大型の丘疹で，通常は直径1 cm未満（図10.44）．
- **腫瘤**：大型の結節で，通常は直径1 cm以上（図10.45）．
- **膿疱**：膿で満たされている丘疹．口語では「にきび」と呼ばれる（図10.46）．
- **小水疱**：膿以外の液体で満たされている隆起．
- **水疱**：大型の小水疱で，通常は直径0.5 cm以上．
- **膨疹**：限局的なアレルギー反応性病変．
- **局面**：表面が丸みを帯びたものではなく平らな隆起．

確認した病変をカルテに記載する場合，以下の点に注目してできるだけ詳細に記載すべきである．

- 病変の数
- 病変の大きさ
- 病変の位置
- 病変の形状
- 病変の進行．過去にみられたものか，あるいは再診時に確認されたものか．

皮疹の発生，進行および改善の経過を追跡するために，「皮膚マップ」を用いることがある．

病変の大きさは正確に記録しなければならない．「推定」ではなく常にノギスで測定する．診断精度を向上させ，治療反応をより正確に記録するために，ヒトではノギスの使用がますます推奨されている [160]（図10.45j）．

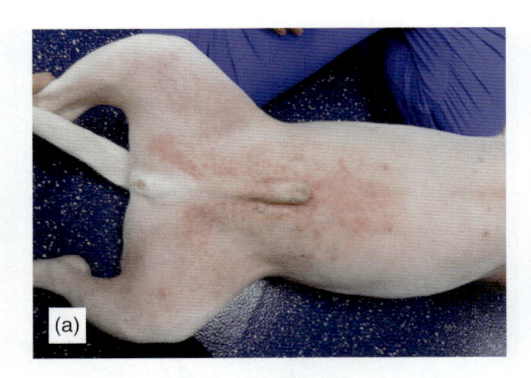
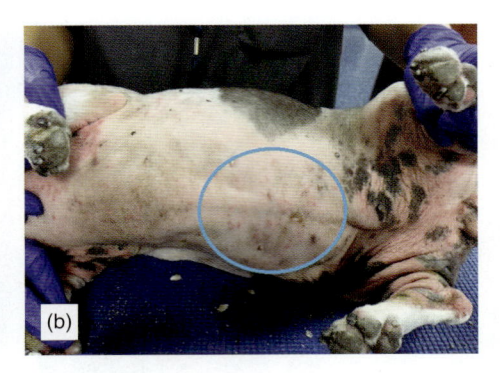

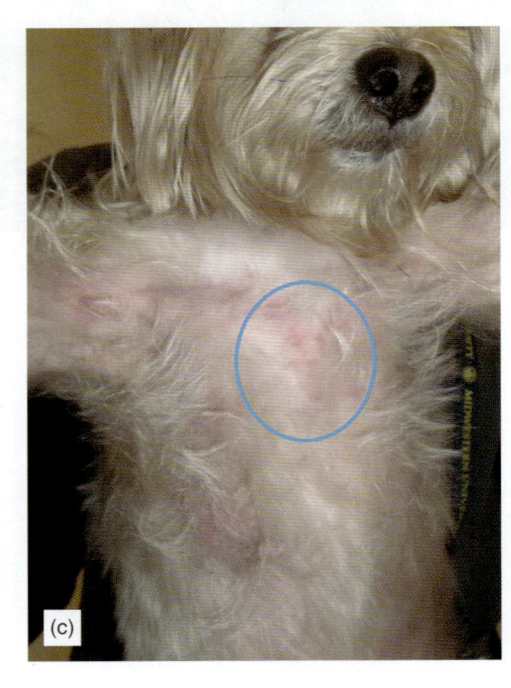

図10.43 (a) 鼠径部の丘疹. 丘疹が無数にみられ，これらの発疹の原因は接触性皮膚炎と考えられた. (b) 腹部に沿ってみられた丘疹. 青色の丸で囲んだ部分に注目. このイヌは色素沈着および苔癬化を併発しているが，丸で囲んだ領域に興味深い丘疹がみられる. (c) 胸部腹側上方の丘疹.
[写真提供] (a) Elizabeth Robbins, DVM.

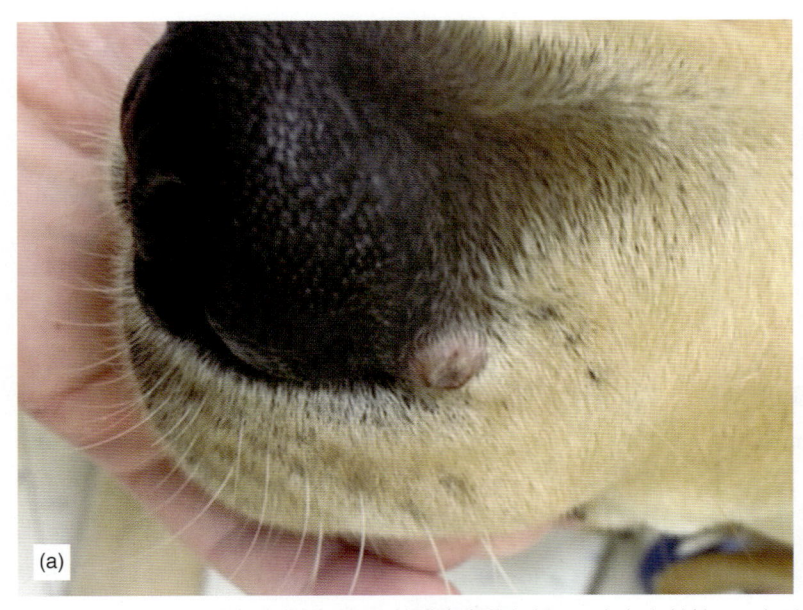
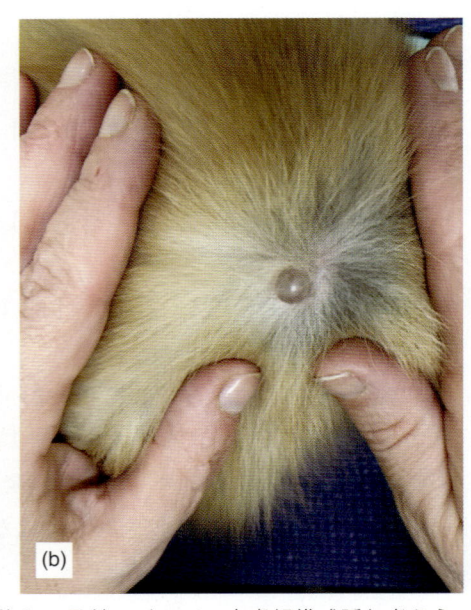

図10.44 (a) 鼻梁の左背側辺縁の粘膜皮膚移行部にみられた結節. これは生後6ヵ月齢のイヌで，皮膚組織球腫と考えられたこの病変は，3ヵ月後に自然消退した. (b) 頭部背側の嚢胞性結節. （つづく）

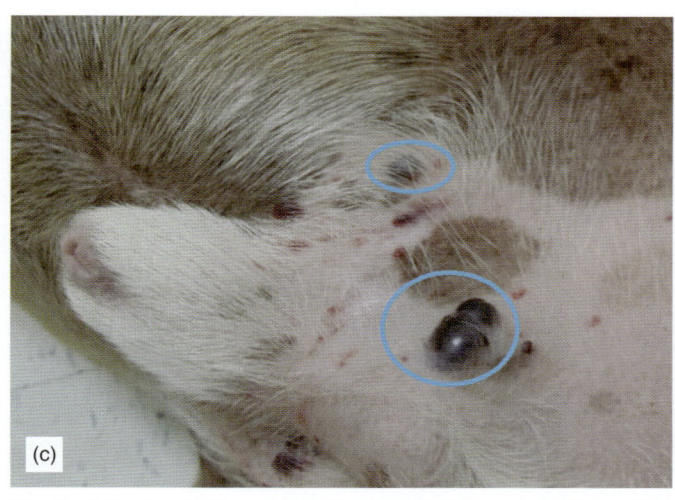
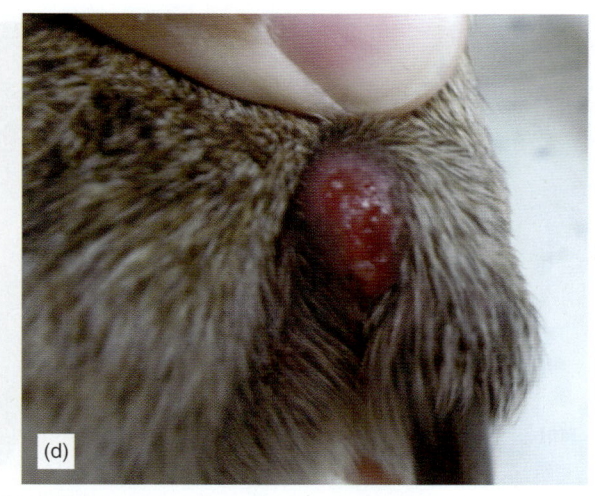

図10.44　（つづき）(c) 鼠径部の色素性結節. (d) 指間部の結節. [写真提供] (d) Patricia Bennett, DVM.

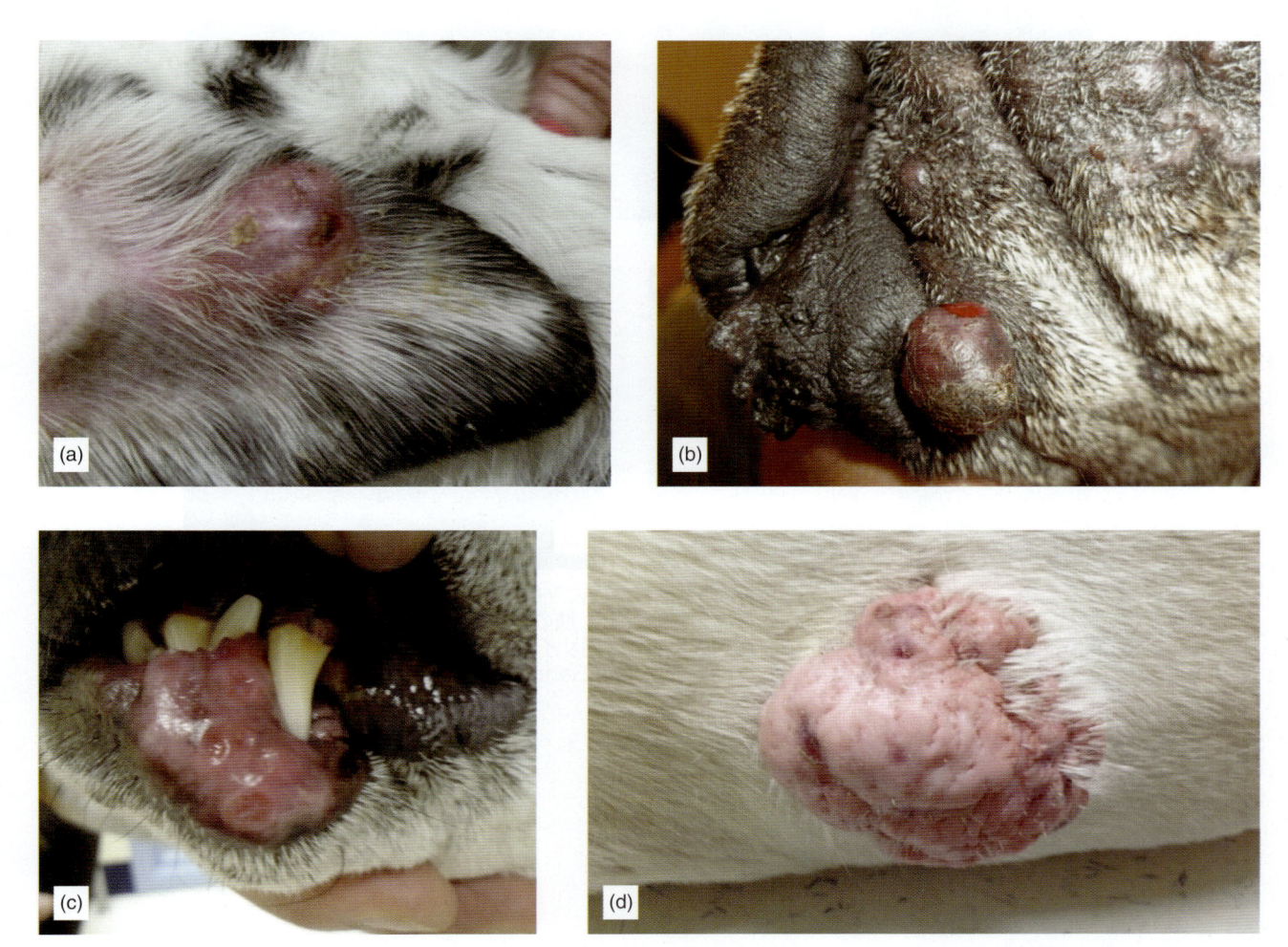

図10.45　(a) 左耳介腹側の腫瘤. (b) パグの右下口唇の皺襞にみられた腫瘤. (c) 左下口唇内側の顕著な腫瘤. 左下顎犬歯の頬部側にあるこの腫瘤は潰瘍化しており，閉鎖性外傷に起因すると考えられた. (d) イヌの背部のカリフラワー状腫瘤.
[写真提供] (a), (c) Patricia Bennett, DVM. (b) Elizabeth Robbins, DVM.（つづく）

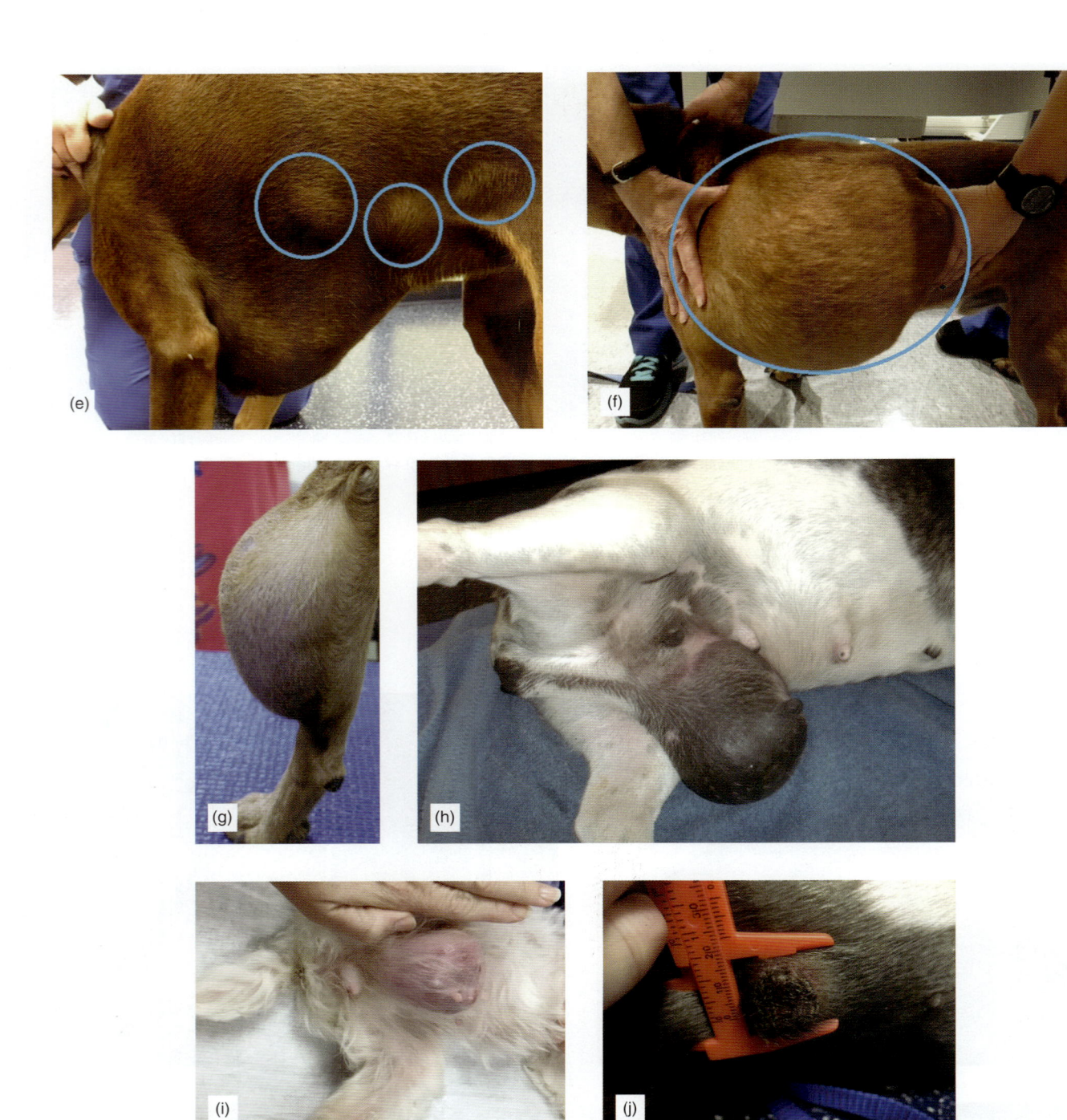

図10.45 （つづき）(e) ドーベルマン・ピンシャーの腹側体幹側面にみられた複数の皮下腫瘤．これは脂肪腫と推測される．
(f) 左腋窩および胸壁の著しい腫瘤．(g) 前腕上方表面の顕著な腫瘤で，肢の輪郭は異常である．(h) 右乳腺領域尾側の腫瘤．(i)
腹部腹側の左乳腺領域尾側を含む著しい腫瘤．(j) ノギスを用いた腫瘤サイズの測定．
[写真提供] (f), (i), (j) Samantha Thurman, DVM. (g), (h) Patricia Bennett, DVM.

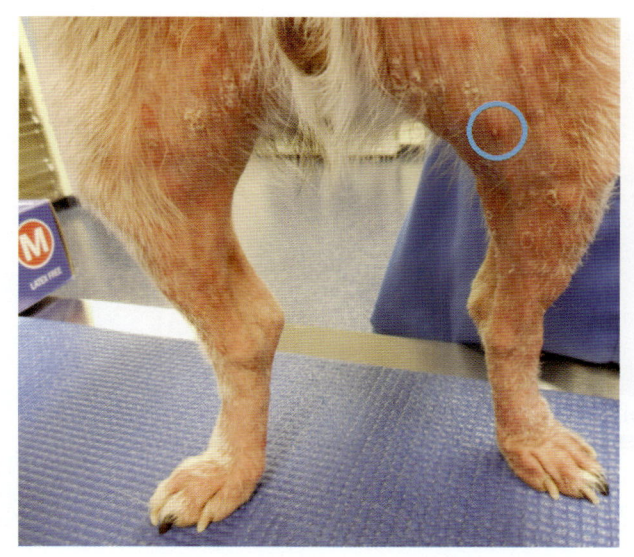

図10.46 鼠径部にみられた広範囲の丘疹膿疱性発疹で, 両側大腿部の内側下方にまで拡大している. 青色の丸で囲んだ膿疱に注目. [写真提供] Elizabeth Robbins, DVM.

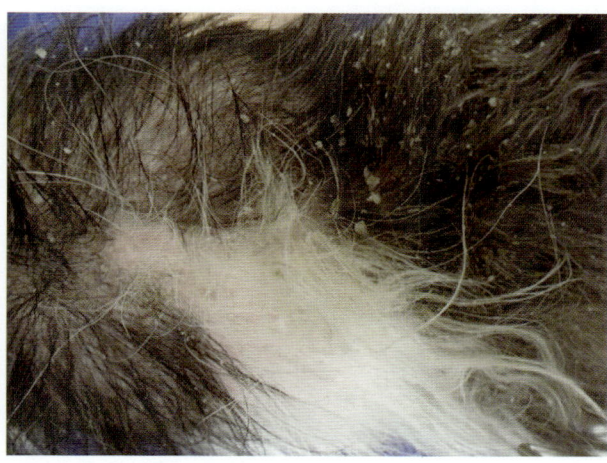

図10.47 著しい鱗屑.
[写真提供] Patricia Bennett, DVM.

10.10 続発疹

身体診察で続発疹が確認された場合, 以下の点を評価する [133, 159].

- **鱗屑**：剥がれやすい破片で, 口語的に「ふけ」と呼ばれる（図10.47）.
- **表皮小環**：膿疱の破裂後に残存するもの（図10.48）.
- **痂皮**：皮膚表面に形成される乾燥した滲出液および角質（図10.49）.
- **血痂（瘡蓋）**：創傷の表面を覆う乾燥したフィブリンおよび血小板の蓋. この下に皮膚が新生する（図10.50）.
- **面皰**：毛孔にある皮脂および死滅した皮膚細胞の詰まり（黒にきび）.
- **苔癬化**：異常に肥厚し革のようになった皮膚で, 通常は慢性的な皮膚への刺激, 炎症または感染を反映する（図10.51）.
- **色素沈着**：濃灰色から黒色への皮膚の変化. 通常は慢性的な皮膚への刺激, 炎症または感染を反映する（図10.52）.

10.11 その他の皮膚病変

皮膚の変化は, 圧力のかかる部位に関連することが

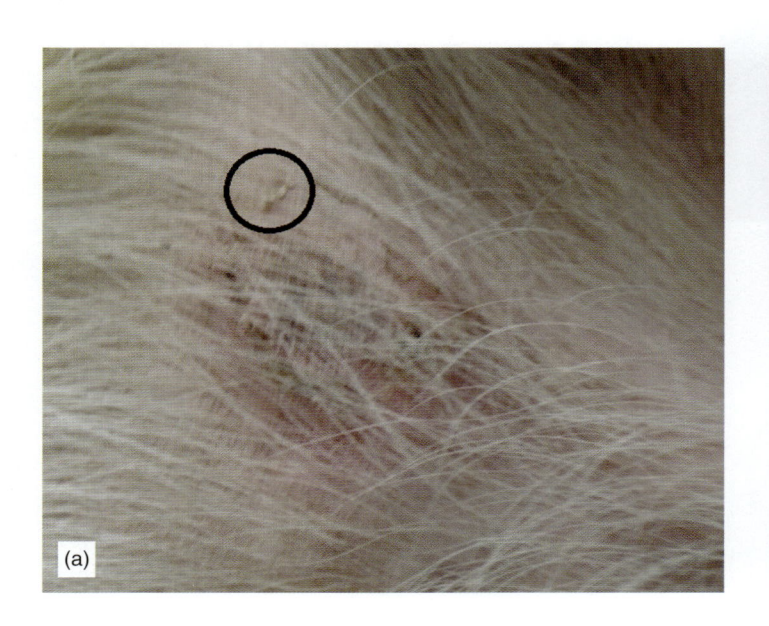

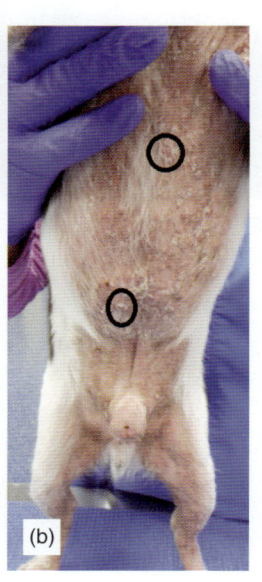

図10.48 (a) 腹部の表皮小環（黒色の丸）. (b) 腹部にみられた広範囲の病変. 2個の表皮小環が黒色の丸で囲まれているが, さらに確認できるものがいくつかある. [写真提供] (a) Patricia Bennett, DVM. (b) Elizabeth Robbins, DVM.

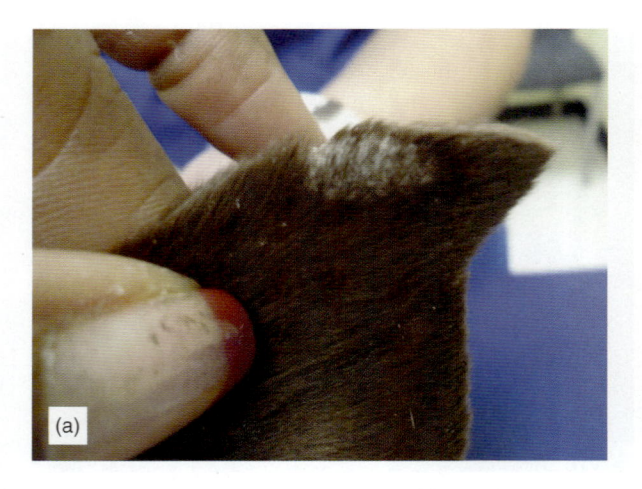

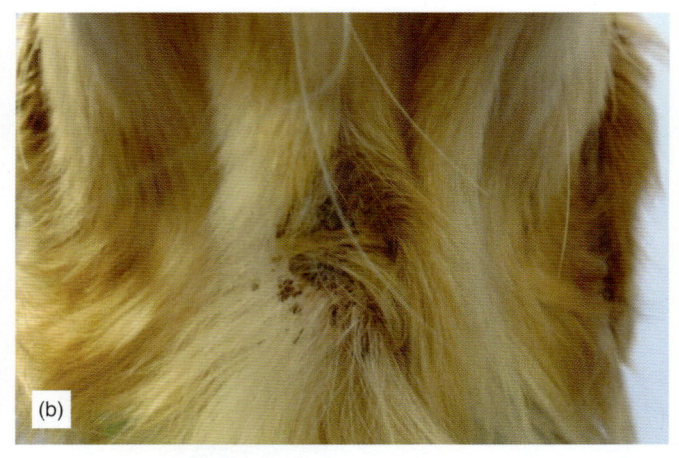

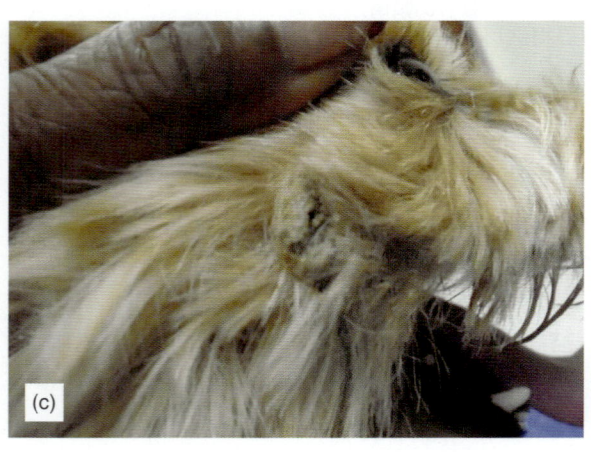

図 **10.49** (a) 耳介先端の痂皮. (b) 頸部腹側の痂皮. (c) 右頬部の痂皮. イヌは右を向いており, パンティングするために開口している. [写真提供] Patricia Bennett, DVM.

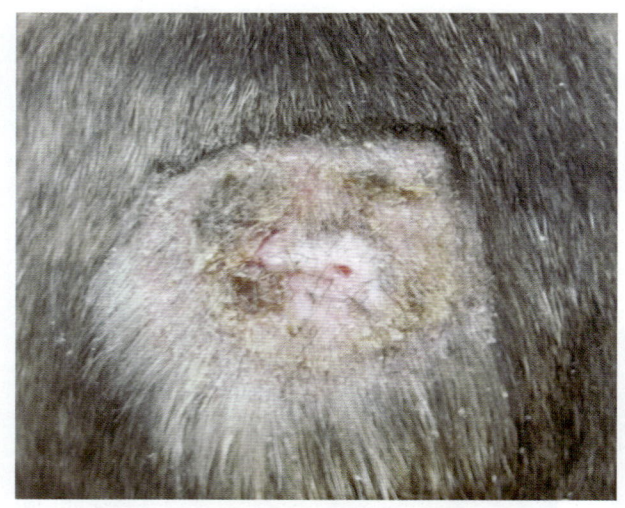

図 **10.50** いくつかの血痂の例.
[写真提供] Patricia Bennett, DVM.

ある. 一般的な例としては肘部の胼胝があり, 固く肥厚した皮膚が特徴である (図 10.53). このような病変は圧迫に対する自然な反応として起こることがあり, 特に大型犬から超大型犬で顕著にみられる. また持続的に横臥しているイヌでも発生することがある [161].

持続的に横臥しているイヌでは褥瘡が発生する危険性もある. バンデージまたは保護材が不適切な場合も同様の危険性がある (図 10.54). 胼胝は保護的な変化だが, 褥瘡はそうではない. 褥瘡は, 上腕骨外側上顆, 大転子および踵骨隆起のような四肢の骨隆起部に発生することが最も多い. さらに, 褥瘡は骨盤の位置で発生することがあり, 特に寛結節および坐骨結節で顕著である. これらは表面的なこともあるが, 皮下組織を越えて骨に達する場合もある [161].

骨隆起部に形成される傾向が強いもう一つの病変として, 肘部の滑液嚢水腫 (ハイグローマ) がある (図 10.55). 壁が肥厚したこの嚢状構造物は, 肘頭側面に発生する. これは典型的には両側性にみられ, 動物は疼痛を感じていないと思われる. 骨隆起部にまだ保護

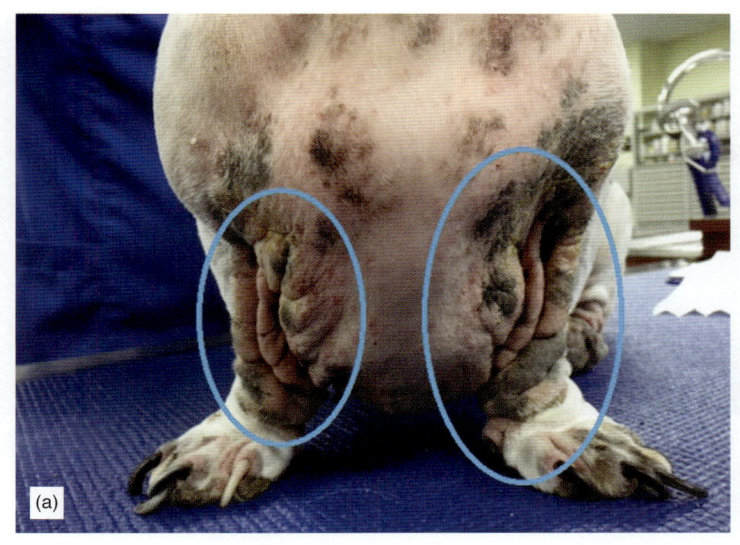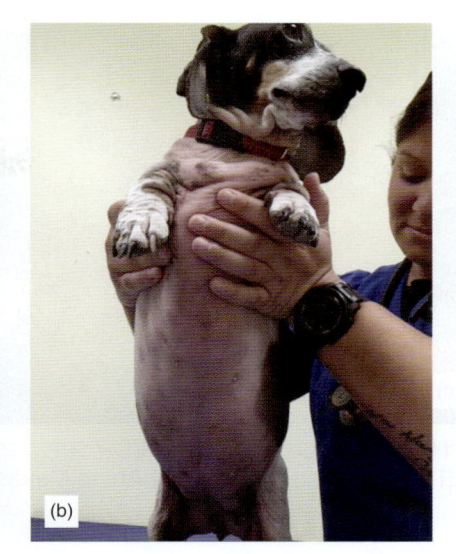
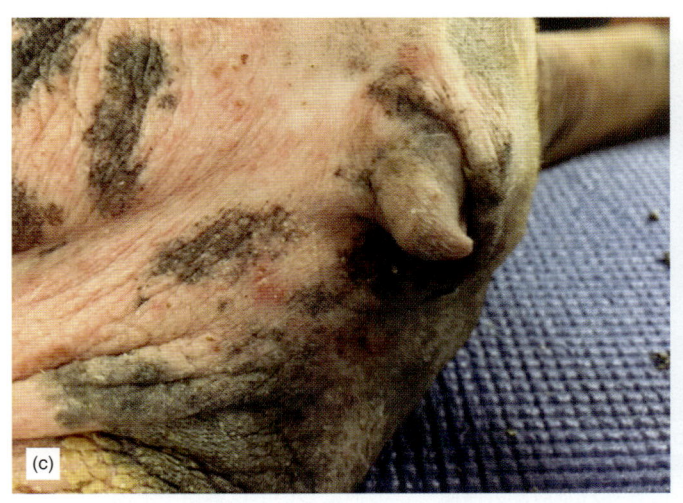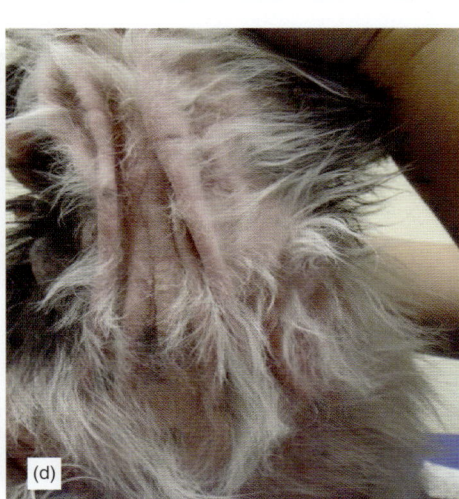

図10.51 (a) 腋窩内側上方の広範囲の苔癬化．皮膚が非常に肥厚し，象皮様であることに注目．(b) (a) と同じイヌで，抗生物質の全身療法から約1ヵ月後の写真．皮膚が「軟らかく」みえることに注目．(c) 外陰部および会陰の苔癬化の例．(d) マラセチア性皮膚炎による頸部腹側の苔癬化の例．[写真提供] (d) Patricia Bennett, DVM.

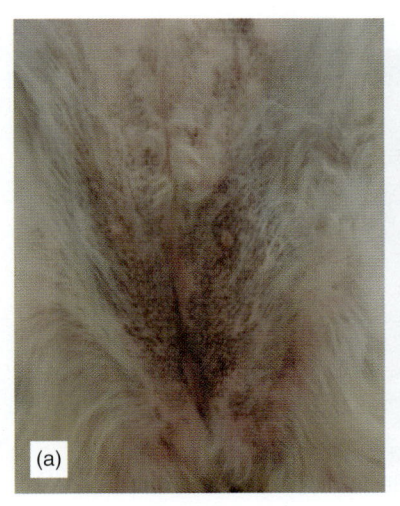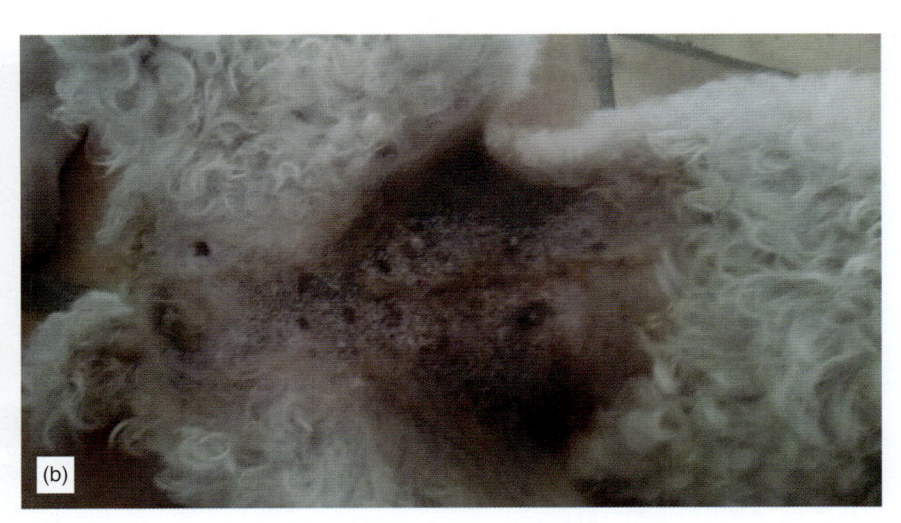

図10.52 (a) 腹部の膿皮症に続発した軽度の色素沈着の例．(b) 腹部腹側下方の重度な色素沈着．
[写真提供] (a) Samantha Thurman, DVM. (b) Angie Mexas, DVM, DACVIM.（つづく）

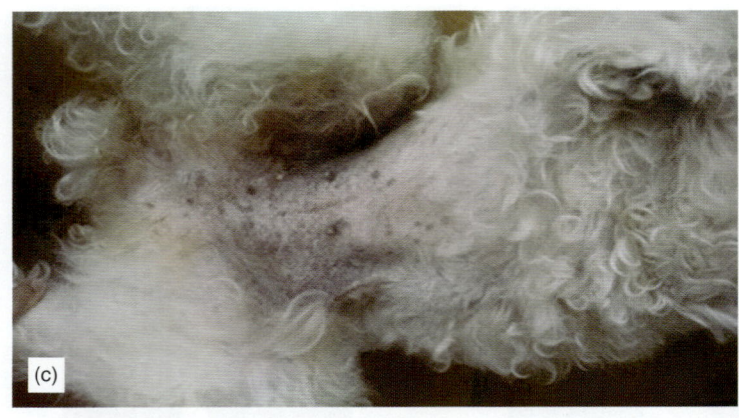
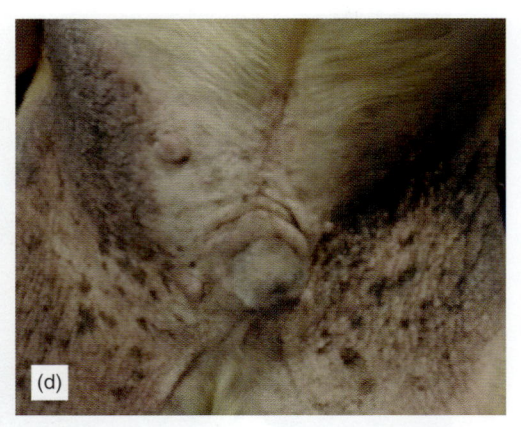

図10.52 （つづき）(c) (b)と同じイヌで，アトピーの治療によって色素沈着が軽減した．(d) 雄犬の鼠径部の色素沈着および苔癬化の併発．[写真提供] (c) Angie Mexas, DVM, DACVIM. (d) Elizabeth Robbins, DVM.

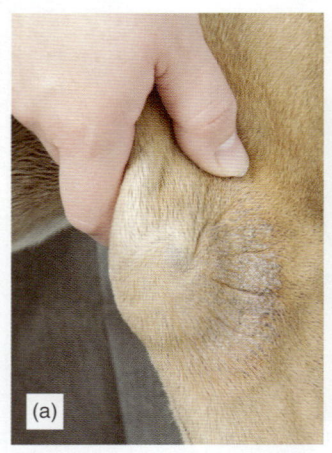
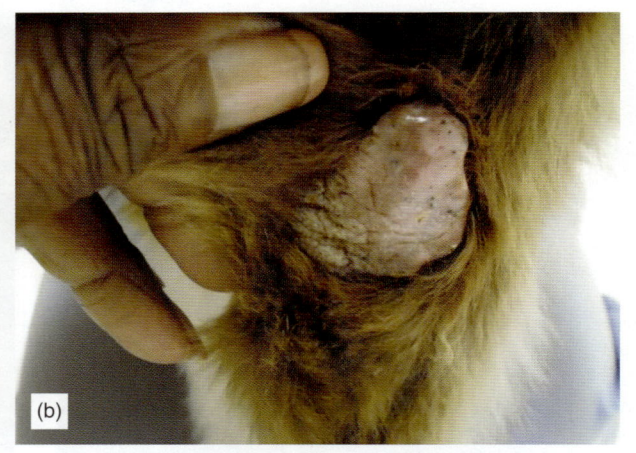

図10.53 (a) 若齢のグレート・デンにみられた肘部の胼胝．この他については健康である．この写真は右側のみを示しているが，両肘に胼胝がみられた．(b) 顕著な肘部の胼胝で，この他については健康な成犬である．この写真は右側のみを示しているが，このイヌでも両肘に胼胝がみられた．[写真提供] (a) Midwestern University, Media Resources Department. (b) Patricia Bennett, DVM.

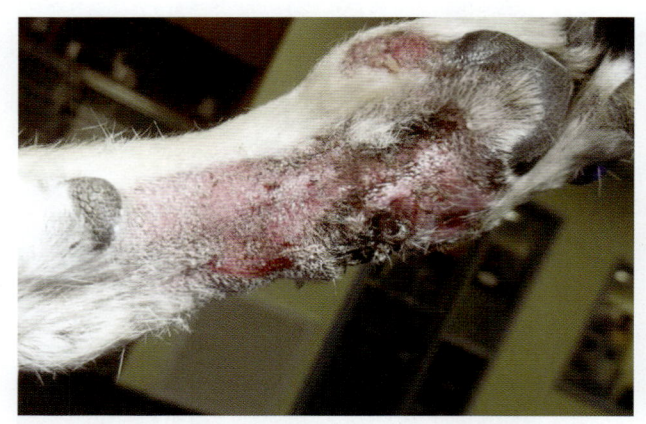

図10.54 右前肢遠位の足底．副木の装着が不適切だったために生じた著しい褥瘡に注目．
[写真提供] Patricia Bennett, DVM.

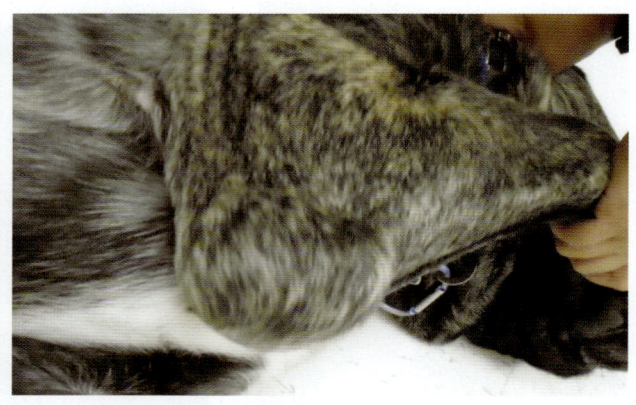

図10.55 右肘部の滑液嚢水腫．
[写真提供] Patricia Bennett, DVM.

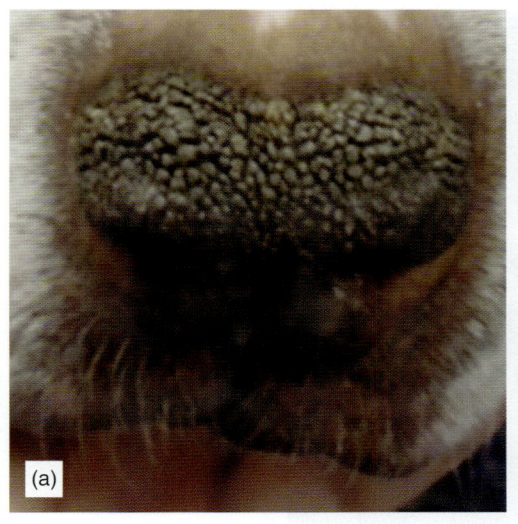
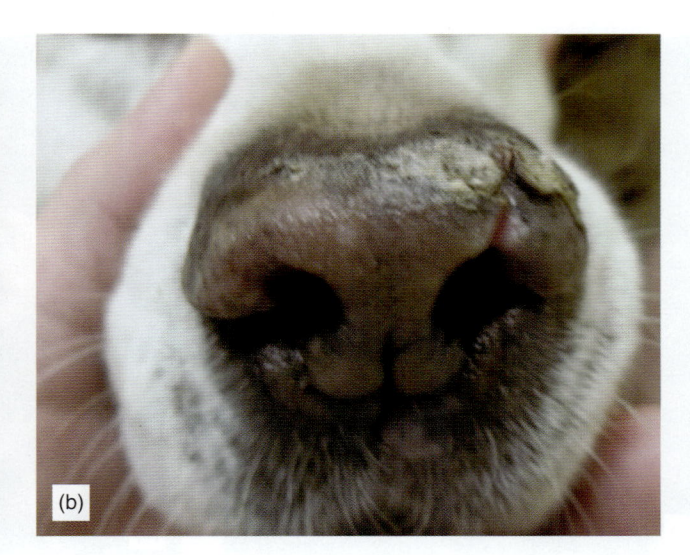

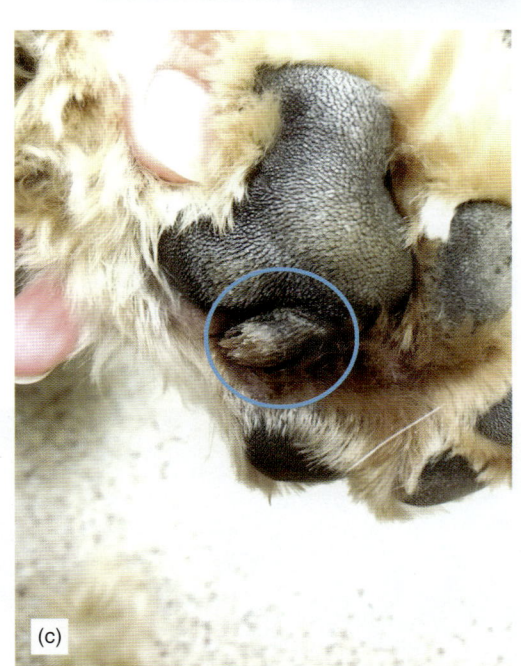

図10.56 (a) 鼻の葉状の突起物. (b) 鼻鏡背側全面の痂皮形成. (c) 肉球の葉状突起物の形成. (a)-(c)は全て特発性鼻・肢端角化症によるものである. [写真提供] (c) Kate Anderson, DVM.

的な胼胝を形成していない若齢の大型犬から超大型犬で発症リスクが最も高い. 日常生活の中でイヌが地面に横臥して，外傷を反復した結果として，線維性被膜に覆われ体液を内包したポケットが発達する. 部位の関係で外科的切除は困難である. 内科的管理法のほうが多く検討されており，イヌが横臥する場所の保護材を改善するなど，日々の生活習慣によって生じる肘部の外傷を予防することを目標にする [161, 162].

10.12　角化症

角化症とは，通常は過剰な角質によって表皮の最外層である角質層が肥厚することである. この原因は未だ十分に解明されていないが，イヌの加齢に伴い特発性鼻部・肢端角化症が多発する. これは鼻鏡に明らかな痂皮や葉状突起物を形成することがある（図10.56aおよびb）. 肉球に発生すると，角状に発達することがある（図10.56c）. これが隣接する肉球を持続的に圧迫するような部位に発生した場合，疼痛を伴うことがある [163].

イヌジステンパーなどの感染症，あるいは落葉状天疱瘡などの自己免疫性疾患に続発して角化症が発生した症例と比較すると，特発性鼻部・肢端角化症の症例は皮膚以外は臨床的に正常であることに注意すべきである [163].

特発性鼻部・肢端角化症は，ラブラドール・レトリーバーの家族性鼻部不全角化症に類似することもある. 後者の疾患は家族性に発生し，典型的には鼻鏡にみ

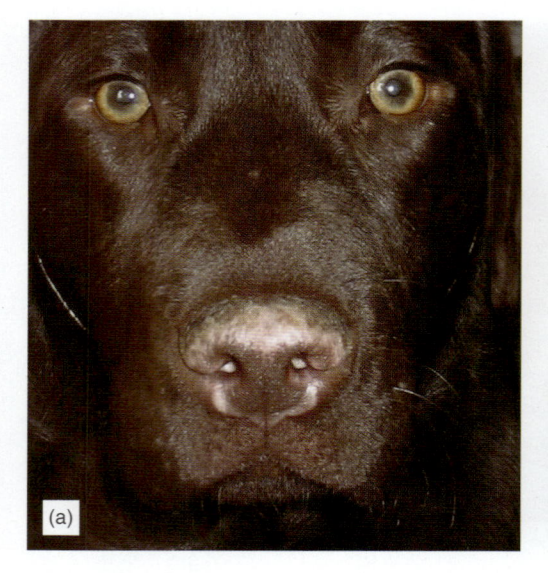
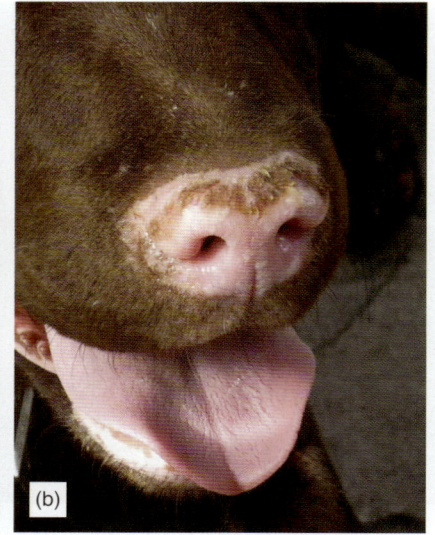

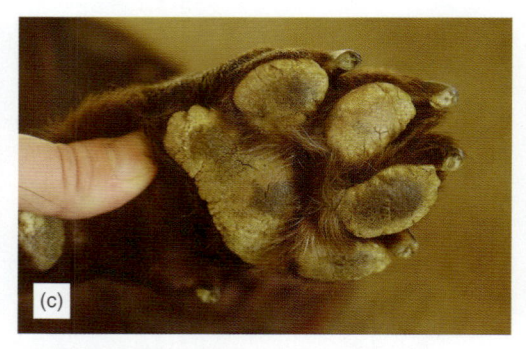

図**10.57** (a) ラブラドール・レトリーバーの家族性鼻部不全角化症による鼻の初期の色素脱失. (b) ラブラドール・レトリーバーの家族性鼻部不全角化症のために鼻鏡背側の辺縁に葉状突起物が蓄積した鼻の進行性の色素脱失. (c) ラブラドール・レトリーバーの家族性鼻部不全角化症による肉球の角化症.
[写真提供] Jackie Kucskar, DVM.

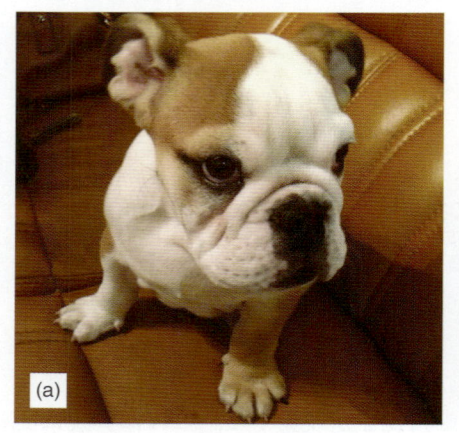
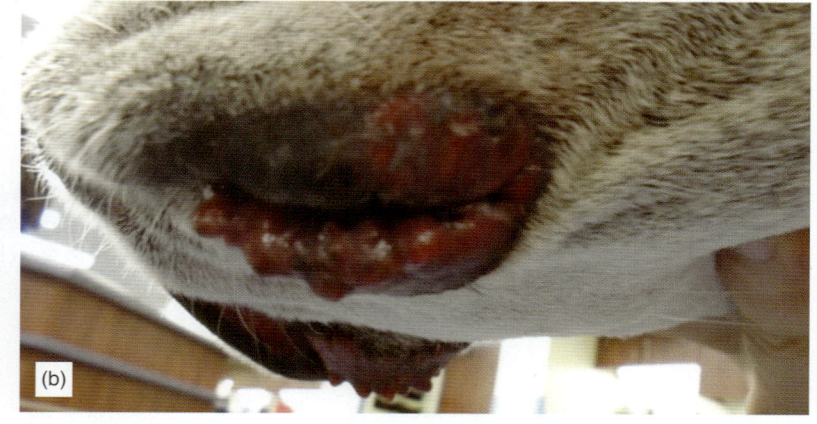

図**10.58** (a) イングリッシュ・ブルドッグの子犬の広範囲な鼻部のひだ. (b) 下口唇皺襞の湿性びらん性皮膚炎による口唇炎. [写真提供] (a) Shirley Yang, DVM. (b) Patricia Bennett, DVM.

られるが, 肉球にも発生することがある（図10.57）. この疾患は稀で, 常染色体劣性遺伝子によって伝播すると考えられている. 罹患犬は6ヵ月齢という若齢期に過角化病変を発症する. この病変は経時的に悪化したり, 安定したり, あるいは消失と再発を反復することがある. 自然治癒は稀である. しかし, 特発性鼻部・肢端角化症のようにイヌが疼痛を感じることはなく, 生活の質を良好に維持できる[164].

10.13　皮膚のひだ

犬種によっては, 顕著な皮膚のひだによって印象的な外皮系がみられる. このような皮膚のひだは以下と関連していることがある[165].

- 鼻部または口唇にひだがある顔（図10.58）.
- チャイニーズ・シャー・ペイおよびバセット・ハウンドにみられる体幹や四肢.
- 肥満した, あるいは外陰部が皮膚に落ち込んだ雌

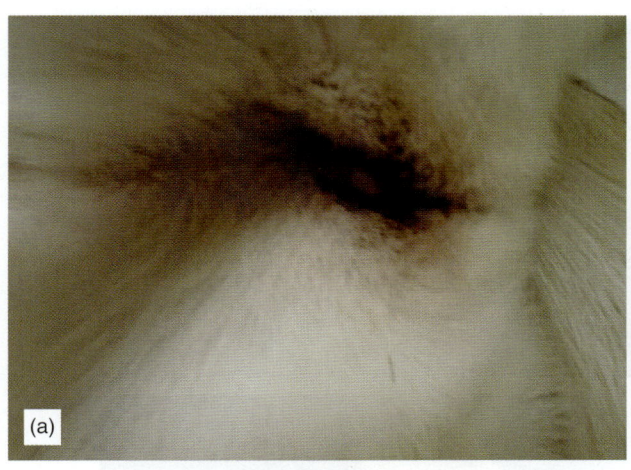
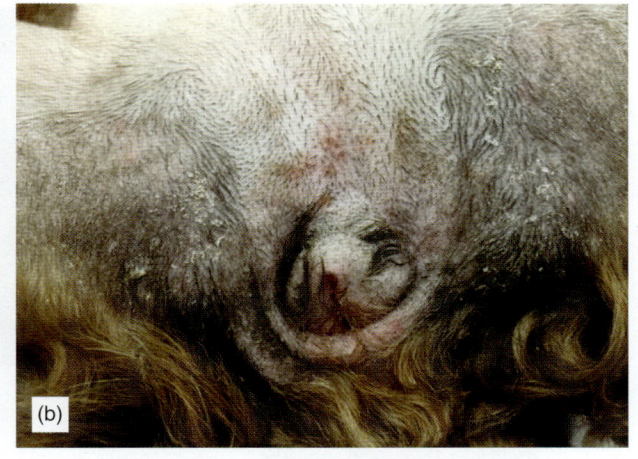

図10.59 (a) このイヌの外陰部は皮膚にかなり落ち込んでいるため, 肉眼での確認は困難である. 観察できるのは外陰部周囲の変色のみである. (b) 外陰部背側の顕著なひだを伴う中程度に落ち込んだ外陰部.
[写真提供] (a) Patricia Bennett, DVM. (b) Samantha Thurman, DVM.

犬の外陰部（図10.59）.

- イングリッシュ・ブルドッグのような短頭種にみられる尾根部.

このような顕著な皮膚のひだは, 二次的な皮膚細菌感染症の発生リスクを高める. ひだの間を舐めるなどして湿潤過剰になると, 細菌や酵母が繁殖しやすい理想的な環境が作り出される. これらの領域は空気に触れないため, 感染の予防的措置として, 家族がクレンジング・ワイプを用いるなどして良好な衛生状態を維持するよう管理することが必要になることがある [165].

10.14 爪および肉球

皮膚を評価する際, 頭部, 頸部および体幹の確認は比較的忘れないが, 肉球および爪の確認は忘れてしまうことが多い. 擦過傷および他の「損傷」を評価するために, この両者を検査することが重要である. 爪は皮膚組織の延長と考えられることから, 総合的な身体

図10.60 (a) 爪の検査. 精査するとこれらの爪は全て摩耗していることが判る. (b) これらの爪も均等に摩耗している. (c) 破損した爪に注目. これらの爪は均等に伸びていない. (d) 左後肢第3指の爪が完全に折れている.
[写真提供] (a)-(c) Midwestern University, Media Resources Department. (d) Patricia Bennett, DVM. （つづく）

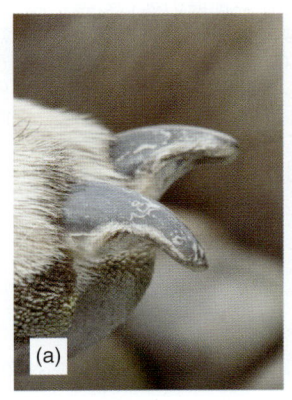
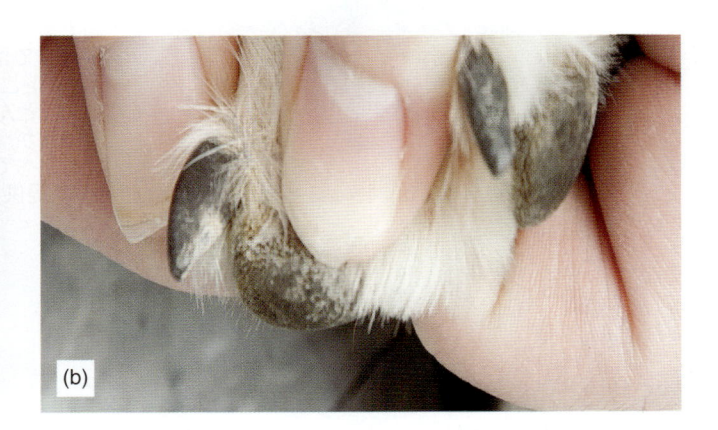
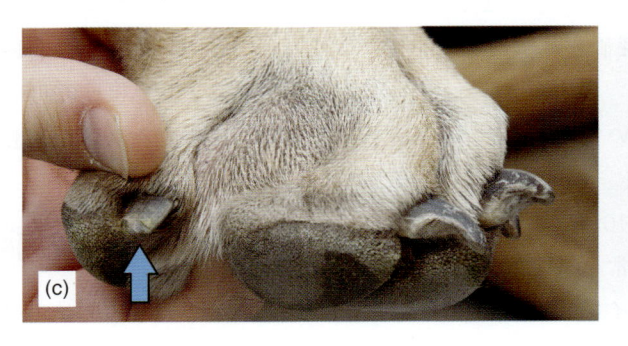
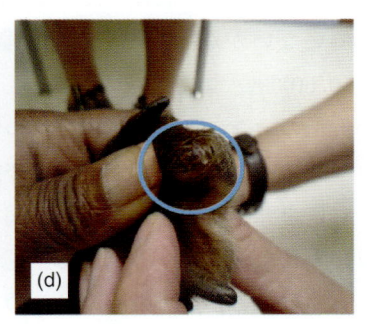

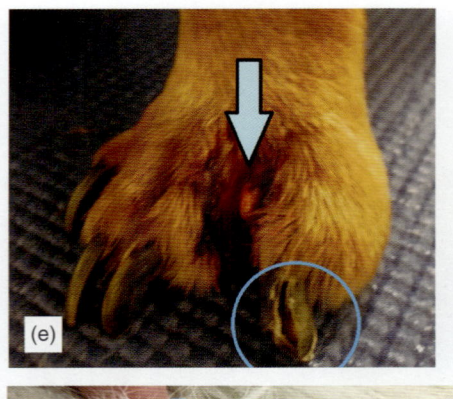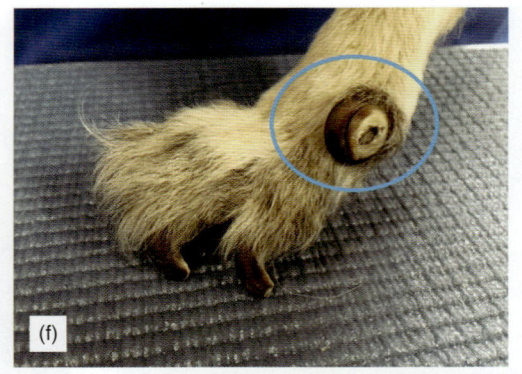

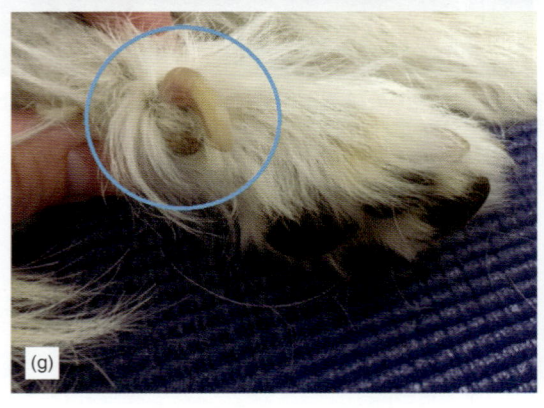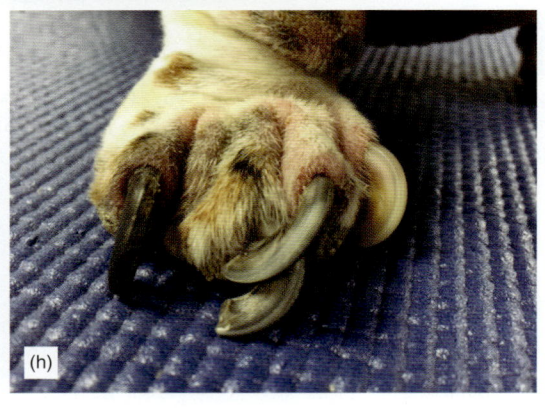

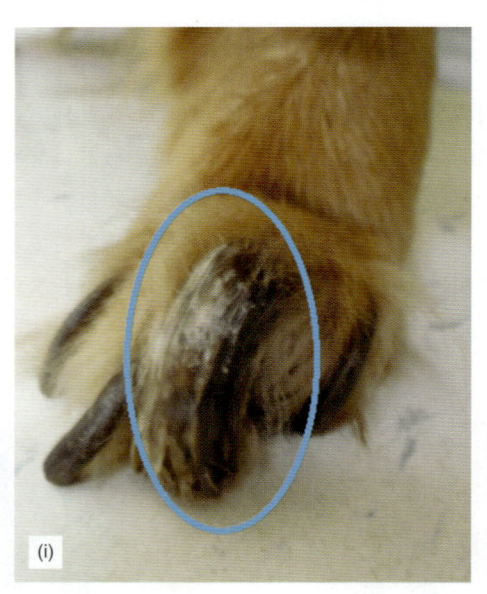

図10.60 （つづき）(e) 青色の丸で囲んだ，明らかに感染している割れた爪に注目．水色の矢印で示された指間は湿潤である．(f) 右前肢の著しく長く伸びた狼爪に注目．(g) このイヌでは左後肢に狼爪がある．伸びすぎていることに注目．(h) このイヌの爪は全て伸びすぎている．これらは均等で，ほとんど摩耗していない．(i) これらの爪は全て伸びすぎているが，爪の太さの違いに注意．青色の丸で囲まれた爪は他と比べて非常に太い．
［写真提供］(e) Patricia Bennett, DVM.

診察時の評価に毎回含める必要がある．特に，均等に生えているか，破損していないか，あるいは伸びすぎていないかなど，両者の質を評価すべきである（図10.60）．

爪の検査に加えて，指間についても過剰な舐性またはグルーミングを示唆する病変，そして茶への変色の有無を評価する必要がある（図10.61）．

肉球も評価すべきである．正常な「損傷」があると予想できるが，その程度はそのイヌと環境の両者によ

り様々である．しかし，亀裂，ひび割れまたはびらんは正常ではみられない（図10.62）．

最後に，外皮系および四肢については指球，掌球，手根球および足根球の間の皮膚を評価し，いかなる異常にも注意する（図10.63）．

10.15 皮膚の損傷

動物が手術を受けた場合，術創の治癒進行を注意

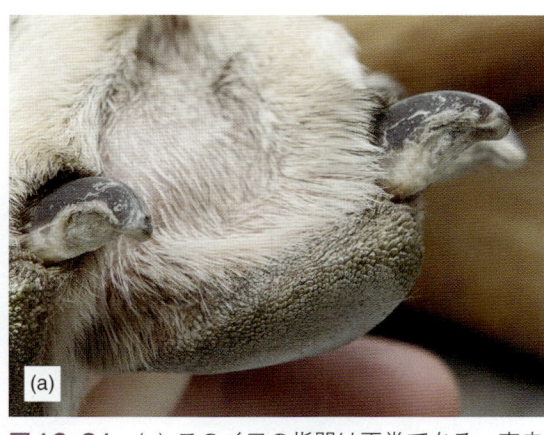 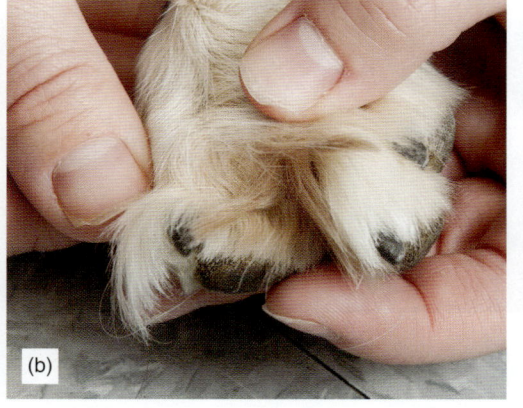

図10.61 (a) このイヌの指間は正常である. 表皮剥離, 擦過傷または潰瘍はみられない. 皮膚は赤色ではなくピンク色である. 皮膚は湿潤ではなく乾燥している. (b) 指間の被毛が茶に変色している. このイヌは指間を過剰に舐めており, 刺激, 炎症または感染が示唆される.
[写真提供] Midwestern University, Media Resources Department.

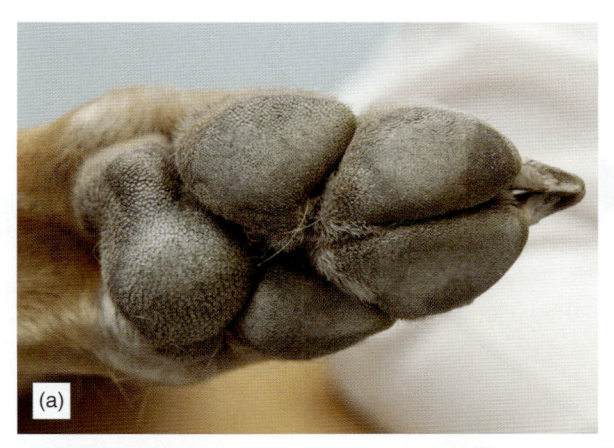 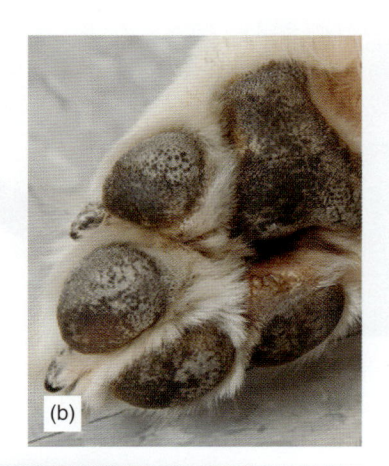

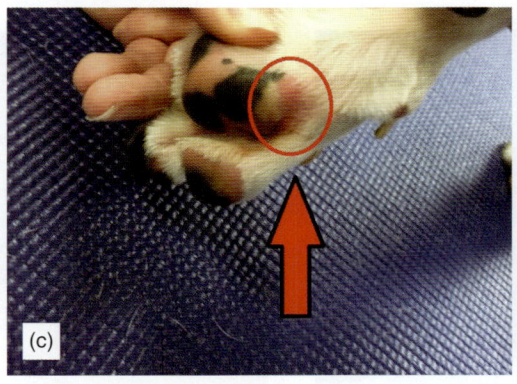 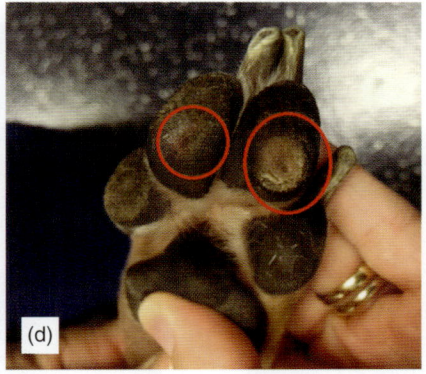

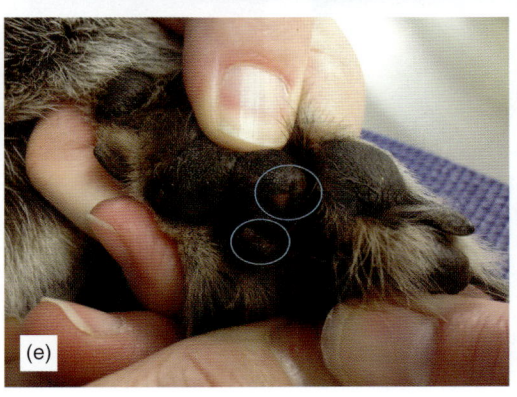

図10.62 (a) イヌの正常な肉球. (b) イヌの正常な肉球の別の例. イヌによっては, このように斑状模様がみられることに注意. これは正常と考えられる. (c) 前肢掌球内側の擦過傷に注目. (d) 後肢足底の指球の擦過傷（赤色の丸で囲まれた部位）に注目. (e) 肉球表面のびらんに注目.
[写真提供] (a), (b) Midwestern University, Media Resources Department. (d) Samantha Thurman, DVM.

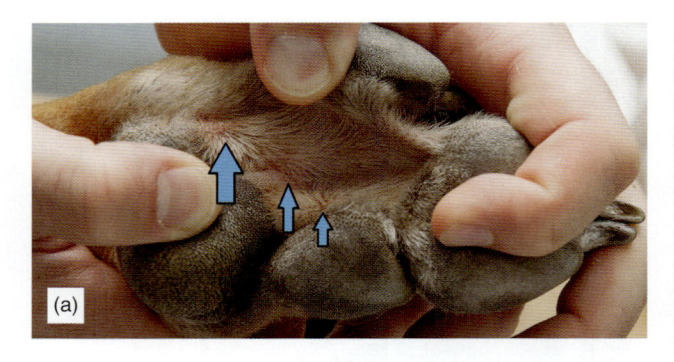

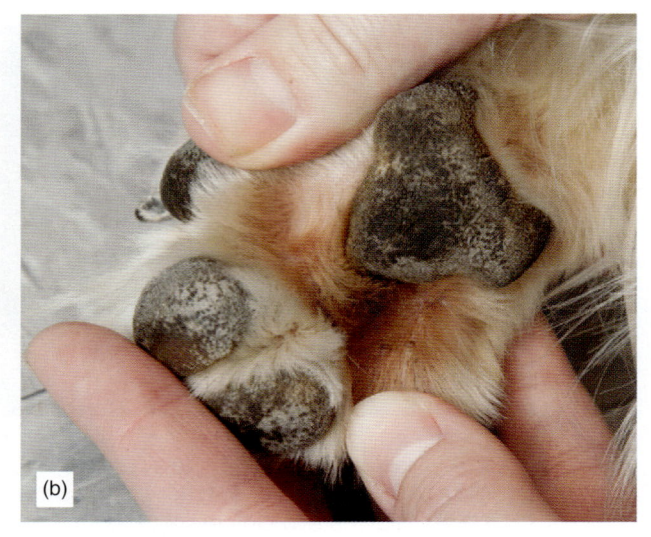

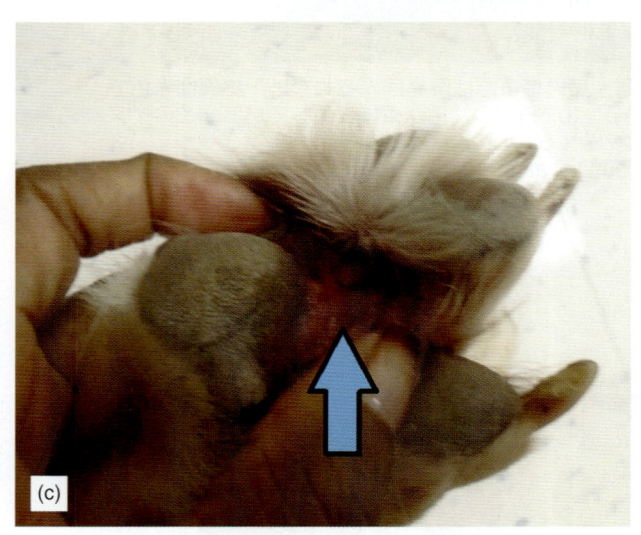

図**10.63** (a) 軽度の限局的な紅斑に注目. (b) 掻痒を示すイヌの過剰な舐性による被毛の茶への変色に注目. (c) 著しい紅斑に注目.
[写真提供] (a), (b) Midwestern University, Media Resources Department. (c) Patricia Bennett, DVM.

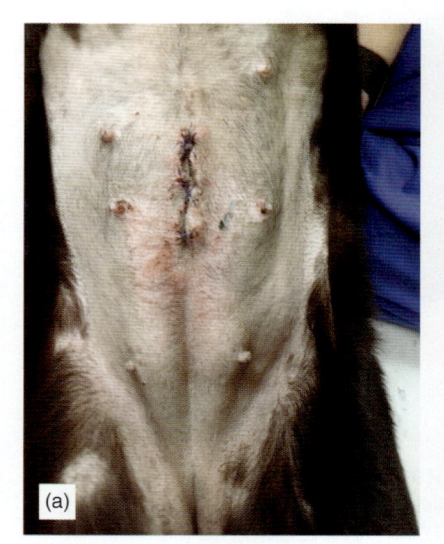

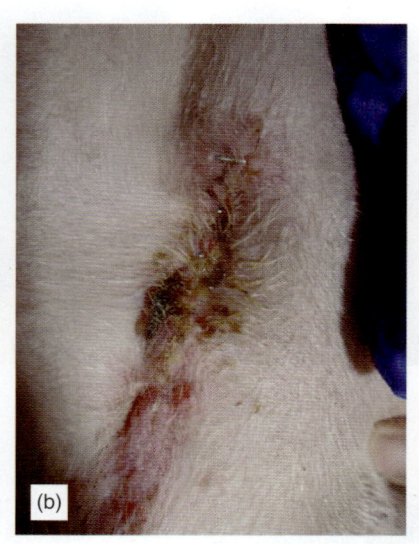

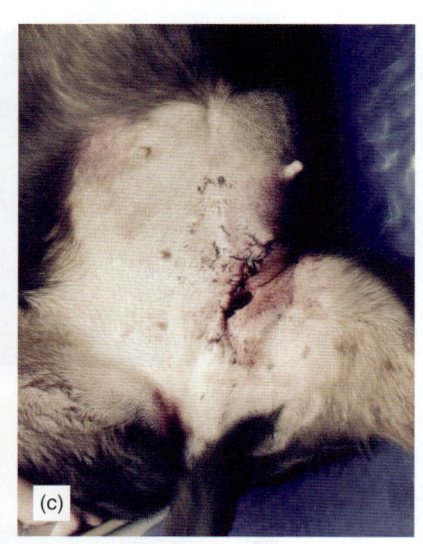

図**10.64** (a) 卵巣子宮摘出術後の術創の評価. (b) 術創から緑黄色の化膿性排出液を伴う縫合不全. (c) 別の縫合不全の例.
[写真提供] (b) Patricia Bennett, DVM. (c) Andrew Weisenfeld, DVM.

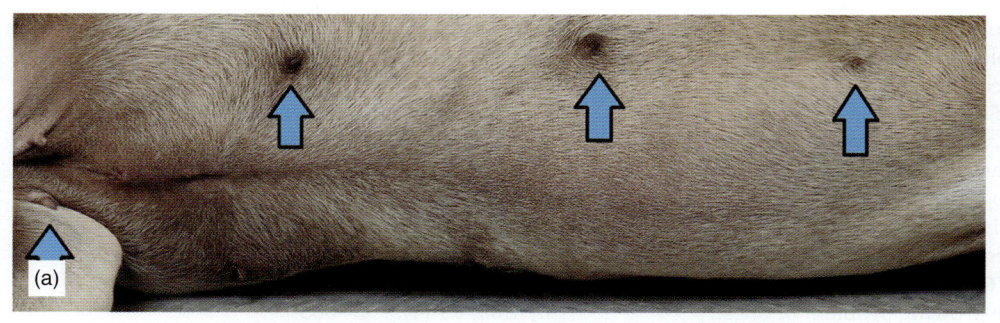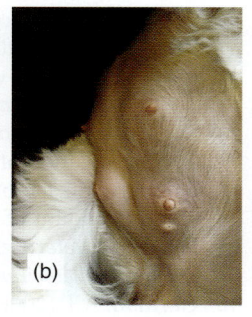

図10.65 (a) 未経産犬における腹部中央から下方に存在する4対の乳腺の位置および間隔を示す．これよりも上方で対をなす乳腺は写っていない．(b) 腹部腹側の中央から下方の写真．出産7日前の妊娠中の雌で乳腺領域が顕著である．
[写真提供] (a) Midwestern University, Media Resources Department. (b) Nechama Bloom.

して評価する必要がある（図10.64）．触診で熱感が，そして視診で発赤が確認された場合は炎症が示唆され，これは手術直後であれば正常と判断される．この発赤が持続性または進行性なのかどうかを確認し，術創の感染を示唆する丘疹膿疱性発疹の発生に注意する．皮膚と皮膚は適切に並置しているか，縫合不全は起きていないかなど，縫合部の安定性も評価する．縫合不全が起きている場合，排出しているあらゆる液体の量，色調および粘稠性に注意するべきである．

10.16 乳腺

通常，イヌには5対の乳腺，つまり合計10個の乳腺がある．乳腺は，雄や出産経験がなく避妊手術を受けた雌では発達しない（図10.65）．しかし，性別および避妊手術の実施の有無にかかわらず，乳腺の腫瘤が発生し，これが攻撃的な場合があるため，各乳腺の触診は重要である．

乳頭周囲性皮膚炎を疑って各乳頭を評価することも重要である（図2.50参照）．これはイヌの自己免疫性疾患では重要な臨床徴候の場合がある．さらに授乳中の雌では，各乳腺の非対称性，腫脹，発赤，分泌物，そして触診時の熱感を評価すべきである．これらの所見が1つ以上存在した場合，乳腺炎が疑われる．イヌが受け入れるのであれば，各乳腺の乳汁産生を確認し，乳汁の一貫性を評価する [113, 166]．

参考文献

1 Weiss, E., Slater, M., and Lord, L. (2012) Frequency of lost dogs and cats in the United States and the methods used to locate them. *Animals*, **2** (2), 301–315.

2 Dingman, P.A., Levy, J.K., Rockey, L.E., and Crandall, M.M. (2014) Use of visual and permanent identification for pets by veterinary clinics. *Veterinary Journal*, **201** (1), 46–50.

3 Lord, L.K., Wittum, T.E., Ferketich, A.K. *et al.* (2007) Search and identification methods that owners use to find a lost dog. *Journal of the American Veterinary Medical Association*, **230** (2), 211–216.

4 Lord, L.K., Wittum, T.E., Ferketich, A.K. *et al.* (2007) Search methods that people use to find owners of lost pets. *Journal of the American Veterinary Medical Association*, **230** (12), 1835–1840.

5 Weiss, E., Slater, M.R., and Lord, L.K. (2011) Retention of provided identification for dogs and cats seen in veterinary clinics and adopted from shelters in Oklahoma City, OK, USA. *Preventive Veterinary Medicine*, **101** (3–4), 265–229.

6 Lord, L.K., Ingwersen, W., Gray, J.L., and Wintz, D.J. (2009) Characterization of animals with microchips entering animal shelters. *Journal of the American Veterinary Medical Association*, **235** (2), 160–167.

7 Veterinary Medicines Directorate (2014) VMD launches adverse events monitoring scheme for microchips. *Veterinary Record*, **174** (17), 419.

8 Laurence, C. (2010) Microchipping update. *Journal of Small Animal Practice*, **51** (3, Suppl.), 4–7.

9 Gyles, C. (2013) Checking for microchips. *Canadian Veterinary Journal/Revue Vétérinaire Canadienne*, **54** (2), 111–112.

10 Baldwin, K., Bartges, J., Buffington, T. *et al.* (2010) AAHA nutritional assessment guidelines for dogs and cats. *Journal of the American Animal Hospital Association*, **46** (4), 285–296.

11 White, G.A., Hobson-West, P., Cobb, K. *et al.* (2011) Canine obesity: is there a difference between veterinarian and owner perception? *Journal of Small Animal Practice*, **52** (12), 622–626.

12 Yam, P.S., Butowski, C.F., Chitty, J.L. *et al.* (2016) Impact of canine overweight and obesity on health-related quality of life. *Preventive Veterinary Medicine*, **127**, 64–69.

13 Courcier, E.A., Thomson, R.M., Mellor, D.J., and Yam, P.S. (2010) An epidemiological study of environmental factors associated with canine obesity. *Journal of Small Animal Practice*, **51** (7), 362–367.

14 Degeling, C., Burton, L., snd McCormack, G.R. (2012) An investigation of the association between socio-demographic factors, dog-exercise requirements, and the amount of walking dogs receive. *Canadian Journal of Veterinary Research/Revue Canadienne de Recherche Vétérinaire*, **76** (3), 235–240.

15 German, A.J. (2006) The growing problem of obesity in dogs and cats. *Journal of Nutrition*, **136** (7 Suppl.), 1940S–1946S.

16 Gossellin, J., Wren, J.A., and Sunderland, S.J. (2007) Canine obesity: an overview. *Journal of Veterinary Pharmacology and Therapeutics*, **30** (Suppl. 1), 1–10.

17 Laflamme, D.P. (2006) Understanding and managing obesity in dogs and cats. *Veterinary Clinics of North America: Small Animal Practice*, **36** (6), 1283–1295, vii.

18 Bland, I.M., Guthrie-Jones, A., Taylor, R.D., and Hill, J. (2009) Dog obesity: owner attitudes and behaviour. *Preventive Veterinary Medicine*, 92 (4), 333–340.

19 German, A.J. (2010) Obesity in companion animals. *Companion Animal Practice*, **32**, 42–50.

20 Shoveller, A.K., DiGennaro, J., Lanman, C., and Spangler, D. (2014) Trained vs untrained evaluator assessment of body condition score as a predictor of percent body fat in adult cats. *Journal of Feline Medicine and Surgery*, **16** (12), 957–965.

21 Michel, K. and Scherk, M. (2012) From problem to success: feline weight loss programs that work. *Journal of Feline Medicine and Surgery*, **14** (5), 327–336.

22 Lund, E., Armstrong, P.J., Kirk, C. *et al.* (2005) Prevalence and risk factors for obesity in adult cats from private US veterinary practices. *International Journal of Applied Research in Veterinary Medicine*, **3**, 88–96.

23 Sandoe, P., Palmer, C., Corr, S. *et al.* (2014) Canine and feline obesity: a One Health perspective. *Veterinary Record*, **175** (24), 610–616.

24 Day, M.J. (2010) One Health: the small animal dimension. *Veterinary Record*, **167** (22), 847–849.

25 Wynn, S.G., Witzel, A.L., Bartges, J.W. *et al.* (2016) Prevalence of asymptomatic urinary tract infections in morbidly obese dogs. *PeerJ*, **4**, e1711.

26 Nijland, M.L., Stam, F., and Seidell, J.C. (2010) Overweight in dogs, but not in cats, is related to overweight in their owners. *Public Health Nutrition*, **13** (1), 102–106.

27 Lund, E.M., Armstrong, P.J., Kirk, C.A., and Klausner, J.S. (2006) Prevalence and risk factors for obesity in adult dogs from private U.S. veterinary practices. *International Journal of Applied Research in Veterinary Medicine*, 4, 177–186.

28 Markwell, P.J., Vanerk, W., Parkin, G.D. *et al.* Obesity in the dog. *Journal of Small Animal Practice*, **31** (10), 533–537.

29 Weeth, L.P., Fascetti, A.J., Kass, P.H. *et al.* Prevalence of obese dogs in a population of dogs with cancer. *American Journal of Veterinary Research*, **68** (4), 389–398.

30 Kealy, R.D., Lawler, D.F., Ballam, J.M. *et al.* (2002) Effects of diet restriction on life span and age-related changes in dogs. *Journal of the American Veterinary Medical Association*, **220**, 1315–1320.

31 Mattheeuws, D., Rottiers, R., Kaneko, J.J., and Vermeulen, A. (1984) Diabetes mellitus in dogs: relationship of obesity to glucose tolerance and insulin response. *American Journal of Veterinary Research*, **45** (1), 98–103.

32 Thengchaisri, N., Theerapun, W., Kaewmokul, S., and Sastravaha, A. (2014) Abdominal obesity is associated with heart disease in dogs. *BMC Veterinary Research*, **10**, 131.

33 Lawler, D.F., Larson, B.T., Ballam, J.M. *et al.* (2008) Diet restriction and ageing in the dog: major observations over two decades. *British Journal of Nutrition*, **99** (4), 793–805.

34 Wei, E.K., Giovannucci, E., Wu, K. *et al.* (2004) Comparison of risk factors for colon and rectal cancer. *International Journal of Cancer*, **108** (3), 433–442.

35 van den Brandt, P.A., Spiegelman, D., Yaun, S.S. *et al.* (2000) Pooled analysis of prospective cohort studies on height, weight, and breast cancer risk. *American Journal of Epidemiology*, **152** (6), 514–527.

36 Crew, K.D. and Neugut, A.I. (2004) Epidemiology of upper gastrointestinal malignancies. *Seminars in Oncology*, **31** (4), 450–464.

37 Forman, D. (2004) Review article: oesophago-gastric adenocarcinoma – an epidemiological perspective. *Alimentary Pharmacology & Therapeutics*, **20** (Suppl. 5), 55–60; discussion, 1–2.

38 Wang, X.J., Yuan, S.L., Lu, Q. *et al.* (2004) Potential involvement of leptin in carcinogenesis of hepatocellular carcinoma. *World Journal of Gastroenterology*, **10** (17), 2478–2481.

39 Laflamme, D.P. (2001) Challenges with weight-reduction studies. *Compendium: Continuing Education for the Practicing Veterinarian*, **23**, 45–50.

40 Robertson, I.D. (2003) The association of exercise, diet and other factors with owner-perceived obesity in privately owned dogs from metropolitan Perth, WA. *Preventive Veterinary Medicine*, **58** (1–2), 75–83.

41 Anderson, R.S. (1973) Obesity in the dog and cat. *Veterinary Annual*, **1441**, 182–186.

42 Crane, S.W. (1991) Occurrence and management of obesity in companion animals. *Journal of Small Animal Practice*, **32** (6), 275–282.

43 Sloth, C. (1992) Practical management of obesity in dogs and cats. *Journal of Small Animal Practice*, **33** (4), 178–182.

44 Wolfsheimer, K.J. (1994) Obesity in dogs. *Compendium: Continuing Education for the Practicing Veterinarian*, **16** (8), 981.

45 Colliard, L., Ancel, J., Benet, J.J. *et al.* (2006) Risk factors for obesity in dogs in France. *Journal of Nutrition*, **136** (7), 1951s–1954s.

46 McGreevy, P.D., Thomson, P.C., Pride, C. *et al.* (2005) Prevalence of obesity in dogs examined by Australian veterinary practices and the risk factors involved. *Veterinary Record*, **156** (22), 695.

47 Holmes, K.L., Morris, P.J., Abdulla, Z. *et al.* (2007) Risk factors associated with excess body weight in dogs in the U.K. *Journal of Animal Physiology and Animal Nutrition*, **91**, 166–167.

48 Scarlett, J.M., Donoghue, S., Saidla, J., and Wills, J. (1994) Overweight cats: prevalence and risk factors. *International Journal of Obesity and Related Metabolic Disorders*, **18** (Suppl. 1), S22–S28.

49 Courcier, E.A., Mellor, D.J., Thomson, R.M., and Yam, P.S. (2011) A cross sectional study of the prevalence and risk factors for owner misperception of canine body shape in first opinion practice in Glasgow.

Preventive Veterinary Medicine, **102** (1), 66–74.

50 Freeman, L.M. (2012) Cachexia and sarcopenia: emerging syndromes of importance in dogs and cats. *Journal of Veterinary Internal Medicine*, **26** (1), 3–17.

51 Mallery, K.F., Freeman, L.M., Harpster, N.K., and Rush, J.E. (1999) Factors contributing to the decision for euthanasia of dogs with congestive heart failure. *Journal of the American Veterinary Medical Association*, **214** (8), 1201.

52 Freeman, L., Becvarova, I., Cave, N. *et al.* (2011) WSAVA nutritional assessment guidelines. *Compendium: Continuing Education for the Practicing Veterinarian*, **33** (8), E1–E9.

53 German, A.J., Holden, S.L., Morris, P.J., and Biourge, V. (2010) Comparison of a bioimpedance monitor with dual-energy X-ray absorptiometry for noninvasive estimation of percentage body fat in dogs. *American Journal of Veterinary Research*, **71** (4), 393–398.

54 Lauten, S.D., Cox, N.R., Brawner, W.R., Jr., and Baker, H.J. (2001) Use of dual energy X-ray absorptiometry for noninvasive body composition measurements in clinically normal dogs. *American Journal of Veterinary Research.*, **62** (8), 1295–1301.

55 Witzel, A.L., Kirk, C.A., Henry, G.A. *et al.* (2014) Use of a novel morphometric method and body fat index system for estimation of body composition in overweight and obese dogs. *Journal of the American Veterinary Medical Association*, **244** (11), 1279–1284.

56 Jeusette, I., Greco, D., Aquino, F. *et al.* (2010) Effect of breed on body composition and comparison between various methods to estimate body composition in dogs. *Research in Veterinary Science*, **88** (2), 227–232.

57 Mawby, D.I., Bartges, J.W., d'Avignon, A. *et al.* (2004) Comparison of various methods for estimating body fat in dogs. *Journal of the American Animal Hospital Association*, **40** (2), 109–114.

58 Laflamme, D. (1997) Development and validation of a body condition score system for dogs. *Canine Practice*, **22** (4), 10–15.

59 Toll, P.W., Yamka, R.M., Schoenherr, W.D. *et al.* (2010) Obesity, in *Small Animal Clinical Nutrition (eds. M. S. Hand, C.D.Thatcher, R.L.Remillard et al.)*, Mark Morris Institute, Topeka, KS, pp. 501–542.

60 Gant, P., Holden, S.L., Biourge, V., and German, A.J. (2016) Can you estimate body composition in dogs from photographs? *BMC Veterinary Research*, **12**, 18.

61 Burkholder, W.J. (2000) Use of body condition scores in clinical assessment of the provision of optimal nutrition. *Journal of the American Veterinary Medical Association*, **217** (5), 650–654.

62 DiBartola, S.P. and Bateman, S. (2006) Introduction to fluid therapy, in *Fluid, Electrolyte, and Acid–Base Disorders in Small Animal Practice*, 3rd edn. (ed. S.P. DiBartola), Saunders Elsevier, St. Louis, pp. 325–344.

63 Raghavan, M., Martens, P.J., Chateau, D., and Burchill, C. (2013) Effectiveness of breed-specific legislation in decreasing the incidence of dog-bite injury hospitalisations in people in the Canadian province of Manitoba. *Injury Prevention*, **19** (3), 177–183.

64 Ledger, R.A., Orihel, J.S., Clarke, N. *et al.* (2005) Breed specific legislation: considerations for evaluating its effectiveness and recommandations for alternatives. *Canadian Veterinary Journal/Revue Vétérinaire Canadienne*, **46** (8), 735–743.

65 Beaver, B.V., Baker, M.D., Gloster, R.C. *et al.* (2001) A community approach to dog bite prevention. *Journal of the American Veterinary Medical Association*, **218** (11), 1732–1749.

66 Burstein, D. (2004) Breed specific legislation: unfair prejudice and ineffective policy. *Animal Law*, **10**, 313–361.

67 Overall, K.L. and Love, M. (2001) Dog bites to humans – demography, epidemiology, injury, and risk. *Journal of the American Veterinary Medical Association*, **218** (12), 1923–1934.

68 Hess, G. (1996) Pro canine breed-specific legislation. *Canadian Veterinary Journal/Revue Vétérinaire Canadienne*, **37** (12), 712.

69 Shuler, C.M., DeBess, E.E., Lapidus, J.A., and Hedberg, K. (2008) Canine and human factors related to dog bite injuries. *Journal of the American Veterinary Medical Association*, **232** (4), 542–546.

70 Bini, J.K., Cohn, S.M., Acosta, S.M. *et al.* (2011) Mortality, mauling, and maiming by vicious dogs. *Annals of Surgery*, **253** (4), 791–797.

71 Voelker, R. (1997) Dog bites recognized as public health problem. *JAMA*, **277** (4), 278, 280.

72 Weiss, H.B., Friedman, D.I., and Coben, J.H. (1998) Incidence of dog bite injuries treated in emergency departments. *JAMA*, **279** (1), 51–53.

73 Gilchrist, J., Sacks, J.J., White, D., and Kresnow, M.J. (2008) Dog bites: still a problem? *Injury Prevention*, **14** (5), 296–301.

74 Presutti, R.J. (2001) Prevention and treatment of dog bites. *American Family Physician*, **63** (8), 1567–1572.

75 Ozanne-Smith, J., Ashby, K., and Stathakis, V.Z. (2001) Dog bite and injury prevention – analysis, critical review, and research agenda. *Injury Prevention*, **7** (4), 321–326.

76 Rosado, B., Garcia-Belenguer, S., Leon, M., and Palacio, J. (2007) Spanish dangerous animals act: effect on the epidemiology of dog bites. *Journal of Veterinary Behavior*, **2** (5), 166–174.

77 Cornelissen, J.M.R. and Hopster, H. (2010) Dog bites in The Netherlands: a study of victims, injuries, circumstances and aggressors to support evaluation of breed specific legislation. *Veterinary Journal*, **186** (3), 292–298.

78 Klaassen, B., Buckley, J.R., and Esmail, A. (1996) Does the dangerous dogs act protect against animal attacks: a prospective study of mammalian bites in the accident and emergency department. *Injury*, **27** (2), 89–91.

79 De Keuster, T., Lamoureux, J., and Kahn, A. (2006) Epidemiology of dog bites: a Belgian experience of canine behaviour and public health concerns. *Veterinary Journal*, **172** (3), 482–487.

80 Hoffman, C.L., Harrison, N., Wolff, L., and Westgarth, C. (2014) Is that dog a pit bull? A cross-country comparison of perceptions of shelter workers regarding breed identification. *Journal of Applied Animal Welfare Science*, **17** (4), 322–339.

81 Stavisky, J., Brennan, M.L., Downes, M., and Dean, R. (2010) Demographics and economic burden of un-owned cats and dogs in the UK: results of a 2010 census. *BMC Veterinary Research*, **8** (1), 163.

82 American Society for the Prevention of Cruelty to Animals (2016) *Pet Statistics*, http://www.aspca.org/ animal-homelessness/shelter-intake-and-surrender/ pet-statistics (accessed 10 January 2017).

83 Gunter, L.M., Barber, R.T., and Wynne, C.D. (2016)

What's in a name? Effect of breed perceptions and labeling on attractiveness, adoptions and length of stay for pit-bull-type dogs. *PLoS One*, **11** (3), e0146857.

84 Clevenger, J. and Kass, P.H. (2003) Determinants of adoption and euthanasia of shelter dogs spayed or neutered in the University of California Veterinary Student Surgery Program compared to other shelter dogs. *Journal of Veterinary Medical Education*, **30** (4), 372–378.

85 Lepper, M., Kass, P.H., and Hart, L.A. (2002) Prediction of adoption versus euthanasia among dogs and cats in a California animal shelter. *Journal of Applied Animal Welfare Science*, **5** (1), 29–42.

86 Lord, L.K., Wittum, T.E., Ferketich, A.K. *et al.* (2006) Demographic trends for animal care and control agencies in Ohio from 1996 to 2004. *Journal of the American Veterinary Medical Association*, **229** (1), 48–54.

87 Scott, J.P. and Fuller, J.L. (1965) *Genetics and the Social Behavior of the Dog*, University of Chicago Press, Chicago.

88 Goto, N., Imamura, K., Miura, Y. *et al.* (1987) The Mexican hairless dog, its morphology and inheritance. *Jikken Dobutsu/Experimental Animals*, **36** (1), 87–90.

89 Kimura, T., Ohshima, S., and Doi, K. (1993) The inheritance and breeding results of hairless descendants of Mexican hairless dogs. *Laboratory Animals*, **27** (1), 55–58.

90 Kimura, T., Kuroki, K., and Doi, K. (1998) Dermatotoxicity of agricultural chemicals in the dorsal skin of hairless dogs. *Toxicologic Pathology*, **26** (3), 442–447.

91 Kimura, T. and Doi, K. (1994) Responses of the skin over the dorsum to sunlight in hairless descendants of Mexican hairless dogs. *American Journal of Veterinary Research*, **55** (2), 199–203.

92 Kimura, T. and Doi, K. (1995) Dorsal skin reactions to sunlight and artificial ultraviolet light in hairless descendants of Mexican hairless dogs. *Experimental Animals*, **45**, 293–299.

93 Kimura, T. and Doi, K. (1996) Spontaneous comedones on the skin of hairless descendants of Mexican hairless dogs. *Experimental Animals*, **45** (4), 377–384.

94 Wiener, D., Gurtner, C., Panakova, L. *et al.* (2013) Clinical and histological characterization of hair coat and glandular tissue of Chinese crested dogs. *Veterinary Dermatology*, **24**, 274-e62.

95 Robinson, R. (1985) Chinese crested dog. *Journal of Heredity*, 76, 217–218.

96 Wikipedia (2016) *Coat (Dog)*, https://en.wikipedia.org/wiki/Coat_(dog) (accessed 10 January 2017).

97 Stokking, L.B. and Campbell, K.C. (2004) Disorders of pigmentation, in *Small Animal Dermatology Secrets* (ed. K.C. Campbell), Hanley & Belfus, Philadelphia, pp. 352–355.

98 Cat Fanciers Association (2016) *Cat Colors FAQ: Cat Color Genetics*, http://www.fanciers.com/other-faqs/color-genetics.html (accessed 12 April 2016).

99 Cvejic, D., Steinberg, T.A., Kent, M.S., and Fischer, A. (2009) Unilateral and bilateral congenital sensorineural deafness in client-owned pure-breed white cats. *Journal of Veterinary Internal Medicine*, **23** (2), 392–395.

100 Strain, G.M. (1999) Congenital deafness and its recognition. *Veterinary Clinics of North America: Small Animal Practice*, **29** (4), 895–907, vi.

101 Luttgen, P.J. (1994) Deafness in the dog and cat.

Veterinary Clinics of North America: Small Animal Practice, **24** (5), 981–989.

102 Strain, G.M. (2007) Deafness in blue-eyed white cats: the uphill road to solving polygenic disorders. *Veterinary Journal*, **173** (3), 471–472.

103 Geigy, C.A., Heid, S., and Steffen, F. *et al.* (2007) Does a pleiotropic gene explain deafness and blue irises in white cats? *Veterinary Journal*, **173** (3), 548–553.

104 Bergsma, D.R. and Brown, K.S. (1971) White fur, blue eyes, and deafness in the domestic cat. *Journal of Heredity*, **62** (3), 171–185.

105 Strain, G.M. (2012) Canine deafness. *Veterinary Clinics of North America: Small Animal Practice*, **42** (6), 1209–1224.

106 Strain, G.M., Kearney, M.T., Gignac, I.J. *et al.* (1992) Brainstem auditory evoken potential assessment of congenital deafness in Dalmatians: associations with phenotypic markers. *Journal of Veterinary Internal Medicine*, **6**, 175–182.

107 Strain, G.M. (2004) Deafness prevalence and pigmentation and gender associations in dog breeds at risk. *Veterinary Journal*, **167**, 23–32.

108 Platt, S., Freeman, J., di Stefani, A. *et al.* (2006) Prevalence of unilateral and bilateral deafness in Border Collies and association with phenotype. *Journal of Veterinary Internal Medicine*, **20** (6), 1355–1362.

109 Strain, G.M., Clark, L.A., Wahl, J.M. *et al.* (2009) Prevalence of deafness in dogs heterozygous or homozygous for the merle allele. *Journal of Veterinary Internal Medicine*, **23** (2), 282–286.

110 Sommerlad, S., McRae, A.F., McDonald, B. *et al.* (2010) Congenital sensorineural deafness in Australian stumpy-tail cattle dogs is an autosomal recessive trait that maps to CFA10. *PLoS One*, **5** (10), e13364.

111 De Risio, L., Lewis, T., Freeman, J. *et al.* (2011) Prevalence, heritability and genetic correlations of congenital sensorineural deafness and pigmentation phenotypes in the Border Collie. *Veterinary Journal*, **188** (3), 286–290.

112 Comito, B., Knowles, K.E., and Strain, G.M. (2012) Congenital deafness in Jack Russell terriers: prevalence and association with phenotype. *Veterinary Journal*, **193** (2), 404–407.

113 Rijnberk, A. and vanSluijs, F.S. (eds.) (2009) *Medical History and Physical Examination in Companion Animals*, 2nd edn., Saunders Elsevier, St. Louis.

114 Bach, J.P., Lupke, M., and Wefstaedt, P. (2013) Deafness in the dog and cat: aetiology, diagnostics and treatment. *Tierarztliche Praxis, Ausgabe K, Kleintiere/Heimtiere*, **41** (6), 421–427; quiz, 8 (in German).

115 Sims, M.H. (1988) Electrodiagnostic evaluation of auditory function. *Veterinary Clinics of North America: Small Animal Practice*, **18** (4), 913–944.

116 Dijkshoorn, N.A. and van der Wel, T. (1997) Screening for deafness in companion animals. *Tijdschrift voor Diergeneeskunde*, **122** (6), 168–169 (in Dutch).

117 Cook, L.B. (2004) Neurologic evaluation of the ear. *Veterinary Clinics of North America: Small Animal Practice*, **34** (2), 425–435, vi.

118 American Chesapeake Club (2014) *Color in the Chesapeake Bay Retriever*, http://www.amchessieclub.org/standard/discussion.html (accessed 10 January 2017).

119 Hédan, B., Corre, S., Hitte, C. *et al.* (2006) Coat

colour in dogs: identification of the *Merle* locus in the Australian shepherd breed. *BMC Veterinary Research*, **2**, 9.

120 Bauer, B.S., Sandmeyer, L.S., and Grahn, B.H. (2015) Diagnostic ophthalmology. Microphthalmos and multiple ocular anomalies (MOA) OU consistent with merle ocular dysgenesis (MOD). *Canadian Veterinary Journal/Revue Vétérinaire Canadienne*, **56** (7), 767–768.

121 Gelatt, K.N., Powell, N.G., and Huston, K. (1981) Inheritance of microphthalmia with coloboma in the Australian shepherd dog. *American Journal of Veterinary Research*, **42** (10), 1686–1690.

122 Dausch, D., Wegner, W., Michaelis, W., and Reetz, I. (1978) Eye changes in the merle syndrome in the dog. *Albrecht von Graefes Archiv für klinische und experimentelle Ophthalmologie*, **206** (2), 135–150 (in German).

123 Wikipedia (2016) *Merle (Dog Coat)*, https://en.wikipedia.org/wiki/Merle_(dog_coat) (accessed 6 June 2016).

124 Sponenberg, D.P. (1985) Inheritance of the harlequin color in Great Dane dogs. *Journal of Heredity*, **76** (3), 224–225.

125 Wikipedia (2016) *Brindle*, https://en.wikipedia.org/wiki/Brindle (accessed 6 June 2016).

126 Kerns, J.A., Cargill, E.J., Clark, L.A. *et al.* (2007) Linkage and segregation analysis of black and brindle coat color in domestic dogs. *Genetics*, **176** (3), 1679–1689.

127 Wikipedia (2016) *Brindlequin*, https://en.wikipedia.org/wiki/Brindlequin (accessed 6 June 2016).

128 Medleau, L. and Hnilica, K A. (2006) Color dilution alopecia (color mutant alopecia), in *Small Animal Dermatology: A Color Atlas and Therapeutic Guide*, 2nd edn. (eds. L. Medleau and K.A. Hnilica), Saunders Elsevier, St. Louis, pp. 253–254.

129 Kim, J.H., Kang, K.I., Sohn, H.J. *et al.* (2005) Color-dilution alopecia in dogs. *Journal of Veterinary Science*, **6** (3), 259–261.

130 Perego, R., Proverbio, D., Roccabianca, P., and Spada, E. (2009) Color dilution alopecia in a blue Doberman pinscher crossbreed. *Canadian Veterinary Journal/Revue Vétérinaire Canadienne*, **50** (5), 511–514.

131 Munday, J.S., French, A.F., and McKerchar, G.R. (2009) Black-hair follicular dysplasia in a New Zealand Huntaway dog. *New Zealand Veterinary Journal*, **57** (3), 170–172.

132 von Bomhard, W., Mauldin, E.A., Schmutz, S.M. *et al.* (2006) Black hair follicular dysplasia in Large Munsterlander dogs: clinical, histological and ultrastructural features. *Veterinary Dermatology*, **17** (3), 182–188.

133 Knottenbelt, C.M. and Knottenbelt, M.K. (1996) Black hair follicular dysplasia in a tricolour Jack Russell terrier. *Veterinary Record*, **138** (19), 475–476.

134 Medleau, L. and Hnilica, K.A. (2006) *Canine pattern baldness, in Small Animal Dermatology: A Color Atlas and Therapeutic Guide, 2nd edn.* (eds. L. Medleau and K.A. Hnilica), Saunders Elsevier, St. Louis, p. 256.

135 Medleau, L. and Hnilica, K.A. (2006) *Idiopathic bald thigh syndrome of greyhounds, in Small Animal Dermatology: A Color Atlas and Therapeutic Guide, 2nd edn.* (eds. L. Medleau and K.A. Hnilica), Saunders Elsevier, St. Louis, p. 257.

136 Pin, D., Carlotti, D.N., Jasmin, P. *et al.* (2006) Prospective study of bacterial overgrowth syndrome in eight dogs. *Veterinary Record*, **158** (13), 437–441.

137 Outerbridge, C.A. (2006) Mycologic disorders of the skin. *Clinical Techniques in Small Animal Practice*, **21** (3), 128–134.

138 Mueller, R.S. (2012) An update on the therapy of canine demodicosis. *Compendium: Continuing Education for the Practicing Veterinarian*, **34** (4), E1–E4.

139 Zur, G. and White, S.D. (2011) Hyperadrenocorticism in 10 dogs with skin lesions as the only presenting clinical signs. *Journal of the American Animal Hospital Association*, **47** (6), 419–427.

140 Frank, L.A. (2006) Comparative dermatology – canine endocrine dermatoses. *Clinics in Dermatology*, **24** (4), 317–325.

141 Chastain, C.B. and Swayne, D.E. (1985) Congenital hypotrichosis in male Basset Hound littermates. *Journal of the American Veterinary Medical Association*, **187** (8), 845–846.

142 Wilcock, B.P. and Yager, J.A. (1986) Focal cutaneous vasculitis and alopecia at sites of rabies vaccination in dogs. *Journal of the American Veterinary Medical Association*, **188** (10), 1174–1177.

143 Bensignor, E. (1999) What is your diagnosis? Post-rabies-vaccination alopecia. *Journal of Small Animal Practice*, **40** (4), 151, 189.

144 Virga, V. (2003) Behavioral dermatology. *Veterinary Clinics of North America: Small Animal Practice*, **33** (2), 231–251, v–vi.

145 Woods-Kettelberger, A., Kongsamut, S., Smith, C.P. *et al.* (1997) Animal models with potential applications for screening compounds for the treatment of obsessive–compulsive disorder. *Expert Opinion on Investigational Drugs*, **6** (10), 1369–1381.

146 Medleau, L. and Hnilica, K.A. (2006) *Acral lick dermatitis (lick granuloma, acral pruritic nodule), in Small Animal Dermatology: A Color Atlas and Therapeutic Guide*, 2nd edn. (eds. L. Medleau and K.A. Hnilica), Saunders Elsevier, St. Louis, pp. 328–330.

147 Medleau, L. and Hnilica, K.A. (2006) *Nasal depigmentation, in Small Animal Dermatology: A Color Atlas and Therapeutic Guide*, 2nd edn. (eds. L. Medleau and K.A. Hnilica), Saunders Elsevier, St. Louis, p. 290.

148 Medleau, L. and Hnilica, K.A. (eds.) (2006) *Small Animal Dermatology: A Color Atlas and Therapeutic Guide*, 2nd edn., Saunders Elsevier, St. Louis.

149 Lobetti, R.G. and Dippenaar, T. (2000) Von Willebrand's disease in the German shepherd dog. *Journal of the South African Veterinary Association*, **71** (2), 118–121.

150 Stokol, T., Parry, B.W., and Mansell, P.D. (1995) Von Willebrand's disease in Scottish Terriers in Australia. *Australian Veterinary Journal*, **72** (11), 404–407.

151 Parry, B.W., Howard, M.A., Mansell, P.D., and Holloway, S.A. (1988) Haemophilia A in German shepherd dogs. *Australian Veterinary Journal*, **65** (9), 276–279.

152 Blundell, R. and Adam, F. (2013) Haemolytic anaemia and acute pancreatitis associated with zinc toxicosis in a dog. *Veterinary Record*, **172** (1), 17.

153 Piek, C.J. (2011) Canine idiopathic immune-mediated haemolytic anaemia: a review with recommendations for future research. *Veterinary Quarterly*, **31** (3), 129–141.

154 Mills, J.N., Day, M.J., Shaw, S.E., and Penhale,

W.J. (1985) Autoimmune haemolytic anaemia in dogs. *Australian Veterinary Journal*, **62** (4), 121–123.

155 Rissi, D.R. and Brown, C.A. (2014) Diagnostic features in 10 naturally occurring cases of acute fatal canine leptospirosis. *Journal of Veterinary Diagnostic Investigation*, **26** (6), 799–804.

156 Wouters, A.T., Casagrande, R.A., Wouters, F. *et al.* (2013) An outbreak of aflatoxin poisoning in dogs associated with aflatoxin B1-contaminated maize products. *Journal of Veterinary Diagnostic Investigation*, **25** (2), 282–287.

157 Smalle, T.M., Cahalane, A.K., and Koster, L.S. (2015) Gallbladder mucocoele: a review. *Journal of the South African Veterinary Association*, **86** (1), 1318.

158 Kirpensteijn, J., Fingland, R.B., Ulrich, T. *et al.* (1993) Cholelithiasis in dogs: 29 cases (1980–1990). *Journal of the American Veterinary Medical Association*, **202** (7), 1137–1142.

159 Miller, W.H., Griffin, C.E., Campbell, K.L. *et al.* (2013) *Muller & Kirk's Small Animal Dermatology*, 7th edn. Saunders Elsevier, St. Louis.

160 Wasson, J., Amonoo-Kuofi, K., Scrivens, J., and Pfleiderer, A. (2012) Caliper measurement to improve clinical assessment of palpable neck lumps. *Annals of the Royal College of Surgeons of England*, **94** (4), 256–260.

161 Fossum, T.W., Duprey, L.P., and O'Connor, D. (2007) *Surgery of the integumentary system, in Small Animal Surgery*, 3rd edn. (eds. T.W. Fossum, L.P. Duprey, and D.O'Connor), Elsevier, Boston, pp. 159–259.

162 Johnston, D.E. (1975) Hygroma of the elbow in dogs. *Journal of the American Veterinary Medical Association*, **167** (3), 213–219.

163 Medleau, L. and Hnilica, K.A. (2006) *Idiopathic nasodigital hyperkeratosis, in Small Animal Dermatology: A Color Atlas and Therapeutic Guide*, 2nd edn. (eds. L. Medleau and K.A. Hnilica), Saunders Elsevier, St. Louis, pp. 316–318.

164 Medleau, L. and Hnilica, K.A. (2006) *Hereditary nasal parakeratosis of Labrador retrievers, in Small Animal Dermatology: A Color Atlas and Therapeutic Guide*, 2nd edn. (eds. L. Medleau and K.A. Hnilica), Saunders Elsevier, St. Louis, p. 319.

165 Medleau, L. and Hnilica, K.A. (2006) *Skin fold dermatitis, in Small Animal Dermatology: A Color Atlas and Therapeutic Guide*, 2nd edn. (eds. L. Medleau and K.A. Hnilica), Saunders Elsevier, St. Louis, pp. 26–28.

166 Johnston, S.D. and Hayden, D.W. (1980) *Non-neoplastic disorders of the mammary glands, in Current Veterinary Therapy*, vol. VII (ed. R.W. Kirk), Saunders, Philadelphia, pp. 1224–1226.

第11章
イヌの頭部の検査

11.1　頭蓋の形態：機能および外観

　解剖学的には，頭蓋は顔面を構築する土台であると同時に中枢神経系の保護器官でもある．これらの機能は普遍的であるが，頭蓋の形態は動物種および品種により大きく異なる [1, 2].

　本来，構造は機能を最適にするために進化してきた．つまり，頭蓋の形態は主として機能的である．例えば，イヌの共通の祖先であるタイリクオオカミ（*Canis lupus*）では，捕食行動を助けるために長頭型の頭蓋が発達し，維持されている [3, 4]. 頭蓋および眼の大きさ，そして視野には関連性があることが確認されている [3]. タイリクオオカミの長く狭い頭部は，長く狭い鼻口部と共に，眼の直径および網膜神経節細胞の総数と正の相関関係にある [3, 5]. さらに，鼻の長さは網膜神経節の局所構造の決定因子である．すなわち，網膜細胞の密度分布は頭蓋の形態に大きく依存している [3]. オオカミにみられる長頭の頭蓋では網膜神経節細胞の視覚線条が水平に配列されており，短頭種では中心部網膜に高密度に分布しているのと対照的である [3]. このような視覚線条，そして眼窩が顔面の後方に位置することにより [4]，タイリクオオカミは周囲を見渡す能力に優れ，獲物の追跡が容易となるため捕食の際に有利となっている [1]. 中心部網膜を欠くために，オオカミは顔面の直前にあるものを見ることは得意でないが，中心部視力と引き換えに周辺視力を獲得することで非常に優秀なハンターになった [1, 6].

　考古学の記録によれば，イヌが家畜化されたのは15,000〜36,000年前であった [4, 7]. これらの現代のイヌの祖先は，主人のためのハンター，牧畜犬または護衛犬として純粋に機能的役割を果たすために人類に選ばれた [1, 4, 8, 9]. 例えば，長頭種であるアフガンおよびサルーキの2品種は，小型の獲物を狩る目的で選択的に繁殖された．これらの頭蓋顔面の形態は，祖先であるタイリクオオカミと同様，周辺視力

　の改善をもたらしてハンターとしての能力を高めた [3, 4, 10]. 彼らはより容易に地平線を見渡して，獲物を探すことができる [3, 4, 10].

　同様に，イヌを飼育する目的となる機能を増強するために，その他の有益な特質が選択された．例えば，ポインターではポイントする（指し示す）イヌが，そしてセッターではセットするイヌが選択的に繁殖されるようになった [9]. 狩猟の行動は遺伝するため [11-13]，効果的な機能を目的とした選択繁殖により，所有者（人間）の要求に合致する系統が確立された．

　家畜化が進むにつれ，その他の構造的および解剖学的な変化が定着した．他の家畜と同様，イヌでも大脳化が起こり，脳および身体のサイズ比が増加した [4]. しかし，オオカミでは生存に不可欠な辺縁系のような「闘争か逃走か」に関係する脳の一部は，イヌでは著しく減少した [14-16]. オオカミと比較すると，現代のイヌの脳の大きさはほぼ30%減少している [14-16]. 40年以上の歳月をかけてロシアで家畜化されたギンギツネでみられたように [16, 17]，脳の形態が変化すると，頭蓋の形態もそれに従う傾向がある．頭蓋の形態以外は，オオカミの幼若期の身体特性および行動の特質は保存された [15, 18-20].

　1873年にイギリスでケネルクラブが出現したことにより [4, 21]，イヌは労働力でなくなり，それぞれの犬種標準による形態，そして審美的な面を紹介するために企画されたドッグショーの出場者としてアリーナに入場するようになった．愛好会が最も望ましい表現形と評価した形態を選択したため，多くの場合で機能より外見が優先された [9].

　現在，世界中で400を超える犬種があり [4, 22]，ミトコンドリアDNAの配列は98.8%同じであるのに [4, 23, 24]，その多くはタイリクオオカミとの相似性はほとんど，あるいは全くない．形態は犬種間で著しく異なる [4]. 特に，多くの品種は頭蓋の形態で特徴づけられ，認知されている [4]. 例えば，ブル・テリ

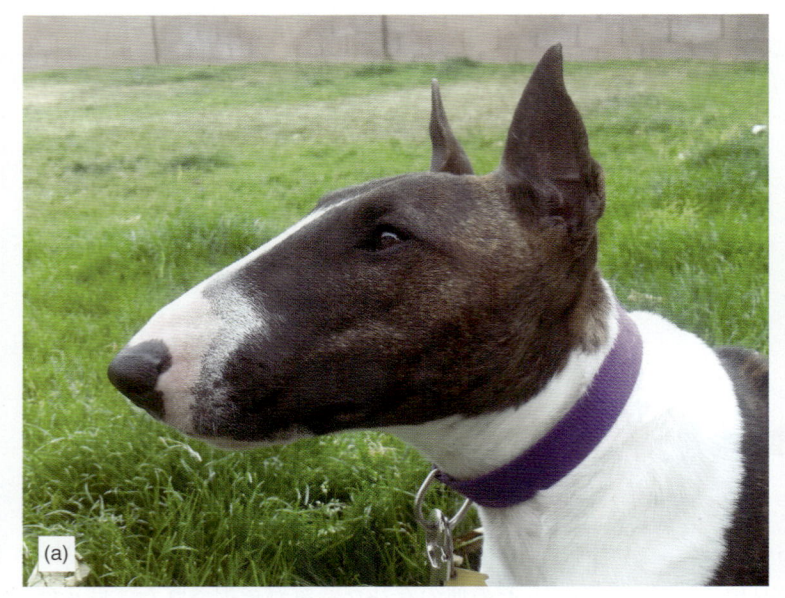
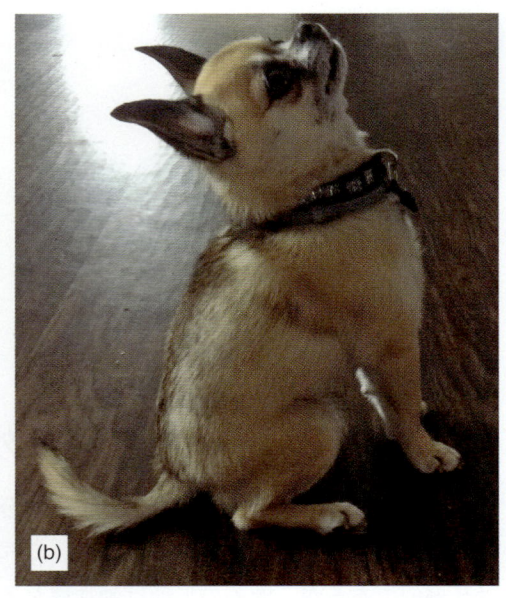

図11.1　(a) ブル・テリアの頭部の外貌. 典型的な品種特有の頭部および鼻口部の外観を呈している. (b) チワワの頭部の外貌. 典型的な品種特有のドーム型の頭蓋冠の外観を呈している. ［写真提供］(a) Danielle N. Cucuzella. (b) Kaitlen Betchel.

アの先端が下がった典型的な鼻口部, そしてチワワのドーム状の頭蓋冠は見間違えられることはない（図11.1）.

　オオカミの頭蓋は30cmで均一なのに対して, イヌでは品種により著しい多様性がある [3]. 子犬は出生時に鼻口部の大きさは比較的均一だが, 長頭種の頭蓋では生後に鼻口部がかなり成長する [14]. この成長は成犬になるまで続き, 成熟した時のイヌの頭蓋の長さは品種によって7 〜 28cmになる [3].

　頭指数（cephalic index：CI）は頭部の幅および長さの比で, これも品種間で変動する [6]. タイリクオオカミのCIは51 〜 52であるのに対し [25], 家畜化されたイヌでは42 〜 98.54の範囲である [6, 25]. CIが大きければ, 頭蓋は長さに比べて幅が広くなり, 短頭

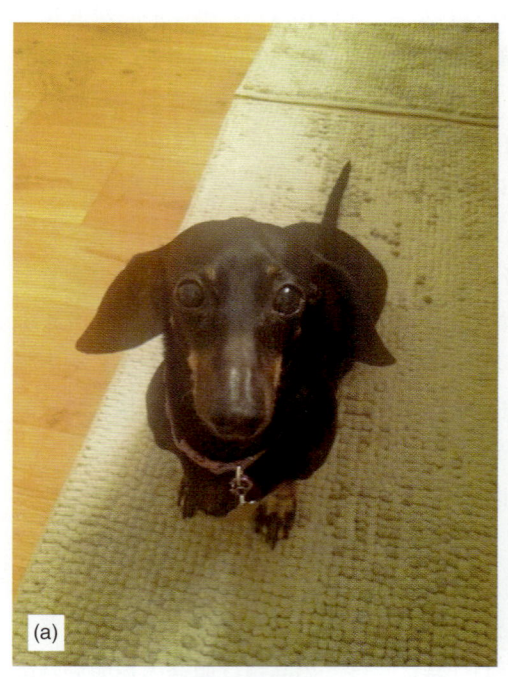
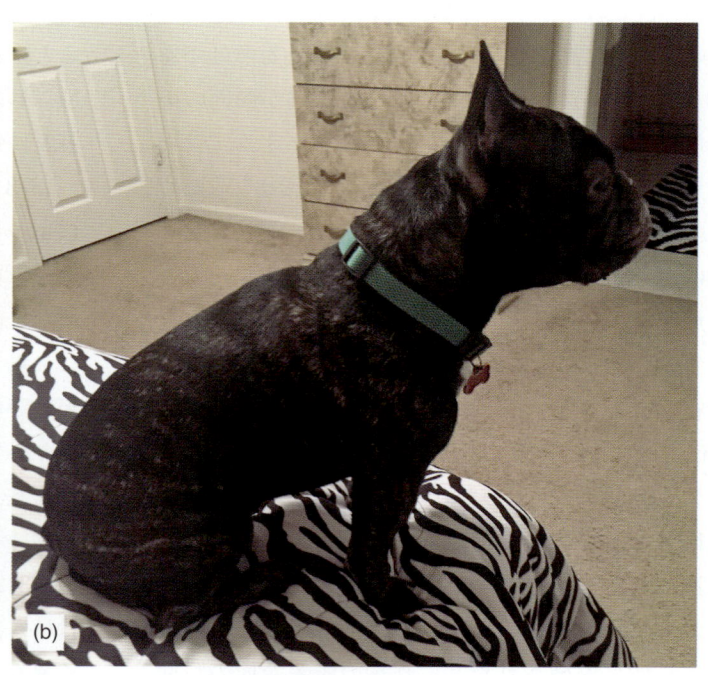

図11.2　(a) 長頭種の一例としてのダックスフンドの頭部の外貌. (b) 短頭種の一例としてのフレンチ・ブルドッグの頭部の外貌. ［写真提供］(a) Meghan Teixeira. (b) Cailin McElhenny.

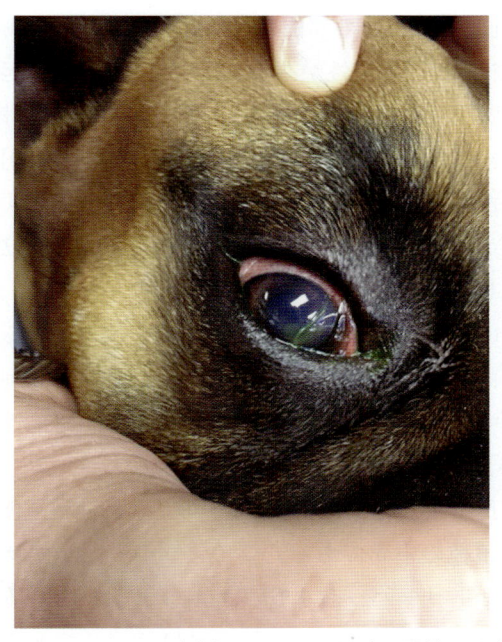

図11.3 この症例はフルオレセイン陽性で，右眼（OD）で色素が取り込まれた部分に角膜潰瘍が存在することを意味する．
[写真提供] Samantha Thurman, DVM.

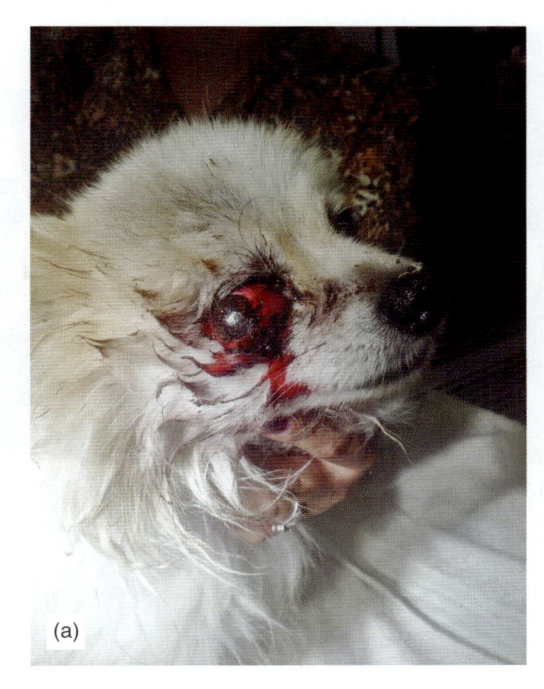

(a)

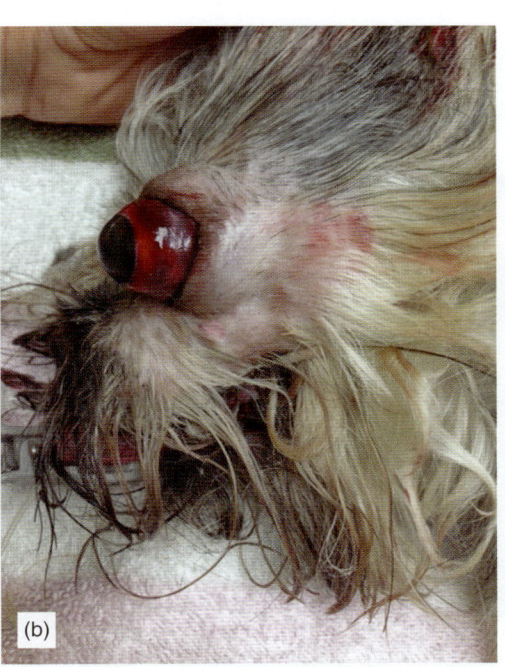

(b)

図11.5 (a) 小型犬種の眼球脱出. (b) 眼球脱出のイヌの側面像. [写真提供] (a) Andrew Weisenfeld, DVM. (b) Amanda Maltese, DVM.

種が出現することになる．長頭種の頭蓋と比較すると短頭種の頭蓋は幅広で短く，このため鼻口部は「押しつぶされた」外観を呈する[4, 26-28]（図11.2）

さらに短頭種では眼窩が浅い傾向にあり，長頭種よりもさらに離れて位置する[4]．おそらく眼が大きくみえるために可愛らしい印象を与えるため，これらの特徴は一般的な愛犬家に好まれる[29]．残念ながら，この審美的な観点で望まれる表現形は，医学的には不健康である．短頭種はそうではない品種と比較して，片側または両側性の角膜潰瘍が20倍発生しやすい（図11.3）[30]．短頭種の中でも，パグでリスクが最も高

い[30].

短頭種では，眼瞼裂の過長および眼窩の浅さに起因する眼球突出の可能性も高い（図11.4）．これらが組み合わさると，眼瞼の完全な閉鎖が困難になる場合がある．その結果，涙液層の広がりが不完全で，角膜は露出性角膜炎に陥りやすい[30]．短頭種の症例では，眼球脱出のリスクも高い（図11.5）．

さらに，短頭種では鼻口部を覆う皮膚の長さが顔面頭蓋と比例して短いため，皮膚は鼻のひだに押し込ま

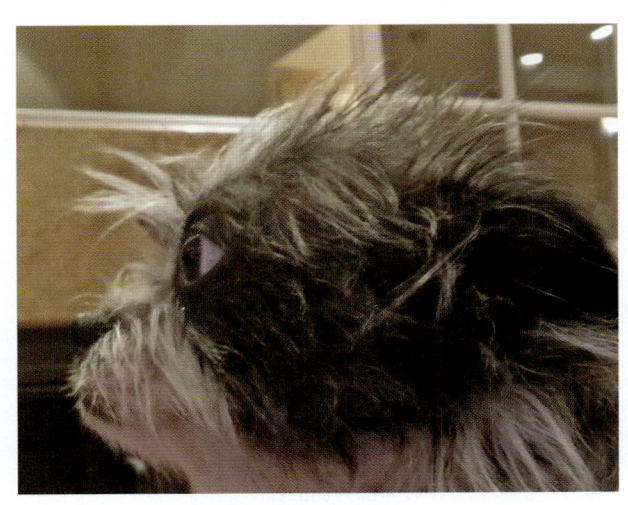

図11.4 この症例は眼が「飛び出た」ように見え，両眼が非常に目立っている．[写真提供] David May.

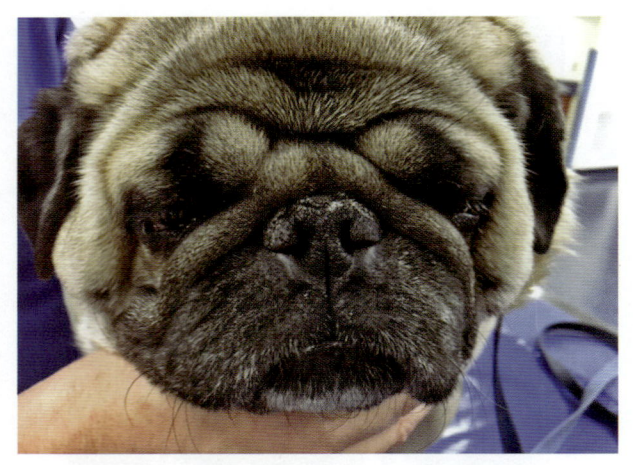

図11.6 パグの正面からの外貌. 鼻のひだが顕著である.

れ（図11.6），この部位の被毛が片側または両側の角膜に接触する可能性がある．これは鼻のひだに起因する溝睫毛乱生で，疼痛を伴い，不適切な接触を排除するために外科的介入が必要になる場合もある[30].

　また，頭蓋冠の短縮による容積の制限に順応するために，短頭種では嗅球が腹側に移動して大脳の位置が変化し，大脳の軸がより腹側に回転している[25]．これらの変化は短頭種での情報処理に影響している可能性がある．つまり脳の形態変化に伴って，外部刺激を認知する方法が短頭種以外の品種と異なる可能性がある[6].

　中長頭種または中頭種の頭蓋の形態は，長頭種および短頭種の中間である．ワイマラナー，ラブラドール・レトリーバーおよびパグルのような中頭種のイヌでは，頭蓋の幅および長さはほぼ同じである（図11.7）.

　イヌの訓練能力は品種により異なると考えられてい

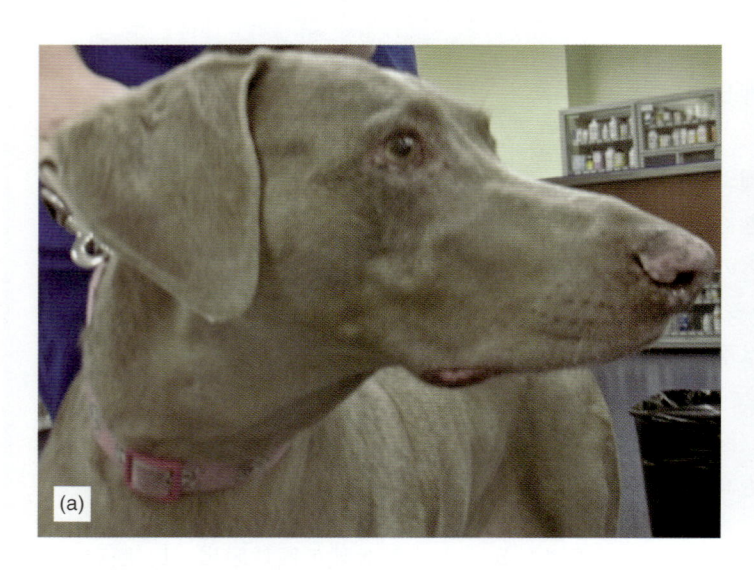

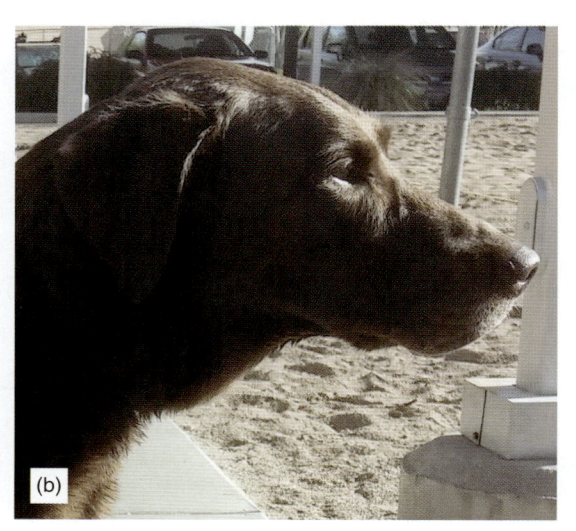

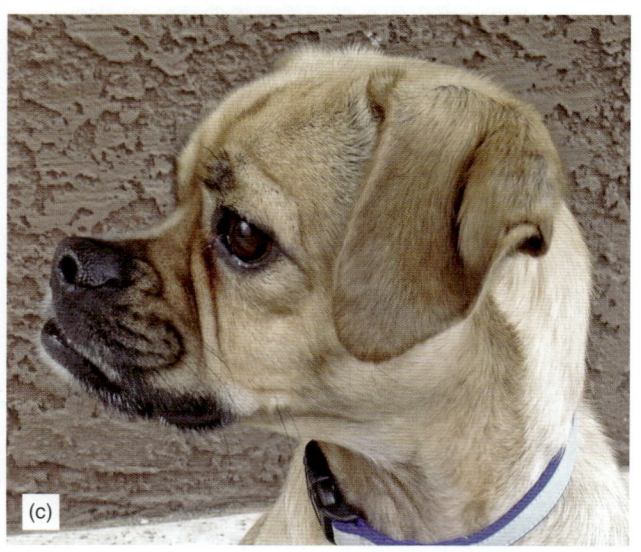

図11.7　(a) 中頭種の一例. ワイマラナーの頭部の側面像. (b) 中頭種の一例. ラブラドール・レトリーバーの頭部の側面像. (c) 中頭種の一例. パグルの頭部の側面像.
[写真提供] (a) Elizabeth Robbins, DVM.
(b) Jess Darmofal. (c) Kara N. Jones.

る [31-34]. 一般に，中頭種がより訓練しやすい [35].

　長頭，中頭および短頭という分類は単純すぎると批判されることがある [22, 36]. カテゴリーより連続性を表すことからCIが好まれるが, これにも限界はある. 例えば, パピヨンおよびパグの頭蓋冠の形態は明らかに異なるが, これらの品種をCIで分類すると, 同じカテゴリーになる [36].

　そのため，全ての品種のCIを知ることはあまり重要でなく，頭蓋の形態に基づく疾病の危険因子を認識することのほうが重要である. これにより, 症例に必要なケアのレベルを予想できるようになる. さらに, 繁殖家およびイヌの家族が良好な生活の質の維持に必要なケアを意識できるように, このことを家族に明確に伝える必要がある. 例えば, 前述の健康上の問題が形態学的特徴のみに起因する可能性が高いことを短頭種の家族によく説明する必要がある.

11.2　顔面の対称性

　頭蓋の形態を観察および記録したら，次に顔面の対称性を評価すべきである. イヌがうずくまっていたり, 頭頸部を体で包み込む姿勢をとっている場合, 顔面の対称性の評価は困難である （図11.8）.

　顔面の対称性はイヌが座位または立位の時に，正面および側面から評価するのが最良である （図11.9）.

　捻転斜頸，あるいは口唇，耳および眼瞼の下垂があり，特に非対称性の場合は神経障害の可能性があるため注意が必要で，このような所見はカルテに記録すべきである [38, 39]. これに対して, 耳が非対称な場合は必ずしも病的ではなく, イヌによっては正常と判断することもある （図11.10）.

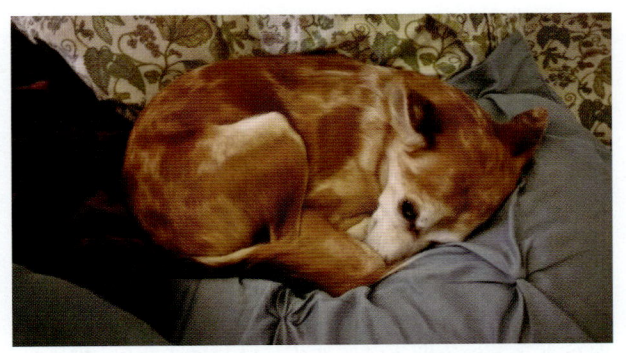

図11.8　この症例はうずくまっているため，顔面の対称性の評価は困難である. [写真提供] Arielle Hatcher.

11.3　眼および眼球付属器

11.3.1　眼科検査の体系的アプローチ

　眼およびその付属器の検査は，たとえ眼に関する病訴がない場合でも，イヌ毎に体系的アプローチで行うべきである [40-43].

　眼に問題が発生した場合，イヌおよびネコでは以下に示す臨床徴候が最も一般的に報告される [44-46].

- 眼が赤い
- 眼が濁っている
- 眼が腫れている
- 眼が見えない
- 眼脂が出る
- 眼瞼が痙攣する （目を細めている）
- 眩しそうになる （光に過敏に反応する）
- 片眼または両眼を掻く
- 顔面の片面または両面をカーペットに擦り付ける

　病歴の聴取は最初に行うべきで，非常に大切である [47]. 家族は上記の異常を主訴に来院することが多く，その異常の持続期間や進行について十分に観察している. 動物が初診の場合，その異常が初発なのか再発なのか，そして過去に何と診断され，どのような治療が実施されてきたかといった，家族が提供する適切な情報に頼らなければならない [47]. さらに，眼の異常と眼以外の部分との関連性を認識しなければならない. 主訴の眼の異常だけでなく，全身性疾患に関連する合併徴候に家族が気づいていることがある. 全身性疾患の徴候が眼に現れていると誤診しないようにするため，眼の異常だけではなく，その他の異常も考慮することが重要である [47].

11.3.2　眼球付属器の評価

　稟告を徹底的に聴取した後，最初に眼球付属器を検査すべきである. 眼球付属器には眼瞼，涙器，瞬膜および結膜が含まれる [48-50]（図11.11）.

　イヌでは眼瞼疾患の発生率は高いため [48]，眼瞼について以下の点を評価することが重要である.

- 眼瞼内反
- 眼瞼外反
- 発赤
- 眼瞼痙攣
- 腫瘤

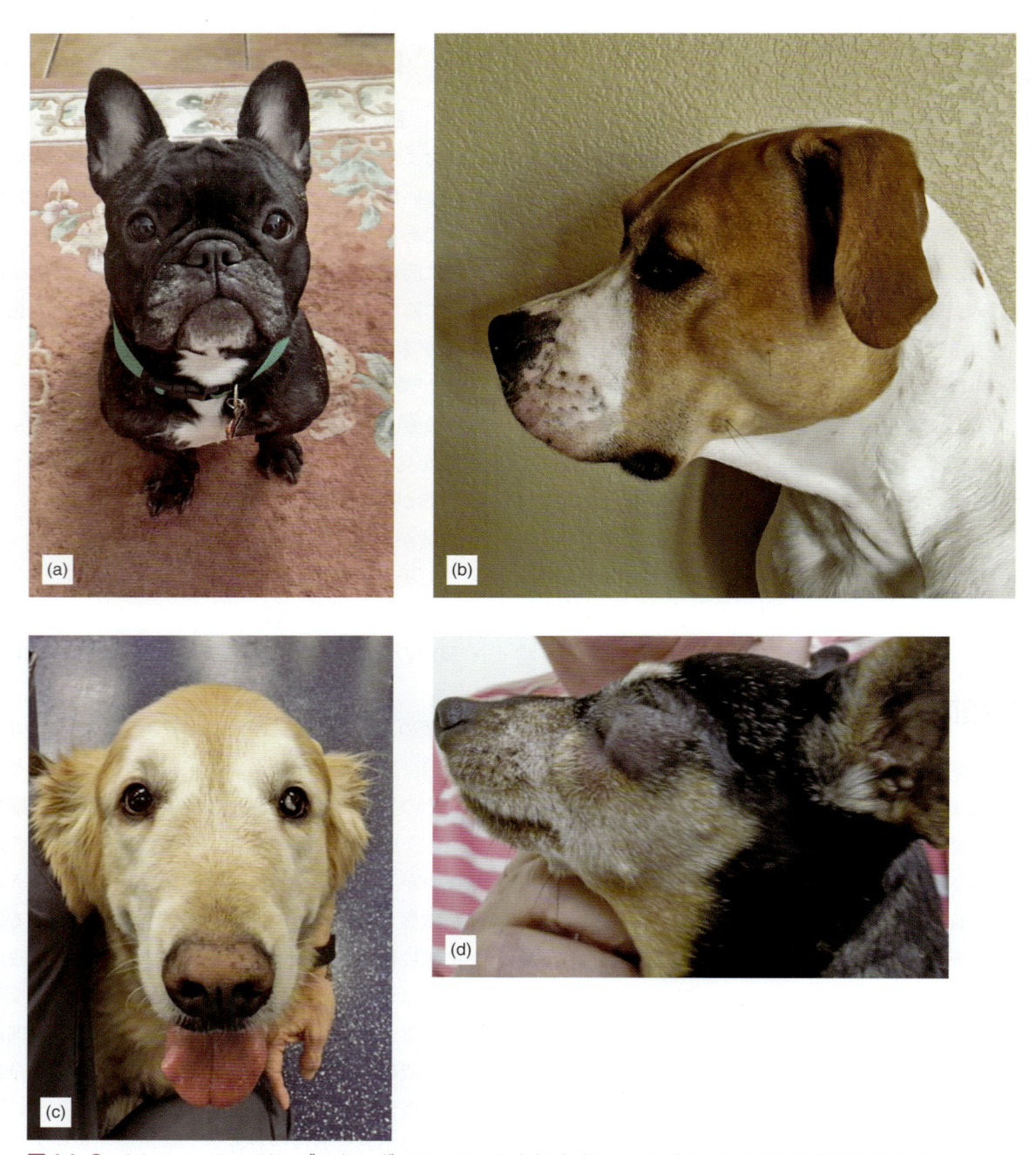

図11.9 (a) このフレンチ・ブルドッグでは，正面から観察することで顔面の対称性を容易に評価できる．(b) アメリカン・ブルドッグの頭部の側面像も顔面の対称性の評価に役立つ．(c) この高齢の症例を正面から観察すると，側頭筋の左右対称性の萎縮，そして鼻口部背側に腫脹または腫瘤圧排効果の存在を思わせる左右対称性の隆起がみられる．(d) 側面から観察すると，この症例には左頬部および左眼周囲に咬傷に起因する顕著な腫脹が認められる．[写真提供] (a) Cailin McElhenny. (b) Kiefer Hazard. (d) Patricia Bennett, DVM.

上眼瞼または下眼瞼の全体または一部が内側に反転した状態を眼瞼内反と呼ぶ．どちらかというとイヌの眼瞼内反は下眼瞼に起こり，典型的には内側よりも外側に起こる．しかし，セント・バーナード，ボクサー，チャウ・チャウおよびロットワイラーといった特定の犬種では，上眼瞼の外側にも発生する．眼瞼の内側領域に発生することは稀である．このタイプの内反は，ペキニーズ，パグ，イングリッシュ・ブルドッグおよびキャバリア・キング・チャールズ・スパニエルで多

くみられる．眼瞼内反は，イヌでは遺伝性と考えられている．角膜潰瘍などによる痛みや眼瞼痙攣が原因の場合，眼瞼内反は一過性のことがある [48, 51].

眼瞼内反は肉眼による観察で診断する．顔面の被毛が眼瞼縁よりも内側から生えているのは異常である．この被毛が眼に入って角膜と接触するため，角膜の刺激によって二次的な流涙症がしばしば生じる [48].

いっぽう，眼瞼外反とは両眼または片眼の下眼瞼が外側にめくれた状態をいう．ハウンド系などの特定の

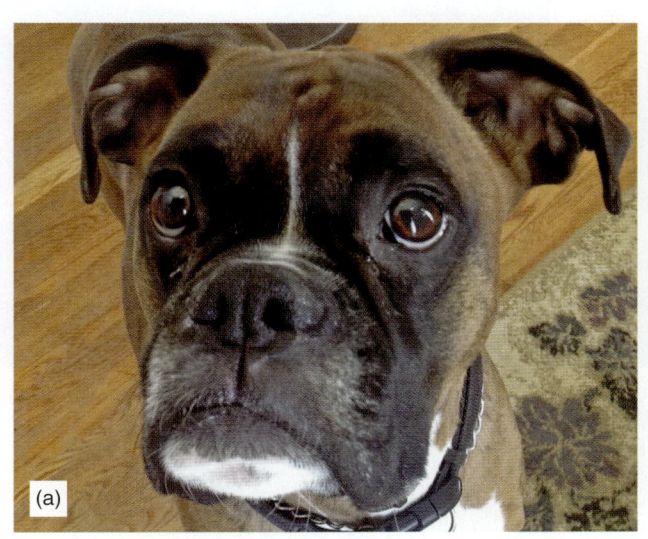

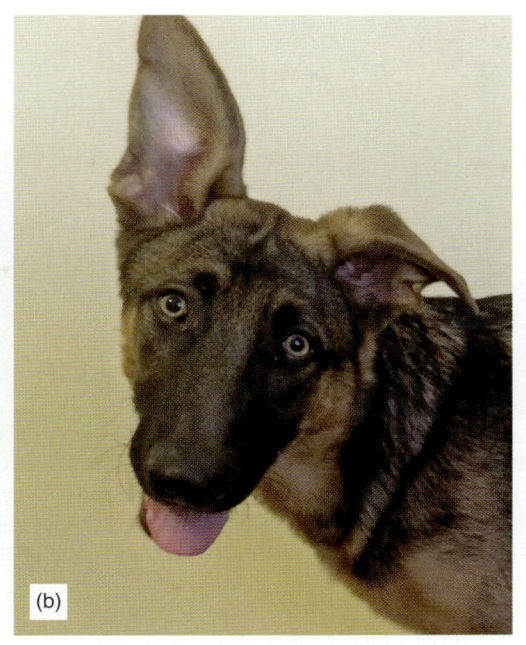

図11.10 (a) ボクサーの耳の対称性. (b) 正常なジャーマン・シェパードの左右不対称な立ち方の耳.
[写真提供] (a) Symmantha Page. (b) Jule Schweighoefer.

犬種では，眼瞼外反は正常と考えられている．他に，猟犬およびセッターのような他の品種では，運動後または休息中に一時的な眼瞼外反がみられることがある．ここで挙げた品種以外に眼瞼外反がみられることが多く，これらは異常である．家族は，片眼または両眼が「たるんでいる」と述べ，同側の結膜は刺激のために経過と共に充血する[48]．

眼瞼自体の発赤も評価すべきである（図11.12）．眼瞼炎は一般的で，アレルギー性皮膚炎などの皮膚疾患が根底に存在すると，これが引き金となって発症する[48]．赤色になった眼瞼に加えて，イヌは「目を細める」ことがある．眼瞼痙攣の動物は全て，眼に痛み

を感じていると考えるべきである[48]（図11.13）．

両眼の眼球付属器を評価するいっぽうで，眼脂の有無，そして眼脂が存在するのであれば，それがイヌにとって「正常」かどうかを判断すべきである．動物によっては流涙症が正常で，生涯にわたって涙が溢れることもある．例えば，アメリカン・コッカー・スパニエル，ベドリントン・テリアおよびゴールデン・レトリーバーでは，涙点の遺伝的な欠損がみられることがある．この場合，典型例は片眼性で，下涙点のみが侵される．このような動物では，生涯にわたって流涙が続くことが多い．したがって，これらの動物では内眼角から下方へと暗く変色した被毛，つまり「涙のすじ」がみられる（図11.14）[50]．

これとは別に，アメリカン・コッカー・スパニエルでは涙点の遺伝的な変位もみられる．この場合，涙液の排出を容易にする解剖学的に適切な位置に下涙点が存在していないため，涙液は下涙点へ流入しなくなる[50]．

トイ種では涙の過剰流出がみられることが多いが，これは涙点の解剖学的な欠損によるものではなく，眼球に対して眼瞼が張り詰めた「虫の眼」のような外観を示すことが原因である．そのために涙湖のサイズが縮小し，涙液が鼻涙管を経て排出される前に眼瞼縁から溢れやすくなる[50]．

睫毛乱生の動物，あるいは睫毛または被毛が正常であっても，これが鼻の皺壁から生えているなど，被毛

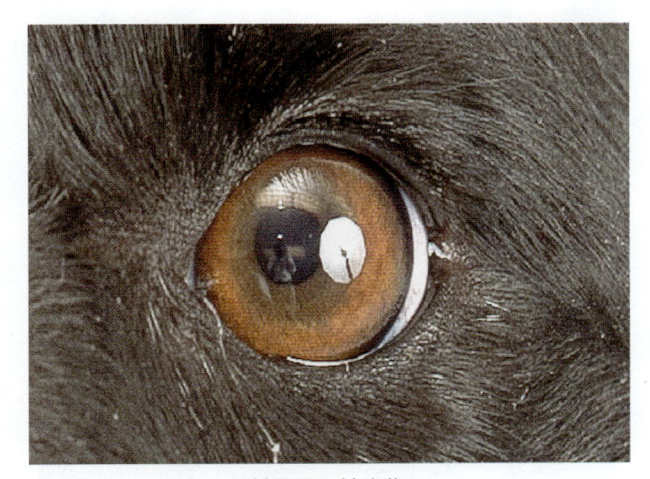

図11.11 イヌの眼付属器の拡大像.
[写真提供] Midwestern University, Media Resources Department.

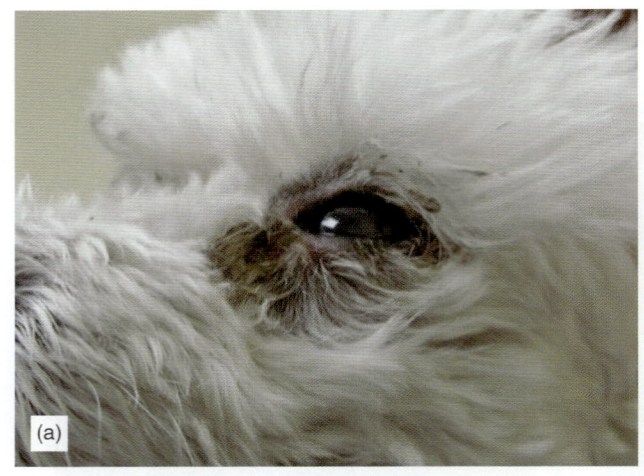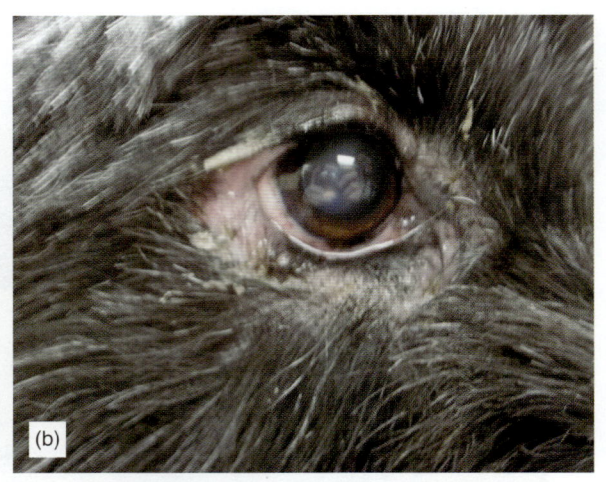

図11.12　(a) イヌの眼瞼炎．左眼上眼瞼および下眼瞼の発赤，そして眼脂が付着して固まった周囲の被毛に注目．(b) 眼周囲の脱毛を伴う眼瞼炎．右眼上眼瞼および下眼瞼に眼脂が付着して固まっていることに注目．
[写真提供] (a) Patricia Bennett, DVM. (b) Elizabeth Robbins, DVM.

が異常に角膜を向いた動物では，流涙症がみられることがある．このような症例でみられる過剰な流涙は，角膜刺激に対する反射によって起こる．同様に，眼瞼縁から何列も過剰に睫毛が生えている睫毛重生の動物では，睫毛の角膜との接触が増大し，角膜刺激が増すことで涙液産生の引き金になる[48]．

その他にも，鼻涙管の閉塞または眼への刺激に続発して流涙症を発生する場合もある．このような症例では，流涙症の発生はより急性であり，典型的には流涙症の病歴のない成犬にみられる．このようなイヌでは，涙点，涙小管および鼻涙管が開通しているかどうかを確認するために，鼻涙管を灌流すると有益である．鼻涙管の開通を検査するためのもう一つの方法は，両眼にフルオレセインを点眼することである．両眼の鼻涙管が開通している場合，フルオレセインは鼻孔に出現するはずで，その場合には涙液の排泄が適切であることが示唆される[50]．

涙が溢れる点を除けば，流涙症での涙液は正常とい

える．しかし，それとは異なる眼脂がみられる場合がある．眼脂が認められる場合，眼脂の色調および成分，由来，そして両眼性か片眼性かに注意することが大切である．

透明な眼脂は，刺激，炎症，アレルギーまたはウイルス感染を示している．眼脂がより混濁し，そして白色，黄色または緑色に変化すると細菌感染が疑われる．眼脂は涙液膜の成分の変化を示すこともあり，乾性角結膜炎（KCS）では明瞭である．典型的には，KCSは涙液中の水分欠乏によって起こるが，ムチンが欠乏しているイヌも存在する[50, 52, 53]（図11.15）．

眼瞼のいかなる腫瘍にも注意するべきである（図

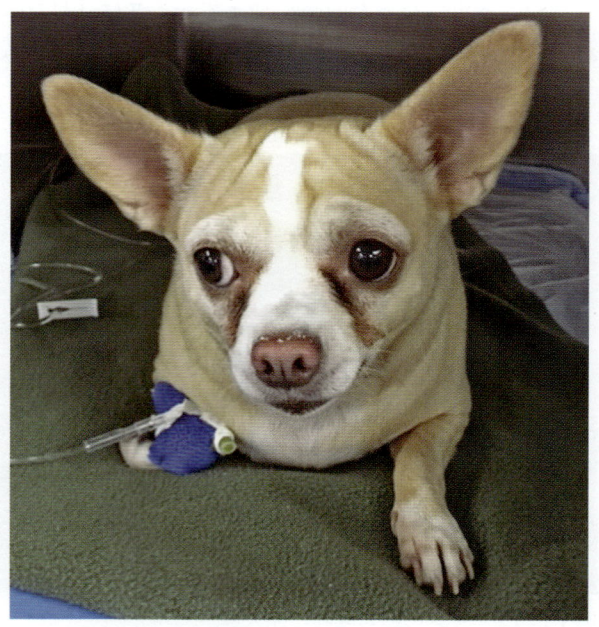

図11.13　左眼の片眼性眼瞼痙攣．
[写真提供] Elizabeth Robbins, DVM.

図11.14　慢性流涙症のために，このチワワでは両眼に「涙のすじ」がある．

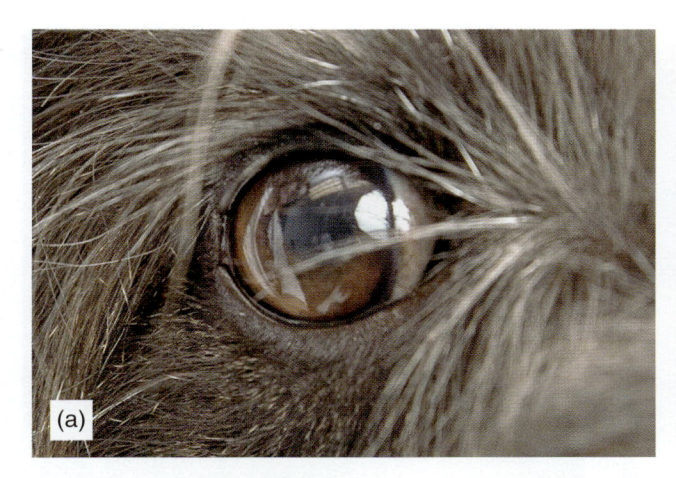

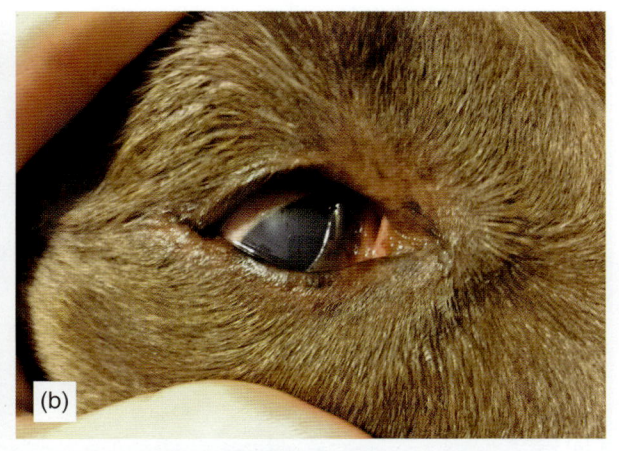

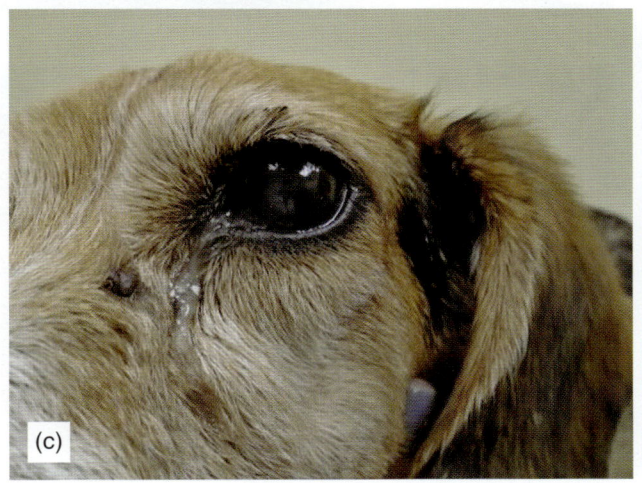

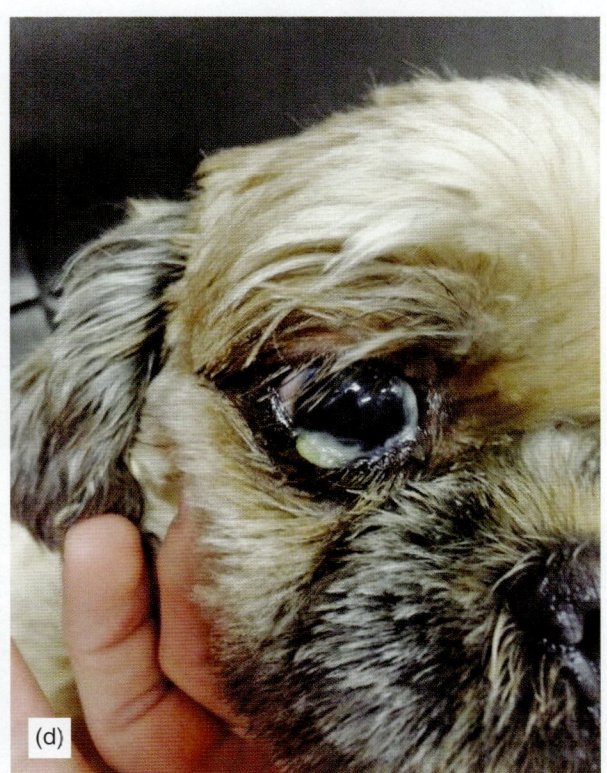

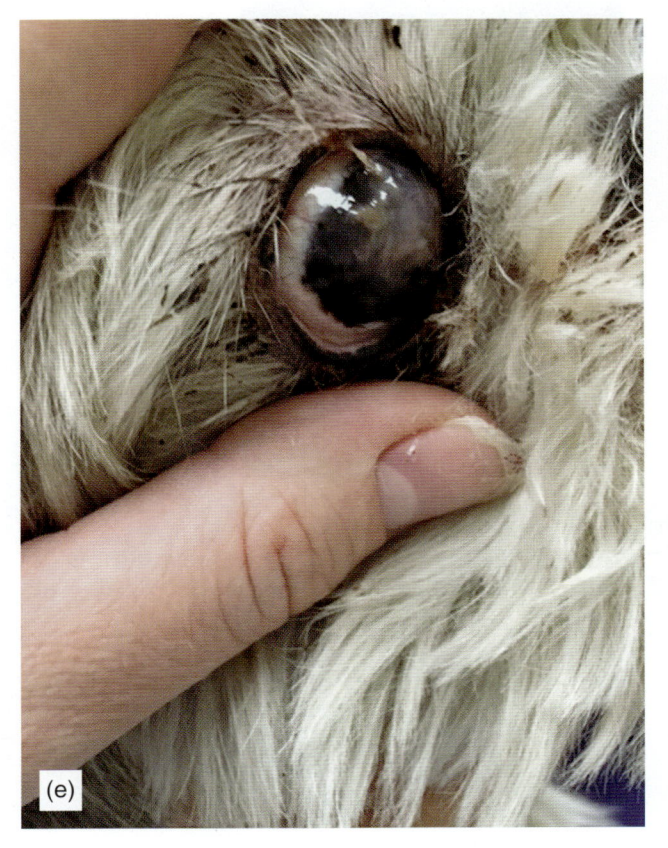

図**11.15** (a) このイヌには睫毛乱生があることに注目. 鼻皺壁から伸びた被毛が右眼に接触しているため, 涙液の流出が持続している. この症例では, 被毛の角膜との接触によって流涙が過剰になっている. 被毛が角膜に触れないように処置することで, この問題は解決すると思われる. (b) 緑内障に続発した漿液性の眼脂. 右眼の下眼瞼が湿潤しているように見えることに注目. (c) このイヌの左眼の粘液性眼脂に注目. (d) 右眼の粘液化膿性眼脂に注目. (e) 眼周囲の被毛に付着した痂皮に注目. このような痂皮は一般に眼脂が乾燥すると生じる. [写真提供] (a) Midwestern University, Media Resources Department. (b) Jess Darmofal. (c) Patricia Bennett, DVM. (d) Andrew Weisenfeld, DVM.

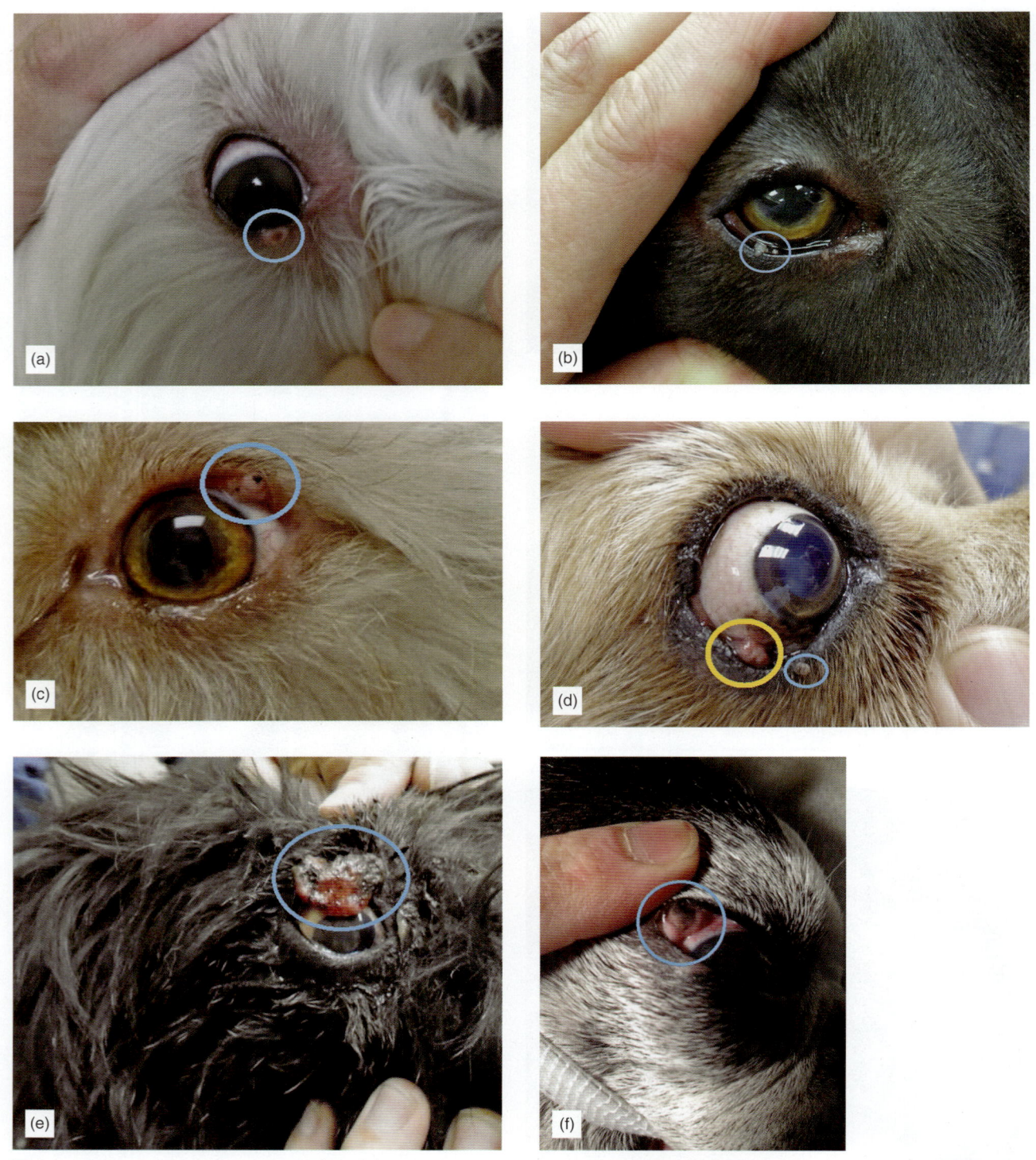

図11.16 (a) 右眼に発生した下眼瞼の腫瘤. (b) 右眼に発生した下眼瞼の2個の腫瘤. (c) 左眼に発生した上眼瞼の腫瘤. (d) 右眼に発生した下眼瞼の2個の腫瘤. オレンジ色の丸で囲んだ腫瘤は眼瞼縁の深部から隆起しているのに対し, 青色の丸で囲んだものは眼瞼表面から隆起している. (e) 右眼に発生した上眼瞼の腫瘤. 大型で眼を刺激し, 表面は潰瘍化している. (f) 右眼の上眼瞼から結膜の表面に突出したマイボーム腺腫. [写真提供] (a), (c), (d) Patricia Bennett, DVM. (b) Kate Anderson, DVM. (f) Amanda Maltese, DVM.

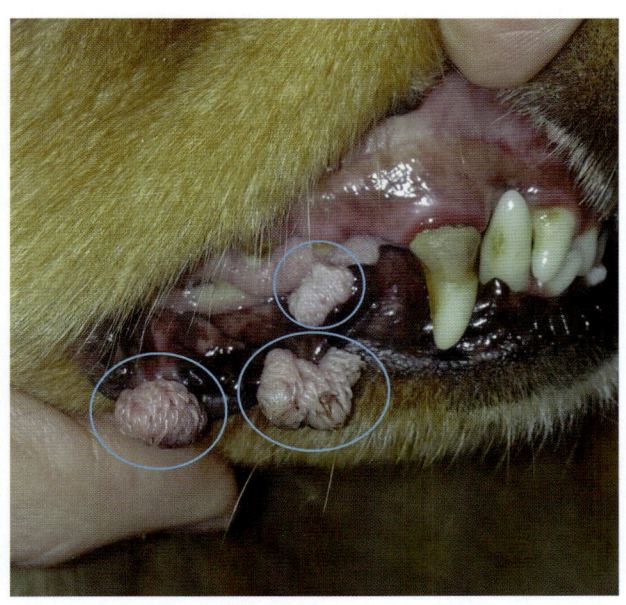

図11.17 イヌの口腔乳頭腫症.
[写真提供] Paola Bazan Steyling, DVM.

11.16). イヌでは眼瞼腫瘍は一般的だが, その大部分は良性のマイボーム腺腫である [48]. 若齢犬では, ウイルス性乳頭腫および組織球腫が鑑別診断リストの上位になる. 前者は口腔のウイルス性乳頭腫と同時発生することがある. どちらのウイルス性乳頭腫も, 自然に発生し消退する. 眼瞼腫瘍の25%が悪性だが, 転移は稀である [48, 54].

ウイルス性乳頭腫と比較すると, 皮膚乳頭腫はより高齢のイヌ, 特にコッカー・スパニエルおよびケリー・ブルー・テリアで一般的にみられる眼瞼腫瘍である. これは, 頭部や足などの他の部位にも発生することもある. 典型的には, この腫瘍の直径は0.5cm未満のままである. 色調は様々で, しばしば脱毛し, 表面は平滑または葉状である [55].

若齢犬の口腔内または周辺にカリフラワー様病変として発生し, 口唇へ広がるイヌ口腔乳頭腫症と皮膚乳頭腫を混同すべきでない (図11.17). この病変は通常は3ヵ月以内に消退するが, 皮膚乳頭腫は消退しない.

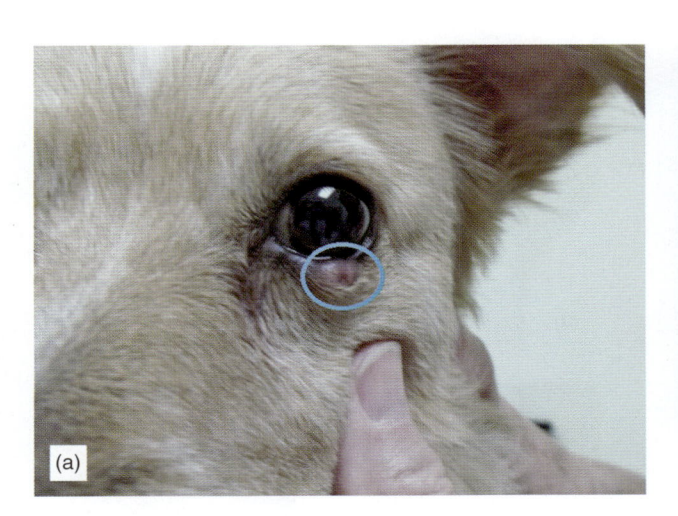

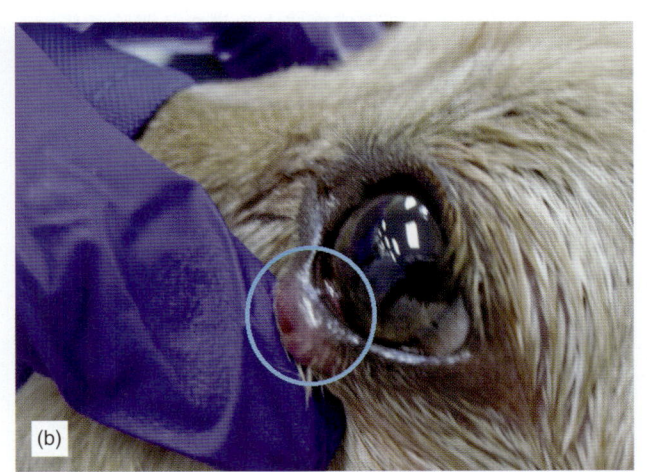

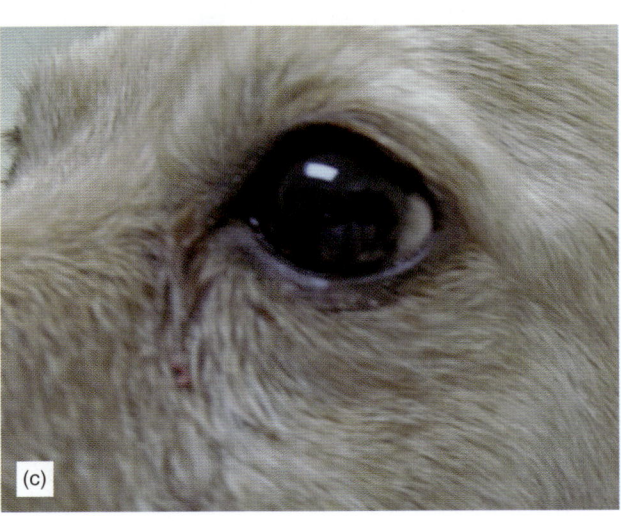

図11.18 左眼の下眼瞼に発生した麦粒腫の (a) 正面像および (b) 側面像. (c) 抗生物質の点眼治療によって治癒した左眼下眼瞼の麦粒腫.

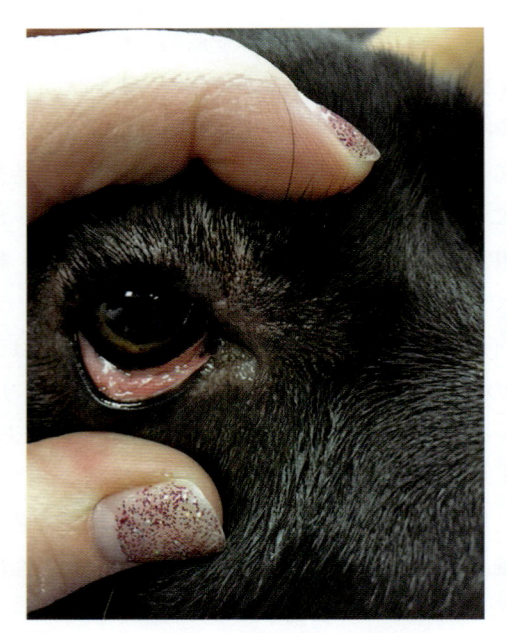

図11.19　右眼の眼瞼結膜の結膜浮腫.

デノウイルス1型および2型のようなウイルス感染によることもある. より一般的なイヌの結膜炎は細菌に由来する. イヌでは細菌性結膜炎と確定診断することが困難なのは, 結膜炎でない健康なイヌの結膜の91％で, 細菌培養が陽性を示すためである. イヌの正常および異常な結膜スワブから検出される細菌の大部分は, ブドウ球菌および連鎖球菌などのグラム陽性菌である. そのため, 最初の診断は細菌培養よりも主訴および身体診察所見に基づき, 使用した抗生物質の局所治療に対するイヌの反応によって治療の成否を判定する[49,57-61].

22％のイヌで結膜の真菌培養が陽性を示すため, イヌでの真菌性結膜炎の発生率を正しく評価することは困難である[62].

結膜の検査では炎症および感染の評価に加えて, 腫

眼瞼で発育するものが必ずしも腫瘍でないことに注意すべきである. 例えば, 1つ以上のマイボーム腺に膿瘍が生じた場合, 局所的な麦粒腫に発達する. この急性で疼痛を伴う腫脹は, 実際には局所的な抗生物質療法により治癒する細菌感染による単なる眼瞼腫脹であっても, 腫瘤に見えることがある（図11.18）.

眼瞼を徹底に評価した後, 結膜を奥深くまで観察するとよい. 結膜については, 色調および対称性を評価すべきである. 正常な結膜は均一で, 色調は健康的なピンク色である. 結膜に炎症が生じると結膜充血が明白となり, 結膜は赤みを増し, 刺激を受けたように見える[49,56].

結膜については結膜浮腫も評価すべきである. 結膜浮腫は結膜炎と併発することが多く, 結膜は光沢を増して突出し, 「ふわふわした」外観を呈する（図11.19）[49,56]. ただしシャー・ペイではこれは異常でなく, 結膜炎を合併せずに結膜が浮腫を呈する. この犬種では, 結膜の間質中のムチンが増加しているため浮腫が生じると考えられている[49].

結膜への刺激が慢性化した場合, リンパ濾胞が隆起するために結膜は玉石のような外観を呈することがある. このような濾胞が見えた場合, 1種類の特定の原因物質が病理発生に関与しているわけではなく, 長期間にわたって結膜炎が存在することを意味しているに過ぎない[49].

イヌでは, 結膜炎はアレルギー性または免疫介在性の場合もあれば, イヌジステンパーウイルスやイヌア

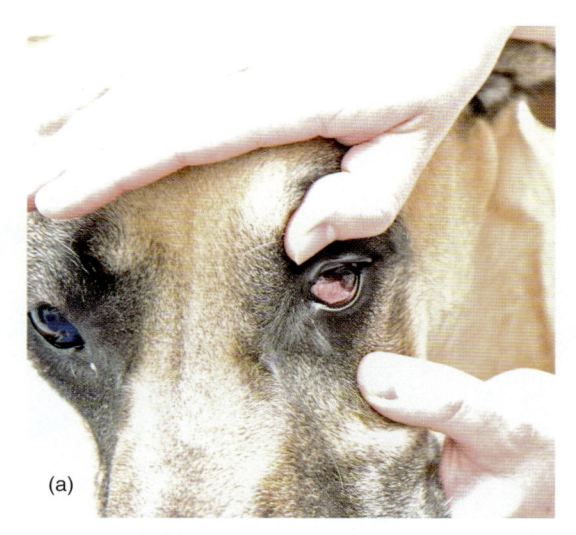

(a)

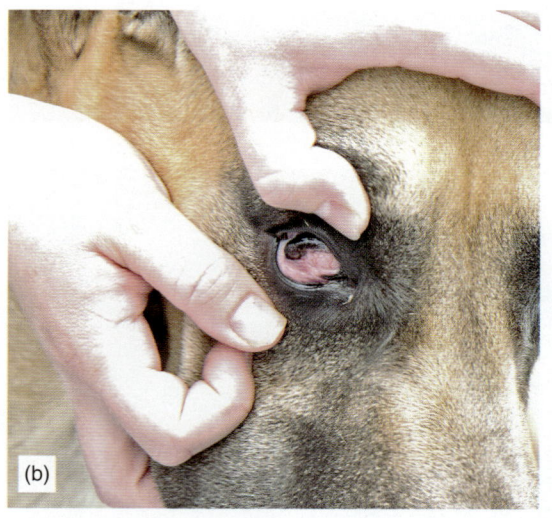

(b)

図11.20　(a) 左の眼球を上からしっかりと押し下げて, 左眼の瞬膜を検査する. (b) 右の眼球を上からしっかりと押し下げて, 右眼の瞬膜を検査する. ［写真提供］Midwestern University, Media Resources Department.

瘤についても評価すべきである．大動物と比べて，伴侶動物では結膜の腫瘤の発生は少ない．しかし，発生した場合には局所で攻撃的な挙動を示し，転移することもある．この典型例は結膜黒色腫である [49, 63]．

結膜と共に，両眼窩に付属する瞬膜を評価すべきである．そのためには，眼窩上の軟部組織を操作して，瞬膜を露出する必要がある．やさしく，かつしっかりと上眼瞼を押し下げることで，瞬膜の観察が容易になる（図11.20）．

眼の問題を主訴に来院したイヌのうち，獣医師が瞬膜を完全に露出させるのに労力を必要としない症例がある．こういった瞬膜は既に突出し，露出している．子猫および子犬では，瞬膜の突出は大量の寄生虫が胃腸に存在することと関連すると考えられてきた．獣医師が操作せずに瞬膜が露出している場合，より一般的

には角膜潰瘍でみられるように，眼の疼痛または刺激を反映している [56]．

眼窩内に異物が存在しても，瞬膜は突出することがある．植物性の物体，特に種子（ノギ）は瞬膜の下に留まって，角膜の剥離および潰瘍を引き起こす一般的な原因である．罹患眼を麻痺させるには，プロパラカインのような点眼麻酔薬を使用する．麻痺させることで，生理食塩水で湿らせた綿棒を瞬膜の下に挿入し，そこに留まっている異物の有無を調べることができる．点眼麻酔薬は角膜の治癒を遅延させるため，眼の不快感の除去を目的に使用することは適切でない．しかし，異物を探査するために一時的に使用することは必要である [56]．

瞬膜はその一部が脱出した時にも突出する（図11.21）．瞬膜腺の脱出は通称「チェリー・アイ」と呼

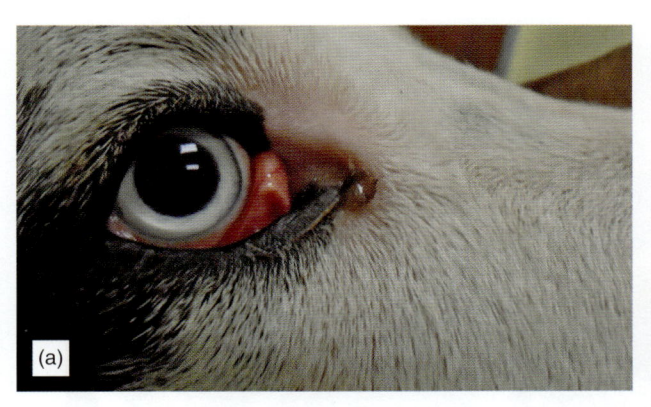

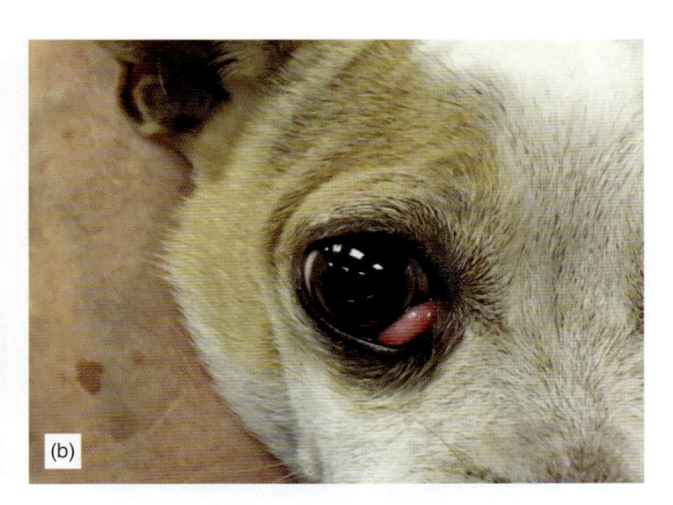

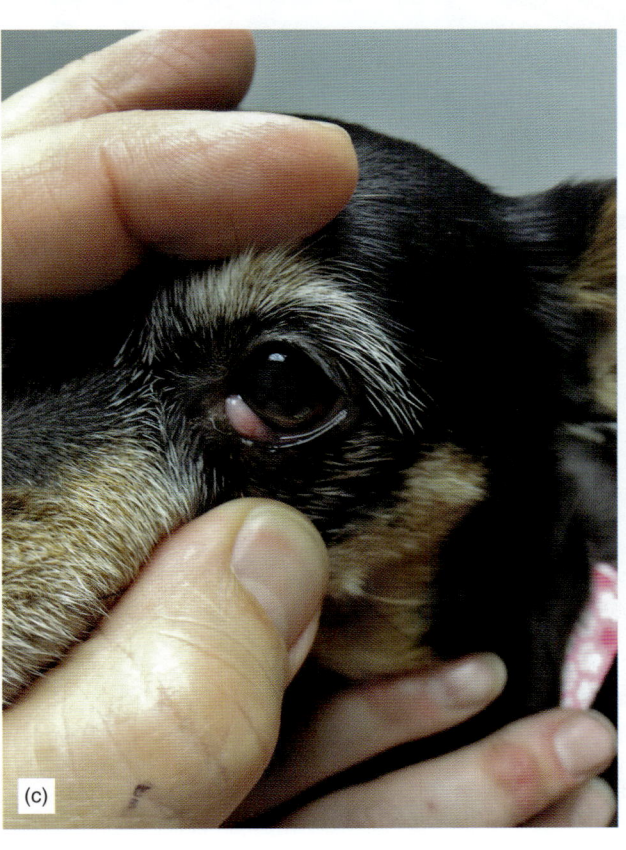

図11.21　(a) 瞬膜にみられたＴ字型の硝子軟骨の外反．(b) 右眼の「チェリー・アイ」．(c) 左眼の「チェリー・アイ」．[写真提供] (a) Patricia Bennett, DVM. (b) Samantha Thurman, DVM. (c) Frank Isom, DVM.

ばれる．一般的には，若い成犬の片眼または両眼の内眼角に赤い「腫瘤」が突然現れる．当初は，明瞭なできものが見えたり，隠れることに家族が気づくことがある．最終的には，ずっと見えたままになる．コッカー・スパニエル，ボストン・テリア，シー・ズー，ビーグルおよびペキニーズなどの特定の犬種で多発する．ネコでは，バーミーズ以外での発生は稀である [49, 64-67]．

眼窩内の腫瘍および蜂窩織炎が瞬膜腺脱出に関連することもある [49]．

11.3.3　眼球の評価

眼球については，以下の点を評価すべきである [56]．

- 眼窩内での眼球の位置
- 眼球の後方圧迫
- 斜視の有無

加えて，以下の部位を検査すべきである．

- 強膜
- 角膜
- 虹彩
- 瞳孔
- 水晶体
- 眼底

眼球は，上顎骨，前頭骨，涙骨，頬骨，前蝶形骨，底蝶形骨および口蓋骨で構成される骨の容器である眼窩内に存在している（図11.22a）[56, 68]．イヌの頭蓋骨の形状は，眼窩および眼球の大きさ，そして眼窩内での眼球の位置に影響する [3, 5, 68]．短頭犬種の眼窩は浅く，眼瞼裂は大きいため，この形態に適応して眼球が突出しているため，自然と「虫のような眼」または「ふくらんだ眼」のように見える．すなわち眼球は，一般に正常と考えられるものよりもかなり突出して見える [68]．

これに対して，病的な眼球突出は眼窩内の疾患のた

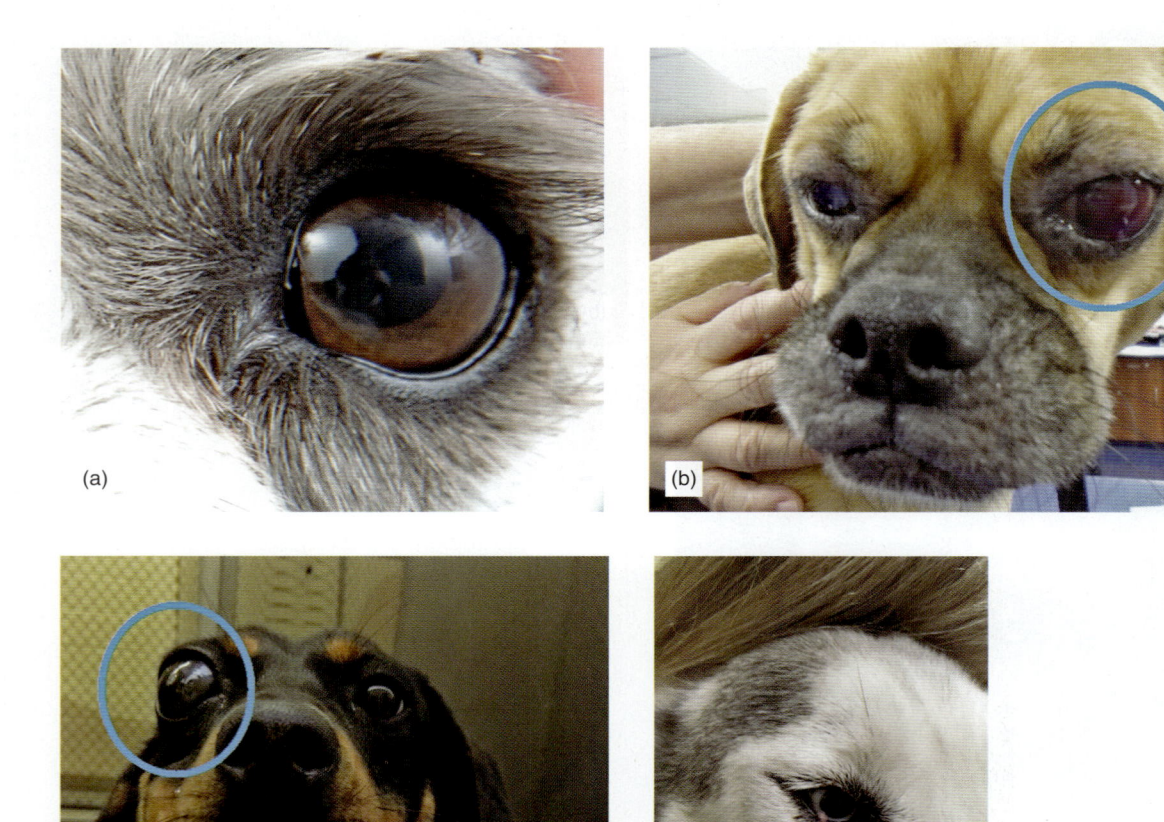

図11.22　(a) 眼窩内での眼球の正常な位置．(b) 緑内障のためにボクサーの左眼が中程度の牛眼になっている．(c) 緑内障のために右眼が重度の牛眼になっている．(d) ハスキーの小眼球症．この症例には，右眼の下眼瞼縁に沿って皮膚乳頭腫と思われる病変もみられた．[写真提供] (a) Midwestern University, Media Resources Department. (b) Elizabeth Robbins, DVM. (c) Tradel Harris, DVM. (d) Samantha Thurman, DVM.

めに起こることが多く，空間を占拠する病変が眼窩内に存在し，眼球を前方に圧迫する．咀嚼筋または頬骨腺を巻き込んだ腫瘍も，病的な眼球突出を起こすことがある[68]．

緑内障のために眼球が拡大して生じた牛眼は，拡大した眼球がまさしく飛び出すようになるため眼球突出に酷似する[68,69]（図11.22bおよびc）．牛眼および眼球突出の大きな違いとして，牛眼では眼球の外観に別の変化がみられる傾向があることである．例えば緑内障では，牛眼の他に角膜浮腫，上強膜血管のうっ血および散瞳がみられることが多い[69]．

牛眼でも眼球突出でも，重症になると閉瞼が妨げられる．閉瞼できない場合，角膜は涙液膜によって適切に保護されずに，乾燥する．露出性角膜炎に引き続き，角膜潰瘍が起こることもある[56]．

しかし，眼球突出も牛眼も図11.22bおよびcに示すほど常に明瞭とは限らない．初期段階では，眼球突出も牛眼も目立たない．この段階では，眼球を圧迫することによって，疾患が肉眼で確認できるようになる前に疾患を発見できる[68]．眼球を圧迫するにあたって，閉じた眼瞼を介してしっかりとした圧力を眼球に加える必要がある．正常な眼窩にはある程度の「余裕」がある．すなわち，眼窩の後部に眼球の移動を妨げる物がないため，圧迫された眼球は穏やかに移動できる．いっぽう，眼窩の後部に腫瘍が存在すると，これが眼球の移動を妨げる障害物となる．このような症例の眼球を圧迫すると抵抗が感じられる．診察の都度に両眼を圧迫して，眼球が後方に移動できることを評価するべきで，その際に左右差がないのが正常である．空間を占拠する腫瘍が疑われる場合，眼球後方領域の超音波検査が有用である[56,68]．

正常な眼球は，眼球陥凹と呼ばれる眼窩内に陥入した状態ではない．眼球陥凹は，眼球サイズが小さいことを特徴とする小眼球症と全く異なるが，両者の外観は同様である（図11.22b）．眼球陥凹は脱水または悪液質に続発することもある．これらの病態では両眼に異常が現れる．眼球陥凹は眼窩内脂肪の萎縮，あるいは外眼筋の機能喪失の結果として起こることもあり，この場合，片眼性のことも両眼性のこともある．さらに，外眼筋の収縮が増大する強直のような病態では両眼性である[56]．これに対して，小眼球症は後天的というよりむしろ先天的な病態である．マール遺伝子を持ち，かつ虹彩が青色のイヌが罹患することが多い[68,70-72]．

眼球の位置の評価に加え，斜視についても評価すべきである．両眼が同時に同じ物を注視できなくなる複数の機能異常を示す包括的な用語が斜視である，ということは第3章3.2.3節で既に述べた．動物で斜視が認められた場合，通常は神経疾患が存在する[43,46,73,74]．

問題がある脳神経は，斜視の方向により検討できる[38,39]．

- 腹側外方斜視は第Ⅲ脳神経（動眼神経）の異常に関連する
- 内方斜視は第Ⅵ脳神経（外転神経）の異常に関連する
- 回旋斜視は第Ⅳ脳神経（滑車神経）の異常に関連する

斜視は片眼または両眼に生じる．シャムで一般的であることに加えて[44,75-77]，短頭犬種およびトイ種でも斜視は一般的である[68]．外傷性眼球脱出の復位後にも，斜視は多く発生する（図11.23）．腹側直筋および内側直筋，あるいはその支配神経の損傷が原因で，斜視が起こることがある．この種の斜視は1～2ヵ月で改善するが，完全に回復することはない[58]．

生理的または病的に，先天的または後天的に，片眼または両眼が不随意に運動する眼振の有無も認識すべきである．後天的な眼振の原因は，全身疾患または中枢神経系の疾患，中毒[78]，あるいは薬物療法である

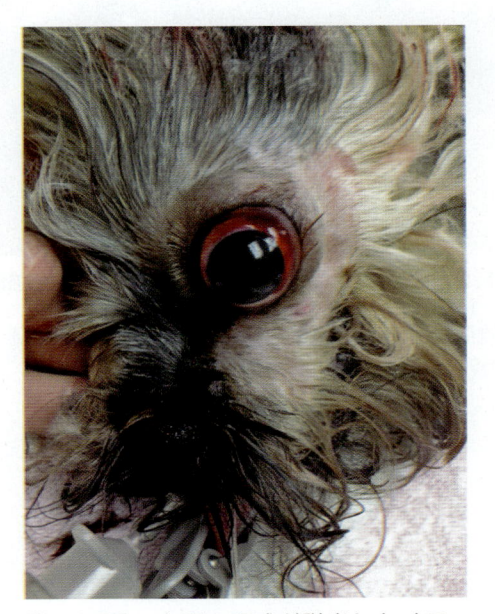

図11.23 左眼の眼球が脱出したイヌ．この症例は眼窩内に眼球を整復した後に斜視になった可能性が高い．
[写真提供] Amanda Maltese, DVM.

275

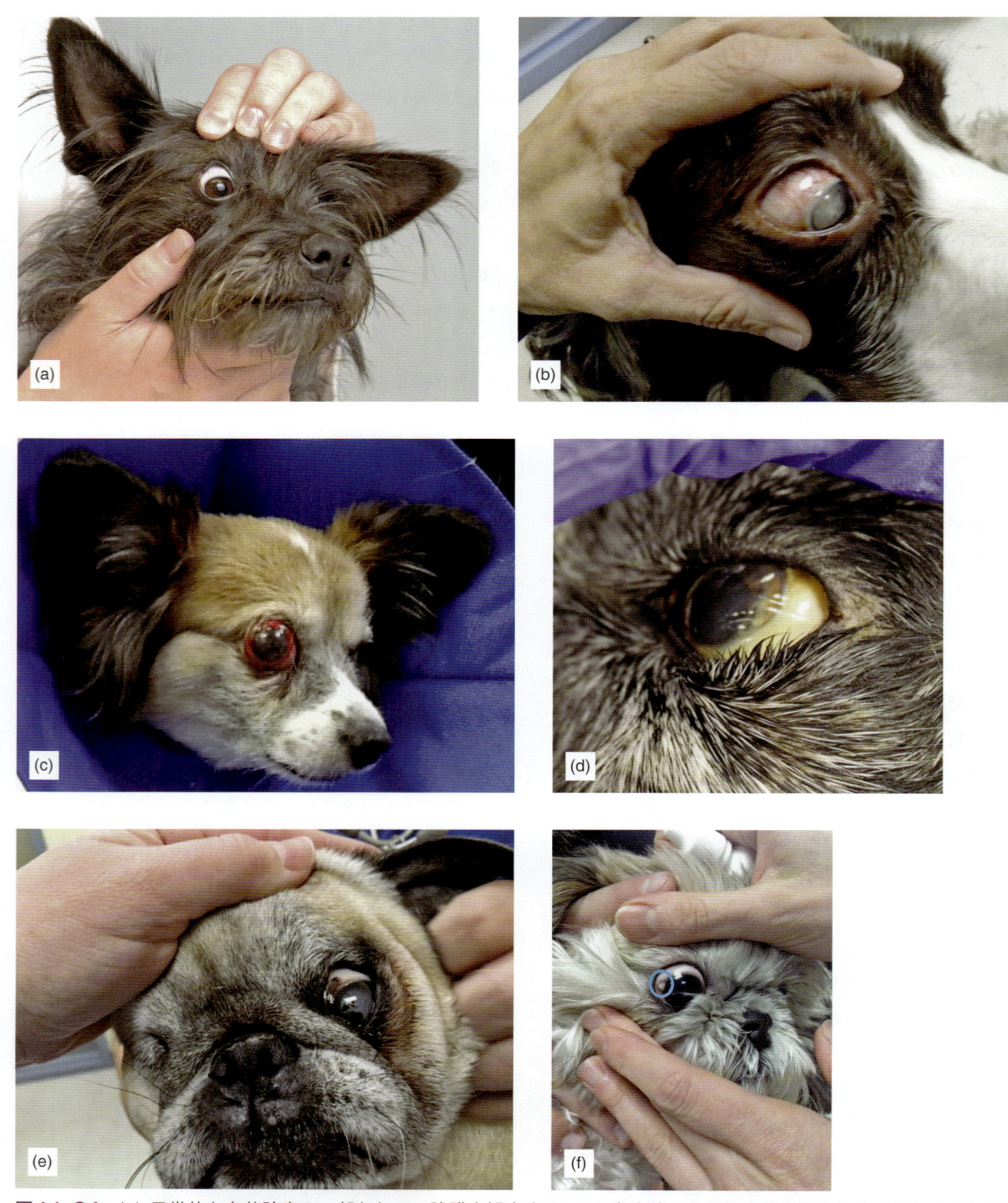

図11.24 (a) 日常的な身体診察の一部として，強膜を観察する．(b) 白内障および緑内障を併発したイヌにみられた強膜充血．(c) 眼球脱出に続発したびまん性の強膜出血．(d) 黄疸を示す強膜．(e) パグにみられた強膜の色素沈着．(f) 強膜の肥満細胞腫．［写真提供］(b) Patricia Bennett, DVM. (c) Frank Isom, DVM. (d) Ali Brower, DVM, DACVP. (f) Amanda Maltese, DVM.

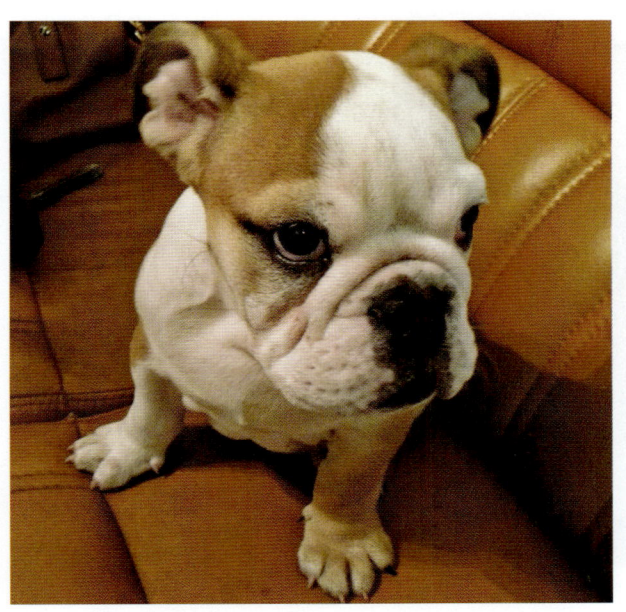

図11.25 「白目」を呈するイングリッシュ・ブルドッグの子犬．この所見は，この短頭犬種では好ましい特徴である．[写真提供] Shirley Yang, DVM.

[79-81]．

11.3.4　強膜の評価

強膜を観察して充血，出血，黄疸，色素沈着および腫瘍を調べる必要がある（図11.24）．

強膜は短頭犬種で顕著なことが多く，そして，犬種によってはこの特徴が犬種標準に記載されていることからも判るように，この特徴には価値があることに注目すべきである（図11.25）．この特徴は眼瞼裂が非常に大きく，そして眼窩が非常に浅い結果である[30]．

短頭犬種では強膜，角膜輪部または内側角膜に褐色の色素がみられることが多い（図11.24e）．このように色素が局所的に沈着するのは，通常は睫毛乱生または眼瞼内反のような刺激が長期間続くためである．こ

の色素沈着は，びまん性の色素性角膜炎の症例とは異なる（図11.26）．色素性角膜炎では，色素が角膜全体を完全に覆い，盲目になることがある[82]．

11.3.5　角膜の評価

角膜については，外傷の有無および透明性を評価すべきである．角膜の外傷があまりに重度であるために，追加検査を実施せずに裸眼で観察できる場合がある．より軽症の角膜外傷は，フルオレセインナトリウム溶液およびコバルトブルーフィルターを用いた観察光を使用しないと裸眼では観察できない[82]（図11.27）．

角膜潰瘍は，異物による物理的接触，火による熱傷，あるいはシャンプーの不十分なすすぎによる化学的刺激のような眼の表面の外傷の結果として生じる．さらに角膜潰瘍は，感染症，涙液膜による角膜の不十分な湿潤性，あるいは創傷の治癒を遅延させる全身性疾患の結果としても生じる[82]．

角膜潰瘍が起こった場合，その深さは表面から深部まで様々である．無痛性潰瘍は，治癒が遅延する複雑な潰瘍である．一般に，この潰瘍はボクサーに多いが，

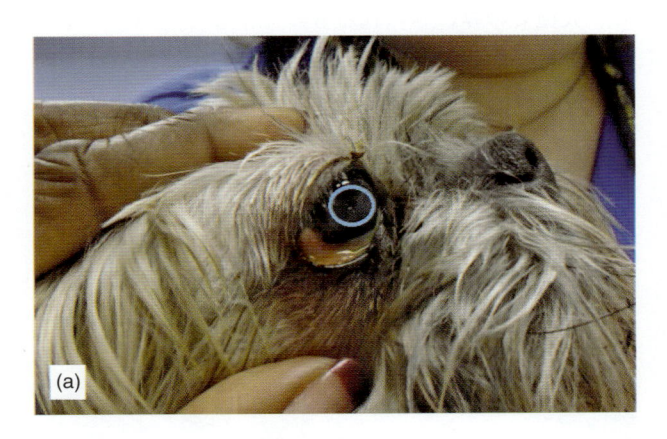

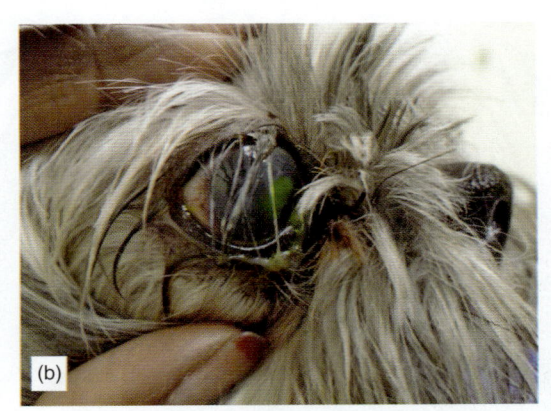

図11.27　(a) フルオレセインナトリウムで染色しなくても，肉眼で観察できる右眼の角膜上皮の欠損に注目．(b) (a) の角膜上皮欠損の境界を確認するためにフルオレセインナトリウムで染色したところ，当初の予想よりもはるかに広範囲だった．[写真提供] Patricia Bennett, DVM.

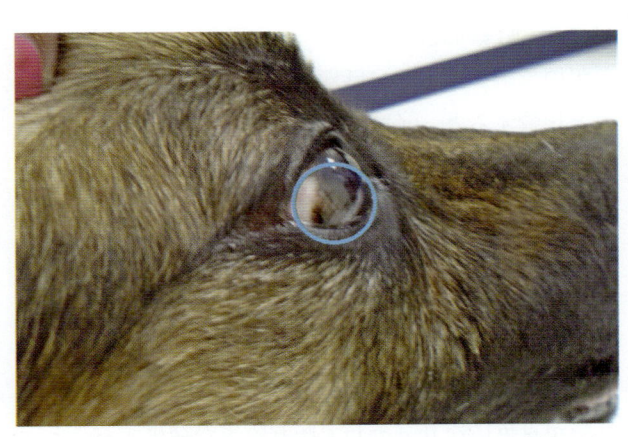

図11.26　このイヌでは，色素性角膜炎がより広範であることに注目．褐色の色素が眼表面の約2/3を覆っている．

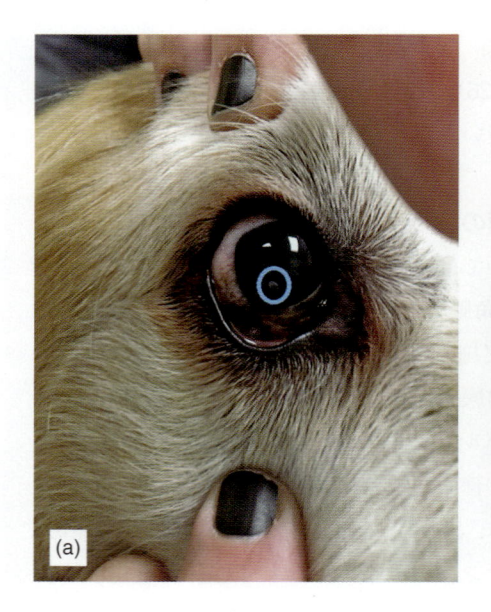

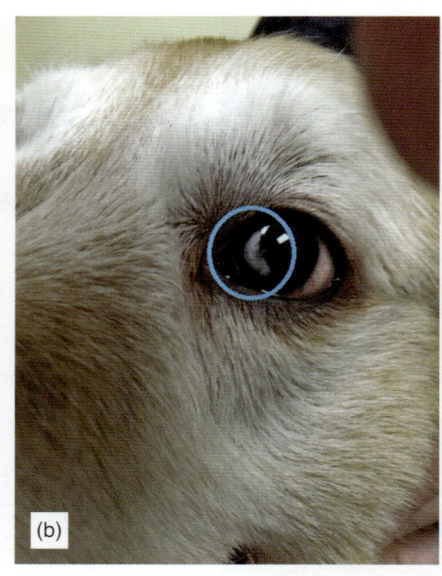

図**11.28** (a) 脂質角膜症が右眼に発生し始めている. (b) (a)と同じイヌの左眼にみられた脂質角膜症は, 右眼よりも進行していることに注目.

他の犬種も罹患する [82-85].

外傷がないことに加え, 角膜は透明なのが正常である. 角膜潰瘍を含む眼の外傷は, 角膜の透明性を低下させることがある [82]. 角膜の透明性は, 角膜に脂質が沈着する脂質角膜症でも低下する (図11.28). この病態はシベリアン・ハスキーでは遺伝性だが [86], この犬種でのみにみられるものではなく, 他のいくつかの犬種でも報告されている. 大部分の症例では, 脂質角膜症は高脂血症のような代謝性疾患とは関連しない [87]. 家族性の脂質貯蔵病が発生するフォックス・テリアは例外で, 角膜輪部に沿って環状に脂質が沈着する [82].

角膜浮腫では角膜の透明性が低下する (図11.29).

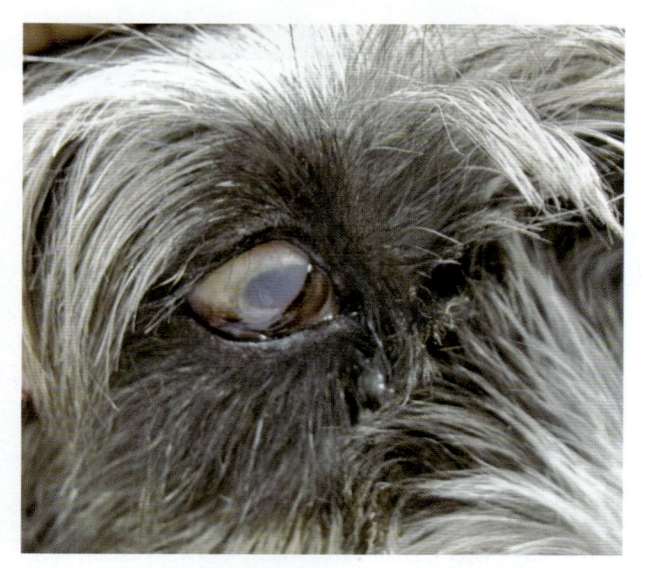

図**11.29** 広範囲の角膜浮腫によって角膜の透明性が低下していることに注目.
[写真提供] Patricia Bennett, DVM.

角膜浮腫は炎症反応がなくても起こることがある. 例えば, 後天性の角膜内皮変性症は非炎症性の角膜浮腫の原因であり, 全身性の薬物中毒でも起こる. 例えば, 心筋症の管理のためにトカイニドをドーベルマン・ピンシャーに長期にわたり処方すると, 角膜浮腫が続発することが多い [82, 88-90].

より一般的なのは, 角膜の外傷またはパンヌスのような炎症に続発した角膜浮腫である (図11.30). パンヌスとは両眼性の表層性角膜炎のことで, 原因として免疫介在が疑われている. ジャーマン・シェパードに最も多くみられるが, 他の犬種でも発生する [82, 91-93].

パンヌスの初期徴候は結膜炎で, 続いて灰色から赤色の混濁が角膜全域に広がる. 時間が経つと, この重度の色素沈着によって失明する. 治療では, 角膜の消炎を目的にステロイド剤を点眼する. 治療は姑息的で, 長期に及ぶことを家族は理解する必要がある [82].

11.3.6　虹彩の評価

眼の色調を語る際に話題になるのが虹彩である. ネコと比較すると, イヌの虹彩の色彩の幅は狭く, 濃い褐色から明るい青色である (図11.31).

一側の虹彩または少なくともその一部が, 反対側の虹彩と比べて色素が欠けているのが虹彩異色である [94]. 一般に, 虹彩異色はメラニン細胞を抑制するマール遺伝子を有するイヌにみられる. これが原因で, 皮膚および被毛が白色になったり, 色調が薄くなったり, 虹彩が青色になり, そして聴覚障害が発生することがある [95]. 虹彩異色の動物では, 聴覚障害は一般に片

図11.30 (a) 表層性角膜炎によって，左眼の角膜の透明性が消失していることに注目．この疾患の特徴は，角膜表面に赤色から灰色の斑点がみられることに加え，不規則に隆起することである．(b) 同じイヌに酢酸プレドニゾロンおよびシクロスポリンの点眼療法を実施したところ，改善がみられた．[写真提供] Andrew Weisenfeld, DVM.

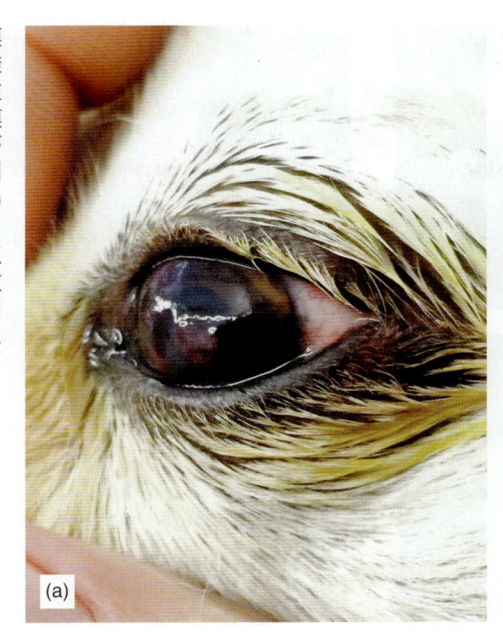
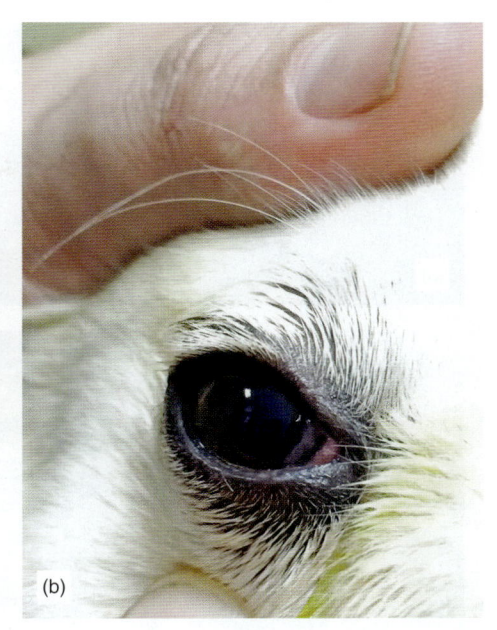

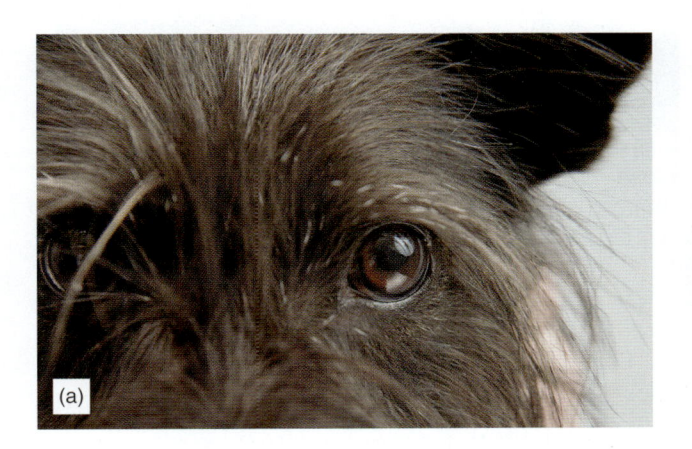
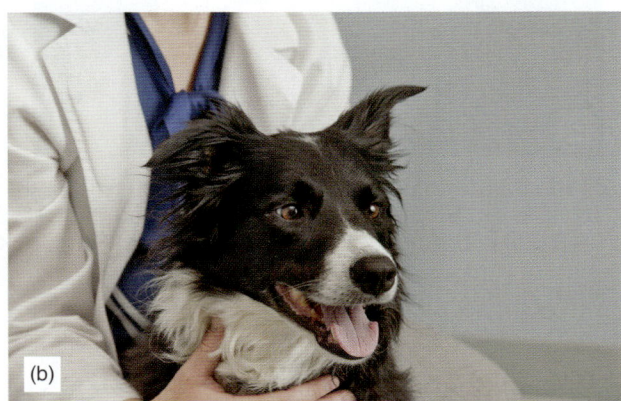

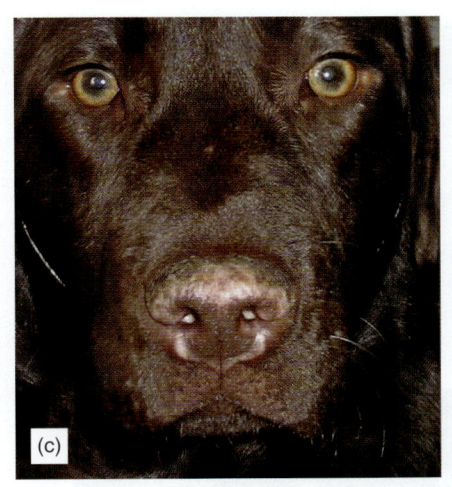
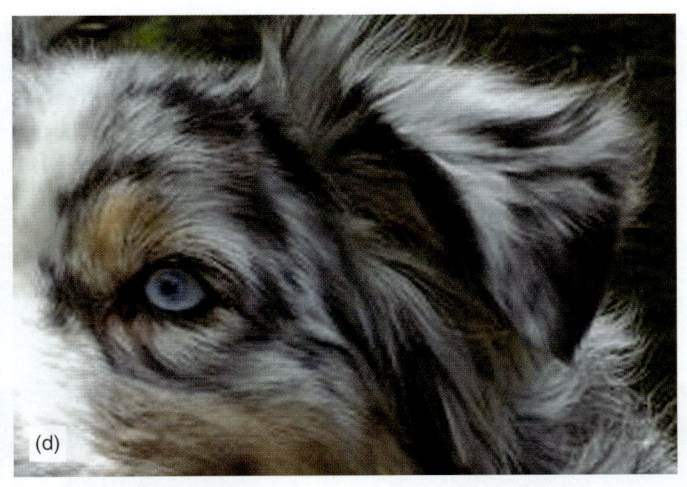

図11.31 (a) イヌの濃い褐色の虹彩．(b) イヌの中程度な褐色の虹彩．(c) イヌの薄茶色の虹彩．(d) イヌの澄んだ青色の虹彩．[写真提供] (a), (b) Midwestern University, Media Resources Department. (c) Jackie Kucskar, DVM.

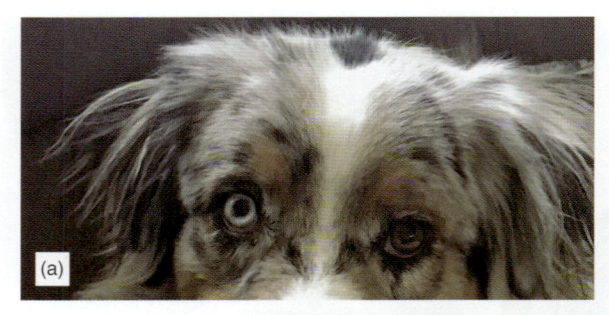

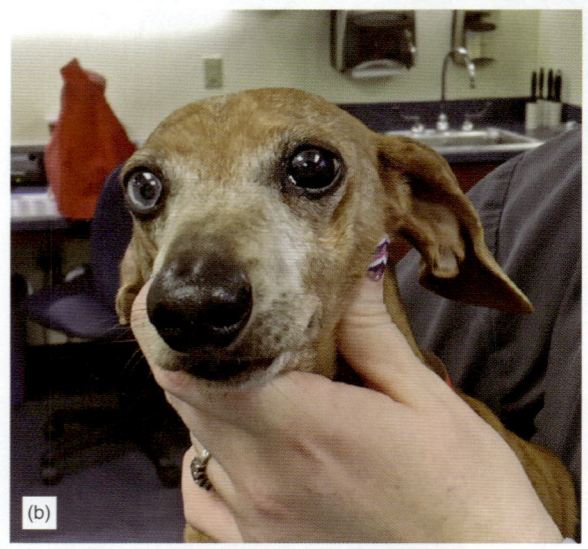

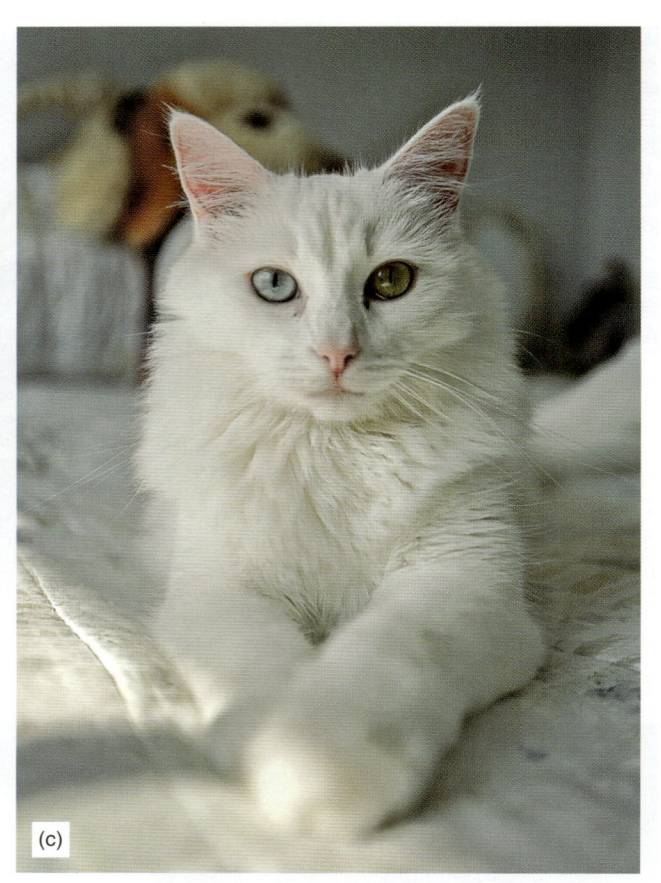

図11.32 (a) イヌの虹彩異色. 右眼が青色, そして左眼が褐色である. (b) イヌの虹彩異色. 右眼が灰青色, そして左眼が濃い褐色である. (c) ネコの虹彩異色. 右眼が青色, 左眼が薄茶色である.
[写真提供] (a) Amanda Rappaport, DVM. (c) Kat Mackin.

側性で, 青色の眼と同側に起こる [94] (図11.32a および b). イヌだけに虹彩異色が起こるわけではなく, ネコにも同じ特徴がみられる (図11.32c). ネコの虹彩異色でも, 被毛が白色で, 少なくとも片眼が青色であれば聴覚が障害されることが多い [94].

ネコと同様に, イヌでも虹彩母斑, 虹彩黒色腫, 瞳孔膜遺残およびコロボーマが発生することがある. 身体診察によるこれらの確認に関する追加情報については第3章3.2.6節を参照.

11.3.7 瞳孔の評価

瞳孔は虹彩の合目的な欠損であり, 瞳孔の大きさおよび形状を調節する筋肉がある [94]. 動物種によって安静時の瞳孔の形状は異なる. 例えば, ネコの瞳孔が垂直方向に細長いのに対して, イヌの瞳孔は円形である (図11.33).

周囲が薄暗いと, 瞳孔は拡大して眼内に入る光量を増加させる [94] (図11.34).

交感神経系が活性化した時にも散瞳するが [94], 著

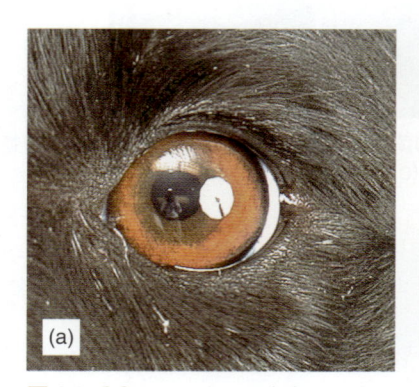

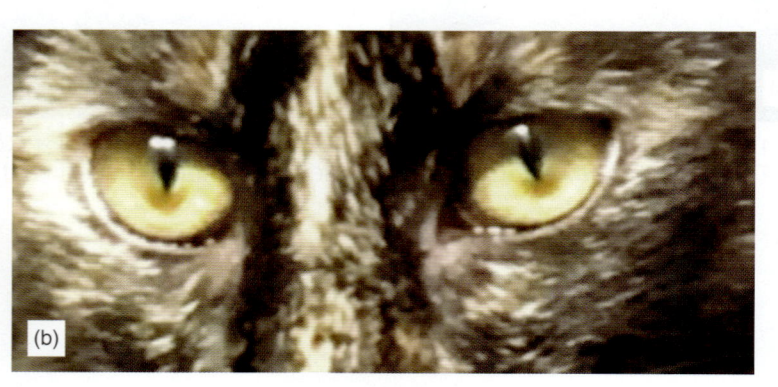

図11.33 (a) イヌの瞳孔. 正常では円形である. (b) ネコの瞳孔. 正常では垂直方向に細長い.
[写真提供] (a) Midwestern University, Media Resources Department. (b) Leigh Ann Howard.

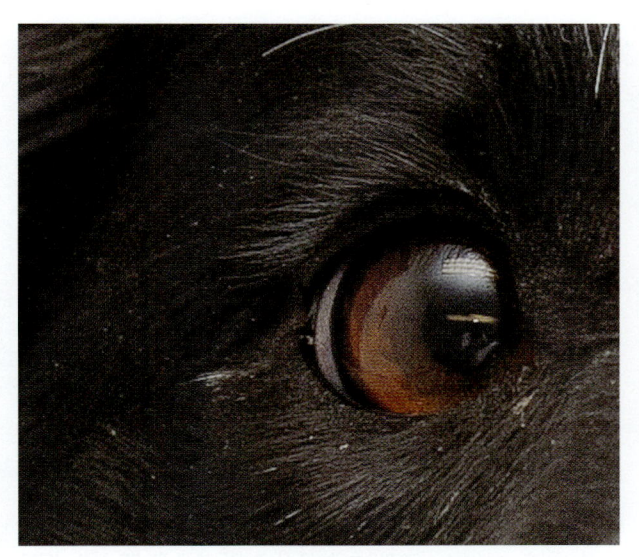

図11.34　イヌの瞳孔. 周囲が暗いため散大した. 図11.33aのイヌと比較すると, このイヌの瞳孔は明らかに大きい. [写真提供] Midwestern University, Media Resources Department.

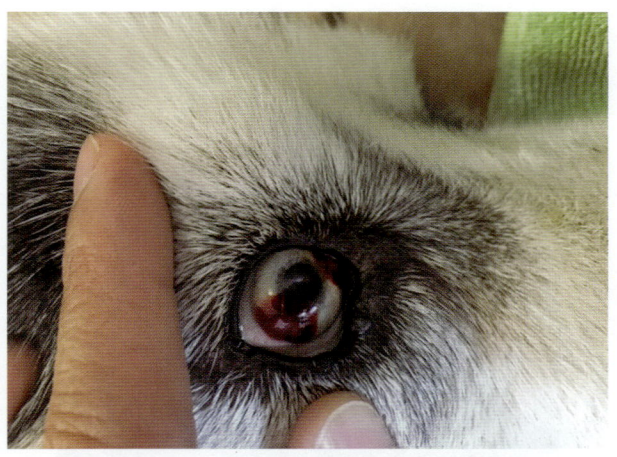

図11.36　このイヌでは, 頭部の鈍的な外傷後に前房が出血した. [写真提供] Shirley Yang, DVM.

者の経験では, このような交感神経系の活動は, ネコよりもイヌではあまり顕著でない.

　瞳孔は左右対称なのが正常である. 不対称の場合は瞳孔不同という [94]（図11.35a）. 瞳孔不同の存在は, 根底に神経学的機能不全を示す場合がある [38, 39, 94]. しかし, 病的でないこともあり, 光源と動物の位置によっても瞳孔不同は生じる. 例えば, 光量の多い窓の側に座っているイヌでは, 瞳孔不同がみられることがある. 窓に近い側の瞳孔のほうが, 反対側よりもわずかに小さく見えることがある（図11.35b）[94, 96].

11.3.8　眼の反射の評価

　以下の検査の実施法については第3章3.2.8節を参照 [44, 96].

- 瞳孔対光反射（PLR）: 第Ⅱおよび第Ⅲ脳神経（視神経および動眼神経）
- 眼瞼反射: 第Ⅴ脳神経および第Ⅶ脳神経（三叉神経および顔面神経）
- 威嚇瞬目反応: 第Ⅱ脳神経および第Ⅶ脳神経（視神経および顔面神経）

11.3.9　前房の評価

　前房（前眼房）とは, 角膜および水晶体の間にある液体で満たされた空間のことである. 眼房水は透明な液体なので, スリットランプから前房を透すように光線を照射すると, 前房が透明に見えるのが正常である. 混濁している場合, 異常な液体が前房内に流入しているなどの病的状態が根底に存在することが示される [94].

　鈍い力によって眼に生じた外傷が, 前房出血を引き起こすことがある [97]（図11.36）. 前房出血は, ダニ媒介疾患で起こるような血液凝固異常または血管炎の結果として起こることもある [94]. 前房出血が存在する場合, 前房の一部または全体が血液で満たされる.

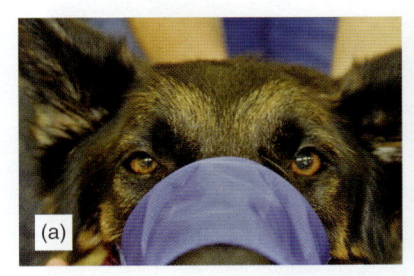
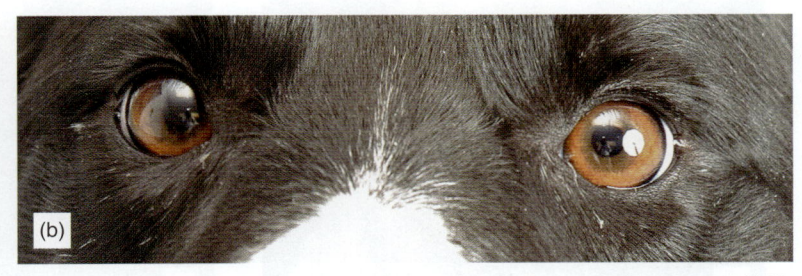

図11.35　(a) このイヌは瞳孔不同を主訴に来院した. 左眼の瞳孔が右眼の瞳孔よりも大きいことに注目. 原発性神経疾患が疑われた. (b) 非対称的な瞳孔の大きさに注目. 瞳孔不同の原因は神経疾患ではなかった. 瞳孔不同の原因は, カメラの角度および光源の位置がイヌの左側にあったことだった.
[写真提供] (b) Midwestern University, Media Resources Department.

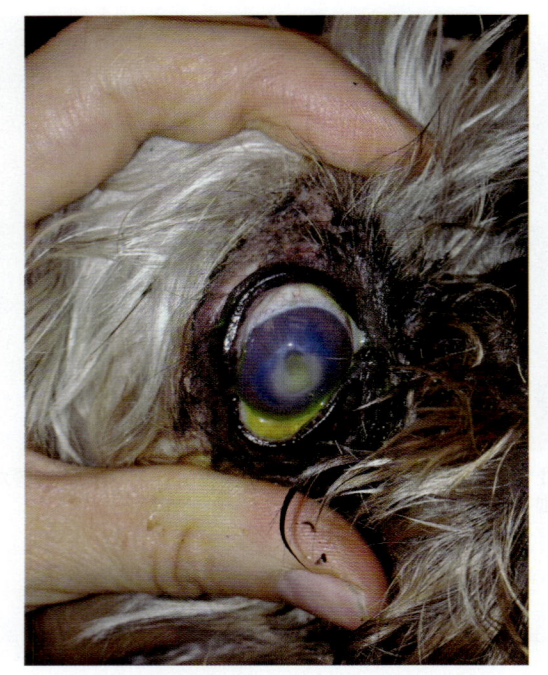

図11.37 このイヌでは前房蓄膿に加え，フルオレセイン陽性の角膜潰瘍がみられた．角膜欠損部の周辺を取り囲むように，角膜深部に存在するクリーム状の物質に注目．
[写真提供] Paola Bazan Steyling, DVM.

出血量が多くなるほど，血液が凝固する可能性が高くなる [94].

前房を満たすのは血液だけでない．白血球が前房に集簇することもある（図11.37）．前房蓄膿は進行性の角膜潰瘍またはぶどう膜炎による眼内の敗血症である．前房蓄膿は細菌に由来することが多いが，無菌性の場合もあり，リンパ腫のような特定の眼内腫瘍に併発する [94, 98, 99].

前房内での液体および細胞の異常な蓄積に加え

て，裸眼で観察できるほどの癒着が生じることがある．例えば，虹彩前癒着と呼ばれる癒着が，虹彩炎が発生した後に角膜と虹彩の間で頻繁に起こる [44, 46, 56, 98, 99].

11.3.10　水晶体の評価

水晶体については混濁，つまり白内障の有無を評価すべきである（図11.38）．白内障の分類については第3章3.2.10節を参照．白内障の発生はネコよりもイヌで多い．特に，糖尿病のイヌでは水晶体の中にソルビトールが蓄積するため，急激に発症する傾向がある [100–103].

白内障の他に，両眼の水晶体亜脱臼も評価する必要がある．頭部への鈍い力などによる外傷によって水晶体が変位し，さらに眼房水の流出路を閉塞することがある [43].

11.3.11　眼底検査の概論

眼底検査の目的および基本的な眼底の解剖については，第3章3.2.11節を参照．

タペタムは，視神経乳頭の背側に位置する半円形の領域である．タペタムは光受容体が利用できる光量を増加させて，周囲が薄暗い際に視覚を改善させる．同じ理由で，タペタムを持つ動物の瞳孔に光を向けると，瞳孔は明瞭に光り，「眼の輝き」を生み出す（図11.39）[43, 44, 46]. 成犬のタペタムの色調は青緑色，黄緑色，黄褐色と様々である．生後2～3ヵ月未満の子犬では，タペタムは紫青色である [43, 44, 46].

眼底検査によりタペタムを評価したら，次に網膜の血管を評価する．イヌでは通常，3～5本の網膜静脈，

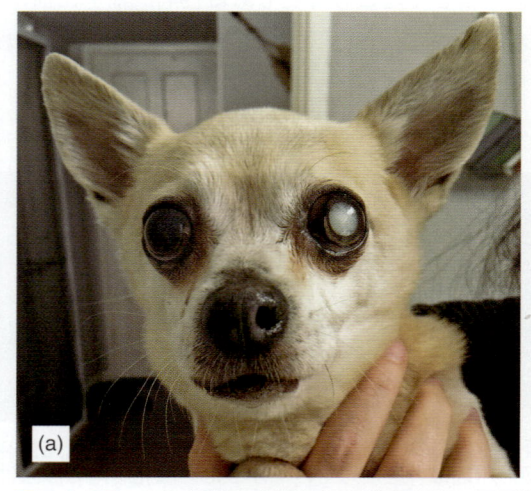
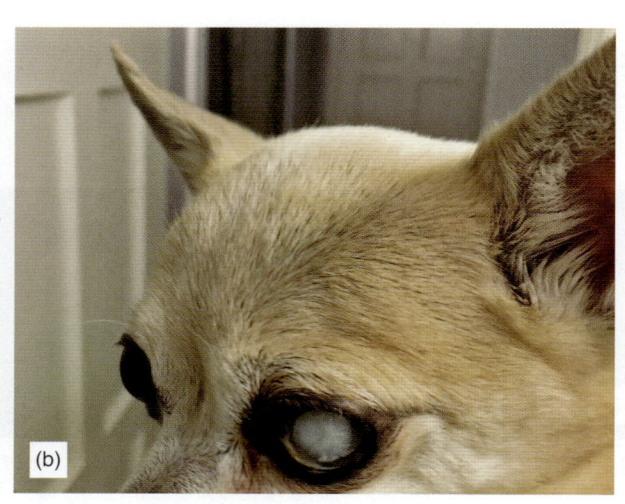

図11.38　(a) 左眼の成熟した皮質白内障，正面像．(b) 左眼の成熟した皮質白内障，側面像．
[写真提供] Lai-Ting Torres.（つづく）

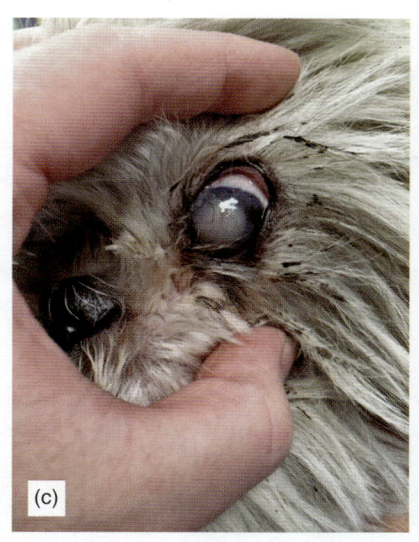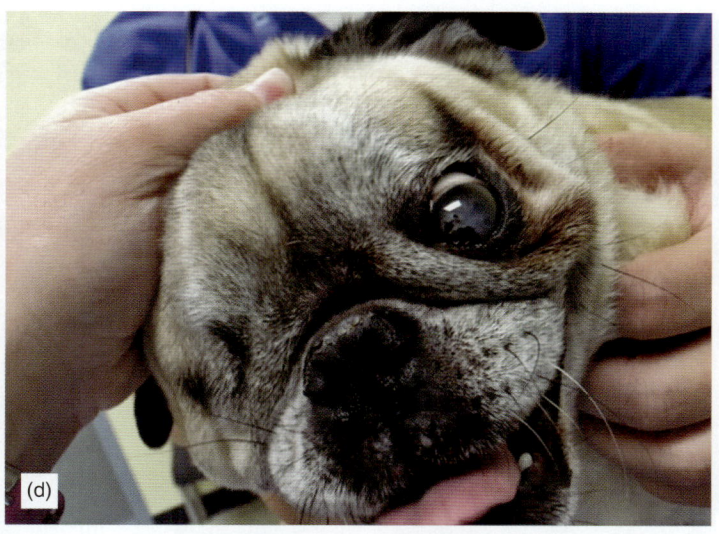

図11.38 （つづき）(c) 左眼の成熟した皮質白内障. 白内障とは関連性のない角膜血管新生が合併している. (d) 左眼の成熟した皮質白内障. 白内障とは関連性のない色素性角膜炎が合併している.

そしてこれよりも細い数本の網膜動脈が存在する. 静脈は視神経乳頭の上を走行することがあり, 動脈は視神経乳頭の中央付近の血管輪と接続することがある [46, 104]. 血管の太さを重視すべきである. 血管が予想以上に細い場合, 網膜が萎縮している可能性がある [46, 104, 105]. 同様に, 血管の走行状態にも注意すべきである. 血管は蛇行していないのが正常である. 蛇行している場合, 全身性高血圧症の有無を確認する必要がある [46, 104, 105].

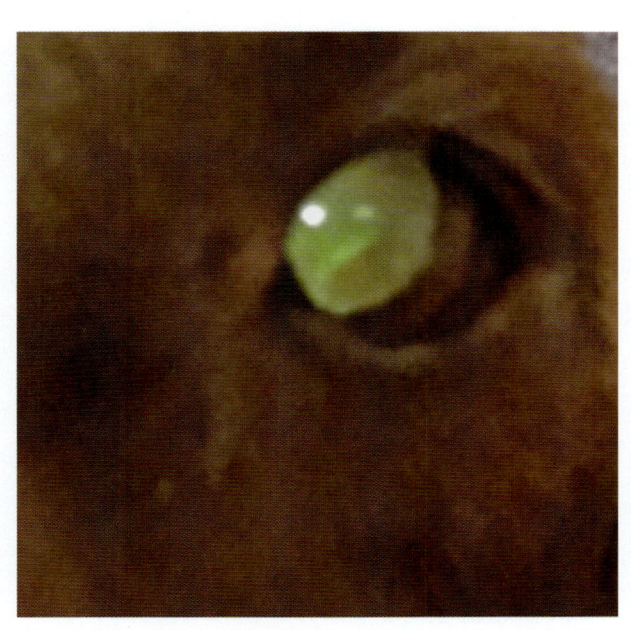

図11.39 左眼の「眼の輝き」またはタペタムの反射に注目. [写真提供] Elizabeth Robbins, DVM.

11.3.12 眼底検査および直像鏡

直像鏡検査の概要については第3章3.2.12節を参照 [105, 106].

直像鏡検査を実施する際, 獣医師は動物と腕を曲げたくらいの距離をおき, 光源を眼の方向に向ける. 次に, 観察穴を介してタペタムの反射を捕捉する. タペタム反射が捕捉できたら, 動物の眼から約5cmの位置まで検眼鏡を近づける [105-109] (図11.40).

直像鏡検査には限界がある. すなわち, 眼底の一部分, 通常は視神経乳頭を含む中心部くらいしか観察できない. 必要に応じて, ジオプトリーのダイアルを0から両方向に1-3ジオプトリー調整すると, より明瞭な視野を得ることができる [105, 106, 108].

安全対策として, 獣医師は, 動物の右眼の検査には自分の右眼, 左眼の検査には自分の左眼を用いるべきである. こうすることで, 鼻と鼻の接触を最小限にでき, 顔を咬まれるリスクを下げることができる.

11.3.13 眼底検査および倒像鏡

倒像鏡検査の概要については第3章3.2.13節を参照 [106].

倒像鏡検査を実施する際, 獣医師は動物と腕を曲げたくらいの距離をおく. 次に, 光量の強い光源を獣医師の目の高さに保ち, 頭の横に置く. 光源をその位置に保持したまま, 動物の眼の方向に向けて, タペタムの反射を捕捉する. タペタムの反射を捕捉したら, 獣医師と動物の間にレンズを移動させる. そしてレンズを持つ手を安定させるため, 動物の額にその手を当て

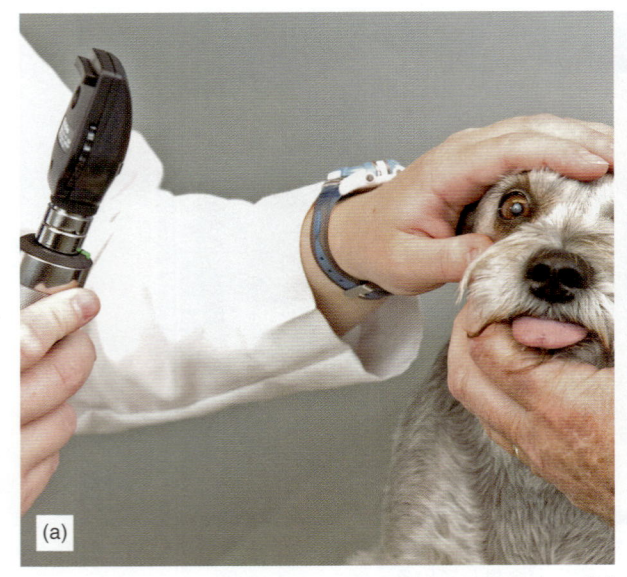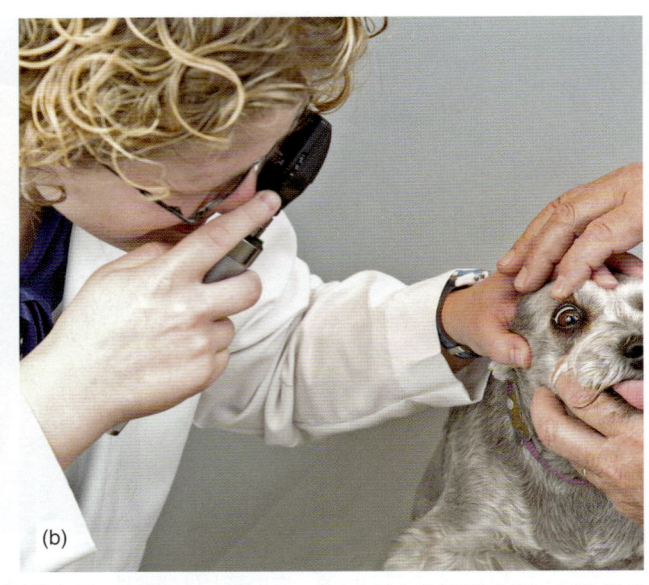

図11.40　(a) 直像鏡を用いて眼科検査を開始する．動物と距離を置いて検査を開始し，イヌの眼から距離を置いて光源を向けていることに注目．(b) タペタム反射を捕捉したら，検眼鏡をイヌに接近させるのが適切である．最終的に，獣医師は検眼鏡を挟んでイヌと近接することになる．イヌが恐怖を感じて，獣医師が負傷しないようにするためには，良好に保定することが重要である．[写真提供] Midwestern University, Media Resources Department.

るようにする [106, 108, 109]（図11.41）．

　レンズを正しい位置で光源に対して垂直に保持すると，倒像ではあるが眼底像が観察できるはずである [106]．次に，レンズを眼に近づけたり，遠ざけたりして，視野から眼瞼および虹彩が消失して眼底像がレンズ一杯になるまで視野を調整する [106]．

　倒像鏡検査の特徴的な利点は，広い視野で観察できることである．このため，眼底の周辺部まで完全に検査できる [106]．

11.4　耳

　耳は耳介，外耳道，鼓膜，そして中耳および内耳から構成され，これら全ては一連の複雑な信号伝達経路を介して中枢神経系と協働し，聴覚という特殊な感覚を成立させている [44, 110, 111]．

　イヌの可聴域は 67 Hz から 45 kHz と非常に幅広い．これはネコよりも狭いが，ヒトの 64 Hz から 23 kHz という可聴域よりは広い．したがって，イヌはヒトよりも高い周波数の音を探知できるが，低周波音を判別す

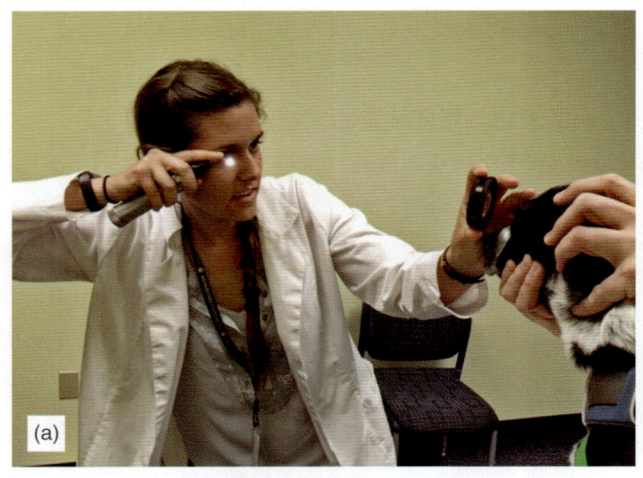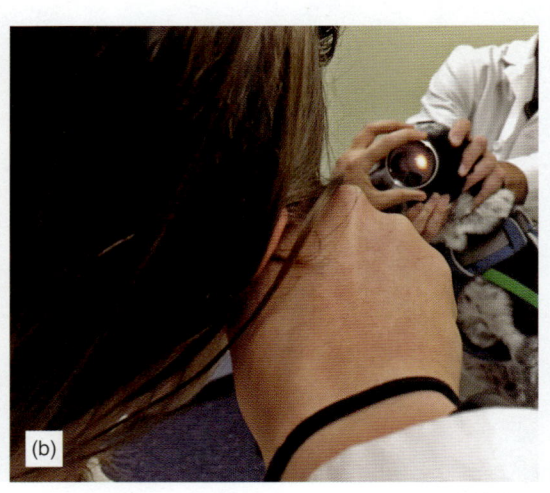

図11.41　(a) 倒像鏡検査を実施する際の獣医師，光源，レンズおよびイヌの正しい位置関係に注目．(b) 倒像鏡検査を実施する際の獣医師，光源，レンズおよびイヌの正しい位置関係を，獣医師の肩越しに示している．

る際は両者に大きな差はない[112].

第3章3.3項で述べたように，イヌの聴覚を客観的に評価するためには，脳幹聴性誘発反応（BAER）などの電気的診断検査を行わなければならない[44, 113-116]．これは5〜6週齢から実施できる．先天性の聴覚消失は遺伝性であることが多いため[95]，聴覚消失が確認されたら，その動物を繁殖集団から除外するよう指示すべきである．

外耳を検査する場合，初診の全ての症例で耳の立ち方を記録する習慣をつけるべきである．第9章9.7項で述べたように，耳はボディー・ランゲージの一種で，イヌはこれを用いて他種の動物や他のイヌとコミュニケーションしている可能性がある．しかし，耳の立ち方は犬種によって異なることも多い（図11.42）．

耳の立ち方の評価の他にも，耳介が正常であるかを評価し，そして挫傷または裂傷の有無に注目する．表層の曲線状の裂傷は自損性の擦過傷のことが多く，これがある場合は耳道疾患に伴うかゆみの徴候の可能性がある．

耳介の触診により熱感も評価する．触診して片側の耳が反対側より熱ければ，熱い側の耳は感染により炎症を起こしている可能性がある．

両耳介の背側および腹側面，そして辺縁も評価する

（図11.43a-c）．特に乏毛症，脱毛および／または痂皮を捜す必要がある．痂皮は白癬または疥癬のような真菌性または寄生虫性疾患の徴候を示していることがある[117, 118]．

次に外耳道を観察する（図11.44）．プードルおよびシュナウザーなど特定の犬種では，外耳道入口部が被毛で塞がれる傾向がある（図11.45）[44]．これらの品種ではこれは正常と考えられる．しかし，このように被毛が多いことで外耳道の通気が減少し，湿気および耳垢が貯留して外耳炎の発生の一因となる場合がある．このような問題を回避するため，予防的に両耳道の被毛を抜去する家族もいる．

外耳道の検査の際，耳の病変の徴候である可能性がある以下の全てに注意すべきである．

- 発赤（図11.46a）
- 外耳道入口部の狭窄（図11.46b）
- 耳道分泌物（図11.46c および d）
- 耳の臭気

少量の耳垢は正常である．しかし，以下のような分泌物は異常である．

- 明らかな血液（図11.46e）
- 膿様物（図11.46f）

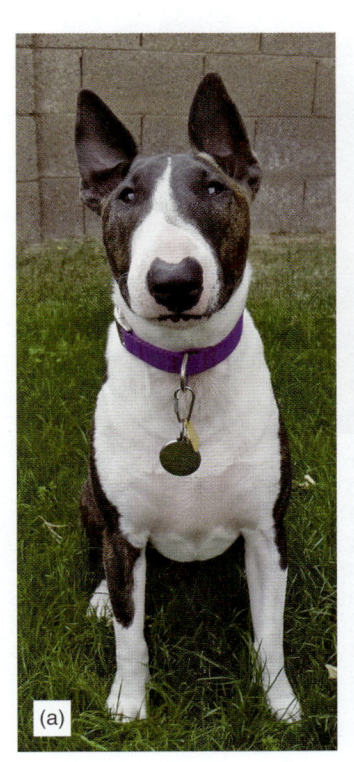
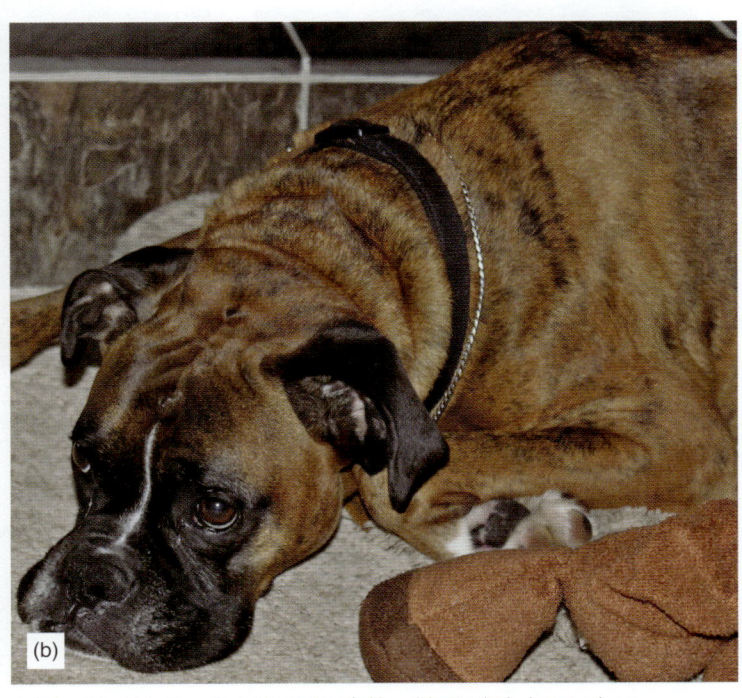

図11.42 (a) ブル・テリアの立った耳．(b) ボクサーの本来の耳の姿勢．断耳は行われていない．
[写真提供] Symmantha Page.（つづく）

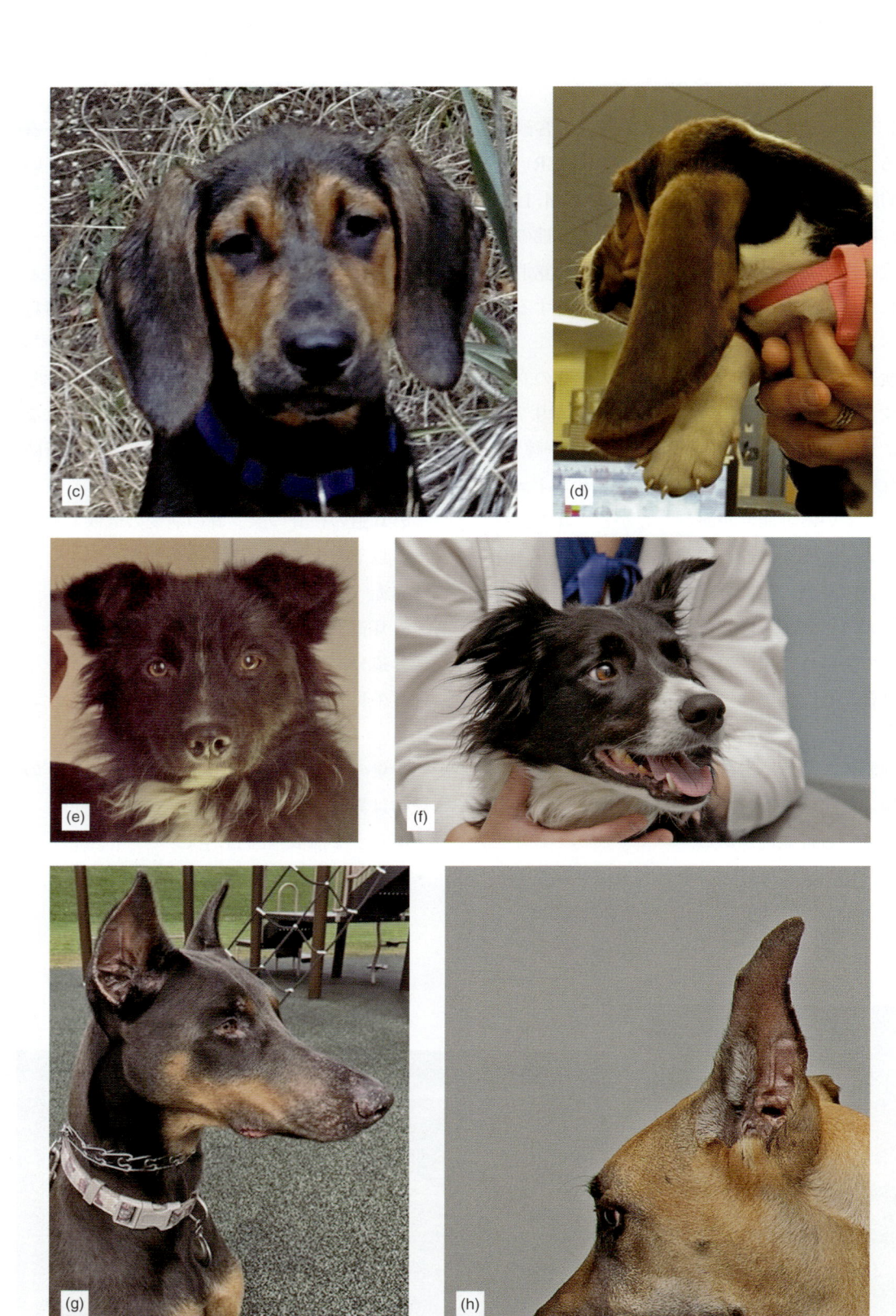

図11.42 （つづき）(c) ビーグルは典型的な垂れ耳である．(d) このバセット・ハウンドの子犬もこの犬種に特有の垂れ耳である．子犬の時期には耳は四肢ほどの長さになることに注意．(e) この症例では「ボタン耳」がみられる．これはテリア種およびテリアの雑種に共通してみられる．(f) このボーダー・コリーではこの犬種で特徴的な半立ち耳がみられる．(g) このドーベルマン・ピンシャーは断耳されており，これは犬種標準に記載されている．(h) このグレート・デンでも断耳された耳が目を引く．[写真提供] (c), (e) Lauren Beren. (f) Midwestern University, Media Resources Department. (g) Courtney Keller.

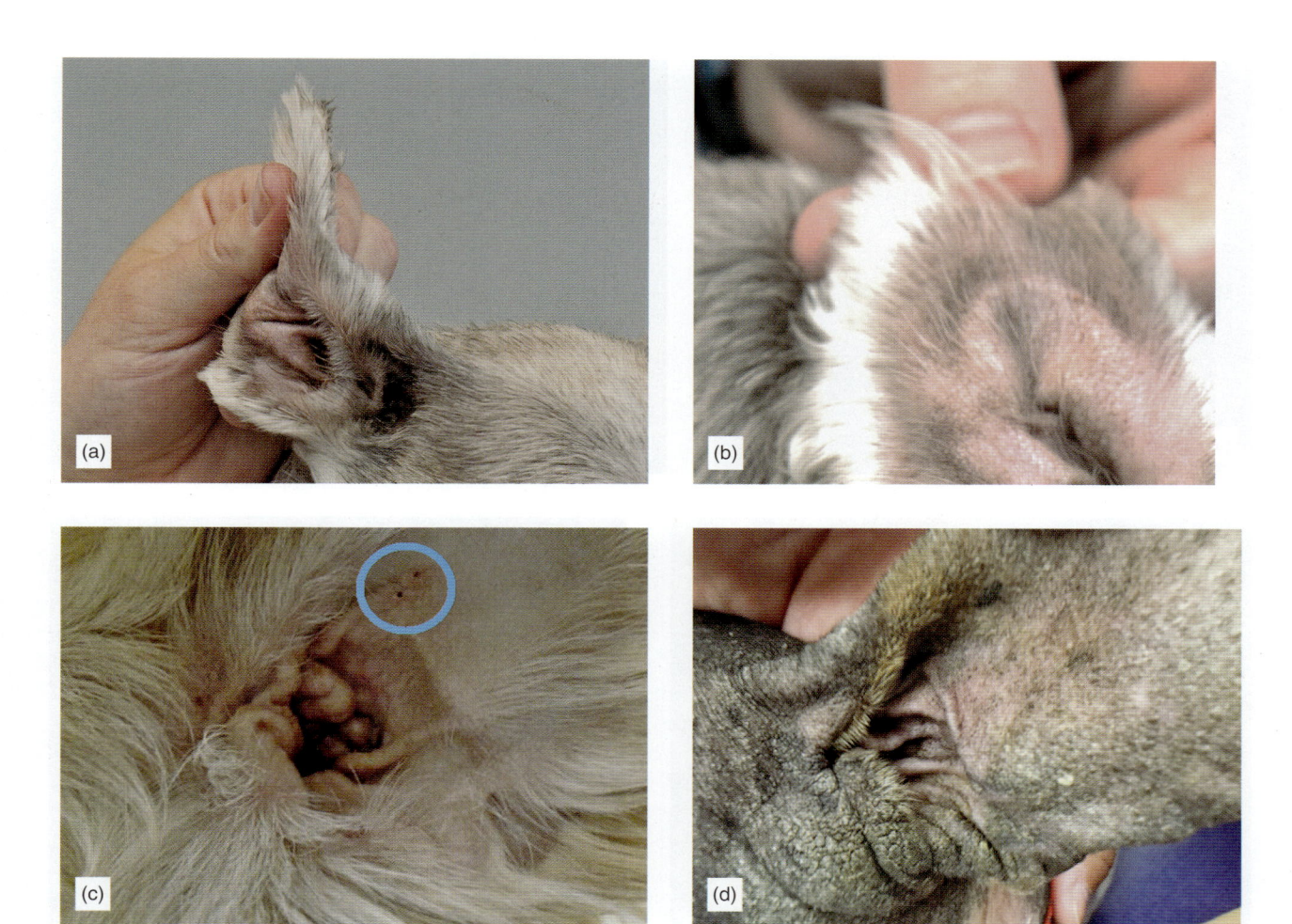

図11.43　(a) 病変のない正常な耳の辺縁部.　(b) 病変のない正常な耳の腹側面.　(c) 耳介腹側面にこれら2ヵ所の軽微な点状の病変があることに注意.　(d) 多量の痂皮が耳介腹側面に沿って存在することに注意.　この痂皮は外耳道入口部を取り囲んでいる.　[写真提供] (a), (b) Midwestern University, Media Resources Department.

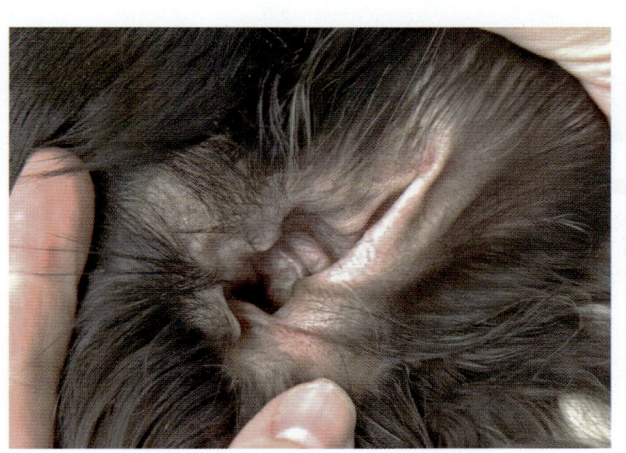

図11.44　正常な耳の外耳道.　[写真提供] Midwestern University, Media Resources Department.

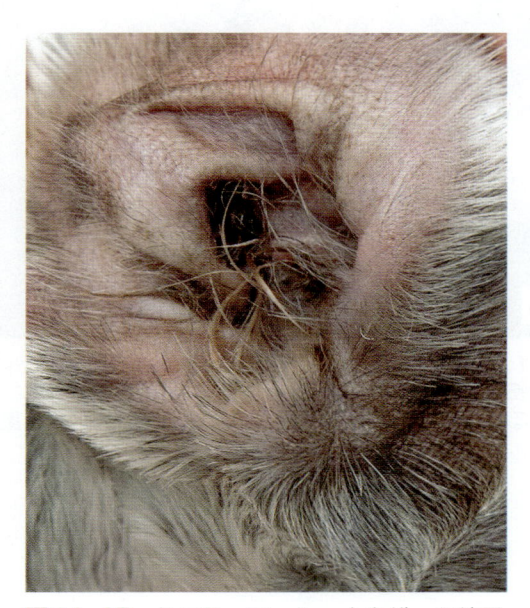

図11.45　ミニチュア・シュナウザーの外耳道入口部にみられる過剰な被毛.
[写真提供] Midwestern University, Media Resources Department.

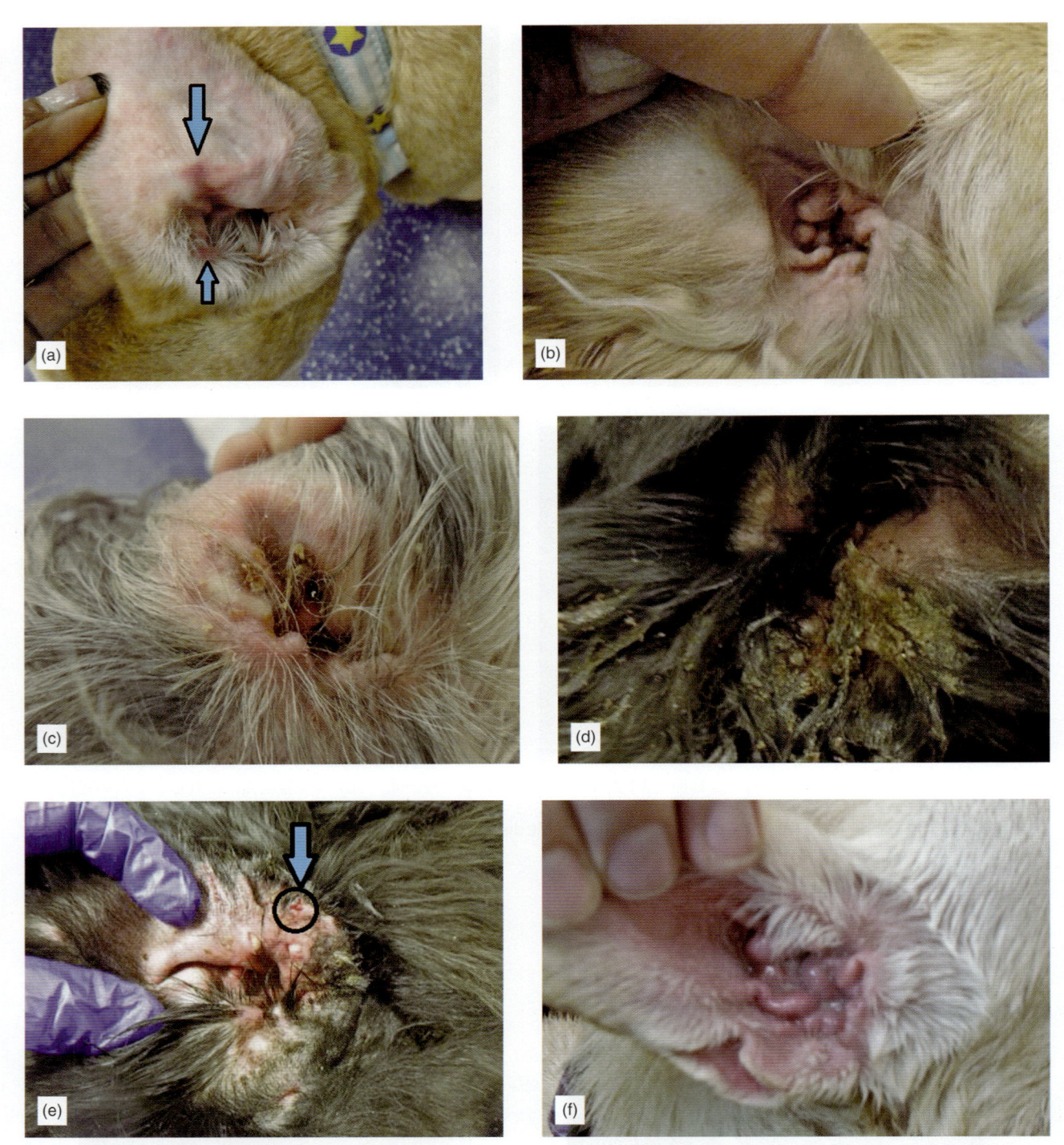

図11.46 (a) 外耳道入口部周囲の発赤に注意. (b) 外耳道入口部周囲の狭窄に注意. (c) 外耳道からの中程度の量の固まった黄褐色の滲出物がみられる. (d) 外耳道周囲の被毛にマット状に凝集した大量の褐色の滲出物. (e) 耳介腹側外側辺縁にみられる出血を伴う表層のびらん. (f) 耳道狭窄に伴う大量の膿性分泌物. [写真提供] (a) Patricia Bennett, DVM.

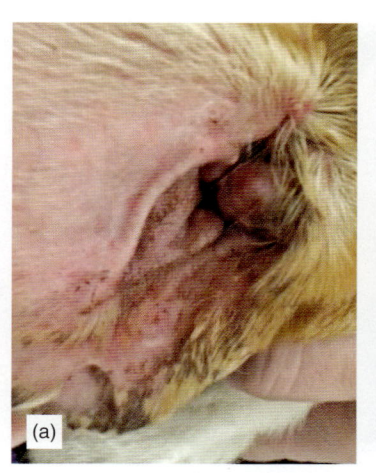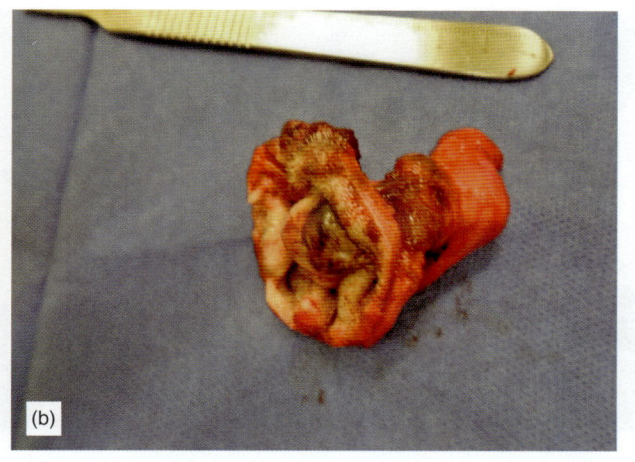

図11.47　(a) 肉眼で確認できる腫瘤が外耳道入口部を閉塞している．(b) (a)で示した耳道腫瘤の切除術後の所見．非常に広範囲であることに注意．[写真提供] Samantha Thurman, DVM.

• 暗褐色の「コーヒー豆のカスのような」耳垢．

耳ダニは子猫のほうが多いが，イヌ，特に感染したネコの近くで生活しているイヌでは主訴になることがある[119]．

著者は，正常にみえても習慣として両耳の臭気を確認している．こうすることにより，様々な種類の感染による典型的な臭気を識別できる．嗅覚によって耳の細胞診の必要性が否定されるわけではないが，予想される結果の出発点となる．著者の経験では，酵母による外耳炎は細菌性外耳炎に伴う腐敗臭と比較してやや甘い臭気を示す．

垂直耳道を触診して，紅斑，疼痛および柔軟性を評価する．正常な垂直耳道は触診しても疼痛を示さないが，圧迫するとわずかに軽くつぶれ，その時にグチャグチャまたはビチャビチャという音は出ない．垂直耳道がつぶれない場合，空間を占拠する腫瘤の存在が示唆される．これらの腫瘤は外耳道入口部からみえることもあれば（図11.47），みえないこともある．垂直耳道を圧縮してシュッという音がしたら，耳道に液体が存在する可能性が高く，これは異常である[44]．

耳鏡を用いずに水平耳道を検査することはできない．垂直耳道および鼓膜に続く水平耳道との間には約75°の屈曲がある[120]．耳鏡検査を適切に実施するためには，診療スタッフが動物を効果的に保定する必要があることは既に述べた．外耳道を「折り曲げ」られて，視界を妨げる可能性があるため，保定者は頭頸部が横に傾斜しないようにすべきである．

耳介を頭背外側方にやさしく持ち上げ，垂直および水平耳道の間の屈曲をまっすぐ伸ばす．次に耳鏡を外耳道入口部に置くが，先端径および長さが適切なスペキュラを装着するよう注意する．動物が落ち着くまで待ち，その時点で耳介をやさしく，かつしっかりと牽引し続けながら耳鏡を進める[106, 111]（図11.48）．水平耳道の分泌物，紅斑，疼痛および狭窄の有無を評価する．

鼓膜は透明で無傷なのが正常である．鼓膜は灰青色の緊張部，そして尾側にあるピンク色の弛緩部から構成される[106, 111]．慢性中耳炎の場合，鼓膜は不透明で混濁した白色を呈することがある．中耳に液体が貯留していると，鼓膜は水平耳道に向かって突出することもある．鼓膜の破裂は，この膜の明らかな裂傷として観察される[111, 121]．耳鏡検査に慣れていないと，鼓膜を視認しにくいことがある．この点のトラブルシューティングについては第3章3.3項を参照．

視界を改善するために耳の汚れを除去する場合，その前にあらゆる検体を採取すべきである．汚れを除去する前に鼓膜を観察できない場合，鼓膜が破裂していて中耳または内耳に侵入しても安全なように，洗浄液として滅菌生理食塩水を用いる必要がある．

11.5　鼻

鼻は呼吸および嗅覚に重要な役割を果たしているため，来院の都度に評価する必要がある．外鼻孔は2つあるのが正常で，鼻平面は敷石状の外観を呈する（図11.49）．

鼻は触診すると湿っているのが正常と考えられる．鼻孔は肉眼で評価すべきである．漿液性鼻汁は正常な場合も異常な場合もあり，片側または両側にみられる

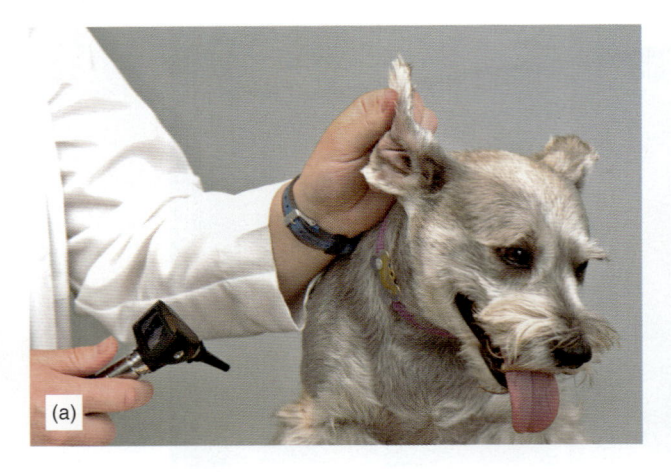

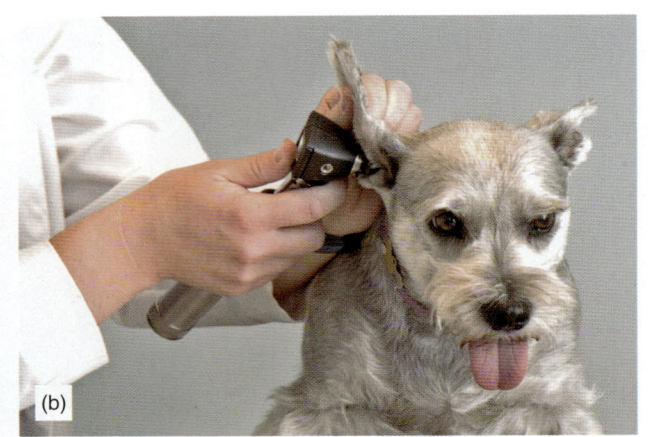

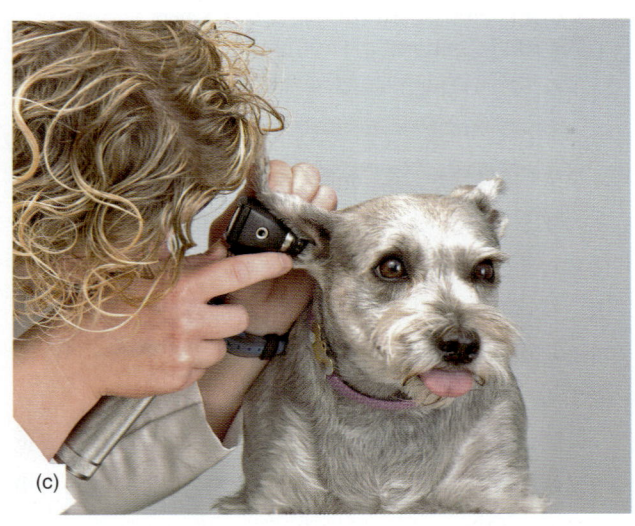

図11.48 (a) 耳介を挙上して耳鏡検査を開始する. (b) 耳介を静かに牽引し, 耳道をまっすぐに伸ばす. (c) 鼓膜がみえるように耳道をまっすぐに伸ばす. この症例は非常に協力的であることに注意. 通常, 耳鏡検査は保定しなければ安全に実施できない. [写真提供] Midwestern University, Media Resources Department.

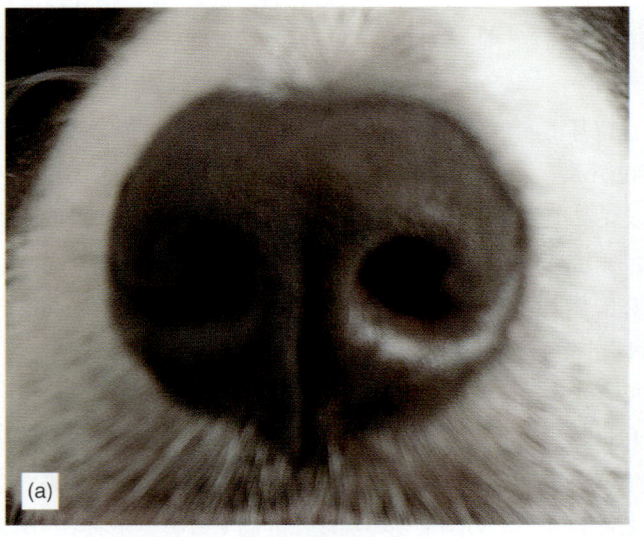

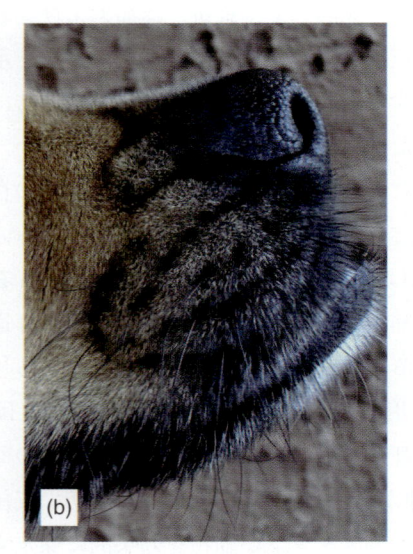

図11.49 (a) イヌの2個の外鼻孔が左右対称で, 正常な外観であることに注意. (b) 側面からみた鼻の正常な外観.
[写真提供] (a) Midwestern University, Media Resources Department. (b) Kara N. Jones.

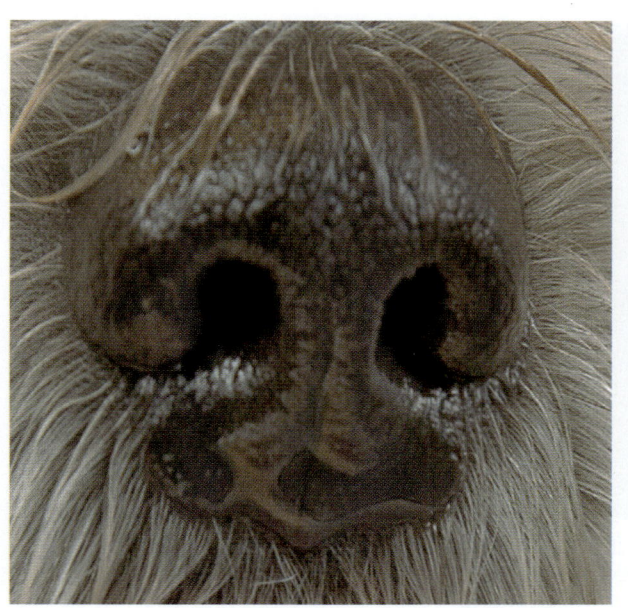

図11.50 イヌの両側性の漿液性鼻汁.
[写真提供] Midwestern University, Media Resources Department.

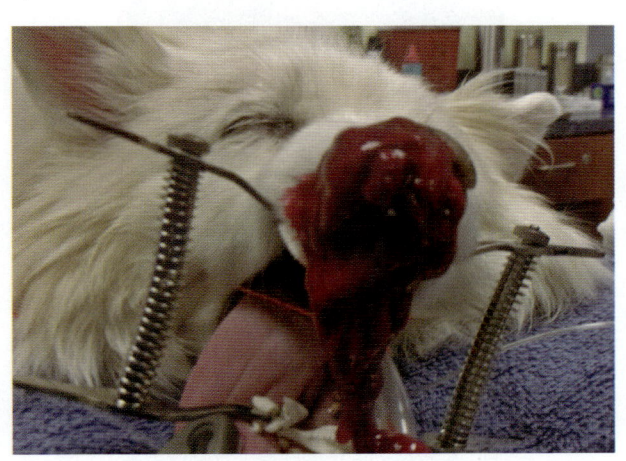

図11.51 全身麻酔下の症例の激しい鼻出血. この症例は以前に鼻の攻撃的な腫瘍による間欠性の鼻出血で受診し, その後に生検が行われた.
[写真提供] Elizabeth Robbins, DVM.

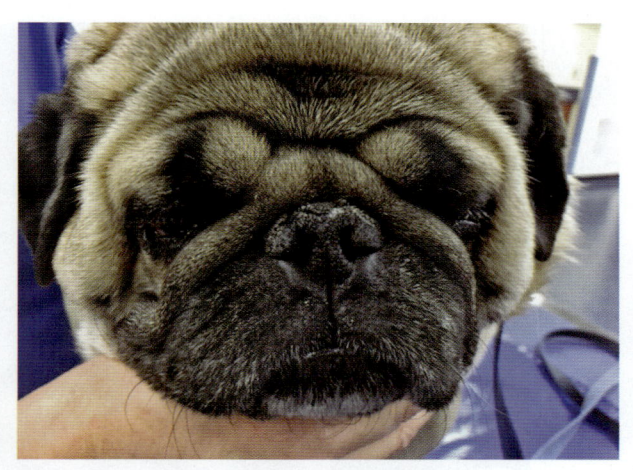

図11.52 パグの両側性の外鼻孔狭窄.

（図11.50）. 漿液性鼻汁はアレルギー性鼻炎による結果である場合がある. 静脈内補液が過剰な入院中のイヌでは, 両側性の左右対称な漿液性鼻汁は容量負荷の発生を示される [122, 123]. 粘液性, 粘液膿性および出血性の鼻汁は異常である（図11.51）.

各鼻孔の空気の流れは鼻の前にスライドグラスを置いて評価する. イヌがパンティングではなく鼻呼吸をしていれば, 各鼻孔に1個ずつ, 2個の同心円状の曇りができる. スライド上の円形の曇りの一方が欠けている場合, 上部気道のその側の空気の流れは非常に少ないか, あるいは消失している. 他の方法として, 綿花の切れ端を各鼻孔の前にかざし, 綿花の動きで評価することもできる [122]. 特に短頭種のような特定の犬種では, 外鼻孔の狭窄により鼻孔を通過する空気の量が少ないことが知られている [122]（図11.52）.

鼻橋についても対称性および触診による疼痛を評価する（図11.53）. 鼻平面, そして鼻橋が接する粘膜皮膚接合も評価するよう注意する. 色素の脱失, 擦過傷または潰瘍に注目すべきである. 特に被毛が白色のイヌでみられる日光皮膚炎に加え, 扁平上皮癌, 天疱瘡, 全身性および円盤状紅斑性狼瘡, そして皮膚糸状菌症ではこの部位に変化が発生する.

11.6　口腔外検査

口腔外検査は顔面の対称性から評価すべきである（図11.54）.

さらに, 以下の部位の触診により頭蓋骨および顔面骨の安定性を確認する（図11.55）.

- 上顎骨
- 頬骨弓
- 顎関節
- 下顎骨の角突起
- 下顎体の両側腹側. 骨折や下顎結合の不安定性を確認
- 下顎体間隙

さらに, 下顎リンパ節および顎下腺も触診する必要がある [84]. 下顎リンパ節は下顎骨の角突起の尾背側

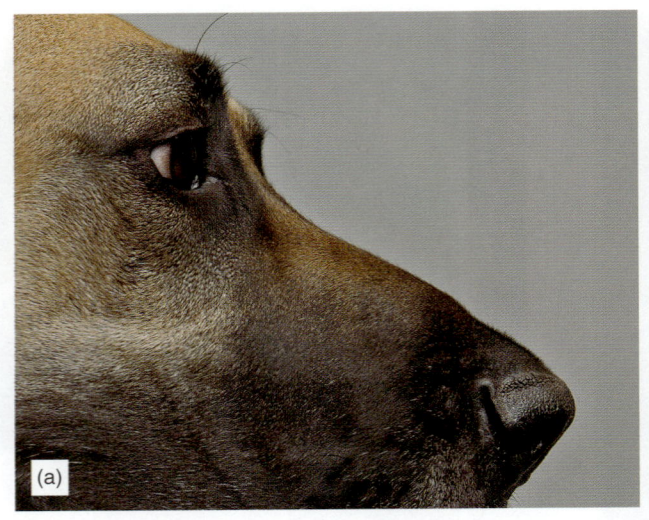
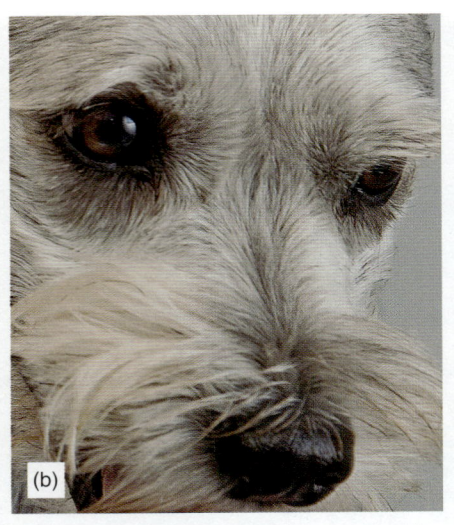

図11.53 (a) グレート・デンの頭部の側面，肉眼的に正常な鼻橋が認められる．(b) ミニチュア・シュナウザーの正面からの観察で，肉眼的に正常な鼻橋が認められる．
[写真提供] Midwestern University, Media Resources Department.

に位置する．これを触診するためには，下顎骨の角突起から腹外側の頸部に指を滑らせる．親指と人差し指で両側の広い範囲の皮膚を掴み，次に深い位置から浅い位置に指を滑らせる．こうすることで，指の間を下顎リンパ節が「すり抜けて」いく[124]（図11.56）．

正常では両側に2個，時に3個の下顎リンパ節が存在する．稀に片側に最大で5個のリンパ節が報告されている[125]．下顎リンパ節が2個存在する場合，一般に2個のうちの小さいものは舌顔面静脈の背側にある．この静脈の腹側にはもう1個のリンパ節があり，一般に長さは2.0cm，そして幅は1.0cmである[125]．下顎リンパ節が3個以上ある場合，腹側の1個のリンパ節が複数になったものであることが最も多い[125]．

リンパ節の配置および数は左右で異なることがあることに注意すべきで，配置が両側で同じなのは調査した例の44.4％にすぎない[125]．下顎リンパ節はその数にかかわらず全て顎下腺の頭側に位置し，これは正常なイヌでも触知可能である．1個以上の下顎リンパ節が腫大していた場合，何らかの疾患の存在を疑うべきである．例えば，歯牙疾患はリンパ節腫大を引き起こすことが多い．

下顎リンパ節と同様，顎下腺は独立しており，平滑で柔軟なのが正常である．大きさ，表面の性状および硬さに変化があり，特に非対称の場合，疾患が存在することを強く示している．

口腔外検査でもう一つ重要なのは，口角ひだの評価である（図11.57）．特に腫脹，痂皮，びらんまたは潰瘍を評価すべきである．

これら全てを評価および記載した後，イヌの口唇を挙上して口腔内検査に移る．

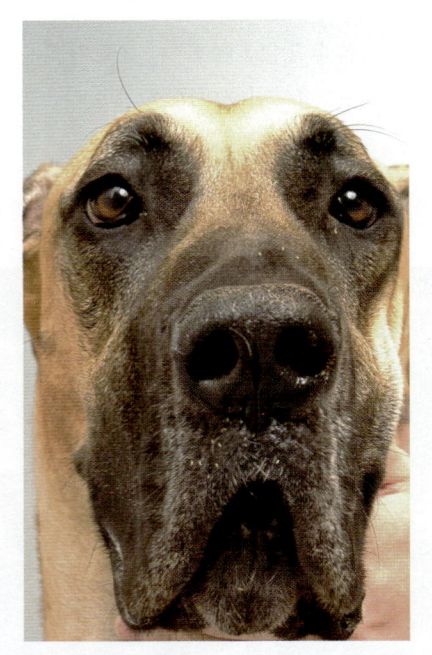

図11.54 頭部と顔面の対称性の評価．この症例では筋障害や神経障害を示唆する明白な顔面の非対称性は認められない．[写真提供] Midwestern University, Media Resources Department.

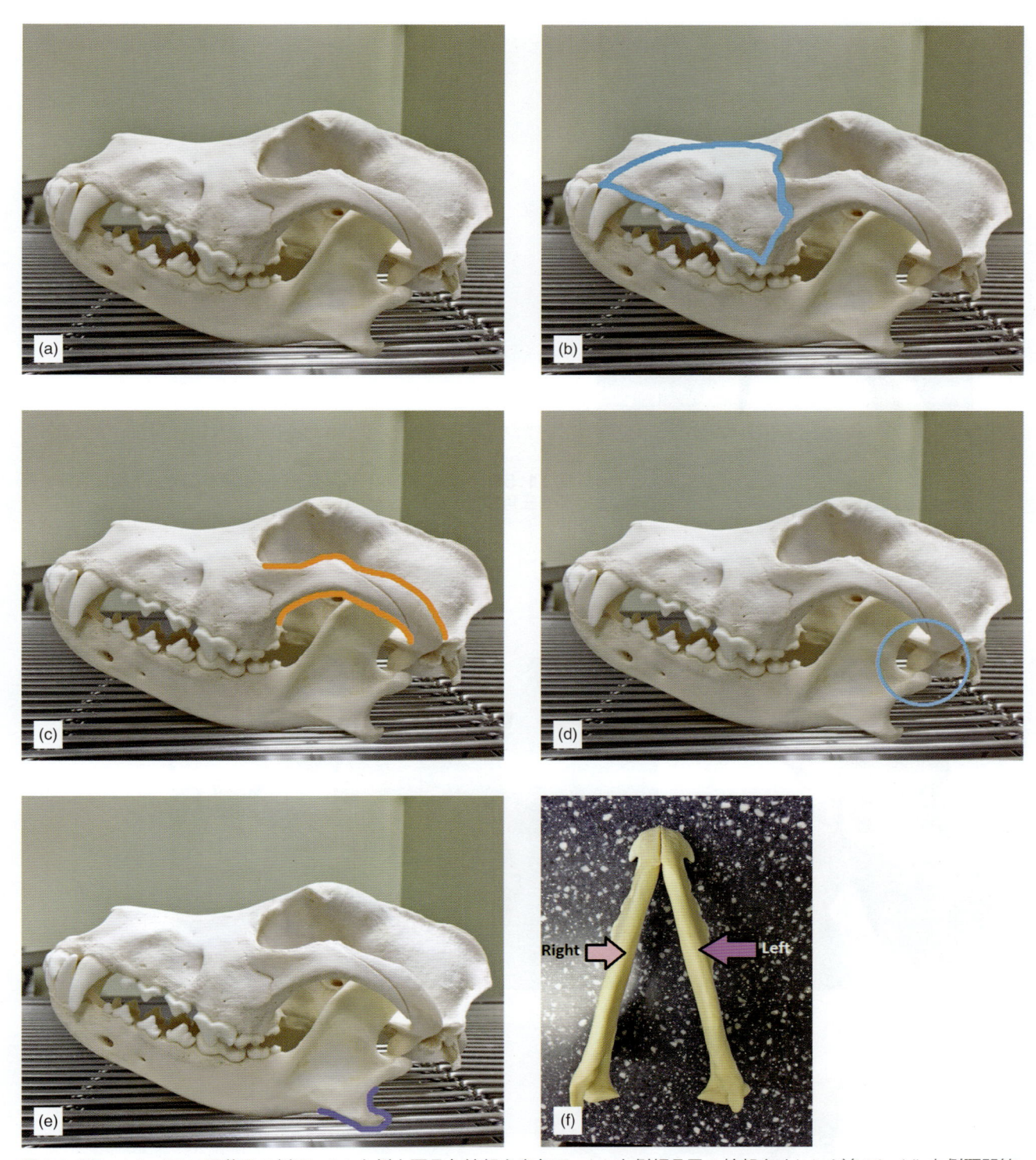

図11.55 (a) イヌの頭蓋骨の側面. (b) 左側上顎骨色輪郭を青色で, (c) 左側頬骨弓の輪郭をオレンジ色で, (d) 左側顎関節を青色の丸で, そして (e) 左側下顎骨の角突起の輪郭を濃い青色で示した. (f) イヌの下顎骨の腹側面. 左右の下顎体を示した. (つづく)

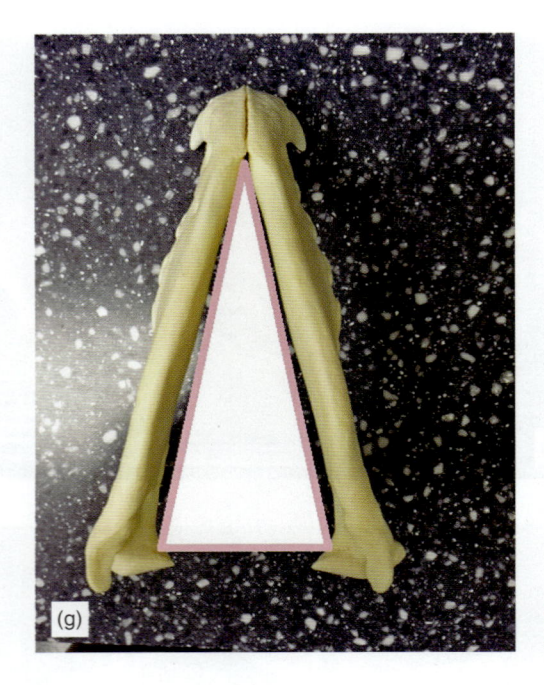

図11.55 （つづき）(g) イヌの下顎骨の腹側面で，下顎体間隙の輪郭を三角形で示した．

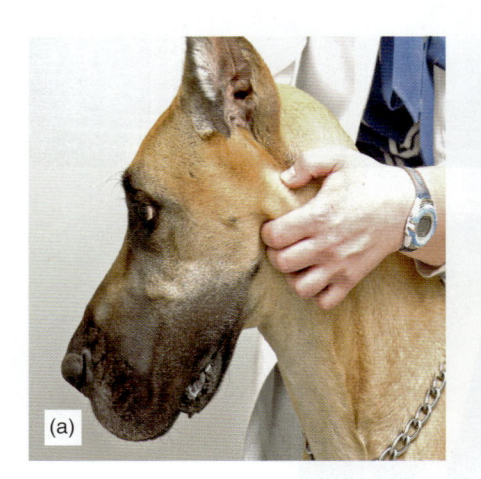

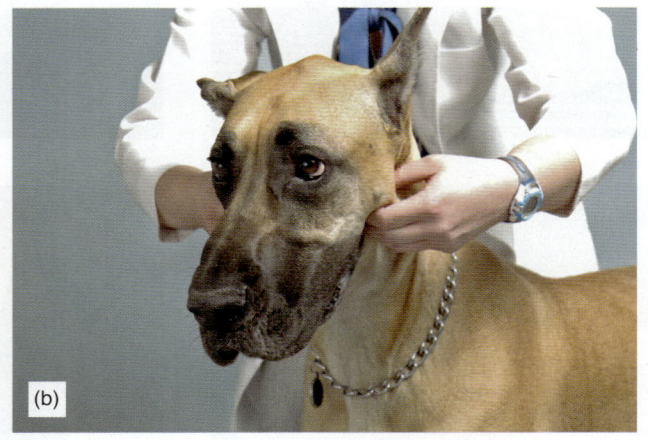

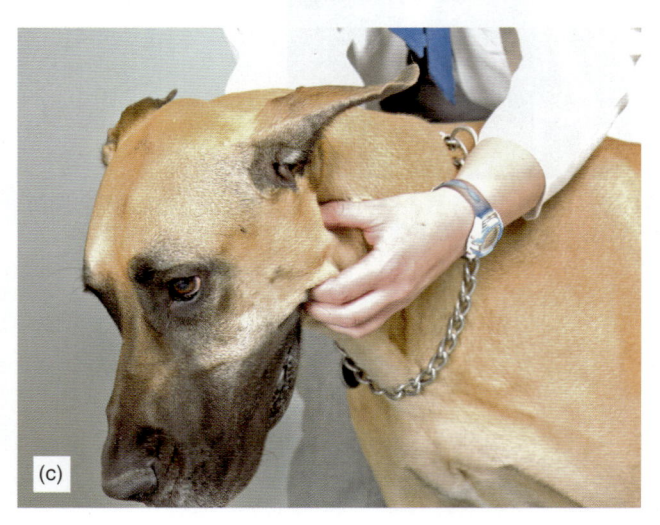

図11.56 下顎骨の角突起の尾背側の皮膚のひだをつかみ，(a) 側面および (b) 正面から観察．(c) 下顎リンパ節を探し，獣医師の指の間を「飛び抜け」させている．
[写真提供] Midwestern University, Media Resources Department.

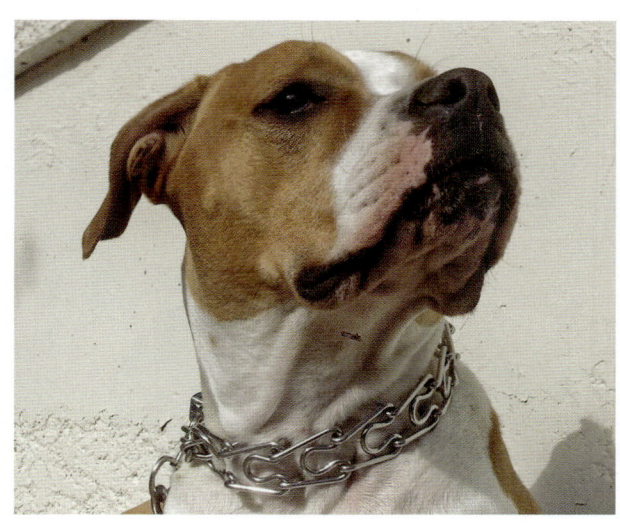
図11.57 正常なイヌの口角ひだ.
[写真提供] Kiefer Hazard.

11.7　口腔内検査

　口腔内検査の第一の目標は動物に開口させることである.しかし,口腔内検査はこれだけにとどまらない.つまり,口腔内検査の目的は粘膜,歯列,歯肉,粘膜下層,舌,舌下隙,口蓋および口腔咽頭の評価である.

11.7.1　粘膜の色調の評価

　粘膜の色調は循環状態を評価する助けとなる.正常な粘膜は健康的なピンク色だが（図11.58a）,黒子がある症例では全域で黒色色素が斑状にみられる場合もあり（図11.58b）,これも正常と考えられる.これに対し,白色また青白色の粘膜はその症例がショック状態にあるか,あるいは激しい貧血である可能性を示す（図11.58c）.粘膜のチアノーゼは通常は低酸素症を意味する.一酸化炭素中毒では典型的には粘膜は鮮紅色を呈し,粘膜の黄疸は血管内溶血または肝疾患など

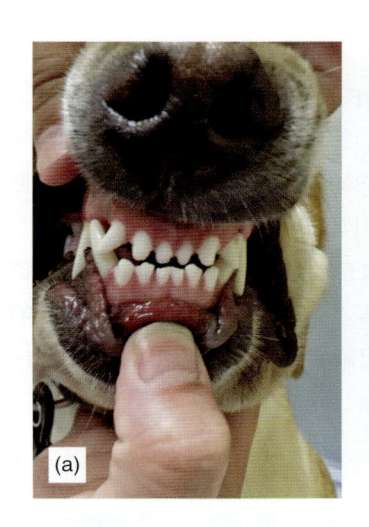

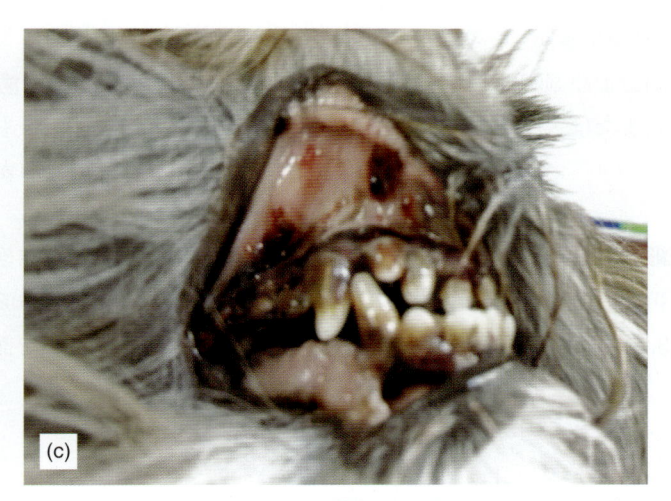

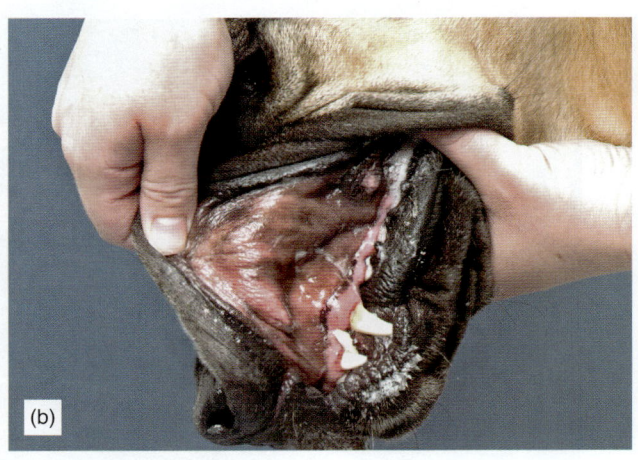

図11.58　(a) 正常な粘膜は健康的なピンク色を示す.(b) 指先でグレート・デンの口唇を挙上し,別の色調の色素沈着を示している.色素の変化は頬粘膜に達していることにも注意.(c) 粘膜の異常を伴う異常な薄ピンク色の色調に注意.この症例では点状出血および血餅が認められ,根底に凝固障害があることを示唆している.[写真提供] (b) Midwestern University, Media Resources Department.

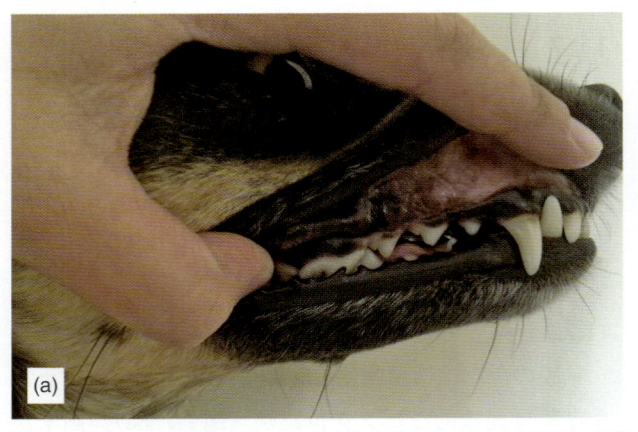
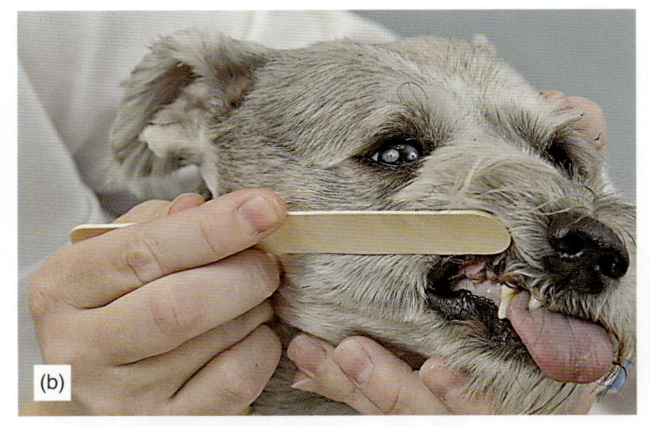

図11.59 (a) 指先を使って口唇を挙上し，この従順な症例の粘膜の色調を評価している．(b) 性格が判らないイヌの口唇は舌圧子で挙上する．このイヌが歯肉の評価時に抵抗した場合，指先を咬まれないようにする．
[写真提供] (b) Midwestern University, Media Resources Department.

による高ビリルビン血症を反映している．粘膜内に点状出血または斑状出血がみられる場合，考慮しなければならないことは凝固障害である．

粘膜は湿潤なのが正常である．粘膜がべとついていたり，指に張り付く場合，その症例は脱水している可能性が高い．脱水を評価できるその他の方法については第10章10.3項を参照．

粘膜の色調および湿潤性を評価する場合，動物の性格に応じて指または舌圧子で口角ひだを挙上する（図11.59）．

11.7.2 毛細血管再充満時間の評価

毛細血管再充満時間（CRT）の適切な評価法については第3章3.6.2節を参照．正常なCRTは平均で1～2秒である．動物がショック状態にある場合，あるいは脱水している場合，CRTは延長する．

11.7.3 粘膜の検査

頬および歯槽の粘膜を観察し，発赤，びらん，潰瘍および腫瘤を評価する（図11.60）．

11.7.4 歯肉の検査

歯肉炎も評価すべきである．歯肉炎が存在した場合，その分布が限局性またはびまん性なのかを確認する必要がある（図11.61）．

口腔内検査により歯肉炎は限局性およびびまん性に分類されることが多い．しかし，全身麻酔下で歯科カルテを記載すれば，各歯について歯肉炎指数（GI）

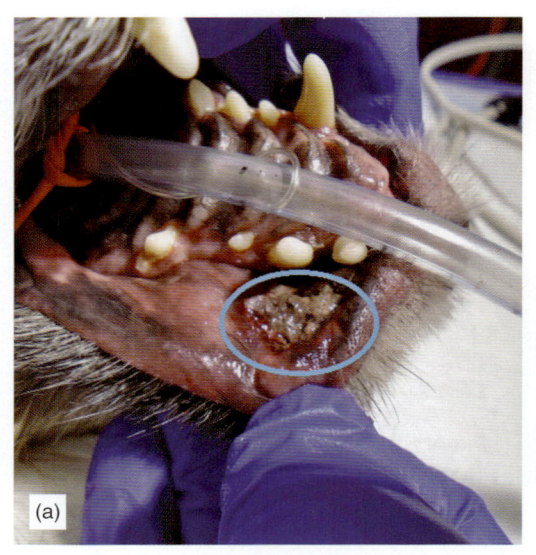
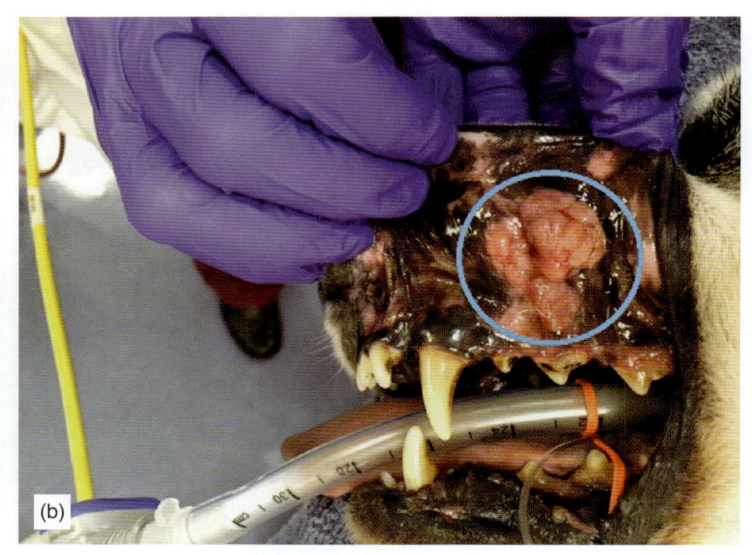

図11.60 (a) 左側上顎犬歯および (b) 左側上顎第2前臼歯の頬側の病変．[写真提供] Samantha Thurman, DVM.

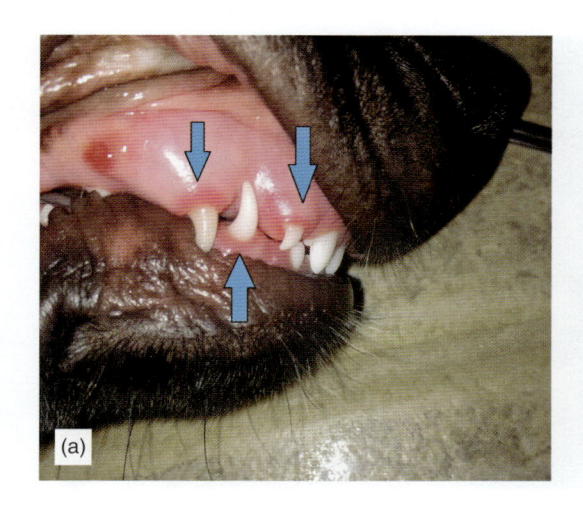

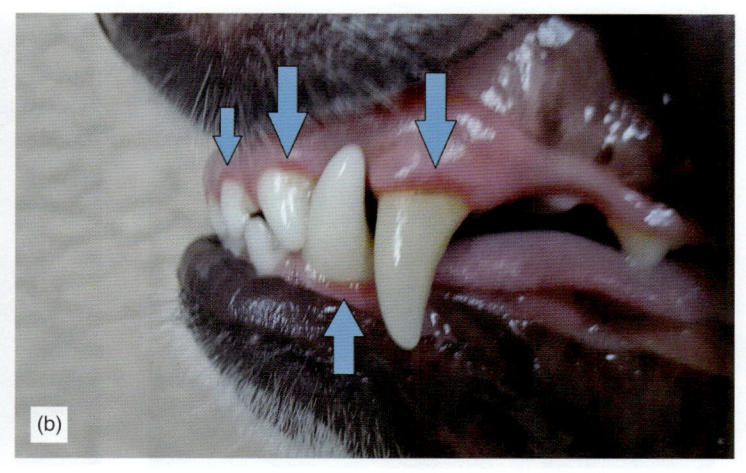

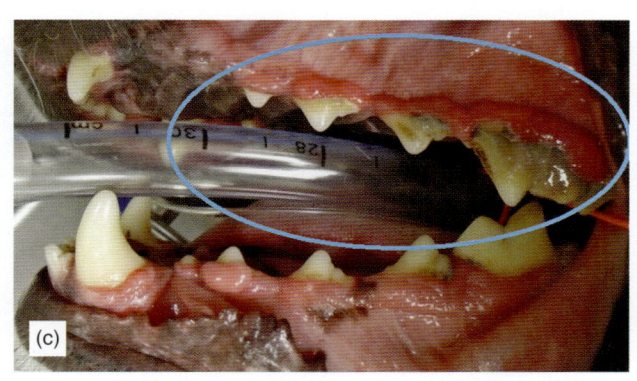

図11.61 (a) 歯牙の萌出に伴う限局的な歯肉炎. (b) 成犬の歯科疾患に伴う限局的な歯肉炎. (c) 左側上顎の歯列弓のびまん性の歯肉炎. [写真提供] (a) Jule Schweighoefer. (b) Sarah Ciamello. (c) Patricia Bennett, DVM.

スコアを付けることができる. 獣医学ではGIスコアについて普遍的な標準化はなされていないが, 著者はヒト医学および獣医学の文献に記載されてきた他の方法に基づいて, 以下の基準を考案した[126, 127].

- GI 0：正常な歯肉
- GI 1：軽度の炎症. 軽微な色調の変化および浮腫. ゾンデで探査しても出血はしない.
- GI 2：中程度の炎症. 発赤. 中程度の浮腫. ゾンデで探査すると出血する.
- GI 3：重度の炎症. 著明な発赤, 浮腫および潰瘍. 突発的に出血する傾向がある.

GIスコアを付けるためには, 各歯牙の周囲の歯肉縁およびゾンデで探査する必要があることに留意すべきである. これは覚醒している動物が耐えられる検査ではないため, 通常は全身麻酔下での歯科カルテの記載までは行わない. これにより診療スタッフは各々の歯牙の病態の傾向および進行を把握できる.

歯肉の検査では歯肉過形成についても評価する（図11.62a）. これは品種に関連することがあり, 他の品種よりボクサーが多くの文献で報告されている. 歯肉過形成は薬物治療によっても発生することがあり, アムロジピン[128, 129]およびシクロスポリンで誘発される[130].

歯肉過形成と悪性腫瘍を含む他の歯肉腫瘍の鑑別は困難なことがあるため, 生検が必要となることが多い（図11.62bおよびc）.

11.7.5 歯列の評価

歯列も評価する必要がある. 歯列を適切に評価するためには, まずイヌの歯式を理解しなければならない.

- 幼若犬の歯式, つまり乳歯の歯列[131-134]：
  2 ×（I3/3, C1/1, P3/3）= 総計28の歯牙
- 成犬の歯式, つまり永久歯の歯列[131-134]：
  2 ×（I3/3, C1/1, P4/4, M2/3）= 総計42の歯牙

乳歯は永久歯より小さい傾向がある（図11.63）. イヌでは, 乳切歯および乳状歯は3〜4週齢で, そして乳前臼歯は4〜12週齢で萌出する. 永久歯の萌出は永久切歯および永久犬歯から3〜4ヵ月齢で始まる. 永久前臼歯の萌出は4〜6ヵ月齢で, 永久臼歯の萌出は5〜7ヵ月齢である[135].

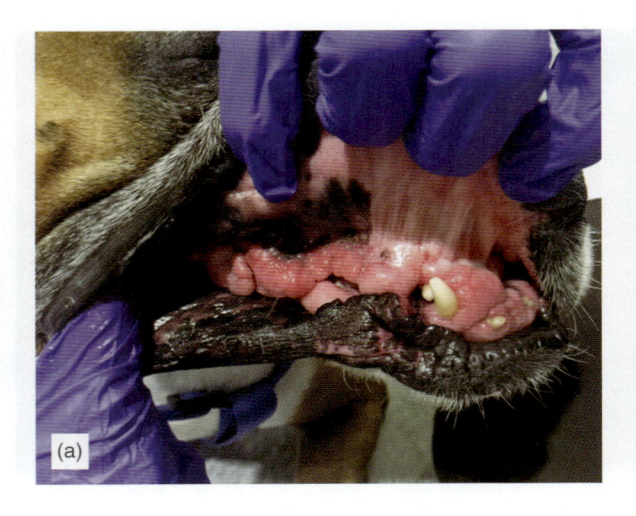

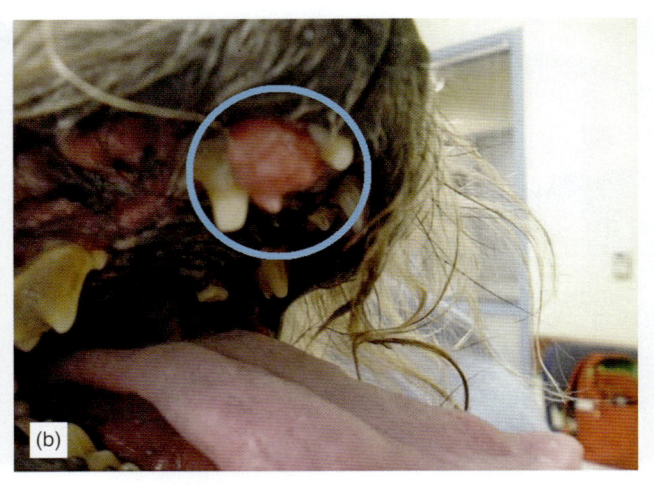

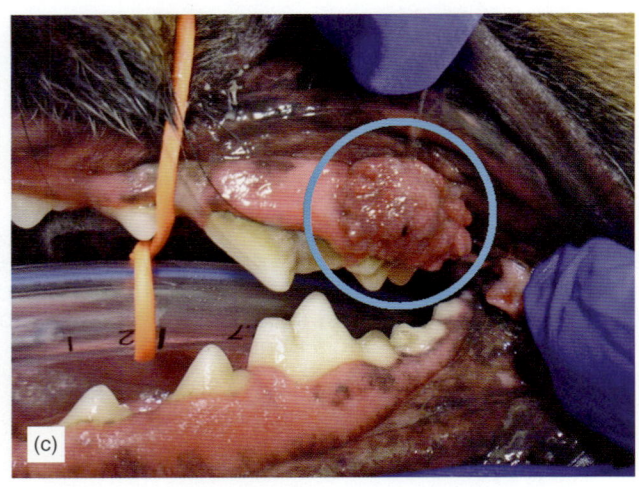

図11.62 (a) 重度の歯肉過形成. (b) この症例の右側上顎犬歯および第3前臼歯の間の歯肉腫瘤. (c) 潰瘍を伴う重度の歯肉の増殖. [写真提供] (a), (c) Elizabeth Robbins, DVM. (b) Patricia Bennett, DVM.

永久歯の萌出は段階的であるため，子犬では通常は年齢に応じて混合した歯列がみられ，乳歯および永久歯が同時に口内に存在することがある（図11.64）.

獣医学では歯牙の識別を簡略化するために，修正Triadan法による数値化が開発された [132, 134, 136, 137]. 識別するために各歯牙に3桁の数字が割り振られている. 歯牙がある歯列弓によって，3桁の識別番号の最初の数字は以下のようになる.

- 右上顎歯列弓の各歯牙の識別番号は1で始まる.
- 左上顎歯列弓の各歯牙の識別番号は2で始まる.

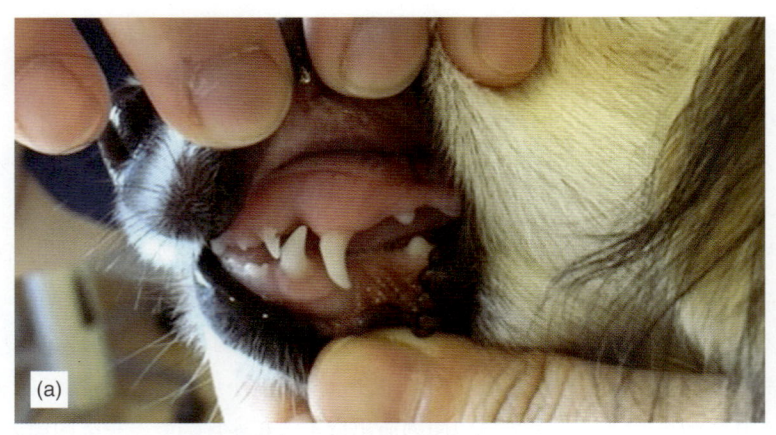

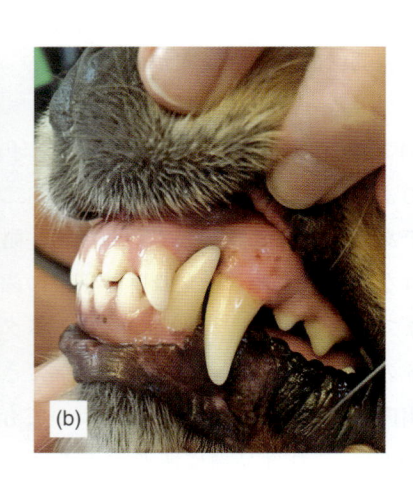

図11.63 (a) 子犬の乳歯. (b) 成犬の永久歯.
[写真提供] (a) Shirley Yang, DVM. (b) Elizabeth Robbins, DVM.

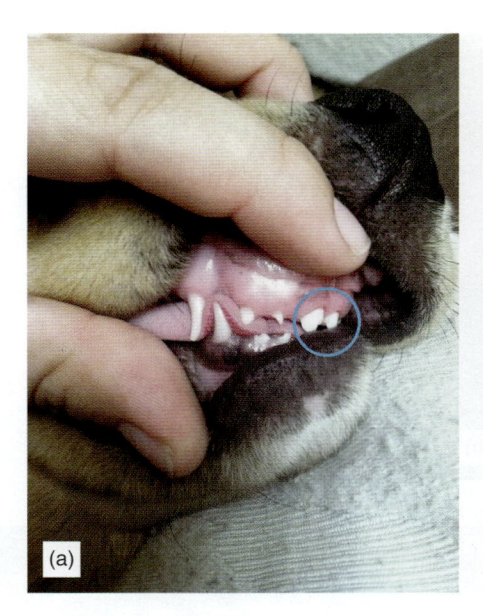

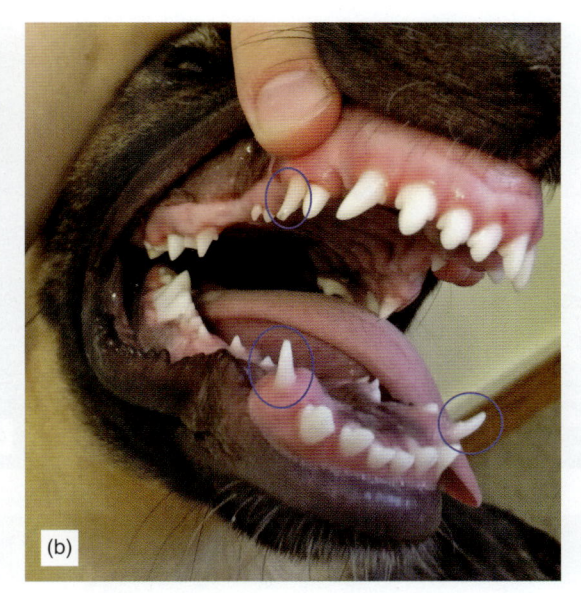

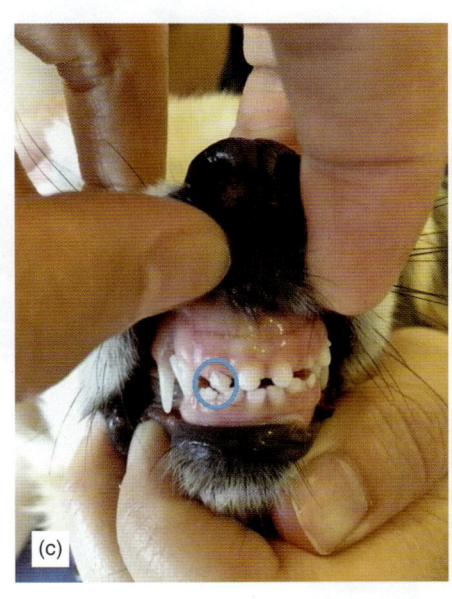

図11.64 混合歯列. (a) 上顎の永久切歯を青色の丸で示した. (b) 乳犬歯を青色の丸で示した. (c) 青色の丸で囲んだ上顎の乳切歯が動揺し, 脱落しかけていることに注意. [写真提供] (a) Lauren Beren. (b) Jule Schweighoefer. (c) Shirley Yang, DVM.

- 左下顎歯列弓の各歯牙の識別番号は3で始まる.
- 右下顎歯列弓の各歯牙の識別番号は4で始まる.

　次に, 正中線から始まる番号を歯牙につける. 例えば, 各歯列弓には3本の切歯がある. したがって, 右上顎歯列弓で正中線に最も近い切歯には101という識別番号を付け, 2番目の切歯は102, そして正中線から3番目の切歯は103となる[136].

　犬歯の番号は常に4である. したがって, 右上顎歯列弓では犬歯の識別番号は104で, 左上顎歯列弓の犬歯は204, 左下顎歯列弓の犬歯は304, そして右下顎歯列弓の犬歯は404となる[136].

　イヌの上顎歯列弓の最後の歯牙は10番である. したがって, 右上顎歯列弓の2本の臼歯の2番目は110

となり, 左上顎歯列弓の2本の臼歯の2番目は210になる[136].

　イヌの下顎歯列弓の最後の歯牙は11番である. したがって, 左下顎歯列弓の3本の臼歯の3番目は311, 右下顎歯列弓の3本の臼歯の3番目は411になる[136].

　残りの歯牙（前臼歯）は最後の臼歯から降順に番号を付ける[136]（図11.65）.

　修正Triadan法により, 特定の歯牙の病変, すなわち歯牙の喪失, 破折, 抜歯あるいは吸収の過程がいつ起きたのかを識別するのに役立つ. 遺残乳歯など過剰な歯牙も識別できる[132, 138]（図11.66）.

11.7.6　咬合の評価

　歯列の数値化に加え, 咬み合わせが正常か異常

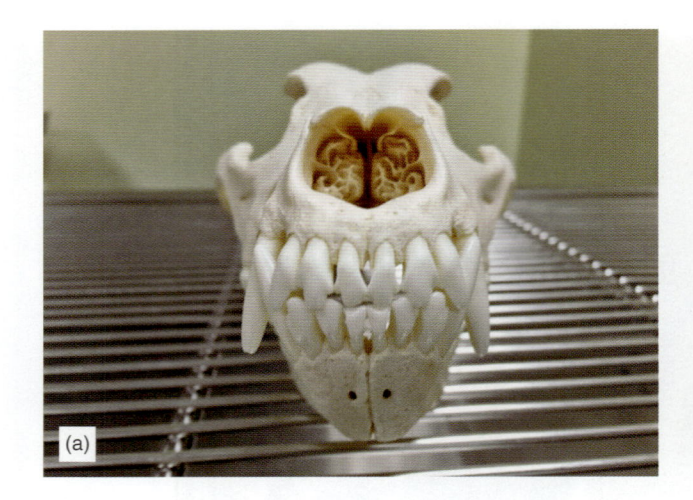
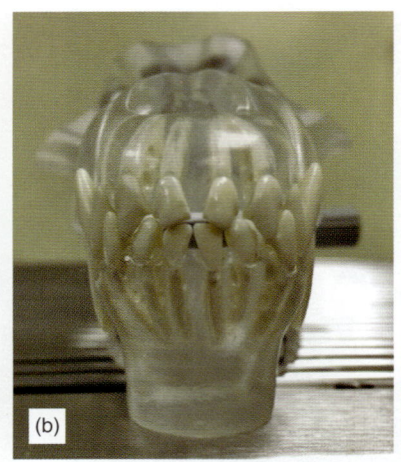
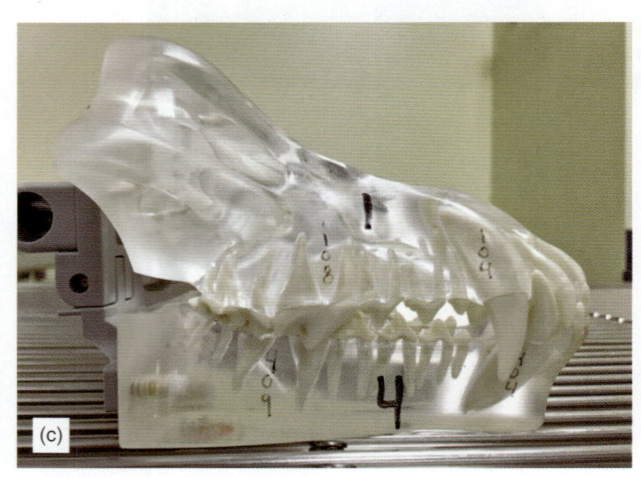
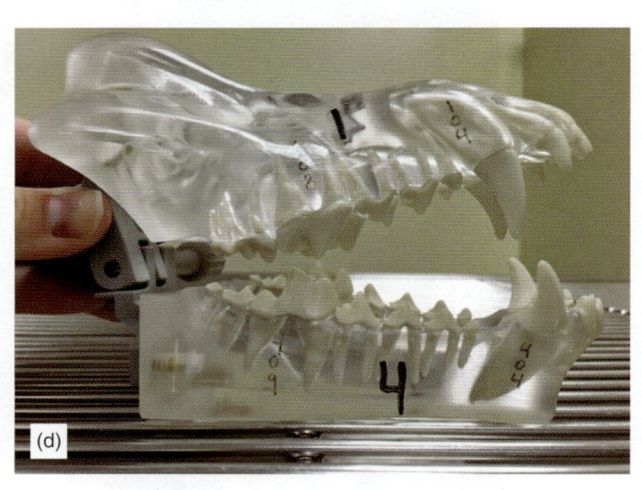
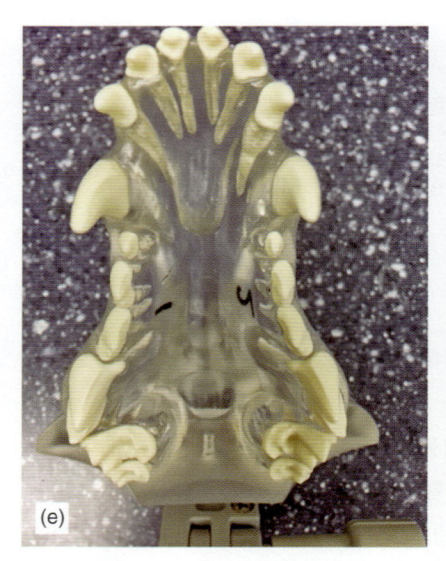
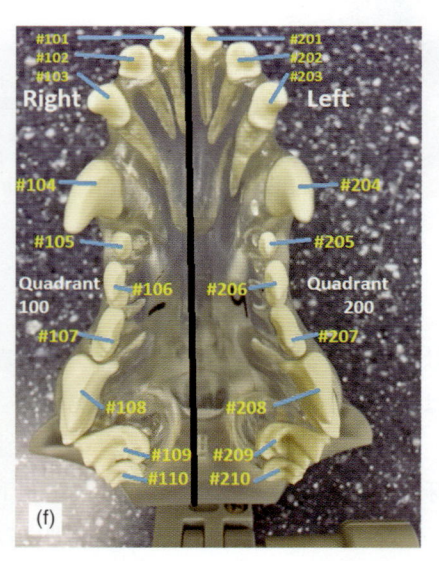

図11.65 (a) 成犬の歯列を示した合成樹脂製の頭蓋模型の正面像. 成犬の歯列を示した歯科模型の (b) 正面像, (c) 閉口時の側面像, (d) 開口時の側面像, (e) 上顎歯列弓のみ, (f) 上顎歯列弓の歯牙のみを修正 Triadan 法により分類. (つづく)

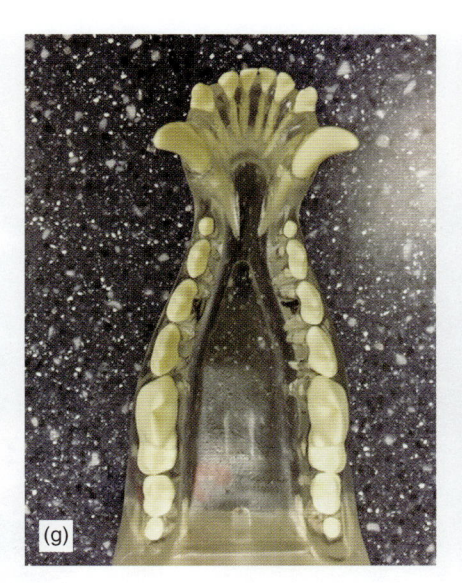
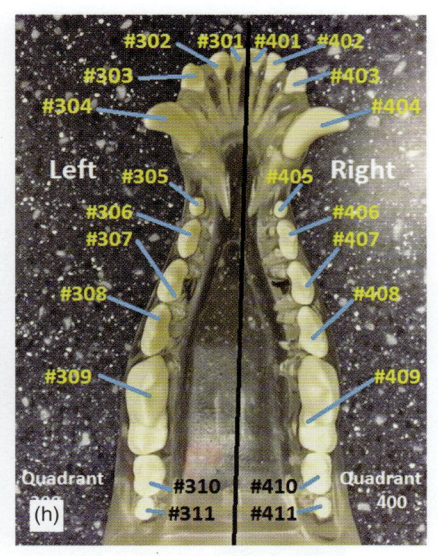

図11.65 （つづき）成犬の歯列を示した歯科模型の (g) 下顎歯列弓のみ，(h) 下顎歯列弓の歯牙のみを修正Triadan法により分類．

かを確することで，咬合を評価する必要がある [132, 134, 138]．「鋏状咬合」は正常な咬合のことである．上顎の犬歯および隣接する切歯の間には間隙があり，そこに下顎の犬歯が自然に嵌入する [133, 134]（図11.67）．

不正咬合は歯牙に配列異常があると発生する．この主要な原因は歯牙または骨格である．クラスⅠの不正咬合は前者で，クラスⅡおよびⅢの不正咬合は後者である [132, 139]．クラスⅠの不正咬合については第3章3.6.6節を参照．

二重歯列は一般的なクラスⅠの不正咬合で，トイ種および小型犬種でみられる（図11.68）．

クラスⅡの不正咬合は，下顎が正常よりも短い場合に発生する．このため過蓋咬合となり，上顎の歯列弓は下顎の歯列弓を超えて突出する（図11.69）．これは「オウムの口」と呼ばれることがある．これが重度の場合，下顎犬歯が硬口蓋と接触することもあり，炎症または潰瘍が発生する場合がある．最悪の経過として，下顎犬歯が硬口蓋を貫通して口鼻瘻管を形成する可能性がある [132, 134, 139]．

クラスⅢの不正咬合は，下顎の過長（下顎前突症）または上顎の過短（上顎短小症）があると発生する．このため反対咬合の外観を呈し，下顎の歯列弓は上顎の歯列弓を超えて突出するのが特徴である（図

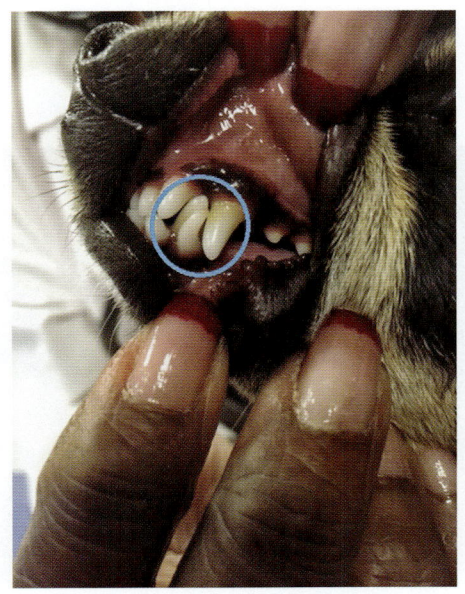

図11.66 左側下顎の乳犬歯の遺残．[写真提供] Patricia Bennett, DVM.

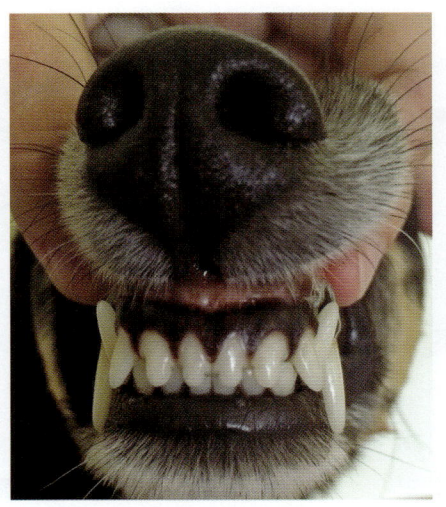

図11.67 正常な「鋏状咬合」．[写真提供] Jule Schweighoefer.

301

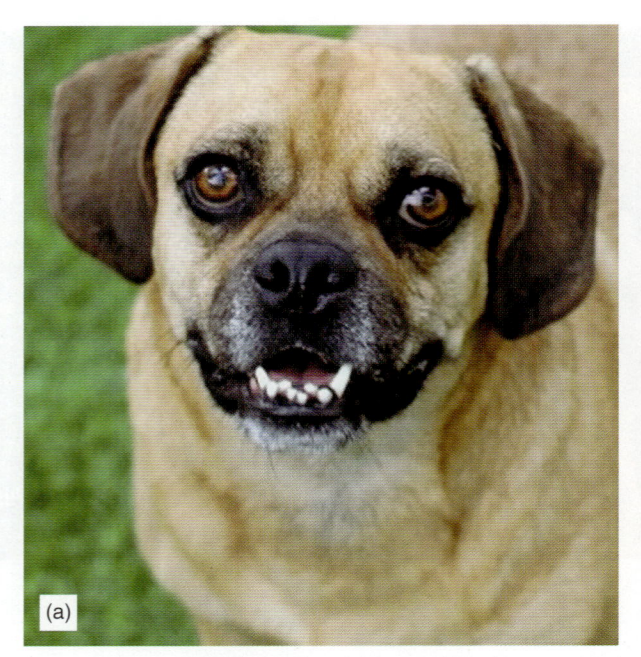
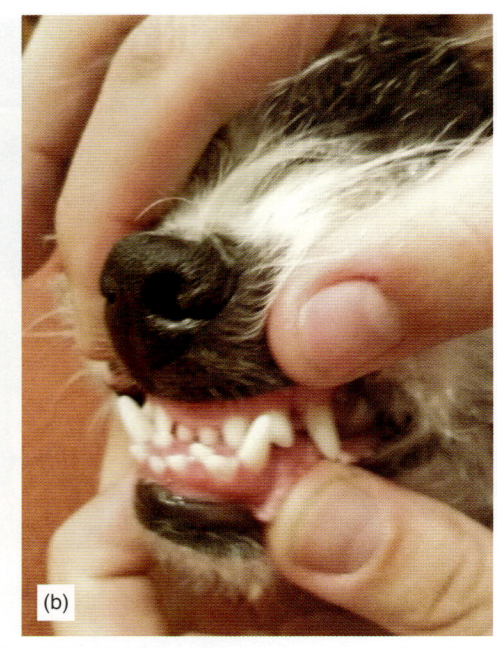

図11.68 (a) この短頭種の症例の二重歯列では，下顎切歯の間隔が不規則になっている． (b) 301から303の間の不規則な間隔に注意．[写真提供] (a) Shelby Newton. (b) David May.

11.70）．これは時に「猿の口」と呼ばれる [134, 139].

11.7.7 歯石の評価

歯石は死滅した微生物がカルシウム塩に包まれて硬化した沈着物であることは第3章3.6.7節で述べた．歯石は，口腔内細菌が産生する粘着物質であるプラークが歯牙と結合して形成される．歯肉炎と同様，歯石の分布は，存在しない，限局性またはびまん性に分類される（図11.71）．

歯科カルテの記載時に各歯牙について歯肉炎指数

（GI）のスコアを付けるように，各歯牙について歯石指数（CI）スコアを判定する．GIスコアと同様，CIスコアについても獣医学では普遍的な標準化はなされていないが，著者はヒト医学および獣医学の文献に記載されてきた他者の方法に基づき，以下の基準を考案した [138, 140-144].

- CI 0：確認できる歯石はない．
- CI 1：散在する歯石が歯牙頬側表面の1/3以下に付着する．
- CI 2：歯石が歯牙頬側表面の1/3 ～ 2/3に付着し，

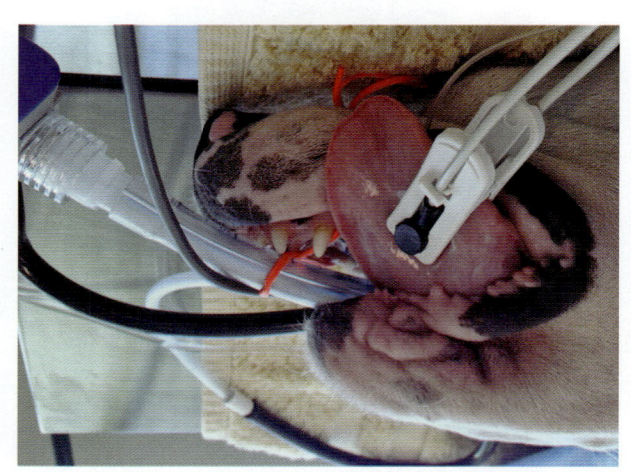

図11.69 この症例では著しい過蓋咬合がみられる．[写真提供] Jeana E. Barrow, MS.

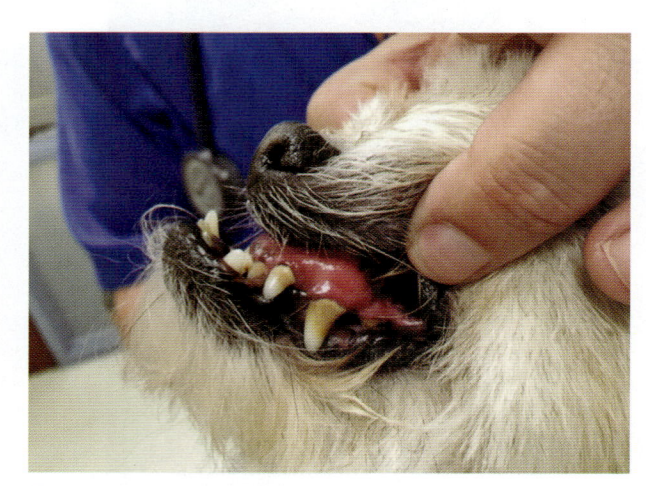

図11.70 この症例では著しい反対咬合がみられる．

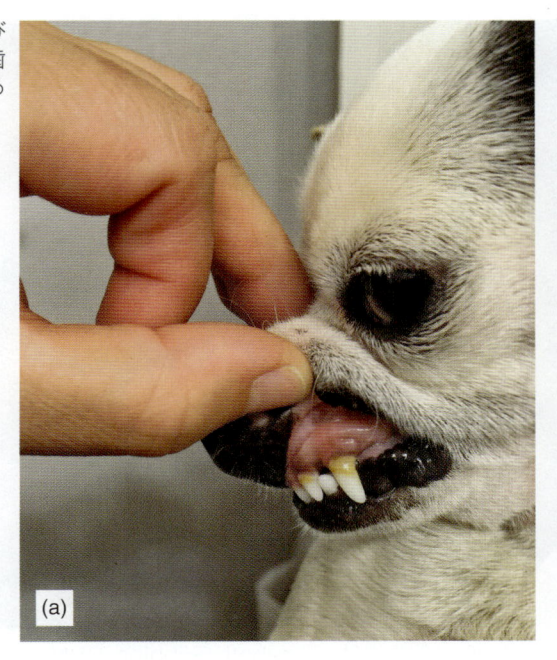
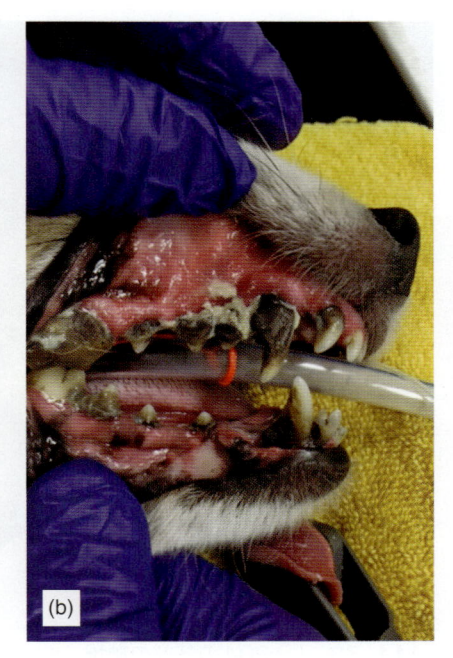

図11.71 (a) 203および204にみられる限局的な歯石. (b) びまん性に付着する重度の歯石.
[写真提供] (a) Lai-Ting Torres. (b) Samantha Thurman, DVM.

少量の歯肉縁下歯石がみられる.

- CI 3：歯石が歯牙頬側表面の2/3以上に付着し, 歯肉縁下に達する.

11.7.8 その他の後天的な歯牙関連の障害

石, クレートおよび犬小屋の金属製の棒, そしてテニスボールなどの外因性の物体を常時咬んでいると, 歯牙と問題となっている物体との持続的な摩擦により, 歯牙に明らかな摩耗および亀裂が発生する可能性がある. これが歯牙摩耗の原因となることがあり,

時間の経過と共に患歯は摩滅する (図 11.72) [132]. 咬耗症では外観は同様だが, 摩耗および亀裂の原因は歯牙どうしの摩擦である [132].

硬い物を咬んだ結果, 1本以上の歯牙が破折することもある (図 11.73). また, 破折は交通事故など外傷性の事象により発生することがある. 破折した場合, 歯冠および／または歯根が影響を受ける可能性があり, 歯髄腔が露出する場合もあればみられない場合もある [132].

1本以上の歯牙の外傷で破折しなかった場合, 歯髄

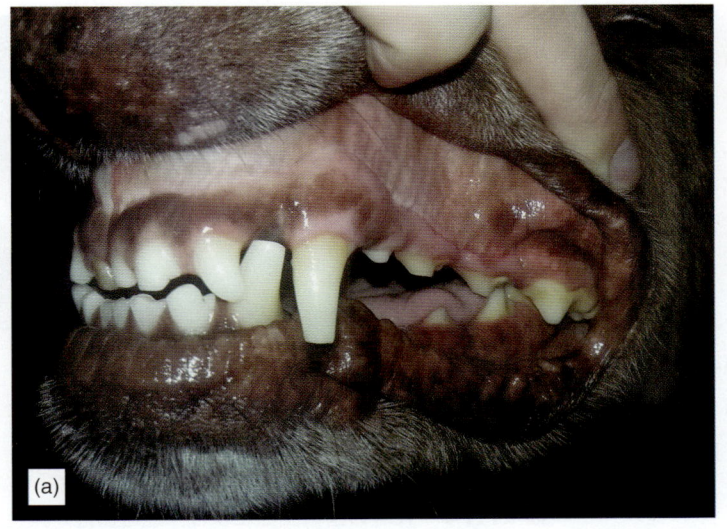
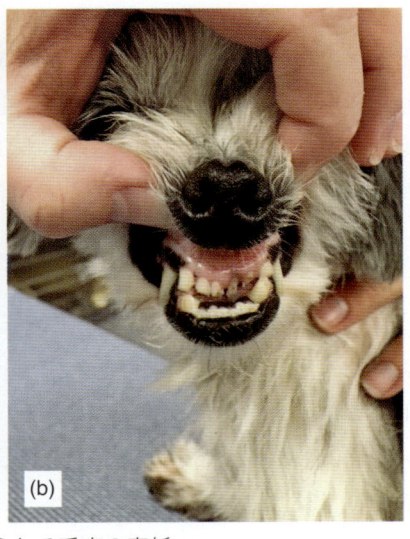

図11.72 (a) 204および304にみられる摩耗. (b) 上下顎の切歯にみられる重度の摩耗.

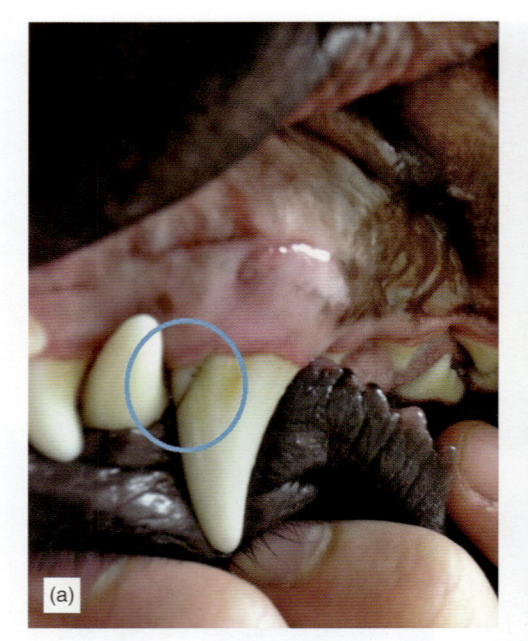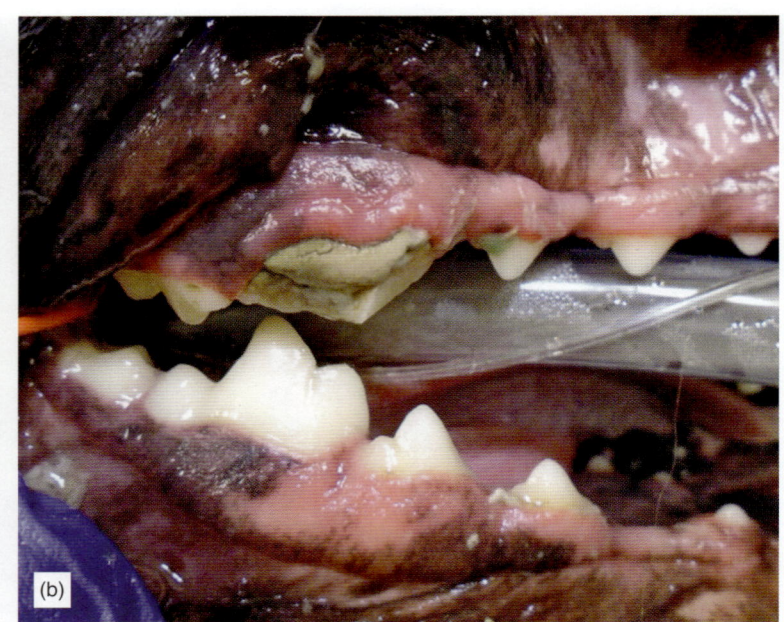

図11.73 (a) 204の基部の破折. (b) 108の破断. [写真提供] Elizabeth Robbins, DVM.

炎が発生する可能性がある. 歯髄の炎症が不可逆性の場合, 歯髄出血が生じる. これにより歯牙内部の圧が上昇し, 髄腔の被覆細胞, そしてぞうげ細管を保護する細胞が壊死する. この細胞バリアに異常が発生すると, 赤血球が歯牙内に侵入可能になる. 当初は患歯はピンク色になる. 最終的に歯牙は紫色に変色し, その後に黄褐色となる. この障害に対しては, 根管治療が理想的である (図11.74) [132].

11.7.9 開口

上記の全ての情報を収集して初めて口腔内検査の最終段階, つまりイヌを開口させる. 動物に開口させる最良の方法については第3章3.6.8節を参照.

要約すると,

- 小型から中型のイヌでは, 片方の手の親指および人差し指で頬骨弓を挟み, イヌの頭部を把持する.
- 大型のイヌでは, 片方の手の親指および人差し指で両側の上顎犬歯の後方を掴み, イヌの頭部を把持する.

こうすることでイヌの頭部を挙上できるようになる. 反対側の手の人差し指または中指で下顎の切歯を押し下げると, 開口させることができる (図11.75).

イヌが開口したら, 呼気の匂いを確認し, 以下の点を評価する [138].

- 代謝性疾患を示すケトン臭気はあるか?

- 口腔内の壊死を示す腐敗臭はするか?

イヌを開口させたら, 硬口蓋の開裂, 腫瘤または非対称性も評価すべきである (図11.76).

咽頭部については腫瘤およびその他の病変について可能な限り評価すべきである. この部分の照明に耳鏡または眼底鏡を用いると非常に役立つ. 鎮静が必要な場合もある.

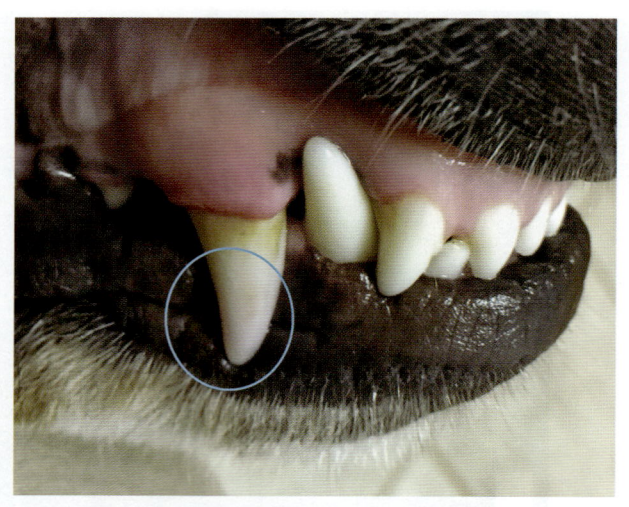

図11.74 104の歯髄出血により, 遠位歯冠が紫色に変色している. [写真提供] Kim Wallitsch.

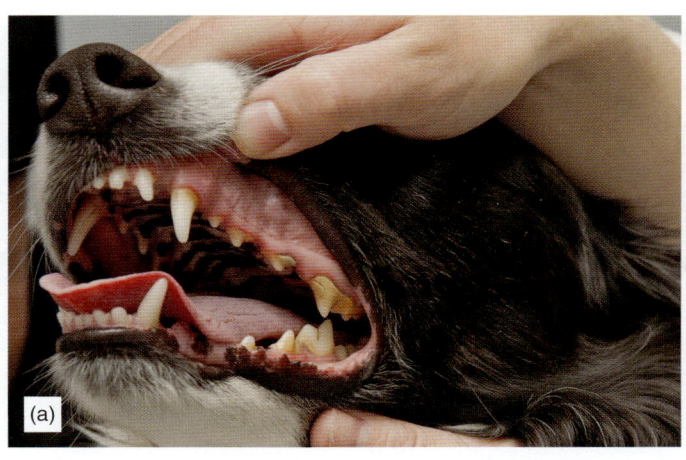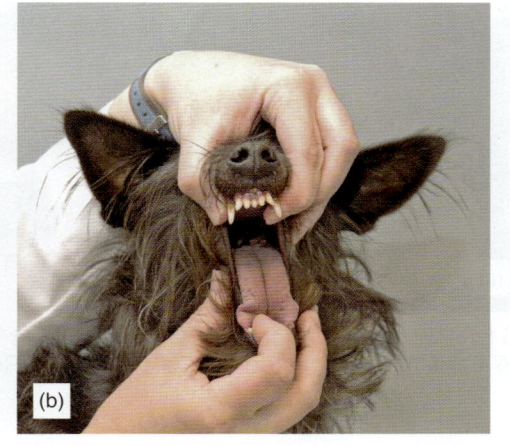

図11.75 (a) イヌを開口させる適切な方法. 鼻橋の掴み方に注意. (b) 完全に開口させる適切な方法. 安全を確保するために,指先が上顎犬歯の後方でどのように鼻橋を挟んでいるかに注意. 顎を押し広げるのを補助する反対側の手の人差し指の使い方にも注意. [写真提供] Midwestern University, Media Resources Department.

11.7.10 舌の検査

舌の表面の構造, びらんまたは潰瘍を評価する[138] (図11.77). これらの病変の原因は以下の通りである.
- イヌが電気コードを咬んだことによる感電／熱傷
- 腎臓病での尿毒症

イヌよりネコで多いが, 舌下のひも状異物を調べることを常に忘れてはならない[44]. イヌやネコがひも状物を食べると, 舌小体に絡みつく. 舌下の腫瘍の確認も同様に重要である.

11.7.11 歯周病の評価

歯周病の定義および典型的な進行については第3章3.6.10節を参照.

ネコおよびイヌの歯周病の評価では, 覚醒下の動物で実施できる範囲よりも広範囲な口腔内検査が必要であることは既に述べた (図11.78). 歯周病の評価には広範囲な歯科カルテの作成, プロービングおよび歯槽骨の画像診断を用いる. 肉眼的な身体診察所見を補強するための全口腔X線撮影をせずに歯周病の正確なステージングを行うことは不可能である[132, 133, 145].

歯周病と診断された場合, 罹患している歯牙は1本

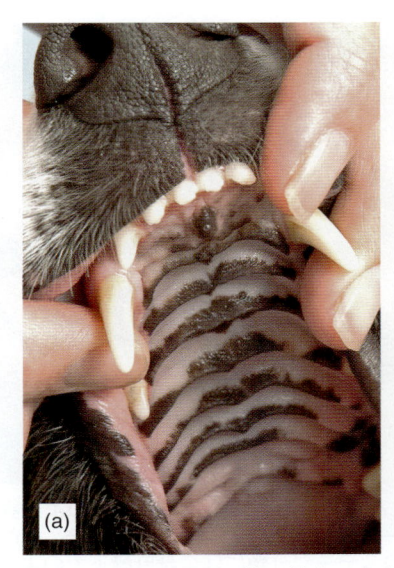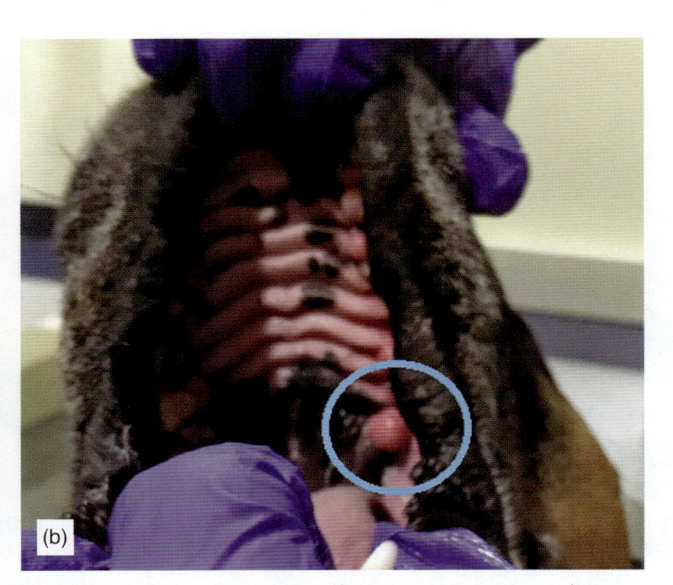

図11.76 (a) 硬口蓋の検査. 色素は正常範囲である. 全ての硬口蓋がこのようなピンク色および黒色の斑状ではなく, これは正常の一例である. (b) 硬口蓋の病変に注意. この病変は完全に開口させなければ観察できない. [写真提供] (a) Midwestern University, Media Resources Department. (b) Elizabeth Robbins, DVM.

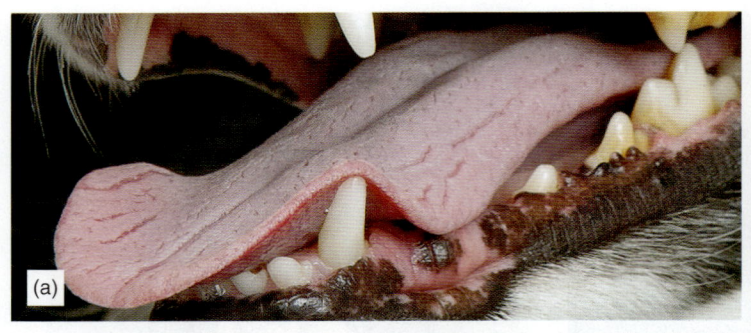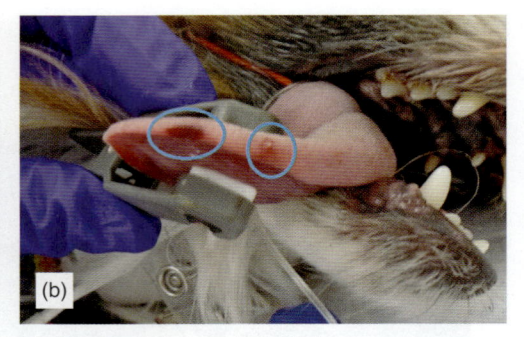

図11.77 (a) 正常な舌. (b) このイヌの舌は異常である. 外側縁に沿ってみられる2ヵ所のびらんに注意.
[写真提供] (a) Midwestern University, Media Resources Department. (b) Samantha Thurman, DVM.

の場合もあれば複数本の場合もある. 歯牙によって歯周病のステージが異なることがあり, これは歯科カルテの作成がやはり重要なもう一つの理由である. これにより診療スタッフが疾病の進行をフォローし, 症例に最適な処置の範囲を歯牙毎に判定することができる.

歯周病の記載に使用される用語を標準化するために, アメリカ獣医歯科学会（AVDC）が分類システムを開発した[132, 133, 139, 146].

このシステムにより専門医間の共通理解に基づいて歯周病のステージ分類ができるようになり, 混乱が最小限になった.

- PD 0：歯肉炎は認められず, X線検査では歯槽骨は正常である.

- PD 1：歯周病の唯一の徴候として歯肉炎が存在する. X線検査では歯槽骨は正常である.
- PD 2：歯肉炎が存在し, 歯周病のX線検査所見がある. 歯周付着は最大で25％失われている.
- PD 3：歯肉炎が存在し, X線検査所見は進行性である. 歯周付着は25〜50％失われている.
- PD 4：歯周病は進行し, 50％を超える歯周付着が失われている.

歯周病が進行すると, 歯冠から歯根への移行部で根分岐部が露出し, これは肉眼で確認できることが多い. また, 口腔および鼻腔を結ぶ瘻管を形成するほど, 骨が破壊されることもある（図 11.79）[132].

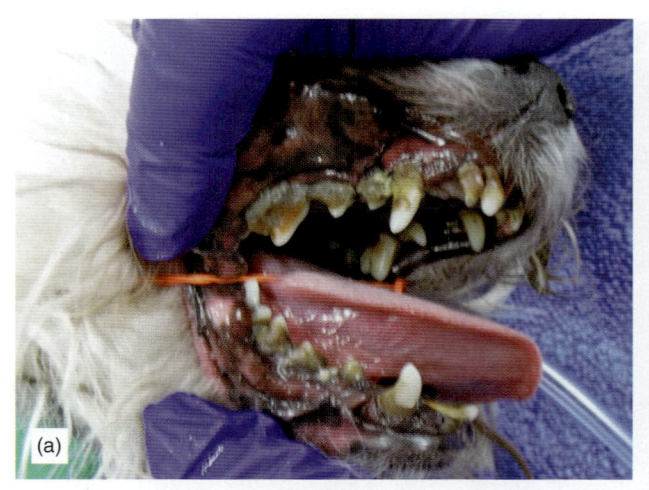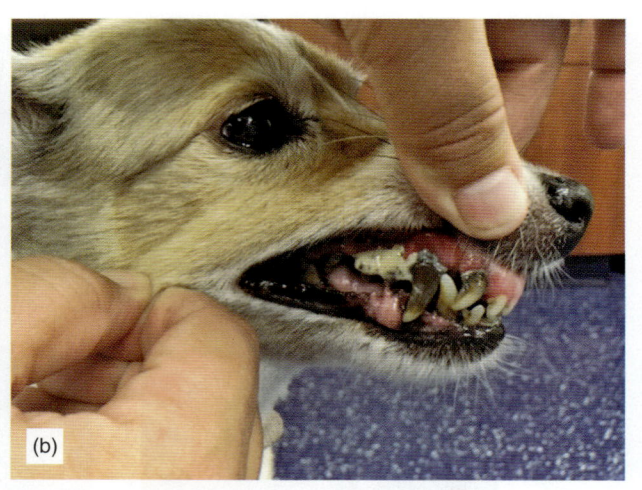

図11.78 (a) この症例は重度の歯科疾患で, 歯周病である可能性が非常に高い. しかし, 全身麻酔下でのより詳細な歯科カルテの記載, プロービングおよび全口腔X線検査を行わずに歯周病をステージ分類することは不可能である. (b) この症例も重度の歯科疾患で, 歯周病がある可能性が非常に高い. しかし, この症例のステージ分類には全身麻酔下でのより詳細な歯科カルテの記載, プロービングおよび全口腔X線検査が必要である.
[写真提供] (a) Elizabeth Robbins, DVM. (b) Samantha Thurman, DVM.

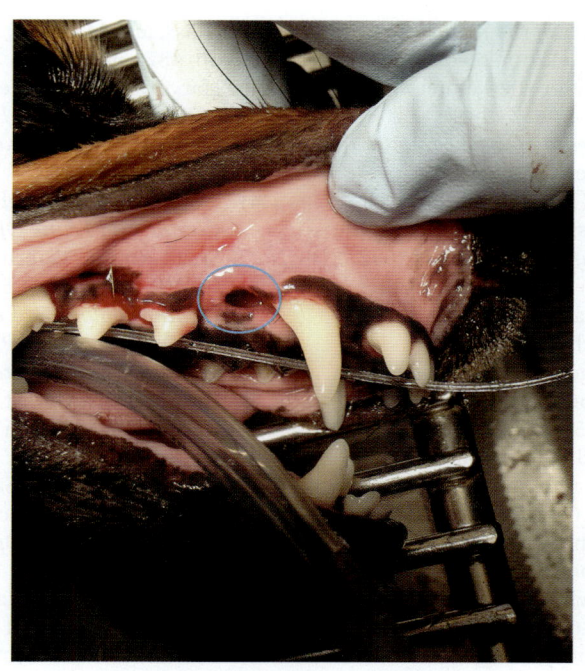

図11.79　進行した歯周病による口鼻瘻管.
[写真提供] Paola Bazan Steyling, DVM.

参考文献

1 Stone, H.R., McGreevy, P.D., Starling, M.J., and Forkman, B. (2016) Associations between domestic-dog morphology and behaviour scores in the dog mentality assessment. *PLoS One*, **11** (2), e0149403.

2 Sisson, S., Grossman, J.D., and Getty, R. (1975) *Sisson and Grossman's The Anatomy of the Domestic Animals*, 5th edn., Saunders, Philadelphia.

3 McGreevy, P., Grassi, T.D., and Harman, A.M. (2004) A strong correlation exists between the distribution of retinal ganglion cells and nose length in the dog. *Brain, Behavior and Evolution*, **63** (1), 13–22.

4 Schoenebeck, J.J. and Ostrander, E.A. (2013) The genetics of canine skull shape variation. *Genetics*, **193** (2), 317–325.

5 Peichl, L. (1992) Topography of ganglion cells in the dog and wolf retina. *Journal of Comparative Neurology*, **324** (4), 603–620.

6 McGreevy, P.D., Georgevsky, D., Carrasco, J. *et al.* (2013) Dog behavior co-varies with height, bodyweight and skull shape. *PLoS One*, **8** (12), e80529.

7 Larson, G., Karlsson, E.K., Perri, A. *et al.* (2012) Rethinking dog domestication by integrating genetics, archeology, and biogeography. *Proceedings of the National Academy of Sciences of the United States of America*, **109** (23), 8878–8883.

8 Wilcox, B. and Walkowicz, C. (1995) *The Atlas of Dog Breeds of the World*, 5th edn., TFH Publications, Neptune City, NJ.

9 McGreevy, P.D. and Nicholas, F.W. (1999) Some practical solutions to welfare problems in dog breeding. *Animal Welfare*, **8** (4), 329–341.

10 Miller, P.E. and Murphy, C.J. (1995) Vision in dogs. *Journal of the American Veterinary Medical Association*, **207** (12), 1623–1634.

11 Karjalainen, L., Ojala, M., and Vilva, V. (1996) Environmental effects and genetic parameters for measurements of hunting performance in the Finnish Spitz. *Journal of Animal Breeding and Genetics*, **113** (6), 525–534.

12 Liinamo, A.E., Karjalainen, E., Ojala, M., and Vilva, V. (1997) Estimates of genetic parameters and environmental effects for measures of hunting performance in Finnish Hounds. *Journal of Animal Science*, **75** (3), 622–629.

13 Schmutz, S.M. and Schmutz, J.K. (1998) Heritability estimates of behaviors associated with hunting in dogs. *Journal of Heredity*, **89** (3), 233–237.

14 Coppinger, R. and Schneider, R. (1995) Evolution of working dogs, in *The Domestic Dog: Its Evolution, Behaviour, and Interactions with People* (ed. J. Serpell), Cambridge University Press, Cambridge, pp. 21–50.

15 Coppinger, R. and Coppinger, L. (2001) *Dogs: A Startling New Understanding of Canine Origin, Behavior, and Evolution*, Scribner, New York.

16 Zeder, M.A. (2012) *Pathways to animal domestication, in Biodiversity in Agriculture: Domestication, Evolution, and Sustainability* (eds. P. Gepts, R.R. Famula, R.L. Bettinger *et al.*), Cambridge University Press, Cambridge, pp. 227–259.

17 Trut, L.N. (1999) Early canid domestication: the farm-fox experiment. *American Scientist*, **87** (2), 160–169.

18 Drake, A.G. (2011) Dispelling dog dogma: an investigation of heterochrony in dogs using 3D geometric morphometric analysis of skull shape. *Evolution & Development*, **13** (2), 204–213.

19 Drake, A.G. and Klingenberg, C.P. (2010) Large-scale diversification of skull shape in domestic dogs: disparity and modularity. *American Naturalist*, **175** (3), 289–301.

20 Gould, S.J. (1977) *Ontogeny and Phylogeny*, Belknap Press, Cambridge, MA.

21 The Kennel Club (2016) *History of the Kennel Club*, http://www.thekennelclub.org.uk/our-resources/about-the-kennel-club/history-of-the-kennel-club/ (accessed 10 June 2016).

22 Fogle, B. (1995) *The Encyclopedia of the Dog*, 1st American edn., Dorling Kindersley, New York.

23 Wayne, R.K. and Jenks, S.M. (1991) Mitochondrial-DNA analysis implying extensive hybridization of the endangered red wolf *Canis rufus*. *Nature*, **351** (6327), 565–568.

24 Wayne, R.K., Lehman, N., Allard, M.W., and Honeycutt, R.L. (1992) Mitochondrial-DNA variability of the gray wolf – genetic consequences of population decline and habitat fragmentation. *Conservation Biology*, **6** (4), 559–569.

25 Roberts, T., McGreevy, P., and Valenzuela, M. (2010) Human induced rotation and reorganization of the brain of domestic dogs. *PLoS One*, **5** (7), e11946.

26 Haworth, K.E., Islam, I., Breen, M. *et al.* (2001) Canine TCOF1; cloning, chromosome assignment and genetic analysis in dogs with different head types. *Mammalian Genome*, **12** (8), 622–629.

27 Wayne, R.K. (1986) Cranial morphology of domestic and wild canids – the influence of development on morphological change. *Evolution*, **40** (2), 243–261.

28 Young, A. and Bannasch, D. (2006) Morphological variation in the dog, in *The Dog and Its Genome* (eds. E.A. Ostrander, U. Giger, and K. Lindblad-Toh), Cold Spring Harbor Laboratory Press, Cold Spring Harbor, NY, pp. 47–65.

29 Hecht, J. and Horowitz, A. (2015) Seeing dogs: human preferences for dog physical attributes. *Anthrozoos*, **28** (1), 153–163.

30 Packer, R.M., Hendricks, A., and Burn, C.C. (2015) Impact of facial conformation on canine health: corneal ulceration. *PLoS One*, **10** (5), e0123827.

31 Coren, S. (1994) *The Intelligence of Dogs*, Bantam, New York.

32 Ley, J.M., Bennett, P.C., and Coleman, G.J. (2009) A refinement and validation of the Monash Canine Personality Questionnaire (MCPQ). *Applied Animal Behaviour Science*, **116** (2–4), 220–227.

33 Rooney, N.J. and Bradshaw, J.W.S. (2004) Breed and sex differences in the behavioural attributes of specialist search dogs – a questionnaire survey of trainers and handlers. *Applied Animal Behaviour Science*, **86** (1–2), 123–135.

34 Serpell, J.A. and Hsu, Y.Y. (2005) Effects of breed, sex, and neuter status on trainability in dogs. *Anthrozoos*, **18** (3), 196–207.

35 Helton, W.S. (2009) Cephalic index and perceived dog trainability. *Behavioural Processes*, **82** (3), 355–358.

36 Georgevsky, D., Carrasco, J.J., Valenzuela, M., and McGreevy, P.D. (2014) Domestic dog skull diversity across breeds, breed groupings, and genetic clusters. *Journal of Veterinary Behavior*, **9** (5), 228–234.

37 Drake, A.G. and Klingenberg, C.P. (2008) The pace of morphological change: historical transformation of skull shape in St Bernard dogs. *Proceedings. Biological Sciences*, **275** (1630), 71–76.

38 Thomas, W.B. and Dewey, C.W. (2008) Performing the neurological examination, in *A Practical Guide to Canine and Feline Neurology*, 2nd edn. (ed. C.W. Dewey), Wiley-Blackwell, Ames, IA, pp. 53–74.

39 de Lahunta, A. and Glass, E. (2009) The neurologic examination, in *Veterinary Neuroanatomy and Clinical Neurology*, 4th edn. (eds. A. de Lahunta, E Glass, and M. Kent), Saunders Elsevier, St. Louis, pp. 487–501.

40 Harvey, A. and Tasker, S. (2013) *BSAVA Manual of Feline Practice: A Foundational Manual*, 2nd edn., British Small Animal Veterinary Association, Gloucester.

41 Gould, D. and McLellan, G. (2015) *BSAVA Manual of Canine and Feline Ophthalmology*, 2nd edn., British Small Animal Veterinary Association, Gloucester.

42 Gelatt, K.N. (2014) *Essentials of Veterinary Ophthalmology*, 3rd edn., Wiley-Blackwell, Ames, IA.

43 Maggs, D.J., Miller, P.E., and Ofri, R. (2013) *Slatter's Fundamentals of Veterinary Ophthalmology*, 5th edn., Saunders Elsevier, St. Louis.

44 Rijnberk, A. and van Sluijs, F.S. (eds.) (2009) *Medical History and Physical Examination in Companion Animals*, 2nd edn., Saunders Elsevier, St. Louis.

45 Dziezyc, J. and Millichamp, N.J. (2004) *Color Atlas of Canine and Feline Ophthalmology*, Saunders Elsevier, St. Louis.

46 Ketring, K.L. and Glaze, M.B. (2012) *Atlas of Feline Ophthalmology*, 2nd edn., Wiley-Blackwell, Ames, IA.

47 Martin, C.L. (2005) Anamnesis and the ophthalmic examination, in *Ophthalmic Disease in Veterinary Medicine*, Manson, London, pp. 11–40.

48 Martin, C.L. (2005) Eyelids, in *Ophthalmic Disease in Veterinary Medicine*, Manson, London, pp. 145–182.

49 Martin, C.L. (2005) Conjunctiva and third eyelid, in *Ophthalmic Disease in Veterinary Medicine*, Manson, London, pp. 205–209.

50 Martin, C.L. (2005) Lacrimal system, in *Ophthalmic Disease in Veterinary Medicine*, Manson, London, pp. 219–240.

51 Rubin, L. (1989) *Inherited Eye Diseases in Purebred Dogs*, Williams and Wilkins, Baltimore.

52 Moore, C.P. and Collier, L.L. (1990) Ocular surface disease associated with loss of conjunctival goblet cells in dogs. *Journal of the American Animal Hospital Association*, **26** (5), 458–466.

53 Martin, C.L. (2005) Problem-based management of ocular emergencies, in *Ophthalmic Disease in Veterinary Medicine*, Manson, London, pp. 93–104.

54 Krehbiel, J.D. and Langham, R.F. (1975) Eyelid neoplasms of dogs. *American Journal of Veterinary Research*, **36** (1), 115–119.

55 Medleau, L. and Hnilica, K.A. (2006) Papillomas, in *Small Animal Dermatology: A Color Atlas and Therapeutic Guide*, 2nd edn. (eds. L. Medleau and K.A. Hnilica), Saunders Elsevier, St. Louis, pp. 141–143.

56 Lim, C.C. (2015) *Small Animal Ophthalmic Atlas and Guide*, Wiley-Blackwell, Ames, IA.

57 Urban, M., Wyman, M., Rheins, M., and Marraro, R.V. (1972) Conjunctival flora of clinically normal dogs. *Journal of the American Veterinary Medical Association*, **161** (2), 201–206.

58 Bistner, S.I., Roberts, S.R., and Anderson, R.P. (1969) Conjunctival bacteria: clinical appearances can be deceiving. *Modern Veterinary Practice*, **50**, 45–47.

59 McDonald, P.J. and Watson, A.D.J. (1976) Microbial flora of normal canine conjunctiva. *Journal of Small Animal Practice*, **17**, 809–812.

60 Hacker, D.V., Jensen, H.E., and Selby, L.A. (1979) Comparison of conjunctival culture techniques in the dog. *Journal of the American Animal Hospital Association*, **15** (2), 223–225.

61 Gerding, P.A., Cormany, K., Weisiger, R., and Kakoma,

I. (1993) Survey and topographic distribution of bacterial and fungal microorganisms in eyes of clinically normal dogs. *Canine Practice*, **18** (2), 34–38.

62 Samuelson, D.A., Andresen, T.L., and Gwin, R.M. (1984) Conjunctival fungal flora in horses, cattle, dogs, and cats. *Journal of the American Veterinary Medical Association*, **184** (10), 1240–1242.

63 Collins, B.K., Collier, L.L., Miller, M., and Linton, L. (1993) Biologic behavior and histologic characteristics of canine conjunctival melanoma. *Veterinary and Comparative Ophthalmology*, **3**, 135–140.

64 Albert, R.A., Garrett, P.D., Whitley, R.D., and Thomas, K.L. (1982) Surgical correction of everted third eyelid in two cats. *Journal of the American Veterinary Medical Association*, **180** (7), 763–766.

65 Koch, S.A. (1979) Congenital ophthalmic abnormalities in the Burmese cat. *Journal of the American Veterinary Medical Association*, **174** (1), 90–91.

66 Christmas, R. (1992) Surgical correction of congenital ocular and nasal dermoids and third eyelid gland prolapse in related Burmese kittens. *Canadian Veterinary Journal/Revue Vétérinaire Canadienne*, **33** (4), 265–266.

67 Schoofs, S.H. (1999) Prolapse of the gland of the third eyelid in a cat: a case report and literature review. *Journal of the American Animal Hospital Association*, **35** (3), 240–242.

68 Martin, C.L. (2005) Orbit and globe, in *Ophthalmic Disease in Veterinary Medicine*, Manson, London, pp. 132–133.

69 Martin, C.L. (2005) Glaucoma, in *Ophthalmic Disease in Veterinary Medicine*, Manson, London, pp. 337–368.

70 Lucas, D.R. (1954) Ocular associations of dappling in the coat colour of dogs. II. Histology. *Journal of Comparative Pathology*, **64** (3), 260–266.

71 Gelatt, K.N. and McGill, L.D. (1973) Clinical characteristics of microphthalmia with colobomas of the Australian Shepherd dog. *Journal of the American Veterinary Medical Association*, **162** (5), 393–396.

72 Bauer, B.S., Sandmeyer, L.S., and Grahn, B.H. (2015) Diagnostic ophthalmology. Microphthalmos and multiple ocular anomalies (MOA) OU consistent with merle ocular dysgenesis (MOD). *Canadian Veterinary Journal/Revue Vétérinaire Canadienne*, **56** (7), 767–768.

73 Gunton, K.B., Wasserman, B.N., and DeBenedictis, C. (2015) Strabismus. *Primary Care*, **42** (3), 393–407.

74 Campos, E.C. (2008) Why do the eyes cross? A review and discussion of the nature and origin of essential infantile esotropia, microstrabismus, accommodative esotropia, and acute comitant esotropia. *Journal of AAPOS*, **12** (4), 326–331.

75 Rengstorff, R.H. (1976) Strabismus measurements in the Siamese cat. *American Journal of Optometry and Physiological Optics*, **53** (10), 643–646.

76 Blake, R. and Crawford, M.L. (1974) Development of strabismus in Siamese cats. *Brain Research*, **77** (3), 492–496.

77 Hyde, J.E. (1962) Cross-eyedness: a study in Siamese cats. *American Journal of Ophthalmology*, **53**, 70–75.

78 Fitzgerald, K.T., Bronstein, A.C., and Newquist, K.L. (2013) Marijuana poisoning. *Topics in Companion Animal Medicine*, **28** (1), 8–12.

79 Rossmeisl, J.H., Jr. (2010) Vestibular disease in dogs and cats. *Veterinary Clinics of North America: Small Animal Practice*, **40** (1), 81–100.

80 Thomas, W.B. (2000) Vestibular dysfunction. *Veterinary Clinics of North America: Small Animal Practice*, **30** (1), 227–249, viii.

81 Kornegay, J.N. (1991) Ataxia, head tilt, nystagmus. Vestibular diseases. *Problems in Veterinary Medicine*, **3** (3), 417–425.

82 Martin, C.L. (2005) Cornea and sclera, in *Ophthalmic Disease in Veterinary Medicine*, Manson, London, pp. 241–297.

83 Roberts, S. (1965) Superficial indolent ulcer of the cornea in Boxer dogs. *Journal of Small Animal Practice*, **6**, 111–115.

84 Gelatt, K.N. and Samuelson, D.A. (1982) Recurrent corneal erosions and epithelial dystrophy in the Boxer dog. *Journal of the American Animal Hospital Association*, **18** (3), 453–460.

85 Kirschner, S.E., Niyo, Y., and Betts, D.M. (1989) Idiopathic persistent corneal erosions – clinical and pathological findings in 18 dogs. *Journal of the American Animal Hospital Association*, **25** (1), 84–90.

86 Waring, G.O., Macmillan, A., and Reveles, P. (1986) Inheritance of crystalline corneal-dystrophy in Siberian huskies. *Journal of the American Animal Hospital Association*, **22** (5), 655–658.

87 Roth, A.M., Ekins, M.B., Waring, G.O. *et al.* (1981) Oval corneal opacities in beagles. III. Histochemical demonstration of stromal lipids without hyperlipidemia. *Investigative Ophthalmology and Visual Science*, **21** (1), 95–106.

88 Gratzek A.T., Calvert C.A., Martin C.L., and Kaswan, R.L. (1993) Corneal edema in dogs treated with tocainide. *Progress in Veterinary and Comparative Ophthalmology*, **3**, 47–51.

89 Gwin, R.M., Polack, F.M., Warren, J.K. *et al.* (1982) Primary canine corneal endothelial-cell dystrophy – specular microscopic evaluation, diagnosis and therapy. *Journal of the American Animal Hospital Association*, **18** (3), 471–479.

90 Martin, C.L. and Dice, P.F. (1982) Corneal endothelial dystrophy in the dog. *Journal of the American Animal Hospital Association*, **18** (2), 327–336.

91 Slatter, D.H., Lavach, J.D., Severin, G.A., and Young, S. (1977) Uberreiter's syndrome (chronic superficial keratitis) in dogs in the Rocky Mountain area – a study of 463 cases. *Journal of Small Animal Practice*, **18** (12), 757–772.

92 Chavkin, M.J., Roberts, S.M., Salman, M.D. *et al.* (1994) Risk factors for development of chronic superficial keratitis in dogs. *Journal of the American Veterinary Medical Association*, **204** (10), 1630–1634.

93 Bedford, P.G. and Longstaffe, J.A. (1979) Corneal pannus (chronic superficial keratitis) in the German Shepherd dog. *Journal of Small Animal Practice*, **20** (1), 41–56.

94 Martin, C.L. (2005) Anterior uvea and anterior chamber, in *Ophthalmic Disease in Veterinary Medicine*, Manson, London, pp. 298–336.

95 Strain, G.M. (2012) Canine deafness. *Veterinary Clinics of North America: Small Animal Practice*, **42**, 1209–1224.

96 deLahunta, A., Glass, E., and Kent, M. (eds.) *Veterinary Neuroanatomy and Clinical Neurology*, 4th edn., Saunders Elsevier, St. Louis.

97 Telle, M.R. and Betbeze, C. (2015) Hyphema: considerations in the small animal patient. *Topics in Companion Animal Medicine*, **30** (3), 97–106.

98 Townsend, W.M. (2008) Canine and feline uveitis.

Veterinary Clinics of North America: Small Animal Practice, **38** (2), 323–346, vii.

99 Colitz, C.M. (2005) Feline uveitis: diagnosis and treatment. *Clinical Techniques in Small Animal Practice*, **20** (2), 117–120.

100 Torrance, A.G. and Mooney, C.T. (eds.) (1998) *BSAVA Manual of Small Animal Endocrinology*, 2nd edn., British Small Animal Veterinary Association, Cheltenham.

101 Salgado, D., Reusch, C., and Spiess, B. (2000) Diabetic cataracts: different incidence between dogs and cats. *Schweizer Archiv für Tierheilkunde*, **142** (6), 349–353.

102 Basher, A.W. and Roberts, S.M. (1995) Ocular manifestations of diabetes mellitus: diabetic cataracts in dogs. *Veterinary Clinics of North America: Small Animal Practice*, **25** (3), 661–676.

103 Peiffer, R.L. and Gelatt, K.N. (1974) Cataracts in the cat. *Feline Practice*, **4**, 34–38.

104 Martin, C.L. (2005) Vitreous and ocular fundus, in *Ophthalmic Disease in Veterinary Medicine*, Manson, London, pp. 401–470.

105 Boevé, M.H., Stades, F.C., and Djajadiningrat-Laanen, S.C. (2009) The eyes, in *Medical History and Physical Examination in Companion Animals*, 2nd edn. (eds. A. Rijnberk and F.S. van Sluijs), Saunders Elsevier, St. Louis, pp. 175–201.

106 Welch Allyn (2016) *Direct and Indirect Veterinary Eye and Ear Examination Instructions*, https://www.welchallyn.com/content/dam/welchallyn/documents/sap-documents/LIT/80020/80020547LITPDF.pdf (accessed 14 June 2016).

107 Gramlich, J.L. (2009) Routine canine ocular exam. *Lab Animal*, **38** (5), 151–152.

108 Eaton, J.S. (2016) *Facing Your Fundic Fears: Examination of the Ocular Fundus*, http://www.cuvs.org/pdf/pdflinks/Examination%20of%20the%20Ocular%20Fundus%20Lab.pdf (accessed 14 June 2016).

109 Brooks, D.E. (2008) Examination of the ocular fundus – Part 2: indirect and direct ophthalmoscopy. *Clinician's Brief*, December, 37–39.

110 Heine, P.A. (2004) Anatomy of the ear. *Veterinary Clinics of North America: Small Animal Practice*, **34** (2), 379–395.

111 Cole, L.K. (2004) Otoscopic evaluation of the ear canal. *Veterinary Clinics of North America: Small Animal Practice*, **34** (2), 397–410.

112 Strain, G.M. (2012) Canine deafness. *Veterinary Clinics of North America: Small Animal Practice*, **42** (6), 1209–1224.

113 Bach, J.P., Lupke, M., and Wefstaedt, P. (2013) Deafness in the dog and cat: aetiology, diagnostics and treatment. *Tierarztliche Praxis, Ausgabe K, Kleintiere/Heimtiere*, **41** (6), 421–427; quiz, 8 (in German).

114 Sims, M.H. (1988) Electrodiagnostic evaluation of auditory function. *Veterinary Clinics of North America: Small Animal Practice*, **18** (4), 913–944.

115 Dijkshoorn, N.A. and van der Wel, T. (1997) Screening for deafness in companion animals. *Tijdschrift voor Diergeneeskunge*, **122** (6), 168–169 (in Dutch).

116 Cook, L.B. (2004) Neurologic evaluation of the ear. *Veterinary Clinics of North America: Small Animal Practice*, **34** (2), 425–435, vi.

117 Medleau, L. and Hnilica, K.A. (eds.) (2006) *Small Animal Dermatology: A Color Atlas and Therapeutic Guide*, 2nd edn., Saunders Elsevier, St. Louis.

118 Matousek, J.L. (2004) Diseases of the ear pinna.

119 Medleau, L. and Hnilica, K.A. (2006) *Ear mites, in Small Animal Dermatology: A Color Atlas and Therapeutic Guide*, 2nd edn. (eds. L. Medleau and K.A. Hnilica), Saunders Elsevier, St. Louis, pp. 118–119.

120 Angus, J.C. (2004) Diseases of the ear, in *Small Animal Dermatology Secrets* (ed. K.L. Campbell), Hanley & Belfus, Philadelphia, pp. 364–384.

121 Gotthelf, L.N. (2004) Diagnosis and treatment of otitis media in dogs and cats. *Veterinary Clinics of North America: Small Animal Practice*, **34** (2), 469–487.

122 Stokhof, A.A. and Venker-van Haagen, A.J. (2009) Respiratory system, in *Medical History and Physical Examination in Companion Animals*, 2nd edn. (eds. A. Rijnberk and F.S. van Sluijs), Saunders Elsevier, St. Louis, pp. 63–74.

123 Mathews, K.A. (2006) Monitoring fluid therapy and complications of fluid therapy, in *Fluid, Electrolyte, and Acid–Base Disorders in Small Animal Practice*, 3rd edn. (ed. S.P. DiBartola), Saunders Elsevier, St. Louis, pp. 377–391.

124 Rijnberk, A. and Stokhof, A.A. (2009) *General examination, in Medical History and Physical Examination in Companion Animals*, 2nd edn. (eds. A. Rijnberk and F.S. van Sluijs), Saunders Elsevier, St. Louis, pp. 47–62.

125 Bezuidenhout, A.J. (1993) *The lymphatic system, in Miller's Anatomy of the Dog*, 3rd edn. (eds. H.E. Evans and M.E. Miller), Saunders, Philadelphia, pp. 717–757.

126 Mestrinho, L.A., Runhau, J., Braganca, M., and Niza, M.M. (2013) Risk assessment of feline tooth resorption: a Portuguese clinical case control study. *Journal of Veterinary Dentistry*, **30** (2), 78–83.

127 Silness, J. and Loe, H. (1964) Periodontal disease in pregnancy. II. Correlation between oral hygiene and periodontal condtion. *Acta Odontologica Scandinavica*, **22**, 121–135.

128 Thomason, J.D., Fallaw, T.L., Carmichael, K.P. *et al.* (2009) Gingival hyperplasia associated with the administration of amlodipine to dogs with degenerative valvular disease (2004–2008). *Journal of Veterinary Internal Medicine*, **23** (1), 39–42.

129 Pariser, M.S. and Berdoulay, P. (2011) Amlodipine-induced gingival hyperplasia in a Great Dane. *Journal of the American Animal Hospital Association*, **47** (5), 375–376.

130 Nam, H.S., McAnulty, J.F., Kwak, H.H. *et al.* (2008) Gingival overgrowth in dogs associated with clinically relevant cyclosporine blood levels: observations in a canine renal transplantation model. *Veterinary Surgery*, **37** (3), 247–253.

131 Evans, H.E. (1993) *The digestive apparatus and abdomen, in Miller's Anatomy of the Dog*, 3rd edn. (eds. H.E. Evans and M.E. Miller), Saunders, Philadelphia, pp. 385–462.

132 Holmstrom, S.E. (2013) *Veterinary Dentistry: A Team Approach*, 2nd edn., Saunders Elsevier, St. Louis.

133 Lobprise, H.B. and Wiggs, R.B. (2000) *The Veterinarian's Companion for Common Dental Procedures*, AAHA Press, Lakewood, CO.

134 Shipp, A.D. and Fahrenkrug, P. (1992) *Practitioners' Guide to Veterinary Dentistry*, Dr. Shipp's Laboratories, Beverly Hills, CA.

135 Fulton, A.J., Fiani, N., and Verstraete, F.J. (2014) Canine pediatric dentistry. *Veterinary Clinics of North*

America: Small Animal Practice, **44** (2), 303–324.

136 Floyd, M.R. (1991) The modified Triadan system: nomenclature for veterinary dentistry. *Journal of Veterinary Dentistry*, **8** (4), 18–19.

137 Reiter, A.M. and Soltero-Rivera, M.M. (2014) Applied feline oral anatomy and tooth extraction techniques: an illustrated guide. *Journal of Feline Medicine and Surgery*, **16** (11), 900–913.

138 Clarke, D.E. and Caiafa, A. (2014) Oral examination in the cat: a systematic approach. *Journal of Feline Medicine and Surgery*, **16** (11), 873–886.

139 American Veterinary Dental College (2016) *AVDC Nomenclature*, http://www.avdc.org/Nomenclature.pdf (accessed 16 April 2016).

140 Logan, E.I. and Boyce, E.N. (1994) Oral health assessment in dogs: parameters and methods. *Journal of Veterinary Dentistry*, **11** (2), 58–63.

141 Hennet, P. (1999) Review of studies assessing plaque accumulation and gingival inflammation in dogs.

Journal of Veterinary Dentistry, **16** (1), 23–29.

142 Fischman, S.L. (1998) Clinical index systems used to assess the efficacy of mouthrinses on plaque and gingivitis. *Journal of Clinical Periodontology*, **15** (8), 506–510.

143 Gunsolley, J.C., Chinchilli, V.M., Koertge, T.E. *et al.* The use of repeated measures analysis of variance for plaque and gingival indices. *Journal of Clinical Periodontology*, **16** (3), 156–163.

144 Fischman, S.L. (1986) Current status of indexes of plaque. *Journal of Clinical Periodontology*, **13** (5), 371–374.

145 Lemmons, M. (2013) Clinical feline dental radiography. *Veterinary Clinics of North America: Small Animal Practice*, **43** (3), 533–554.

146 Holmstrom, S.E. (2012) Veterinary dentistry in senior canines and felines. *Veterinary Clinics of North America: Small Animal Practice*, **42** (4), 793–808, viii.

第12章
イヌの内分泌系およびリンパ系の検査

12.1 イヌの甲状腺腫瘍

　包括的な身体診察を行うために最大限の努力をしても，内分泌器官はほとんど触知できない．唯一，未去勢雄では正常な内分泌器官を容易に触知できる．その他の全ての内分泌器官は，膵臓のように体内にあるため評価できないか，あるいは甲状腺のように特定の病態でのみ触知できるかのどちらかである．

　第4章4.1項で述べたように，甲状腺は2葉で構成される．右葉は左葉よりもより頭側の頸部腹側に位置している[1,2]．

　健康な状態では，甲状腺は筋肉で覆われている．甲状腺は主要な血管，胃腸管および神経系のランドマークとも密接に関連している．右葉は総頸動脈，内頸静脈および迷走交感神経幹に密着している．左葉は食道および反回喉頭神経と接している．この領域への血液供給は非常に豊富で，そのため甲状腺に関連した腫瘍は，近接組織に攻撃的に浸潤できる[1,3]．

　一般に，正常な甲状腺は身体診察では触知できない[3]．異常な甲状腺は，病変の種類によって正しく評価されることも，されないこともある．高齢犬で最も一般的な2つの甲状腺疾患は，後天性甲状腺機能低下症および甲状腺腫瘍である[4]．このうち，後者のみが触知可能である．

　甲状腺腫瘍はイヌの全腫瘍の1.1〜3.8%を占める[5-8]．甲状腺腫瘍の発生傾向には性差はない[9-15]．しかし，アメリカではビーグル，ボクサー，ゴールデン・レトリーバーおよびハスキーでの発生率が高いと思われる[4,9,10,14,15]．対照的に，スコットランドで発生率が高いと思われる代表的な犬種は，シェットランド・コリー，オールド・イングリッシュ・シープドッグおよびケアン・テリアである[16]．

　イヌに甲状腺腫瘍が発生した場合，ほとんどは悪性であり[6,9,10]，腺腫はわずか9%である[5]．甲状腺腫瘍はサイズが大きく侵襲性が高い傾向にある[4]．

甲状腺が位置する領域への血液供給のために，腫瘍の成長は速い．気管，喉頭，食道および神経血管が甲状腺に隣接しているため，これらの重要な構造物は障害を受けやすい[1,3,6,7]．

　ネコとは明らかに対照的に，イヌの甲状腺腫瘍は非機能性であることが多い[1]．臨床または生化学データから甲状腺機能亢進症と考えられるイヌの甲状腺腫瘍は1/4未満である[6,10,11,17,18]．甲状腺腫瘍に続発した臨床的な甲状腺機能低下症のイヌも少ない[1,6,8]．甲状腺腫瘍の発生リスクは，加齢と共に増加する．8〜12歳齢のイヌでは発生率は1.1%であるのに対し，12〜15歳齢のイヌでは4.0%である[3]．

　甲状腺腫瘍の病因はイヌよりもヒトのほうが解明されている[3]．ヒトでは，放射線の過剰被曝および甲状腺癌の発生には明確な関連がある[3,19-21]．獣医学でもこの関連性は実験的に研究されてきたが，一般的なイヌの集団に結論を外挿することは難しい[22]．

　ヒトでは甲状腺癌が発生する際の食事中ヨウ素の役割も研究されており，ヨウ素欠乏および過剰の両者が甲状腺疾患，そしてそれに引き続く腫瘍化に関与している可能性がある[3,23]．しかし，この点は獣医学では検証されていない[3]．

　食事中ヨウ素はイヌの甲状腺癌という点ではあまり研究されていないが，むしろネコの甲状腺機能亢進症との関連性という点でより研究されてきた．大多数のネコの市販フードには推奨量の最大で10倍ものヨウ素が含まれていることが1970年代後半に明らかとなったことで[24]，過剰なヨウ素によって甲状腺機能亢進症が説明できると考えられた．その後，食事中ヨウ素の推奨量が引き下げられたが[25]，それでも甲状腺機能亢進症の発生は続いている．

　ネコの甲状腺機能亢進症の病因に関する不明な点を解明するためには，より多くの研究が必要であるのと同様に，イヌの甲状腺癌の原因も追究する必要がある．イヌでは，品種以外の危険因子の多くが不明なままで

ある．イヌの甲状腺癌について判っているのは，濾胞腺癌が優勢なことである[6]．これら悪性腫瘍の2/3から3/4は片側性である[1, 10, 26]．両側性の腫瘍の場合，それぞれの腫瘍が独立して発生したのか，もしくは一方の転移によるのかを明らかにすることは難しい[1]．

イヌの甲状腺癌の転移率は高い[1]．診断時には1/3のイヌに転移病変が発見される[1]．剖検では，10頭のイヌ全てで6〜9ヵ所以上に転移が認められた[9-11, 14]．イヌの甲状腺癌の主要な転移部位は，所属リンパ節および肺である[6, 7]．甲状腺の頭側にあるリンパ節はリンパ液を排出しているため，下顎，耳下腺および内側咽頭後リンパ節に最も多く転移する[2]．肺転移は腫瘍細胞が隣接する前甲状腺静脈および後甲状腺静脈に浸潤することで発生する[1, 14]．

12.2 イヌの甲状腺腫瘍の典型的な所見

甲状腺腫瘍が身体診察によって偶発的に見つかることは稀である[3, 9, 27]．たいていは，家族が頸部の腫脹に気づくことで見つかり[9, 11, 16, 26-28]，1〜2ヵ月以内にその評価を目的にイヌを連れて来院する[3]．ほとんどの場合，マスは硬く急速に成長し，頸部領域内での可動性は初診の時点での腫瘍浸潤性によるが，可動性の有無にかかわらず明らかな疼痛はないと家族は説明する[3]．

頸部腹側の腫瘍の存在を確認するために，必ず実施すべきことは，しっかりと手をお椀の形に丸め，頸部の腹側中央までを触診することである．この動作を円滑に行うために，親指を頸部の一側にあてがい，残りの4指を反対側にあてがう．お椀の形に丸めた掌は腹側の頸部中央部にあてがう．その後，著者は掌および指先をしっかりとあてがうことに集中し，頸部の腹側側面にある構造物を評価している．片側または両側の甲状腺に腫瘍があれば，喉頭領域で1つ以上の硬い腫瘤が明白になるはずである．甲状腺腫瘍（これは複数の場合もある）が異所性の甲状腺組織に由来する場合は例外と考えられ，その際には腫瘍は胸郭前口まで広がり，指先が届かないこともある[1, 2, 6, 7]．

所属リンパ節に転移する傾向があるため，甲状腺癌では下顎リンパ節の腫脹によって，下顎の角下の1ヵ所以上の腫脹部も存在することがある[2, 4]．イヌの下顎リンパ節の適切な触診法については第11章11.6項を参照．

イヌは無徴候なこともあるが，腫大した腫瘍が周囲の軟部組織構造物を圧迫するようになるにつれ，家族でも気づく臨床徴候が追加発生することがある．上部気道または咽頭が圧迫されると，イヌは発咳または発声障害を示して来院することがある[9, 11, 13, 14]．下部気道が圧迫されるようになると，呼吸困難が生じる場合がある．食道の圧迫は嚥下障害およびむかつきを誘発する[1, 11, 14, 26]．時間が経つにつれ，食欲不振を起こし，体重減少の原因となる[4]．静脈およびリンパ排液が圧迫されることは稀だが[9]，これらが生じた場合，頸部の腫脹は悪化し，イヌの顔面および喉頭に浮腫がみられることがある[3, 4, 9]．

機能性甲状腺腫瘍では甲状腺機能亢進に関連した臨床徴候が誘発されることがあるが，一般にイヌでは甲状腺機能亢進症のネコでみられるような明らかなものではない[7, 8, 18]．甲状腺機能亢進症のネコにみられる典型的な臨床徴候については第4章4.1.1節を参照．

家族が訴える喉頭に沿って存在する腫瘍を確認した場合，その位置を考慮して鑑別診断として甲状腺腫瘍を優先させるべきである．しかし，甲状腺腫瘍の疑いを確認するための診断検査を行うまでは，その他の鑑別疾患も考慮しなければならない．棒状異物の誤食に続発する膿瘍および肉芽腫は，触診だけでは除外できない．あまり多くはないが，可能性のある鑑別診断には，唾液腺粘液嚢胞，頸動脈小体腫瘍および軟部組織肉腫が含まれる[1, 3]．

画像診断，特に超音波検査は甲状腺腫瘍と上述した疾患の鑑別に役立つ[1]．腫瘍の血管分布に加えて浸潤程度を評価できる点でも超音波検査は有用である．さらに，超音波検査は腫瘍の細針吸引生検（FNA）の実施に役立つが，FNAの有益性は低く，血液が混入することが多いため，確定診断には生検が必要である[1, 14, 29]．

甲状腺癌の拡大速度は速く，周囲の軟部組織構造物へ浸潤する可能性は高いため，迅速な診断が不可欠である．外科切除を行った場合の生存期間中央値は3年以上[1, 26]，そして放射線治療の場合の生存期間中央値は最大で約4年であるのに対して[30, 31]，治療を受けない動物の予後は不良で，生存期間中央値は診断から3ヵ月である[28]．

12.3 甲状腺機能低下症の病態生理学

後天性甲状腺機能低下症は高齢犬で頻繁に発生する

[4]．この原因は，サイロキシン（T4）およびトリヨードサイロニン（T3）の産生低下である．理論的には，原発性疾患（甲状腺自体が原因），二次性疾患（下垂体による甲状腺刺激ホルモン[TSH]を介した甲状腺の刺激障害が原因），もしくは三次性疾患（視床下部による甲状腺刺激ホルモン放出ホルモン[TRH]を介した間接的な甲状腺の刺激障害が原因）によって発生する[32]．

実際には，イヌの甲状腺機能亢進症の95%は甲状腺自体の機能障害が原因である[32]．このうち，50%はリンパ球性甲状腺炎が原因で，免疫介在性に甲状腺の構造が進行的に破壊される[32]．イヌの原発性甲状腺機能低下症の残りの50%は特発性萎縮が原因で，甲状腺の実質はその後に脂肪組織に置換する[32]．

正常では，甲状腺ホルモンは代謝速度，酸素消費量および心拍数に関与している．甲状腺ホルモンは変力および変時作用薬として作用するため，カテコラミンに対する心臓の反応性を増強する[32]．

全ての年齢のイヌの中で，子犬のT4濃度が最も高く，成長に伴って徐々に低下する．6歳齢を超えたイヌの総T4濃度（TT4）は若い成犬よりも21%低く[34]，高齢犬のTT4濃度は若い成犬よりも40%低い[4, 32, 35]．この加齢に関連した甲状腺ホルモン濃度の減少機序はほとんど解明されておらず，TSHに対する甲状腺の感受性が低下しているかも知れないし，もしくは甲状腺が加齢に伴って変性するかも知れない[4]．

年齢に加えて，薬品などのその他の要因も視床下部 - 下垂体 - 甲状腺軸に悪影響を及ぼす．例えば，グルココルチコイドは体内での甲状腺ホルモンの代謝に影響する．さらに，グルココルチコイドはTSHの分泌を抑制する．スルホンアミドはヨウ素化を阻害することで甲状腺ホルモンの合成を抑制し，フェノバルビタールはTT4および遊離T4（FT4）濃度を低下させる[4]．

副腎皮質機能低下症，糖尿病性ケトアシドーシスおよび臓器不全といった甲状腺以外の疾患の併発も視床下部 - 下垂体 - 甲状腺軸を抑制する[4, 36-39]．甲状腺ホルモン全体の減少はこれらの疾患の重症度と比例し，重度な低下は死亡率の増加と関連する[4, 40, 41]．

犬種は視床下部 - 下垂体 - 甲状腺軸に影響するもう一つの要因である．Shielらの研究では，若齢で健康なグレーハウンドの91%では，TT4濃度は正常な

参考範囲を下回っていたか，もしくはこの下限であった[42]．

年齢，薬剤および犬種といった要因の影響にもかかわらず，中齢から高齢犬の一部では，実際に臨床的に明らかな甲状腺機能低下症が発生する．

12.4　イヌの甲状腺機能低下症の典型的な所見

イヌの甲状腺機能低下症で困難なのは，甲状腺内の病変を身体診察では検出できないことである．触知可能で，時として肉眼でも頸部腫瘤を確認できることがある甲状腺腫瘍とは異なり，甲状腺機能低下症のイヌは触診では正常であるため，甲状腺に何らかの異常を見つけることは不可能である．

甲状腺機能低下症のイヌの甲状腺は触知できないため，身体診察の教科書に甲状腺機能低下症が記載されていることに読者は驚くかも知れない．しかし，甲状腺機能低下症のイヌには典型的な病歴または検査に関連した所見を示して来院することが非常に多いため，甲状腺機能低下症のイヌの身体診察に言及することは重要である．

甲状腺機能低下症のイヌは一般に純血種である[43, 44]．この内分泌疾患の発症リスクが特に高いと考えられる犬種は，ゴールデン・レトリーバー，ドーベルマン・ピンシャー，ラブラドール・レトリーバー，そしてコッカー・スパニエルである[4, 32]．ボクサー，ダックスフンド，ミニチュア・シュナウザー，グレート・デン，そしてオールド・イングリッシュ・シープドッグも文献では代表的である[45, 46]．

若齢のジャイアント・シュナウザー[47]，ボクサー[48]およびスコティッシュ・ディアハウンド[49]で報告されている先天性甲状腺機能低下症を除いて，甲状腺機能低下症のイヌの多くは中齢から高齢である[33]．

甲状腺ホルモンは代謝を調節し，甲状腺機能低下症では代謝率が低下するため，家族はナマケモノのような異常行動を訴えることがある．イヌは不活発だったり，ほとんど体を動かさない．当初，家族は加齢に伴う正常な変化だと思うかも知れないが，このような変化が持続することで不安になる．精神的な刺激が少なくなったと訴えることもある．イヌは家族および／または周囲と積極的に関与しなくなる．家族は食事を変更していないにもかかわらず，イヌの体重の増加に家

族と獣医師が共に気づくことがある[4,45,50].

身体診察では，甲状腺機能低下症のイヌの60～80%が典型的な皮膚の異常，つまり，「ラットの尾」のような尾の脱毛に加え，両側性で左右対称のかゆみのない体幹の脱毛を示す[51,52].頭部および四肢の遠位部は，体幹部と比べて影響を受けない傾向がある．被毛には光沢がなく，粗剛で，切れやすい傾向がある．症例の中には，上毛は喪失していることもしていないこともあるが，下毛は完全に失われ，うぶ毛だけのような外貌を呈することがある[4,32,45,50].

被毛の成長期には甲状腺ホルモンが必要なので，甲状腺ホルモンの欠乏によって，剃毛後に被毛が再成長しないことがある．このため，多くのイヌがトリミング後の被毛に関する問題のために来院する[4,50].

皮膚自体は正常な場合もあれば，明らかに乾燥していたり，脂ぎっていることがある．体幹部の被毛が薄くなっている領域では，被毛の下の皮膚に過剰な色素沈着，さらには過角化症さえもみられることがある[50].

甲状腺機能低下症の動物では，皮膚の再発性細菌感染を示すことがある[50].甲状腺機能低下症のイヌの20～30%が膿皮症と診断される[51,52].全身的なマラセチア症も珍しくない[50].このような二次性感染症が発生した場合，甲状腺機能低下症の動物はかゆみを示す[50].

真皮にヒアルロン酸が沈着する粘液水腫によって浮腫が生じることは稀である[50].甲状腺ホルモンの欠乏によってグルコサミノグリカンの代謝が障害されるため，甲状腺機能低下症の動物ではヒアルロン酸が過剰になる[53].その結果，額，眼瞼および頬の皮膚は肥厚および腫脹する[50].患部の皮膚の表面には小胞がみられる[50,54].透明で粘性な物質であるムチンが，血管から指状に出現することがある[50].

「それなりの」年齢および品種のイヌに，上述した病歴および／または身体診察所見がみられた場合，他の疾患が証明されるまでは甲状腺機能低下症を考慮すべきである．

12.5　甲状腺機能低下症のイヌの非定型的所見

稀ではあるが，皮膚の異常は示さずに神経学的徴候を示す甲状腺機能低下症のイヌもいる[4,55-58].イヌでは病因は不明だが，ラットでは甲状腺機能低下に

よる軸索輸送の減少によって末梢神経障害が発生することが証明されている[59].甲状腺機能低下症に続発する脳神経の機能障害の機序は現在も不明である．しかし，頭蓋骨からの脳神経の出口がムチンの沈着によって圧迫されるという仮説がある[60,61].全ての脳神経のうち，三叉神経，顔面神経および内耳神経が最も影響を受けやすい[55,60].

イヌの神経学的検査の詳細は16章に記載するが，内分泌疾患によって末梢神経障害または末梢前庭障害が起こること，そしてこのような症例には原発性神経疾患はみられない場合があることを認識すべきである[55].

特に中年齢から高齢の，中型から大型の犬種で神経障害の緩徐な進行がみられる場合，実は甲状腺機能低下症であることがある．このようなイヌでは軽度な歩行障害を示すことが多く，その後に不全対麻痺または四肢不全麻痺を発現する．運動失調であることもあれば，そうでないこともある．四肢全てで脊髄反射が低下していることがあるが，後肢が最も障害を受けやすい．このような動物では，徹底した眼科検査および神経学的検査によって外科治療が必要となり得る潜在的な疾患を除外する必要があるが，獣医師は視野を狭くせずに，甲状腺機能低下症の可能性も認識することが重要である．甲状腺機能低下症が神経疾患と関係している場合，動物は回復することが可能で，2～3ヵ月のサイロキシンの投薬によって神経学的徴候はみられなくなる[55,59,62].

非定型的甲状腺機能低下症の症例は，サイロキシン療法に反応する間欠的または持続的な前肢跛行を示すこともある[55,58,59].さらに頭位傾斜，運動失調，旋回，斜視および眼振を特徴とする顔面神経麻痺および前庭障害が甲状腺機能低下症によるのであれば，これらはサイロキシンの投与に反応する[55,56,60,61].

このような臨床徴候は甲状腺機能低下症に典型的ではないが，体系的な身体診察を実施することを再認識する上で良い機会であり，最終的には身体診察所見を総合しなければいけないので，経験の浅い獣医師のトレーニングとして効果的である．個々の問題を総合的な臨床像に構築できるように学習しなければならない．神経疾患が単純に神経疾患でない場合がある．皮膚病が単純に皮膚病でないこともある．同様に，内分泌障害が単純に明らかな内分泌障害でない場合がある．言い換えれば，これらは密接に関連していることがある．診断および治療を円滑に進めるために，この

ような関連性を理解しなければならない.

12.6 リンパ系の評価

　身体診察時に触知可能な内分泌系の器官が限られるのと同様,リンパ系を評価できる機会は非常に限られる.

　第4章4.2項に記載したように,リンパ系には脈管構造が隣接する.一連のリンパ管は,静水圧によって血管から排泄された体液および蛋白を回収する役割を担っている.このような過剰な体液はその後,リンパ本幹を介して全身循環に戻る.このようなネットワークがなければ,末梢組織に直ちに浮腫が生じる[63].

　肉眼で浮腫が確認できるリンパ管閉塞を除いて,リンパ系の脈管構造を個別に評価することは不可能である.診察の都度に評価できるリンパ系の構造物はリンパ節だけである.リンパ節はリンパ液を濾過することに加え,リンパ球が増殖および分化する部位でもある[63].

　リンパ節は可動性および循環の妨げとならない部位に位置している[63].末梢リンパ節は対になって存在する傾向にある.正常な動物では,一般に3対のリンパ節が触知できる[64].

- 下顎リンパ節
- 浅頸リンパ節(前肩甲骨リンパ節とも呼ばれる)
- 膝窩リンパ節

　これらのリンパ節は診察の都度に触診すべきで,大きさ,形態,硬さおよび左右対称性,さらには触診時の疼痛の有無を記録する必要がある.リンパ節はホタテガイの貝柱のように弾力性があるが[65],容易には触知できない.

12.7 下顎リンパ節の検査

　第11章11.6項を参照.

12.8 浅頸または前肩甲骨リンパ節の検査

　浅頸または前肩甲骨リンパ節は左右の肩甲骨の頭側縁に位置し,鎖骨上腕筋および肩甲横突筋に覆われている.このリンパ節は扁平かつ卵円形で,身体の両側に対で存在する.左右それぞれに少ない場合で1個,

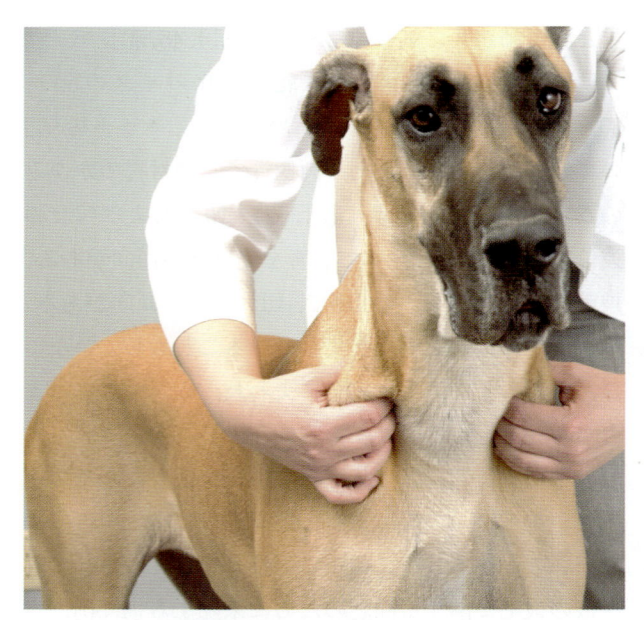

図12.1　肩部で肩甲骨縁の深部を掴み,浅頸リンパ節を触知する.[写真提供] Midwestern University, Media Resources Department.

多い場合は4個存在することがある.このリンパ節は頸部,肩部,そして同側の前肢からのリンパ液を集約および排液している[63,66].

　浅頸または前肩甲骨リンパ節を触診するためには,動物の真後ろまたは正面に立つとよい.著者は真後ろに立つことを好み,左手で左側のリンパ節を,そして右手で右側のリンパ節を触診している.両手を同時に使って,左右の対称性,大きさおよび硬さに明らかな差がないか評価する.

　この検査は,動物が座位でも立位でも実施できる.指先を上腕骨から肩まで単純に移動させる.肩部では,親指および人差し指で肩甲骨縁の深部を掴む必要がある.次に,親指および人差し指を深部から表層へと移動させると,頸部腹側の触診で甲状腺の結節が指先を「滑る」ように感じられるのと同様に,リンパ節も「滑る」ように触知できる(図12.1).

12.9 膝窩リンパ節の検査

　膝窩リンパ節は両側の膝関節尾側に位置し,大腿二頭筋および半腱様筋に挟まれている.膝窩リンパ節は浅頸リンパ節よりも丸みを帯びている.膝窩リンパ節は対で存在し,通常は左右に1個ずつ存在する.膝窩リンパ節は後肢遠位部のリンパ液を集約および排液している[63,66].

　膝窩リンパ節を触診するためには,獣医師はイヌと

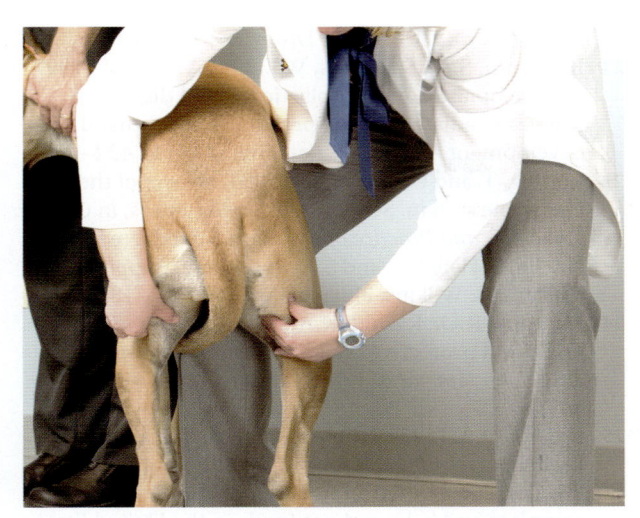

図12.2　膝窩リンパ節の触診．この動物は座りたがるため，保定者はこのイヌを起立させるために腹部頭側から肘を保定している．[写真提供] Midwestern University, Media Resources Department.

同じ方向を向いてイヌの真後ろに立つ必要がある．パイの表面にひだをつくるように親指および人差し指を合わせる．左手の親指および人差し指を左側大腿部尾側に，そして右手の親指および人差し指を右側大腿部尾側に当てる．しっかりと均等な強さを保ちながら，親指および人差し指を大腿部の尾側から膝関節の尾側まで徐々に滑らせる．膝関節尾側では，皮膚の深部を掴むことができる．指先を深部から表層へ移動させると，このリンパ節が「滑り出る」はずである（図12.2）．

12.10　正常では触知できないリンパ節の触診

診察の都度に実施する必要がある下顎リンパ節，浅頸リンパ節および膝窩リンパ節の触診に対して，健康犬では通常は触知できないリンパ節が2組ある．
1）腋窩リンパ節
2）浅鼠径リンパ節

腋窩リンパ節はその名の通り，腋窩深部の肩関節の尾側に位置している．これは大円筋の側面および胸直筋の内側面に位置している．腋窩リンパ節は円盤状の形状で，想像するよりも深部に位置するため，正常では触知できない．腋窩リンパ節は胸壁，前肢，そして胸部および腹部頭側の乳腺からのリンパ液を回収している [63, 66]．

腋窩リンパ節は通常は触知できないが，診察の都度にこの存在を確認すべきである．これが腫大しているかどうかを確認するための唯一の方法は，膝窩リンパ節を触知することである．診察の都度にこの触診を身体診察に含めることで，一貫性のある身体診察法を身に付けることができる．このリンパ節が腫大しているためにさらなる検査が必要となるのは稀だが，見過ごすリスクは下がると思われる．

腋窩リンパ節を触診する際，獣医師は動物と同じ方向を向いて真後ろに立つ．平手にした手で，指を押し当てながら腋窩に滑り込ませる．左手の掌は左側の腋窩に，そして右手の掌は右側の腋窩に当てる．指先をパドル（櫂）のように使い，吻側に到達させたら尾側に向かって手を動かす．リンパ節が腫大していれば，前後に指をかき鳴らすように動かすことで，指先でわずかに触知できる．

浅鼠径リンパ節は，腹尾側の腹壁が大腿部内側に接する部位に位置する．片側に1～2個存在し，一般に卵円形である．浅鼠径リンパ節は腹部および鼠径部の乳腺からのリンパ液を回収している．また，膝窩リンパ節，骨盤腹側，尾，大腿内側，膝関節および下腿からのリンパ液も回収している．雄では，陰茎，包皮および陰嚢のリンパ液も回収している [63, 66]．

浅鼠径リンパ節の触診はリンパ液の回収が障害される状態でのみ評価でき，獣医師は動物と同じ方向を向いて真後ろに立つとよい．平手にした手を押し付けながら左右の掌で皺を伸ばすように大腿部内側および腹壁の間へ滑らせる．指先をパドル（櫂）のように使い，背外側の最後乳腺を触知する．実際にリンパ節が腫大していれば，前後に指をかき鳴らすように動かすことで，指先でわずかに触知できる．その他に，動物を側臥位の姿勢で後肢を外転させて保定し，同側の浅鼠径リンパ節の領域を触診する方法もある．

参考文献

1　Liptak, J.M. (2007) Canine thyroid carcinoma. *Clinical Techniques in Small Animal Practice*, **22** (2), 75–81.

2　Hullinger, R.L. (1979) The endocrine system, in *Miller's Anatomy of the Dog*, 2nd edn. (eds. H.E. Evans and G.C. Christensen), Saunders, Philadelphia, pp. 602–631.

3 Barber, L.G. (2007) Thyroid tumors in dogs and cats. *Veterinary Clinics of North America: Small Animal Practice*, **37** (4), 755–773, vii.

4 Scott-Moncrieff, J.C. (2012) Thyroid disorders in the geriatric veterinary patient. *Veterinary Clinics of North America: Small Animal Practice*, **42** (4), 707–725, vi–vii.

5 Wucherer, K.L. and Wilke, V. (2010) Thyroid cancer in dogs: an update based on 638 cases (1995–2005). *Journal of the American Animal Hospital Association*, **46** (4), 249–254.

6 Page, R.L. (2001) Tumors of the endocrine system, in *Small Animal Clinical Oncology*, 3rd edn. (eds. S.J. Withrow and E.G. MacEwen), Saunders, Philadelphia, pp. 423–427.

7 Capen, C.C. (2002) Tumors of the endocrine glands, in *Tumors in Domestic Animals*, 4th edn. (ed. D.J. Meuten), Iowa State Press, Ames, IA, pp. 638–664.

8 Mooney, C.T. (2005) Hyperthyroidism, in *Textbook of Veterinary Internal Medicine: Diseases of the Dog and Cat*, 6th edn. (eds. S.J. Ettinger and E.C. Feldman), Saunders Elsevier, St. Louis, pp. 1544–1560.

9 Brodey, R.S. and Kelly, D.F. (1968) Thyroid neoplasms in the dog. A clinicopathologic study of 57 cases. *Cancer*, **22** (2), 406–416.

10 Leav, I., Schiller, A.L., Rijnberk, A. *et al.* (1976) Adenomas and carcinomas of the canine and feline thyroid. *American Journal of Pathology*, **83** (1), 61–122.

11 Carver, J.R., Kapatkin, A., and Patnaik, A.K. (1995) A comparison of medullary thyroid carcinoma and thyroid adenocarcinoma in dogs: a retrospective study of 38 cases. *Veterinary Surgery*, **24** (4), 315–319.

12 Patnaik, A.K. and Lieberman, P.H. (1991) Gross, histologic, cytochemical, and immunocytochemical study of medullary thyroid carcinoma in sixteen dogs. *Veterinary Pathology*, **28** (3), 223–233.

13 Birchard, S.J. and Roesel, O.F. (1981) Neoplasia of the thyroid-gland in the dog – a retrospective study of 16 cases. *Journal of the American Animal Hospital Association*, **17** (3), 369–372.

14 Harari, J., Patterson, J.S., and Rosenthal, R.C. (1986) Clinical and pathologic features of thyroid tumors in 26 dogs. *Journal of the American Veterinary Medical Association*, **188** (10), 1160–1164.

15 Hayes, H.M., Jr. and Fraumeni, J.F., Jr. (1975) Canine thyroid neoplasms: epidemiologic features. *Journal of the National Cancer Institute*, **55** (4), 931–934.

16 Sullivan, M., Cox, F., Pead, M.J., and Mcneil, P. (1987) Thyroid tumors in the dog. *Journal of Small Animal Practice*, **28** (6), 505–512.

17 Marks, S.L., Koblik, P.D., Hornof, W.J., and Feldman, E.C. (1994) 99mTc-pertechnetate imaging of thyroid tumors in dogs: 29 cases (1980–1992). *Journal of the American Veterinary Medical Association*, **204** (5), 756–760.

18 Kent, M.S., Griffey, S.M., Verstraete, F.J. *et al.* (2002) Computer-assisted image analysis of neovascularization in thyroid neoplasms from dogs. *American Journal of Veterinary Research*, **63** (3), 363–369.

19 Ron, E., Lubin, J.H., Shore, R.E. *et al.* (1995) Thyroid cancer after exposure to external radiation: a pooled analysis of seven studies. *Radiation Research*, **141** (3), 259–277.

20 Hancock, S.L., Cox, R.S., and McDougall, I.R. (1991) Thyroid diseases after treatment of Hodgkin's disease. *New England Journal of Medicine*, **325** (9), 599–605.

21 Robbins, J. and Schneider, A.B. (2000) Thyroid cancer following exposure to radioactive iodine. *Reviews in Endocrine and Metabolic Disorders*, **1** (3), 197–203.

22 Benjamin, S.A., Saunders, W.J., Lee, A.C. *et al.* (1997) Non-neoplastic and neoplastic thyroid disease in beagles irradiated during prenatal and postnatal development. *Radiation Research*, **147** (4), 422–430.

23 Carling, T. and Udelsman, R. (2004) Cancer of the endocrine system. Section 2. Thyroid tumors, in *Cancer: Principles and Practice of Oncology*, 7th edn. (eds. V.T. DeVita, S. Hellman, and S.A. Rosenberg), Lippincott Williams & Wilkins, Philadelphia, pp. 1727–1840.

24 Mumma, R.O., Rashid, K.A., Shane, B.S. *et al.* (1986) Toxic and protective constituents in pet foods. *American Journal of Veterinary Research*, **47** (7), 1633–1637.

25 Dzanis, D.A. (1994) The Association of American Feed Control Officials Dog and Cat Food Nutrient Profiles: substantiation of nutritional adequacy of complete and balanced pet foods in the United States. *Journal of Nutrition*, **124** (12 Suppl.), 2535S–2539S.

26 Klein, M.K., Powers, B.E., Withrow, S.J., *et al.* (1995) Treatment of thyroid-carcinoma in dogs by surgical resection alone – 20 cases (1981–1989). *Journal of the American Veterinary Medical Association*, **206** (7), 1007–1009.

27 Mitchell, M., Hurov, L.I., and Troy, G.C. (1979) Canine thyroid carcinomas: clinical occurrence, staging by means of scintiscans, and therapy in 15 cases. *Veterinary Surgery*, **8**, 112–118.

28 Worth, A.J., Zuber, R.M., and Hocking, M. (2005) Radioiodide (^{131}I) therapy for the treatment of canine thyroid carcinoma. *Australian Veterinary Journal*, **83** (4), 208–214.

29 Thompson, E.J., Stirtzinger, T., Lumsden, J.H., and Little, P.B. (1980) Fine needle aspiration cytology in the diagnosis of canine thyroid carcinoma. *Canadian Veterinary Journal/Revue Vétérinaire Canadienne*, **21** (6), 186–188.

30 Theon, A.P., Marks, S.L., Feldman, E.S., and Griffey, S. (2000) Prognostic factors and patterns of treatment failure in dogs with unresectable differentiated thyroid carcinomas treated with megavoltage irradiation. *Journal of the American Veterinary Medical Association*, **216** (11), 1775–1779.

31 Pack, L., Roberts, R.E., Dawson, S.D., and Dookwah, H.D. (2001) Definitive radiation therapy for infiltrative thyroid carcinoma in dogs. *Veterinary Radiology & Ultrasound*, **42** (5), 471–474.

32 Feldman, E.C. and Nelson, R.W. (2004) Hypothyroidism, in *Canine and Feline Endocrinology and Reproduction*, 3rd edn. (eds. E.C. Feldman and R.W. Nelson), Saunders, St. Louis, pp. 86–151.

33 Graham, P.A., Refsal, K.R., Nachreiner, R.F. (2007) Etiopathologic findings of canine hypothyroidism. *Veterinary Clinics of North America: Small Animal Practice*, **37** (4), 617–631, v.

34 Reimers, T.J., Lawler, D.F., Sutaria, P.M. *et al.* (1990) Effects of age, sex, and body size on serum concentrations of thyroid and adrenocortical hormones in dogs. *American Journal of Veterinary Research*, **51** (3), 454–457.

35 Gonzalez, E., and Quadri, S.K. (1998) Effects of aging on the pituitary–thyroid axis in the dog. *Experimental Gerontology*, **23** (3), 151–160.

36 Kantrowitz, L.B., Peterson, M.E., Melian, C., and Nichols, R. (2001) Serum total thyroxine, total triiodothyronine, free thyroxine, and thyrotropin concentrations in dogs with nonthyroidal disease.

Journal of the American Veterinary Medical Association, **219** (6), 765–769.

37 Nelson, R.W., Ihle, S.L., Feldman, E.C., and Bottoms, G.D. (1991) Serum free-thyroxine concentration in healthy dogs, dogs with hypothyroidism, and euthyroid dogs with concurrent illness. *Journal of the American Veterinary Medical Association*, **198** (8), 1401–1407.

38 Panciera, D.L. and Refsal, K.R. (1994) Thyroid function in dogs with spontaneous and induced congestive heart failure. *Canadian Journal of Veterinary Research*, **58** (3), 157–162.

39 Vail, D.M., Panciera, D.L., and Ogilvie, G.K. (1994) Thyroid hormone concentrations in dogs with chronic weight-loss, with special reference to cancer cachexia. *Journal of Veterinary Internal Medicine*, **8** (2), 122–127.

40 Elliott, D.A., King, L.G., and Zerbe, C.A. (1995) Thyroid hormone concentrations in critically ill canine intensive care patients. *Journal of Veterinary Emergency and Critical Care*, **5**, 17–23.

41 Mooney, C.T., Shiel, R.E., and Dixon, R.M. (2008) Thyroid hormone abnormalities and outcome in dogs with non-thyroidal illness. *Journal of Small Animal Practice*, **49** (1), 11–16.

42 Shiel, R.E., Brennan, S.F., Omodo-Eluk, A.J., and Mooney, C.T. (2007) Thyroid hormone concentrations in young, healthy, pretraining greyhounds. *Veterinary Record*, **161** (18), 616–619.

43 Bellumori, T.P., Famula, T.R., Bannasch, D.L. *et al.* (2013) Prevalence of inherited disorders among mixed-breed and purebred dogs: 27,254 cases (1995–2010). *Journal of the American Veterinary Medical Association*, **242** (11), 1549–1555.

44 Oberbauer, A.M., Belanger, J.M., Bellumori, T. *et al.* (2015) Ten inherited disorders in purebred dogs by functional breed groupings. *Canine Genetics and Epidemiology*, **2**, 9.

45 Merchant, S.R. and Taboada, J. (1997) Endocrinopathies. Thyroid and adrenal disorders. *Veterinary Clinics of North America: Small Animal Practice*, **27** (6), 1285–1303.

46 Kemppainen, R.T.J., and MacDonald, J.M. (1993) Canine hypothyroidism, in *Current Veterinary Dermatology; The Science and Art of Therapy* (eds. C.E. Griffin, K.W. Kwochka, and J.M. MacDonald), Mosby Year Book, St. Louis, pp. 265–272.

47 Greco, D.S., Feldman, E.C., Peterson, M.E. *et al.* (1991) Congenital hypothyroid dwarfism in a family of Giant Schnauzers. *Journal of Veterinary Internal Medicine*, **5** (2), 57–65.

48 Mooney, C.T. and Anderson, T.J. (1993) Congenital hypothyroidism in a boxer dog. *Journal of Small Animal Practice*, **34** (1), 31–35.

49 Robinson, W.F., Shaw, S.E., Stanley, B., and Wyburn, R.S. (1988) Congenital hypothyroidism in Scottish Deerhound puppies. *Australian Veterinary Journal*, **65** (12), 386–389.

50 Scott-Moncrieff, J.C. (2007) Clinical signs and concurrent diseases of hypothyroidism in dogs and cats. *Veterinary Clinics of North America: Small Animal Practice*, **37** (4), 709–722, vi.

51 Panciera, D.L. (1994) Hypothyroidism in dogs: 66 cases (1987–1992). *Journal of the American Veterinary Medical Association*, **204** (5), 761–767.

52 Dixon, R.M., Reid, S.W., and Mooney, C.T. (1999) Epidemiological, clinical, haematological and biochemical characteristics of canine hypothyroidism. *Veterinary Record*, **145** (17), 481–487.

53 Doliger, S., Delverdier, M., More, J. *et al.* (1995) Histochemical study of cutaneous mucins in hypothyroid dogs. *Veterinary Pathology*, **32** (6), 628–634.

54 Miller, W.H., Jr. and Buerger, R.G. (1990) Cutaneous mucinous vesiculation in a dog with hypothyroidism. *Journal of the American Veterinary Medical Association*, **196** (5), 757–759.

55 Fors, S. (2006) Neuromuscular manifestations of hypothyroidism in dogs. *Svensk Veterinartidning*, **14**, 11–17.

56 Bichsel, P., Jacobs, G., and Oliver, J.E., Jr. (1988) Neurologic manifestations associated with hypothyroidism in four dogs. *Journal of the American Veterinary Medical Association*, **192** (12), 1745–1747.

57 Braund, K.G., Dillon, A.R., August, J.R., and Ganjam, V.K. (1981) Hypothyroid myopathy in two dogs. *Veterinary Pathology*, **18** (5), 589–598.

58 Budsberg, S.C., Moore, G.E., and Klappenbach, K. (1993) Thyroxine-responsive unilateral forelimb lameness and generalized neuromuscular disease in four hypothyroid dogs. *Journal of the American Veterinary Medical Association*, **202** (11), 1859–1860.

59 Jaggy A., Oliver J.E., Ferguson D.C. *et al.* (1994) Neurological manifestations of hypothyroidism: a retrospective study of 29 dogs. *Journal of Veterinary Internal Medicine*, **8** (5), 328–336.

60 Cuddon, P.A. (2002) Acquired canine peripheral neuropathies. *Veterinary Clinics of North America: Small Animal Practice*, **32** (1), 207–249.

61 Jaggy, A. and Oliver, J.E (1994). Neurologic manifestations of thyroid disease. *Veterinary Clinics of North America: Small Animal Practice*, **24** (3), 487–494.

62 Indrieri, R.J., Whalen, L.R., Cardinet, G.H., and Holliday, T.A. (1987) Neuromuscular abnormalities associated with hypothyroidism and lymphocytic thyroiditis in three dogs. *Journal of the American Veterinary Medical Association*, **190** (5), 544–548.

63 Bezuidenhout, A.J. (1993) The lymphatic system, in *Miller's Anatomy of the Dog*, 3rd edn. (eds. H.E. Evans and M.E. Miller), Saunders, Philadelphia, pp. 717–757.

64 Rijnberk, A. and Stokhof, A.A. (2009) General examination, in *Medical History and Physical Examination in Companion Animals*, 2nd edn. (eds. A. Rijnberk and F.J. vanSluijs), Saunders Elsevier, St. Louis, pp. 47–62.

65 Rijnberk, A. and vanSluijs, F.S. (eds.) (2009) *Medical History and Physical Examination in Companion Animals*, 2nd edn., Saunders Elsevier, St. Louis.

66 Dyce, K.M., Sack, W.O., and Wensing, C.J.G. (1996) *Textbook of Veterinary Anatomy*, 2nd edn., Saunders, Philadelphia.

第13章
イヌの心血管系および呼吸器系の検査

13.1 先天性心疾患

先天性心疾患は，ネコよりもイヌでより多く発生している．大学病院での1年あたりの発生率は，ネコでは1,000頭中0.2～1.0頭であるのに対して，イヌでは1,000頭中6.8～8頭である[1,2]．この数値は，15頭の同腹犬のうち，1頭が先天性心疾患に罹患していると換言できる[2]．

心臓病の二次診療施設に来院するイヌの先天性心疾患はさらに多く，全症例の約21.7%である[3]．

動脈管開存症（PDA）のような先天異常では，容量負荷が生じる．動脈管は正常な胎子期の構造物である．胎子の肺は通常は虚脱しているため，血液は肺ではなく，肺動脈から後大動脈へ短絡する．動物が出生し，呼吸を開始すると肺は機能し始める．これに伴い，血液は酸素化するために肺を通過する必要があり，そのための唯一の方法が動脈管の閉鎖である．この閉鎖は生後12時間以内に始まる．動脈管は生後48時間で実質的に閉鎖し，1ヵ月齢以内に動脈管の遺残物は弾性線維の集塊である動脈管索になる[2,4]．

動脈管が閉鎖しない場合を開存ということから，この先天異常は動脈管開存症（PDA）と呼ばれる．報告によって異なるが，PDAはイヌの先天異常で最も，あるいは2番目に多い[4,5]．左右短絡のPDAが最も一般的で，大動脈内は高圧であることから，血液が不適切に肺循環に短絡する．この余分な血液が，既に肺動脈からの血液が流入している肺血管系に加わる．その結果，過剰な血液が肺から左心房に還流する．左心房の容量負荷が左心室にも加わることで，左心房および左心室の両者が徐々に拡張および肥大する．最終的には，肺にうっ血が生じて左心不全が発生する[2,4]．

あまり多くないが，右左短絡のPDAも発生する．肺血管系への容量負荷により，肺血管の血圧が上昇する．肺血管の血管抵抗が全身血管抵抗を超えると，胎生期のように，血液は肺動脈から大動脈へ不適切に短

絡する．肺動脈由来の酸素化されていない血液が，大動脈内の酸素化された血液を実質的に希釈することで，全身の酸素量低下および尾側でのチアノーゼが生じ，組織への灌流量を増加するための代償機転として赤血球が増加する[2,4]．

PDAの発生リスクが高い犬種として，ミニチュア・プードル，チワワ，マルチーズ，ビション・フリーゼ，コッカー・スパニエル，イングリッシュ・スプリンガー・スパニエル，キースホンドおよびシェットランド・シープドッグが挙げられる．ラブラドール・レトリーバー，ニューファンドランドおよびジャーマン・シェパードにPDAが発生する地域があり，遺伝子プールが関連して罹患している可能性がある[2,4]．

大動脈弁下狭窄症（SAS）および肺動脈弁狭窄症（PS）のような先天異常では，圧負荷が生じる．SASは，イヌでは大動脈狭窄の最も一般的なタイプである．大動脈の半月弁直下に線維体が存在するため，左心室からの血液の排出が障害される．結果として，左心室からの血液の排出は不完全となり，左心室は圧負荷に対するポンプ機能の改善を試みるようになる．より大量の血液を拍出するために，左心室壁が肥大する．しかし，この肥大により酸素需要量が増加するために状況は悪化し，左心室は効果的に機能しなくなる．SASが好発するニューファンドランドでは，遺伝様式が確認されている．ボクサー，イングリッシュ・ブルドッグ，ジャーマン・シェパード，ゴールデン・レトリーバー，グレート・デンおよびブル・テリアもSASの好発犬種である．報告によって異なるが，SASはイヌの先天異常として最も，または2番目に多い[2,4,5]．

PSの病態生理学は，部位を除けばSASと類似している．PSでは，流出路閉塞は肺動脈弁にみられる．これにより，右心室からの血液の駆出が障害される．右心室は，圧負荷を代償するために徐々に肥大する．ビーグルでは遺伝様式が判明している．コッカー・スパニエル，イングリッシュ・ブルドッグ，ブル・マスティ

フ，サモエド，シュナウザーおよびウエスト・ハイランド・ホワイト・テリアもPSの好発犬種である．PSは，イヌでは上位3番に入る先天異常である[2,4,5].

ファロー四徴症のような他の先天異常では，全体的に灌流を複雑にする様々な病変により，主にチアノーゼが生じる．ファロー四徴症では，以下の組み合わせがみられる[2,4].

- PS
- 右心室肥大
- 酸素化した血液を右心系に短絡させる心室中隔欠損
- 大動脈の右偏／騎乗

ファロー四徴症はイングリッシュ・ブルドッグ，ミニチュア・プードルおよびミニチュア・シュナウザーに好発する．これらの症例では，赤血球増加症および全身性のチアノーゼに加え，全身の倦怠感，筋力低下および息切れが認められる．また，虚脱を主訴に来院することもある．聴診では，古典的には「洗濯機」のような心雑音が認められる[2,4].

あまり一般的ではない先天性心疾患として，腹膜心膜横隔膜ヘルニアが挙げられる．この疾患では，脈管障害に加え，呼吸にも悪影響が及ぶ．胸腔および腹腔が不適切に接続していることで，腹腔内容物が胸腔へ移動し，このため肺の膨張能が障害される．したがって，肺は完全には拡張できなくなる（図5.10aおよびb参照）[2].

全体的には，先天性心疾患は雑種よりも純血種のイヌに好発する[1,6-8]．既述したように，疾患により好発する犬種は異なる[2]．また，性別による多発傾向も存在する．例えば，PDAは雌で多く発生する[1,2].

先天性心疾患のイヌは，心疾患に関連した病歴がなく，身体診察で明らかになることがある．心臓病のネコでよく認められるように，胸部の身体診察で心雑音または不整脈が偶発的に発見されることがある[2].

子犬では，最初の健康診断またはワクチン接種後の再診時に，臨床的には正常であっても，無害性で機能性の非病的心雑音が聴取されることがある[9-12]．このような心雑音は特に最初の健康診断時にみられる[13]．Szatmáriらによる2015年の調査では，195頭の子犬のうち28%に無害性雑音が認められた[14]．無害性雑音は収縮期に発生し，雑音強度の低い楽音様の心雑音として，左側傍胸骨で最も大きく聴取される傾向にある．この心雑音は，成長中の心臓および血管の間

に乱流が生じるために発生するが，5ヵ月齢までに消失することが多い．無害性雑音は生理的貧血により生じることもある[2,14].

一般臨床家にとっては，聴診のみで子犬の心雑音が無害性なのか，あるいは心疾患が存在することを反映しているのかを鑑別することは困難である[15-19]．先天性心疾患の検出にはX線検査よりも心エコー図検査の方が優れているため[13,20]，心エコー図検査を追加するために獣医循環器専門医へ紹介することが理想的である[9,10,14].

家族は，心雑音が加齢と共に消失することを期待して「静観」を選択することがある．これは多くの場合で適切，かつ許容されるもので，動物にとって有害でない．しかし，以下の所見が存在する場合，身体診察による心臓の所見として無害性雑音である可能性が低いため，追加検査が必要である[13].

- PDAで発生する連続性雑音
- 他の異常心音
- 脈拍の異常または欠損
- 他の臨床徴候

心疾患により臨床徴候を示すイヌは，発育不全，筋力低下，チアノーゼまたは虚脱を主訴に来院する．運動不耐および努力性呼吸を示すこともある．SASの症例は突然死することがある[2].

13.2　後天性心疾患

イヌの後天性心疾患には器質的疾患および機能的疾患がある．前者はさらに以下の2種類に大別される．

- 後天性弁膜症[21]
- 心筋自体が病的状態となる後天性心筋症[22]

弁膜症はイヌでは一般的で，症例の75～80%を占める[21,23,24]．具体的には，僧帽弁疾患（MVD）が最も多く発生し，特にミニチュア・プードル，ポメラニアン，ヨークシャー・テリア，チワワおよびキャバリア・キング・チャールズ・スパニエルなどの小型犬の雄に認められる[21]．MVDでは，僧帽弁の変性は進行性である．弁尖に小結節が発生し，弁の解剖学的構造が変形する．小結節が顕著に増加するか，大型になると，弁尖の接合が障害され，弁から血液が「漏れる」ようになり，血液が逆流する．MVDの症例では，心臓が拍動するたびに血液が僧帽弁を介して左心房に

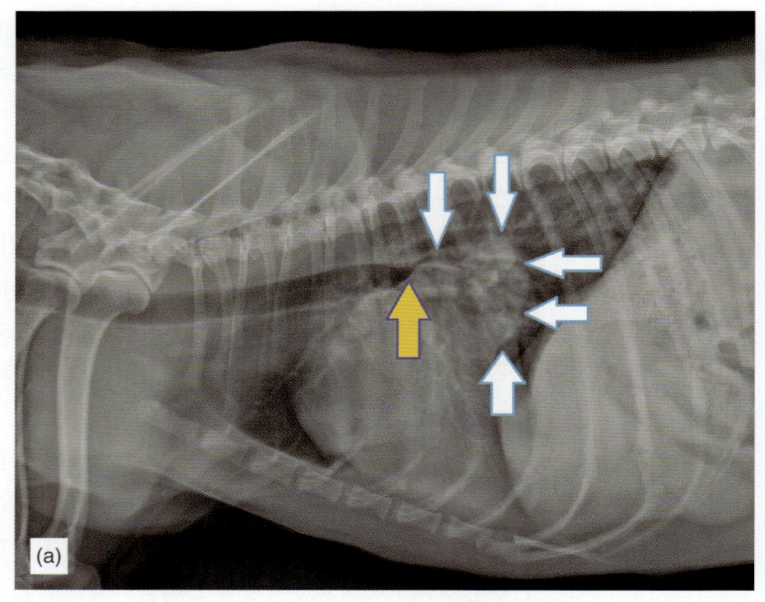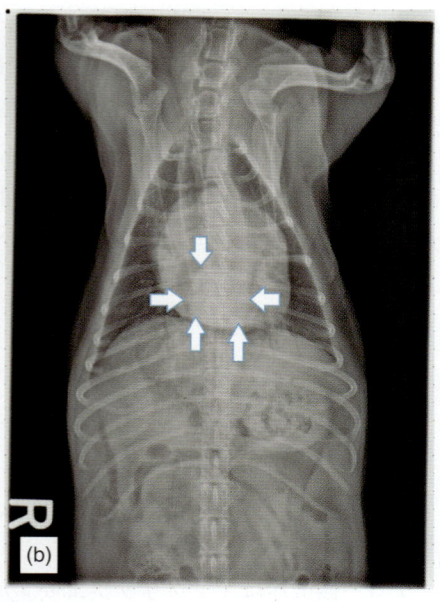

図13.1 (a) MVDにより左心系のうっ血性不全を発症したイヌの胸部X線側面像．白矢印は拡大した左心房を，そして黄色矢印は主気管支の圧迫を示す．この圧迫が咳嗽の原因である可能性が高い．(b) (a)と同じ症例の直交像．白い矢印は拡大した左心房を示す．［写真提供］Daniel Foy, MS, DVM, DACVIM, DACVECC.

不適切に逆流する．このため，左心房圧は徐々に増加する．これに反応して，左心房は拡大する．最終的には，血液の逆流が顕著に増加することで肺静脈圧が上昇し，肺水腫が生じる[21]．

中程度から重度のMVDでは，胸部X線検査で左心房拡大が明らかになる．顕著な左心房拡大は気管を背側に変位させたり，主気管支を圧迫し，これが原因で慢性咳嗽が生じる[21]（図13.1）．

心筋症もイヌでは一般的である[22, 23, 25]．拡張型心筋症（DCM）は特にドーベルマン・ピンシャーおよびアイリッシュ・ウルフハウンドに好発し，雄で発症リスクが高い[22]．タウリン欠乏症が主要な原因であったネコのDCMと異なり[26]，イヌの病因は不明である[22]．DCMに罹患したイヌでは，左心室は進行性に拡張する．疾患の悪化に伴い，左心房も拡張し，心室の収縮性は低下する．その結果，心臓は拡大して比較的たるんだ状態になり，収縮も非効果的で不完全である．大動脈血流速は低下する．血液は左心室から左心房へ逆流する．この逆流量が多いと，うっ血性心不全に陥る．心室性不整脈も一般的で，DCMに罹患したドーベルマン・ピンシャーの1/3〜1/2は突然死する[22]．

イヌでは，肥満は後天性心疾患の罹患リスクを高める可能性がある[23]．ヒトでは，肥満および心不全の間に関連性が証明されている[27-29]．イヌでは，高密度リポ蛋白（HDL）／低密度リポ蛋白（LDL）比が高いため[30]，ヒトと比べるとアテローム性冠動脈疾患は稀だが[20]，肥満したイヌでは心拍数および血圧は上昇する[31-34]．さらに，肥満したイヌでは求心性肥大が発生し[35]，左心室自由壁は肥厚する[36]．

イヌの心筋症については不明な点が未だに多い．しかし，重要なメッセージとしては，心疾患のイヌはネコよりも多様な傾向にあることである．ネコの症例は心疾患を主訴に来院することは少ないが[13]，特に後天性心疾患のイヌは心疾患を主訴に来院する[22]．例えば，DCMのドーベルマンは，失神または運動不耐性を主訴に来院することが多い．イヌが本当に心疾患に罹患している可能性を評価するために，犬種と病歴を主要な身体診察所見と組み合わせることが大切である．

13.3 聴診前の心血管系の評価

心血管系の評価は，診察室での症例の観察から始める．

13.3.1 態度

症例が診察室内に入った段階で，態度，精神状態および情動状態を注意深く観察する必要がある．特に，以下の2点を確認する．

1) 症例は意識清明か？　反応が速いか？
2) 症例は目に見えて苦しんでいるか？

動物病院のような不慣れな環境では，イヌは恐怖心を抱くことがある．恐怖心が極限に達すると，イヌは床に身体を密着させたり，恐怖のためにあたかも「固まった」ように壁にもたれて身体を丸くする．動物病院で不安にしているイヌの写真（図9.7b）を参照のこと．しかし，イヌは呼吸窮迫により「固まる」ことがあることも考慮すべきである．イヌは，生きるために努力性呼吸に集中するあまり，他のことは何も考えられないことがある．繰り返すが，重度のSASおよびPSの症例では，努力性呼吸は稀ではない[2]．このような状況では，イヌのボディー・ランゲージ（耳，眼および姿勢）に注目することは，恐怖による行為であるのか，あるいは疾患によるものかを判断する一助になる．

13.3.2 呼吸数

ネコの呼吸数は1分間あたり20〜40回であるのに対して，イヌのそれは一般的に10〜30回／分である．大きな体格の犬種は正常範囲の下限付近，小さな体格の犬種は正常範囲の上限付近の傾向にある[37]．

呼吸数は，呼吸の深さと異なるパラメータであることを注意すべきである．イヌは非常に浅い頻呼吸か，緩徐で非常に深い呼吸かのいずれかを示すことが多い．

イヌが周囲の環境を探索しようと過剰に匂いを嗅ぐ動作をした場合，呼吸数の評価が困難になることに注意すべきである．匂いを嗅ぐ動作は，頻呼吸ではない．この動作をしている場合，症例が落ち着くまで呼吸数の評価を待ち，重度の呼吸器疾患または心疾患による呼吸窮迫の症例で認められる50〜100回の呼吸数と間違えないようにすべきである．

呼吸数は不安感が強いイヌでは上昇する傾向にあるが[38]，心疾患のイヌでも上昇する[39]．

13.3.3 努力性呼吸

第5章5.2.3節で示したように，呼吸周期とはそれぞれ1回の吸気および呼気から構成される[37]．吸気は，通常は能動的な過程であるのに対し，呼気は受動的である．

呼吸困難は，動物が呼吸周期を全うする際に空気を取り込むこと，吐き出すこと，あるいはこの両者が困難になると生じる[40,41]．吸気性呼吸困難は上気道が狭窄すると生じる．空気を体内に取り込むために一段と労力が必要になるため，身体は呼吸周期を全うす

るために呼吸補助筋，つまり斜角筋および胸骨頭筋を酷使する．さらに，鼻孔の翼状ひだを開大させ，口唇を引き込むことで気流を増大させる[40]．

肺の弾性が低下，胸郭のコンプライアンスが低下，あるいは気管支が狭小化した場合，呼気性努力困難が生じる．呼気性努力困難では，身体から空気を吐き出す際に一段と労力が必要になる．胸腔内圧を上昇させ，強制的に空気を吐き出すために横隔膜に腹圧が加わる．しかし，このことで細い気管支がより狭小化し，呼吸困難が悪化することがある[40,41]．努力性呼吸の増加は肉眼で確認でき，呼吸器，心臓またはこの両者が混在した疾患の存在を示す所見である．

13.3.4 呼吸の経路

開口呼吸を長期的には持続できないネコと異なり[42]，イヌは鼻および口で呼吸する．開口呼吸をしているネコは呼吸器または循環器の緊急状態に容易に陥るが[26]，パンティングをしているイヌは必ずしも異常ではない．事実，イヌが過剰な熱を放出する目的でパンティングすることは正常である[37]．イヌは，熱性多呼吸[43]と呼ばれる方法により，鼻から空気を吸い込み，口から吐き出すことで，周囲の高い温度に順応する[44]．熱い空気を吸い込むと，外側鼻腺が分泌物の量を増加させ，呼気の前に空気を水分で飽和させる[45]．この空気は口から放出されるため，空気に含まれる熱が鼻粘膜を加温することはない．空気に含まれた熱は，口から環境中に強制的に放出される．

興奮および不安によるエネルギーは体熱産生も増加させることを覚えておくことは重要である．換言すると，イヌにとって熱ストレスの原因は環境だけではない．病院内で明らかに興奮している，あるいは不安感が過度な動物には，熱性多呼吸をする機会を与えるよう注意しなければならない．イヌの熱を放出する能力を損なうべきでなく，もし損なってしまうと，イヌはパニックに陥り，保定にますます抵抗するようになる[46]．

このため，症例のパンティングが損なわれないという理由から，著者は院内ではナイロン製の口輪よりも，バスケット製の口輪を好んで使用している．図9.21aおよびbでは，バスケット製の口輪の外観，そして診療スタッフにとって安全面の問題とならずに開口させる方法を示した．

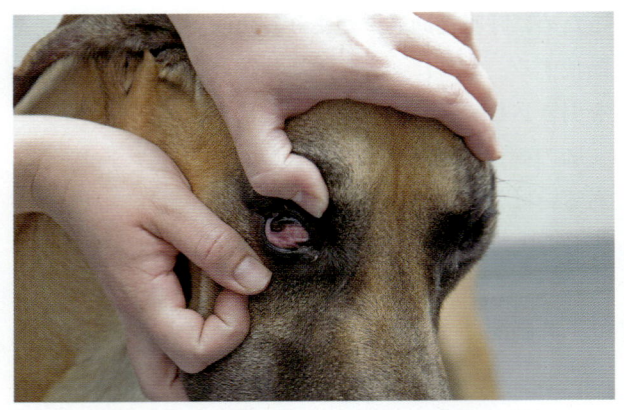

図13.2 瞬膜および結膜囊の粘膜色調の評価.
[写真提供] Midwestern University, Media Resources Department.

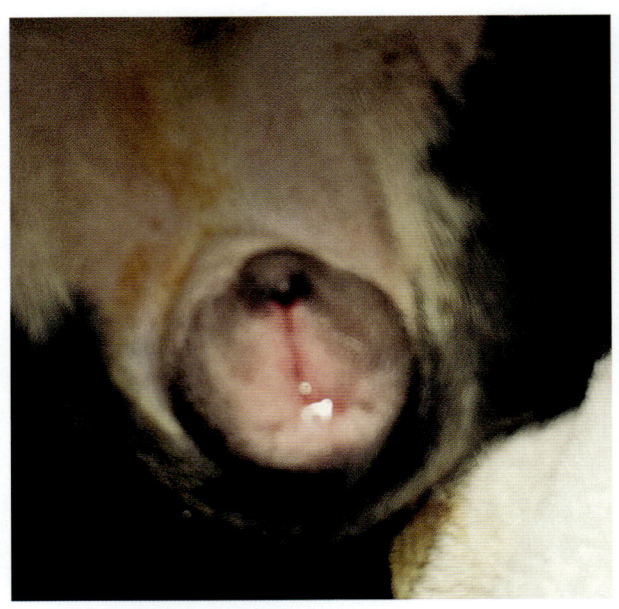

図13.3 このイヌは発情期であるために，外陰唇での粘膜色調の評価は不適切である．発情期では外陰唇の粘膜の色調が変化するため，信頼できない.
[写真提供] Shannon Carey, DVM.

13.3.5 粘膜の色調

第11章11.7.1節を参照．既に述べたように，粘膜の色調を評価するために最も一般的に使用される組織は口腔粘膜である．症例の気質により歯肉を利用できない場合，結膜囊の色調を評価できる（図13.2）．結膜囊は色調の点では信頼性が高く，例えば症例が貧血である場合は青白くなる.

結膜囊の代わりに，外陰唇または包皮内側の色調を評価することもある．雌では，外陰唇の粘膜の色調は生殖周期のステージにより変化するため，活動的な周期でない場合にのみ信頼できる（図13.3）[37].

13.3.6 毛細血管再充満時間（CRT）

第11章11.7.2節を参照.

13.3.7 頸静脈波

頸静脈は，頸部両側の最大の静脈である．イヌでは採血に使用されることが多いが，同等とまではいかないものの，頸静脈が静脈還流および中心静脈圧の指標としても有効であることを診療スタッフは忘れていることが多い[40].

前方をまっすぐ向いて起立している動物では，頸静脈は観察することも触知することもできない．ただし，心臓への静脈還流が障害されている場合はこの限りではない[40, 47].

右心不全では，右心系の効率が悪い，無効，あるいはこの両者により，右心系に血液が逆流する．この血液の過負荷により頸静脈は拡張し，この血管の観察または触知，あるいはこの両者が可能になる．時に頸静脈が著しく拡張し，心拍毎に拍動することもある[40, 47, 48].

イヌで静脈環流量の低下の徴候を観察できる他の部位として，胸部腹側および腹部，包皮，そして足根関節およびその周囲がある．これらの部位は静脈環流量が低下した状況でも血液を「蓄える」ことがあるが，「蓄える」というよりはむしろ浮腫を意味することがある．腹部に蓄えた状況は一般には腹水と呼ばれる．腹水はネコよりもイヌで頻繁に認められ，典型的には呼吸困難を主訴に来院する[40, 47].

13.3.8 大腿脈拍の評価

動脈拍動とは心室が収縮し，左心室からの血液が大動脈を力強く通過することで発生する触知可能な波動である．脈拍として触知されるものは，血液を受け入れることで生じる動脈の拡張である[47].

イヌでは，脈拍を検出する最も一般的な部位は大腿動脈である．全ての心拍動は脈拍を伴うはずである[47]．大腿動脈の脈拍を評価するためには，動物から離れて背側に立つ必要がある．指を揃え，掌を曲げて触診することで，後肢および身体が連結する鼠径部で大腿動脈を触知できる．親指以外の指先を使用すると，脈拍の検出感度が高まる．また，指先を使用することで，動物の脈拍ではなく自分自身の脈拍を感知する可能性が低下する．疑わしい場合，脈拍の触知と同時に心臓を聴診してもよい．この場合，脈拍および心拍数が合致するはずである（図13.4aおよびb）.

大腿動脈の触知部位に慣れたら，左右の大腿動脈を

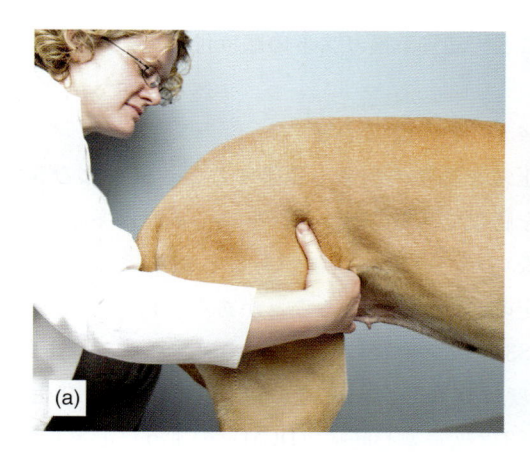
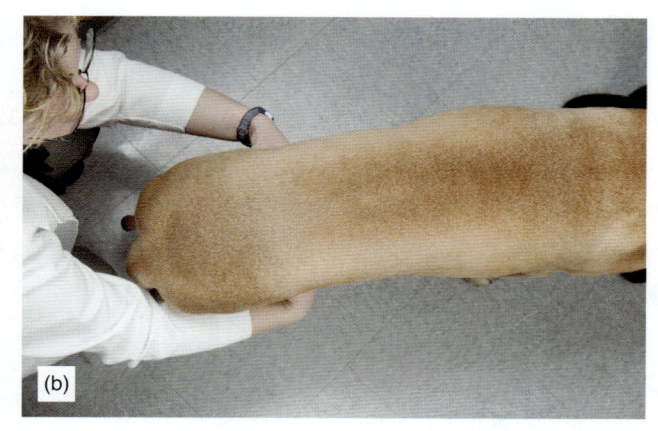

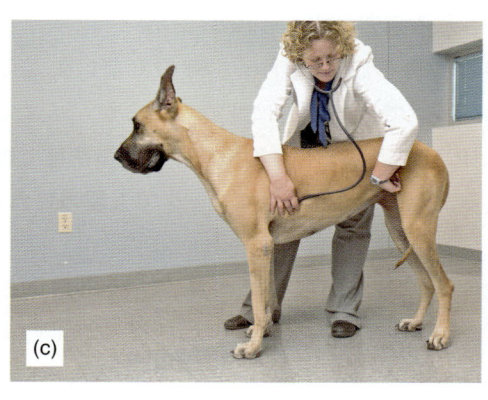

図 13.4 （a）側面から見た大腿動脈の触診時の適切なポジション．（b）上方から見た大腿動脈の触診時の適切なポジション．（c）聴診および大腿動脈の脈拍の触診を組み合わせて，各心拍が各脈拍と関連していることを確認する．[写真提供] Midwestern University. Media Resources Department.

同時に触診する練習をする．このスキルを体得すると，両側の動脈を同時に触知して脈拍の対称性を評価できるようになる．脈拍の非対称性は根底に存在する心臓の問題を診断する補助になる．

脈拍からは，以下の情報を得ることができる．

- 脈拍数
- 灌流
- 脈拍の性質

既に述べたように，脈拍数は心拍数と合致するのが正常で，聴診すると心拍動毎に脈拍が発生することが判る．脈拍および心拍数が合致していることを確認するために，聴診と同時に大腿動脈を触診すべきである（図 13.4c）．

脈拍が心拍数と合致していない場合，それは心臓のいわゆる「心拍脱落」であり，不整脈によって生じる．心臓の収縮が異所性中枢の電気的活動により早期に生じた場合，心室は充満する機会を失い，心室からの拍出量が減少する．この結果，一回拍出量が減少して触知可能な脈拍は発生しない．このように，心臓は収縮したにもかかわらず，脈拍は欠損する[49]．

脈拍の消失は，灌流の低下を反映している場合もある．動脈血栓塞栓症は，イヌよりもネコで多くみられる[26, 47, 48, 50]．

脈拍の強度は，収縮期血圧および拡張期血圧の差に依存する．この差が大きいほど脈拍が増強し，差が小さいほど脈拍は減弱する[47]．

- 反跳脈は正常よりも脈拍が強く，原因は拡張期圧の低下，収縮期圧の上昇，あるいはその両者である[47]．
- 弱い脈は正常よりも脈拍が弱く，原因は収縮期圧の低下，拡張期圧の上昇，あるいはその両者である[47]．
- 不規則な脈拍は心房細動の存在を示唆することがある[47]．

脈拍の評価に関する科学的知識は不完全である．脈拍の評価に関連する欠点については第5章5.2.10節を参照．

13.4　胸部の聴診

心臓血管系を考慮する際，身体を循環する血液の経路を復習することが重要で，このことは心臓血管系に機能不全が生じた場合の心臓パラメータ，心音，そして循環に関する様々なポイントを理解する基礎となる．心周期については第5章5.3.1節を参照．

13.4.1 正常な心音

学生に正常な心音について説明するよう求めると，大抵が「lub-dub（ドッ・クン）」を思い浮かべる．Ⅰ音であるS1は「ドッ（lub）」，そしてⅡ音であるS2は「クン（dub）」に相当する．S1は房室弁が閉鎖し，心室が収縮する際に発生するのに対し，S2は肺動脈弁および大動脈弁が閉鎖し，心臓が充満する際に生じる[51]．

13.4.2 異常心音

心雑音は正常な動物では聴取されない特殊なタイプの心音で，血液の乱流により生じる．S1およびS2は鮮明，かつ独立した音であるのに対し，心雑音は乱気流のように「ヒュー（whoosh）」という音に例えられる[47]．

心雑音が聴取された場合，心周期の中での発生タイミングを記載する必要がある[47]．

- 収縮期雑音はS1およびS2の間に発生する．
- 拡張期雑音はS2およびS1の間に発生する．

心雑音の強度も評価する必要があり，一般的には6段階にグレード分類する[47, 51]

- グレード1の心雑音の多くは非常に限局的に発生しているため，すぐには聴取が困難な低強度の音である．グレード1の心雑音の多くは不明瞭で，S1内に混在するため，この存在を示す唯一の所見はS1が一見延長したように聴取される．
- グレード2の心雑音もソフトな音だが，グレード1と異なり明瞭である．グレード2の心雑音も限局して発生する傾向にあるが，グレード1よりも容易に聴取される．
- グレード3の心雑音の強度は中程度で，聴診器を胸壁にあてるとすぐに，かつ容易に聴取される．
- グレード4は大きな心雑音で，より放散する傾向にある．
- グレード5は非常に大きな心雑音で，また放散し，振戦が触知できることが特徴である．振戦は強い乱流により生じる振動で，胸壁を介して触知できる．
- グレード6は非常に大きな心雑音で，聴診器を用いなくても聴取できる．

心雑音はいわゆる最強点，つまり心雑音の最も大きな領域に対応する弁の位置を記述する必要がある．[51]．最強点の特定は，機能不全のある弁尖を推定す

ることで鑑別診断リストの順位付けを補助する．

13.4.3 その他の心音

正常な動物の胸壁を聴診すると，S1およびS2の両者を聴取できる．しかし，健康であれば多くは聴取されないが，心臓に問題があるとS1およびS2に加え，特定の心音が発生することがある[51]．

- S3はS2の直後に聴取される音で，弛緩してある程度は充満した左心室に流れ込むことで発生する．S3は拡張型心筋症（DCM）のように心室拡張が障害される病態に認められる．
- S4は心房の収縮に伴ってS1の直前に生じる．S4は，ネコでは一般的に認められるが，イヌでは稀なHCMのような心房拡張を障害する病態で聴取される．S4は第3度房室ブロックでも認められる．

S3およびS4が聴取された場合，奔馬調律となる[51]．S3が存在する場合，奔馬調律は以下のようになる．

1　23　　1　23　　1　23　　1　23

S4が存在する場合，奔馬調律は以下のようになる．

41　2　　41　2　　41　2　　41　2

13.4.4 心臓の聴診

イヌの胸部はネコよりも大きい[51]（図13.5）．

左側胸部を評価する際，胸部領域で聴診すべき弁を思い出すために，P-A-Mという頭文字を用いるとよい（図13.6aおよびb）[40, 47]．

- 肺動脈弁（Pulmonic valve）：胸骨および脊柱の間の約1/3で胸骨背側の第2〜3肋間腔で聴診する．
- 大動脈弁（Aortic valve）：左側第2〜3肋間腔で聴診する．
- 僧帽弁（Mitral valve）：左側第5〜6肋間腔の胸骨付近を聴診する．

右側胸部を評価する際は，右（Right）にある心房（Atrial）の弁である三尖弁（Tricuspid）を思い出すためにR-A-Tという頭文字を用いるとよい．聴診は第4〜5肋間腔の胸骨付近で行う[40, 47]（図13.6cおよびd）．

これらの目印をイヌで確認するためには図13.7を参照．

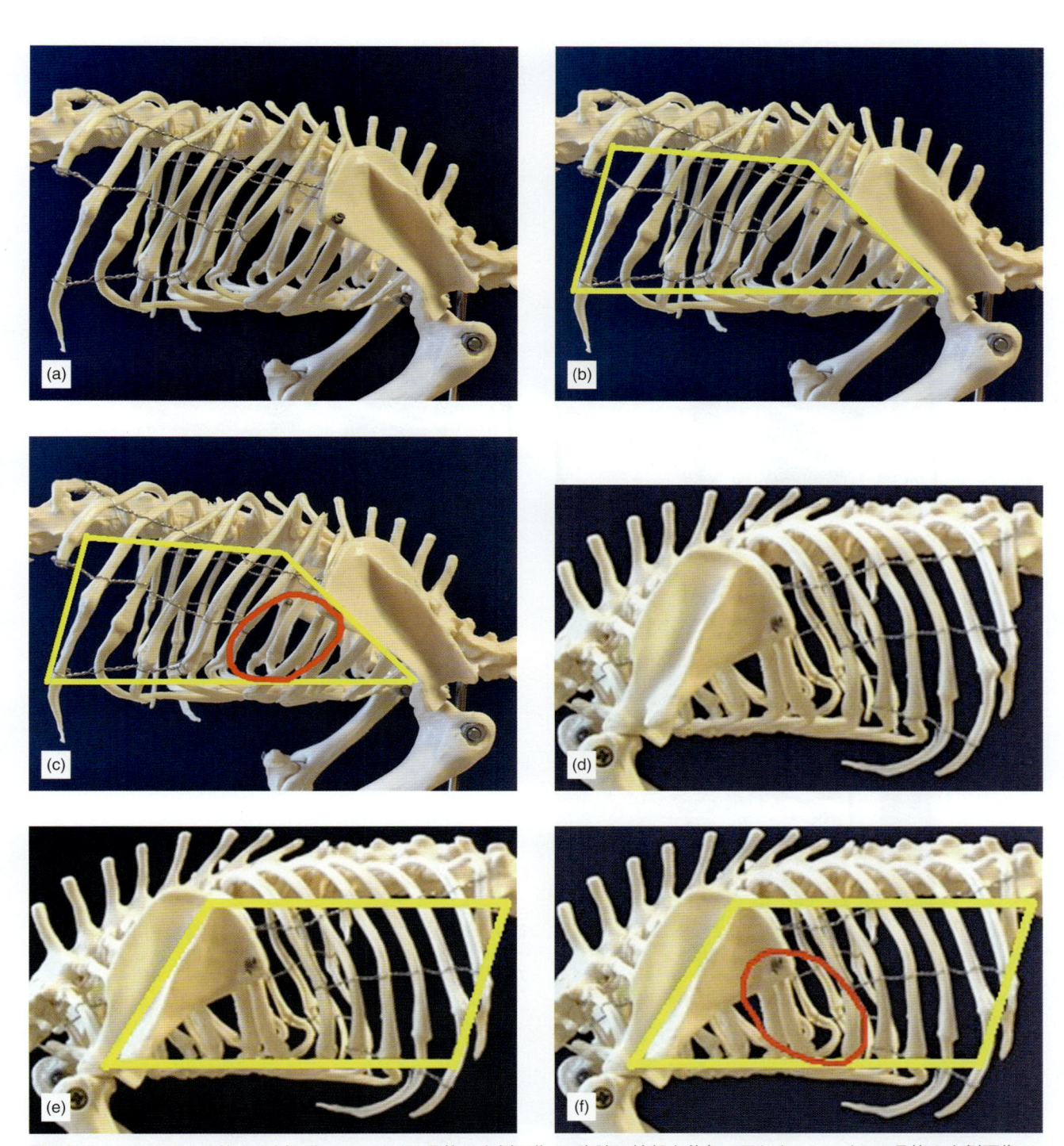

図13.5 (a) イヌの骨格の右側面像. (b) イヌの骨格の右側面像で, 胸腔の輪郭を黄色で示した. (c) イヌの骨格の右側面像で, 胸腔の輪郭を黄色で, そして心臓を赤色で示した. (d) イヌの骨格の左側面像. (e) イヌの骨格の左側面像で, 胸腔の輪郭を黄色で示した. (f) イヌの骨格の左側面像で, 胸腔の輪郭を黄色で, そして心臓を赤色で示した. (つづく)

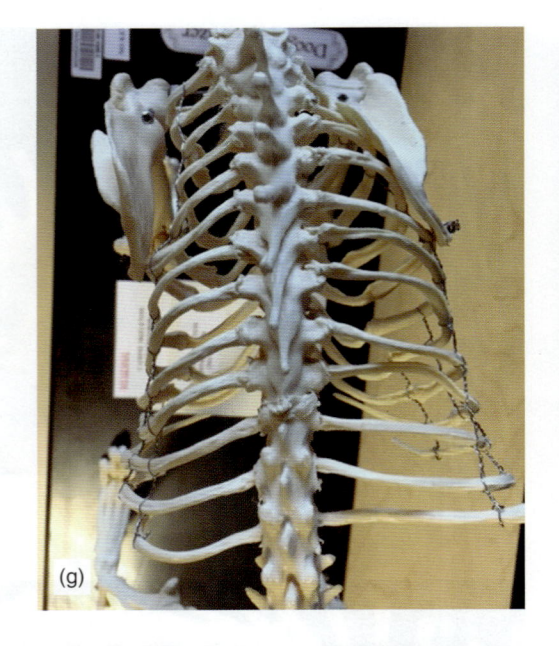

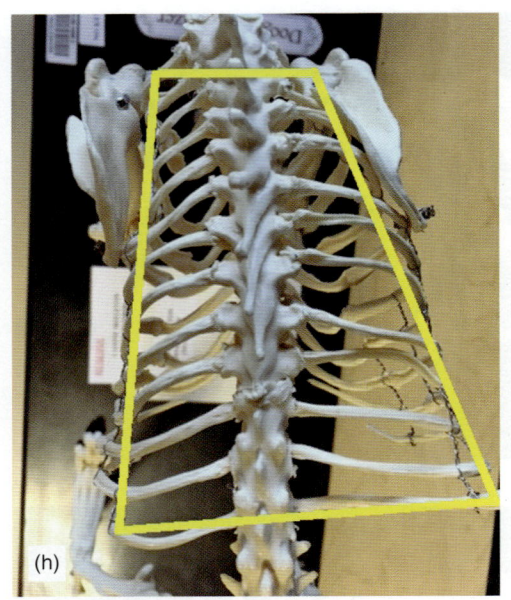

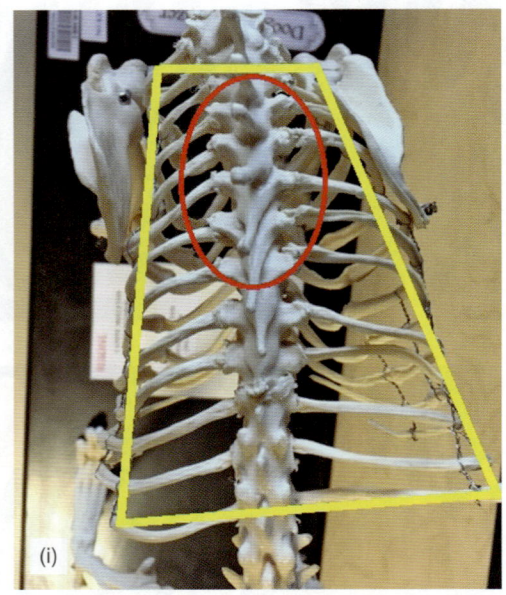

図**13.5** （つづき）(g) イヌの骨格の背腹像． (h) イヌの骨格の背腹像で，胸腔の輪郭を黄色で示した． (i)イヌの骨格の背側像で，胸腔の輪郭を黄色で，そして心臓を赤色で示した．

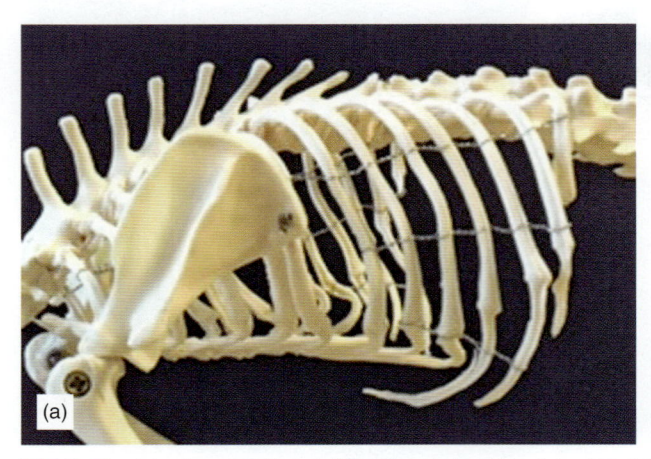

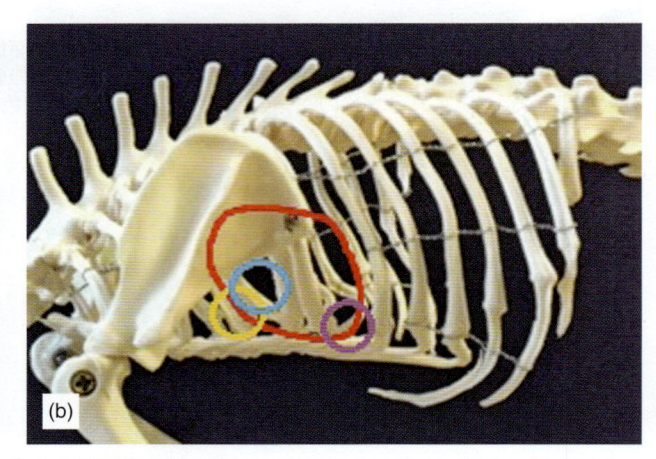

図**13.6** （a) イヌの骨格の左側面像の拡大写真． (b) イヌの骨格の左側面像の拡大写真．心臓の弁を示す（黄色＝肺動脈弁，青色＝大動脈弁，そして紫色＝僧帽弁）．（つづく）

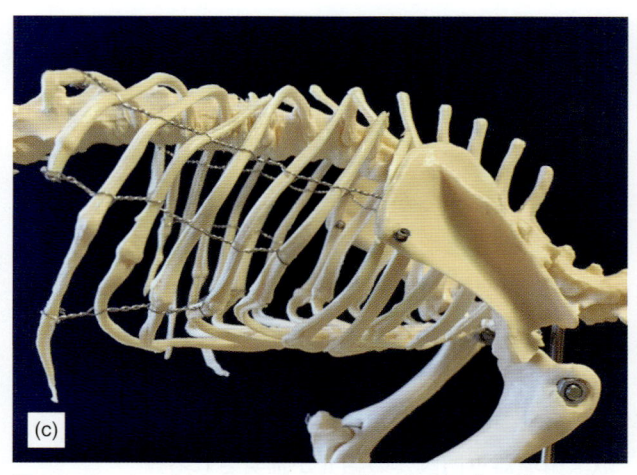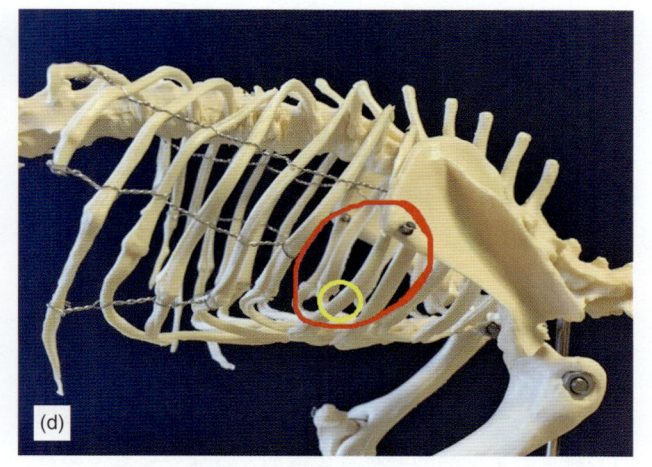

図13.6 （つづき）(c) イヌの骨格の右側面像の拡大写真. (d) イヌの骨格の右側面像の拡大写真. 心臓の弁を示す（黄色＝三尖弁）.

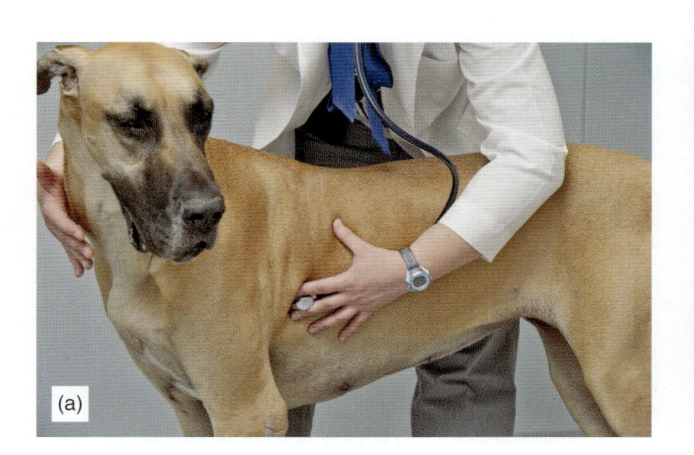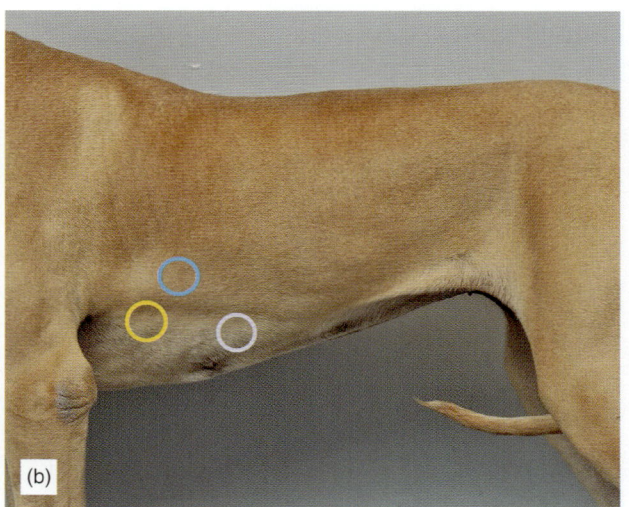

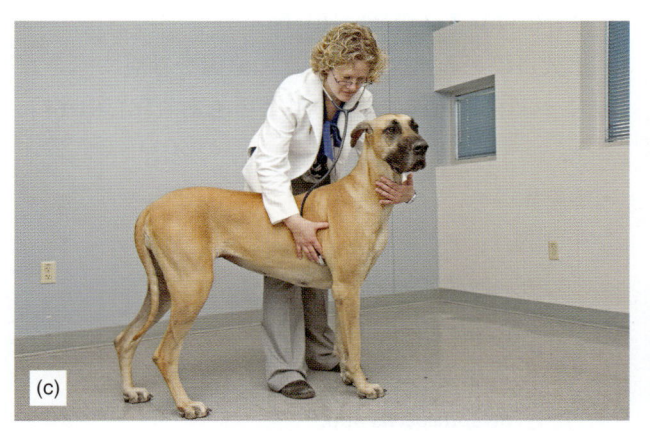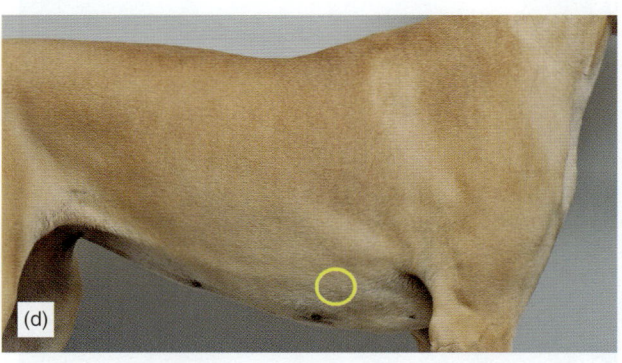

図13.7 （a) イヌの左側胸郭. (b) 左側胸壁での心臓の適切な聴診部位（黄色＝肺動脈弁，青色＝大動脈弁，そして紫色＝僧帽弁）. (c) 右側胸壁での聴診. (d) 右側胸壁での心臓の適切な聴診部位（黄色＝三尖弁）.
[写真提供]Midwestern University, Media Resources Department.

13.4.5　聴診器の構造および特徴

第5章5.3.6節を参照.

13.4.6　胸部聴診の限界

胸部の聴診は毎回の身体診察で重要である. 聴診により, 心雑音および不整脈の検出が可能になり, これらは病的な場合があり, このため根底の心疾患を示すことがある.

胸部の聴診の主な制限は, 心雑音のグレードが非常に高ければ病的と予測できるが, そうでなければ生理的心雑音および病的心雑音を鑑別できないことである [15-19]. Szatmári らの2015年の研究では, 生後20～108日齢の臨床的に健康な子犬の胸部検査により15%に心雑音が発見されたことを考慮すると, これらの心雑音が懸念すべきものか否かを確実に鑑別するためには追加検査が必要である [14]. 心エコー図検査は問題のある弁の位置を特定し, 真に病的かを確認するための理想的な画像診断法である [9, 10, 14].

胸部の聴診における第2の制限は, 聴診により判定した心雑音の最強点が, その心雑音の原因を特定する際に必ずしも正確でない点である [13]. 換言すると, 聴診は心雑音の同定という点では, 特異度が非常に低い. 心雑音のあるウィペットの研究では, 聴診のみで僧帽弁閉鎖不全症と推定診断した186頭のうち166頭で診断が誤っていた [52].

胸部の聴診における第3の制限は, 心音が微弱化し,

奇脈を併発する重度の心膜液貯留以外では, 聴診により心拡大を確認できない点である. 奇脈では, 脈の質が呼吸と共に変化する [53]. 心拡大は, うっ血性心不全を引き起こすことがある. X線検査により, どの心腔が拡大しているかを確認することは, 獣医師にとって診断の一助となることがある. 例えば小型犬で, 直角2方向の胸部X線写真で左心房拡大が明瞭であれば, 僧帽弁閉鎖不全症を考慮することが多い（図13.1参照）. 同様に, 無徴候のイヌで心陰影の拡大を確認した場合（図13.8）, たとえ聴診では異常がないとしても, 獣医循環器専門医への紹介が推奨される.

重要なことは, 胸部の聴診は出発点として有効である点である. しかし, 症例に対して適切な内科的管理を可能にするためには, 追加の診断検査が必要である.

13.5　呼吸器疾患

呼吸器疾患のイヌでは, 典型的には上気道, 喉頭, 下気道および／または胸腔疾患の4種類の1つがみられる.

13.5.1　上気道疾患

上気道疾患は, 保護施設およびペットホテルのような共用施設で罹患することが多いネコと異なり, イヌではあまり一般的でない [54-60]. しかしイヌでも, ペットホテル, 繁殖犬舎, ペットショップ, 研究施設および保護施設のように高密度の状態で収容されている場合にはリスクが高い [61-64].

上気道疾患のイヌでは以下の原因を考慮すべきだが, これ以外の原因で発生することもある [61, 64-67].

- 感染症
  - 細菌
    - ○ *Bordetella bronchiseptica*
    - ○ *Mycoplasma* spp.
    - ○ 二次感染
      - □ *Streptococcus* spp.
      - □ *Pasteurella* spp.
      - □ *Pseudomonas* spp.
  - ウイルス
    - ○ イヌジステンパーウイルス (CDV)
    - ○ イヌアデノウイルス2型 (CAV-2)
    - ○ イヌパラインフルエンザウイルス (CPIV)
    - ○ イヌヘルペスウイルス1型 (CHV)

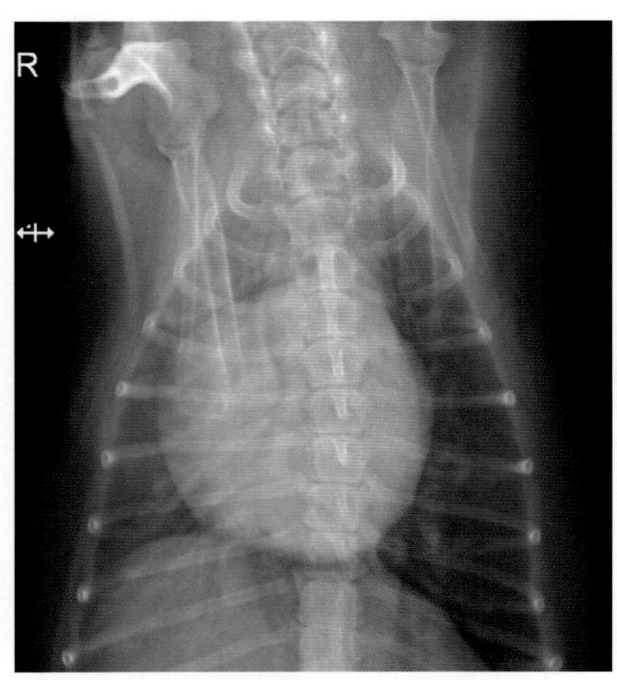

図13.8　このチワワの胸部X線V/D像では心拡大が明らかである.［写真提供］Patricia Bennett, DVM.

- ○ イヌ呼吸器コロナウイルス
- ○ イヌインフルエンザウイルス
- － 真菌
  - ○ *Aspergillus fumigatus*
- 器質的疾患
  - － 感染症に続発する慢性増殖性鼻炎
  - － 短頭種気道症候群
  - － 鼻腔内腫瘍
    - ○ 腺癌
    - ○ 線維肉腫
    - ○ 軟骨肉腫
    - ○ 骨肉腫
    - ○ 扁平上皮癌
    - ○ 稀にリンパ腫
    - ○ 稀に良性の鼻腔内ポリープ
- 誤嚥に対する反射／逆または吸気性くしゃみ
  - － 機械的刺激に対する鼻粘膜の正常な反応
- 異物
  - － 草の芒

1種類以上の感染因子が上気道でコロニーを形成した場合，イヌ感染性呼吸器疾患（CIRD）と呼ぶ．口語ではこの疾患は，感染性気管気管支炎またはケンネル・コフ[61,67,68]と言われ，世界中で確認されている[63].

CIRDの症例は，典型的には軽度で，自己限定的な鼻漏および発作性の乾性咳嗽が認められる[61,63].鼻漏は漿液性であることが多いが，上気道の炎症が強い，あるいは二次的に細菌が日和見感染すると，粘液膿性になることがある．二次感染と同様，重複感染も一般的で，死亡率を増加させる．下気道が罹患することがあり，この場合には治療介入が必要になる場合がある[63,64,67].

鼻漏の写真については，第3章3.4項を参照．これらはネコの写真だが，イヌの鼻漏も同様と思われる．

CIRDから回復したイヌ，特にウィペットおよびダックスフンドは慢性過形成性鼻炎に罹患する傾向がある．この場合，上気道はウイルスによる重度の一次感染により障害され，1種類以上の細菌による二次感染を合併する．イヌでは，重度のネコヘルペスウイルス（FHV）で認められるような鼻甲介の損傷はあまり一般的ではない．しかし，高度な画像診断法で確認すると，鼻粘膜の明らかな肥厚がみられる．この粘膜過形成は持続性で，多量の鼻漏の原因となり，長期間抗生物質を必要とする．抗生物質を中止すると，再発することが多い[65].

ネコと比較すると，イヌでは真菌性鼻炎の発生率が高い．真菌性鼻炎は，ネコでは *Cryptococcus neoformans* の感染が一般的だが，イヌでは *Aspergillus fumigatus* が多い．長頭のイヌは，そうでないイヌよりも真菌性鼻炎に罹患する傾向にある．特にジャーマン・シェパードで多発すると思われる．鼻漏は片側性または両側性にみられ，典型的には粘液性，粘液膿性，あるいは蜂蜜様の色調および粘稠性を示す．進行すると破壊的な鼻炎に発展し，鼻出血が生じることがある．顔面が変形することがあるが，両側の鼻孔を介した気流は正常のままである[65].

非感染性の上気道疾患として，若齢猫で主に発生する鼻咽頭ポリープはイヌでは稀である[55,69-71]．イヌでより懸念されるのは，短頭種気道症候群と呼ばれる構造に起因する病態である[72-79].

短頭種気道症候群は短頭種特有の疾患で，審美的な目的により顔面の骨格を短縮させた直接的な結果である[78]．第11章11.1項で述べたように，短頭種の頭指数は高く，頭蓋骨が幅広く，かつ短いために鼻口部が「押し込まれた」外観をしている[80-83]．この短く幅広い頭蓋骨は，以下の解剖学的異常のいずれかの組み合わせにより[72]，短頭種のイヌに呼吸器障害を多発させる[73].

- 外鼻孔狭窄[74,75,84,85]
- 鼻腔狭窄[74,86]
- 吻側および尾側の鼻甲介の奇形および／または過大[76,87,88]
- 舌の過形成[77,79]
- 軟口蓋過長[74,89-91]
- 軟口蓋の不適切な肥厚[77,92-96]
- 披裂軟骨の軟骨軟化症による喉頭腔への突出[74,97]
- 喉頭嚢反転[92,97]
- 気道抵抗の上昇による喉頭虚脱[78,97-99]
- 気管低形成[74,88,90,100]
- 気管支虚脱[74,101]

上述した解剖学的な変化のうち，特に罹患しやすい短頭種はパグ，イングリッシュ・ブルドッグおよびフレンチ・ブルドッグである[77,93,101-104]．これらの3犬種の中で鼻甲介が最も異常なのはパグであることが多く，鼻甲介は生涯を通じて異常に成長し続ける

[88,92]．気管低形成はイングリッシュ・ブルドッグ
で最も一般的なのに対し，気管支虚脱はパグでより多
発し[74]，特に左前葉の気管支が罹患する[101]．

短頭種気道症候群から発生する上気道疾患では，症
例は典型的には進行性の病態を示し，12ヵ月齢まで
に重度化することがある[75,105]．

短頭種気道症候群でみられる解剖学的異常の多く
は，吸気時に上気道を閉塞させる傾向にあるため，家
族はスターター（いびき音）を訴えることがある．ス
ターターは，典型的にはイヌが眠っている際に顕著
になるが，覚醒している際にも持続することがある
[55,74,75]．

短頭種気道症候群の特徴である喉頭疾患を併発する
イヌも，吸気時に粗々しく高調な音，つまりぜん鳴を
示すことがある[55,74,75]．

短頭種気道症候群のイヌは，暑熱および運動に対し
て不耐性を示すことが多い．過剰にストレスが加わる
と，粘膜は容易にチアノーゼを示し，失神性虚脱が生
じることがある[75,104,106]．

イヌの上気道疾患の原因として，あまり一般的では
ないが，他に非感染性の器質的原因な上部気道疾患が
あり，これには鼻腔内腫瘍が含まれ，最も一般的なの
は腺癌である[65,107,108]．

13.5.2 喉頭疾患

イヌの短頭種気道症候群に関連する喉頭疾患につい
ては，第13章13.5.1節に端的に述べた．しかし，喉
頭疾患は短頭種気道症候群のイヌに限られるわけでは
ない．喉頭麻痺は慢性，かつ進行性の症候群で，特に
大型犬種で認められる．特定の犬種に先天性疾患とし
て好発する傾向があり，これにはブービエ・デ・フラ
ンダース[109]，ダルメシアン[110]，ブル・テリア，
シベリアン・ハスキー[111,112]およびホワイト・シェ
パード[113,114]が含まれる．

これに対して，後天性喉頭麻痺のイヌの大多数には，
多発性ニューロパシー，多発性ミオパシー，外傷，免
疫介在性，腫瘍性および／または甲状腺機能低下症の
ような代謝性疾患が基礎疾患として存在する．多くの
場合，原因は特定できない[114,115]．

ラブラドール・レトリーバーはゴールデン・レト
リーバー，ニューファンドランドおよびアイリッシュ・
セッターと同様，後天性喉頭麻痺に罹患する傾向にあ
る[115]．

喉頭麻痺では，喉頭の外転筋は吸気時に披裂軟骨を

外転させることができない．反回神経が片側性または
両側性に障害されるかにより，喉頭麻痺は片側性，ま
たは両側性に生じる．喉頭麻痺の結果が上気道閉塞で，
この特徴はぜん鳴，運動不耐性，呼吸窮迫および潜在
的には虚脱である[114,115]．

13.5.3 下気道疾患

イヌの下気道疾患の原因は以下の通りである[116]．
- 気管支肺炎
  - 感染性
    ○ 感染性気管気管支炎に続発
    ○ 煙の吸入による下気道の損傷に続発
  - 巨大食道症などに起因する誤嚥の誘発
- アレルギー性気道疾患
  - 好酸球増加を伴う肺浸潤
- 左心系のうっ血性不全
- 寄生虫
  - *Oslerus osleri*
  - *Dirofilaria immitis*（イヌ糸状虫）
  - *Pneumocystis carinii*
- 気管虚脱
- 気管支虚脱
- 肺腫瘍

気管支肺炎は気管支が攣縮し，肺胞液体が貯留する
と生じる．これによりガス交換が障害され，結果とし
て低酸素血症に陥る．気管支肺炎が発生する危険因子
は，感染性気管気管支炎の病歴，そして誤嚥性肺炎の
可能性を高める巨大食道症のような解剖学的異常が基
礎疾患として存在することである（図13.9）[116]．

気管支肺炎のイヌでは，全身状態は悪い傾向にある．
沈うつ，食欲の低下および脱水が認められることが多
く，また発熱がみられることもある[116]．

以下の異常呼吸音が聴取された場合，気管支肺炎が
疑われる[116]．
- 断続性ラ音

断続性ラ音は，閉塞していた気道が最終的に開放す
ると発生する「ポン」という音である．断続性ラ音の
存在は通常，気道分泌物が多量に存在することを意味
する．
- 連続性ラ音

連続性ラ音は，虚脱していた気道が吸気時に開放す
るか，呼気時に閉鎖する際に発生する楽音様の音であ
る．連続性ラ音は，肥厚した反応性気道のよう気道径

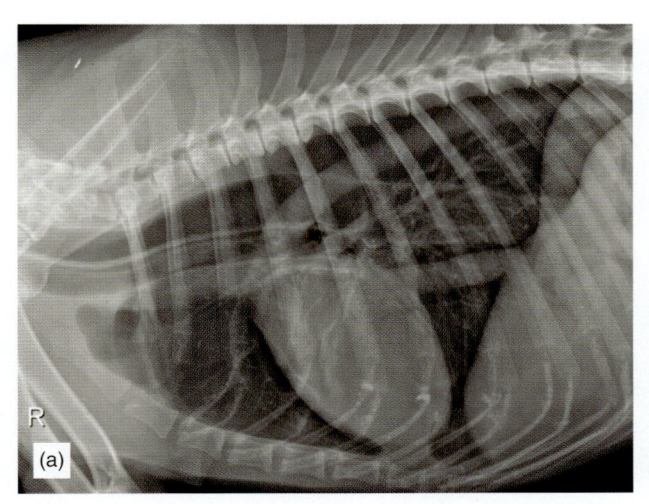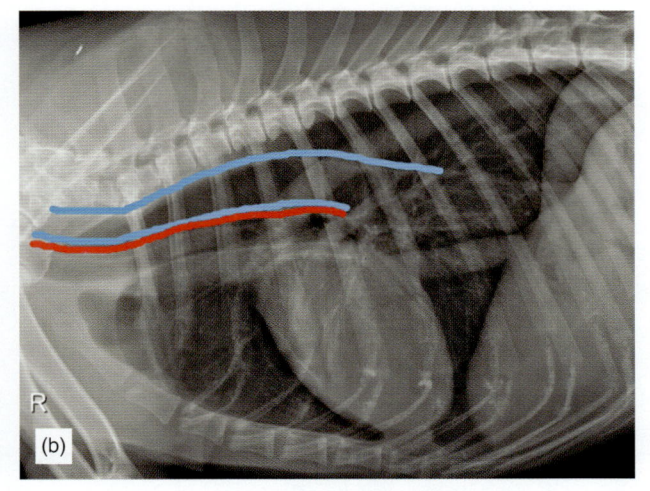

図13.9 (a) このイヌでは，巨大食道症のX線所見が明らかである．(b) (a)と同一症例．食道の辺縁を青色で示した．巨大食道症の確証である古典的な「気管線状影」を赤色で示した．この「気管線状影」は，気管壁の背側および食道壁の腹側が重なることで生じる．[写真提供] Jason Eberhardt, DVM, DACVIM.

が減少するか，あるいは近接する肺疾患により気道が虚脱すると発生する．

気管支肺炎は胸部X線検査により確認する．胸部の単純写真では，硬化またはエア・ブロンコグラムの領域が認められる [116]．

イヌでは，アレルギー性気道疾患はネコで認められるよりも少ない．アレルギー性気管支炎のような疾患は，イヌではあまり解明されていない．好酸球増加を伴う肺浸潤のような比較的新しい症候群がイヌで確認され，この疾患は真菌の胞子のような吸入アレルゲン，あるいはイヌ糸状虫のミクロフィラリアのような全身性抗原に対する過剰反応と考えられている．この疾患の症例は，全血球算定により好酸球増多症を示すこともあれば，気管支鏡検査により得られた検体の細胞診にて気道系に好酸球が認められることもある [116]．

第13章13.1および13.2項では，左心系のうっ血性不全による肺うっ血について端的に述べた（図13.10）．典型的には，左心系のうっ血性不全の症例ではX線検査で左心房拡大による気管の背側への変位または圧迫を伴う左心房拡大，肺血管系のうっ血，ならびに肺門部から尾背側の間質パターンがみられる [116]．

短頭種気道症候群に関連する気管および気管支虚脱については，第13章13.5.1節で端的に述べた．しかし，気管虚脱は短頭種気道症候群の症例に限られるわけではない．気管虚脱は気管軟骨の軟化，つまり気管気管支軟化症に起因することもあるが，ヒトおよびイヌではこの病因は不明である [117-12]．気管輪が正常よりも柔軟になるため，気管軟化症のイヌは気管輪の形状を維持できない．その結果，気管輪は背腹方向に扁平化し，膜性壁が気管腔内に逸脱する．これにより気管の1ヵ所以上で気管が虚脱する．この結果，気管の感受性の程度は様々だが，特徴的な「ガチョウの鳴き声」のような咳嗽が発生しやすくなる．チワワ，ヨークシャー・テリア，ポメラニアン，プードルおよびマルチーズを含むトイおよび小型犬種に好発する傾向がある [121]．イヌの約4頭に1頭は生後6ヵ月齢までに臨床徴候を示すが [122]，中齢期から高齢期での発生も少なくない [117]．

原発性肺腫瘍はイヌではあまり発生しない [123]．イヌでは，転移病巣としての肺腫瘍の方が一般的である [124, 125]．肺腫瘍が原発性の場合，腺癌が最も多い [126]．X線検査では，これらの病変は典型的には孤立性かつ球形で，肺後葉から発生する [123]．

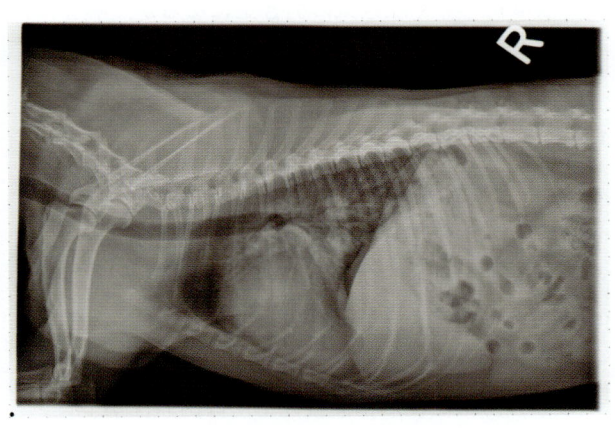

図13.10 左心系のうっ血性不全のイヌのX線所見．[写真提供] Daniel Foy, MS, DVM, DACVIM, DACVECC.

13.5.4　胸腔疾患

第5章5.4.3節で述べたように，胸腔疾患の原因は液体，気体または固形組織が胸腔内に蓄積することである．これにより肺の拡張能が低下する．症例は典型的には呼吸窮迫を示し，空気を取り込もうと頭頸部を伸展させる．

胸腔内に貯留した液体は胸水と呼ばれる．この貯留液は以下の疾患に続発する[127, 128]．

- うっ血性心不全では，貯留液は透明から淡黄色を示す．

    うっ血性心不全による胸水はイヌよりもネコで多い．

- 化膿性胸膜炎では，貯留液は不透明で，淡黄色を示す．

    若齢から中齢のスポーツ犬種および狩猟犬種で最も一般的である．

- 血胸では，貯留液は出血性である．

    外傷または凝固障害に続発することが多い．

- 乳び胸では，貯留液は乳白色からピンク色を示す[127]．

    スプリンガー・スパニエルおよびアフガン・ハウンドでより一般的である．

液体の種類にかかわらず，貯留液により肺が胸腔内の背側／尾側領域に浮上するため，腹側／頭側領域では心音と肺音は減弱する[127, 128]．このことはX線検査で明白だが，胸水が貯留した全てのイヌの状態は画像診断を実施できるほど安定しているわけではない．症例によっては重篤な状態で呼吸困難なため，X線検査のストレスにより容易に代償不全となり，呼吸が停止することがある[127, 128]．

胸水のイヌにX線検査を実施できたら，肺辺縁の円形化または波状変化，胸壁からの肺の分離，心陰影の不鮮明化，そして葉間裂による古典的な線状影を評価できる（ネコの胸部X線写真で認められるように，これらの所見については図5.9参照）．

液体に加え，空気も不適切に胸腔内に貯留することがある．この原因は通常，外傷性の胸部創傷（開放性気胸）または気管支の破裂（閉鎖性気胸）である．胸腔内への空気の流入により，肺葉は虚脱する．症例は典型的には呼吸窮迫を示す．胸部のX線写真では，肺葉は胸壁から離れており，透過性が低下する．一般に，気胸は両側性に生じる[128]．

固形組織も不適切に胸腔内に蓄積することがあ

る．胸腔内の固形組織の原因は外傷（横隔膜ヘルニア[129-131]など），先天奇形（腹膜心膜横隔膜ヘルニア[132]など），そして腫瘍性疾患である．胸腔内の液体貯留と同様，組織の蓄積も肺野に悪影響を及ぼし，肺が最大限に拡張する能力を低下させる．最終的には，肺を完全に拡張する能力が障害される．

13.6　聴診前に実施する呼吸器系の評価

呼吸器系の評価は，診察室で症例の観察から始める．第13章13.3.1 〜 13.3.6節にある以下の点を確認すること．

- 態度
- 呼吸数
- 努力性呼吸
- 呼吸経路
- 粘膜の色調
- 毛細血管再充満時間（CRT）

動物が呼吸器系の徴候を主訴に来院した場合，受診毎に身体診察で上記の点を観察および記録する必要がある．さらに，くしゃみまたは咳の有無も確認すべきである．このいずれかが認められた場合，家族にその期間，頻度および進行状況，そして特に咳がみられる場合は日中か夜間かなど，発生する時間帯を確認する．

くしゃみおよび咳は，いずれも呼吸器疾患の非特異的な徴候である．くしゃみは，アレルゲンまたは他の刺激物質に対する防御反応の場合があるが[40]，炎症，異物，腫瘍などに対する生体反応であることもある[40]．

咳は喉頭，気管または気管支による第2の防御反応である．喉頭誘発性の咳は間欠的に生じる傾向がある．この咳は粗々しく吐き気の引き金になるが，嘔吐は伴うことも伴わないこともある[40]．

13.6.1　鼻

鼻漏の有無に注目する必要がある．鼻漏が認められる場合，以下の点を確認する．

- 片側性か，両側性か？
- 湿潤しているか，乾燥しているか？
- 大量か？
- 漿液性，粘液性，粘液膿性または出血性か？

鼻漏の写真は第3章3.4項を参照．これらの写真は

ネコのものだが，イヌの鼻漏は類似していると思われる．

気流も確認すべきである．第3章3.4項で述べたように，両鼻孔からの気流は鼻の前にスライドグラスを置くことで確認できる．

上気道から発生する雑音，特にスターターを聴取すべきである．既に述べたように，スターターは空気が狭い上気道を通過することで発生する異常な音である．

13.6.2　喉頭および気管

喉頭が左右対称であることを触診で確認すべきである．この確認は動物の頭頸部を挙上すると容易になる．喉頭は非常に感受性が高いことに注意する．正常な動物であっても，強く圧迫すると咳が誘発されることがある．

気管も触診すべきで，喉頭遠位部から，胸郭前口まで触診する．触診により再現性のある咳が誘発されるかを確認することが重要である．気管の触診により生じる咳は正常ではなく，一般的には気管が過敏であることを意味する．

13.6.3　胸部のコンプライアンス

ネコと異なり，イヌでは胸部のコンプライアンスは日常的には評価しない．中型，大型および超大型犬種の胸部のコンプライアンスが低いため，胸壁は硬い傾向にある．このため，胸部のコンプライアンスを評価する価値は限られる．

13.6.4　胸部の打診

胸部の打診法については，第5章5.5.4節を参照．

既に述べたように，打診すると肺野で音が反響するのが正常である．この音は低く，かつ共鳴する．占拠性腫瘤が存在すると，固形組織は気体を含まないため，打診するとより鈍い音が発生する．

全ての一次臨床家が，身体診察の標準的手法として打診を活用しているわけではない．事実，動物の体格が小さいほど，正常な反響音と異常なそれとの鑑別は困難なので，打診を全く実施しない獣医師もいる．しかし，練習することで，打診により胸腔内の疾患が示唆されることがある．例えば気胸では，背側の反響音が増強し，膿胸または血胸では腹側の反響音が減弱し，そして一部の肺葉の浸潤性病変では，その領域の反響音が減弱するはずである［40, 127］．

13.7　気道での正常音

気道の音は，気道内を通過する気流が振動すると発生する．聴取される振動は，気流速度および気流の乱れの程度に影響される［40］．

既に述べたように，気道の音は正常なこともあれば，副雑音（異常）であることもある．正常な気道の音には，気管支および肺胞音がある［40］．

- 気管支音は，気管尾側ならびに大きな気管支で発生する．気管支音は嵐の日の風のように粗々しく聴取され，これらの領域での気流の乱れにより発生する．
- 肺胞音は胸腔の辺縁で発生する．肺胞音は秋に音を立てる葉のように軟らかい音である．肺胞音は，胸壁と気管のようなより大きな乱流が激しい気道の間に空気で満たされた肺があることを示す．

気管支肺胞呼吸音は，音の発生部位，音調および音量の点で気管支音および肺胞音の中間である．この音が減弱した場合，胸壁との間に異常な組織または液体貯留が示される［40］．

気道の正常な音は変動することに注意する．例えば［40］，

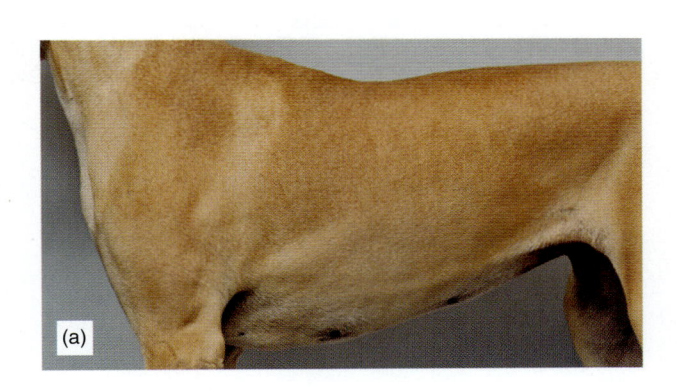

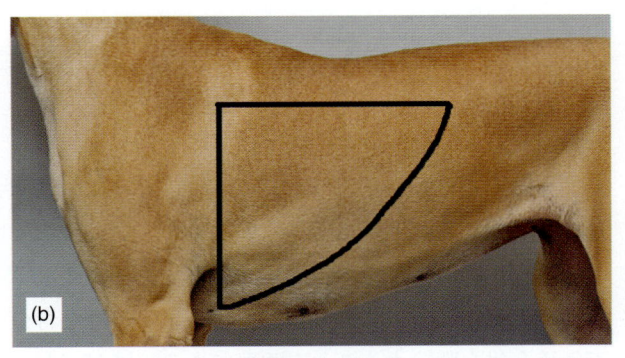

図13.11　(a) イヌの胸郭の左側面像．(b) イヌの胸郭の左側面像で，肺野の境界を推定して示す．
［写真提供］Midwestern University, Media Resources Department.

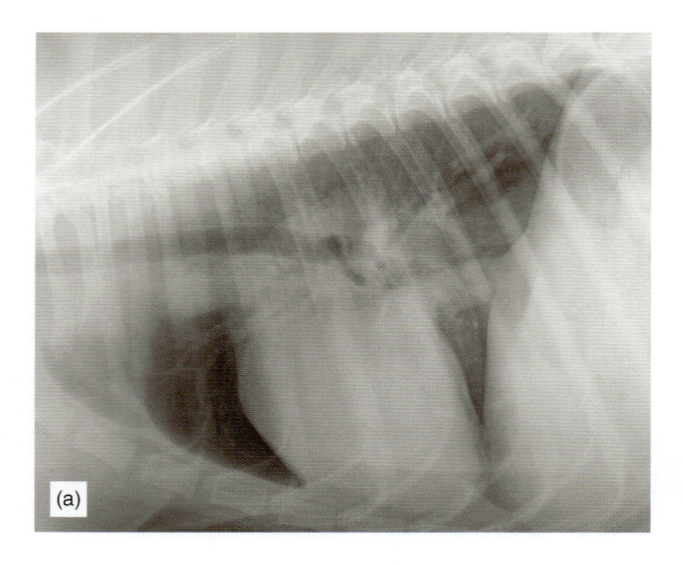
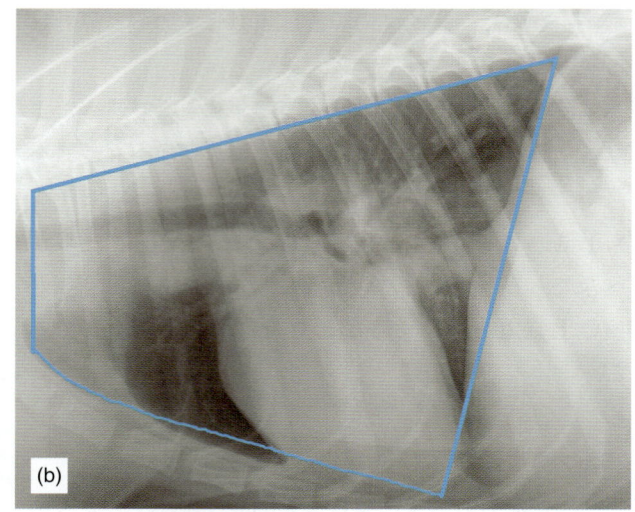
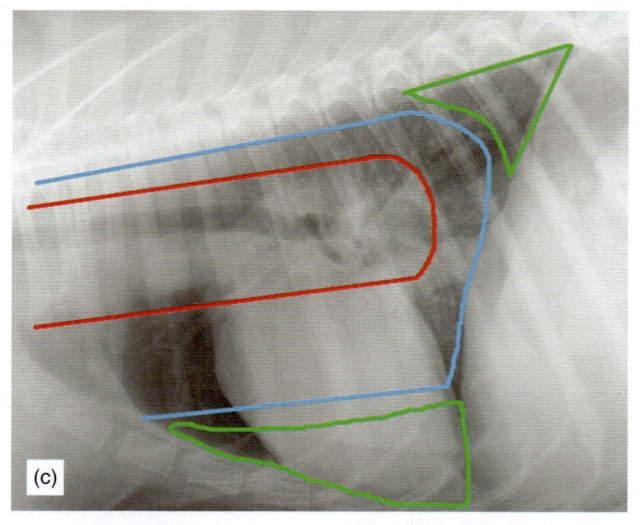

図13.12 (a) 胸部X線左側面像. (b) 胸部X線左側面像で，肺野の境界を青色で示す. (c) 胸部X線左側面像で，正常な気道の音の聴診を見据えて肺野を図解している. 気管支呼吸音は赤線で囲まれた領域で聴取される. 気管支肺胞呼吸音は，青線および赤線で囲まれた領域で聴取される. 肺胞呼吸音は緑色の三角形内で聴取される.

- 正常な気道の音は，呼気時より吸気時に大きい傾向にある.
- 正常な気道の音は増大することも減弱することもある. 例えば，正常な気道の音は，頻呼吸では増大する.

13.8　気道の聴診

　気道の音を評価するために，全ての症例で上気道および下気道の音を聴取すべきである. 気管では気管支音が聴診される. 下気道では，肺胞音および気管支肺胞呼吸音が聴診される [40].

　胸腔両側に加え，肺野の頭側および尾側辺縁を含む下気道全体を聴診することが重要である（図13.11）.

　初学者は，心血管系と関連させて呼吸器の構造をよく理解するためには，実際のイヌの臨床的解剖と側面像の胸部X線写真を比較するべきである（図13.12aおよびb）. 最初にすべきことは，正常な気道の音が聴取できる部位と肺野を関連づけることである（図13.12c）.

13.9　副雑音

　副雑音は異常音である. 動物で聴取される2種類の最も一般的な副雑音である断続性ラ音および連続性ラ音については第13章13.5.3節を参照.

　左右の胸腔，そして頭側および尾側辺縁を含む肺野全域を慎重に聴診すべきである. 呼吸音は，正常であっても副雑音であっても必ずしも左右対称ではない. 気流が片側で変化した場合は，呼吸音の変化も片側にのみ認められることが多い.

13.10 聴診に支障を来すパンティング

パンティングは呼吸器系の聴診を困難にする．パンティングの音量が大きいと，獣医師にとっては興味がある，呼吸器の小さな雑音は不明瞭になる（図13.13）．

イヌの口をやさしく閉じ，聴診中は口を閉じたままにすることで，パンティングに起因する音を減弱できることがある．イヌは鼻を使って呼吸せざるをえないため，雑音による干渉は減少するはずである．この手法を用いる場合，イヌを乱暴に扱っていると家族が感じないようにするため，イヌの口を閉じる理由を説明すべきである．

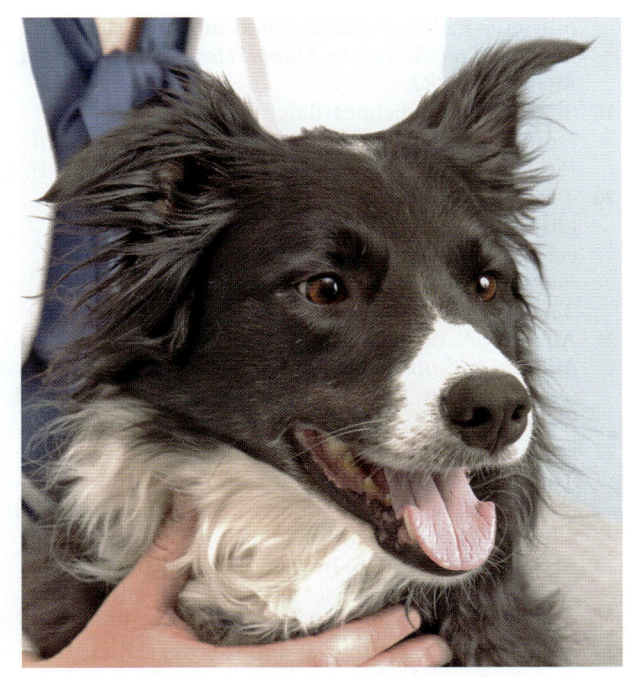

図13.13 パンティングをしているイヌ．
[写真提供] Midwestern University, Media Resources Department.

参考文献

1 Patterson, D.F. (1968) Epidemiologic and genetic studies of congenital heart disease in the dog. *Circulation Research*, **23** (2), 171–202.

2 Strickland, K.N. (2008) Congenital heart disease, in *Manual of Canine and Feline Cardiology*, 4th edn. (eds. L.P. Tilley, F.W.K. Smith, M.A. Oyama, and M.M. Sleeper), Saunders, Philadelphia, pp. 215–239.

3 Oliveira, P., Domenech, O., Silva, J. *et al.* (2011) Retrospective review of congenital heart disease in 976 dogs. *Journal of Veterinary Internal Medicine*, **25** (3), 477–483.

4 Bulmer, B.J. (2011) The cardiovascular system, in *Small Animal Pediatrics: The First 12 Months of Life* (eds. M.E. Peterson and M.A. Kutzler), Saunders Elsevier, St. Louis, pp. 289–304.

5 Schrope, D.P. (2015) Prevalence of congenital heart disease in 76,301 mixed-breed dogs and 57,025 mixed-breed cats. *Journal of Veterinary Cardiology*, **17** (3), 192–202.

6 Bellumori, T.P., Famula, T.R., Bannasch, D.L. *et al.* (2013) Prevalence of inherited disorders among mixed-breed and purebred dogs: 27,254 cases (1995–2010). *Journal of the American Veterinary Medical Association*, **242** (11), 1549–1555.

7 Karlsson, E.K. and Lindblad-Toh, K. (2008) Leader of the pack: gene mapping in dogs and other model organisms. *Nature Reviews Genetics*, **9** (9), 713–725.

8 Oberbauer, A.M., Belanger, J.M., Bellumori, T. *et al.* (2015) Ten inherited disorders in purebred dogs by functional breed groupings. *Canine Genetics and Epidemiology*, 2, 9.

9 Dennis, S. (2013) Sound advice for heart murmurs. *Journal of Small Animal Practice*, **54** (9), 443–444.

10 Fonfara, S. (2015) Listen to the sound: what is normal? *Journal of Small Animal Practice*, **56** (2), 75–76.

11 Tavel, M.E. (2006) Cardiac auscultation: a glorious past – and it does have a future! *Circulation*, **113** (9), 1255–1259.

12 Bavegems, V.C., Duchateau, L., Polis, I.E. *et al.* (2011) Detection of innocent systolic murmurs by auscultation and their relation to hematologic and echocardiographic findings in clinically normal Whippets. *Journal of the American Veterinary Medical Association*, **238** (4), 468–471.

13 Cote, E., Edwards, N.J., Ettinger, S.J. *et al.* (2015) Management of incidentally detected heart murmurs in dogs and cats. *Journal of Veterinary Cardiology*, **17** (4), 245–261.

14 Szatmári, V., van Leeuwen, M.W., and Teske, E. (2015) Innocent cardiac murmur in puppies: prevalence, correlation with hematocrit, and auscultation characteristics. *Journal of Veterinary Internal Medicine*, **29** (6), 1524–1528.

15 Abbott, J. (2001) Auscultation: what type of practice makes perfect? *Journal of Veterinary Internal Medicine*, **15** (6), 505–506.

16 Mackie, A.S., Jutras, L.C., Dancea, A.B. *et al.* (2009) Can cardiologists distinguish innocent from pathologic murmurs in neonates? *Journal of Pediatrics*, **154** (1), 50–54.e1.

17 Naylor, J.M., Yadernuk, L.M., Pharr, J.W., and Ashburner, J.S. (2001) An assessment of the ability of diplomates, practitioners, and students to describe and interpret recordings of heart murmurs and arrhythmia. *Journal of Veterinary Internal Medicine*, **15** (6), 507–515.

18 Pyle, R.L. (2000) Interpreting low-intensity cardiac

murmurs in dogs predisposed to subaortic stenosis. *Journal of the American Animal Hospital Association*, **36** (5), 379–382.

19 Shub, C. (2003) Echocardiography or auscultation? How to evaluate systolic murmurs. *Canadian Family Physician/Médecin de Famille Canadien*, **49**, 163–167.

20 Tse, Y.C., Rush, J.E., Cunningham, S.M. *et al.* (2013) Evaluation of a training course in focused echocardiography for noncardiology house officers. *Journal of Veterinary Emergency and Critical Care*, **23** (3), 268–273.

21 Abbott, J.A. (2008) Acquired valvular disease, in *Manual of Canine and Feline Cardiology*, 4th edn. (eds. L.P. Tilley, F.W.K. Smith, M.A. Oyama, and M.M. Sleeper), Saunders, Philadelphia, pp. 110–138.

22 Oyama, M.A. (2008) Canine cardiomyopathy, in *Manual of Canine and Feline Cardiology*, 4th edn. (eds. L.P. Tilley, F.W.K. Smith, M.A. Oyama, and M.M. Sleeper), Saunders, Philadelphia, pp. 139–150.

23 Chandler, M.L. (2016) Impact of obesity on cardiopulmonary disease. *Veterinary Clinics of North America: Small Animal Practice*, **46** (5), 817–830.

24 Olson, L.H., Haggstrom, J., and Henrik, D.P. (2010) Acquired valvular heart disease, in *Textbook of Veterinary Internal Medicine*, 7th edn. (eds. S.J. Ettinger and E.C. Feldman), Saunders Elsevier, St. Louis, pp. 1299–1319.

25 Meurs, K.M. (2010) Myocardial disease; canine, in *Textbook of Veterinary Internal Medicine*, 7th edn. (eds. S.J. Ettinger and E.C. Feldman), Saunders Elsevier, St. Louis, pp. 1320–1327.

26 Kienle, R.D. (2008) Feline cardiomyopathy, in *Manual of Canine and Feline Cardiology*, 4th edn. (eds. L.P. Tilley, F.W.K. Smith, M.A. Oyama, and M.M. Sleeper), Saunders, Philadelphia, pp. 151–175.

27 Habbu, A., Lakkis, N.M., and Dokainish, H. (2006) The obesity paradox: fact or fiction? *American Journal of Cardiology*, **98** (7), 944–948.

28 Pi-Sunyer, X. (2009) The medical risks of obesity. *Postgraduate Medicine*, **121** (6), 21–33.

29 Kenchaiah, S., Evans, J.C., Levy, D. *et al.* (2002) Obesity and the risk of heart failure. *New England Journal of Medicine*, **347** (5), 305–313.

30 Boynosky, N.A. and Stokking, L. (2014) Atherosclerosis associated with vasculopathic lesions in a golden retriever with hypercholesterolemia. *Canadian Veterinary Journal/Revue Vétérinaire Canadienne*, **55** (5), 484–488.

31 Van Vliet, B.N., Hall, J.E., Mizelle, H.L. *et al.* (1995) Reduced parasympathetic control of heart rate in obese dogs. *American Journal of Physiology*, **269** (2 Pt. 2), H629–H637.

32 Truett, A.A., Borne, A.T., Poincot, M.A., and West, D.B. (1996) Autonomic control of blood pressure and heart rate in obese hypertensive dogs. *American Journal of Physiology*, **270** (3 Pt. 2), R541–R549.

33 Bouthegourd, J.C., Kelly, M., Clety, N. *et al.* (2009) Effects of weight loss on heart rate normalization and increase in spontaneous activity in moderately exercised overweight dogs. *International Journal of Applied Research in Veterinary Medicine*, **7** (4), 153–164.

34 Slupe, J.L., Freeman, L.M., and Rush, J.E. (2008) Association of body weight and body condition with survival in dogs with heart failure. *Journal of Veterinary Internal Medicine*, **22** (3), 561–565.

35 Pelosi, A., Rosenstein, D., Abood, S.K., and Olivier, B.N. (2013) Cardiac effect of short-term experimental weight gain and loss in dogs. *Veterinary Record*, **172** (6), 153.

36 Mehlman, E., Bright, J.M., Jeckel, K. *et al.* (2013) Echocardiographic evidence of left ventricular hypertrophy in obese dogs. *Journal of Veterinary Internal Medicine*, **27** (1), 62–68.

37 Rijnberk, A. and Stokhof, A.A. (2009) General examination, in *Medical History and Physical Examination in Companion Animals*, 2nd edn. (eds. A. Rijnberk and F.J. van Sluijs), Saunders Elsevier, St. Louis, pp. 47–62.

38 Overall, K.L. (1997) Fears, anxieties, and stereotypies, in *Clinical Behavioral Medicine for Small Animals* (ed. K.L. Overall), Mosby, St. Louis, p. 213.

39 Strickland, K.N. (2008) Pathophysiology and therapy of heart failure, in *Manual of Canine and Feline Cardiology*, 4th edn. (eds. L.P. Tilley, F.W.K. Smith, M.A. Oyama, and M.M. Sleeper), Saunders, Philadelphia, pp. 288–314.

40 Rijnberk, A. and van Sluijs, F.S. (eds.) (2009) *Medical History and Physical Examination in Companion Animals*, 2nd edn., Saunders Elsevier, St. Louis.

41 Dyce, K.M., Sack, W.O., and Wensing, C.J.G. (2010) *Textbook of Veterinary Anatomy*, 4th edn. Saunders Elsevier, St. Louis.

42 Hunt, G.B. and Foster, S.F. (2009) Nasopharyngeal disorders, in *Kirk's Current Veterinary Therapy*, vol. XIV (eds. J.D. Bonagura and D.C. Twedt), Saunders Elsevier, St. Louis, pp. 622–626.

43 Stokhof, A.A. and Venker-van Haagen, A.J. (2009) Respiratory system, in *Medical History and Physical Examination in Companion Animals*, 2nd edn. (eds. A. Rijnberk and F.J. van Sluijs), Saunders Elsevier, St. Louis, pp. 63–74.

44 Schmidt-Nielsen, K., Bretz, W.L., and Taylor, C.R. (1970) Panting in dogs – unidirectional air flow over evaporative surfaces. *Science*, 169 (3950), 1102.

45 Blatt, C.M., Taylor, C.R., and Habal, M.B. (1972) Thermal panting in dogs – lateral nasal gland, a source of water for evaporative cooling. *Science*, **177** (4051), 804.

46 van Dongen, A.M. and Robben, J.H. (2009) Positions and restraint, in *Medical History and Physical Examination in Companion Animals*, 2nd edn. (eds. A. Rijnberk and F.J. van Sluijs), Saunders Elsevier, St. Louis, pp. 227–231.

47 Gompf, R.E. (2008) The history and physical examination, in *Manual of Canine and Feline Cardiology*, 4th edn. (eds. L.P. Tilley, F.W.K. Smith, M.A. Oyama, and M.M. Sleeper), Saunders, Philadelphia, pp. 2–23.

48 Cole, S.G. and Drobatz, K.J. (2008) Emergency management and critical care, in *Manual of Canine and Feline Cardiology*, 4th edn. (eds. L.P. Tilley, F.W.K. Smith, M.A. Oyama, and M.M. Sleeper), Saunders, Philadelphia, pp. 342–355.

49 Cote, E. and Harpster, N.K. (2009) Feline cardiac arrhythmias, in *Kirk's Current Veterinary Therapy*, vol. XIV (eds. J.D. Bonagura and D.C. Twedt), Saunders Elsevier, St. Louis, pp. 731–739.

50 Hogan, D.F. (2006) Prevention and management of thromboembolism, in *Consultations in Feline Internal Medicine*, vol. 5 (ed. J.R. August), Saunders Elsevier, St. Louis, pp. 331–345.

51 Stokhof, A.A. and De Rick, A. (2009) Circulatory system, in *Medical History and Physical Examination in Companion Animals*, 2nd edn. (eds. A.Rijnberk

and F.J. van Sluijs), Saunders Elsevier, St. Louis, pp. 75–85.

52 Stepien, R.L., Kellihan, H., and Fuentes, L. (2011) Accuracy of auscultation alone to identify mitral insufficiency in adult whippets. *Journal of Veterinary Internal Medicine*, **25**, 1480.

53 Tobias, A.H. and McNiel, E.A. (2008) Pericardial disorders and cardiac tumors, in *Manual of Canine and Feline Cardiology*, 4th edn. (eds. L.P. Tilley, F.W.K. Smith, M.A. Oyama, and M.M. Sleeper), Saunders, Philadelphia, pp. 200–214.

54 Sykes, J.E. (2014) Pediatric feline upper respiratory disease. *Veterinary Clinics of North America: Small Animal Practice*, 44 (2), 331–342.

55 Quimby, J. and Lappin, M.R. (2012) The upper respiratory tract, in *The Cat: Clinical Medicine and Management* (ed. S.E.Little), Saunders Elsevier, St. Louis, pp. 846–861.

56 McManus, C.M., Levy, J.K., Andersen, L.A. *et al.* (2014) Prevalence of upper respiratory pathogens in four management models for unowned cats in the southeast United States. *Veterinary Journal*, **201** (2), 196–201.

57 Dinnage, J.D., Scarlett, J.M., and Richards, J.R. (2009) Descriptive epidemiology of feline upper respiratory tract disease in an animal shelter. *Journal of Feline Medicine and Surgery*, **11** (10), 816–825.

58 Binns, S.H., Dawson, S., Speakman, A.J. *et al.* (2000) A study of feline upper respiratory tract disease with reference to prevalence and risk factors for infection with feline calicivirus and feline herpesvirus. *Journal of Feline Medicine and Surgery*, **2** (3), 123–133.

59 Bannasch, M.J. and Foley, J.E. (2005) Epidemiologic evaluation of multiple respiratory pathogens in cats in animal shelters. *Journal of Feline Medicine and Surgery*, **7** (2), 109–119.

60 Di Martino, B., Di Francesco, C.E., Meridiani, I., and Marsilio, F. (2007) Etiological investigation of multiple respiratory infections in cats. *New Microbiologica*, **30** (4), 455–461.

61 Mochizuki, M., Yachi, A., Ohshima, T. *et al.* (2008) Etiologic study of upper respiratory infections of household dogs. *Journal of Veterinary Medicine and Science*, **70** (6), 563–569.

62 Appel, M,J, and Binn, L.N. (1987) Canine infectious tracheobronchitis, in *Virus Infections of Carnivores* (ed. M.J. Appel), Elsevier, Amsterdam, pp. 201–211.

63 Buonavoglia, C. and Martella, V. (2007) Canine respiratory viruses. *Veterinary Research*, **38** (2), 355–373.

64 Sykes, J.E. (2013) Canine viral respiratory infections, in *Canine and Feline Infectious Diseases*, Saunders Elsevier, St. Louis pp. 170–181.

65 Herrtage, M.E. and Jones, B.R. (2010) Respiratory disorders: diseases of the upper respiratory tract, in *Clinical Medicine of the Dog and Cat* (ed. M. Schaer), CRC Press, Boca Rato n , FL, pp. 187–193.

66 Kuehn, N.F. (2009) Rhinitis in the dog, in *Kirk's Current Veterinary Therapy*, vol. XIV (eds. J.D. Bonagura and D.C. Twedt), Saunders Elsevier, St. Louis, pp. 609–616.

67 Schulz, B.S., Kurz, S., Weber, K. *et al.* (2014) Detection of respiratory viruses and *Bordetella bronchiseptica* in dogs with acute respiratory tract infections. *Veterinary Journal*, 201 (3), 365–369.

68 Ford, R.B. (2006) Canine infectious tracheobronchitis, in *Infectious Diseases of the Dog and Cat*, 3rd edn. (ed.

C.E. Greene). Saunders Elsevier, St. Louis, pp. 54–61.

69 Henderson, S.M., Bradley, K., Day, M.J. *et al.* (2004) Investigation of nasal disease in the cat – a retrospective study of 77 cases. *Journal of Feline Medicine and Surgery*, **6** (4), 245–257.

70 Schmidt, J.F. and Kapatkin, A. (1990) Nasopharyngeal and ear canal polyps in the cat. *Feline Practice*, **18** (4), 16–19.

71 Kapatkin, A.S., Matthiesen, D.T., Noone, K.E. *et al.* (1990) Results of surgery and long-term follow-up in 31 cats with nasopharyngeal polyps. *Journal of the American Animal Hospital Association*, **26** (4), 387–392.

72 Pope, E.R. and Constantinescu, G.M. (2009) Brachycephalic upper airway syndrome in dogs, in *Kirk's Current Veterinary Therapy*, vol. XIV (eds. J.D. Bonagura and D.C. Twedt), Saunders Elsevier, St. Louis, pp. 619–621.

73 Asher, L., Diesel, G., Summers, J.F. *et al.* (209) Inherited defects in pedigree dogs. Part 1. *Disorders related to breed standards. Veterinary Journal*, **182** (3), 402–411.

74 Dupré, G. and Heidenreich, D. (2016) Brachycephalic syndrome. *Veterinary Clinics of North America: Small Animal Practice*, **46** (4), 691–707.

75 Roedler, F.S., Pohl, S., and Oechtering, G.U. (2013) How does severe brachycephaly affect dog's lives? Results of a structured preoperative owner questionnaire. *Veterinary Journal*, **198** (3), 606–610.

76 Oechtering, G.U., Pohl, S., Schlueter, C. *et al.* (2016) A novel approach to brachycephalic syndrome. 1. Evaluation of anatomical intranasal airway obstruction. *Veterinary Surgery*, **45** (2), 165–172.

77 Heidenreich, D., Gradner, G., Kneissl, S., and Dupré G. (2016) Nasopharyngeal dimensions from computed tomography of Pugs and French Bulldogs with brachycephalic airway syndrome. *Veterinary Surgery*, **45** (1), 83–90.

78 Packer, R.M., Hendricks, A., Tivers, M.S., and Burn, C.C. (2015) Impact of facial conformation on canine health: brachycephalic obstructive airway syndrome. *PLoS One*, **10** (10), e0137496.

79 Liu, N.C., Sargan, D.R., Adams, V.J., and Ladlow, J.F. (2015) Characterisation of brachycephalic obstructive airway syndrome in French Bulldogs using whole-body barometric plethysmography. *PLoS One*, **10** (6), e0130741.

80 Haworth, K.E., Islam, I., Breen, M. *et al.* (2001) Canine TCOF1; cloning, chromosome assignment and genetic analysis in dogs with different head types. *Mammalian Genome*, **12** (8), 622–629.

81 Wayne, R.K. (1986) Cranial morphology of domestic and wild canids – the influence of development on morphological change. *Evolution*, **40** (2), 243–261.

82 Young, A. and Bannasch, D. (2006) Morphological variation in the dog, in *The Dog and Its Genome* (eds. E.A. Ostrander, U. Giger, and K. Lindblad-Toh), Cold Spring Harbor Laboratory Press, Cold Spring Harbor, NY, pp. 47–65.

83 Schoenebeck, J.J. and Ostrander, E.A. (2013) The genetics of canine skull shape variation. *Genetics*, **193** (2), 317–325.

84 Trader, R.L. (1949) Nose operation. *Journal of the American Veterinary Medical Association*, **114** (865), 210–211.

85 Leonard, H.C. (1956) Surgical relief for stenotic nares in a dog. *Journal of the American Veterinary Medical*

第13章 イヌの心血管系および呼吸器系の検査

339

Association, **128** (11), 530.

86 Schuenemann, R. and Oechtering, G.U. (2014) Inside the brachycephalic nose: intranasal mucosal contact points. *Journal of the American Animal Hospital Association*, **50** (3), 149–158.

87 Oechtering, T.H., Oechtering, G.U., and Noller, C. (2007) Structural characteristics of the nose in brachycephalic dog breeds analysed by computed tomography. *Tierarztliche Praxis, Ausgabe K, Kleintiere/Heimtiere*, **35** (3), 177 (in German).

88 Ginn, J.A., Kumar, M.S.A., McKiernan, B.C., and Powers, B.E. (2008) Nasopharyngeal turbinates in brachycephalic dogs and cats. *Journal of the American Animal Hospital Association*, **44** (5), 243–249.

89 Harvey, C.E. (1989) Inherited and congenital airway conditions. *Journal of Small Animal Practice*, **30** (3), 184–187.

90 Riecks, T.W., Birchard, S.J., and Stephens, J.A. (2007) Surgical correction of brachycephalic syndrome in dogs: 62 cases (1991–2004). *Journal of the American Veterinary Medical Association*, **230** (9), 1324–1328.

91 Torrez, C.V. and Hunt, G.B. (2006) Results of surgical correction of abnormalities associated with brachycephalic airway obstruction syndrome in dogs in Australia. *Journal of Small Animal Practice*, **47** (3), 150–154.

92 Dupré, G., Findji, L., and Oechtering, G. (2012) Brachycephalic airway syndrome, in *Small Animal Soft Tissue Surgery* (ed. E. Monnet), Wiley-Blackwell, Ames , IA, pp. 167–183.

93 Grand, J.G. and Bureau, S. (2011) Structural characteristics of the soft palate and meatus nasopharyngeus in brachycephalic and non-brachycephalic dogs analysed by CT. *Journal of Small Animal Practice*, **52** (5), 232–239.

94 Crosse, K.R., Bray, J.P., Orbell, G., and Preston, C.A. (2015) Histological evaluation of the soft palate in dogs affected by brachycephalic obstructive airway syndrome. *New Zealand Veterinary Journal*, **63** (6), 319–325.

95 Pichetto, M., Arrighi, S., Gobbetti, M., and Romussi, S. (2015) The anatomy of the dog soft palate. III. Histological evaluation of the caudal soft palate in brachycephalic neonates. *Anatomical Record*, **298** (3), 618–623.

96 Pichetto, M., Arrighi, S., Roccabianca, P., and Romussi, S. (2011) The anatomy of the dog soft palate. II. Histological evaluation of the caudal soft palate in brachycephalic breeds with grade I brachycephalic airway obstructive syndrome. *Anatomical Record*, **294** (7), 1267–1272.

97 Leonard, H.C. (1960) Collapse of the larynx and adjacent structures in the dog. *Journal of the American Veterinary Medical Association*, **137**, 360–363.

98 White, R.N. (2012) Surgical management of laryngeal collapse associated with brachycephalic airway obstruction syndrome in dogs. *Journal of Small Animal Practice*, **53** (1), 44–50.

99 Wykes, P.M. (1991) Brachycephalic airway obstructive syndrome. *Problems in Veterinary Medicine*, **3** (2), 188–197.

100 Coyne, B.E. and Fingland, R.B. (1992) Hypoplasia of the trachea in dogs: 103 cases (1974–1990). *Journal of the American Veterinary Medical Association*, **201** (5), 768–772.

101 De Lorenzi, D., Bertoncello, D., and Drigo, M. (2009)

Bronchial abnormalities found in a consecutive series of 40 brachycephalic dogs. *Journal of the American Veterinary Medical Association*, **235** (7), 835–840.

102 Poncet, C.M., Dupré, G.P., Freiche, V.G., and Bouvy, B.M. (2006) Long-term results of upper respiratory syndrome surgery and gastrointestinal tract medical treatment in 51 brachycephalic dogs. *Journal of Small Animal Practice*, **47** (3), 137–142.

103 Poncet, C.M., Dupré, G.P., Freiche, V.G. *et al.* (2005) Prevalence of gastrointestinal tract lesions in 73 brachycephalic dogs with upper respiratory syndrome. *Journal of Small Animal Practice*, **46** (6), 273–279.

104 Fasanella, F.J., Shivley, J.M., Wardlaw, J.L., and Givaruangsawat, S. (2010) Brachycephalic airway obstructive syndrome in dogs: 90 cases (1991–2008). *Journal of the American Veterinary Medical Association*, **237** (9), 1048–1051.

105 Knecht, C.D. (1979) Upper airway obstruction in brachycephalic dogs. *Compendium: Continuing Education for the Practicing Veterinarian*, **1**, 25–31.

106 Lorinson, D., Bright, R.M., and White, R.A.S. (1997) Brachycephalic airway obstruction syndrome – a review of 118 cases. *Canine Practice*, **22** (5–6), 18–21.

107 Turek, M.M. and Lana, S.E. (2007) Tumors of the respiratory system: Section D: Canine nasosinal tumors, in *Withrow & MacEwen's Small Animal Clinical Oncology*, 4th edn. (ed. S.J. Withrow and D.M. Vail), Saunders Elsevier, St. Louis, pp. 525–539.

108 Madewell, B.R., Priester, W.A., Gillette, E.L., and Snyder, S.P. (1976) Neoplasms of the nasal passages and paranasal sinuses in domesticated animals as reported by 13 veterinary colleges. *American Journal of Veterinary Research*, **37** (7), 851–856.

109 Venkervanhaagen, A.J., Bouw, J., and Hartman, W. (1981) Hereditary transmission of laryngeal paralysis in Bouviers. *Journal of the American Animal Hospital Association*, **17** (1), 75–76.

110 Braund, K.G., Shores, A., Cochrane, S. *et al.* (1994) Laryngeal paralysis–polyneuropathy complex in young Dalmatians. *American Journal of Veterinary Research*, **55** (4), 534–542.

111 Polizopoulou, Z.S., Koutinas, A.F., Papadopoulos, G.C., and Saridomichelakis, M.N. (2003) Juvenile laryngeal paralysis in three Siberian Husky × Alaskan Malamute puppies. *Veterinary Record*, **153** (20), 624–627.

112 O'Brien, J.A. and Hendriks, J. (1986) Inherited laryngeal paralysis – analysis in the Husky Cross. *Veterinary Quarterly*, **8** (4), 301–302.

113 Ridyard, A.E., Corcoran, B.M., Tasker, S. *et al.* (2000) Spontaneous laryngeal paralysis in four white-coated German shepherd dogs. *Journal of Small Animal Practice*, **41** (12), 558–561.

114 Herrtage, M. and Jones, B.R. (2009) Respiratory disorders: diseases of the larynx and pharynx, in *Clinical Medicine of the Dog and Cat*, 2nd edn. (ed. M. Schaer), CRC Press, Boca Raton , FL, pp. 194–196.

115 MacPhail, C. (2014) Laryngeal disease in dogs and cats. *Veterinary Clinics of North America: Small Animal Practice*, **44** (1), 19–31.

116 Herrtage, M. and Jones, B.R. (2009) Respiratory disorders: diseases of the lower respiratory tract, in *Clinical Medicine of the Dog and Cat*, 2nd edn. (ed. M. Schaer), CRC Press, Boca Raton , FL, pp. 197–211.

117 Maggiore, A.D. (2014) Tracheal and airway collapse in dogs. *Veterinary Clinics of North America: Small*

Animal Practice, **44** (1), 117–127.

118 Bottero, E., Bellino, C., De Lorenzi, D. *et al.* (2013) Clinical evaluation and endoscopic classification of bronchomalacia in dogs. *Journal of Veterinary Internal Medicine*, **27** (4), 840–846.

119 Mair, E. and Parsons, D.S. (1992) Pediatric tracheomalacia and major airway collapse. *Annals of Otology, Rhinology and Laryngology*, 101, 300–309.

120 Fiest, J.H., Johnson, T.H., and Wilson, R.J. (1975) Acquired tracheomalacia: etiology and differential diagnosis. *Chest*, **68**, 340–345.

121 Macready, D.M., Johnson, L.R., and Pollard, R.E. (2007) Fluoroscopic and radiographic evaluation of tracheal collapse in dogs: 62 cases (2001–2006). *Journal of the American Veterinary Medical Association*, **230** (12), 1870–1876.

122 Herrtage, M.J. (2009) Medical management of tracheal collapse, in *Kirk's Current Veterinary Therapy*, vol. XIV (eds. J.D. Bonagura and D.C. Twedt), Saunders Elsevier, St. Louis, pp. 630–635.

123 Withrow, S.J. (2007) Tumors of the respiratory system: Section C: Lung cancer, in *Withrow & MacEwen's Small Animal Clinical Oncology*, 4th edn. (ed. S.J. Withrow and D.M. Vail), Saunders Elsevier, St. Louis, pp. 517–539.

124 Moulton, J.E., von Tscharner, C., and Schneider, R. (1981) Classification of lung carcinomas in the dog and cat. *Veterinary Pathology*, **18** (4), 513–528.

125 Ramos-Vara, J.A., Miller, M.A., and Johnson, G.C. (2005) Usefulness of thyroid transcription factor-1 immunohistochemical staining in the differential diagnosis of primary pulmonary tumors of dogs. *Veterinary Pathology*, **42** (3), 315–320.

126 Hahn, F.F., Muggenburg, B.A., and Griffith, W.C. (1996) Primary lung neoplasia in a beagle colony. *Veterinary Pathology*, 33 (6), 633–638.

127 Baral, R.M. (2012) The thoracic cavity, in *The Cat: Clinical Medicine and Management* (ed. S.E. Little), Saunders Elsevier, St. Louis, pp. 892–913.

128 Herrtage, M. and Jones, B.R. (2009) Respiratory disorders: conditions causing a reduction in thoracic capacity, in *Clinical Medicine of the Dog and Cat*, 2nd edn. (ed. M. Schaer), CRC Press, Boca Raton, FL, pp. 212–219.

129 Voges, A.K., Bertrand, S., Hill, R.C. *et al.* (1997) True diaphragmatic hernia in a cat. *Veterinary Radiology & Ultrasound*, **38** (2), 116–119.

130 Worth, A.J. and Machon, R.G. (2005) Traumatic diaphragmatic herniation: pathophysiology and management. *Compendium: Continuing Education for the Practicing Veterinarian*, **27** (3), 178.

131 Schmiedt, C.W., Tobias, K.M., and Stevenson, M.A. (2003) Traumatic diaphragmatic hernia in cats: 34 cases (1991–2001). *Journal of the American Veterinary Medical Association*, **222** (9), 1237–1240.

132 Fossum, T.W. (2000) Pleural and extrapleural diseases, in *Textbook of Veterinary Internal Medicine* (eds. S.J. Ettinger and E.C. Feldman), Saunders, Philadelphia, p. 1098.

第14章
イヌの腹腔の検査

14.1　消化管の概要

　胃腸系は上部および下部消化管に分けられる．上部消化管には口腔，中咽頭，唾液腺，食道，胃および十二指腸が含まれ，そして下部消化管には空腸，回腸，上行・横行および下行結腸，直腸，そして肛門が含まれる．上部消化管に近接して，肝胆道系は小腸とつながって腸肝循環を形成し，これは代謝および生体内変換に必須である．胃腸系および肝胆道系は共に消化器として機能し，食物を吸収可能な栄養素へと代謝し，そしてこれは身体の燃料となるエネルギーとして利用される[1]．

　第11章で中咽頭までを解説したので，本章ではこれ以降の消化管を扱う．

　消化管の異常は徴候を伴うことが多いので，主訴が消化管に関連する場合，診察を進める際に問診が非常に重要である．特に問診で臨床徴候を時系列で確認することに加え，進行についても明らかにすべきである．

　第6章6.1項でも述べたように，家族に以下の点を入念に質問すべきである[1]．

- 家族が気にしていることは何か？
- 臨床徴候が初めて明瞭になったのはいつか？
- 臨床徴候の持続期間は？
- 臨床徴候は1日の特定の時刻にみられるか？
- 臨床徴候は特定の食物を摂取したときにみられるか？
- 臨床徴候は特定の行動と関連しているか？
- 臨床徴候は進行しているか？　しているならどのように進行しているか？

　次に広範囲の身体診察に進むが，著者の経験では，学生にとって腹腔の身体診察は難しい．その理由は，学生は見えないものを評価しなくてはならず，特に健康な動物では大部分の腹腔内臓器は触知できないからである．したがって，学生は正常な状態でどの臓器が触知可能で，何が触知できないのかを最初に学ぶ必要がある．

　健康なイヌでは，以下の消化管を触知できる[1]．
- 小腸ループ
- 下行結腸

　健康なイヌでは，以下の消化器系臓器も触知できることがある[1]．
- 肝臓
- 脾臓

　以下の消化管は疾患時でのみ触知できるか，あるいは全く触知できない[1]．
- 食道
- 胆嚢
- 膵臓
- 腸間膜リンパ節
- 結腸リンパ節

14.2　食道

　食道の解剖学は第6章6.2項を参照．

　正常なイヌでは，食道は筋肉の下に隠されており，見ることも触知することもできない[1]．例えば異物を誤飲したイヌのように，食道が閉塞すると触知できるようになる[1]．異物としては骨が最も多いが[2]，過去の文献では牛皮，歯磨きガム，釣り針，縫い針，プラスチック，木の棒および金属が報告されている[3-11]．イヌでは遠位食道が閉塞することが最も多く，心基部がこれに次いで多い[2, 3, 7-10, 12, 13]．小型種での発生が多いと思われ[2, 14]，特にテリア，シー・ズーおよびチワワに好発する[7-10, 12, 13]．

　食道閉塞の症例は吐き気および吐出を示すことが多い[2, 14]．吐出は受動的で，食物が食道から逆流して口腔へ移動する．吐出は食道疾患に共通した特徴だ

が，嘔吐の際にみられる前駆徴候，つまり唇を舐めたり，過剰流涎は通常みられない[15]．臨床徴候は診察室内でも継続してみられることがある．また頸を伸ばしたり，左胸郭前口を圧迫すると疼痛を示すことがある[1]．

そのため，獣医師は食道を触診することを習慣にすることが重要で，そうすることで次に来院する食道閉塞の症例に対して準備できる．食道を触診するためには，動物の正面に立ち，動物の頭部を挙上し，頸部の左側腹側を上から下へと触診し，胸郭前口付近の食道拡張を疑わせる隆起を確認する．食道閉塞が重度な場合，口から閉塞部にかけて食物および水分がうっ滞し，食道内容物の動きを皮膚の上からでも感じられることがある[1]．

食道閉塞の一部の症例ではあるが，食道が触知できることがある．例えば食道炎，食道狭窄および巨大食道症のような他の食道疾患の大部分では，身体診察では明らかな食道の異常はみられない．巨大食道症は第13章13.5.3節で吸引性肺炎の危険因子として既に記載した．巨大食道症は先天性の場合もあり[16-18]，アイリッシュ・セッター，グレート・デン，ジャーマン・シェパード，ラブラドール・レトリーバーおよびニューファンドランドで報告がある[16]．後天性の場合には重症筋無力症[19-21]，副腎皮質機能低下症，鉛中毒および甲状腺機能低下症に続発する[16]．このような疾患では，病歴を参考にして食道疾患を疑診し，必要があれば食道造影や内視鏡検査を考慮する[15]．

14.3　腹部の視診

腹部触診の前に腹部輪郭を観察して，その大きさ，形状および対称性を評価する．左右対称性の腹部拡大は，妊娠などの生理的な状況でもみられるが，腹水のように病的な場合もある（図14.1）．

対象的に，腹部の局所的な拡大は，臓器の異常を反映していることが多い．例えば，上腹部の腫大は肝腫を示している可能性がある[1]．

腹囲膨満に注意するのと同時に，急性腹症と呼ばれる腹痛を示唆する他の臨床徴候も観察すべきである[22,23]．特に「祈りの姿勢」と呼ばれる，前肢を伸ばして胸部腹側を床に近づけて，臀部を挙上した姿勢に注目する必要がある[24,25]．この姿勢が疾患の前兆として現れているのでなければ，「遊ぼうよの姿勢」（図9.5）と同じである．

イヌが腹部の不快感を訴えていることを示唆する他の手がかりには，うろうろする，落ち着きがない，そして休めないがある．座ることや横になることを嫌がることもある．ウマの疝痛でよくみられるような「脇腹を見る動作」はあまりみられず，腹部を硬くして何かが接触しないように守ろうとすることの方が多い[24]．

これらの所見は何らかの臓器の特徴的異常ではない．実際に，「急性腹症」の原因には消化器系，泌尿器系，筋骨格系，神経系，血管系および呼吸器系の様々な疾患が含まれる．例えば背部痛は腹痛と類似しており，両者とも背中を丸めて来院する[22,24]．

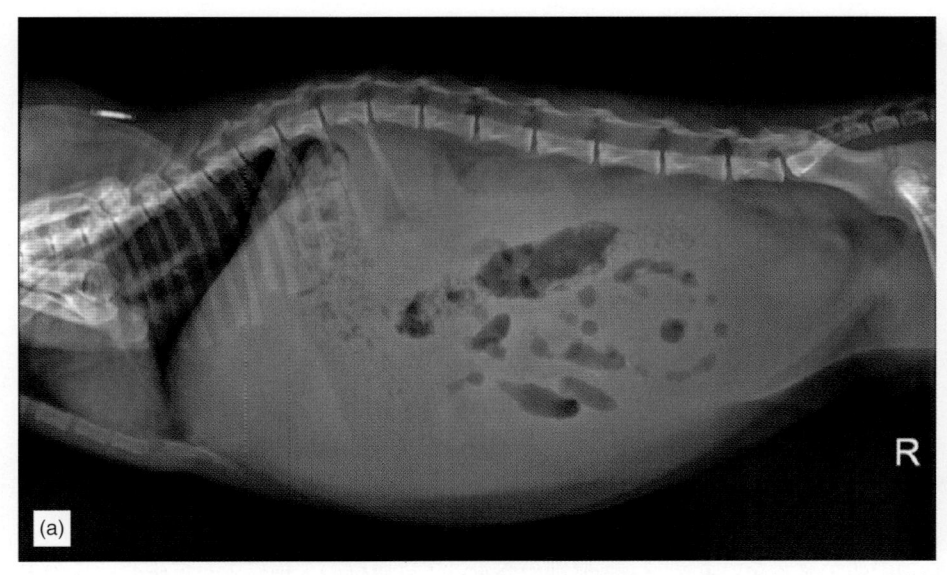
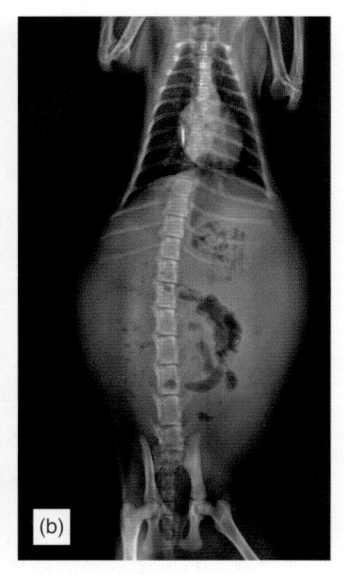

図14.1　Ｘ線検査で認められた腹水．(a) 側面像．(b) 背腹(V/D)像．これはネコの症例だが，腹水のＸ線所見はイヌと同じである：腹腔内のＸ線不透過性はびまん性に亢進し，軟部組織の陰影は腹水によって境界不明瞭になっている．

問題がある臓器にかかわらず，「急性腹症」の動物を診察する際は常に慎重にやさしく腹部を触診すべきである．最初にあまりにも積極的に腹部を触診すると，動物はより強く腹部を守ろうとする．深部を圧迫する検査の前に，腹部表層の触診から開始したほうが良いと思われる[22-25]．

14.4　腹部の聴診および腹部表層の触診

14.4.1　腹部の聴診

腹部の聴診は包括的な身体診察では必須で，消化管運動に関する重要な情報を得ることができる．腹腔の聴診は，腸の音を聴取することにほかならない．この音は古くから腹鳴と呼ばれてきたが，腹鳴が発生するためには，腸内にある程度の液体および空気が存在し，かつ腸が運動することが必要である．腹鳴が聴取されない場合，腸内が空か，腸の運動性が欠如しているか，あるいはこの両者が原因である[1]．

聴診は腹部を触診する前に行うことが望ましい．その理由は，触診によって腹腔内の腸ループが移動し，腸の音が変化する可能性があるからである[22, 23]．

腹部の聴診には忍耐が必要である．消化管の運動性が低下している症例では，腹鳴の評価は2〜3分を要することがある．例えば食欲不振の動物では，腹鳴が減少していることが多い．急いで腹部の聴診をすると，実際には腹鳴は存在するのに，消失していると判断することがある[22, 23]．

食欲不振だけでなく，腹膜炎または腹水によっても機能性イレウスが発生することがある[23]．

反対に腹鳴が増加することもあり，急性腸炎または急性腸閉塞で聴取されることがある[23]．

14.4.2　腹部表層の触診

腹部表層を触診する目的は，疼痛を検出し，その部位を特定すること，波動感の有無を判断すること，そしてヘルニアを確認することである[22]．

14.4.2.1　波動感

波動感の存在は腹水を示唆する[1]．腹水は外傷が原因であれば血様の場合もある．腹水が尿であることや，腸穿孔によって胃腸内容物の漏出による細菌性腹膜炎の場合もある[24]．

波動感を評価するためには，動物の顔が見えないように後方に立つのが一般的である．左手の掌を左側腹部に密着させ，右手の掌を右側腹部表面にやや浮かすように置き，バロットマン（浮球法）検査を実施する．すなわち，右手の指で右側腹部を軽く叩き，腹腔内の構造物が反対側の壁にあたって跳ね返るようにする．次に左側の腹壁で同様のことを行い，右側腹壁で何か触知されないか確認する．腹腔内に大量の腹水が存在すると，反対側で叩いた波動を感じることができる．これは健康な動物では評価できず，腹水がある動物でのみ評価可能である[1]．波動感が感じられた場合，腹水の原因に関する追加検査が必要である．

腹水のサンプルを得るために腹腔穿刺が行われることもあり，同時に腹腔洗浄を実施することもある[24, 26]．

腹水の細胞診によって炎症性変化および敗血症を鑑別できる[24]．変性好中球および細菌が腹水中にみられる場合，緊急開腹術が必要である[24]．

腹水の検査は，鑑別診断リストを絞り込むためにも用いられる[24]．例えば腹水中のグルコース濃度が50mg/dL未満の場合，あるいは乳酸値が5.5mmol/Lを超えている場合，敗血症の可能性が高い[27]．また，腹水中にカリウムまたはクレアチニンが末梢血での濃度を超えて存在する場合，尿路系の破裂によって尿が腹腔内に漏出している[24]．

触診による腹水の検出は，獣医師の技術に左右されるが，同時に疾患の進行または腹水の貯留量も関連する．

例えば，肝臓または脾臓の外傷に伴う二次的な血腹は，直ちには認められず，受傷して身体診察で血腹が確認できるまで3時間以上要することもある[26, 28]．このような理由で，外傷症例での緊急手術の必要性を判断できる精度は，身体診察のみだとわずか50%である[26, 28, 29]．

腹水量の判断も困難な場合がある．あまりにも少量の場合には，波動感を感じられない．このため，救急処置室では腹部超音波検査の有用性が高まっている．獣医師の指の感覚よりも，超音波診断装置のほうがはるかに少量の液体を検出できる．より正確にいうと，腹部超音波検査では，4mL/kg程度の腹水を検出できる[24, 30]．

14.4.2.2　ヘルニア

腹壁の解剖学については第6章6.4項を参照．

腹部のヘルニアは腹壁の欠損によって生じ，この欠損はどの部位でも起きる．しかし，ヘルニアが最も

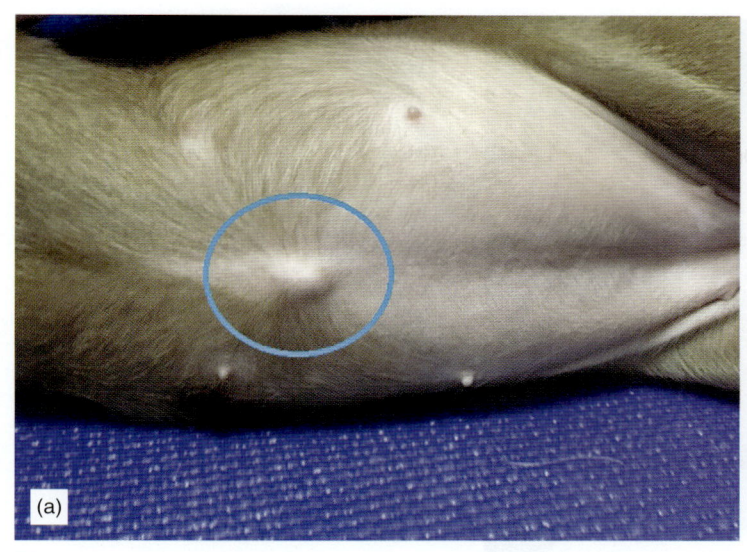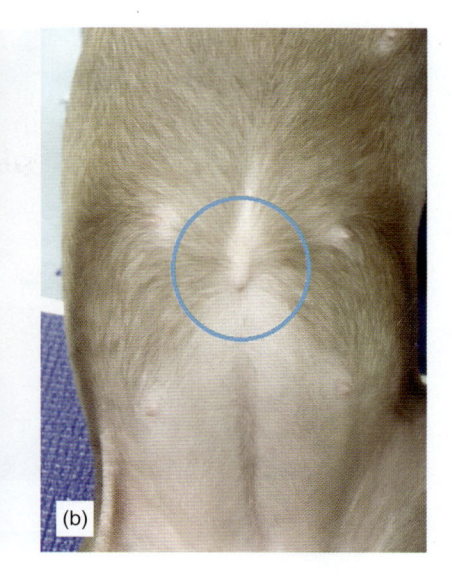

図 14.2 視診で確認されたイヌの臍ヘルニア. (a) 横臥位, (b) 立位.

多発する部位は白線上の臍孔, 尾肋骨縁の傍肋骨近位, 陰嚢および鼠径部である. これらの部位では, ヘルニアは事故によって生じるものよりも先天性が多い[31, 34].

ヘルニアのサイズおよび還納性は様々である. 臍ヘルニアの多くは白線が広がりすぎた結果, あるいは腹直筋の形成不全によって生じる[31].

臍ヘルニアの中には, 触診しなくても肉眼で判るものがある (図14.2). それ以外は小さかったり還納性であるため, 腹部正中の触診が必要で, 臍付近で軟らかい膨隆の有無を確認する. 小さなヘルニアをより明瞭に観察するために, 上半身を支えながら両後肢で起立させる必要がある場合もある.

大部分の臍ヘルニアは軟らかく, 内容物があったとしても鎌状脂肪である[31]. 発見された時の径は2〜3mmであることがほとんどで, 子犬では生後6ヵ月までは自然にヘルニア孔が閉鎖する可能性があるので[35], 直ちに手術へと進むことは少ない. 通常, ヘルニアが自然緩解するかどうかしばらく経過をみることが多い. それでも緩解しない場合, 卵巣子宮摘出術または精巣摘出術を実施する際に, ヘルニア整復術も実施する.

ヘルニアの持続に伴う主な危険性は, 腹腔の内容物が腹壁の欠損孔を通って皮膚および腹壁の筋肉の間にスリップして絞扼されることである. 絞扼されやすい代表的な臓器は腸, 子宮および膀胱である. 入り込んだ組織は嵌頓ヘルニアになることがあり, これは激しい疼痛を伴い, 循環障害による組織活力の低下によって数時間以内に死亡することもある[31].

腹壁表層の触診で臍またはそれ以外のヘルニアが確認された場合, 以下の点に注意する必要がある.

- **ヘルニアのサイズ**[36]

人間の指の太さは概ね小腸のそれと同じなので, 指が入り込む程度の大きさのヘルニア (輪) の場合, 腸が絞扼される危険性が高い[31].

- **ヘルニアの硬さ**[36]

腹腔の内容物が腹壁欠損孔を通って, 触知できる程度に突き出ているだけであれば, 触診しても軟らかく疼痛はないはずである. 腹腔の内容物が硬く, 疼痛がみられる場合には絞扼している危険がある[31].

- **還納性**

非還納性ヘルニアの場合, 欠損孔を通って組織が突き出ているが, 容易に腹腔内に収めることはできない. これはすなわち組織が絞扼されていることを意味し, 絞扼が持続すると癒着が起きる可能性がある. 絞扼および癒着は組織が全く戻らなくなる嵌頓ヘルニアを引き起こし, 緊急手術が必要な状態になる危険性を高める[31, 34].

臍ヘルニアだけではなく, 腹壁の欠損は尾側にも存在することがある. 鼠径ヘルニアはその一つで, これは還納性のこともそうでないこともある (図14.3).

既に述べたように, 鼠径ヘルニアは鼠径輪の異常である. 鼠径輪の解剖学については第6章6.4項を参照.

鼠径輪が非常に大きい場合, 子宮, 膀胱または空腸が絞扼される可能性がある. 触診だけで絞扼された臓器を確定できない場合があるが, 超音波検査により身体診察所見を補助することができる[31, 34, 37].

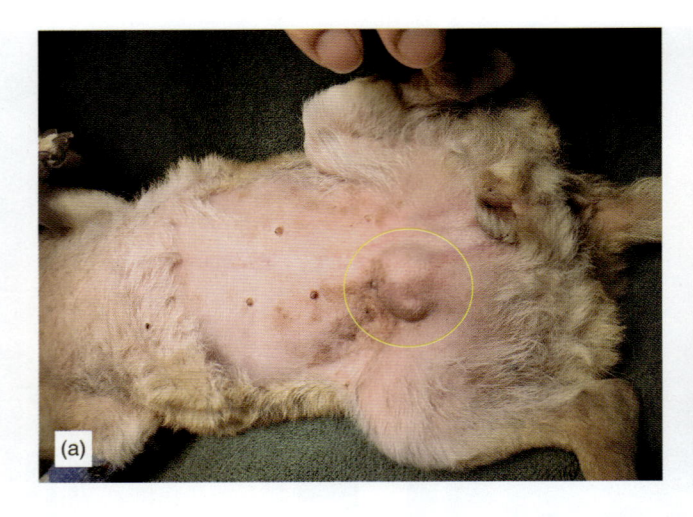
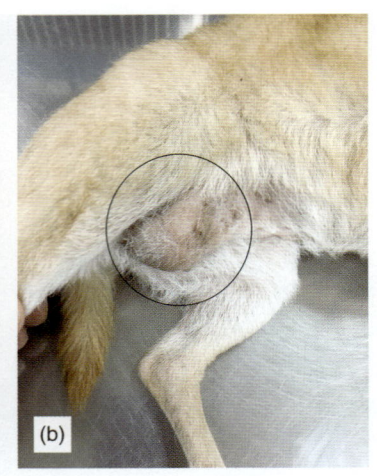
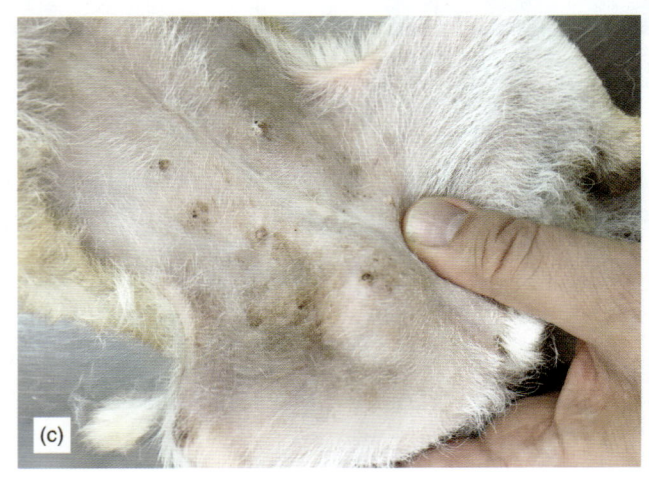

図14.3 (a) イヌの非還納性鼠径ヘルニア. 仰臥位での視診で明確に確認できる. (b) イヌの還納性鼠径ヘルニア. 左横臥位での視診で明確に確認できる. 還納性はイヌを仰臥位にして明らかになった. (c) と比較のこと. (c) (b) と同じ症例で仰臥位にしている. 鼠径ヘルニアが還納性であることが判る.
[写真提供] Frank Isom, DVM.

イヌのヘルニアの発生頻度に関する研究は少ない. 著者の経験では, ヘルニアはネコよりもイヌで多発するが, その発生頻度は不明である. 1993年のRuble およびHird の報告では, ペット・ショップで販売された6〜18週齢の子犬を2年間調査したところ, 鼠径ヘルニアは1.3%, そして臍ヘルニアは0.6%の子犬で認められた [38].

ヘルニアの発生率は決して高くないが, 新規に子犬が来院したら, 必ず触診で確認すべきである. 身体診察でヘルニアが確認できた場合, 家族および獣医師は, ヘルニアをいつ, そしてどのように外科的に整復するかについて重要な相談を行うことになる. さらに, 大部分の臍ヘルニアは遺伝すると信じられているため, 遺伝に関する問題を考慮する必要もあり [34], 臍ヘルニアに罹患して出生したイヌ, あるいは生後ヘルニアになった子犬は, 性成熟しても交配に用いるべきではない.

14.5 腹部の深部触診

表層の触診に続いて, 腹腔内の構造物をより評価するために腹部の深部触診を実施する [22, 23]. 前述したように, 学生にとっては腹部の深部触診は困難で, 見えるものよりも感じたものを信じることを学ばねばならない. 多くの場合, 動物が緊張していると触診は困難になる [22, 23, 25].

学生が腹部の触診法を習得する最良の方法は, 全身麻酔下の動物で練習することである. 全身麻酔下では動物の腹部の筋肉は弛緩しているため, 腹部臓器が正常か異常かをより容易に評価できる. 学生は以下の2種類の方法で腹部を触診して, どちらの方法が評価しやすいかを試すこともできる.

- 最初の方法では, 両手を同時に使う必要がある. 腹部の両側面にそれぞれの掌をあてて, 波動感の有無を確認する時のように触診を始める. つまり片方の手は「テーブル」となり, もう片方の手で腹腔内の構造物を「テーブル」に向かわせるようにする方法である (同様の手技がネコで行われて

いる．図6.3a参照）．

- もう一つの方法は片方の手だけを使う方法で，掌を動物へ向けて下から触診する．この方法は小型犬およびネコで実施するのが最良である（同様の手技をネコで行っている．図6.3bを参照）．

学生が麻酔下の動物で自信をもって腹部の深部触診をできるようになったら，覚醒している動物での腹部深部の触診を学習するべきである．

著者の経験では，イヌの深部腹部を触診するためには，動物を起立させるのが最も容易である．動物の顔が見えないように動物の後方に立つとよい．腹部の深部触診には唯一の「正しい」アプローチは存在しない．著者は頭部から始めて尾側へと進めることが多いが，これとは反対の方向で行う獣医師もいる．どちらの方法を選ぶかということはあまり重要ではなく，各獣医師が自身の系統的アプローチを確立させることで，腹部領域で見逃しがないようにすることがより重要である．

学生は腹部を以下の3区画に分けて捉えるとよい[1]（図14.4aおよびb）．

1) 前腹部（腹部頭側）

前腹部には肝臓，胃，膵臓，脾臓および腎臓が存在する．

2) 中腹部（腹部中央）

中腹部には小腸，尿管および卵巣（雌のみ）が存在する．

3) 後腹部（腹部尾側）

後腹部には膀胱，前立腺（雄のみ），尿道，下行結腸および直腸が存在する．

この3区画の位置をイメージできたら，さらにそれぞれの区画を背側，中央および腹側に分割して捉える獣医師もいる[1]（図14.4c）．

- **前腹部背側**

前腹部背側には腎臓が存在する．

- **前腹部中央**

前腹部中央には肝臓および膵臓が存在する．

- **前腹部腹側**

前腹部腹側には肝臓，胃および脾臓が存在する．

- **中腹部背側**

中腹部背側には尿管および卵巣が存在する．

- **中腹部中央**

中腹部中央には小腸が存在する．

- **中腹部腹側**

中腹部腹側には小腸が存在する．

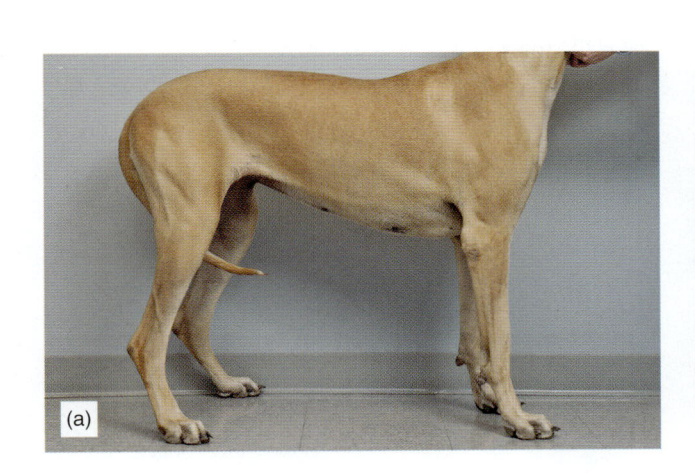

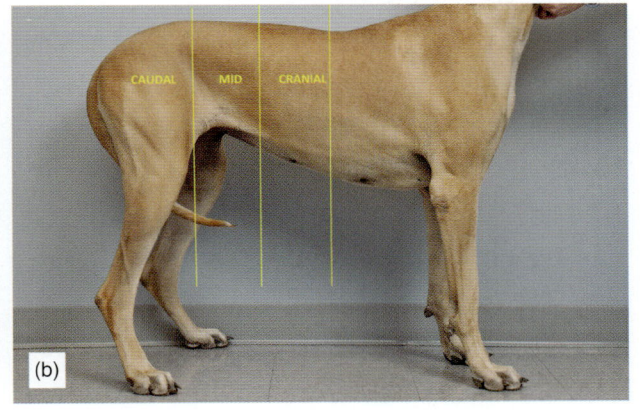

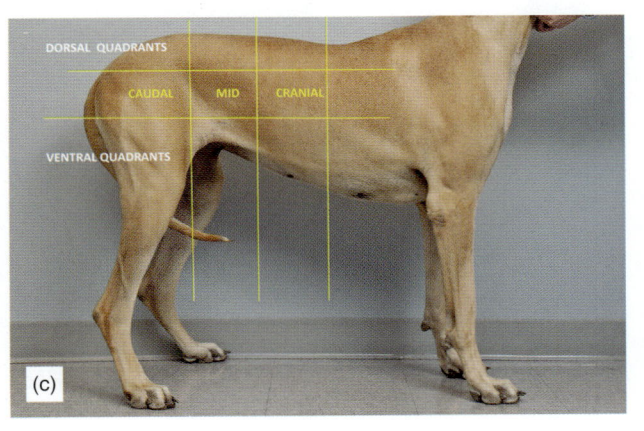

図14.4　(a) 実際のイヌの右側面像．(b) 同じくイヌの右側面像で，腹部を人為的に前腹部（CRANIAL），中腹部（MID）および後腹部（CAUDAL）に区分している．(c) 同じイヌの右側面像で，腹部を人為的に前腹部（CRANIAL），中腹部（MID），そして後腹部（CAUDAL）に区分している．背側（DORSAL QUADRANTS）および腹側（VENTRAL QUADRANTS）を図中に記入し，さらに区分している．
[写真提供] Midwestern University, Media Resources Department.

- **後腹部背側**

  後腹部背側には下行結腸および直腸が存在する.

- **後腹部中央**

  後腹部中央には膀胱および前立腺が存在する.

- **後腹部腹側**

  後腹部腹側には尿道が存在する.

この腹部区画アプローチを用いる場合, 一部の臓器は重複することに注意する. 例えば, 肝臓は前腹部中央および前腹部腹側の両区画にまたがっている.

詳細を評価したい場合, 細かい腹部区画が学習ツールとして適している. そうでない場合はやや面倒かも知れない. 臨床実習を受ける学生は自身でどのアプローチが良いかを選択するが, 腹部区画化は必須事項ではなく選択肢の一つであることも同時に理解する必要がある.

14.5.1 肝臓

肝臓は肋骨弓の中に収まっており, 胸郭が深いイヌでは通常は触診できない. しかし, 胸郭の幅が広いイヌでは肝臓の一部が触知できることがある[1].

肝臓を前腹部腹側で触診するためには, 動物の前方を持ち上げるとやりやすいことがある. 重力によって前腹部の臓器が少し腹部下方へと「落ち込む」ため, ある程度は触診しやすくなる.

肝臓が腫大していた場合, 通常は左側よりも右側が評価しやすい[1]. これは肝臓は腹部中央に位置してはいるが, 右側には右腎を包むように尾状突起があるために, 正中よりもわずかに右側に偏っているためである[33].

肝腫大は非特異的な所見である. これが認められた場合, 以下の原因が考えられる.

- グルココルチコイドまたはフェノバルビタールの長期的使用[39,40].
- 副腎皮質機能亢進症[41]および糖尿病[42]のような内分泌疾患
- 感染症[43]

  —細菌

  —イヌアデノウイルスなどのウイルス[44]

  —真菌[45]

  —バベシアなどの原虫[46]

  —大静脈症候群を引き起こすイヌ糸状虫症のような寄生虫

- 家族性疾患

  —シャー・ペイの肝アミロイドーシス[47,48]

  —遺伝性銅代謝異常[49]

- 肝炎のような炎症性疾患[45].
- 免疫介在性溶血性貧血のような免疫介在性疾患[43].
- 肝膿瘍(図14.5)[43].
- 肝細胞癌や胆管癌などの腫瘍[43].
- アフラトキシンなどの中毒[50].

肝腫大のイヌは健康であることもあるし, 無関心, 食欲の低下および嘔吐のような非特異的な臨床徴候を呈して来院することもある[43].

嘔吐がみられる場合, 腫大した肝臓が上部消化管を圧迫したことが原因か, あるいは肝臓が毒素を効率的に除去できないために, 化学受容器引金体(CTZ)が直接刺激されることによって生じる[43].

高ビリルビン血症を合併している場合, 黄疸も認められることがある[43](図11.24d参照).

ネコとは異なり, 肝障害のイヌは多渇多尿を示すことが多い[43]. イヌでは無胆汁性の糞便がみられることもある[43].

肝障害の臨床徴候は急激に発生することもある. しかし, 肝臓の再生能力は非常に高いので, 臨床徴候の発現は遅くなることが多い. 肝疾患では, 肝臓の予備能力が枯渇するまで無徴候であることが多い. たとえ無徴候であっても, 身体診察で肝腫大がみられたら, 確定診断を下すためにより広範囲の診断検査が必要である[43].

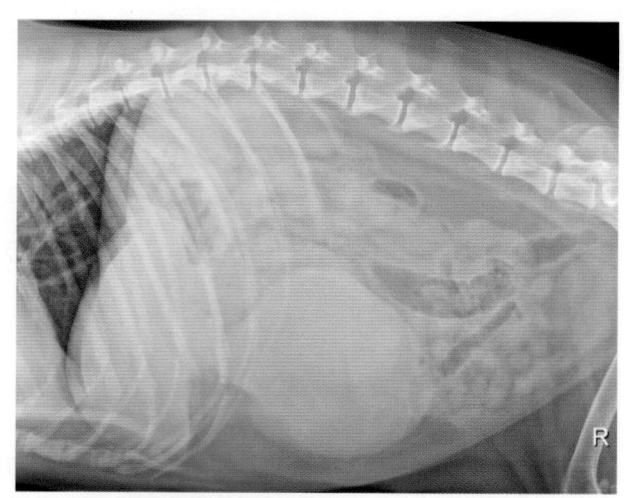

図14.5 X線右側面像. 腹部中央に円形の腫瘤がみられ, このため小腸が尾側に変位している. この腫瘤は試験開腹時に摘出され, 病理検査で肝膿瘍が確認された.

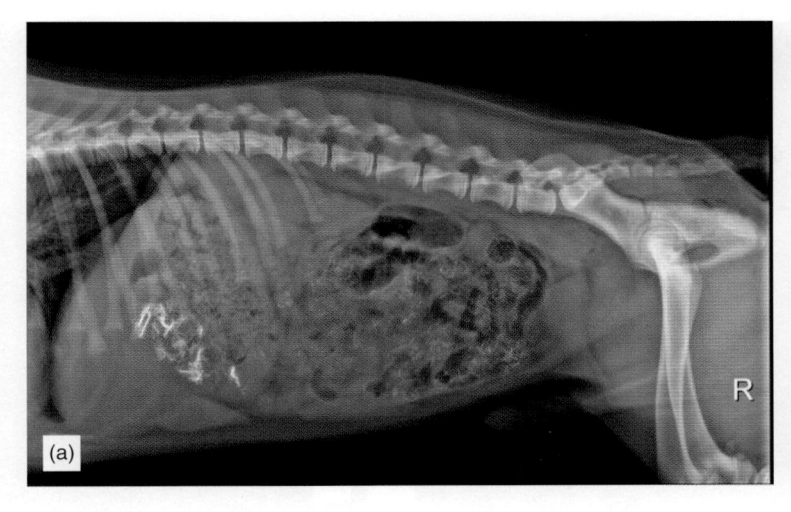
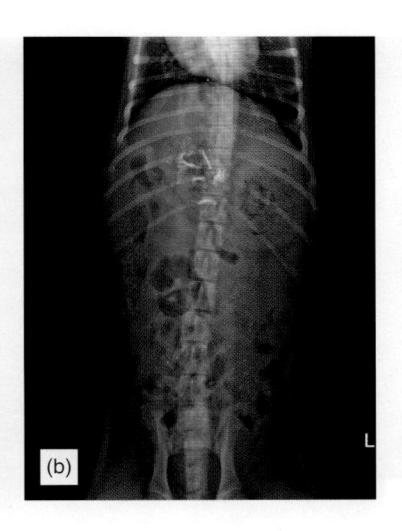
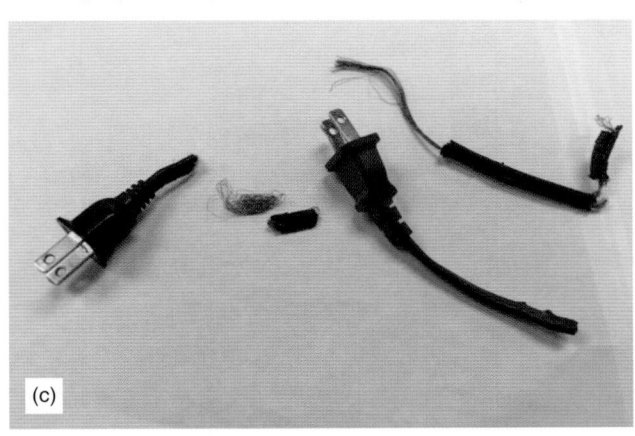

図14.6 腹部X線右側面像 (a) および背腹（V/D）像 (b). この子犬の胃内では複数の不整形の異物片が確認できる. (c) (a)および(b)の症例が食べ残した異物. 電気コードを摂取していた. [写真提供] Patricia Bennett, DVM.

第14章 イヌの腹腔の検査

14.5.2 胃

胃は腹腔内で肝臓の尾側に位置している. 胃底部および胃体部は主に前腹部の左側に位置しているが, 胃体部の腹側は右側へと続き幽門とつながる [33].

胃の全体は通常は触知できない [1, 51]. 胃が肋骨縁を越えて, 特に腹部の左側で触知できた場合, 原因として以下のどちらかが考えられる [1].

- 肝臓が腫大していて, 胃が尾側に変位している.
- 胃が顕著に拡張している.

肝腫大の原因については第14章14.5.1節を参照. 胃自体が拡張している場合, 以下の原因が考えられる [1].

- 過食
- 異物摂取（図14.6）
- 空気および／または液体の貯留（図14.7）

食物に自由に近づけると, 子犬は食べ過ぎる傾向がある. 一度に多く食べ過ぎると, 胃が押し広げられる. この場合, 肉眼的にイヌの上腹部が膨張して来院し, 触診では上腹部左側の肋骨縁を越えた部位が, 圧迫可能で軟らかく腫大しているように感じられる.

いっぽうで, 成犬を含む多くのイヌは食物でないものを摂取することがある. 救急病院を受診するイヌでは, 異物摂取は一般的で [13, 52, 53], 摂取して数時間から数日後に臨床徴候が発現する [53, 54]. 純血種, 特にラブラドール・レトリーバー, ゴールデン・レトリーバー, アメリカン・ピット・ブル・テリア, スタフォード・ブル・テリア, ボーダー・コリーおよびジャック・ラッセル・テリアで異物摂取が多い [52, 53].

ネコとは異なり, イヌでは線状異物は少なく [52], 線状異物に比較して生存率が高い [53]. 線状異物は特に問題のある異物で, 舌根部または幽門に引っ掛かりやすく, 消化管が線状異物を押し流そうと蠕動運動してもうまくいかず, 腸ループが折りたたまれる [55]. このような症例では, 口腔内の詳細な検査により糸またはひもが舌根部に引っ掛かっているのが発見されたり, あるいは, 腹腔の深部触診で異常につながった腸を触知できることがある [55].

しかし, 多くの場合で来院時の徴候は非特異的で, 嘔吐, 食欲不振, 無関心および腹痛がみられる [52]. 腹部の単純X線検査でも明らかな異常は認められず,

349

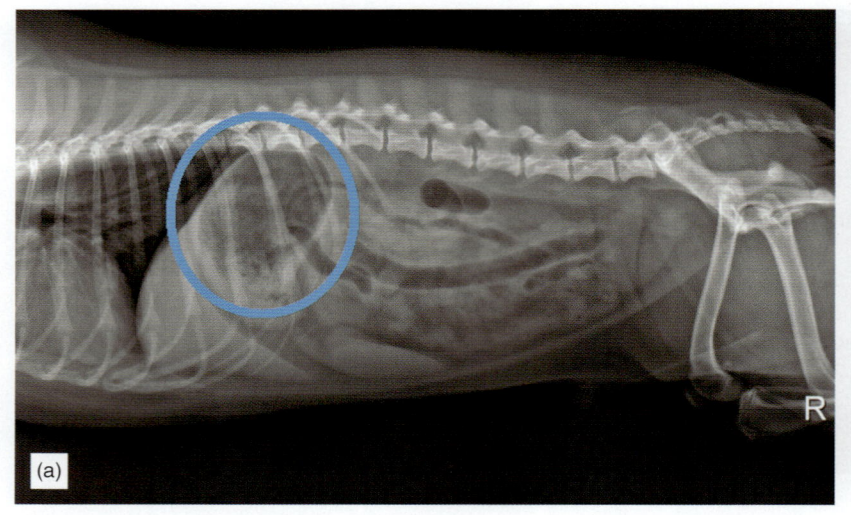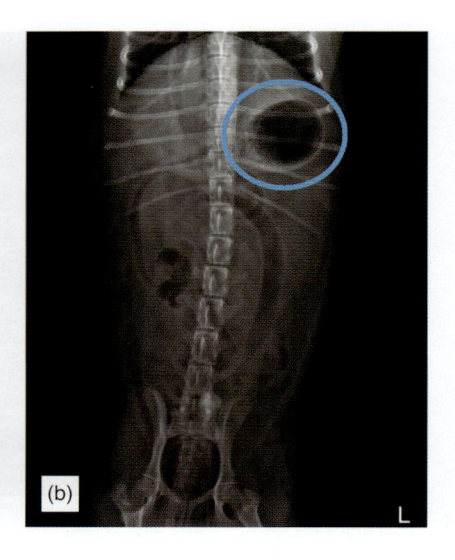

図14.7 腹部X線右側面像 (a) および背腹（V/D）像．胃が空気で充満している．

診断には超音波検査などの画像検査が必要なことがある [56-60]．

異物摂取に加えて，胃拡張捻転（GDV）でみられるように，胃内の空気や液体が貯留しても胃は拡張する [61]．この場合，拡張は極めて重度であることが多い．胃は肋骨縁を越えて前腹部で触知されるだけでなく，肉眼でも明らかに胃が膨張していることが判る [61]．後方から観察すると，腹部はまるでウシの外貌のように大きく膨らんでいる．触診すると胃が軟らかく感じられる食物の過剰摂取とは異なり，GDVの症例では胃は張りつめていて，疼痛を伴う [61]．

GDVは胸郭が深い大型犬で最も多発する [62-64]．

以下のようにいくつかの危険因子が確認されているが，正確な原因は不明である [61-63, 65, 68]．

• 食事の種類

市販の穀物および／または豆類をベースにした食事は危険性が高い．

• 一度に与える食事量

大量の食事を摂取すると，肝胃間膜および肝十二指腸間膜が繰り返し伸展するため，捻転の危険性が高まる．

• 胃の排泄遅延
• 食後の激しい運動
• 食後のストレス
• ボディ・コンディション

標準体重以下のイヌでは危険性が高いと考えられている．

• 年齢

高齢犬では危険性が高いと考えられている．

• 脾臓摘出術の既往

捻転すると，胃は正常な解剖学的位置から変位する．右側にある幽門は胃体部よりも頭側かつ腹側へ移動する．そして，幽門は正中よりも左側側へ移動する．最終的に，幽門は食道の背側に移動するが，胃底部は正中より左側の位置を維持する [61]．

この位置の変化によって消化管への流入および流出が遮断され，この結果として蓄積する空気の行き場がなくなり，胃が徐々に膨張する．こうなると動物は吐出しようとするが，全く吐出できない状態になる．そして来院時には，過剰流涎および吐物を伴わない吐き気が認められることが多い [61, 69]．

同時に，GDVでは門脈および後大静脈が圧迫されることによって，心臓への静脈還流量が低下する．このため心拍出量は低下し，動脈圧も減少する．代償不全に陥ると，多くの症例で不整脈が認められる．症例の多くは血液量減少性ショックの状態にあり，頻脈および頻呼吸を示す [61, 70-73]．このような症例は来院した時点で重症であり，単に胃が拡張した状態ではない．

14.5.3 脾臓

イヌの脾臓は前〜中腹部に位置する三角形またはくさび型の臓器である．脾体部は左側腹壁に接し，尾部は腹部の両腹側に沿って巻くように存在している [33, 74, 75]．通常，イヌでは脾臓は触知できず，肋骨弓の中に収まっている [1]．しかし脾臓が腫大すると，正常の位置よりも腹側および尾側よりに変位するため，触知可能となる [1]（図14.8）．

学生は腫大した肝臓と脾臓の鑑別が難しいと言うことがある．この鑑別に役立つのは，腫大した臓器を尾

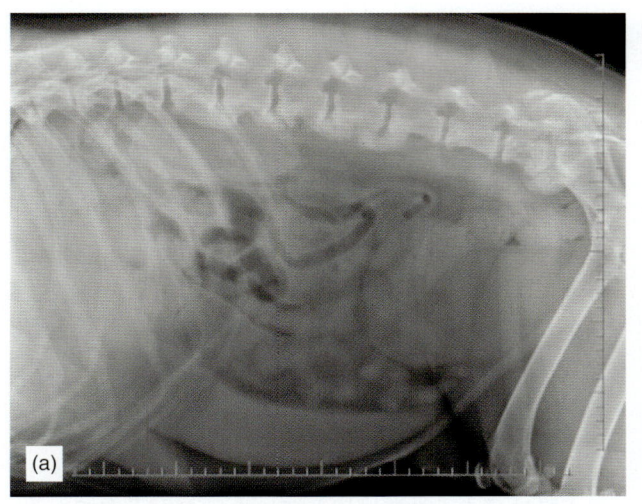 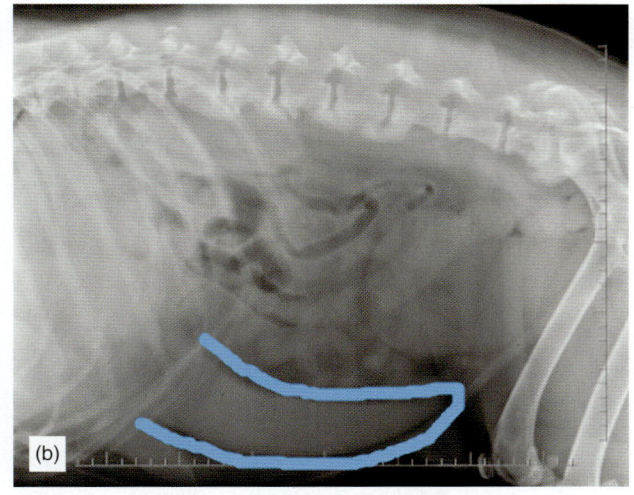

図14.8 (a) 腹部X線右側面像．腹側腹壁に接して腫大した脾臓に注目．(b) 腹部X線右側面像．腹側腹壁に接した腫大した脾臓を青線で示す．[写真提供] Daniel Foy, MS, DVM, DACVIM, DACVECC.

側に動かすことである．肝臓はある意味で固定されているために，尾側に移動することはない．しかし，脾臓は胃および胃脾間膜と緩く接着しているだけなので，肝臓よりも可動性があり，尾側へ移動させることができる [1].

脾腫の原因は次の通りである [76-78].

- 麻酔薬などの薬物治療
  —メデトミジン，ジアゼパム，ケタミンなど
- 感染症
  —寄生虫
  ○ バベシア症 [80]
  ○ リーシュマニア症 [81]
- 血腫 [82]
- 結節性過形成
- 免疫介在性疾患
- 脾臓捻転 [83]

これはイヌでは稀だが，ジャーマン・シェパードやグレート・デンのような胸郭の深い大型犬での発生が多い [83-85].

- 悪性腫瘍

イヌでは，脾臓腫瘍の原因として血管肉腫が多い [86, 87].

リンパ腫もイヌの脾臓に発生する [88, 89].

このリストにある疾患では，腫大はびまん性の場合も局所性の場合もあることに注意する．脾臓の局所が腫大すると，局所的な腫瘤効果（mass effect）が触知される．腫瘤の原因として，外傷に伴う脾血腫，膿瘍または結節性過形成のような非腫瘍性病変が挙げられ

る．

通常，脾臓を触診するとなめらかに感じられる．結節性過形成の場合，脾臓の表面は波立つような構造になる．腫瘍性疾患によって脾臓の構造が局所的に変化することは一般的でない．

14.5.4 膵臓

第6章6.5.4節にあるように，膵臓は2葉または肢（突出部）から成り立っている．左葉は幽門の尾側内側付近から胃の後方を正中面を横切って，左腎付近まで続いている．右葉は幽門の尾腹側付近から下行十二指腸に沿って続き，上行結腸の横まで伸びている [33, 90].

正常な動物では，膵臓のどちらの葉も触知できない [1]．病変がある膵臓も同様に触知困難である [1].

膵外分泌腫瘍はイヌでは稀で，発生率は1%未満である [91, 92]．腺癌が最も多く [92]，エアデール，ボクサー，ラブラドール・レトリーバーおよびコッカー・スパニエルでの発生が多い [93]．身体診察で腫瘍が触知できることはほとんどない [91]．ネコと同様，膵臓腫瘍のイヌの大部分は剖検で確定診断され，肝臓，大網，腸間膜，肺，甲状腺，心臓および十二指腸に転移病変がみられる [91, 92].

腹部腫瘤は触知されないが，膵臓腫瘍のイヌは無関心，食欲不振，嘔吐，沈うつ，そして衰弱などの非特異的な臨床徴候を示す傾向にある．臨床徴候は数ヵ月間にわたって良化と悪化を繰り返し，体重が徐々に減少することが多い [91-93].

機序は不明であるが，膵臓腫瘍に続発して多病巣性の壊死性脂肪織炎が稀にみられることがある．この場

合には皮下や軟部組織が腫脹し，化膿性滲出液が流出することがある[94].

イヌでは，外部から触知できるほど膵臓は腫大しないため，他の膵臓疾患も身体診察だけで診断するのは困難である．例えば，イヌでの膵外分泌腫瘍よりも膵炎のほうがより多く診断されるが，通常，身体診察で検出されるのは，上腹部痛や嘔吐に伴う脱水くらいである[95]．膵炎を確定診断するためには，複数の追加検査を実施する必要がある[95]．腹部X線検査では通常は明らかな所見が得られないため，腹部超音波検査が実施される[95]．低エコー源性の膵臓は壊死が進行していることを反映するのに対し，高エコー源性の膵臓は炎症に続発した線維化を反映する可能性がある[96]．このような正常のエコー源性からの逸脱に加え，膵臓周囲の液体貯留などの超音波検査所見は，膵炎を疑わせる臨床徴候がみられるイヌでは，膵炎の診断の手助けとなる[96,97].

第6章6.5.4節でも述べたが，著者は学生から以下の質問をよく受ける：正常でも異常でも身体診察ではほとんど膵臓を触知できないなら，なぜ常に膵臓の触診を習慣にするのか？―これに対して，膵臓の所見を捉えることが目的ではなく，むしろ正常な前腹部の触診がどう感じられるかを学ぶことが重要であること，そして膵臓の異常という稀な出来事に遭遇した場合に，頭の中で閃いて病変を想像できるようになるからと著者は説明している.

もう一つの目的は，触診時の膵臓の不快感を評価することである．既に述べたように膵炎のイヌの身体診察所見は非特異的なことが多いが，前腹部の疼痛はイヌの58％の症例にみられる[96]．前腹部の疼痛は必ずしも膵炎の特有所見ではないが，その存在は膵炎の可能性を支持しており，より広範囲の診断検査の実施を後押しする.

14.5.5 小腸

小腸の解剖学については第6章6.5.5節を参照.

小腸の活動性が高いことは既に述べた：その内容物は部位およびタイミングによって様々である．ある部位は摂取物で満たされているが，ある部位では空虚であったりする．これは蠕動波が摂取物を肛門へ向かって持続的に移動させることで頻繁に変化しており，蠕動波は腸輸送時間および便通を維持している[33].

小腸については一部，つまり主に空腸だけを検査できる．このため，獣医師は腸の健康状態に関するスナッ

プ写真を手に入れるのと同じである．このスナップ写真を最大限に活用するためには，以下の点を評価する必要がある[1,98].

- 小腸ループの構造
- 小腸ループの厚さ
- 管腔の内容物
- 消化管触診時に動物が不快感を示すか否か

イヌの正常な小腸ループはネコよりもわずかに軟らかく，全体的になめらかであり，動物が不快感を感じることなく指の間を容易にすり抜ける[1].

小腸はびまん性に肥厚していないのが正常である．びまん性肥厚は子犬では回虫などの消化管内寄生虫の大量寄生でよく認められる．このような子犬の腹囲は膨満していることが多く，通常「仏様のお腹」のような状態で来院し，消化管は軟らかく感じられる[99-101]．小腸のびまん性肥厚は食物不耐症，あるいは不適切な食事に起因する腸炎でも認められることがある[98-100].

局所的肥厚も正常では認められない．第6章6.5.5節でも述べたように，小腸の局所的肥厚の原因として以下のものが挙げられる[1,98].

- 炎症性腸疾患(IBD)
- 異物
- 腫瘍

大規模な疫学調査は実施されていないが[102]，イヌではIBDは慢性腸症の原因として多く認められ[103-107]，若齢から中年齢での発生が多い[102,104,108]．IBDは一つの単純な病型ではなく，以下のようないくつかの種類に分類される[102].

- リンパ球プラズマ細胞性腸炎(LPE)
  ―ジャーマン・シェパードおよびシャー・ペイに好発.
  ―バセンジーでは重度なLPEの病型が存在し，様式は不明だが遺伝性である.
- 好酸球性腸炎(EE)
  ―ボクサー，ジャーマン・シェパードおよびドーベルマンに好発.
- ソフト・コーテッド・ウィートン・テリアの家族性蛋白喪失性腸症および腎症[109]

IBDのイヌでは，小腸での吸収不良のため削痩していることが多く，脱水，腹部不快感および局所的な小

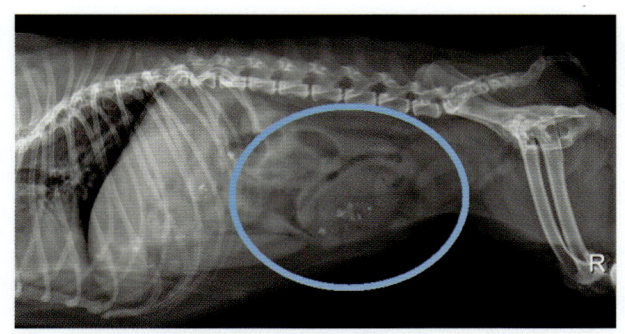

図14.9 腹部X線右側面像. 腹部中央の小腸腫瘤に注目.

腸ループの肥厚を伴うこともある. 小腸が出血している場合, 直腸検査でメレナが確認されることがある [102]. これらの臨床徴候は全てIBDに特徴的なものでないため, 診断には広範囲の検査が必要である. このような検査には血液検査(血液一般および生化学検査), 糞便検査, 画像診断, 葉酸およびコバラミンの血清濃度測定, そして小腸生検サンプルの病理組織学的検査が含まれる [102].

IBDに加えて, 異物も局所的な小腸肥厚を引き起こすことがある. イヌの異物摂取については第14章14.5.2節を参照. プラスチック製またはゴム製のボール, そして石などを若齢の大型犬が摂取した場合 [110, 111], 小腸に達して閉塞を起こすことが多い [53, 110]. 多くの症例で異物は触知可能である [53]. あるいは疼痛が限局している部位で, 腸の局所的な肥厚が触知されることがある [110].

最悪のシナリオは, 小腸の一部分がその内部に入り込み, 腸重積を引き起こすことである. 典型例では, 近位の腸分節が遠位の腸内へ入り込む. イヌでは, 回腸結腸接合部および空腸−空腸での腸重積が最も多い

[110, 112, 113]. 腸重積は異物摂取によって発生することが多いが, パルボウイルスなどのウイルス性腸炎でも誘発される [110, 114].

腫瘍も小腸の局所的な肥厚を引き起こし, 20〜50%のイヌの症例で触知可能だが [115-120], 少なくともX線検査で明らかな所見がみられる(図14.9).

小腸腫瘍の発生頻度は約10%で [121-124], イヌの全消化管腫瘍の約1/5を占める [125]. リンパ腫, 腺癌および平滑筋肉腫が多く, 大部分の腫瘍は雄で多発傾向がある [115-119, 126, 127]. コリーおよびジャーマン・シェパードでは消化管腫瘍, 特に腺癌の多発傾向がある [115, 128, 129].

明瞭な腫瘤を触診で探すことに加え, 管腔内容物の触感にも注意する必要がある. 腸管内の空気による拡張が触知されることがある(図14.10)[1].

小腸疾患の動物の大部分では, 小腸の内容物は液体と思われる. 液体であれば触診した指の間を液体がすり抜ける感じがして, 小腸疾患に関連する主要な臨床徴候である下痢がみられることが多い [98]. 小腸性下痢では糞便量が多く, 体重減少を伴いやすく, 糞便回数の増加, しぶりまたは排便障害はみられない. 大腸下痢とは異なり, 小腸性下痢では糞便中に大量の粘液は認められない [130].

小腸性下痢がみられるときは, 以下のような胃腸系および胃腸以外の原因が考えられるが, これら以外の原因もある [130].

- 無分別な食事
- 寄生虫性腸炎
- ウイルス性腸炎
- 膵炎
- 膵外分泌不全

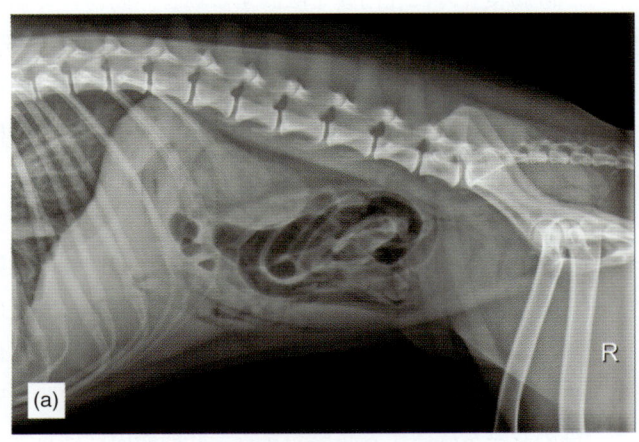

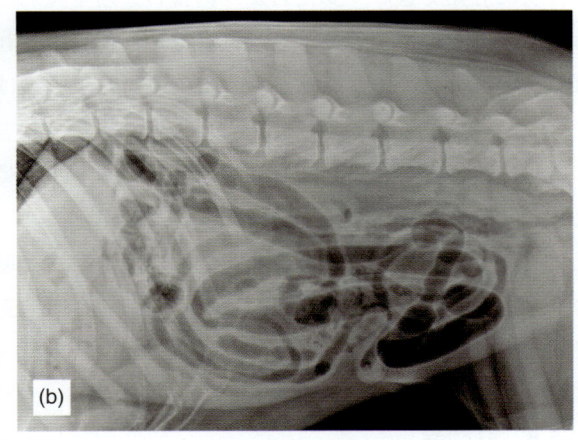

図14.10 (a) 腹部X線右側面像. 腹部中央に空気で拡張した小腸がみられる. (b) 腹部X線右側面像. 小腸には空気がびまん性に貯留しているか, あるいは空である.

- 門脈体循環シャント
- 副腎皮質機能低下症
- 腸閉塞
- 中毒
- 小腸の吸収不良に起因する小腸内細菌過剰増殖（SIBO）

小腸性下痢に細菌が関与している場合，以下の細菌が原因であることが非常に多い[131-134]．

- *Clostridium perfringens*
- *Clostridium difficile*
- *Campylobacter* spp.
- *Pathogenic Escherichia coli*.
- *Salmonella* spp.

14.5.6 腸間膜リンパ節

前腸間膜リンパ節は腸間膜根に沿って存在し，これ以外にも空腸，盲腸および結腸に関連したリンパ節が存在する[33]．正常なイヌでは，これらのリンパ節は触診できない[1]．

異常なイヌであっても，触診のみで腸間膜リンパ節が評価できることは稀である．通常，腸間膜リンパ節の腫大は試験開腹時，あるいは腹部超音波検査の際に確認される．例えばネコの消化器型リンパ腫では，33〜50%の症例で超音波検査により腸間膜リンパ節の腫大が認められるが[135]，イヌではここまで検出されるとは著者は思わない．

14.5.7 大腸

大腸の解剖学的区分については第6章6.5.7節を参照．

ネコと同様，イヌでも下行結腸は，特に糞便があると容易に触知できる．糞便および結腸の腫瘤を鑑別するためには，圧迫するとよい．難治性の便秘でなければ，糞便は押しつぶすことができるのに対し，腫瘤はできない[33, 90]．

結腸に糞便がない場合でも触知は可能であり，小腸よりも結腸壁は硬いため，区別できる[33]．

異物が小腸で閉塞を起こさずに大腸に到着した場合，異物は触知されることがあるが，腹部のX線検査で初めて確認できることもある（図14.11）．

14.5.8 肛門囊

肛門囊の解剖学については第6章6.5.7節を参照．

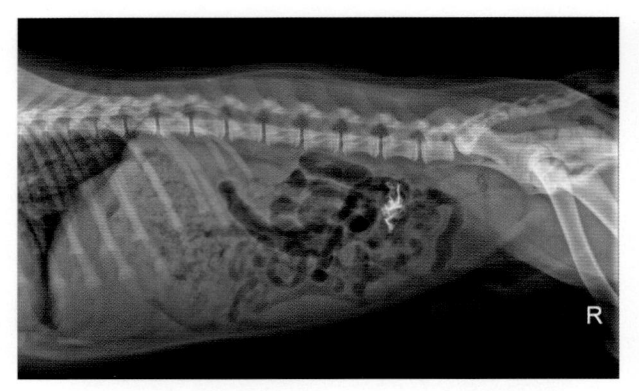

図14.11 図14.6と同じ症例の腹部X線右側面像．異物が胃および小腸を問題なく通過して結腸に到達している．この異物は身体診察では触知できなかった．

イヌでは肛門囊の埋伏，肛門囊炎および肛門囊膿瘍がネコに比較して多くみられ，生涯を通じてこれらに罹患する確率は最大で12%と考えられている[136-138]．ジャーマン・シェパードは好発品種であり，肛門周囲組織で肛門囊の位置が深いことが関係している[136, 139]．

小型犬でも好発するが，これは小型犬の肛門囊管は細いため，肛門腺分泌物が濃く粘稠度が高いと閉塞することが多いためである[136, 139]．

ネコとは異なり，イヌの肛門囊炎の最も一般的な臨床徴候には，肛門を床にこすり付けたまま前肢だけで移動する，肛門囊およびその周囲，または尾根部を咬む，座りたがらない，そして尾を追うなどがある[136, 139, 140]．家族が既に腫脹した肛門囊（これは両側性のこともある）に気づいて，来院することもある[136]．

埋伏した肛門囊の露出，あるいは感染した肛門囊の排出などの処置を実施しないと，肛門囊は破裂して，滲出液を排出する瘻孔を形成することがある（図14.12）[136]．

直腸検査時に肛門囊を触診する場合，動物の疼痛および許容性の程度によっては鎮静が必要となる[136]．次の第14章14.5.9節では，詳細な直腸検査法について述べるが，同時に直腸検査で評価すべき解剖学的構造についても解説する．

肛門囊が濃い粘稠性の分泌物で充満していると，これを排出させるのは困難な場合がある．肛門囊の感染を支持する身体診察所見として，血様および／または膿様の分泌物が挙げられる．このような分泌物が片側または両側の肛門囊から排出された場合，細胞診で感染の有無を確認する必要がある．肛門囊内には正常でも様々な細菌が存在しているため，肛門囊の分泌物

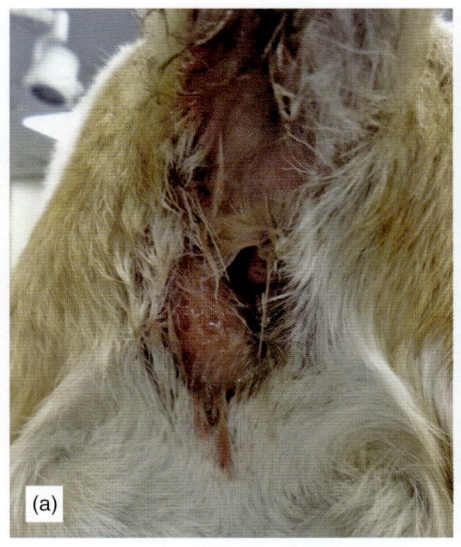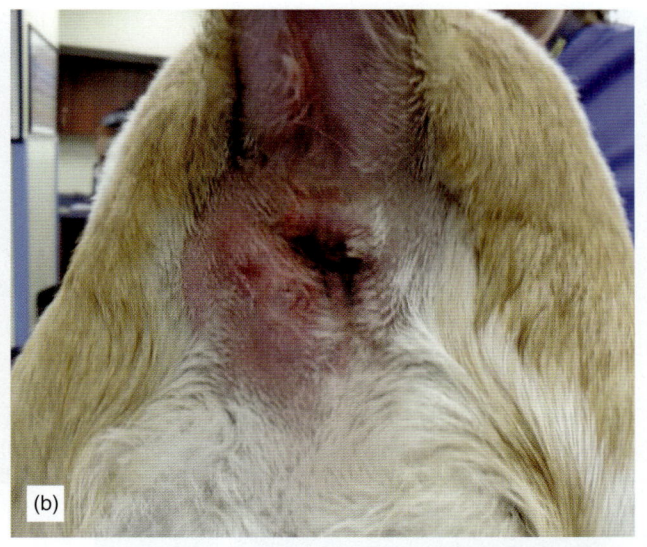

図14.12 (a) この症例は肛門を床にすり付けて前肢だけで移動していたために来院した．これは会陰部を剃毛する前の写真で，左肛門嚢の部位に血様で粘液膿性の分泌物が存在している．(b) (a) と同一症例で，会陰部を剃毛すると，左肛門嚢上の皮膚が赤く擦れており，また腫脹もみられる．
[写真提供] Patricia Bennett, DVM.

の細胞診を行う場合には細胞内細菌を探すべきである．好中球内に細菌がみられる場合，肛門嚢の感染が確認され，広域スペクトルの抗菌薬が必要になる [136, 141, 142].

肛門嚢の腫瘍は肛門嚢炎および関連する感染症よりも頻度は低い．これに遭遇する場合には悪性の腺癌が多く，外腸骨（腰下）リンパ節へ高率に転移している [143]. これらの腫瘍は小型であるため発見が遅れやすく，身体診察で確認される時点では，既に転移していることが多い [143].

肛門嚢腺癌は悪性腫瘍に伴う高カルシウム血症を引き起こすことがあると報告されており，その場合には多尿多渇（PU/PD），嘔吐，便秘，そして全身性の筋力低下のような高カルシウム血症の臨床徴候を示すことがある [144, 145].

14.5.9　直腸検査

直腸検査は以下の徴候を示して来院した全ての成犬に対して行うべきである [1].

- テネスムス（排便時のいきみ）
- 排便困難
- 便秘
- 血便（便に血液が付着）
- 下痢
- 排尿障害
- 排尿困難

さらに，直腸検査の際に以下の異常も検出されることがある [1].

- 肛門周囲腫瘍
- 肛門腫瘍
- 会陰部の腫脹

図14.13および図14.14を参照.

高齢で未去勢の雄犬では良性の肛門周囲腺腫が多発し [143]，コッカー・スパニエル，ブルドッグ，ビーグルおよびサモエドでの発生が多い [146-148]. 腫瘍は肛門周囲腺と関係しており，非侵襲性で非転移性だが，潰瘍および壊死を伴うことがある．大量出血し，肛門の強いかゆみを引き起こす [143]. 肛門周囲腺腫は侵襲性で，転移する肛門の扁平上皮癌およびメラノーマと鑑別する必要がある [143, 148].

肛門周囲腫瘍に加え，会陰部の腫脹が身体診察で見つかることがある．会陰ヘルニアでは会陰部腫脹が典型的にみられることが多い．会陰ヘルニアは骨盤隔膜が損傷することで発生し，これによって直腸，膀胱，前立腺などの腹腔内構造物が坐骨直腸窩へ逸脱しヘルニアとなる [143, 149, 150].

会陰ヘルニアの症例では，縮小可能な片側性または両側性の腫脹が会陰部に認められる．その他の臨床徴候は，逸脱する腹腔内構造物によって異なる．例えば膀胱が坐骨直腸窩に逸脱した場合，その症例は尿路閉塞の徴候を示し，直腸脱が主体であればしぶり，排便障害，便秘および難治性便秘がみられる [143, 150].

会陰ヘルニアの存在は直腸検査で確認できる．前述した臨床徴候に基づいて直腸検査を行った場合には診

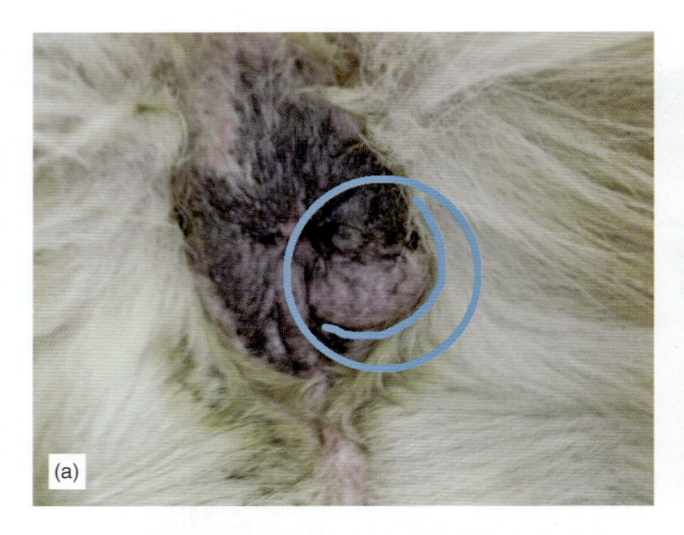
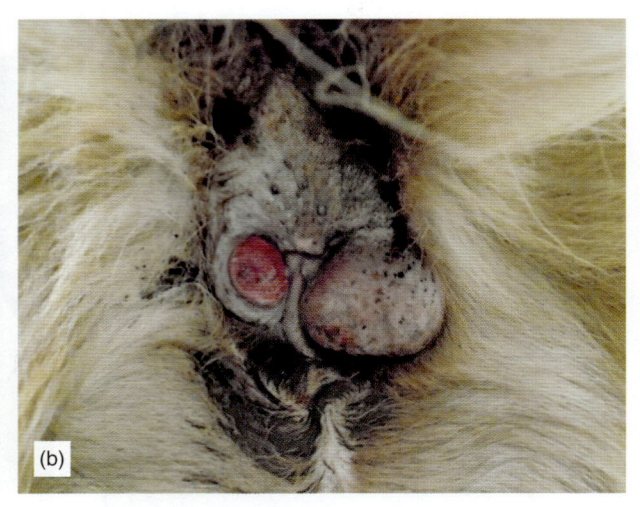
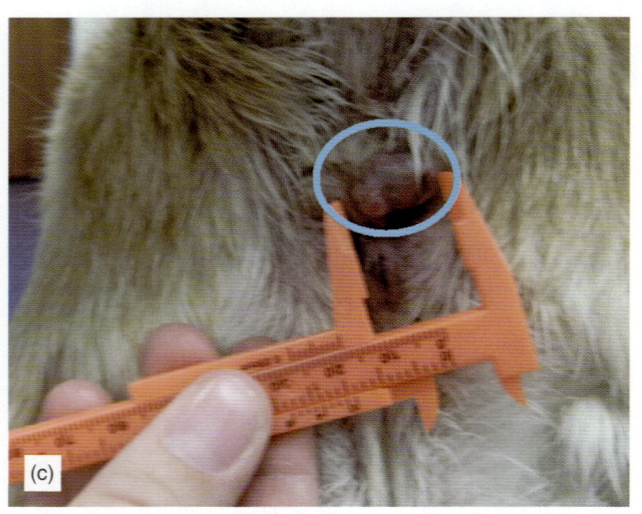

図14.13 (a) この症例は肛門右側縁の不明瞭な局所的腫脹のために来院した. (b) この症例では肛門縁の腫瘤が2つみられた. 左側の腫瘤は既に破裂していて内部表面が露出しているが, 右側の腫瘤は被嚢されていて潰瘍になっていない. (c) 背側の肛門縁腫瘤. [写真提供] (a), (b) Patricia Bennett, DVM. (c) Elizabeth Robbins, DVM.

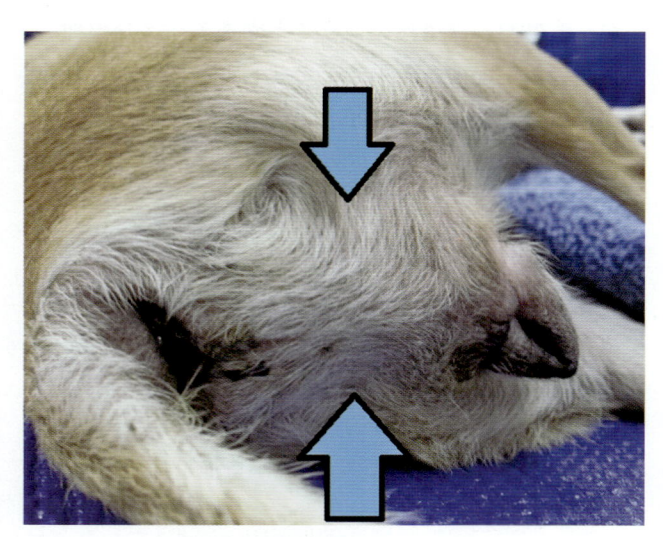

図14.14 会陰部の重度な腫脹

断は容易である. しかし, 臨床的に健康な動物の健康診断で直腸検査を実施するか否かについては, 獣医界では一定の見解はない. 著者は肛門および直腸の初期病変を見逃さないように, 一般的に全ての成犬に対して年に1回は直腸検査を実施している. 包括的な直腸検査によって多くの情報を得ることができる.

診療スタッフは直腸診を行うことを予想して, 予め準備しておくべきである. 動物を検査する手にはグローブをし, 潤滑ゼリーを十分に塗布する. グローブをした人差し指で, 肛門周囲にも潤滑ゼリーを塗布することもある. 直ちに指を挿入するのでなく, イヌが慣れるまで少し待ってから検査を開始する[1]. グローブをした人差し指を挿入する前に, 会陰部を観察する. 正常な肛門嚢は外部からは触知できないが, 拡張または閉塞した肛門嚢は硬く腫大したり, 結節状になっているため触知できる. 肛門の筋緊張も確認する必要がある. これはグローブをした人差し指で肛門の縁に触れることで確認できる. 筋緊張が正常であれば, 肛門括約筋が閉鎖して肛門が「まばたき」をする. 筋緊張

が低下または消失している場合，肛門への神経支配の障害が示唆される[1]．

人差し指を直腸に挿入する準備が整ったら，非常にやさしく挿入することが重要で，無理な力を加えたり，急に曲げたりこすったりしないようにする．なめらかに流れるように指を動かすべきである[1]．第6章6.5.8節で述べたように，以下の点に注意して触診する[1]．

- 骨盤隔膜：直腸管を縁取る筋肉および骨
- 前立腺：雄犬，骨盤の腹側に沿って存在
- 尿道：骨盤の腹側に沿って存在
- 左右の肛門嚢

以下の評価は困難である[1]．

- 直腸壁の異常な肥厚
- 直腸粘膜表面の不整
- 骨盤隔膜の欠損
- 内腸骨リンパ節
- 骨盤骨折

肛門管から指を引き抜きながら，左右の肛門嚢を触診して，その形状および大きさを評価する．その際に以下の点に注意する[1]．

- 肛門嚢は左右対称か？
- 腫大していないか？
- 疼痛はないか？
- 肛門嚢は容易に排液できるか？

肛門嚢を排液した場合，その分泌物を肉眼的に評価する．前述したように，分泌物が血様または膿様の場合，排液後にグローブをした指の付着物を用いてスライド塗抹を作製し，左右の肛門嚢の内容物を顕微鏡で評価する[1]．

最後に，肛門管から指を引き抜く際に，肛門周囲縁の評価を忘れるべきでない．ここまで深部にばかり集中して触診してきたので，腫瘍またはヘルニアをかえって見落とすことがある．

14.6 上部尿路系

上部尿路系の解剖学については第6章6.6項を参照．

ネコと同様，イヌでも右腎は左腎よりも頭側に位置している．しかしネコとは違い，イヌの腎臓には可動性はあまりなく，特に大型または超大型犬では身体診察で腎臓を評価するのはかなり困難である．正常犬で

は両方の腎臓が触知されなかったり，左腎の尾側端だけが触知されることが多い．このため，触診だけでイヌの腎臓の大きさを評価するのは非常に困難で，腎臓の腫大を検出するためには，画像検査が必要になることが多い．腎臓の腫大は水腎症，腫瘍または嚢胞に関連することがある[33, 151]．

ネコと同様，イヌの腎臓の大きさはX線検査で評価でき，第2腰椎（L2）の椎体の長さと比較する[152-154]．腎臓長およびL2椎体の比は，背腹（V/D）像では2.54～3.45，側面像では2.38～3.19である[152-155]．

短頭種では腎臓長およびL2椎体の比が長頭種に比較して大きいと思われ，これは例えばパグおよびイングリッシュ・ブルドッグでは予想よりも腎臓長が長いことを意味する[154]．

ネコと異なり，イヌでは避妊去勢および腎臓の長さには明らかな関連性はない[151]．

獣医療では，腎臓長の評価には，腎臓の内部構造に関する情報も得られる超音波検査が好まれるが[156-158]，腎臓の大きさを過小評価する場合がある[159]．

別の方法として，個々の症例と全体を比較して，正常か異常かを判断することがある．しかし，ネコと違ってイヌは品種間で非常に多様性があり，形態は大きく異なる．そのため，正常範囲はイヌ全体よりも品種毎に決定する必要があるが，この正確な範囲の確立は困難である[160-162]．

イヌの腎臓が小さいか大きいかを判断する方法として，単に腎臓の長さを測定するのではなく，比で判断する方法，つまり腹部X線検査での腎臓長およびL2椎体の比に近いものが提案されている．超音波検査による腎臓長と大動脈内径の比（K/Ao）が検証されており，K/Ao比が9.1を超えると腎臓が腫大していると判断する．反対にK/Ao比が5.5未満の場合，そのイヌの腎臓は小さいと判断する[162]．

超音波検査を用いたもう一つの方法では，腎臓長とL5またはL6椎体長の比を評価する．L5およびL6は共にL2よりも超音波検査で評価しやすい．この方法では，この比が2.7を上回ると腎腫大，そして1.3未満だと小さいと判断する[161]．

画像検査でどの方法を用いるにせよ，そしてたとえ触知できる可能性が低くても，イヌの腎臓を触診することは必要である．平滑筋腫のような腎腫瘍では，腎腫大が顕著であれば触知できる[163]．

腎臓を触診するためには，ネコと同様に2種類の方

法を用いることができる.

- 最も一般的な方法は，動物を診察台の上で，獣医師とは反対に顔を向かせて四肢を起立させ：
  — 左手を動物の左側体壁平坦部へ置き
  — 反対側から臓器を容易に触診できるように，左手を「テーブル」にするイメージで，腹腔内へ押し込むように圧をかける.
  — 次に，右手の指を軽く曲げて，最後肋骨尾側の右上腹部を深く押し込む.
  — 圧をかけながら，右手を尾側に移動させて右腎を触診する.
  — 反対側の触診も同様の方法で実施でき，今度は右手を平坦にしてテーブルとし，左手を軽く曲げて，左腎を触診する.
- もう一つの方法は，ネコと同程度の体格のイヌで実施可能で，片方の手で胸骨の部位を支えながら持ち上げて，後肢だけで起立させる.
  — この姿勢をとらせると，腎臓はより触知しやすい位置に沈む.
  — 反対の手を用いて腹部を包み込み，それぞれの腎臓を触診する.
  — 両腎を評価するためには，左右の手を変えなくてはならないこともある.

大部分の場合，イヌでは左腎尾側端を触知できる程度であることが多いが[151]，正常であれば触れても疼痛は示さない.

14.7　下部尿路系

下部尿路系の解剖学については第6章6.7項を参照.

ネコと同様，イヌの膀胱も通常は触診可能である.空の膀胱の感触はティッシュを丸めたようである：軟らかくしなやかで，疼痛は伴わない.膀胱に少量の尿があると，とても小さな水風船のようである：しっかりとしているが，軟らかく，しなやかな壁で液体が包まれている.中程度に尿が貯留しても，やはり水風船の状態で圧縮できる[151].

ネコと同様，イヌにも尿路閉塞（UTO）があり，その際の膀胱の触診所見は間違えようがないほど特徴的である.膀胱は岩のように硬く，圧縮できず，そして強い疼痛を伴う.

しかし，ネコではUTOは尿道栓が関連することが多いのに対し[164, 165]，イヌのUTOは以下のいずれ

かに関連することが多い.

- 移行上皮癌のような膀胱腫瘍[166]
- 前立腺癌のような前立腺腫瘍[167]
- 尿石症[168]
- 尿道結石[169, 170]

イヌでも尿道栓が生じるが，ネコに比較すると非常に少ない.2006年から2011年の間にミネソタ尿石センターに提出されたイヌの尿道栓は42例のみだったのに対し[171]，1998年から2003年の間にカナダ獣医尿石センターに提出されたネコの尿道栓は618例だった[172].

イヌの尿道栓は83%がストラバイトで，全て雄犬であり，71%はパグだった[171].

イヌでもUTOが発生する可能性があるため，包括的な身体診察では膀胱を触診すべきだが，特に以下の尿路系徴候を示しているイヌでは注意が必要である.

- 排尿障害
- 排尿困難
- 血尿
- 頻尿

これらの臨床徴候はUTOに発展する可能性または尿路感染（UTI）を示している.

獣医師にとって容易に膀胱を触知できることは重要で，これは超音波検査で補助せずに盲目的に膀胱穿刺，つまり腹壁から膀胱に針を穿刺する際に必須の最初のステップである.

膀胱は腹腔の尾腹側部の体壁腹側および下行結腸の間に位置している.しかし，下行結腸が充満すると変位して，膀胱の側方に位置することがある[151].

膀胱を触診するためには，獣医師がやりやすいようにイヌに以下の姿勢をとらせて実施することができる.

- 動物を起立たせ，顔を獣医師と反対側へ向ける.大型犬では両手で触診したほうがよいのに対し，小型から中型犬では片手でも可能である.
- 腎臓の触診と同様，顔を獣医師と反対側へ向けて，前半身を挙上させてもよい.上述したように，大型犬では両手を用いて触診したほうがよいのに対し，小型から中型犬では片手でも可能である.
- 動物を横向きにしても検査できる.この姿勢では，獣医師は手をお椀の形にして，腹部尾側で親指と他の指を反対へ置く.親指と他の指に力を入れて

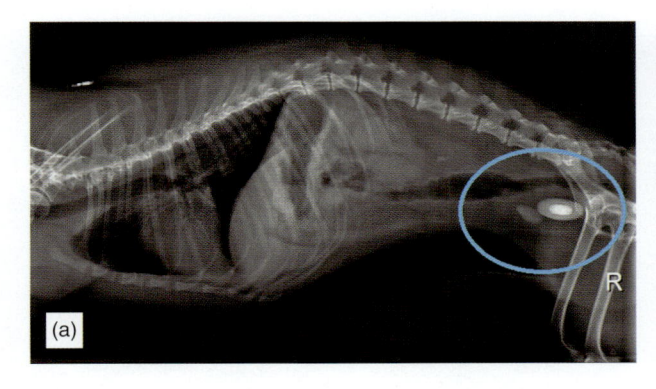

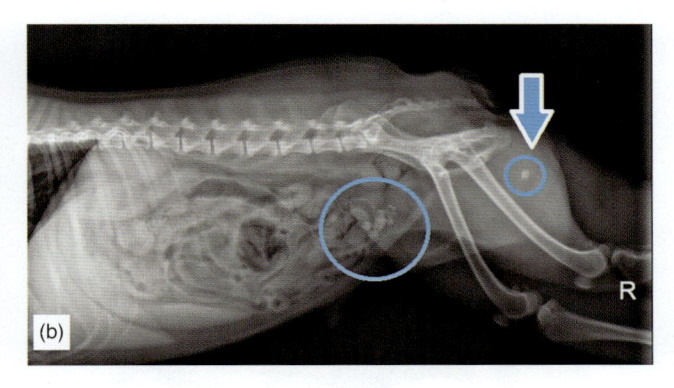

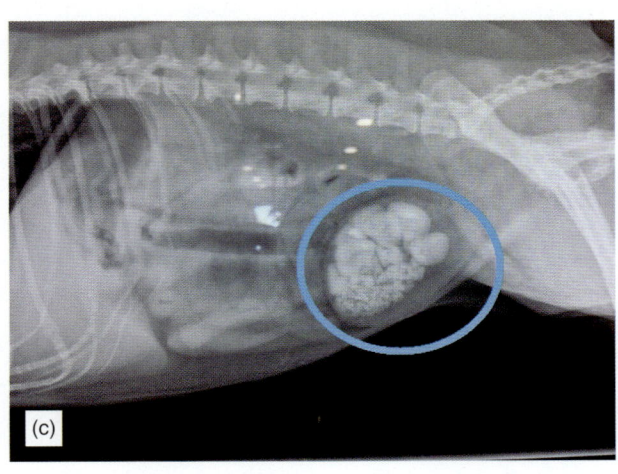

図 14.15　(a) 腹部X線右側面像．膀胱内の2個の卵型結石に注目．尾側の結石には頭側のそれと比べてX線不透過性が高い核がみられる．(b) 腹部X線右側面像．膀胱結石以外にも尿路系に結石が認められる．矢印は尿道結石を示す．(c) 腹部X線右側面像．大量の膀胱結石で膀胱が充満している．[写真提供] (c) Shirley Yang, DVM.

間を狭め，膀胱を指の間で触知する．次に，手を頭側へスライドさせて，そして尾側へ，また頭側へと膀胱を手で捉えられるまで動かす．

盲目的な膀胱穿刺は動物を仰臥位にしても実施できるが，この場合，膀胱を触診しにくくなるので，腹部の尾腹側をアルコール消毒した際に，アルコールが溜まる部位に針を刺入する盲目的穿刺術を実施する．

膀胱は全てのイヌで触知できるが，極度に緊張したイヌでは，腹筋の下に膀胱が隠されるために触知困難になる [151].

腹腔内での膀胱の位置は，尿でどの程度膀胱が拡張しているかによって異なる．膀胱が異常に充満すると，前腹部にまで達することがある [151].

膀胱結石のイヌの約20％では身体診察で結石を触知できる [173]．より大型の膀胱結石では検出される可能性は高くなる．結石が複数の場合，互いがぶつかってきしみ，まるで袋の中のビー玉のように触知されることがある．

大部分の症例では尿石は身体診察では検出できないため [173]，確定診断には画像検査が必要である [168].腹部の単純X線検査は，尿石を検出するために最初に選択される画像検査である [168]．腹部X線検査によっ

て膀胱結石の存在だけでなく，その数，そして膀胱以外の部位，例えば腎臓（腎結石），尿管（尿管結石）および尿道（尿道結石）の結石の有無を知ることができる [174, 175]（図 14.15）.

腹部X線検査の欠点は，X線不透過性の結石しか検出できないことである [176]．シュウ酸カルシウム結石およびシリカ結石はX線不透過性だが，尿酸アンモニウム結石およびシスチン結石はX線透過性であることが多い．リン酸アンモニウムマグネシウム（ストラバイト）結石はX線不透過性の傾向が強いが，これはリン酸カルシウムを含有する割合で大きく異なる [177, 178].

X線不透過性が強い尿石ほど，X線検査で検出される可能性が高いと考えられる．偽陰性率は，シュウ酸カルシウム二水和物，シュウ酸カルシウム一水和物およびシリカでは5％，そしてリン酸アンモニウムマグネシウムでは2％と低いのは，これらの結石は十分な量のリン酸カルシウムを含んでいるからである．対照的に，尿酸アンモニウム結石ではX線透過性のため偽陰性率は25％である [177].

尿石の存在だけでなく，尿石の種類（これは複数の場合もある）を知り，内科療法および外科療法を判断する必要がある．しかし残念なことに，尿石を分析し

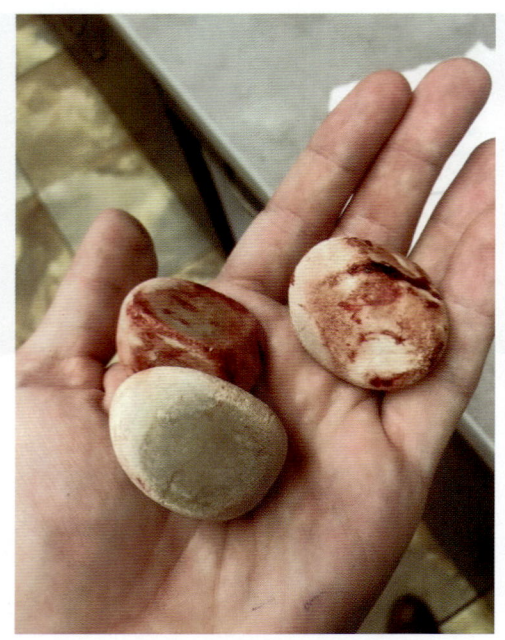

図14.16 3個の卵型の大型膀胱結石で，比較のために大人の掌に載せてある．結石の形状から，リン酸アンモニウムマグネシウム結石の可能性が高い．しかし，形状のみでは確実に判定できないため，外部の検査センターへ分析を依頼するのが最良である．ミネラル組成が混合物である可能性もある．
[写真提供] Andrew Weisenfeld, DVM.

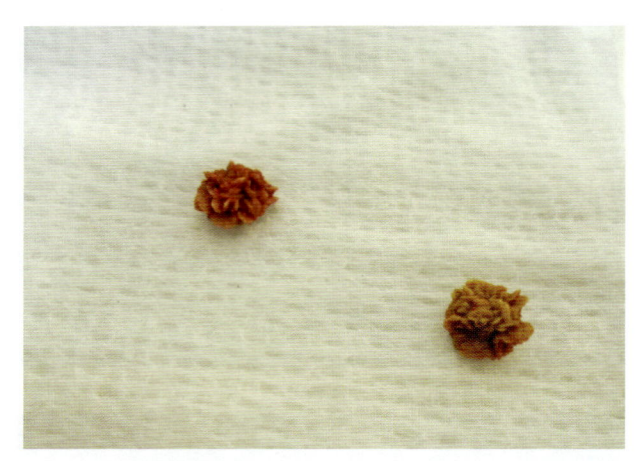

図14.17 2個のバラの花様の結石．結石の形状から，シュウ酸カルシウム結石の可能性が高い．しかし，形状のみでは確実に判定できないため，外部の検査センターへ分析を依頼するのが最良である．ミネラル組成が混合物である可能性もある．

ない限り，確定診断はできない．

X線写真に写った大きさで尿石の種類を判断するのは誤りである．リン酸アンモニウムマグネシウム結石は直径10mmを超えるものも多いが，これよりも小さい結石であれば全ての種類の可能性がある[177, 179]．

同様に，X線写真に写った結石の形でその種類を判断することも誤りである．リン酸アンモニウムマグネシウム結石の80％は卵型だが，20％では誤って判断される（図14.16）．同様に，シュウ酸カルシウム結石の約15％はX線写真では金平糖型だが，これは実際にはシリカ結石の典型的な形状でもある．バラの花の形はシュウ酸カルシウム結石の95％でみられる代表的な形状だが，X線写真では必ずしもこのように見えないこともある（図14.17）．さらに，外科的に摘除した結石の形状が2種類の典型的な結石の形状の中間のように見えた場合，成分分析を実施しないと結石の種類を特定できず，獣医師は途方に暮れてしまう（図14.18）[177, 179]．

病歴および臨床病理学的データは，結石の種類をある程度の根拠をもって推察し，内科または外科療法の選択を補助することがある．例えば，ストラバイト結石は1歳未満または10歳以上の雌犬で，感染によって発生しやすい[168, 180-182]．ブドウ球菌，腸球菌お

よびプロテウスなどの菌種はウレアーゼという酵素を産生するため，尿素が加水分解されてアンモニアが生成される[168, 183]．アンモニアによってアルカリ尿となるため，ストラバイト結石の形成が促進される[184]．このような場合，尿路感染症に対して適切な抗菌薬を全身投与する．尿酸化作用のある療法食，そしてd, l-メチオニンなどの尿酸化剤の経口投与は併用することもしないこともある．このような治療により，尿路が閉塞していないイヌであれば1〜4ヵ月程度でストラバイト結石が溶解することが多い[185-187]．

いっぽう，シュウ酸カルシウム結石は酸性尿に関連していることが多く，ミニチュア・シュナウザー，ラサ・アプソ，シー・ズー，ヨークシャー・テリアおよびビション・フリーゼのような特定の小型種で多く発生する[168, 173, 188]．ミネソタ結石センターによ

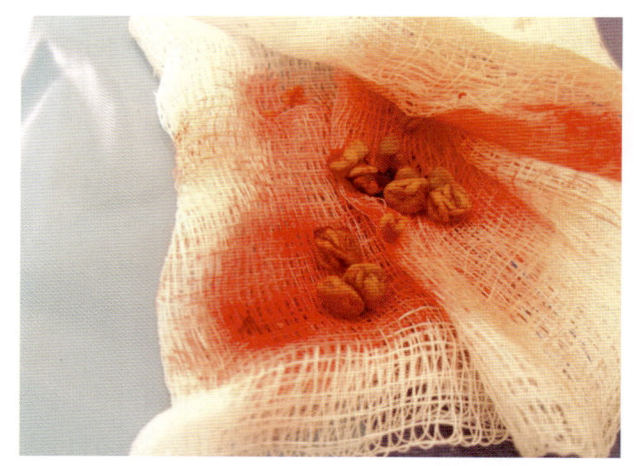

図14.18 特徴に乏しい形状の独特な結石が複数認められる．外部の検査センターに送付して成分分析を依頼するのが最良である．

ると，2003年まではアメリカのイヌおよびネコでは，ストラバイト結石と比較してシュウ酸カルシウム結石は稀で，1997年の時点ではイヌの結石の5%に過ぎなかった．2003年までにシュウ酸カルシウム結石の発生頻度はストラバイト結石に匹敵する程度にまで上昇し，2004年にはストラバイトを抜き，2005年には分析されたイヌの結石の実に42%がシュウ酸カルシウム結石だった．ストラバイト尿症を予防するために尿酸化作用を示す療法食が多く利用されるようになったことが，シュウ酸カルシウム結石が増加した要因だと仮定されている．シュウ酸カルシウム結石は内科療法では溶解しないため外科的摘出が必要である［173, 189-192］．

ダルメシアンおよびイングリッシュ・ブルドッグは尿酸結石の発生リスクが極めて高い［193］．

- ダルメシアンの結石が尿酸塩である確率は他の犬種と比べて228.9倍高く，雄は雌よりも16.4倍高い．
- イングリッシュ・ブルドッグの結石が尿酸塩である確率は他の犬種と比べて43倍高く，雄は雌よりも14.3倍高い．

イングリッシュ・ブルドッグではシスチン結石が発生するリスクも同様に高い［193］．

- Bartgesらの1994年の報告によると，イングリッシュ・ブルドッグの結石がシスチンである確率は他の犬種と比べて32.3倍高く，発生は雄のみだった［193］．

14.8　雄の生殖道

雄犬の生殖道は，内部および外部器官の両者から構成されている．雄犬の主要な付属生殖腺は前立腺である．イヌには精管膨大部が存在するが，小さいためにあまり重要視していない獣医師が多い［194］．

雄犬の内部器官のうち，前立腺だけが直腸検査で触知可能である．未去勢の成犬では前立腺は顕著だが，多くのイヌでは去勢後も触知できる［151, 194］．

直腸検査の方法については第14章14.5.9節を参照．

前立腺は背側正中線で二葉に分かれており，右葉および左葉を区分する溝が触知可能である．前立腺は通常，膀胱頸部から1〜2cm尾側の恥骨結合上縁に沿って位置し，尿道の頭側部を覆っている．前立腺は加齢に伴い骨盤管から頭側に沈下し，特に大型犬では触知は困難である．このような症例で触診するためには，

直腸に指を挿入していないほうの手で腹部を腹側から包み込み，骨盤管のすぐ頭側をしっかりと押す．このように腹部腹側を引き上げることで，前立腺も持ち上がって再び骨盤管に戻りやすくなり，直腸を介して指で触診できるようになる．正常であれば，前立腺の2つの葉を触診しても疼痛はみられない［151, 194］．

加齢に伴って前立腺は腫大することが多く［151, 194］，63%のイヌではいわゆる前立腺肥大，あるいは前立腺過形成がみられる［195, 196］．このような前立腺を触診すると均一に腫大し，表面はなめらかで疼痛は伴わない［195］．前立腺の腫大によってヒトでは排尿困難が起きやすいが，イヌではむしろしぶりがみられることがある［195］．

対照的に前立腺炎ではびまん性に腫大し，直腸検査時に激しい疼痛を示す．前立腺炎は発熱，無関心，沈うつおよび／または食欲不振を含む臨床徴候を示すことが多い［195］．

前立腺腫瘍は肉眼的にも，そして直腸検査での触感も様々である．しかし，前立腺腫瘍は他の前立腺疾患と比べて多結節性で非対称な病変を形成することが多い［195］．

前立腺腫瘍の中では前立腺癌が多発するが，未去勢および去勢済のイヌのいずれもこの腫瘍のために死亡することがある［195, 197］．去勢の有無は発生リスクに影響しないという研究報告があるが［198］，他の研究は去勢雄の発生リスクのほうが高いと報じている［199, 200］．

包括的な身体診察で毎回評価すべき雄犬の外部生殖器は，陰茎および精巣である．雄猫では陰茎が鼠径部ではなく会陰部に位置しているが，雄犬では陰茎は大腿部の間に位置しており［33］，このため子犬の性別判定は容易である．生後間もない子猫の雄および雌の生殖器は類似しているのに対し，子犬の判別は容易である．この違いは成犬でも明瞭である（図14.19）．

図14.19aに示すように，イヌの陰茎は，興奮時（図14.20）または性的刺激時以外は包皮によって完全に覆われている．頻尿を伴うことも伴わないこともある血尿の病歴がある場合，陰茎を包皮から手で露出して視診することが非常に重要である［151］．

手を用いた陰茎の視診は，イヌを仰臥位または横臥位にして行う．そして，包皮および腹壁を隔てている皮膚のひだを押して，包皮から陰茎を露出する．この方法で陰茎を露出させる際に抵抗を伴うことはないのが正常である．抵抗があった場合，陰茎小体

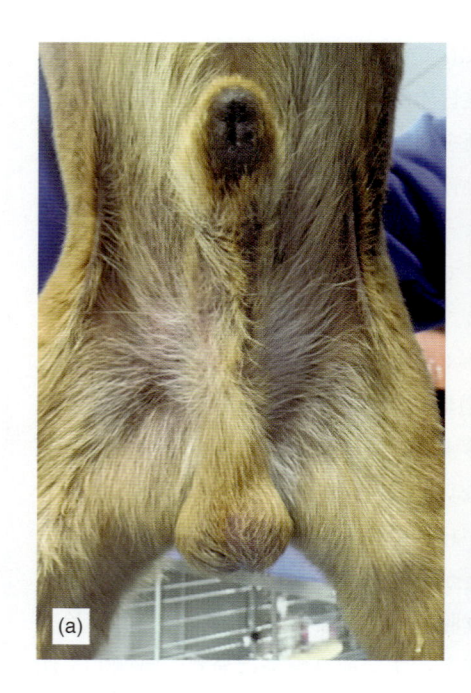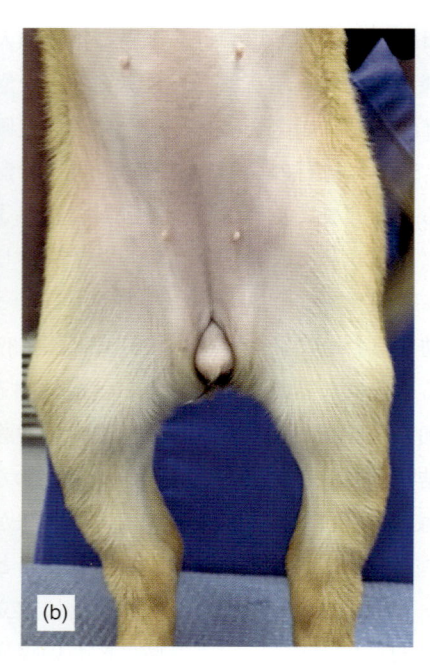

図14.19 (a) 若齢の未去勢雄および (b) 未避妊雌のイヌの腹部.

遺残，あるいは陰茎が滑り出るには包皮開口部が狭すぎる，いわゆる包茎のような先天奇形が疑われる [151, 201, 202].

　陰茎の視診により，構造および完全性を評価する．イヌの陰茎は血管型であり，雄牛，雄豚および雄羊では弾性線維型なのとは対照的である．イヌの陰茎は尾側が太く，頭側に向かって次第に細くなり，先端は線維軟骨性である．健康であれば陰茎はピンク色で湿っている．この表面は，リンパ濾胞以外は全体的になめらかである [151].

　時として粘膜が炎症を起こしているように見える場合があり，包皮の開口部やその周囲の被毛に膿状物が

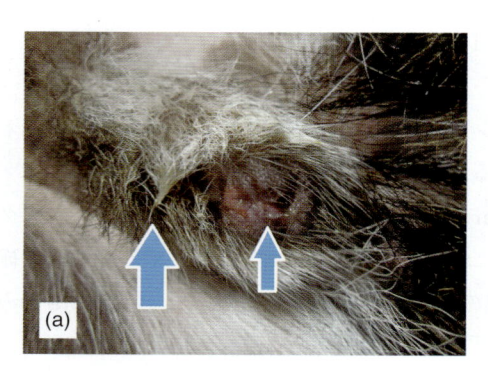

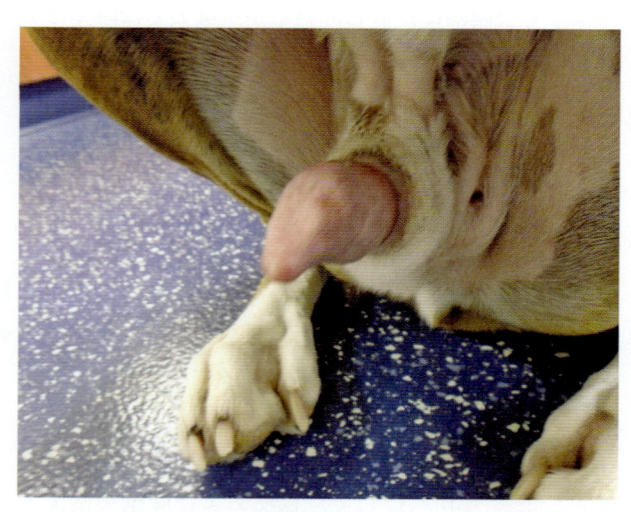

図14.20 このイヌでは興奮したために陰茎が包皮から自然に突出している．これは尿道球腺部である包皮付着部の両側性腫脹を伴うこともある．著者の経験では，慣れていない家族はこれを精巣と判断し，去勢手術が適切に実施されなかったと誤解することがある．

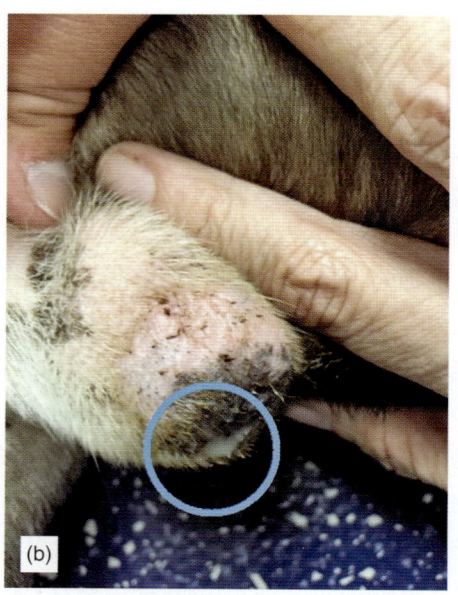

図14.21 イヌを左横臥位にした状態での包皮の拡大写真．(a) 包皮および周囲の被毛に粘液性の分泌物が付着している．これは正常と考えられる．(b) 包皮先端に粘液膿性の分泌物がみられる．これは正常と考えられる．

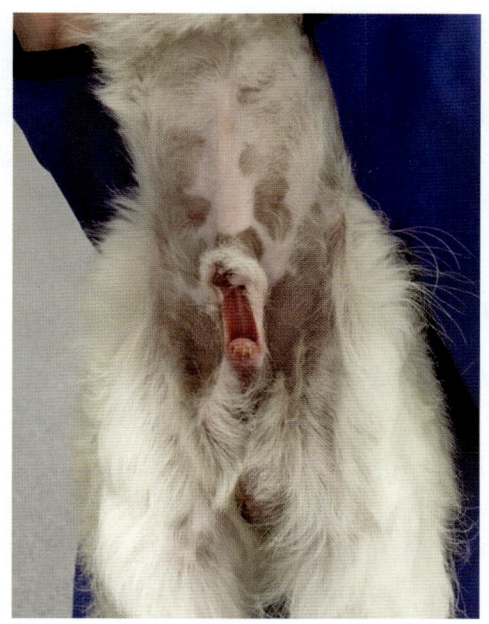

図14.22 尿道下裂のイヌ．包皮の形成が不完全である．[写真提供] Michael Jaffe, DVM, DACVS-SA.

付着していることがある（図14.21）．この所見は特に未去勢の雄にみられ，正常範囲と考えられる．そのためイヌが明らかな不快感を示し頻繁に包皮を舐めるなどの臨床徴候がない限り，追加検査は不要である[151, 194]．

子犬では尿道口も評価すべきである．陰茎骨は海綿体を区分する中隔部分で発達する骨で，尿道口はその陰茎骨腹側の溝に開口している[151, 194]．尿道下裂

は先天性疾患で，尿道ひだが癒合しないことで尿道が解剖学的に異常な位置に開口する（図14.22）[203]．

陰茎の検査に加えて，新患の未去勢雄では陰嚢内の2個の精巣を確認するべきである．これは新患の子犬では非常に重要であり，精巣が下降していることを確認し，下降していない場合には停留精巣が片側性か両側性かを判断する．

胎子期の精巣の発生，そして鼠径管を介した陰嚢内への精巣下降については第6章6.8項を参照．

出生時，子犬の精巣は通常は腹腔内にある．精巣は出生後3〜10日経たないと陰嚢に到達しない．しかし子猫では，10〜14週齢くらいまでは，開口した鼠径管を介して精巣は陰嚢に入ったり出たりを繰り返す．子犬には強力な精巣挙筋があるため，実際には陰嚢内に精巣があるのに，陰嚢内で精巣が高く引き上げられているため触知困難な場合もある[204]．そのため子犬が4〜6ヵ月齢になって鼠径管が閉鎖して，陰嚢内の精巣の有無が明確になるまでは，片側性または両側性の停留精巣と判断すべきでない[205-210]．

停留精巣の発生頻度はネコよりもイヌの方が高い．イヌでの発生頻度は3.3〜6.8%である[211]．イヌでは右鼠径部の片側性停留精巣が最も多く，次いで腹腔内右側の片側性停留精巣が多い（図14.23）[195, 211-213]．

これまでの報告では純血種に多発すると言われており，240頭の停留精巣のイヌを対象にした研究で

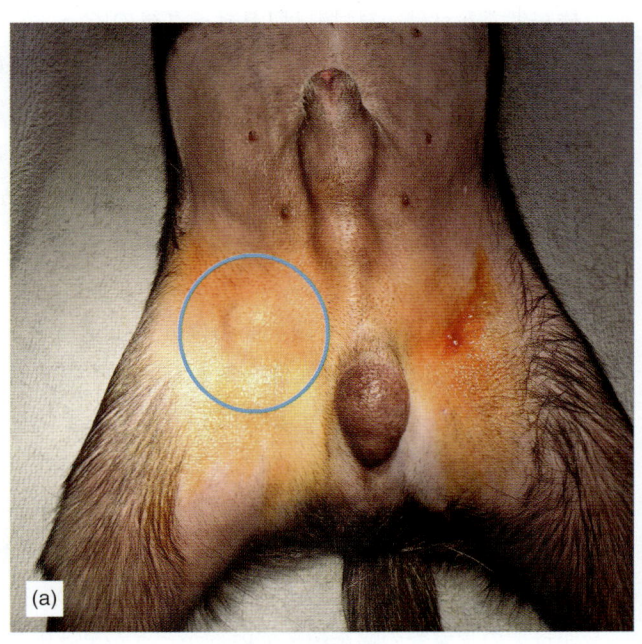

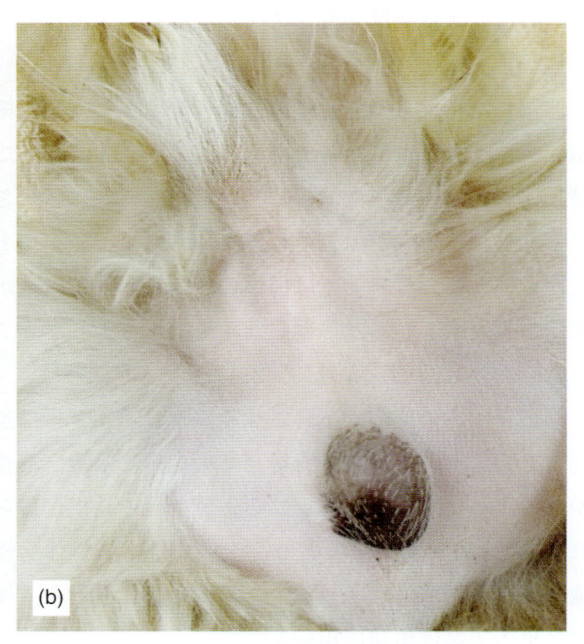

図14.23　(a) 右側鼠径部の停留精巣のイヌで，精巣摘出術の準備が行われている．(b) 右側腹腔内の停留精巣のイヌ．[写真提供] (a) Shannon Carey, DVM.　(b) Frank Isom, DVM.

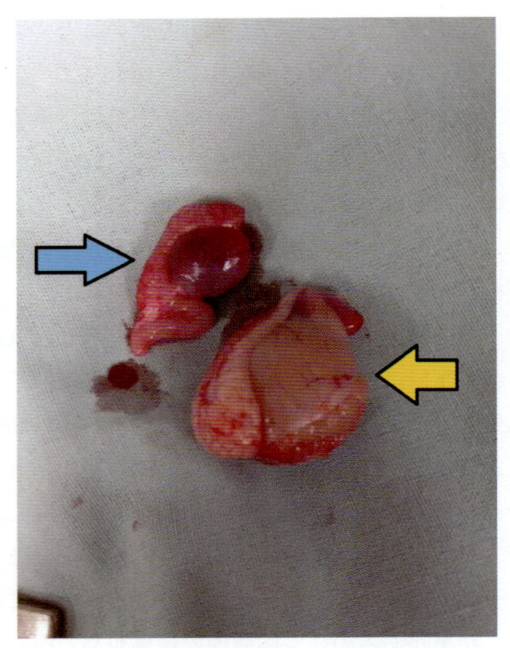

図14.24 精巣摘出術後の停留精巣（青色矢印）および陰嚢内の正常な精巣（オレンジ色矢印）．両者の大きさを比較すると，停留精巣は明らかに小さい．
[写真提供] Shannon Carey, DVM.

は77.5%が純血種で，特にジャーマン・シェパード，ボクサーおよびチワワに好発していた[211]．トイ，ミニチュアおよびスタンダード・プードル，ヨークシャー・テリア，ミニチュア・ダックスフンド，イングリッシュ・ブルドッグ，マルチーズおよびペキニーズも好発品種であるのに対し，ビーグル，ゴールデン・レトリーバー，ラブラドール・レトリーバー，セント・バーナード，グレート・デンおよびイングリッシュ・セッターでは発生リスクは低いと考えられている[214]．

停留した精巣も機能しているライディッヒ（間）細胞でテストステロンを合成できる．しかし，腹腔内に精巣停留している症例では，精巣が中心体温にさらされるため精子形成が障害される．これによって生殖上皮が変性する．最終的には精巣の大きさおよび構造が変化する．すなわち，停留した精巣は正常よりも小さく軟らかい（図14.24）[195, 214]．

精巣をホルモン剤で下降させる試みは，イヌでは無効である．稀に下降できた場合でも症例には遺伝形質が残るために，診療スタッフを失望させる結果が得られている[214]．停留精巣の遺伝様式は常染色体劣性遺伝である[195, 207]．停留精巣は遺伝するため，停留精巣のイヌは繁殖に用いるべきでない．

罹患動物の健康にとってより重要なのは，精巣摘出

術を実施することである．停留精巣は精巣腫瘍の発生リスクが高い．特に，停留した精巣にセルトリ細胞腫が発生するリスクは通常の5倍，そしてセミノーマが発生するリスクは3倍である[214]．さらに停留精巣は捻転も起こしやすい[195, 215-217]．

14.9　雌の生殖道

雌犬の生殖道は内部器官および外部器官から構成される．内部器官のうち，正常な卵巣および妊娠していない子宮はイヌでは触知できない[218]．

卵巣嚢胞または卵巣腫瘍によって病的に腫大すると，卵巣は触知できることがある[218]．しかし卵巣腫瘍は稀で，卵巣嚢胞も卵巣子宮摘出術の際に，無排卵性機能性卵胞嚢胞のように偶発的に見つかることが多い[219]．

子宮は生理的状態でも妊娠期には触知できる[218, 220]．交配から出産までのイヌの妊娠期間は55〜72日間で，平均は65.3日である[221]．発育している個々の胎子は，独立した子宮の腫脹として妊娠21〜25日目には触知できる．この腫脹は妊娠33〜35日目まで増大し，個々の腫脹部位が連結するようになるため，触診での妊娠診断は困難となる．妊娠45日以降になると，胎子の骨化が進み腹部触診で胎子骨格が触知できるために，再び触診で妊娠診断が可能になる[218, 222]．

触診で胎子を確認できるかどうかは，獣医師の経験および指の感覚に大きく依存する．経験豊富な超音波検査者であれば，早ければLHピーク後の23〜25日，あるいは最後の交配から30日後に超音波検査で妊娠を正確に確認できる．LHピーク後早ければ23〜25日目には超音波検査で胎子の心拍動が確認できる．超音波検査は胎子数の評価については信頼できないが，胎子の健康状態およびストレスの評価には適切な方法である[222]．

妊娠45日以降，最も確実なのは分娩予定日の5〜10日前に，腹部X線側面像を撮影し，胎子の頭蓋骨を数えて胎子数を確認する（図14.25）．胎子数が多い場合には少なく見積もってしまうことがあるが，X線検査を実施することで，診療スタッフおよび家族は予想されることに対して準備することができる．また，X線検査により胎子骨盤不均衡，つまり胎子の頭蓋骨が母犬の骨盤管の幅を超えているかどうかを評価することもでき，超えている場合は帝王切開が必要になる

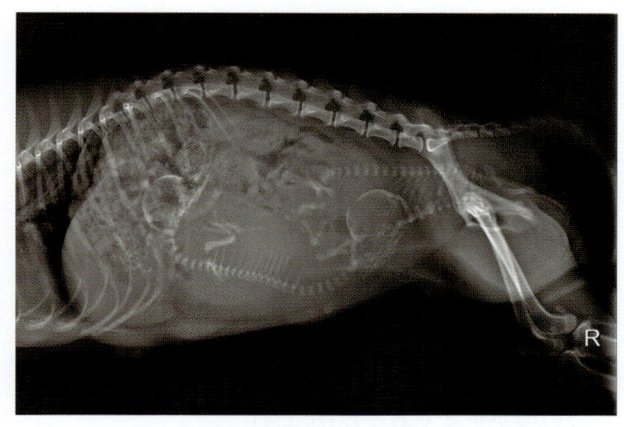

図14.25 出産前に胎子数を確認するために撮影したX線右側面像. [写真提供] Elizabeth Robbins, DVM.

[222].

　子宮はまた子宮蓄膿症のような疾患の際にも触診できる. 子宮蓄膿症はイヌでは多い子宮疾患で, 既に発情を迎えた雌の成犬での発生が特に多い. これまでの報告で最も若齢だったのは4ヵ月齢で, 最高齢は16歳だが, 子宮蓄膿症の大部分のイヌは2.4から7.25歳である [223–229].

　子宮蓄膿症が発生するリスク因子には, エストロゲンまたはプロゲスチンによるホルモン療法 [228], 妊娠中絶の病歴 [230, 231], 来院前12週間以内の発情 [229], そして未経産の雌犬 [226] がある. さらに, 特定の犬種で多発すると考えられており, これにはロットワイラー, セント・バーナード, チャウ・チャウ, ゴールデン・レトリーバー, ミニチュア・シュナウザー, アイリッシュ・セッター, エアデール・テリア, キャバリア・キング・チャールズ・スパニエル, ラフ・コリーおよびバーニーズ・マウンテン・ドッグが含まれる [229, 232, 233].

　子宮蓄膿症では子宮内に膿状物が貯留して子宮が拡

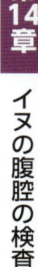

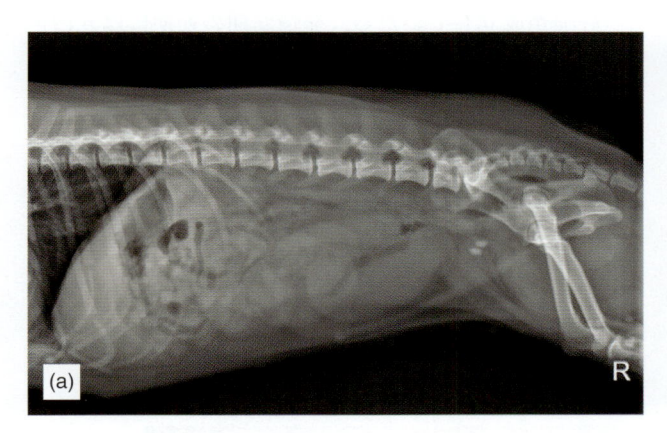
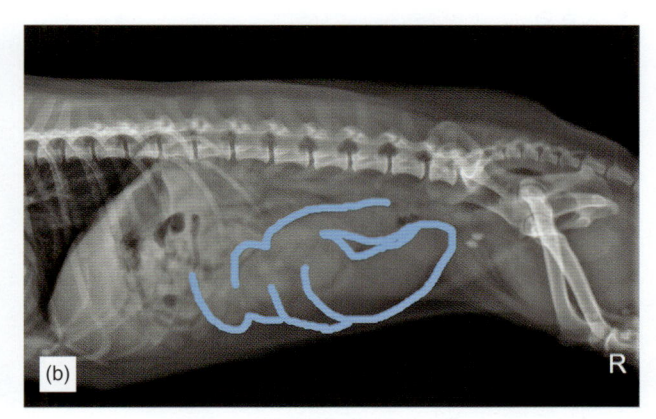
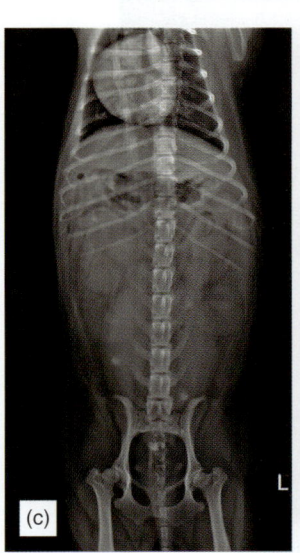
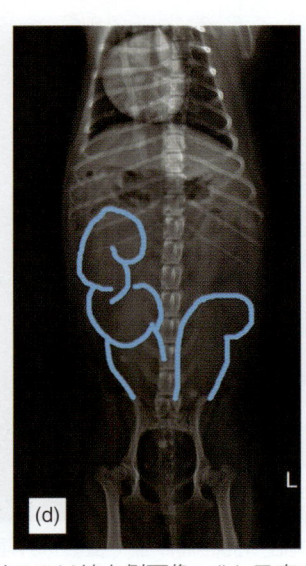
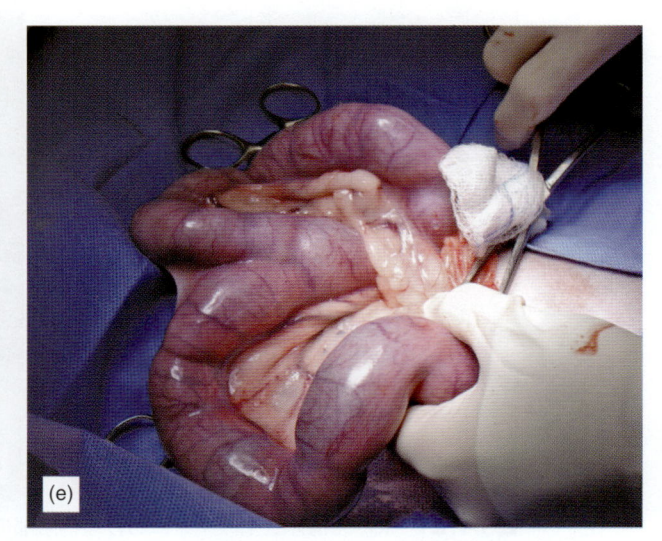

図14.26　(a) 子宮蓄膿症のイヌのX線右側面像. (b) 子宮を青線で示す. (c) 子宮蓄膿症のイヌのX線背腹（V/D）像. (d) 子宮を青線で示す. (e) 同じ症例の手術時の子宮.

大および膨張し，全身状態が悪化することが特徴である[229]．腹部の触診によりチューブ状の子宮を触知でき，腹部X線検査または超音波検査は確定診断に役立つ．画像検査で明らかになったチューブ状の子宮は，卵巣子宮摘出を実施するために開腹した際にみられる子宮と一致した形状を示す（図14.26）．

子宮蓄膿症には2種類のタイプ，つまり開放性および閉鎖性がある．開放性子宮蓄膿症では，頸管が開口しているために生殖道から異常な分泌物が流出する．膿状物が流出するため，膣からの分泌物として異常が発見されることが多く，大部分は閉鎖性よりも全身状態は悪くない．

閉鎖性子宮蓄膿症では頸管は閉鎖しており，異常な子宮分泌物は貯留する．子宮は触知可能になり，破裂するほど拡張することがある．そのため子宮蓄膿症が疑診されるイヌでは，乱暴に扱って子宮を破裂させないようにやさしく触診すべきである．

雌犬の生殖道の身体診察では外部器官である外陰部も大まかに評価すべきである．外陰部の視診では以下の点に注意する[218]．

- 大きさ
- 粘膜の色調
- 分泌物
- 形状

外陰部は発情休止期では小さく（図14.27a），その開口部の大部分は背側，つまり肛門および外陰部に広がる皮膚のひだで覆われている．粘膜の色調はピンク色で光沢はない．正常では分泌物はないか，あっても粘液がごくわずかにある程度である．ほとんどのイヌは6〜7ヵ月毎に発情期に入るため，発情休止期は平均で3〜4ヵ月持続する．しかし，これにも犬種差があり，コリーでは発情休止期は長く47週間ほど続く[218, 234]．

イヌが平均9日間続く発情前期に入ると，外陰部は腫脹し始める．外陰部から漿液血液状の分泌物がみられるようになるが，これは子宮由来であり，不快臭はしないのが正常である[218, 234]．

発情期は平均9日間持続するが，この頃には外陰部はかなり目立つようになり，この開口部も見えるようになるが，軟らかい（図14.27b）．粘膜は発情休止期よりも白く，水腫状になるため，光沢が増して輝いているように見える．外陰部からの分泌物もみられ，発情が始まるとより血様となるが，発情が進むにつれ，赤色から薄いピンク色，あるいは麦わら色に変化する．大部分のイヌでは発情は年2回みられるが，バセンジーおよびチベタン・マスチフは例外で，年1回のみである[218, 234]．

妊娠が成立していたら，発情間期の初期には乳白色の無臭の分泌物がみられるが，経過すると外陰部から分泌物は排泄されなくなる[218, 234]．

他の動物種では妊娠していないと発情間期は短縮し，発情前期および発情期に戻るが，イヌは異なり，妊娠していない場合でも発情間期は持続する[218, 234]．

分娩後の分泌物，いわゆる悪露の排泄は，子犬の

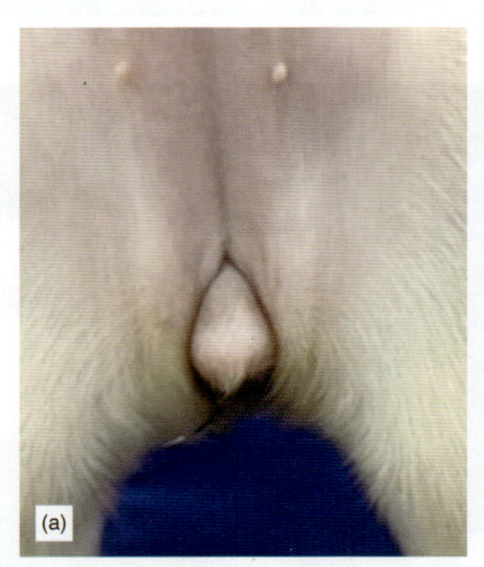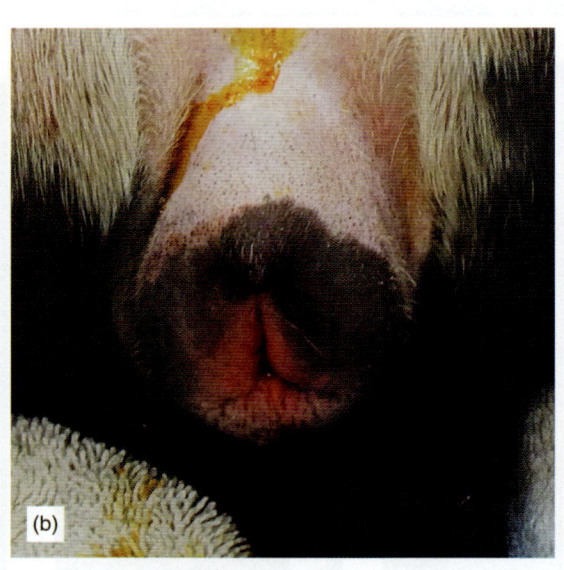

図14.27 (a) 発情休止期のイヌにおける外陰部の肉眼所見．仰臥位で撮影．外陰部は小さい．(b) 発情期のイヌにおける外陰部の肉眼所見．仰臥位で撮影．卵巣子宮摘出術の準備中に撮影．外陰部は顕著に腫脹している．

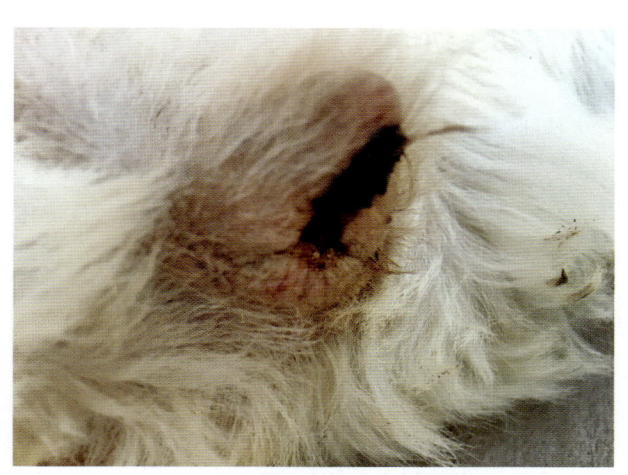

図14.28 2日前に出産した雌犬の外陰部の拡大写真. 悪露がみられるが, これは正常である.

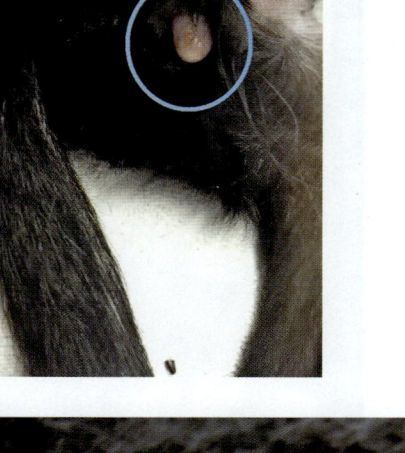
(a)

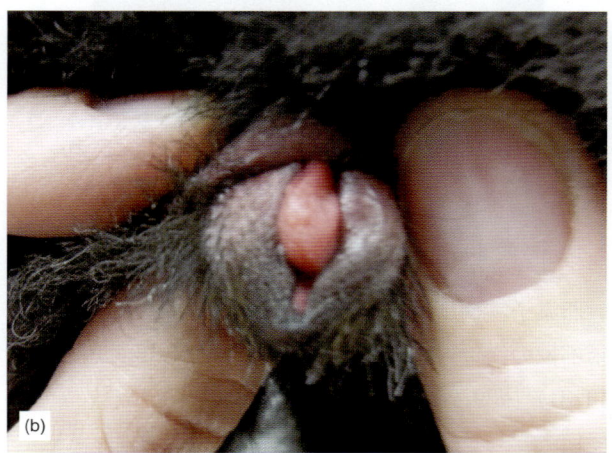
(b)

図14.30 陰核肥大のイヌ. (a) 左横臥位での肉眼所見. (b) 後方での肉眼所見.

出産後3週間ほど持続する. 通常は粘液状で, 色調は血液色, 緑色または茶色で, 無臭である (図14.28). 臭気があったり, あるいは分泌物が膿状の場合, 子宮炎の可能性がある.

外陰部の大きさ, 粘膜の色調および, 分泌物に加え, その形状も評価すべきである. 一部のイヌでは, 形成不全のために外陰部が埋め込まれたり, あるいはくるまれているような形状がみられる (図14.29). この形状のために, 罹患犬では外陰部周囲の皮膚炎, そして慢性または再発性の尿路感染症が多発する. 明白な尿失禁および／または外陰膣炎のために来院するイヌもいる. これらのイヌの臨床徴候は外陰部形成術で軽減することがある. この手術の目的は外陰部があまり隠れないように, かつ空気と触れるように外陰部を再建し, 様々な問題の原因である湿性皮膚炎を発生しにくくすることである [235].

外陰部をくるむような形状の他にも, 形状が異常で正常とは判断できない外陰部がみられることもあ

る. これは雌雄の中間の形質 (間性), つまり真性半陰陽を反映している可能性がある. このようなイヌでは明らかに突出した外陰部腫瘤がみられるが, 実際にはこれは陰核肥大であることが多い (図14.30) [151, 219, 236-238].

雌犬の膣内の検査については, 本書の範外である. 膣鏡検査に興味がある読者は, 繁殖学の適切な資料を参考のこと.

14.10 避妊手術の既往が不明なイヌが来院した場合

迷い犬が初診で来院し, 避妊手術の既往が不明な場合, 家族の許可を得て, 腹部を剃毛し手術痕を探す. これがあれば避妊手術を受けた可能性は高くなるが, この手術痕が必ずしも避妊手術を保証するとは限らず, 同じ部位での他の手術の可能性もある. 例えば, 膀胱結石に対して膀胱切開術を受けた可能性がある.

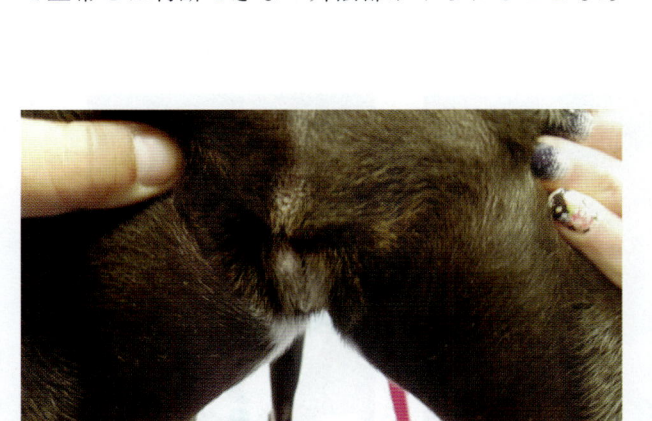

図14.29 このイヌの外陰部を後方から観察すると, 外陰部は形成不全のため埋め込まれ, くるまれたような形状である.

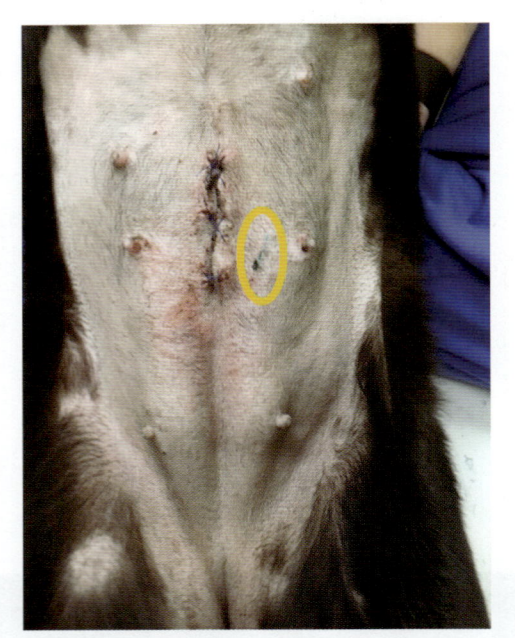

図14.31　既に卵巣子宮摘出術が行われたことを意味する，腹部の入れ墨を確認．避妊済みであることが判るように，避妊手術の際に入れ墨で印がつけられる．

卵巣子宮摘出術が行われたことを意味する，この手術部位の横付近の入れ墨を丁寧に探す必要がある（図14.31）[239, 240]．

14.11　新生子

子犬は羊膜嚢に包まれて出生するが，母犬はこれを臍帯と共に咬み切って子犬を自由にし，子犬を舌で舐めて呼吸を刺激する[241]．

新生子の体重は犬種の体格によって異なる[242]．

- トイ種：100 ～ 400g
- 中型種：200 ～ 300g
- 大型種：400 ～ 500g

- 超大型種：>700 g

犬種間の違いだけでなく，同じ犬種内でも体重に差があるため，イヌの新生子の体重は個体毎に判断する．生後2週間は12 ～ 24時間毎に正確にグラム単位で体重を測定および記録すべきである．この2週間で新生子の体重は2倍程度になるのが正常である[242]．

生後2週齢までは子犬の心拍数は200回/分を常に上回り，呼吸数は15 ～ 35回/分であることが多い．生後4週齢までは体温調節は不安定で，中心体温は最初は35.5 ～ 36℃である[36, 246]．

4日齢までは屈筋の緊張が優勢なため（図14.32），新生子の特徴でもあるコンマ型の姿勢を示す．さらに母犬がうなじをかんだときに，柔軟に丸くなることもできる[36, 246]．

平均して5 ～ 14日齢までは眼瞼および外耳道は閉鎖したままである[36, 246]（図14.33）．

威嚇反射および瞳孔対光反射は10 ～ 21日齢までには出現し，視覚は4週齢までに機能する[36]．

新生子の乳探し反射および吸引反射は強いが[36, 246]，母犬が子犬を許容して面倒を見ているかどうかも同時に観察する必要がある（図14.34）．

母乳を飲み終えた後の子犬は腹部が拡張し，安静にしているのが正常である（図14.35）．子犬の腹部が腫大し，落ち着きがない場合，何らかの疾患を除外するために検査を実施すべきである．

子犬の発育に伴って，被毛は特徴的な質感および外貌に変化する（図14.36）．

子犬が歩行するようになると，周囲への興味が非常に強くなる．1 ～ 6ヵ月齢の子犬では安静時および遊んでいる最中の両方に注意すべきである．この頃の子犬は周囲の環境に興味を持ち，周囲の刺激に適切に反

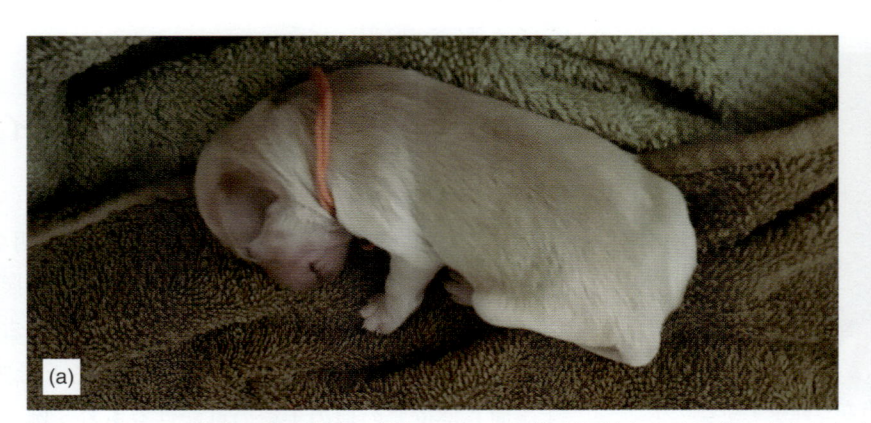
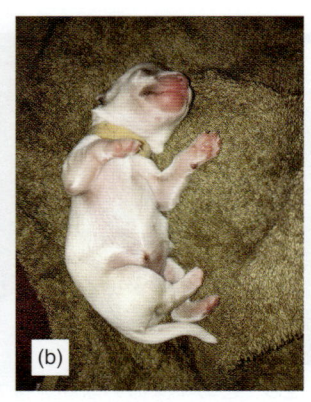

図14.32　(a) 生後1週間未満の新生子では，屈筋が優勢なために体は丸まりやすい．(b) この生後1週間未満の子犬でも屈筋が優勢であることに注目．[写真提供] Nechama Bloom.

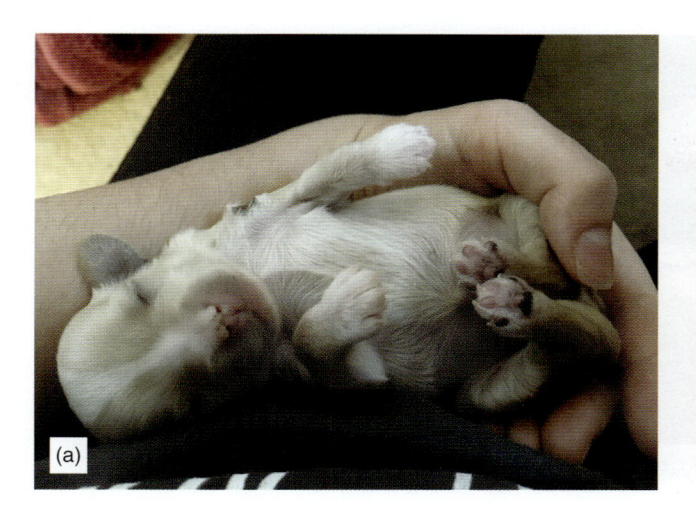
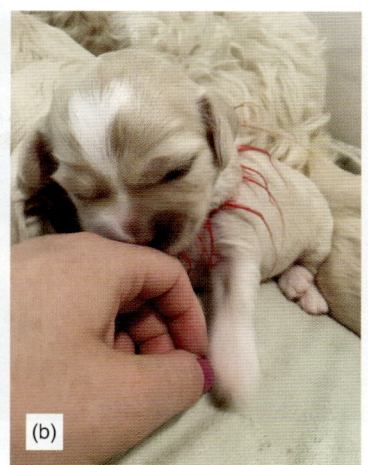

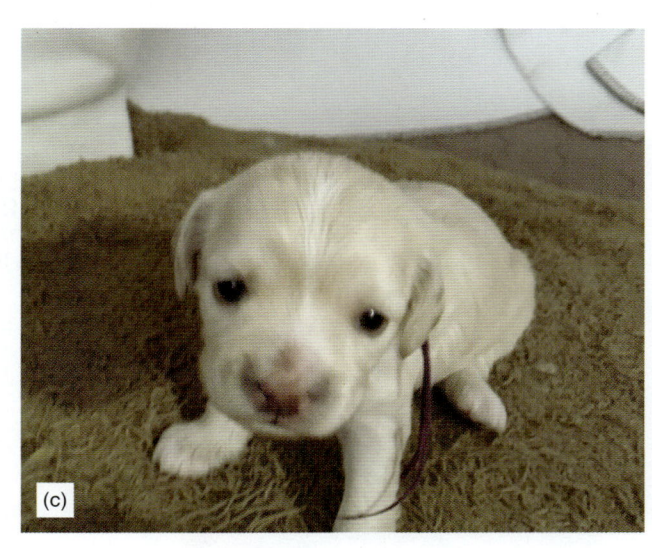

図14.33　(a) この10日齢の子犬では，上下の眼瞼は閉鎖していることに注目．眼瞼は5～14日齢まで開かないので，この子犬は正常である．(b) この15日齢の子犬では，上下の眼瞼は開き始めている．(c) この18日齢の子犬では完全に眼瞼が開いている．[写真提供] (a)，(c) Nechama Bloom.

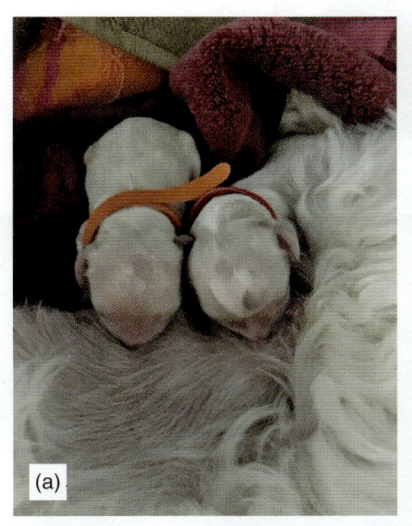
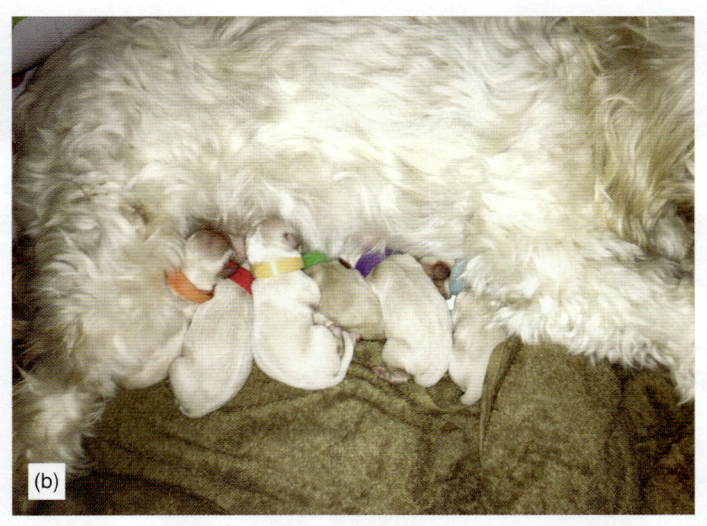

図14.34　(a) 2頭の子犬が生後数時間もたたずに母乳を飲んでいる．母犬はまだ残りの同腹子の出産に向けて陣痛が続いている．(b) 母犬が全ての出産を終え，全頭が母乳を飲んでいる．[写真提供]Nechama Bloom.

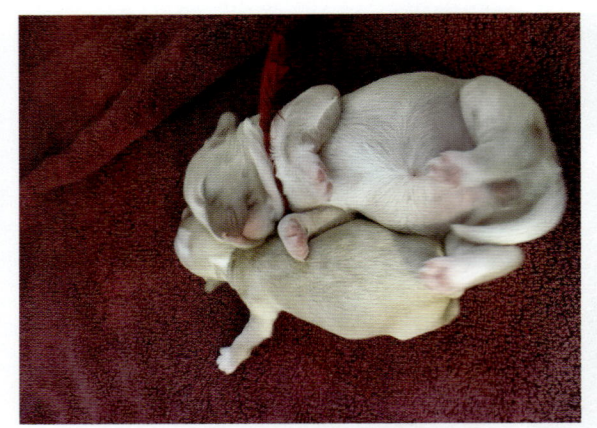

応するのが正常である（図14.37）.

　この時期の子犬にやさしく積極的に扱うことで，子犬は社会性に優れた従順な成犬に成長する[242].

図14.35　2頭の7日齢の子犬が，母乳を飲み終え満足して眠っている．[写真提供]Nechama Bloom.

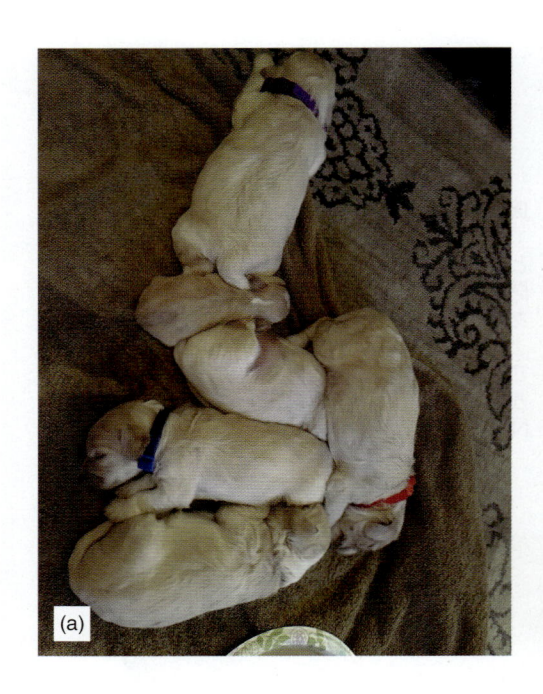

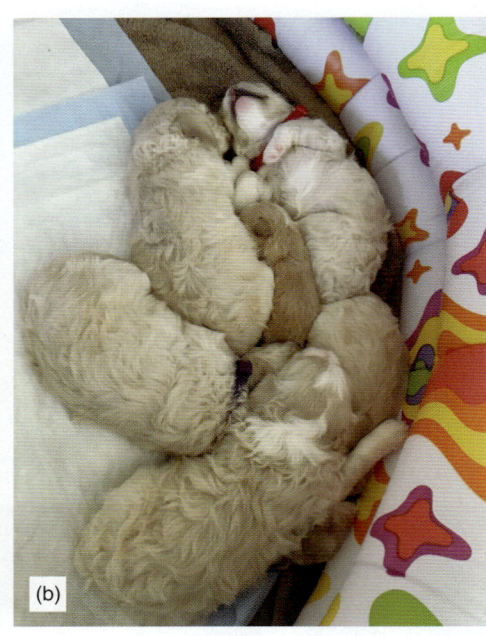

図14.36　(a) 20日齢の子犬．被毛は比較的まっすぐである．(b) 27日齢になると被毛先はカールしている．[写真提供]Nechama Bloom.

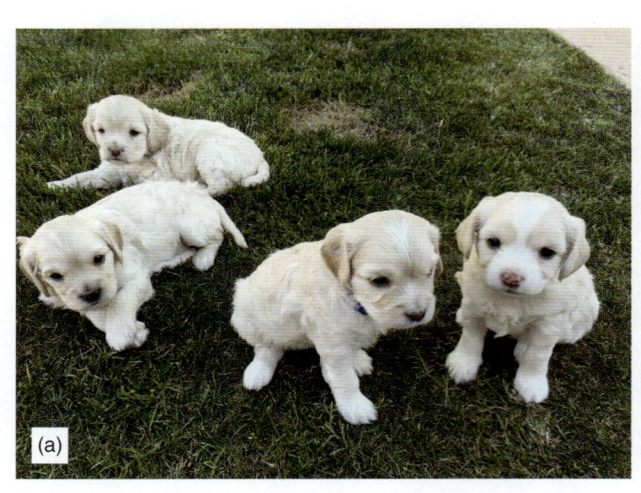

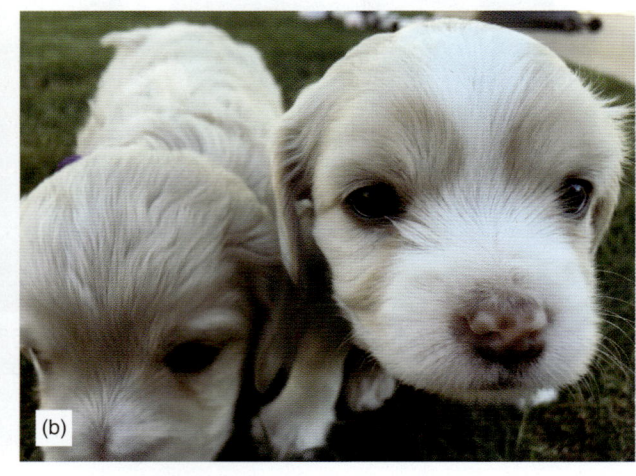

図14.37　(a) 生後32日齢の子犬が草の上を初めて探検している．(b) 32日齢の活発な2頭が周囲に興味を示しており，撮影者にも興味を示している．[写真提供] Nechama Bloom.

参考文献

1 Rothuizen, J., Schrauwen, E., Theyse, L.F.H., and Verhaert, L. (2009) Digestive tract, in *Medical History and Physical Examination in Companion Animals*, 2nd edn. (eds. A. Rijnberk and F.J. van Sluijs), Saunders Elsevier, St. Louis, pp. 86–100.

2 Leib, M.S. and Sartor, L.L. (2008) Esophageal foreign body obstruction caused by a dental chew treat in 31 dogs (2000–2006). *Journal of the American Veterinary Medical Association*, **232** (7), 1021–1025.

3 Michels, G.M., Jones, B.D., Huss, B.T., and Wagner-Mann, C. (1995) Endoscopic and surgical retrieval of fishhooks from the stomach and esophagus in dogs and cats: 75 cases (1977–1993). *Journal of the American Veterinary Medical Association*, **207** (9), 1194–1197.

4 Luthi, C. (1998) Esophageal foreign bodies in dogs: 51 cases (1992–1997). *European Journal of Comparative Gastroenterology*, **3**, 7–11.

5 Parker, N.R., Walter, P.A., and Gay, J. (1989) Diagnosis and surgical management of esophageal perforation. *Journal of the American Hospital Association*, **25** (5), 587–594.

6 Ryan, W.W. and Greene, R.W. (1975) The conservative management of esophageal foreign bodies and their complications: a review of 66 cases in dogs and cats. *Journal of the American Hospital Association*, **11**, 243–249.

7 Houlton, E.F., Herrtage, M.E., and Taylor, P.M. (1985) Thoracic oesophageal foreign bodies in the dog: a review of 90 cases. *Journal of Small Animal Practice*, **26**, 521–536.

8 Moore, A.H. (2001) Removal of oesophageal foreign bodies in dogs: use of the fluoroscopic method and outcome. *Journal of Small Animal Practice*, **42** (5), 227–230.

9 Spielman, B.L., Shaker, E.H., and Garvey, M.S. (1992) Esophageal foreign body in dogs – a retrospective study of 23 cases. *Journal of the American Hospital Association*, **28** (6), 570–574.

10 Sale, C.S.H. and Williams, J.M. (2006) Results of transthoracic esophagotomy retrieval of esophageal foreign body obstructions in dogs: 14 cases (2000–2004). *Journal of the American Hospital Association*, **42** (6), 450–456.

11 Pratt, C.L., Reineke, E.L., and Drobatz, K.J. (2014) Sewing needle foreign body ingestion in dogs and cats: 65 cases (2000–2012). *Journal of the American Veterinary Medical Association*, **245** (3), 302–308.

12 Rousseau, A., Prittie, J., Broussard, J.D. *et al.* (2007) Incidence and characterization of esophagitis following esophageal foreign body removal in dogs: 60 cases (1999–2003). *Journal of Veterinary Emergency and Critical Care*, **17** (2), 159–163.

13 Aronson, L.R., Brockman, D.J., and Brown, D.C. (2000) Gastrointestinal emergencies. *Veterinary Clinics of North America: Small Animal Practice*, **30** (3), 555–579, vi.

14 Thompson, H.C., Cortes, Y., Gannon, K. *et al.* (2012) Esophageal foreign bodies in dogs: 34 cases (2004–2009). *Journal of Veterinary Emergency and Critical Care*, **22** (2), 253–261.

15 Sellon, R.K. and Willard, M.D. (2003) Esophagitis and esophageal strictures. *Veterinary Clinics of North America: Small Animal Practice*, **33** (5), 945–967.

16 Washabau, R.J. (2003) Gastrointestinal motility disorders and gastrointestinal prokinetic therapy. *Veterinary Clinics of North America: Small Animal Practice*, **33** (5), 1007–1028, vi.

17 Holland, C.T., Satchell, P.M., and Farrow, B.R. (1996) Vagal esophagomotor nerve function and esophageal motor performance in dogs with congenital idiopathic megaesophagus. *American Journal of Veterinary Research*, **57** (6), 906–913.

18 Holland, C.T., Satchell, P.M., and Farrow, B.R. (2002) Selective vagal afferent dysfunction in dogs with congenital idiopathic megaoesophagus. *Autonomic Neuroscience: Basic & Clinical*, **99** (1), 18–23.

19 Gaynor, A.R., Shofer, F.S., and Washabau, R.J. (1997) Risk factors for acquired megaesophagus in dogs. *Journal of the American Veterinary Medical Association*, **211** (11), 1406–1412.

20 Shelton, G.D., Willard, M.D., Cardinet, G.H., 3rd, and Lindstrom, J. (1990) Acquired myasthenia gravis. Selective involvement of esophageal, pharyngeal, and facial muscles. *Journal of Veterinary Internal Medicine*, **4** (6), 281–284.

21 Shelton, G.D., Schule, A., and Kass, P.H. (1997) Risk factors for acquired myasthenia gravis in dogs: 1,154 cases (1991–1995). *Journal of the American Veterinary Medical Association*, **211** (11), 1428–1431.

22 Dye, T. (2003) The acute abdomen: a surgeon's approach to diagnosis and treatment. *Clinical Techniques in Small Animal Practice*, **18** (1), 53–65.

23 Saxon, W.D. (1994) The acute abdomen. *Veterinary Clinics of North America: Small Animal Practice*, **24** (6), 1207–1224.

24 Walters, P.C. (2000) Approach to the acute abdomen. *Clinical Techniques in Small Animal Practice*, **15** (2), 63–69.

25 Franks, J.N. and Howe, L.M. (2000) Evaluating and managing acute abdomen. *Veterinary Medicine*, **95** (1), 56.

26 Walters, J.M. (2003) Abdominal paracentesis and diagnostic peritoneal lavage. *Clinical Techniques in Small Animal Practice*, **18** (1), 32–38.

27 Swann, H., Hughes, D., and Drobatz, K.J. (1996) Use of abdominal fluid pH, pO2, [glucose] and [lactate] to differentiate bacterial peritonitis from nonbacterial causes of abdominal effusion in dogs and cats, in *Proceedings of the Fifth International Veterinary Emergency and Critical Care Society*, p. 884.

28 Fossum, T.W. (1997) Surgery of the abdominal cavity, in *Small Animal Surgery* (ed. T.W. Fossum), Mosby, St. Louis, pp. 179–199.

29 Crowe, D.T. (1984) Diagnostic abdominal paracentesis techniques – clinical evaluation in 129 dogs and cats. *Journal of the American Hospital Association*, **20** (2), 223–230.

30 Nyland, T.G. and Mattoon, J.S. (1995) Ultrasonography of the general abdomen, in *Veterinary Diagnostic Ultrasound* (eds. T.G. Nyland and J.S. Mattoon), Saunders, Philadelphia, pp. 43–51.

31 Smeak, D.D. (2012) Abdominal wall reconstruction and hernias, in *Veterinary Surgery: Small Animal*, 2nd edn. (eds. K.M. Tobias and S.A. Johnston), Saunders Elsevier, St. Louis, pp. 1353–1379.

32 Hermanson, J.W. and Evans, H.E. (1993) The muscular system, in *Miller's Anatomy of the Dog*, 3rd edn. (ed. H.E. Evans), Saunders Elsevier, Philadelphia, pp. 258–384.

33 Dyce, K.M., Sack, W.O., and Wensing, C.J.G. (1996) *Textbook of Veterinary Anatomy*, 2nd edn., Saunders Philadelphia.

34 Pratschke, K.M. (2014) Abdominal wall hernias and ruptures, in *Feline Soft Tissue and General Surgery* (eds. S.J. Langley-Hobbs, J.L. Demetriou, and J.F. Ladlow), Saunders Elsevier, St. Louis, pp. 269–280.

35 Read, R. (1985) Cranial abdominal hernias, in *Textbook of Small Animal Surgery* (ed. D.H. Slatter), Saunders Elsevier, Philadelphia, p. 853.

36 Hoskins, J.D. and Partington, B.P. (2001) Physical examination and diagnostic imaging procedures, in *Veterinary Pediatrics: Dogs and Cats from Birth to Six Months*, 3rd edn. (ed. J.D. Hoskins), Saunders Elsevier, Philadelphia, pp. 6–7.

37 Baker, T.W. and Davidson, A.P. (2011) Ultrasonogrpahy of the young patient, in *Small Animal Pediatrics: The First 12 Months of Life* (eds. M.E. Peterson and M.A. Kutzler), Saunders Elsevier, St. Louis, p. 197.

38 Ruble, R.P. and Hird, D.W. (1993) Congenital abnormalities in immature dogs from a pet store: 253 cases (1987–1988). *Journal of the American Veterinary Medical Association*, **202** (4), 633–636.

39 Rogers, W.A. and Ruebner, B.H. (1977) A retrospective study of probable glucocorticoid-induced hepatopathy in dogs. *Journal of the American Veterinary Medical Association*, **170** (6), 603–606.

40 Muller, P.B., Taboada, J., Hosgood, G. *et al.* (2000) Effects of long-term phenobarbital treatment on the liver in dogs. *Journal of Veterinary Internal Medicine*, **14** (2), 165–171.

41 Behrend, E.N., Kooistra, H.S., Nelson, R. *et al.* (2013) Diagnosis of spontaneous canine hyperadrenocorticism: 2012 ACVIM consensus statement (small animal). *Journal of Veterinary Internal Medicine*, **27** (6), 1292–1304.

42 Peterson, M.E., Nesbitt, G.H., and Schaer, M. (1981) Diagnosis and management of concurrent diabetes mellitus and hyperadrenocorticism in thirty dogs. *Journal of the American Veterinary Medical Association*, **178** (1), 66–69.

43 Meyer, H.P. and Rothuizen, J. (2013) The liver: history and physical examination, in *Canine and Feline Gastroenterology* (eds. R.J. Washabau and M.J. Day), Saunders Elsevier, St. Louis, pp. 856–863.

44 Walker, D., Abbondati, E., Cox, A.L. *et al.* (2016) Infectious canine hepatitis in red foxes (*Vulpes vulpes*) in wildlife rescue centres in the UK. *Veterinary Record*, **178** (17), 421.

45 Chapman, B.L., Hendrick, M.J., and Washabau, R.J. (1993) Granulomatous hepatitis in dogs: nine cases (1987–1990). *Journal of the American Veterinary Medical Association*, **203** (5), 680–684.

46 Fraga, E., Barreiro, J.D., Goicoa, A. *et al.* (2011) Abdominal ultrasonographic findings in dogs naturally infected with babesiosis. *Veterinary Radiology & Ultrasound*, **52** (3), 323–329.

47 Flatland, B., Moore, R.R., Wolf, C.M. *et al.* (2007) Liver aspirate from a Shar Pei dog. *Veterinary Clinical Pathology*, **36** (1), 105–108.

48 Loeven, K.O. (1994) Hepatic amyloidosis in two Chinese Shar Pei dogs. *Journal of the American Veterinary Medical Association*, **204** (8), 1212–1216.

49 Rifkin, J. and Miller, M.D. (2014) Copper-associated hepatitis in a Pembroke Welsh corgi. *Canadian Veterinary Journal/Revue Vétérinaire Canadienne*, **55** (6), 573–576.

50 Wouters, A.T., Casagrande, R.A., Wouters, F. *et al.* (2013) An outbreak of aflatoxin poisoning in dogs associated with aflatoxin B1-contaminated maize products. *Journal of Veterinary Diagnostic Investigation*, **25** (2), 282–287.

51 Defarges, A. (2015) The physical examination. *Clinician's Brief*, September, 73–80.

52 Hobday, M.M., Pachtinger, G.E., Drobatz, K.J., and Syring, R.S. (2014) Linear versus non-linear gastrointestinal foreign bodies in 499 dogs: clinical presentation, management and short-term outcome. *Journal of Small Animal Practice*, **55** (11), 560–565.

53 Hayes, G. (2009) Gastrointestinal foreign bodies in dogs and cats: a retrospective study of 208 cases. *Journal of Small Animal Practice*, **50** (11), 576–583.

54 Gianella, P., Pfammatter, N.S., and Burgener, I.A. Oesophageal and gastric endoscopic foreign body removal: complications and follow-up of 102 dogs. *Journal of Small Animal Practice*, **50** (12), 649–654.

55 MacPhail, C. (2002) Gastrointestinal obstruction. *Clinical Techniques in Small Animal Practice*, **17** (4), 178–183.

56 Graham, J.P., Lord, P.F., and Harrison, J.M. (1998) Quantitative estimation of intestinal dilation as a predictor of obstruction in the dog. *Journal of Small Animal Practice*, **39** (11), 521–524.

57 Root, C.R., and Lord, P.F. (1971) Linear radiolucent gastrointestinal foreign bodies in cats and dogs – their radiographic appearance. *Veterinary Radiology & Ultrasound*, **12**, 45–52.

58 Tidwell, A.S. and Penninck, D.G. (1992) Ultrasonography of gastrointestinal foreign bodies. *Veterinary Radiology & Ultrasound*, **33** (3), 160–169.

59 Sharma, A., Thompson, M.S., Scrivani, P.V. *et al.* (2011) Comparison of radiography and ultrasonography for diagnosing small-intestinal mechanical obstruction in vomiting dogs. *Veterinary Radiology & Ultrasound*, **52** (3), 248–255.

60 Tyrell, D. and Beck, C. (2006) Survey of the use of radiology vs. ultrasonography in the investigation of gastrointestinal foreign bodies in small animals. *Veterinary Radiology & Ultrasound*, **47**, 404–408.

61 Monnet, E. (2003) Gastric dilatation-volvulus syndrome in dogs. *Veterinary Clinics of North America: Small Animal Practice*, **33** (5), 987–1005, vi.

62 Sullivan, M. and Yool, D.A. (1998) Gastric disease in the dog and cat. *Veterinary Journal*, **156** (2), 91–106.

63 Glickman, L.T., Glickman, N.W., Perez, C.M. *et al.* (1994) Analysis of risk factors for gastric dilatation and dilatation-volvulus in dogs. *Journal of the American Veterinary Medical Association*, **204** (9), 1465–1471.

64 Schaible, R.H., Ziech, J., Glickman, N.W. *et al.* (1997) Predisposition to gastric dilatation-volvulus in relation to genetics of thoracic conformation in Irish setters. *Journal of the American Hospital Association*, **33** (5), 379–383.

65 Hosgood, G. (1994) Gastric dilatation-volvulus in dogs. *Journal of the American Veterinary Medical Association*, **204** (11), 1742–1747.

66 Glickman, L.T., Glickman, N.W., Schellenberg, D.B. *et al.* (2000) Non-dietary risk factors for gastric dilatation-volvulus in large and giant breed dogs. *Journal of the American Veterinary Medical Association*, **217** (10), 1492–1499.

67 Glickman, L.T., Glickman, N.W., Schellenberg, D.B.

et al. (2000) Incidence of and breed-related risk factors for gastric dilatation-volvulus in dogs. *Journal of the American Veterinary Medical Association*, **216** (1), 40–45.

68 Millis, D.L., Nemzek, J., Riggs, C., and Walshaw, R. (1995) Gastric dilatation-volvulus after splenic torsion in two dogs. *Journal of the American Veterinary Medical Association*, **207** (3), 314–315.

69 Brourman, J.D., Schertel, E.R., Allen, D.A. *et al.* (1996) Factors associated with perioperative mortality in dogs with surgically managed gastric dilatation-volvulus: 137 cases (1988–1993). *Journal of the American Veterinary Medical Association*, **208** (11), 1855–1858.

70 Hall, J.A. (1989) Canine gastric dilatation-volvulus update. *Seminars in Veterinary Medicine and Surgery*, **4** (3), 188–193.

71 Wingfield, W.E., Cornelius, L.M., and Deyoung, D.W. (1974) Pathophysiology of the gastric dilation–torsion complex in the dog. *Journal of Small Animal Practice*, **15** (12), 735–739.

72 Orton, E.C. and Muir, W.W, 3rd. (1983) Hemodynamics during experimental gastric dilatation-volvulus in dogs. *American Journal of Veterinary Research*, **44** (8), 1512–1515.

73 Muir, W.W. (1982) Gastric dilatation-volvulus in the dog, with emphasis on cardiac arrhythmias. *Journal of the American Veterinary Medical Association*, **180** (7), 739–742.

74 Evans, H.E. and Christensen, G.C. (1979) *Miller's Anatomy of the Dog*, 2nd edn. Saunders, Philadelphia.

75 Bezuidenhout, A.J. (1993) The lymphatic system, in *Miller's Anatomy of the Dog*, 3rd edn. (ed. H.E. Evans), Saunders, Philadelphia, pp. 749–753.

76 Day, M.J., Lucke, V.M., and Pearson, H. (1995) A review of pathological diagnoses made from 87 canine splenic biopsies. *Journal of Small Animal Practice*, **36** (10), 426–433.

77 Eberle, N., von Babo, V., Nolte, I. *et al.* (2012) Splenic masses in dogs. Part 1. Epidemiologic, clinical characteristics as well as histopathologic diagnosis in 249 cases (2000–2011). *Tierarztliche Praxis, Ausgabe K, Kleintiere/Heimtiere*, **40** (4), 250–260 (in German).

78 Prymak, C., McKee, L.J., Goldschmidt, M.H., and Glickman, L.T. (1988) Epidemiologic, clinical, pathologic, and prognostic characteristics of splenic hemangiosarcoma and splenic hematoma in dogs – 217 cases (1985). *Journal of the American Veterinary Medical Association*, **193** (6), 706–712.

79 Wilson, D.V., Evans, A.T., Carpenter, R.E., and Mullineaux, D.R. (2004) The effect of four anesthetic protocols on splenic size in dogs. *Veterinary Anaesthesia and Analgesia*, **31** (2), 102–108.

80 Bajer, A., Mierzejewska, E.J., Rodo, A., and Welc-Faleciak, R. (2014) The risk of vector-borne infections in sled dogs associated with existing and new endemic areas in Poland. Part 2: Occurrence and control of babesiosis in a sled dog kennel during a 13-year-long period. *Veterinary Parasitology*, **202** (3–4), 234–420.

81 Cruz-Chan, J.V., Aguilar-Cetina, A.D., Villanueva-Lizama, L.E. *et al.* (2014) A canine model of experimental infection with *Leishmania (L.) mexicana. Parasites & Vectors*, **7**, 361.

82 Sofer, M., Michowitz, M., Mandelbaum, Y. *et al.* (1998) Percutaneous drainage of subcapsular splenic hematoma: an experimental model in dogs. *American Surgeon*, **64** (12), 1212–1214.

83 DeGroot, W., Giuffrida, M.A., Rubin, J. *et al.* (2016) Primary splenic torsion in dogs: 102 cases (1992–2014). *Journal of the American Veterinary Medical Association*, **248** (6), 661–668.

84 Saunders, H.M., Neath, P.J., and Brockman, D.J. (1998) B-mode and Doppler ultrasound imaging of the spleen with canine splenic torsion: a retrospective evaluation. *Veterinary Radiology & Ultrasound*, **39** (4), 349–353.

85 Neath, P.J., Brockman, D.J., and Saunders, H.M. (1997) Retrospective analysis of 19 cases of isolated torsion of the splenic pedicle in dogs. *Journal of Small Animal Practice*, **38** (9), 387–392.

86 Spangler, W.L. and Culbertson, M.R (1992). Prevalence, type, and importance of splenic diseases in dogs – 1,480 cases (1985–1989). *Journal of the American Veterinary Medical Association*, **200** (6), 829–834.

87 Cleveland, M.J. and Casale, S. (2016) Incidence of malignancy and outcomes for dogs undergoing splenectomy for incidentally detected nonruptured splenic nodules or masses: 105 cases (2009–2013). *Journal of the American Veterinary Medical Association*, **248** (11), 1267–1273.

88 Allett, B. and Hecht, S. (2016) Magnetic resonance imaging findings in the spine of six dogs diagnosed with lymphoma. *Veterinary Radiology & Ultrasound*, **57** (2), 154–161.

89 Eberhardt, F., Kohler, C., Krastel, D. *et al.* (2015) Sonographically detectable splenic disorders in dogs with malignant lymphoma. *Tierarztliche Praxis, Ausgabe K, Kleintiere/Heimtiere*, **43** (4), 215–220 (in German).

90 Evans, H.E. (1993) The digestive apparatus and abdomen, in *Miller's Anatomy of the Dog*, 3rd edn. (ed. H.E. Evans), Saunders, Philadelphia, pp. 385–461.

91 Axiak, S. and Hahn, K. (2013) Pancreas: neoplasia, in *Canine and Feline Gastroenterology* (eds. R.J. Washabau and M.J. Day), Saunders Elsevier, St. Louis, pp. 838–839.

92 Anderson, N.V. and Johnson, K.H. (1967) Pancreatic carcinoma in the dog. *Journal of the American Veterinary Medical Association*, **150** (3), 286–295.

93 Bennett, P.F., Hahn, K.A., Toal, R.L., and Legendre, A.M. (2001) Ultrasonographic and cytopathological diagnosis of exocrine pancreatic carcinoma in the dog and cat. *Journal of the American Hospital Association*, **37** (5), 466–473.

94 Brown, P.J., Mason, K.V., Merrett, D.J. *et al.* (1994) Multifocal necrotizing steatitis associated with pancreatic carcinoma in 3 dogs. *Journal of Small Animal Practice*, **35** (3), 129–132.

95 Steiner, J.M. (2003) Diagnosis of pancreatitis. *Veterinary Clinics of North America: Small Animal Practice*, **33** (5), 1181.

96 Hess, R.S., Saunders, H.M., Van Winkle, T.J. *et al.* (1998) Clinical, clinicopathologic, radiographic, and ultrasonographic abnormalities in dogs with fatal acute pancreatitis: 70 cases (1986–1995). *Journal of the American Veterinary Medical Association*, **213** (5), 665.

97 Saunders, H.M., Van Winkle, T.J., Drobatz, K. *et al.* (2002) Ultrasonographic findings in cats with clinical, gross pathologic, and histologic evidence of acute pancreatic necrosis: 20 cases (1994–2001). *Journal of the American Veterinary Medical Association*, **221** (12), 1724–1730.

98 Hall, E.J. (2013) Small intestine: diagnostic evaluation, in *Canine and Feline Gastroenterology* (eds. R.J. Washabau and M.J. Day), Saunders Elsevier,

St. Louis, pp. 663–669.

99 Datz, C. (2011) Parasitic and protozoal diseases, in *Small Animal Pediatrics: The First 12 Months of Life* (eds. M.E. Peterson and M.A. Kutzler), Saunders Elsevier, St. Louis, pp. 154–160.

100 Rijnberk, A. and van Sluijs, F.S. (eds.) (2009) *Medical History and Physical Examination in Companion Animals*, 2nd edn., Saunders Elsevier, St. Louis.

101 Lappin, M.R. (2013) Small intestine: infection, in *Canine and Feline Gastroenterology* (eds. R.J. Washabau and M.J. Day), Saunders Elsevier, St. Louis, pp. 683–695.

102 German, A.J. (2013) Small intestine: inflammation, in *Canine and Feline Gastroenterology* (eds. R.J. Washabau and M.J. Day), Saunders Elsevier, St. Louis, pp. 669–678.

103 Allenspach, K., Wieland, B., Grone, A., and Gaschen, F. (2007) Chronic enteropathies in dogs: evaluation of risk factors for negative outcome. *Journal of Veterinary Internal Medicine*, **21** (4), 700–708.

104 Jergens, A.E., Moore, F.M., Haynes, J.S., and Miles, K.G. (1992) Idiopathic inflammatory bowel disease in dogs and cats: 84 cases (1987–1990). *Journal of the American Veterinary Medical Association*, **201** (10), 1603–1608.

105 German, A.J., Hall, E.J., and Day, M.J. (2003) Chronic intestinal inflammation and intestinal disease in dogs. *Journal of Veterinary Internal Medicine*, **17** (1), 8–20.

106 Jergens, A.E. (1999) Inflammatory bowel disease. Current perspectives. *Veterinary Clinics of North America: Small Animal Practice*, **29** (2), 501–521, vii.

107 Hall, E.J. and German, A.J. (2005) Diseases of the small intestine, in *Textbook of Veterinary Internal Medicine: Diseases of the Dog and Cat*, 6th edn. (eds. S.J. Ettinger and E.C. Feldman), Saunders Elsevier, St. Louis, pp. 1332–1378.

108 Craven, M., Simpson, J.W., Ridyard, A.E., and Chandler, M.L. (2004) Canine inflammatory bowel disease: retrospective analysis of diagnosis and outcome in 80 cases (1995–2002). *Journal of Small Animal Practice*, **45** (7), 336–342.

109 Littman, M.P., Dambach, D.M., Vaden, S.L., and Giger, U. (2000) Familial protein-losing enteropathy and protein-losing nephropathy in Soft Coated Wheaten Terriers: 222 cases (1983–1997). *Journal of Veterinary Internal Medicine*, **14** (1), 68–80.

110 Cave, N. (2013) Small intestine: obstruction, in *Canine and Feline Gastroenterology* (eds. R.J. Washabau and M.J. Day), Saunders Elsevier, St. Louis, pp. 699–706.

111 Boag, A.K., Coe, R.J., Martinez, T.A., and Hughes, D. (2005) Acid–base and electrolyte abnormalities in dogs with gastrointestinal foreign bodies. *Journal of Veterinary Internal Medicine*, **19** (6), 816–821.

112 Wilson, G.P. and Burt, J.K. (1974) Intussusception in the dog and cat: a review of 45 cases. *Journal of the American Veterinary Medical Association*, **164** (5), 515–518.

113 Lamb, C.R. and Mantis, P. (1998) Ultrasonographic features of intestinal intussusception in 10 dogs. *Journal of Small Animal Practice*, **39** (9), 437–441.

114 Patsikas, M.N., Jakovljevic, S., Moustardas, N. *et al.* (2003) Ultrasonographic signs of intestinal intussusception associated with acute enteritis or gastroenteritis in 19 young dogs. *Journal of the American Hospital Association*, **39** (1), 57–66.

115 Selting, K. (2007) Cancer of the gastrointestinal tract: Section G: Intestinal tumors, in *Withrow & MacEwen's Small Animal Clinical Oncology*, 4th edn.

(ed. S.J. Withrow and D.M. Vail), Saunders Elsevier, St. Louis, pp. 491–503.

116 Couto, C.G., Rutgers, H.C., Sherding, R.G., and Rojko, J. (1989) Gastrointestinal lymphoma in 20 dogs. A retrospective study. *Journal of Veterinary Internal Medicine*, **3** (2), 73–78.

117 Miura, T., Maruyama, H., Sakai, M. *et al.* (2004) Endoscopic findings on alimentary lymphoma in 7 dogs. *Journal of Veterinary Medical Science*, **66** (5), 577–580.

118 Crawshaw, J., Berg, J., Sardinas, J.C. *et al.* (1998) Prognosis for dogs with nonlymphomatous, small intestinal tumors treated by surgical excision. *Journal of the American Hospital Association*, **34** (6), 451–456.

119 Paoloni, M.C., Penninck, D.G., and Moore, A.S. (2002) Ultrasonographic and clinicopathologic findings in 21 dogs with intestinal adenocarcinoma. *Veterinary Radiology & Ultrasound*, **43** (6), 562–567.

120 Birchard, S.J., Couto, C.G., and Johnson, S. (1986) Nonlymphoid intestinal neoplasia in 32 dogs and 14 cats. *Journal of the American Hospital Association*, **22** (4), 533–537.

121 Bergman, P.J. (2013) Small intestine: neoplasia, in *Canine and Feline Gastroenterology* (eds. R.J. Washabau and M.J. Day), Saunders Elsevier, St. Louis, pp. 710–714.

122 Dobson, J.M., Samuel, S., Milstein, H. *et al.* (2002) Canine neoplasia in the UK: estimates of incidence rates from a population of insured dogs. *Journal of Small Animal Practice*, **43** (6), 240–246.

123 Bastianello, S.S. (1983) A survey on neoplasia in domestic species over a 40-year period from 1935 to 1974 in the Republic of South Africa. 6. Tumours occurring in dogs. *Onderstepoort Journal of Veterinary Research*, **50** (3), 199–220.

124 Dorn, C.R., Taylor, D.O.N., Schneide, R. *et al.* (1968) Survey of animal neoplasms in Alameda and Contra Costa Counties California. 2. Cancer morbidity in dogs and cats from Alameda County. *Journal of the National Cancer Institute*, **40** (2), 307.

125 Cotchin, E. (1959) Some tumours of dogs and cats of comparative veterinary and human interest. *Veterinary Record*, **71**, 1040.

126 Cohen, M., Post, G.S., and Wright, J.C. (2003) Gastrointestinal leiomyosarcoma in 14 dogs. *Journal of Veterinary Internal Medicine*, **17** (1), 107–110.

127 Kapatkin, A.S., Mullen, H.S., Matthiesen, D.T., and Patnaik, A.K. (1992) Leiomyosarcoma in dogs: 44 cases (1983–1988). *Journal of the American Veterinary Medical Association*, **201** (7), 1077–1079.

128 Patnaik, A.K., Hurvitz, A.I., and Johnson, G.F. (1977) Canine gastrointestinal neoplasms. *Veterinary Pathology*, **14** (6), 547–555.

129 Myers, N.C. and Penninck, D.G. (1994) Ultrasonographic diagnosis of gastrointestinal smooth-muscle tumors in the dog. *Veterinary Radiology & Ultrasound*, **35** (5), 391–397.

130 Allenspach, K. (2013) Diagnosis of small intestinal disorders in dogs and cats. *Veterinary Clinics of North America: Small Animal Practice*, **43** (6), 1227–1240, v.

131 Marks, S.L. and Kather, E.J. (2003) Bacterial-associated diarrhea in the dog: a critical appraisal. *Veterinary Clinics of North America: Small Animal Practice*, **33** (5), 1029–1060.

132 Greene, C.E. (1998) Enteric bacterial infections, in *Infectious Diseases of the Dog and Cat* (ed. C.E. Greene), Saunders Elsevier, St. Louis, pp. 243–245.

133 Cave, N.J., Marks, S.L., Kass, P.H. *et al.* (2002) Evaluation of a routine diagnostic fecal panel for dogs with diarrhea. *Journal of the American Veterinary Medical Association*, **221** (1), 52–59.

134 Guilford, W.G. and Strombeck, D.R. (1996) Gastrointestinal tract infections, parasites, and toxicosis, in *Strombeck's Small Animal Gastroenterology*, 3rd edn. (eds. W.G. Guilford and S.A. Center), Saunders, Philadelphia, pp. 411–432.

135 Vail, D.M. (2007) Hematopoietic tumors: Section B: Feline lymphoma and leukemia, in *Withrow & MacEwen's Small Animal Clinical Oncology*, 4th edn. (ed. S.J. Withrow and D.M. Vail), Saunders Elsevier, St. Louis, pp. 733–752.

136 Zoran, D.L. (2013) Anorectum: infection, in *Canine and Feline Gastroenterology* (eds. R.J. Washabau and M.J. Day), Saunders Elsevier, St. Louis, pp. 784–785.

137 Harvey, C.E. (1974) Incidence and distribution of anal gland disease in the dog. *Journal of the American Hospital Association*, **10**, 573–576.

138 Hill, P.B., Lo, A., Eden, C.A. *et al.* (2006) Survey of the prevalence, diagnosis and treatment of dermatological conditions in small animals in general practice. *Veterinary Record*, **158** (16), 533–539.

139 Williams, J.M. (2005) *BSAVA Manual of Canine and Feline Gastroenterology*, 2nd edn., British Small Animal Veterinary Association; Gloucester, pp. 213–222.

140 van Duijkeren, E. (1995) Disease conditions of canine anal sacs. *Journal of Small Animal Practice*, **36** (1), 12–16.

141 Pappalardo, E., Martino, P.A., and Noli, C. (2002) Macroscopic, cytological and bacteriological evaluation of anal sac content in normal dogs and in dogs with selected dermatological diseases. *Veterinary Dermatology*, **13** (6), 315–322.

142 Lake, A.M., Scott, D.W., Miller, W.H., Jr., and Erb, H.N. (2004) Gross and cytological characteristics of normal canine anal-sac secretions. *Journal of Veterinary Medicine. A, Physiology, Pathology, Clinical Medicine*, **51** (5), 249–253.

143 Washabau, R.J. (2013) Anorectum: obstruction, in *Canine and Feline Gastroenterology* (eds. R.J. Washabau and M.J. Day), Saunders Elsevier, St. Louis, pp. 786–791.

144 Weir, E.C., Burtis, W.J., Morris, C.A. *et al.* (1988) Isolation of 16,000-dalton parathyroid hormone-like proteins from two animal tumors causing humoral hypercalcemia of malignancy. *Endocrinology*, **123** (6), 2744–2751.

145 Rosol, T.J., Nagode, L.A., Couto, C.G. *et al.* (1992) Parathyroid hormone (PTH)-related protein, PTH, and 1,25-dihydroxyvitamin D in dogs with cancer-associated hypercalcemia. *Endocrinology*, **131** (3), 1157–1164.

146 Burrows, C.F. and Ellison, G.V. (1993) Recto-anal disease, in *Textbook of Veterinary Internal Medicine: Diseases of the Dog and Cat*, 3rd edn. (eds. S.J. Ettinger and E.C. Feldman), Saunders, Philadelphia, pp. 1559–1575.

147 Matthiesen, D.T. and Marrietta, S.D. (1993) Diseases of anus and rectum, in *Textbook of Small Animal Surgery*, 2nd edn. (ed. D.H. Slatter), Saunders, Philadelphia, pp. 627–635.

148 Niebauer, G. (1993) Rectoanal disease, in *Disease Mechanisms in Small Animal Surgery* (ed. M.J. Bojrab), Lea & Febiger, Philadelphia, pp. 271–284.

149 Sjollema, B.E., Venker-van Haagen, A.J., van Sluijs, F.J. *et al.* (1993) Electromyography of the pelvic diaphragm and anal sphincter in dogs with perineal hernia. *American Journal of Veterinary Research*, **54** (1), 185–190.

150 Mann, F.A. (1993) Perineal herniation, in *Disease Mechanisms in Small Animal Surgery* (ed. M.J. Bojrab), Lea & Febiger, Philadelphia, pp. 92–97.

151 van Dongen, A.M. and L'Eplattenier, H.F. (2009) Kidneys and urinary tract, in *Medical History and Physical Examination in Companion Animals*, 2nd edn. (eds. A. Rijnberk and F.J. van Sluijs), Saunders Elsevier, St. Louis, pp. 101–107.

152 Hoey, S.E., Heder, B.L., Hetzel, S.J., and Waller, K.R. (2016) Use of computed tomography for measurement of kidneys in dogs without renal disease. *Journal of the American Veterinary Medical Association*, **248** (3), 282–287.

153 Finco, D.R., Stiles, N.S., Kneller, S.K. *et al.* (1971) Radiologic estimation of kidney size of the dog. *Journal of the American Veterinary Medical Association*, **159** (8), 995–1002.

154 Loback, M.A., Sullivan, M., and Mellor, D. (2012) Effect of breed, age, weight and gender on radiographic renal size in the dog. *Veterinary Radiology & Ultrasound*, **53**, 437–441.

155 Lee, R. and Leowijuk, C. (1982) Normal parameters in abdominal radiology of the dog and cat. *Journal of Small Animal Practice*, **23** (5), 251–269.

156 Debruyn, K., Paepe, D., Daminet, S. *et al.* (2013) Renal dimensions at ultrasonography in healthy Ragdoll cats with normal kidney morphology: correlation with age, gender and bodyweight. *Journal of Feline Medicine and Surgery*, **15** (12), 1046–1051.

157 Walter, P.A., Feeney, D.A., Johnston, G.R., and Fletcher, T.F. (1987) Feline renal ultrasonography – quantitative analyses of imaged anatomy. *American Journal of Veterinary Research*, **48** (4), 596–599.

158 Barr, F.J. (1990) Evaluation of ultrasound as a method of assessing renal size in the dog. *Journal of Small Animal Practice*, **31** (4), 174–179.

159 Jeffery, N.N., Douek, N., Guo, D.Y., and Patel, M.I. (2011) Discrepancy between radiological and pathological size of renal masses. *BMC Urology*, **11**, 2.

160 Barrera, R., Duque, J., Ruiz, P., and Zaragoza, C. (2009) Accuracy of ultrasonographic measurements of kidney dog for clinical use. *Revista Científica*, **19** (6), 576–583.

161 Barella, G., Lodi, M., Sabbadin, L.A., and Faverzani, S. (2012) A new method for ultrasonographic measurement of kidney size in healthy dogs. *Journal of Ultrasound*, **15** (3), 186–191.

162 Mareschal, A., d'Anjou, M.A., Moreau, M. *et al.* (2007) Ultrasonographic measurement of kidney-to-aorta ratio as a method of estimating renal size in dogs. *Veterinary Radiology & Ultrasound*, **48** (5), 434–438.

163 Laluha, P., Grest, P., Eichenberger, S. *et al.* (2006) Leiomyoma of a kidney in a dog: a rare diagnosis. *Schweizer Archiv für Tierheilkunde*, **148** (6), 303–307 (in German).

164 Gerber, B., Boretti, F.S., Kley, S. *et al.* (2005) Evaluation of clinical signs and causes of lower urinary tract disease in European cats. *Journal of Small Animal Practice*, **46** (12), 571–577.

165 Kruger, J.M., Osborne, C.A., Goyal, S.M. *et al.* (1991) Clinical evaluation of cats with lower urinary tract disease. *Journal of the American Veterinary Medical Association*, **199** (2), 211–216.

166 Fulkerson, C.M. and Knapp, D.W. (2015) Management of transitional cell carcinoma of the urinary bladder in dogs: a review. *Veterinary Journal*, **205** (2), 217–225.

167 Cain, D.T., Battersby, I., and Doyle, R. (2016) Response of dogs with urinary tract obstructions secondary to prostatic carcinomas to the alpha-1 antagonist prazosin. *Veterinary Record*, **178** (4), 96.

168 Bartges, J.W. and Callens, A.J. (2015) Urolithiasis. *Veterinary Clinics of North America: Small Animal Practice*, **45** (4), 747–768.

169 Burrow, R.D., Gregory, S.P., Giejda, A.A, and White, R.N. (2011) Penile amputation and scrotal urethrostomy in 18 dogs. *Veterinary Record*, **169** (25), 657.

170 Smeak, D.D. (2000) Urethrotomy and urethrostomy in the dog. *Clinical Techniques in Small Animal Practice*, **15** (1), 25–34.

171 Stiller, A.T., Lulich, J.P., and Furrow, E. (2014) Urethral plugs in dogs. *Journal of Veterinary Internal Medicine*, **28** (2), 324–330.

172 Houston, D.M., Moore, A.E., Favrin, M.G., and Hoff, B. (2003) Feline urethral plugs and bladder uroliths: a review of 5484 submissions 1998–2003. *Canadian Veterinary Journal/Revue Vétérinaire Canadienne*, **44** (12), 974–977.

173 Bartges, J.W., Kirk, C., and Lane, I.F. (2004) Update. Management of calcium oxalate uroliths in dogs and cats. *Veterinary Clinics of North America: Small Animal Practice*, **34** (4), 969–987, vii.

174 Johnston, G.R., Walter, P.A., and Feeney, D.A. (1986) Radiographic and ultrasonographic features of uroliths and other urinary-tract filling defects. *Veterinary Clinics of North America: Small Animal Practice*, **16** (2), 261–292.

175 Johnston, G.R., Feeney, D.A., and Osborne, C.A. (1979) Radiographic findings in urinary-tract infection. *Veterinary Clinics of North America: Small Animal Practice*, **9** (4), 749–774.

176 Park, R.D. and Wrigley, R.H. (2002) The urinary bladder, in *Textbook of Veterinary Diagnostic Radiology*, 4th edn. (ed. D.E. Thrall), Saunders, Philadelphia, pp. 571–592.

177 Feeney, D.A., Weichselbaum, R.C., Jessen, C.R., and Osborne, C.A. (1999) Imaging canine urocystoliths – detection and prediction of mineral content. *Veterinary Clinics of North America: Small Animal Practice*, **29** (1), 59.

178 Grauer, G.F. (2014) Ammonium urate urolithiasis. *Clinician's Brief*, December, 51–55.

179 Weichselbaum, R.C., Feeney, D.A., Jessen, C.R. *et al.* (1998) Evaluation of the morphologic characteristics and prevalence of canine urocystoliths from a regional urolith center. *American Journal of Veterinary Research*, **59** (4), 379–387.

180 Okafor, C.C., Pearl, D.L., Lefebvre, S.L. *et al.* (2013) Risk factors associated with struvite urolithiasis in dogs evaluated at general care veterinary hospitals in the United States. *Journal of the American Veterinary Medical Association*, **243** (12), 1737–1745.

181 Seaman, R. and Bartges, J.W. (2001) Canine struvite urolithiasis. *Compendium: Continuing Education for Practicing Veterinarians*, **23** (5), 407.

182 Palma, D., Langston, C., Gisselman, K., and McCue, J. (2013) Canine struvite urolithiasis. *Compendium: Continuing Education for Practicing Veterinarians*, **35** (8), E1; quiz, E.

183 Osborne, C.A., Polzin, D.J., Abdullahi, S.U. *et al.* (1985) Struvite urolithiasis in animals and man: formation, detection, and dissolution. *Advances in Veterinary Science and Comparative Medicine*, **29**, 1–101.

184 Tarttelin, M.F. (1987) Feline struvite urolithiasis: factors affecting urine pH may be more important than magnesium levels in food. *Veterinary Record*, **121** (10), 227–230.

185 Rinkardt, N.E. and Houston, D.M. (2004) Dissolution of infection-induced struvite bladder stones by using a noncalculolytic diet and antibiotic therapy. *Canadian Veterinary Journal/Revue Vétérinaire Canadienne*, **45** (10), 838–840.

186 Houston, D.M., Rinkardt, N.E., and Hilton, J. (2004) Evaluation of the efficacy of a commercial diet in the dissolution of feline struvite bladder uroliths. *Veterinary Therapeutics: Research in Applied Veterinary Medicine*, **5** (3), 187–201.

187 Bartges, J. and Moyers, T. (2010) Evaluation of d,l-methionine and antimicrobial agents for dissolution of spontaneously-occurring infection-induced struvite urocystoliths in dogs, in *Proceedings of ACVIM Forum, Anaheim, CA*, p. 495.

188 Lekcharoensuk, C., Lulich, J.P., Osborne, C.A. *et al.* (2000) Patient and environmental factors associated with calcium oxalate urolithiasis in dogs. *Journal of the American Veterinary Medical Association*, **217** (4), 515–519.

189 Osborne, C.A., Lulich, J.P., Kruger, J.M. *et al.* (2009) Analysis of 451,891 canine uroliths, feline uroliths, and feline urethral plugs from 1981 to 2007: perspectives from the Minnesota Urolith Center. *Veterinary Clinics of North America: Small Animal Practice*, **39** (1), 183.

190 Osborne, C.A., Clinton, C.W., Bamman, L.K. *et al.* (1986) Prevalence of canine uroliths – Minnesota Urolith Center. *Veterinary Clinics of North America: Small Animal Practice*, **16** (1), 27–44.

191 Osborne, C.A., Lulich, J.P., Polzin, D.J. *et al.* (1999) Analysis of 77,000 canine uroliths – perspectives from the Minnesota Urolith Center. *Veterinary Clinics of North America: Small Animal Practice*, **29** (1), 17.

192 Lulich, J.P., Osborne, C.A., and Bartges, J. (1999) Canine lower urinary tract disorders, in *Textbook of Veterinary Internal Medicine: Diseases of the Dog and Cat*, 5th edn. (eds. S.J. Ettinger and E.C. Feldman), Saunders, Philadelphia, pp. 1747–1783.

193 Bartges, J.W., Osborne, C.A., Lulich, J.P. *et al.* (1994) Prevalence of cystine and urate uroliths in bulldogs and urate uroliths in dalmatians. *Journal of the American Veterinary Medical Association*, **204** (12), 1914–1918.

194 de Gier, J. and van Sluijs, F.J. (2009) Male reproductive tract, in *Medical History and Physical Examination in Companion Animals*, 2nd edn. (eds. A. Rijnberk and F.J. van Sluijs), Saunders Elsevier, St. Louis, pp. 117–122.

195 Foster, R.A. (2012) Common lesions in the male reproductive tract of cats and dogs. *Veterinary Clinics of North America: Small Animal Practice*, **42** (3), 527–545, vii.

196 Krawiec, D.R. (1994) Canine prostatic disease. *Journal of the American Veterinary Medical Association*, **204**, 1561–1564.

197 Fan, T.M. and de Lorimier, L.-P. (2007) Tumors of the male reproductive system, in *Withrow &*

MacEwen's Small Animal Clinical Oncology, 4th edn. (ed. S.J. Withrow and D.M. Vail), Saunders Elsevier, St. Louis, pp. 637–648.

198 Bell, F.W., Klausner, J.S., Hayden, D.W. *et al.* (1991) Clinical and pathologic features of prostatic adenocarcinoma in sexually intact and castrated dogs: 31 cases (1970–1987). *Journal of the American Veterinary Medical Association*, **199** (11), 1623–1630.

199 Teske, E., Naan, E.C., van Dijk, E.M. *et al.* (2002) Canine prostate carcinoma: epidemiological evidence of an increased risk in castrated dogs. *Molecular and Cellular Endocrinology*, **197** (1–2), 251–255.

200 Sorenmo, K.U., Goldschmidt, M., Shofer, F. *et al.* (2003) Immunohistochemical characterization of canine prostatic carcinoma and correlation with castration status and castration time. *Veterinary and Comparative Oncology*, **1** (1), 48–56.

201 Johnston, S.D., Root Kustritz, M.V., and Olson, P.N.S. (2001) *Canine and Feline Theriogenology*, Saunders, Philadelphia.

202 Keenan, L.R.J. (1998) The infertile male, in *Manual of Small Animal Reproduction and Neonatology* (ed. G. Simpson), British Small Animal Veterinary Association, Cheltenham, pp. 83–93.

203 Hayes, H.M., Jr. and Wilson, G.P. (1986) Hospital incidence of hypospadias in dogs in North America. *Veterinary Record*, **118** (22), 605–607.

204 Christiansen, I. (1984) *Reproduction in the Dog and Cat*, Bailliere Tindall, London.

205 Kutzler, M.A. (2011) The reproductive tract, in *Small Animal Pediatrics: The First 12 Months of Life* (eds. M.E. Peterson and M.A. Kutzler), Saunders Elsevier, St. Louis, pp. 405–417.

206 Christensen, B.W. (2012) Disorders of sexual development in dogs and cats. *Veterinary Clinics of North America: Small Animal Practice*, **42** (3), 515–526, vi.

207 Peter, A.T. (2001) The reproductive system, in *Veterinary Pediatrics: Dogs and Cats from Birth to Six Months*, 3rd edn. (ed. J.D. Hoskins), Saunders Elsevier, Philadelphia, pp. 463–75.

208 Rhoades, J.D. and Foley, C.W. (1977) Cryptorchidism and intersexuality. *Veterinary Clinics of North America: Small Animal Practice*, **7** (4), 789–794.

209 Baumans, V., Dijkstra, G., and Wensing, C.J. (1981) Testicular descent in the dog. *Anatomia, Histologia, Embryologia*, **10** (2), 97–110.

210 Meyers-Wallen, V.N. (2012) Gonadal and sex differentiation abnormalities of dogs and cats. *Sexual Development*, **6** (1–3), 46–60.

211 Yates, D., Hayes, G., Heffernan, M., and Beynon, R. (2003) Incidence of cryptorchidism in dogs and cats. *Veterinary Record*, **152** (16), 502–504.

212 Romagnoli, S.E. (1991) Canine cryptorchidism. *Veterinary Clinics of North America: Small Animal Practice*, **21** (3), 533–544.

213 Reif, J.S. and Brodey, R.S. (1969) The relationship between cryptorchidism and canine testicular neoplasia. *Journal of the American Veterinary Medical Association*, **155** (12), 2005–2010.

214 Kutzler, M.A. (2011) The reproductive rract, in *Small Animal Pediatrics: The First 12 Months of Life* (eds. M.E. Peterson and M.A. Kutzler), Saunders Elsevier, St. Louis, pp. 405–417.

215 Pearson, H., and Kelly, D.F. (1975) Testicular torsion in the dog: a review of 13 cases. *Veterinary Record*, **97**

(11), 200–204.

216 Hayes, H.M., Wilson, G.P., and Pendergrass, T.W. (1985) Canine cryptorchidism and subsequent testicular neoplasia: case control study with epidemiologic update. *Teratology*, **32**, 51–56.

217 Pendergrass, T.W., and Hayes, H.M. (1975) Cryptorchidism and related defects in dogs: epidemiologic comparisons with man. *Teratology*, **12**, 51–56.

218 Schaefers-Okkens, A.C. and Kooistra, H.S. (2009) Female reproductive tract, in *Medical History and Physical Examination in Companion Animals*, 2nd edn. (eds. A. Rijnberk and F.J. van Sluijs), Saunders Elsevier, St. Louis, pp. 108–116.

219 Ortega-Pacheco, A., Gutierrez-Blanco, E., and Jimenez-Coello, M. (2012) Common lesions in the female reproductive tract of dogs and cats. *Veterinary Clinics of North America: Small Animal Practice*, **42** (3), 547–559, vii.

220 Little, S.E. (2012). Female reproduction, in *The Cat: Clinical Medicine and Management* (ed. S.E. Little), Saunders Elsevier, St. Louis, pp. 1195–1227.

221 Concannon, P., Whaley, S., Lein, D., and Wissler, R. (1983) Canine gestation length: variation related to time of mating and fertile life of sperm. *American Journal of Veterinary Research*, **44** (10), 1819–1821.

222 Smith, F.O. (2011) Prenatal care of the bitch and queen, in *Small Animal Pediatrics: The First 12 Months of Life* (eds. M.E. Peterson and M.A. Kutzler), Saunders Elsevier, St. Louis, pp. 1–10.

223 Johnston, S.D., Root Kustritz, M.V., and Olson, P.S. (2001) Disorders of the canine uterus and uterine tubes (oviducts), in *Canine and Feline Theriogenology*, 1st edn., Saunders, Philadelphia, pp. 206–224.

224 Feldman, E.C. and Nelson, R.W. (2004) Cystic endometrial hyperplasia/pyometra complex, in *Canine and Feline Endocrinology and Reproduction*, 3rd edn., Saunders, St. Louis, pp. 852–867.

225 Hardy, R.M. and Osborne, C.A. (1974) Canine pyometra: pathogenesis, physiology, diagnosis and treatment of uterine and extra-uterine lesions. *Journal of the American Hospital Association*, **10**, 245–268.

226 Dow, C. (1957) The cystic hyperplasia–pyometra complex in the bitch. *Veterinary Record*, **69**, 1409–1415.

227 Ewald, B.H. (1961) A survey of the cystic hyperplasia–pyometra complex in the bitch. *Small Animal Clinician*, **1**, 383–386.

228 Wheaton, L.G., Johnson, A.L., Parker, A.J., and Kneller, S.K. (1989) Results and complications of surgical treatment of pyometra – a review of 80 cases. *Journal of the American Hospital Association*, **25** (5), 563–568.

229 Pretzer, S.D. (2008) Clinical presentation of canine pyometra and mucometra: a review. *Theriogenology*, **70** (3), 359–363.

230 Bowen, R.A., Behrendt, M.D., Wheeler, S.L. *et al.* (1985) Efficacy and toxicity of estrogens commonly used to terminate canine pregnancy. *Journal of the American Veterinary Medical Association*, **186** (8), 783–788.

231 Sutton, D.J., Geary, M.R., and Bergman, J.G. (1997) Prevention of pregnancy in bitches following unwanted mating: a clinical trial using low dose oestradiol benzoate. *Journal of Reproduction and Fertility, Supplement*, **51**, 239–243.

232 Krook, L., Larsson, S., and Rooney, J.R. (1960) The

interrelationship of diabetes mellitus, obesity, and pyometra in the dog. *American Journal of Veterinary Research*, **21**, 120–127.

233 Smith, F.O. (2006) Canine pyometra. *Theriogenology*, **66** (3), 610–612.

234 Root Kustritz, M.V. (2010) *Clinical Canine and Feline Reproduction: Evidence-Based Answers*, Wiley-Blackwell, Ames, IA.

235 Hammel, S.P., and Bjorling, D.E. (2002) Results of vulvoplasty for treatment of recessed vulva in dogs. *Journal of the American Hospital Association*, **38** (1), 79–83.

236 Groppetti, D., Genualdo, V., Bosi, G. *et al.* (2012) XX SRY-negative true hermaphrodism in two dogs: clinical, morphological, genetic and cytogenetic studies. *Sexual Development*, **6** (1–3), 135–142.

237 Wernham, B.G. and Jerram, R.M. (2006) Male pseudohermaphroditism in a Labrador Retriever, and a review of mammalian sexual differentiation. *New Zealand Veterinary Journal*, **54** (5), 248–252.

238 Silversides, D.W., Benoit, J.M., Collard, F., and Gilson, C. (2011) Disorder of sex development (XX male, SRY negative) in a French bulldog. *Canadian Veterinary Journal/Revue Vétérinaire Canadienne*, **52** (6), 670–672.

239 Kahler, S.C. (1995) Tattoo identification eliminates possibility of initiating repeat spay/neuter surgery. *Journal of the American Veterinary Medical Association*, **207** (9), 1149, 1154.

240 Davis, F.L., Jr. (1981) Tattoo identification of spayed or neutered dogs and cats. *Journal of the American Veterinary Medical Association*, **179** (12), 1421–1422.

241 Rickard, V. (2011) Birth and the first 24 hours, in *Small Animal Pediatrics: The First 12 Months of Life* (eds. M.E. Peterson and M.A. Kutzler), Saunders Elsevier, St. Louis, pp. 11–19.

242 Hoskins, J.D. (1995) Physical examination and diagnostic imaging procedures: the physical examination, in *Veterinary Pediatrics: Dogs and Cats from Birth to Six Months*, 2nd edn. (ed. J.D. Hoskins), Saunders, Philadelphia, pp. 1–7.

243 Hoskins, J.D., and Partington, B.P. (2001) Physical examination and diagnostic imaging procedures, in *Veterinary Pediatrics: Dogs and Cats from Birth to Six Months*, 3rd edn. (ed. J.D. Hoskins), Saunders Elsevier, Philadelphia, pp. 1–21.

244 Mosier, J.E. (1978) The puppy from birth to six weeks. *Veterinary Clinics of North America: Small Animal Practice*, **8** (1), 79–100.

245 Small, E. (1980) Pediatrics, in *Current Veterinary Therapy*, vol. VII (ed. R.W. Kirk), Saunders, Philadelphia, p. 77.

246 Root Kustritz, M.V. (2011) History and physical examination of the neonate, in *Small Animal Pediatrics: The First 12 Months of Life* (eds. M.E. Peterson and M.A. Kutzler), Saunders Elsevier, St. Louis, pp. 20–27.

第15章
イヌの筋骨格系の検査

15.1 筋肉コンディション・スコア（MCS）

アメリカでは，肥満状態にある伴侶動物の数が増加している[1,2]．アメリカ国内で最大50%，そして世界規模では22〜40%の伴侶動物が肥満である．第10章10.2項で詳述したように，肥満は多くの全身性疾患の危険因子であり[1,8-14]，寿命を短くする[13,15]．

ボディ・コンディション・スコア（BCS）の概念は，診療スタッフが家族と動物の体重管理および生活習慣について議論するためのきっかけとして生まれた．BCSは体重と相関するため，BCSが高い動物は体重過多または肥満と断定できる．家族の了承およびコンプライアンスによるが，体重過多または肥満の動物は，動物病院の減量プログラムに参加するとよい[16]．

最近では，大部分の動物病院が5または9段階法を用いて，日常的にBCSを評価している[17,18]．いずれの評価法でも，極度の削痩および病的な肥満をスライディング・スケールに従って判断する．体脂肪が45%未満の動物を評価するために使用する場合，これらの評価法の有効性が確認されている[18,19]．残念ながら，体脂肪率が45%を超えている動物では，5および9段階法のいずれのスケールでも体脂肪を正確に予測できない．世界中で肥満のペットが増加傾向にあることを考慮すると，これは大きな問題である[7,10,20]．

BCSを評価する際のもう1つの重大な欠点は，動物の除脂肪体重の明らかな減少を捉えることができないことである．例えば，高齢の動物が肥満かつサルコペニアであることは稀ではない．BCSは厳密には体脂肪の評価であるが，誤って筋肉量をBCSに含めてしまい，このような動物のBCSを低く評価する危険性がある．

低体重のイヌにも，診療スタッフが除脂肪体重の減少を認識できなかったり，明らかにできないリスクが

ある[21]．削痩しているイヌでの体重減少が，実際には除脂肪体重の減少によって生じている場合であっても，単に体脂肪の減少と判断されることがある．

除脂肪体重が減少している場合，年齢が関係している場合（サルコペニア），そして疾患が関係している場合（悪液質）がある[22]．いずれにおいても，診療スタッフは除脂肪体重の減少を捉えることが重要である．ヒトでは，除体脂肪の減少は疾病罹患率および死亡率の上昇と関係する[22-25]．動物でも，この減少は生存期間の短縮と関連する[26-28]．

除脂肪体重を捉えるためには，別のスコア・システムが必要である．BCSでの評価に加え，各々のイヌで筋肉量スコア（MMS）または筋肉コンディション・スコア（MCS）を評価すべきである[16]．

BCSと同様，MCSの判定には，全身的な視診および触診が必要である．特に，被毛が厚いイヌでは，触診しないとスコアを高く評価する危険がある．豊富な被毛は，軽度から中程度の筋萎縮を隠すことがあり，手で触診しない限り正確に評価できない（図15.1）[16]．

最も容易に筋肉量を評価し，筋萎縮を確認できる部位は，筋肉量が適度か否かの判断を妨げる脂肪の蓄積がほとんどない骨隆起部である[16]．MCSの評価に最もよく用いられる部位は，側頭骨，肩甲骨，腰椎の横突起および腸骨翼の骨隆起部である[16,29-32]（図15.2）．

これらの部位での筋肉量の評価に基づいて，4段階のスコアにイヌを分類できる[16,33]．調査した研究によって，様々なスコアが使用されている．例えば，2012年のイヌでの研究では，スコアが「0」は筋萎縮なし，そして「3」は重度な筋萎縮ありとなっている[34]．反対に，2011年のネコでの研究では，スコア「3」では十分な筋肉があり（正常），そしてスコア「0」は重度な筋萎縮ありとなっている[21]．

著者は後者の方法を好んでおり，イヌのMCSを評

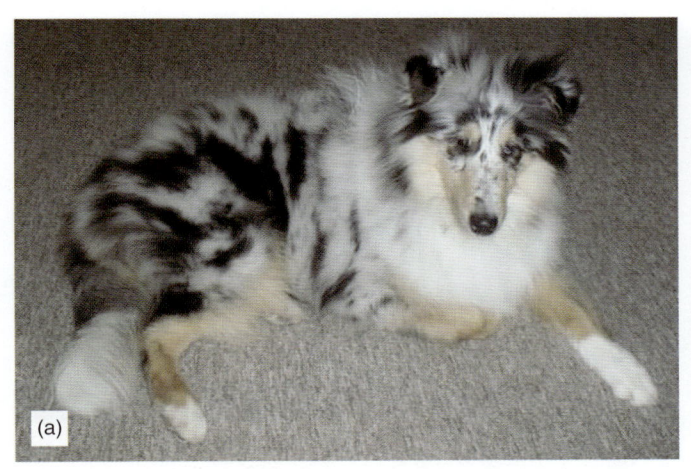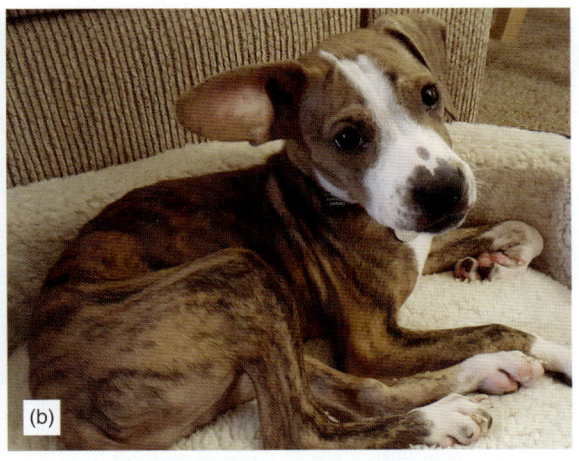

図15.1 (a) 被毛が豊富なこのマール・コリーでは，視診にてMCSおよびBCSを判定することは困難である．両スコアを正確に判定するためには，触診が必要である． (b) この短毛種のイヌでは，視診によってBCSおよびMCSを容易に判定できると思われる．しかしこの場合にも，両スコアを確認するためには触診が必要である．［写真提供］(a) B. Santos. (b) Analucia P. Aliaga.

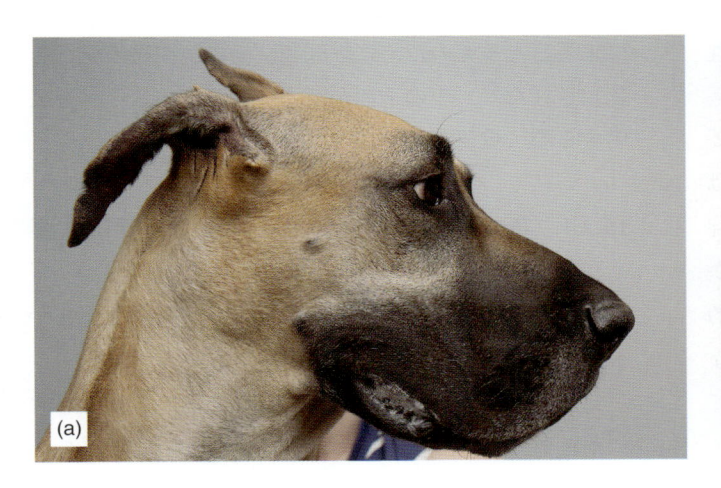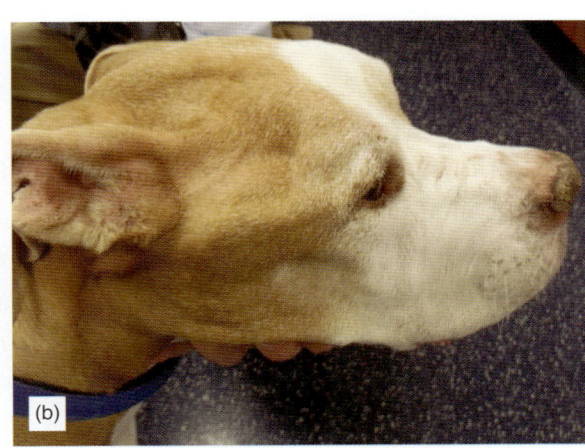

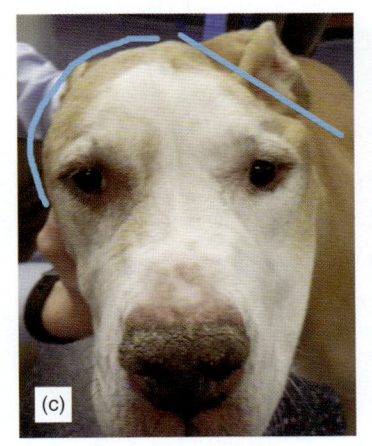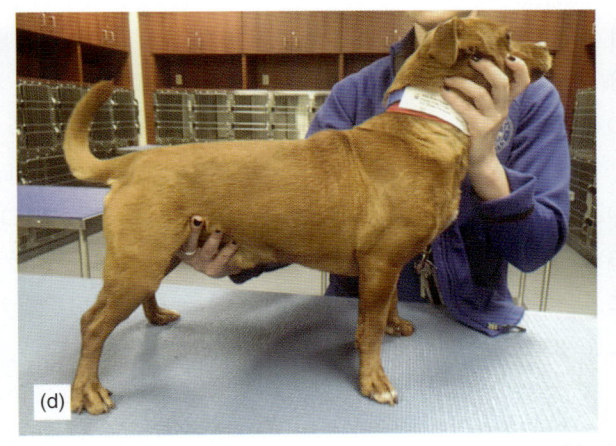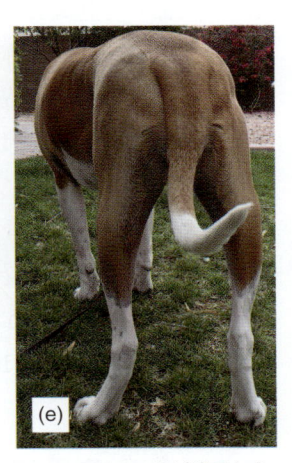

図15.2 (a) このグレート・デンの側頭筋は，視診では正常に見える． (b) (a)のイヌとは対照的に，このイヌでは側面から観察すると，側頭筋が明らかに萎縮している． (c) (b) と同一のイヌを正面から観察すると，頭蓋は明らかに非対称であることに注目． (d)イヌを側面から見たところで，正常な全身の筋肉が確認できる． (e)イヌを後方から撮影した写真で，正常な大腿尾側の筋肉が確認できる．（つづく）
［写真提供］(a) Midwestern University, Media Resources Department. (b),(c) Daniel Foy, MS, DVM, DACVIM, DACVECC. (e) Keifer Hazard.

価する際には以下の数値スケールを用いている．

- MCS 3では，筋肉量は正常で，筋萎縮はない．
- MCS 2では，筋肉量は軽度に減少している．
- MCS 1では，筋肉量は中程度に減少している．

- MCS 0では，筋肉量は重度に減少している．

重要なのは著者の方法を採用することではなく，全ての診療スタッフにとって実用的で，使い勝手が良く，

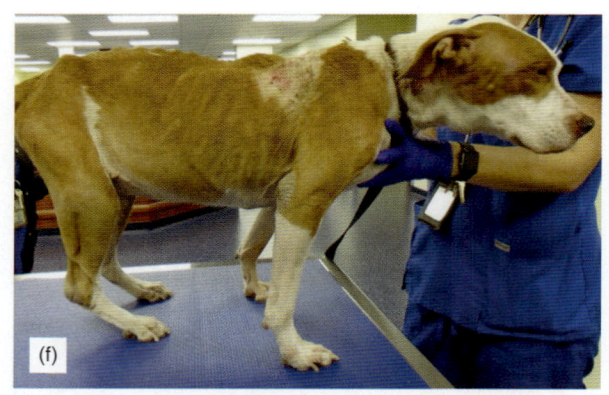

図15.2 （つづき）(f) (d) および (e) のイヌと比較すると，このイヌはBCSおよびMCSの両スコアが低く，削痩が認められる．飼育放棄による二次性の筋萎縮のために，側頭骨，肩甲骨，腰椎の横突起および腸骨翼が異常に突出していることに注目．

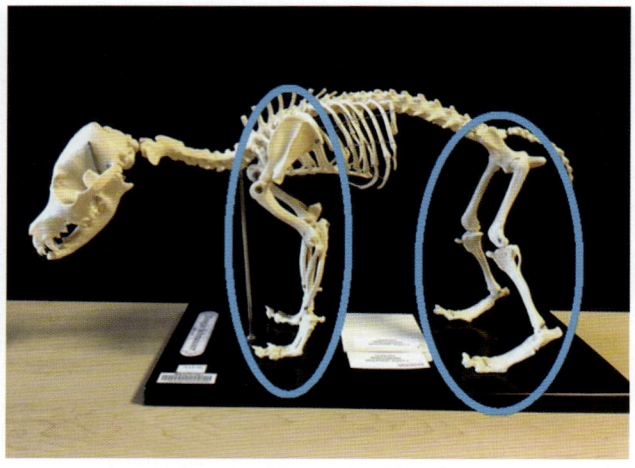

図15.3 イヌの骨格の側面像．前肢および後肢を含む付属骨格を青色の丸で示した．

理解しやすい方法でMCSを評価し，各施設で一貫性を保つための努力をすることである．

MCSにより各症例を数値化することに加え，筋萎縮が局所的かまたは全身性か，そして対称性かまたは非対称性かについても注目すべきである．これらの詳細を知ることで，萎縮の根本的な原因に関する手がかりを得ることができる．例えば，右後肢に整形外科的な損傷が以前にあったイヌでは，この肢を動かさなかったために大腿部尾側に局所的な筋萎縮が残存しているかも知れない．両後肢に変形性関節症があるイヌでは，関節の可動域および可動性が低下するため，大腿部尾側に両側性で対称性の筋萎縮が存在することがある．そして，以前に左前腕を断脚されたイヌでは，前肢帯の重要な構成筋肉の局所的な萎縮が認められることが多い．

ヒト医学では，筋肉量の減少は有害な転帰と関連するため，患者の生活の質および量を改善する治療をより早期に開始できるように，筋萎縮を早期に認識することが重視されている [16, 22, 23, 25].

15.2 全身の骨格

第7章7.2項でも述べたように，全身骨格には軸性骨格および付属骨格があり，後者は前肢帯および後肢帯によって軸性骨格と連結している [35]（図15.3）.

健康診断の一環として両方の骨格を症例毎に評価すべきである．これは，新規の症例でベースライン[1]を把握するために重要である．特に骨格の検査は，新規

に来院した子犬のために獣医師が健康証明書の発行を依頼されたり，その子犬が販売に適していることを証明する際に重要となる [25].

15.2.1 身体診察で軸性骨格を評価する際に重要な構造物

軸性骨格の検査では，頭蓋骨および顔面骨を評価すべきである．

第7章7.2.1節でも述べたように，正常では出生前に前頭骨と頭頂骨の間に泉門と呼ばれる間隙がある [36, 37]. 泉門は出生前，または生後直後に閉鎖する [36-38]. 出生前の泉門の閉鎖不全は，トイ種のイヌでは一般的である．

この閉鎖不全がみられた場合，泉門が開口または開存していると言われる．チワワでは犬種特異的な用語があり，泉門が開口していることをモレラ（molera）と呼ぶ．モレラはチワワの付随的な品種として，アメリカ・ケネル・クラブの犬種標準に記載されている [39].

泉門が開口している子犬では，脳に外傷を受けるリスクが高いかも知れない．泉門が開口している子犬では，先天性水頭症を併発するリスクも高い [40]. 泉門が開口したイヌの3頭に1頭には神経徴候を伴う脳室拡大が存在し，そして泉門が開口したイヌの3頭に1頭は神経徴候を伴わない脳室拡大が存在すると推定されている [41, 42]. 脳室拡大は，泉門の開口部を介した超音波検査によって診断できる [43-47]. 正常な子犬では一対のスリット状で無エコーの脳室が認められるのに対し，脳室拡大では無エコーの領域がより広くなり，実際に内腔が変位して見えることがある [46].

---

1 体調不良になる前の健康時の状態のこと．

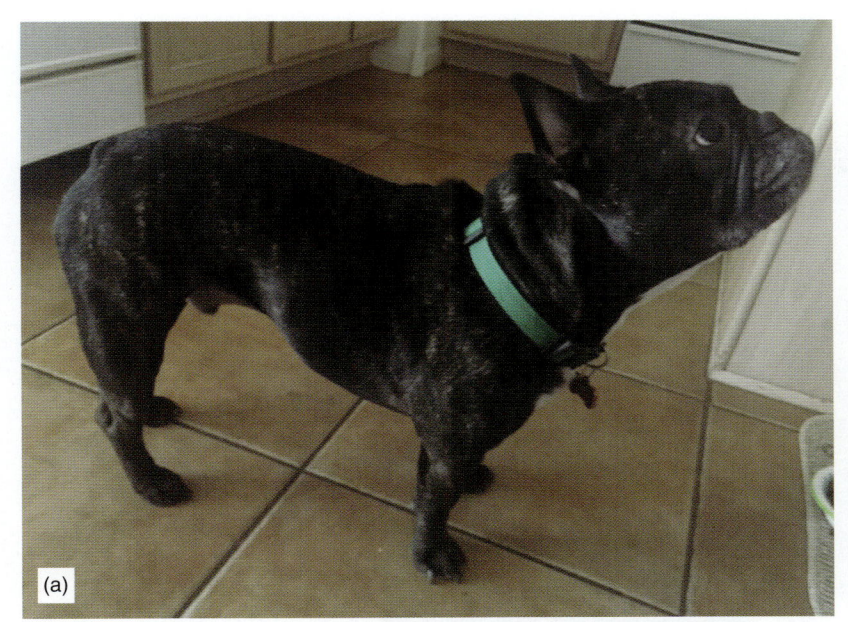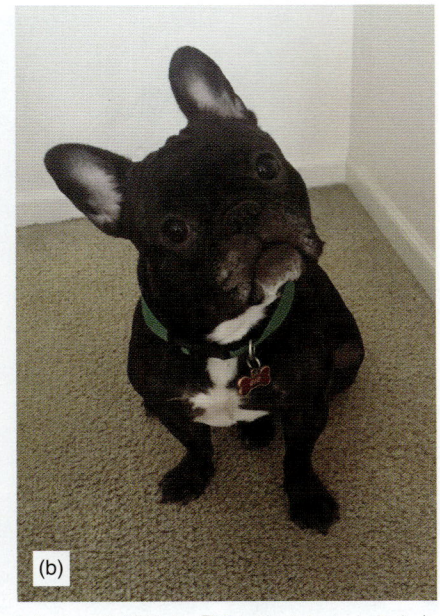

図15.4 短頭種のイヌの (a) 側面像および (b) 正面像. 顔面の骨構造が歪んでいるため, 典型的な「押し込まれたような」鼻口部を呈している. [写真提供] Cailin McElhenny.

しかし, 泉門が開口した全ての子犬が水頭症ではなく, その多くは神経学的に正常である. したがって, 泉門の開口は水頭症の診断に役立たない[41, 42, 48]. そうは言っても, 全ての新規の子犬の健康診断では, 泉門の開口の有無を確認すべきである.

泉門の開口に加え, 対称性および品種特異的な特徴を考慮して, 顔面骨の構造を評価すべきである. 第11章11.1項でも述べたように, イングリッシュ・ブルドッグやフレンチ・ブルドッグなどの短頭種は他の犬種と形態が異なり, 頭指数が高く, 眼窩は浅く, そして頭蓋は短い. このような組み合わせによって, 鼻口部は「押し込まれた」ような外貌を示す[49-52](図15.4).

頸部の姿勢および動きにも注目すべきである. 1つ以上の方向に頸部を動かすことを嫌う場合, 鑑別診断リストの作成および優先順位づけの参考になるため, そのパターンを詳細に記録すべきである.

イヌが顎を胸に近づけるように引いている場合には, 頸部腹側屈曲を呈しているというが, このような姿勢は, イヌが顔部を伏せていると誤解されることがある. 頸部腹側屈曲は, 恐怖に対する反応であることがある. イヌは, 隠れようとして背中を丸めているだけかも知れない[53]. ネコでは, 頸部腹側屈曲が全身的な筋力低下に続発することもあるが, これはイヌではあまり多く発生しない[54]. イヌでは, 椎間板疾患 (IVDD) などによる疼痛に対する頸部防御反応として, 頸部腹側屈曲が生じることのほうが多い[55-59].

これに対して, 頸部を腹側方向に動かそうとすると疼痛が誘発されるような特定の疾患に罹患している場合, イヌは頸部を腹側に屈曲させるのを嫌がることがある. 例えば, 環軸椎亜脱臼, 脊髄空洞症, あるいは環軸椎硬膜外膿瘍に罹患しているイヌは, 頸部を腹側に屈曲させるのを嫌がり, 頭部および頸部を脊椎と並行に保つことを好むことがある[55, 56, 60-62].

イヌでも稀ではあるが頸部の構造に異常が生じることがあり, 先天性の頸部背弯症では頸部は「猫背」または「ラクダのコブ」のような外貌を示す. このような状態では, イヌは頭部および頸部を意識的に一定の高さに保持できない. このような症例では, 解剖学的に正常から逸脱した構造になっている. 今日まで, このような疾患はサイトハウンドのみで報告されている[63, 64].

多くの場合でこれらの骨格の異常は曖昧で, X線検査でしか確認できない. しかし, 背弯, 腹弯および側弯は, 時として身体診察だけで確認できる. これらは先天的な脊椎奇形の場合もあるし, 交通事故の外傷による後天的な脊椎変形の場合もある. これらの状態では, 椎間板圧迫が生じるリスクも高い. 脊柱の異常な構造は脊髄を圧迫し, 神経障害を引き起こす素因となる.

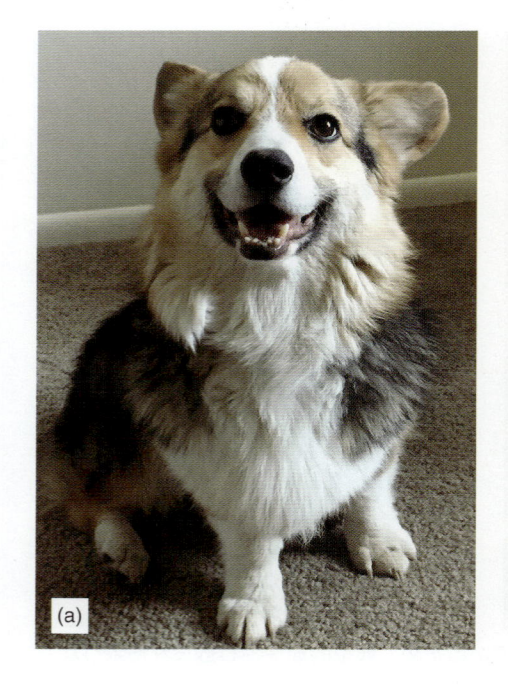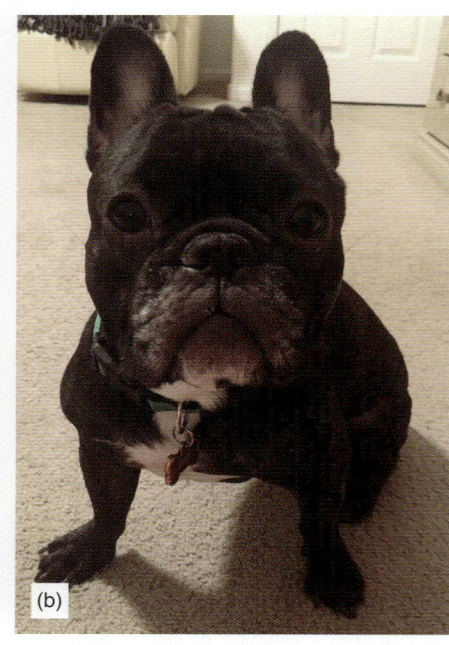

図15.5 (a) 軟骨異栄養性犬種に特異的な肢のコーギー. (b) 軟骨異栄養性犬種に特異的な肢のフレンチ・ブルドッグ. [写真提供] (a) Cora R. Zenko. (b) Cailin McElhenny.

15.2.2 身体診察で付属骨格を評価する際に重要な構造物

付属骨格の検査では，前肢および後肢の触診に加えて，以下の特徴も評価すべきである.

- 骨格のコンフォメーション
- 体重の負重状態
- 歩様

骨格のコンフォメーションは，身体の各部位がどのようにして互いのバランスを保っているか，そして骨格が筋肉および結合組織といった支持構造にどのような影響を与えているのかといったことを意味している．イヌの骨格構造は，成長および発育の障害に影響されることがある．例えば骨軟骨形成不全症は，骨および軟骨の成長異常がみられる遺伝性疾患である．最も注目に値するのは，骨軟骨形成不全症は長管骨の変形，そして明らかな矮小症を引き起こすことである．骨軟骨形成不全症はグレート・ピレネーズ[65]，アラスカン・マラミュート[66-68]，サモエド[69, 70]，スコティッシュ・ディアハウンド[71]，ラブラドール・レトリーバー[72]，アイリッシュ・セッター[73]，ミニチュア・プードル[74]およびノルウェジアン・エルクハウンド[75]で報告されている.

骨軟骨形成不全症の特殊なタイプの一つが軟骨無形成症である．軟骨無形成症も四肢の短縮を特徴とする矮小症を引き起こす．しかし，このことは犬種標準に記載されており，軟骨無形成症に罹患している品種では四肢が短いことが標準だと考えられている[76, 77].

例えば，軟骨無形成症として知られている品種にはダックスフンドおよびウェルシュ・コーギー・ペンブロークが含まれる．これらの犬種は，軟骨が形成異常であることを意味する軟骨異栄養性犬種と呼ばれることもある（図15.5）.

矮小症は中枢性甲状腺機能低下症などの内分泌疾患に続発して生じることもあり，ミニチュア・シュナウザーおよびジャイアント・シュナウザーで報告されている．これらのイヌは，不釣合いな矮小症および巨舌を呈する傾向がある[78, 79].

全身のコンフォメーションに加え，各々の肢の骨の弯曲も評価すべきである．内反変形では，矢状面において1本または複数の肢が正中方向に弯曲するのが特徴である．例えば，手根関節が内反しているイヌでは，「手首」よりも遠位部が正中方向に屈曲している．反対に，手根関節が外反しているイヌでは，「手首」よりも遠位部が正中から離れるように屈曲する角状変形を呈す．著者の経験では，イヌでは手根関節の内反変形よりも外反変形のほうがより多く認められる（図15.6）[80-83].

内反変形および外反変形は，手根関節の可動域の異常な拡大を特徴とする手根関節緩み症候群の結果として生じることがある（図15.7）．この疾患は，6週齢〜7ヵ月齢の急速に成長する中〜大型犬でより一般的に認められる．ドーベルマン・ピンシャーおよびシャー・ペイの雄で発生が多い[80, 84, 85].

関節の異常な緩みは前肢に限定されるものではない．イヌでは，以下に示すような後肢の異常な緩みを

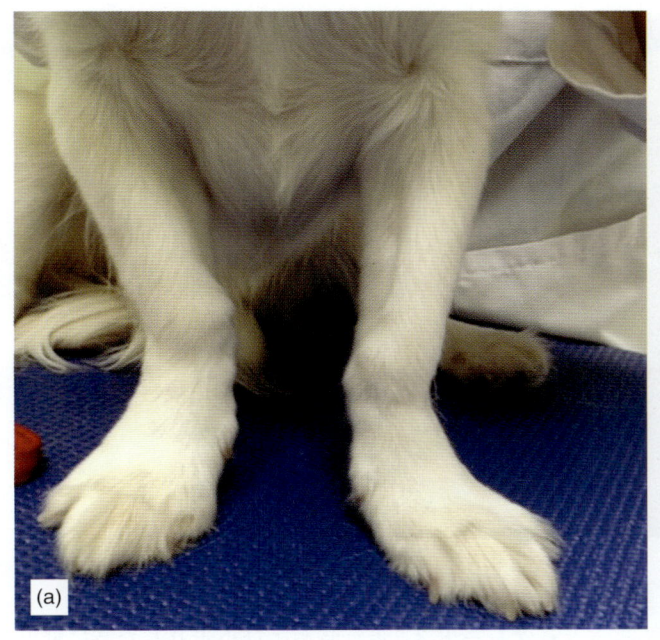
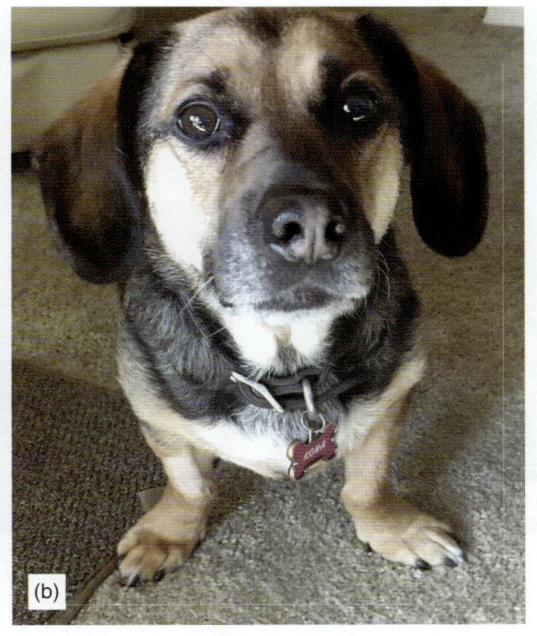

図15.6 (a) 両手根関節の外反変形. (b) 別のイヌの両手根関節の外反変形. [写真提供] Jessica Herrod.

呈することがある.

- 股関節の緩み [86, 87]. これは股関節形成不全と関係がある [88].
- 足根間関節の緩み（図15.8）[89]. これは外傷に続発したり，もしくは加齢に関連する変性の結果として生じることがあり，コリーおよびシェットランド・シープドッグでより頻繁に発生する [90, 91].

肢の変形の評価に続いて，体重を負重しているか否かにも着目し，負重しているのであればその状況を記録する．例えば，安静時には明らかに体重を負重できるが，歩行時にはそれができないイヌがいる．また，歩行時には体重を負重できても，走行時には負重できないイヌもいる.

一般に，イヌではネコよりも跛行の検査を容易に実施できることが多い．特に，家族が検査に加わると，ネコよりもイヌのほうが容易に速く歩かせることができる．一般に，イヌは診療スタッフだけで検査を行うよりも，家族が横にいたほうが歩行や速歩をする気になる．著者の経験では，イヌにリードをつけてから，家族を動物病院の出口の方向に向かわせることで，イヌは勘違いして歩き出すことが多い．臆病だがおやつでやる気の出るイヌでは，家族がおやつを与え続けることで，うまく歩き出すことがある.

家庭環境で認められた異常な歩行を記録するために，家族に自身のビデオカメラで動画を撮影してもらうのも良い方法かも知れない.

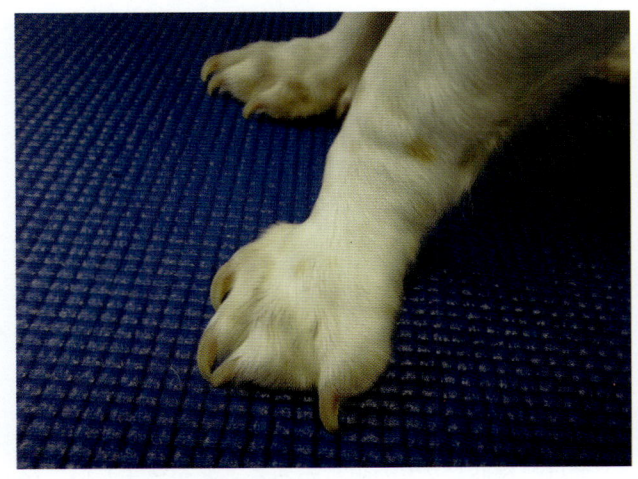

図15.7 左手根関節の弛緩.
[写真提供] Elizabeth Robbins, DVM.

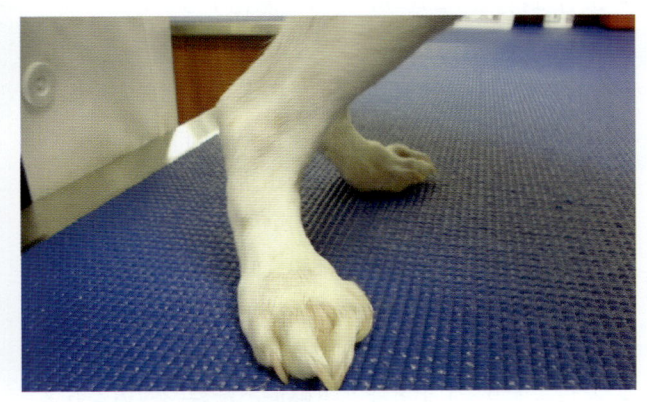

図15.8 右足根関節の弛緩.
[写真提供] Elizabeth Robbins, DVM.

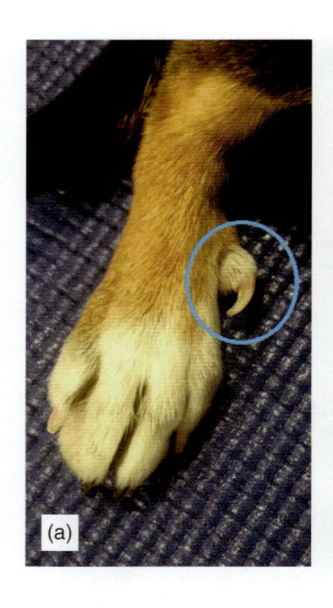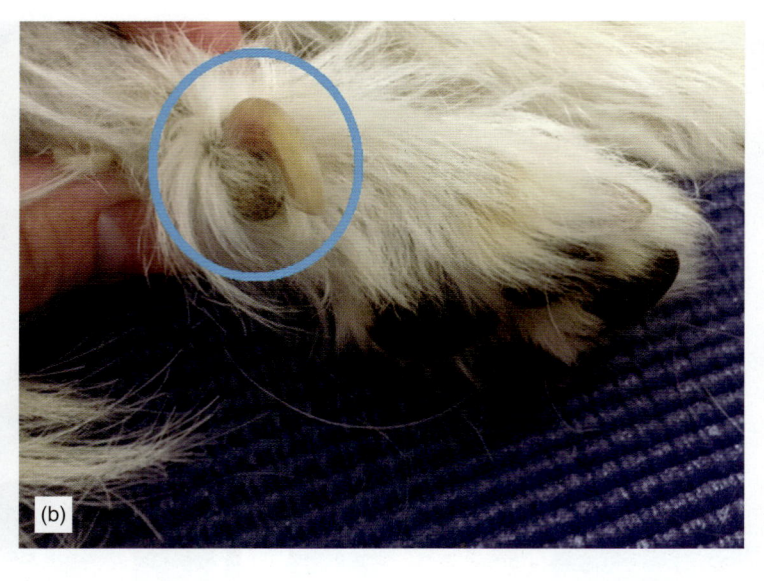

図15.9 後肢端に接合している狼爪. (a) 右側および (b) 左側.

イヌに明らかな跛行がある場合，獣医師は以下の質問に答えるようにして検査を進めるとよい[35, 92].

- 跛行は新規の所見なのか？ それとも再発したものか？
- 跛行の引き金となる既知の要因はあるか？
- 体重を少しでも負重しているか？ それとも全く負重していないか？ 負重していないイヌでは，患肢を挙上していることがある．患肢に圧力がかからないようにするため，再現性を持って診察室の壁に寄りかかっていることもある.
- 跛行は持続的か？ それとも間欠的か？
- 移動性跛行を呈しているか？ すなわち，ある肢のみで発生した跛行が，検査の過程で別の肢に「ジャンプ（移行）」する跛行があるか？
- 起立したり，座ったりするのが，困難であったり，不快な様子がみられるか？
- 跛行は安静後に悪化するか？ あるいは，速歩，段差の昇降，縁石の上に乗ったり降りたりするような運動後に悪化するか？
- 跛行は持続的な運動に伴って悪化するか？

跛行のグレード分類は，疾患の進行を把握するのに役立つ[35, 93, 94]．しかし，跛行を評価するための画一化された標準的なグレード分類法はない．著者の動物病院では，以下の評価法を用いて判定している.

- グレード1：安静時または起立時に患肢への体重負重を避けているが，歩行時または小走りした時に跛行は認められない.
- グレード2：小走りすると軽度の跛行が認められるが，歩行時には認められない.

- グレード3：歩行時および小走りした時に軽度から中程度の跛行が認められる.
- グレード4：小走りした時に肢を運ぶことはできるが，起立時は着肢する程度である.
- グレード5：体重負重ができない.

著者の方法を採用することはそれほど重要ではない．全ての診療スタッフにとって実用的で，使い勝手が良く，そして理解しやすい跛行の評価法を採用し，各診療施設で一貫性を保つために努力することのほうが重要である.

15.2.3 身体診察の時に評価すべき骨格以外の構造物

前肢および後肢を詳細に検査する前に，何らかの骨の形成異常，つまり先天的な成長障害の存在に気づくことがある．イヌで最もよく認められる骨形成異常の一つが後肢の狼爪である．後肢の趾は正常では4本だが，趾が5本ある．換言すると，これらの症例では，前肢に5本ずつの指があるのと同じように，後肢に第1趾がある（図15.9）.

後肢の狼爪は，両側性であることが多いが，必ずしもそうではない．狼爪が存在する場合，接合が緩いこともあるし，骨と連結していることもある．各々の狼爪には，第1趾骨および第2趾骨の両者が存在したり，これらの趾骨がなかったりと様々である．特定の犬種では，狼爪があることがその犬種では標準だと考えられている．例えばグレート・ピレニーズおよびブリアードでは，後肢に2本の狼爪があることが望ましい．後肢の狼爪は遺伝性である[95, 96].

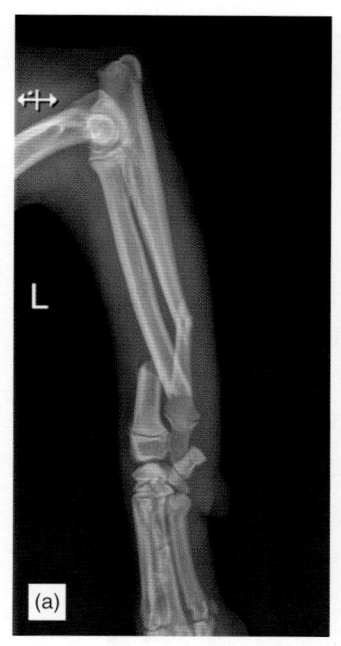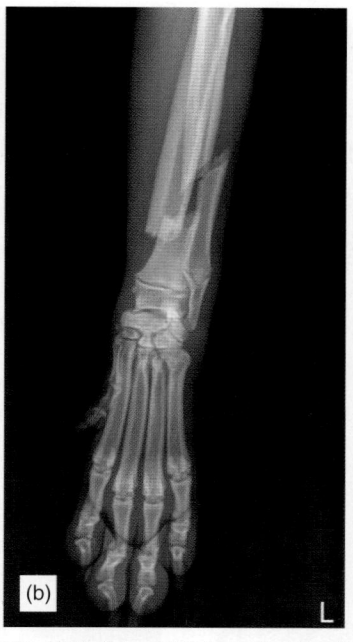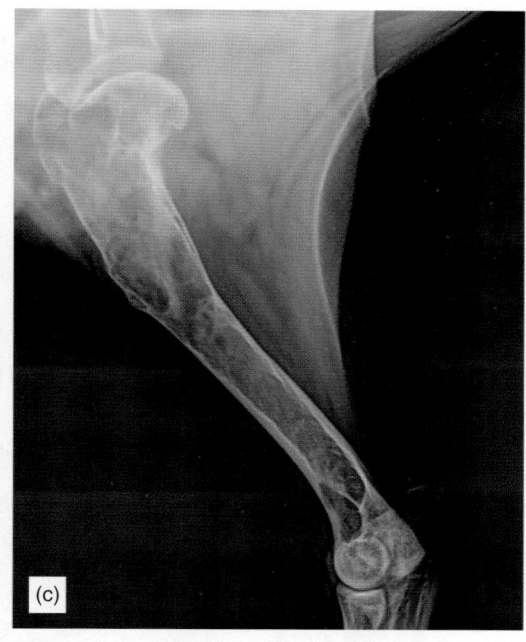

図15.10　(a) 左側前腕部のX線写真（側面像）．橈骨および尺骨の骨折が認められる．(b) (a) の左側前腕部の直交像．橈骨および尺骨の骨折が認められる．(c) 真菌性骨髄炎に続発した上腕骨近位の侵襲的な骨病変のX線写真．[写真提供] (a), (b) Stephanie Shaver, DVM, DACVS-SA およびAnalucia P. Aliaga.

　出生時に後肢に狼爪が存在する場合，それが望ましくないことがある．例えばバーニーズ・マウンテン・ドッグでは，犬種標準として後肢の狼爪の切除が必要である[97]．狼爪は，生後3〜5日の間で切除すべきである．選択的な尾切除術が必要な犬種では，狼爪の切除は断尾と同時に行われることが多い[96]．

　後肢の狼爪の切除は，狩猟に関連した外傷のリスクの低減に有効な方法と考えられている．藪の中をレースすることで生活費を稼いでいるような使役犬では，この余分な付属物によって受傷するリスクが高くなる場合がある[96]．

　後肢の狼爪を残す場合，定期的に爪を切ることが，イヌの日常的な管理の一部として重要である．これらの爪が過剰に伸びると，趾の肉球に爪が食い込むリスクが高くなる．

15.3　付属骨格：前肢

　全てのイヌに対して，包括的な身体診察の一部として，付属骨格の検査を行うべきである．しかし，主訴が肢に関連している場合では，四肢の詳細な検査を系統立てて行うことが特に重要となる．

　前肢の跛行を呈す可能性のある疾患のうち，鑑別すべき疾患の最も一般的な大分類を以下に示す[98-103]（図15.10）．

- 発育性：肢の角状変形，骨軟骨症[104]および肘関節形成不全[105]など
- 栄養性：栄養性二次性上皮小体機能亢進症を含む[106-111]
- 外傷性：骨折[112]または指の肉球の裂傷[113]など
- 変性性：変形性関節症[105]など
- 免疫介在性[114-116]
- 感染性：
  - 細菌性，ライム病[117, 118]またはリケッチア症[119, 120]など
  - 真菌性，バレー熱の原因[121, 122]であるコクシジオイデス症
- 原発性腫瘍：骨肉腫[123, 124]および指の扁平上皮癌[125]など
- 転移性病変：前立腺癌[126]など
- 掌側面の不快感：指間の囊胞[127]または皮膚炎など
- その他

　イヌでは前肢跛行の鑑別診断は数多くある．病歴の聴取および身体診察は，検査を追加して疑診すべき疾患の優先順位づけする上で重要な役割を果たす．著者の経験では，実際には先に行うべき重要なステップがあるにもかかわらず，学生はすぐに診断に取りかかる傾向がある．跛行の原因を特定する前に，跛行の原因部位の同定，つまり跛行の発生源を特定することが重

要である.

跛行の原因を特定する前に，たとえどのようなことであっても，家族が自宅で気づいたことを聴取しなければならない．特に，イヌが動物病院で過度に興奮したり，跛行があまり認められない場合，些細なことであっても家族が跛行について気づいたことは非常に役に立つ[128].

- 片側性の前肢跛行では，イヌが疼痛のある肢に負重をかけた時に，頭部の上下動が認められると，家族が報告することがある.
- 両側性の前肢跛行では，イヌの歩幅が短縮して，小刻みに歩行すると家族が報告することがある.

病歴を徹底的に聴取したら，触診で以下の点を評価する.

- 前肢間での骨形状の対称性：骨に連続性はあるか？触知できる（閉鎖性）または視認できる（開放性）骨折があるか？
- 前肢間での筋肉量の対称性
- 前肢間での関節の対称性：関節の腫脹，熱感，または関節液の貯留があるか？

前肢を触診するための「正しい」方法は一つではない．触診する順序は，獣医師の好みによる．指から肩甲骨にかけて，つまり遠位部から始めて近位部へと上がっていく方法を好む獣医師もいれば[92]，その逆を

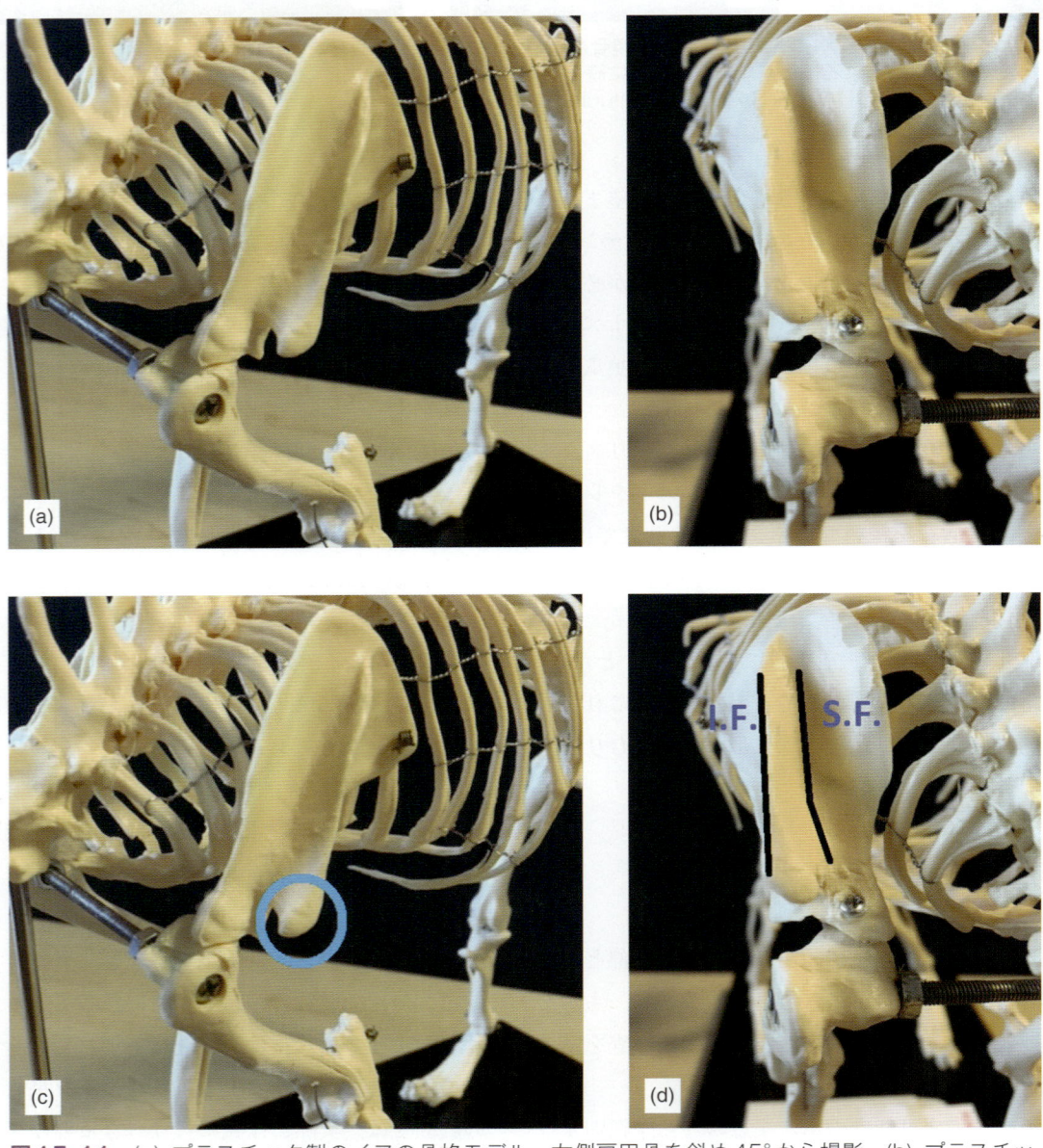

図15.11 (a) プラスチック製のイヌの骨格モデル．左側肩甲骨を斜め45°から撮影．(b) プラスチック製のイヌの骨格モデル．右側肩甲骨を頭側から撮影．(c) プラスチック製のイヌの骨格モデル．左側肩甲骨を斜め45°から撮影．青色の丸で囲まれた部位は肩峰である．(d) プラスチック製のイヌの骨格モデル．右側肩甲骨を頭側から撮影．重要な構造物を確認できる．黒線で縁取られている部位は肩甲棘である．S.F.と表記されている部位は棘上窩，そしてI.Fと表記されている部位は棘下窩である．

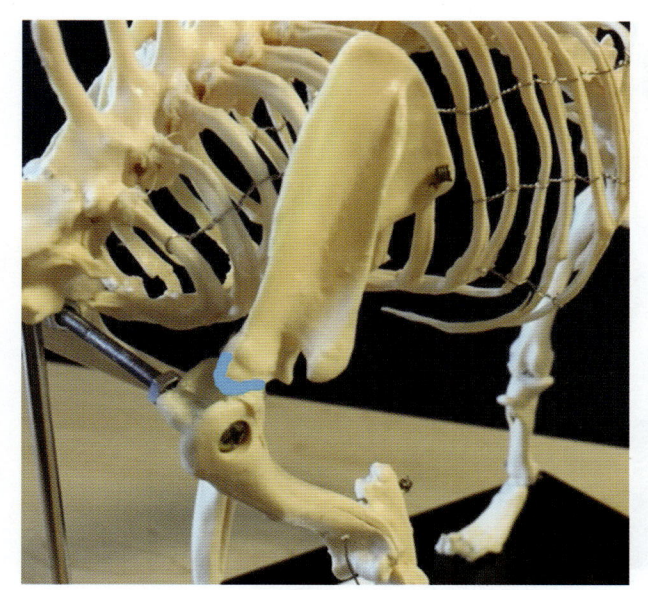

図15.12 プラスチック製のイヌの骨格モデル．左側肩甲骨を斜め45°から撮影．青線で描かれている輪郭は関節上結節である．

好む獣医師もいる．著者の経験では，ネコと違ってイヌは肢端を強く触っても嫌がらない傾向があるため，著者は遠位から近位に向かって触診を行うことが多い．稀ではあるが，肢端に触れるのをイヌが嫌がると家族から指摘を受けた場合は，著者は逆の順序で近位から遠位に向かって触診している．

整形外科学的検査を行う順序は，それほど重要ではない．以下の全ての構造物を網羅するように，系統立てた手法で検査することのほうが重要である．

- 前肢帯：肩甲骨および鎖骨を含む[129, 130]
- 上腕骨：上腕を構成する[129, 130]
- 橈骨および尺骨：前腕を構成する[129, 130]
- 手根関節[129, 130]
- 中手骨
- 指骨

最初に上記の各部位の表面を触診する．次いで深部を触診し，さらに関節をあらゆる範囲で可動させる．これらの検査は，動物を起立させて始めるのが一般的である．しかし，関節を可動させる必要がある場合，動物を横臥位にすると最も容易に検査できる．疼痛がある側の肢が判明している場合，著者はその前肢を最後に検査することにしている[92]．

前肢帯を検査する際，触診できるのは肩甲骨のみである．鎖骨はX線写真でのみ見ることができる[35, 129]．肩甲骨は，肩部の大きく平坦な骨として触知できる．この外観を1993年にEvansは，「2つの表面，3つの縁，そして3つの角を持つ不完全な三角形」と記述した[129]．

肩甲骨の外側面は肩甲棘で区切られている．肩甲棘は，BCSが理想的なイヌでも突出しており，触知できる．棘上筋を含む棘上窩は肩甲棘の背側にあり，棘下筋を含む棘下窩は肩甲棘の腹側にある．これらの2つの筋肉は触知できる．これらの筋肉は両前肢で比較すると左右対称で，触診しても疼痛はみられないのが正常である[35, 129]．

肩峰は，肩甲棘の遠位部で最も幅広い部分である．肩峰は，三角筋などの筋肉が起始する重要な目印として触診すべきである[35, 129]（図15.11）．

肩甲骨のもう一つの重要な目印は，上腕二頭筋腱の起始部である関節上結節である[129]（図15.12）．

肩関節では肩甲骨と近位上腕骨が連結している．近位上腕骨の大結節は棘上筋の終止部で，これは触知できる[129]（図15.13）．

肩関節では，腫脹，活動性の炎症を示す触知可能な熱感，捻髪音，疼痛，そして関節可動時の抵抗性を評価する．関節角度計（ゴニオメーター）で測定すると，

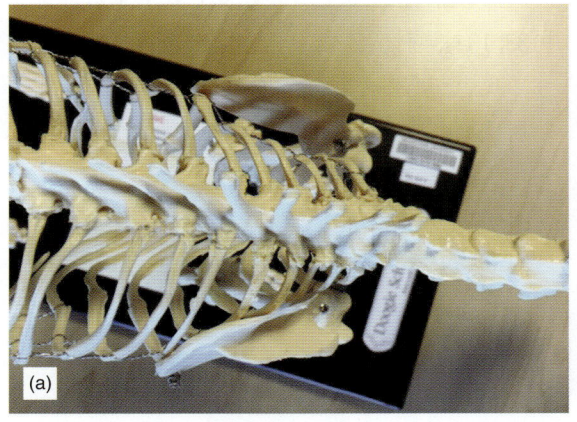
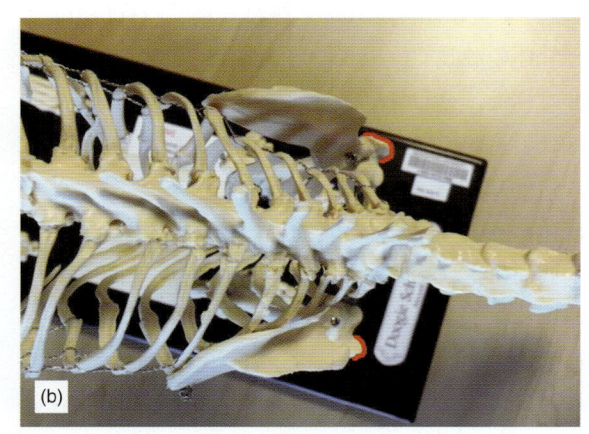

図15.13 (a) イヌの骨格の前肢帯．背側から撮影．(b) 赤線で描かれている輪郭は上腕骨の大結節である．

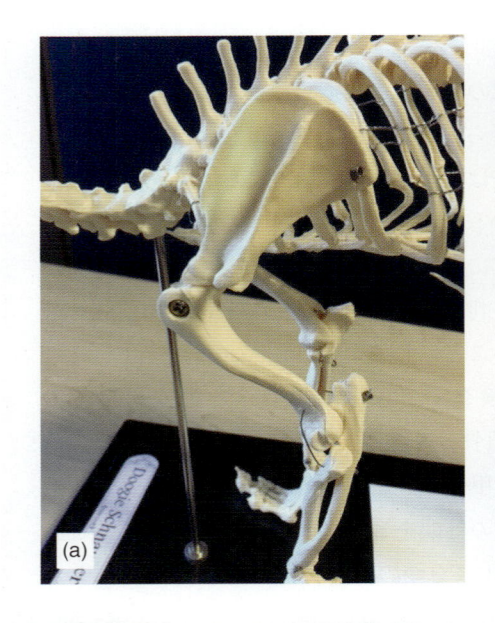
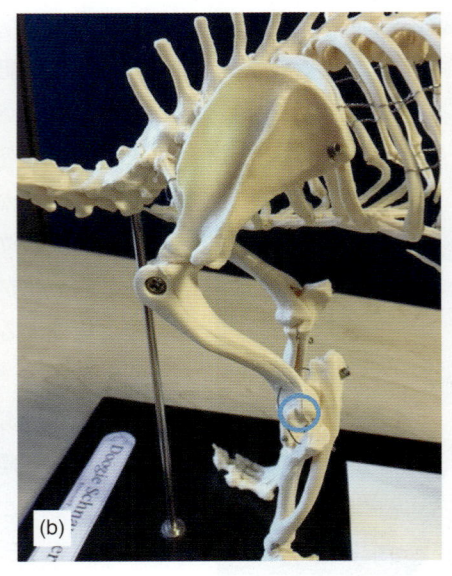

図 **15.14** (a) プラスチック製のイヌの骨格モデル．左側上腕骨を側面から撮影．(b) 青色の丸で囲まれたところは上腕骨の外側上顆である．(c) プラスチック製のイヌの骨格モデル．右側上腕骨を頭側から撮影．(d) 青色の丸で囲まれたところは外側上顆，そして赤色の丸で囲まれたところが内側上顆である．

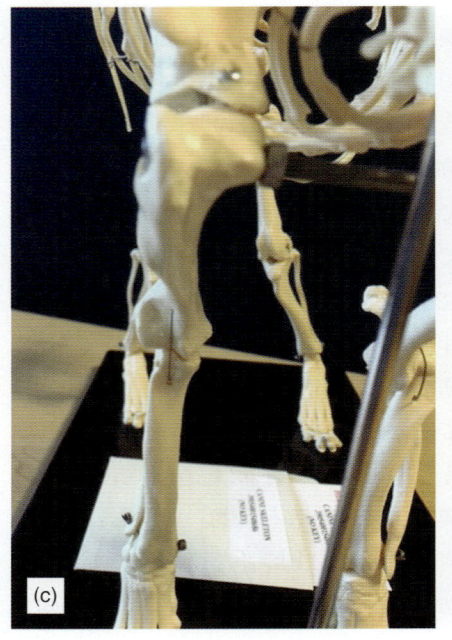
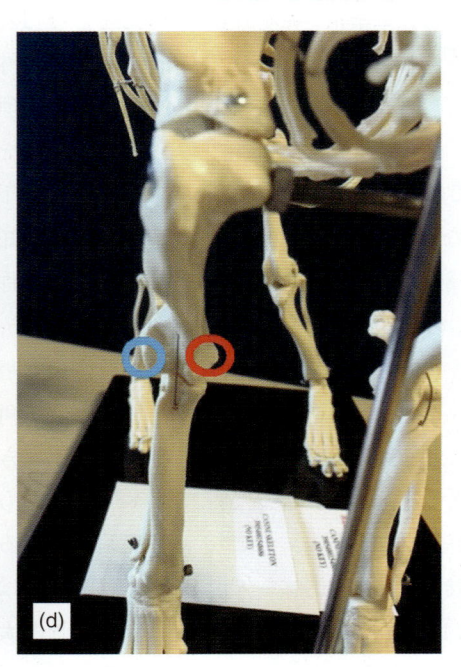

ジャーマン・シェパードの肩関節の可動域は，屈曲時は47°，そして伸展時は159°で維持されており，ラブラドール・レトリーバーの肩関節の可動域は，屈曲時は57°，そして伸展時は165°で維持されている [131]．

　上腕骨体の触診では，肢の角状変形，腫脹，両前肢間の非対称性，そして疼痛を評価する [35]．

　上腕骨の遠位では，内側上顆および外側上顆を触知できる [129]（図15.14）．

　既に述べたように，イヌではネコと異なり遠位上腕骨の内側面に正中神経および上腕動脈が通過する顆上孔はない [132]．イヌはネコと違って明確な肘頭窩が開口しているという点でも，イヌの上腕骨遠位部はネコと異なる．イヌでは肘頭窩は触知できない．そのため，イヌの上腕骨遠位部のX線検査所見がネコとは異

なる点に留意することは重要である [132]．

　さらに遠位部では，橈骨および尺骨が上腕骨と連結し，肘関節を形成している（図15.15）．肘関節は，イヌで変形性関節症が最も多く発生する部位である [133, 134]．肘関節でも発育性に変形性関節症に発展する疾患がある．

　肘関節形成不全は，以下の異常が1つ以上みられる遺伝性疾患である [135]．

- 内側鉤状突起分離（FCP）
- 上腕骨の骨軟骨症
- 肘突起癒合不全（UAP）
- 関節軟骨の損傷
- 肘関節の不整合

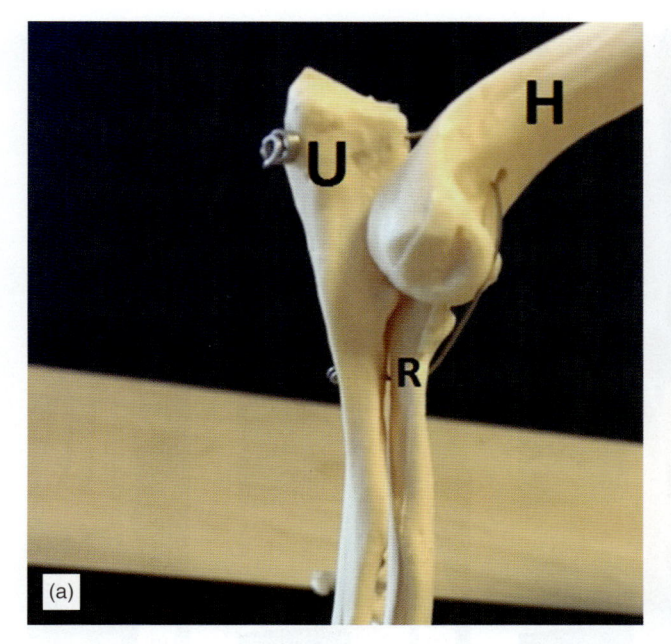

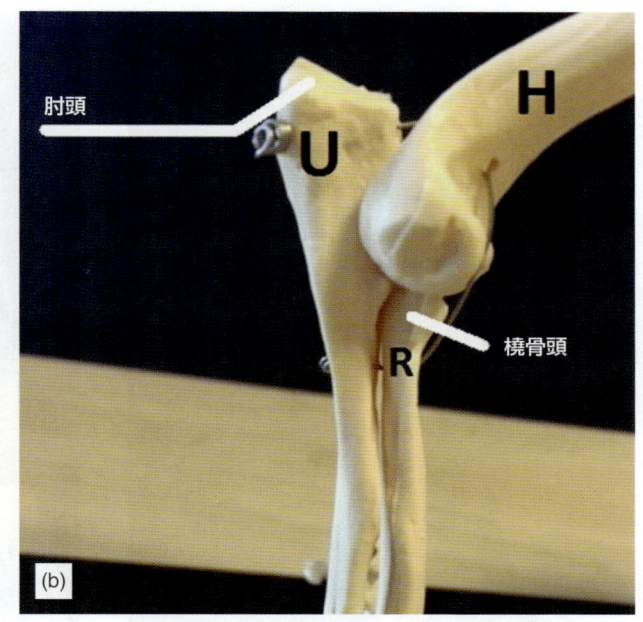

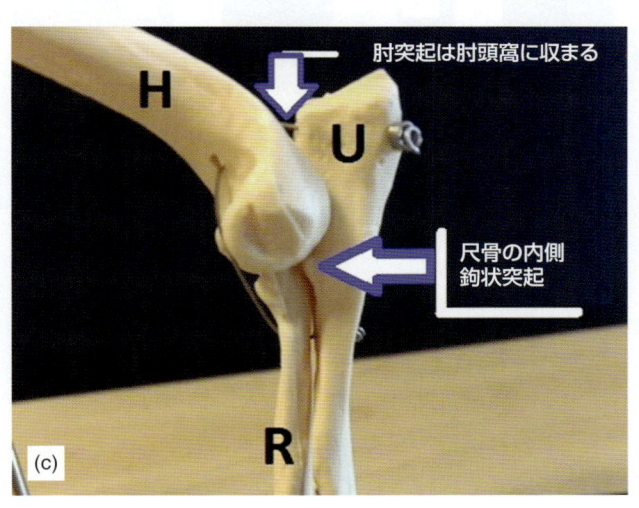

図15.15 (a) プラスチック製のイヌの骨格モデル. 右側肘関節を外側から撮影. (b) 尺骨の肘頭および橈骨頭を示す. (c) プラスチック製のイヌの骨格モデル. 右側肘関節を内側から撮影. 尺骨の内側鉤状突起および肘突起を示す. 各々の写真での重要な目印は, 次のように略されている (U=尺骨, R=橈骨, H=上腕骨).

例えば, UAPおよび肘関節の不整合は併発することがある. この場合の肘関節の不整合は, 特に尺骨が短縮することによって生じる. 尺骨が短い場合, 肘突起および橈骨の間に上腕骨顆が収まる十分な空間がない. このため, 挟まれた上腕骨顆によって生じた圧力は肘突起の方向へ向けられ, UAPまたは肘突起の骨折を引き起こす[136, 137].

FCPおよび肘関節の不整合も併発することがある. この場合の肘関節の不整合は, 特に橈骨が短縮することによって生じる. 橈骨が短い場合, 上腕骨顆の内側および内側鉤状突起は高い圧力下に置かれる. この圧力は, 鉤状突起の骨折を引き起こすのに十分な場合がある[136, 138, 139].

イギリスでは, ラブラドール・レトリーバーの肘関節形成不全の発生率は17%と高いことが報告されている[140, 141]. オランダでは, バーニーズ・マウンテン・ドッグの肘関節形成不全の発生率が70%と高いことが示されている[142]. その他に世界規模で文献に報告されている犬種には, ロットワイラー, ゴールデン・レトリーバーおよびジャーマン・シェパードがある[138]. 様々な犬種で様々な遺伝様式を共有していることがあり, 各々の異常は独立した遺伝様式を有しているものと考えられている[135, 143-146]. 肘関節形成不全は若齢で発症するのが一般的で[135], 雌よりも雄での発生が多い[147].

肘関節形成不全に関する文献を再検討したり, この疾患の診断検査について考察することは本書の範疇外だが, 著者は, これらの異常が肘関節に悪影響を与えることを学生が認識することは重要だと考えている. 肘関節に疼痛または前肢の跛行がある場合, 後にどのような評価が必要で, なぜそのような評価を行うのかを獣医師が認識することは, イヌの健康状態を保つた

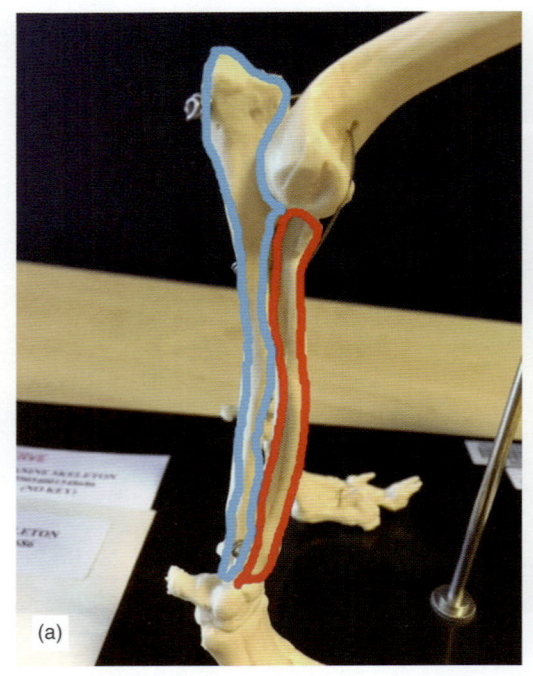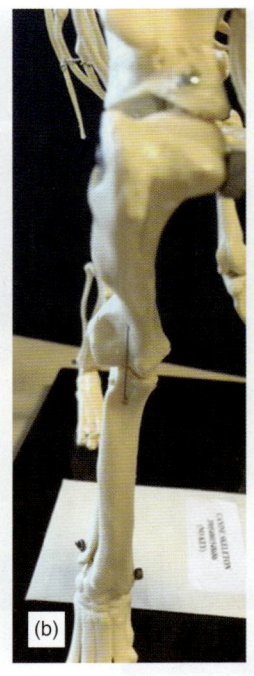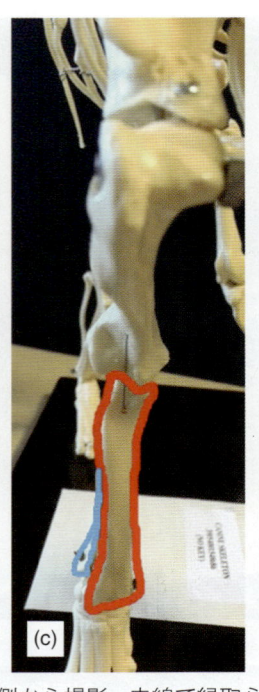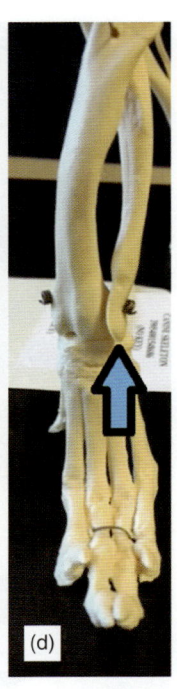

図15.16 (a) プラスチック製のイヌの骨格モデル. 右側の橈骨および尺骨を外側から撮影. 赤線で縁取られているのが橈骨, そして青線で縁取られているのが尺骨である. (b) プラスチック製のイヌの骨格モデル. 右側の橈骨および尺骨を頭側から撮影. (c) 赤線で縁取られているのが橈骨, そして青線で縁取られているのが尺骨である. 遠位の橈骨は, 遠位の尺骨に対して内側にあることに注目. (d) プラスチック製のイヌの骨格モデル. 左側の橈骨および尺骨を頭側から撮影. 青色の矢印で示されているのは, 尺骨遠位の茎状突起である. 改めて述べるが, 遠位の尺骨は遠位の橈骨に対して外側にあることに注目.

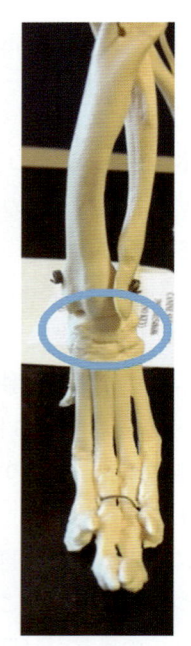

図15.17 プラスチック製のイヌの骨格モデル. 左側手根骨を頭側から撮影. 青線で囲まれているところが左側の手根骨である.

めに不可欠である.

肘関節では, 腫脹, 活動性の炎症を示す触知可能な熱感, 捻髪音, 疼痛, そして関節可動時の抵抗性を評価する. 関節角度計で測定すると, ジャーマン・シェパードの肘関節の可動域は, 屈曲時は25°, そして伸展時は155°で維持されており, ラブラドール・レトリーバーの肘関節の可動域は, 屈曲時は36°, そして伸展時は165°で維持されている [131].

前腕部に向かって遠位に移動すると, 橈骨が主に体重を支えている. 橈骨は尺骨よりも短く, 尺骨は主に筋肉の付着部になっている. 近位では, 橈骨の尾側面で尺骨と連結している. 遠位では, 橈骨の外側縁で尺骨と連結している. 遠位では, 橈骨は手根骨とも連結しており, 橈骨手根関節を形成している [129].

前腕の近位部を触診すると, 外側に橈骨頭を, そして尺骨の尾側方向への突出部である肘頭を評価できる. 肘頭は, 肘関節の伸筋群のためのテコとして重要な役割を果たしている [129].

橈骨と尺骨は交差しているため, 前腕の遠位部を触診すると, 橈骨は2つある骨の内側に位置する. 尺骨遠位の外側では, 茎状突起が触知できる. 茎状突起は副手根骨と連結している [129] (図15.16).

手根関節では, 7個の骨が2列に並んでいる [129] (図15.17). 手根骨の遠位列は, 5本の中手骨と連結して

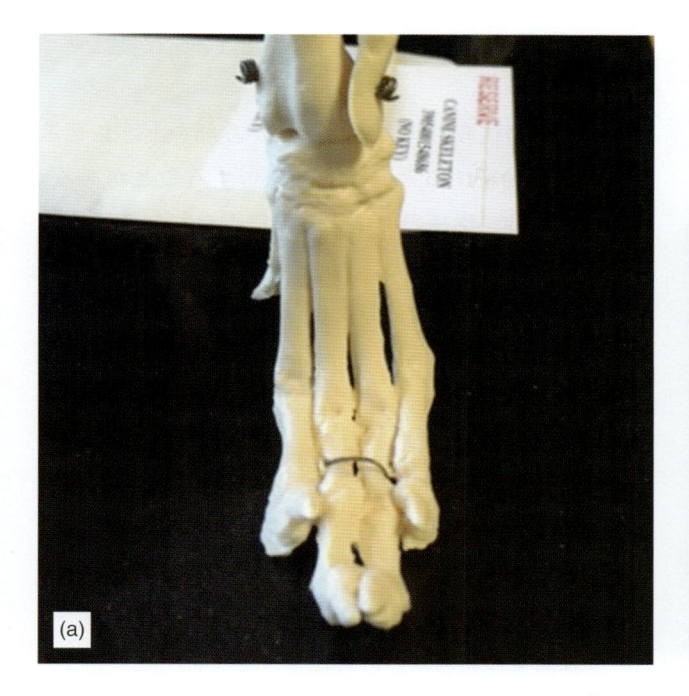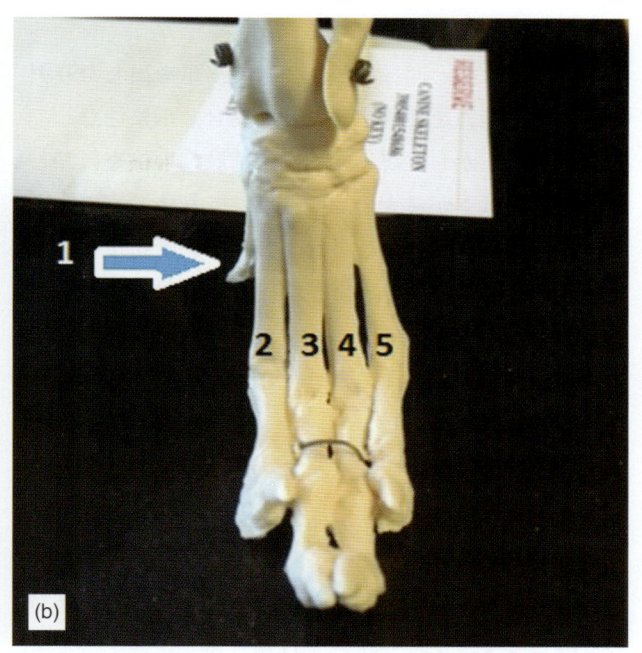
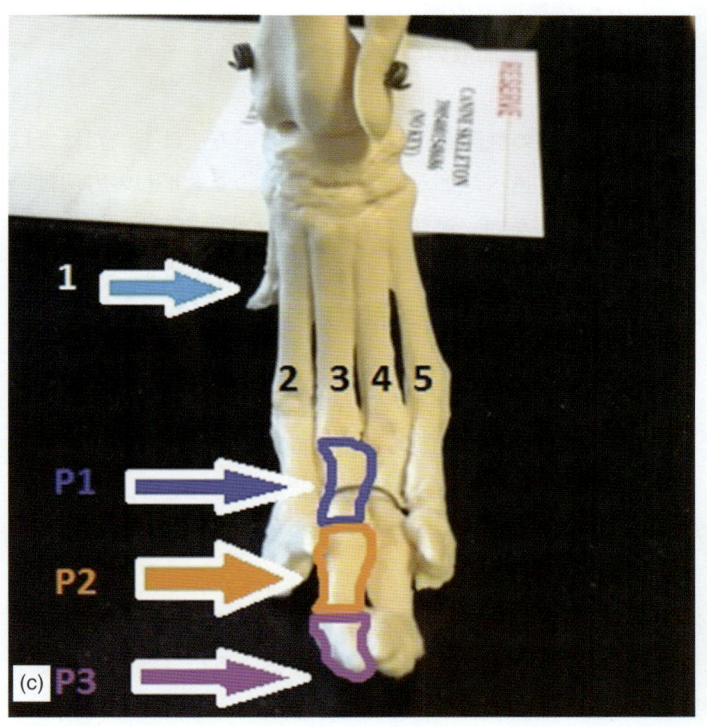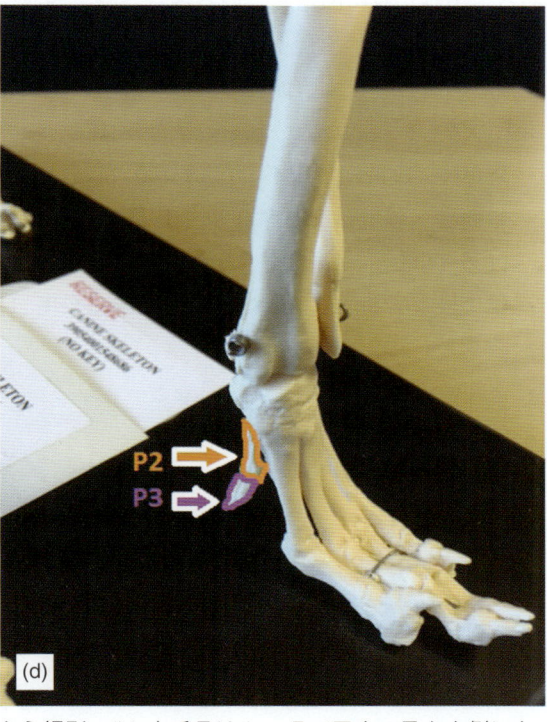

図15.18 (a) プラスチック製のイヌの骨格モデル．左側前肢端を背側から撮影．(b) 中手骨は1〜5で示す．最も内側にある中手骨が1，そして最も外側にある中手骨が5である．(c) プラスチック製のイヌの骨格モデル．左側前肢端を背側から撮影．中手骨は1〜5で，そして指骨はP1（青色），P2（オレンジ色）およびP3（紫色）で示されている．最も近位にある指骨がP1，そして最も遠位にある指骨がP3であることに注目．(d) プラスチック製のイヌの骨格モデル．左側前肢端を側面から撮影．第1中手骨の遠位には指骨が2個しかないことに注目．これらの指骨はP2およびP3である．

いる．第2〜5中手骨には各3個の指骨が付いており，第2〜5指を形成している．第1中手骨は内側に位置し，指骨は2個しかない[129]（図15.18）．

イヌの前肢端の大きさを考慮すると，触診のみで副手根骨以外の手根骨を確認することは非常に難しい．したがって，手根関節を検査する目的は，各々の骨の確認ではなく，腫脹，熱感，捻髪音，両前肢端間の非

対称性および疼痛といった異常を確認することである．

手根関節の関節運動時の可動域も評価すべきである．関節角度計で測定すると，ジャーマン・シェパードの手根関節の可動域は，屈曲時は34°，そして伸展時は198°で維持されており，ラブラドール・レトリーバーの手根関節の可動域は，屈曲時が32°，そして伸

展時が196°で維持されている[131].

各中手骨は指と同様に触知できる. 爪を出したり引いたりする能力を評価するような場合, 爪に注意して触診する. しかし, 現実的には, 前肢端の検査に際して, その大きさが最大の障壁となり, 身体診察のみの評価では, 手根骨, 中手骨および指骨の骨折を見逃す可能性がある[92]. X線検査を行うことで骨折の有無を確認できるので, 前肢の遠位部に限局した疼痛, 腫脹または跛行が存在する場合には, 常にX線検査を実施すべきである.

15.4 付属骨格：後肢

第15章15.3項で述べたように, 包括的な身体診察の一環として, 全てのイヌで付属骨格を検査すべきである. 主訴が肢に関連している場合, 特に四肢の詳細な検査を系統立てて行うことが重要となる.

後肢の跛行を呈す可能性のある疾患で, 鑑別すべき疾患の最も一般的な大分類を以下に示す.

- 発育性：股関節形成不全[148-150]など
- 栄養性：栄養性二次性上皮小体機能亢進症を含む [106-111]
- 外傷性：骨折[112]または趾の肉球の裂傷[113]など
- 変性性：変形性関節症[105]など
- 免疫介在性[114-116]
- 感染性：
  - 細菌性, ライム病[117,118]またはリケッチア症[119,120]など
  - 真菌性, バレー熱の原因[121,122]であるコクシジオイデス症など
- 原発性腫瘍：骨肉腫[123,124]および趾の扁平上皮癌[125]など
- 転移性病変：前立腺癌[126]など
- 足底面の不快感：趾間の嚢胞[127]または皮膚炎など
- その他

跛行の原因となるこれらの大分類は, 後肢および前肢で多くが重複することに注意すべきである.

跛行の原因を特定する前に, たとえどのようなことであっても, 家族が自宅で気づいたことを聴取すべきである. 特に, イヌが動物病院で過度に興奮したり, 跛行があまり認められない場合, 些細なことであって

も家族が跛行について気づいたことは非常に役に立つ [128].

- 片側性の後肢跛行では, イヌが腰部を上下させるように歩行すると, 家族が報告することがある. この場合, 疼痛のある患肢に負重をした時に患肢側の腰部が挙上する.
- 両側性の後肢跛行では, イヌの歩幅が短縮して, 小刻みに歩行すると, 家族が報告することがある.

病歴を徹底的に聴取したら, 触診で以下の項目を評価する.

- 後肢間での骨形状の対称性：骨の連続性はあるか? 触知できる（閉鎖性）または視認できる（開放性）骨折はあるか?
- 後肢間での筋肉量の対称性
- 後肢間での関節の対称性：関節の腫脹, 熱感, または関節液の貯留があるか?

前肢の触診を行うための正しい方法は一つだけではないと述べたように, 後肢の触診でも正しい方法は一つではない. 触診をする順序は獣医師の好みによる. 趾から骨盤にかけて, 遠位から始めて近位へと上がっていく方法を好む獣医師もいる[92]. また, その逆を好む獣医師もいる. 著者の経験では, ネコと違ってイヌには肢端を強く触っても嫌がらない傾向があるため, 著者は遠位から近位に向かって触診を行うことが多い. 稀ではあるが, 肢端に触れるのをイヌが嫌がると家族から指摘を受けた場合には, 著者は逆の順序で近位から遠位に向かって触診している.

整形外科学的検査の順序はそれほど重要ではない. 以下の全ての構造物を網羅するように, 系統立てた手法で検査することのほうが重要である.

- 後肢帯：腸骨, 坐骨, 恥骨および寛骨臼を含む [129,130]
- 大腿骨：大腿を構成する[129,130]
- 脛骨および腓骨：下腿を構成する[129,130]
- 足根関節[129,130]
- 中足骨
- 趾骨

前肢と同様, 先に挙げた後肢の各部位を表面から触診する. 次いで, 深部を触診し, さらに関節をあらゆる範囲で可動させる. この検査は, イヌを起立させて開始するのが一般的である. しかし, 関節を可動させ

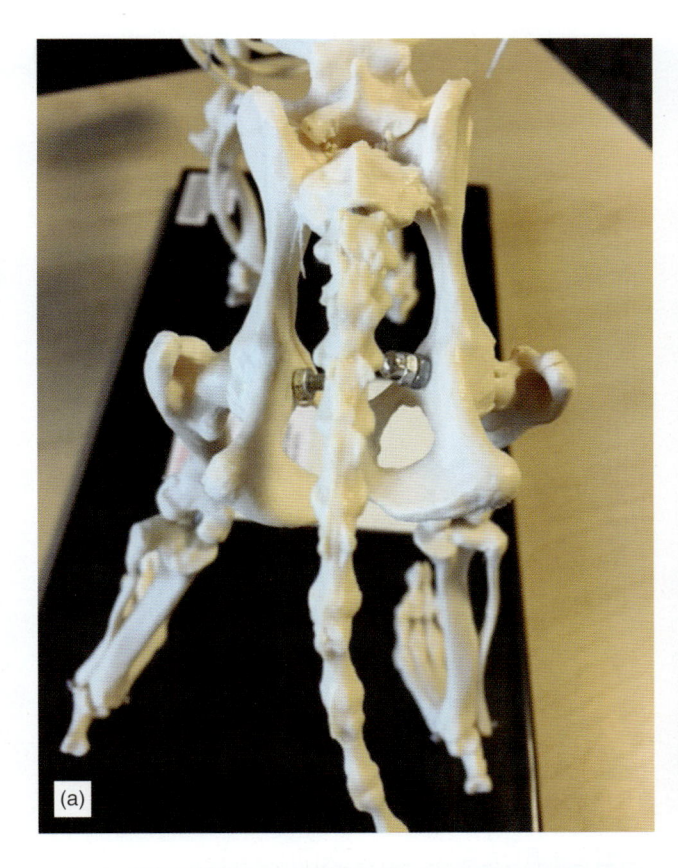
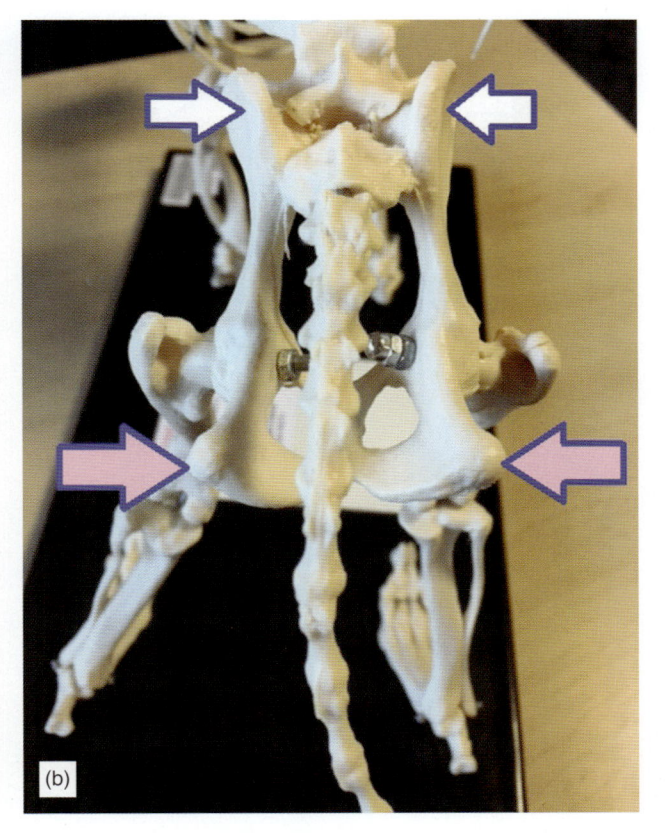
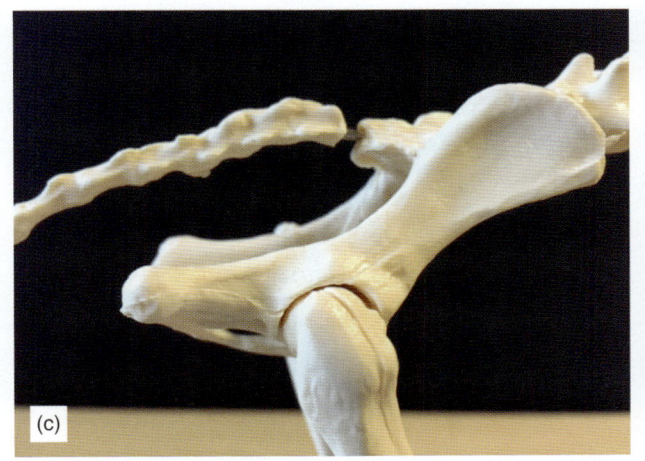
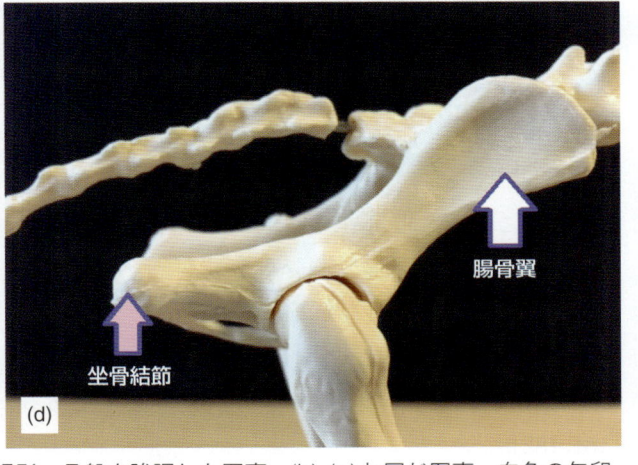

図15.19　(a) プラスチック製のイヌの骨格モデル．尾側から撮影．骨盤を強調した写真．(b) (a)と同じ写真．白色の矢印は腸骨翼を，そしてピンク色の矢印は坐骨結節を示す．(c) プラスチック製のイヌの骨格モデル．側面から撮影．骨盤を強調した写真．(d) (c)と同じ写真．白色の矢印は右側の腸骨翼を，そしてピンク色の矢印は坐骨結節を示す．

る必要がある場合，イヌを横臥位にすると最も容易に実施できる．敏感になっている側の肢が判明している場合，著者はその後肢を最後に検査することが多い[92]．

後肢帯の検査では，腸骨翼および坐骨結節が触知できる[35, 129]（図15.19）．

イヌは，交通事故に巻き込まれることが多いため，骨盤の外傷にはよく遭遇する[151]．交通事故により受傷した場合，イヌでは骨盤骨折が生じることが多い．実際に，骨盤骨折は骨折と診断された全てのイヌ

の1/5 〜 1/4を占めている[152, 153]．

ヒトで骨盤骨折と同時に生じ，死亡率が最大で50%にも達する大量出血は，イヌでは認められないことが多い[154, 155]．稀ではあるが，尿腹症もイヌの骨盤骨折に伴って認められることがある[156–161]．しかし，骨盤は箱のような形状をしているため，一般に箱の1ヵ所が破壊されると，それに続いて箱の他の部位も破壊される．このため，腹腔内の臓器，組織，そして神経のような重要な組織を損傷することがある[151]．例えば，仙骨の骨折に関連する神経の損傷は，

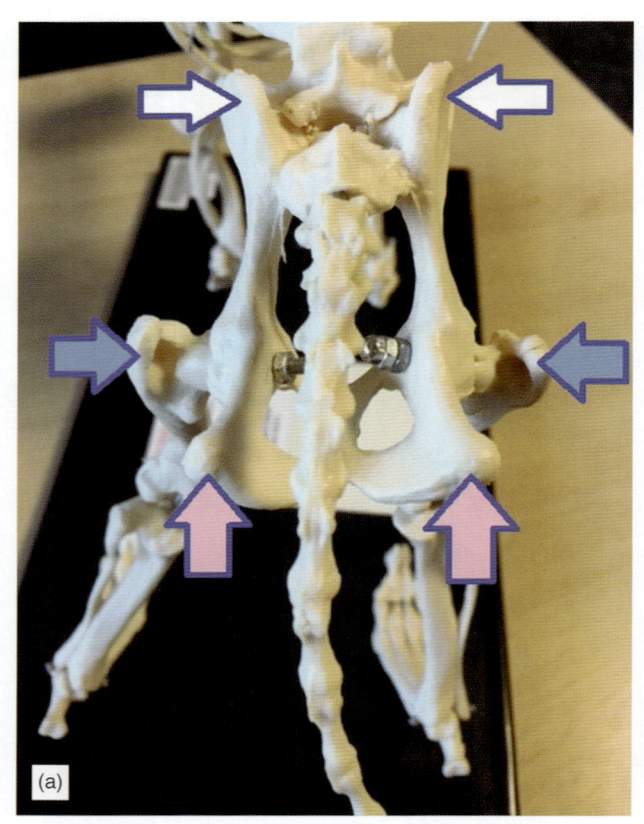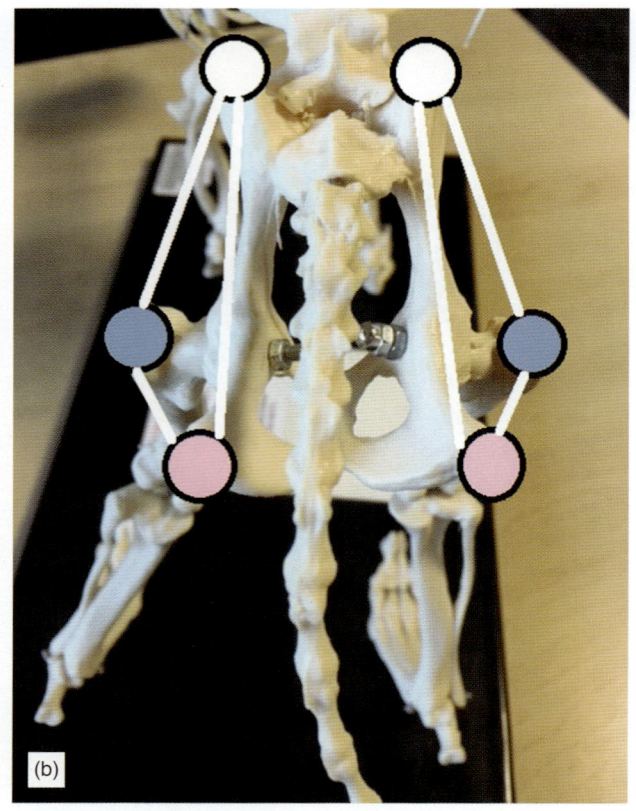

図15.20 プラスチック製のイヌの骨格モデル．尾側から撮影．骨盤を強調した写真．白色の矢印は腸骨翼を，ピンク色の矢印は坐骨結節を，そして青色の矢印は大転子を示す．(b) 腸骨翼（白色の丸で示されている），坐骨結節（ピンク色の丸で示されている），そして大転子（青色の丸で示されている）によって，三角形が形成されていることに注目．

後肢の機能障害，尿閉，尿失禁および／または便失禁を引き起こすことがある．骨盤底の骨折が，便秘の原因となることもある [151, 162, 163]．

骨盤の外傷では，腸骨の骨折が最も多く報告されている．寛骨臼の骨折も頻繁に認められる．しかし，寛骨臼は股関節の機能を保つ重要な構造物であるため，寛骨臼の骨折では予後により注意が必要である [151, 152]．

骨盤骨折は股関節脱臼を伴うことも伴わないこともある．イヌで股関節脱臼が生じた場合，その90%が頭背側方向に脱臼する [164, 165]．

X線検査は股関節脱臼の診断に役立つ．図7.24にネコの股関節頭背側脱臼の1例を示した．著者はイヌの股関節脱臼のX線写真を持っていないが，その所見は同じである．

股関節の頭背側脱臼は身体診察の異常所見のみで診断できる．正常なイヌでは，腸骨翼，坐骨結節および大転子が三角形を呈し，左右両側で対称的である（図15.20）．

股関節の頭背側脱臼では，患側の大転子が病的に頭背側方向へ変位するため，この三角形が崩れる．このような所見はX線検査で確認できる（図7.24）[35]．

股関節の頭背側脱臼を評価するためのもう一つの方法として，大転子および坐骨結節の間に親指を置く．同時に，両後肢をやさしく持ち上げ，尾側へ伸展させながら圧力をかける．左右の踵骨の位置を評価することで，肢の長さを比較する．股関節頭背側脱臼の症例では，大腿骨が寛骨臼の本来収まっている位置よりも頭背側方向へ移動するため，患側のほうが短く見える [35]．

骨盤の外傷に加えて，先天性の骨盤変形が生じることがある．股関節形成不全は主に大型犬および超大型犬で生じる遺伝性疾患で，寛骨臼による大腿骨頭の被覆が異常で不十分なことが特徴である [148, 166, 167]．これらの犬種では，股関節の緩みが股関節形成不全を進行させる重要な危険因子となる [168]．この疾患は，ジャーマン・シェパードおよびラブラドール・レトリーバーで多発している．しかし，この両犬種では，5世代未満の選択交配は罹患症例の割合を減らすために効果的であることが証明されている [169]．

股関節形成不全の罹患率は3.25%と比較的低いものの，イヌの股関節形成不全の発生率は増加している [170]．この疾患が多遺伝子性であるという理解は深まっているものの，イヌの股関節形成不全を取り巻く

懸念の一つとして，素因となる環境要因の中に獣医師の管理が及ばないものがあることである．例えば，出生時体重および産子数の増加は，獣医師には管理できない危険因子である [170]．

その他の危険因子に対しては，診療スタッフがある程度の管理をできるかも知れない．しかし，結局のところは家族次第であり，イヌと家族が共有する相互の生活様式による．例えば，ボディ・コンディション・スコアの増加はこの疾患の発症を高める．しかし，診療スタッフが介入しようとしても，体重管理に家族が協力的でないかも知れない．同様に，急激な成長および発達はこの疾患の発症を早めることがある．それにもかかわらず，家族はゆっくりと成長をさせるためにカルシウムおよびリンの比率を調節した犬種特異的な（例：大型犬）子犬用の食事を選択しないことがある．家族は制限なく食事を与えることもあり，これは肥満になる機会を高める [171, 172]．そして，それは同様に股関節形成不全のリスクを高めることがある [170]．

繁殖に使用する予定がある場合，あるいはこの疾患の家族歴がある場合，イヌが股関節形成不全のための日常的なスクーニング検査を受けに来院することがある．あるいは，臨床的な跛行，明白な強張り(stiffness)，そして階段の昇降が困難になったためにイヌが来院することもある [170]．

片側の肢が罹患することも，両側の肢が罹患することもある．成長期のイヌが歩行異常を示すことがある．家族と学生は同じように，典型的な「うさぎ跳び」歩行に言及することが多い．しかし，前十字靱帯を断裂した後にも，極めて類似した歩行がみられる場合がある [170]．

来院時の主訴が股関節形成不全の診断を支持し，かつ，この疾患とシグナルメントが一致するイヌでは，この疾患でないことが証明されるまでは，股関節形成不全の可能性があると判断すべきである．

特に，若齢の大型から超大型のイヌが後肢の跛行を呈する場合，全てのイヌで両股関節の腫脹，熱感，捻髪音，疼痛および可動域を検査すべきである．イヌはネコほど股関節を伸展できないが，それでもイヌの股関節にはかなりの可動域がある．関節角度計で測定すると，ジャーマン・シェパードの股関節の可動域は，屈曲時は44°，そして伸展時は155°で維持されており，ラブラドール・レトリーバーの股関節の可動域は，屈曲時は50°，そして伸展時は162°で維持されている [131, 132, 173]．

股関節形成不全のイヌは，関節を最大限に可動させようとした際に抵抗することに加え，特に股関節を完全に伸展および外転させたりする操作を明らかに嫌うことがある [170, 174]．

股関節形成不全が疑われるイヌには，オルトラニ試験を行うべきである．この試験を実施する際には鎮静が必要になることがある．オルトラニ試験は股関節の緩みを評価する手法である．イヌを背臥位または横臥位にし，膝関節および股関節を90°に屈曲させた状態で保持する．片方の手で膝関節を保持し，反対側の手を腰部に置く．その際に，親指を大転子の上に置くように注意する．膝関節を保持している手を使って，大腿骨に沿って軸圧をかける．反対の手を使って，それに対抗する圧迫を腰部に加える．股関節形成不全のない正常なイヌでは，股関節の緩みは感じられない．しかし，ある程度の緩みがある場合，大転子の上に置いた親指で大腿骨頭が亜脱臼した感触が得られる．次いで，大腿骨に軸圧をかけながら，膝関節を外転させる．オルトラニ試験が陽性のイヌでは，大腿骨頭が寛骨臼内に戻る際に，「クリック」また「ポップ[2]」が感じられる．これらの所見は，大腿骨頭の被覆が不十分であることを示唆している [174, 175]．

オルトラニ試験が陽性の場合，股関節形成不全の疑いが強まる．しかし，この疾患の診断にはX線検査が必要である．股関節形成不全のための主観的な股関節の評価に代わるものとして，いくつかの標準化された手法が開発されてきた．これらの手法は以下の通りである [176]．

- Orthopedic Foundation for Animals（OFA）の手法：股関節を最大に伸展させた状態での腹背像で評価する [170]．
- PennHIP法 [177]：股関節の伸展像に加えて，データを増やす目的で牽引像および圧迫像を撮影する．股関節を過伸展させると関節包が緊張するため，股関節の伸展像は微妙な股関節形成不全を見逃す可能性があるという理論に基づいている．追加で撮影した2種類の画像により，大腿骨頭がどの程度寛骨臼内に収まっているかについての詳細な追加データを得ることができる．
- ノルベルグ角 [178, 179]：この手法は，古くからアメリカよりもヨーロッパで多く用いられてきた．この手法では，両側の大腿骨頭の中心を結ぶ線，

---

2 物がポンと鳴る音．

そして同側の寛骨臼背側縁と大腿骨頭の間に引いた線を使用する．この2本の線が交差する部位に角ができる．この角度が大きくなるほど，股関節の緩みのリスクは低くなる．

股関節形成不全のX線読影は本書の範疇ではない．しかし著者は，学生が股関節形成不全を疾患の一つとして認識し，診断を確認するために様々な手法があることを知っておくことが重要だと考えている．

X線検査所見と臨床徴候の重症度は必ずしも相関するわけではないということも認識すべきである．臨床的に疾患が進行しているイヌのX線写真でも，軽度な変化しか認められないことがある．反対に，疾患の徴候がわずかにしか認められないイヌのX線写真にて，重度な変化が認められることがある．

既に述べたように，股関節の寛骨臼に加え，大腿骨近位部は股関節の重要な構造物の一つである．大腿骨頭は半球状に突出しており，骨盤の寛骨臼と連結している．近位骨端の内側面に存在するへこみである大腿骨頭窩を除き，大腿骨頭の関節面は硝子軟骨で覆われている．大腿骨頭窩は大腿骨頭靱帯の付着部であり，大腿骨と寛骨臼の腹側をつなぎ止めている．大腿骨頸は骨頭を支持し，大腿骨の近位骨端と接合している[129, 130, 180]．

第7章7.4項でも述べたが，大腿骨近位部は，日常の活動中に大きな張力および圧力にさらされているため，これらの力に耐えられるように骨梁が配列している．これに加えて，大腿骨頭の基部から大転子へと伸びる横走線によって補強されている．骨梁および横走線が一緒になって屈曲時の力を中和し，大腿骨近位部

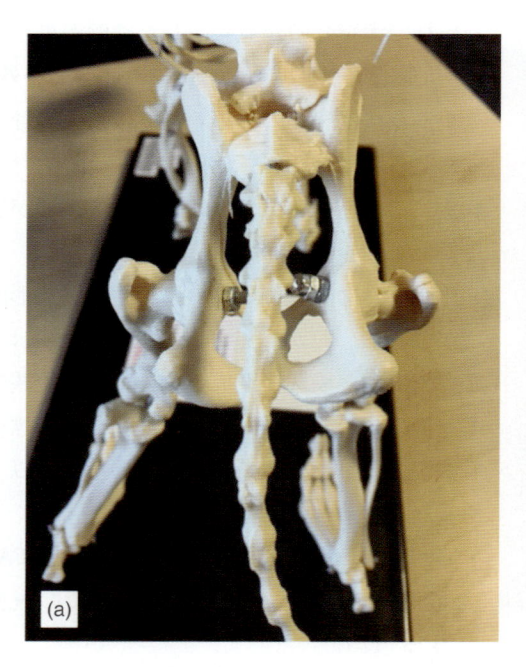 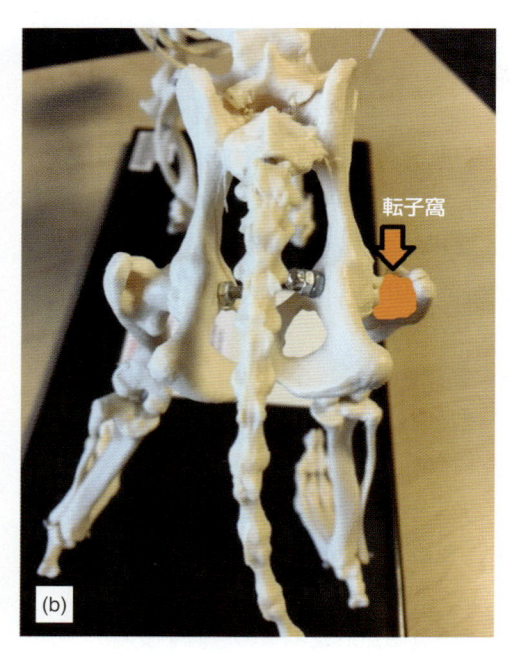

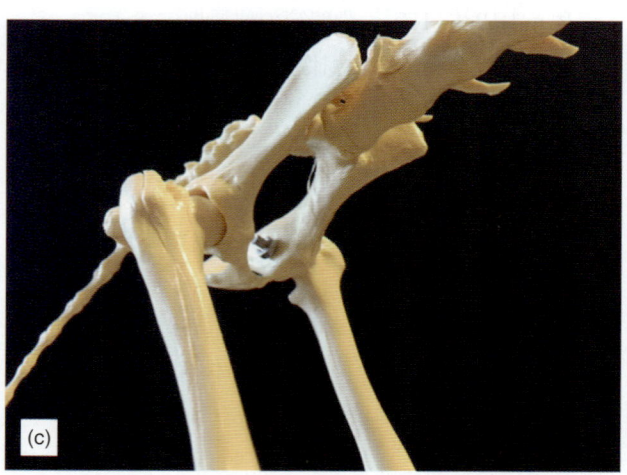 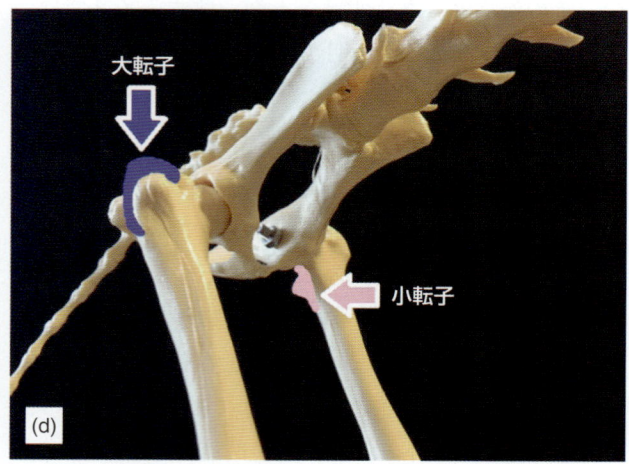

図15.21 (a) プラスチック製のイヌの骨格モデル．背側から撮影．大腿骨を強調した写真．(b) (a) と同じ写真．オレンジ色で示したのが転子窩である．(c) イヌの骨盤および大腿骨近位部を別の方向から撮影．(d) (c) と同じ写真．ピンク色で示したのが小転子で，そして青色で示したのが大転子である．

および股関節を安定させている[129, 130, 180].

大転子は，中殿筋，深殿筋および梨状筋の付着部として働くことで，さらに骨格を安定させている．これらの筋肉は，股関節を伸展および外転させたり，後肢を内旋させる[129, 130, 180, 181].

転子窩は大転子の内側に位置するへこみで，股関節を外旋させる内閉鎖筋，外閉鎖筋および双子筋が付着している．大腿骨頸の遠位かつ尾内側に小転子があり，股関節を屈曲させる腸腰筋が付着している[129, 130, 180, 181]（図15.21）．

イヌの身体診察では大転子は触知できるが，大腿骨近位部の残りの部分の触知は容易でない．

イヌでは，大腿骨近位部の骨折が生じることがある．小転子の裂離骨折[182]および大腿骨近位成長板骨折[183]が報告されている．しかし，イヌで大腿骨骨折が生じる場合，遠位の成長板に強い衝撃が加わりやすい[184]．このため，特にイヌが後肢の跛行を示す場合，いずれのイヌにおいても大腿骨の近位部だけでなく，大腿骨の全体を評価すべきである．他の全ての長管骨と同様，大腿骨体部の触診では，腫脹，疼痛，そ

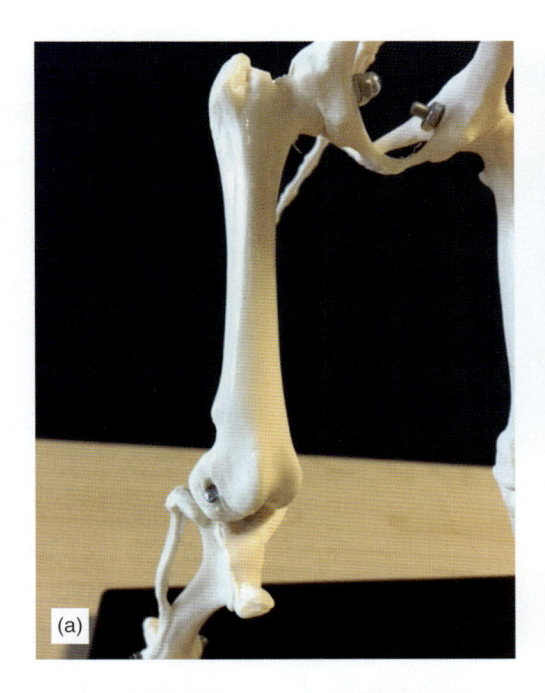
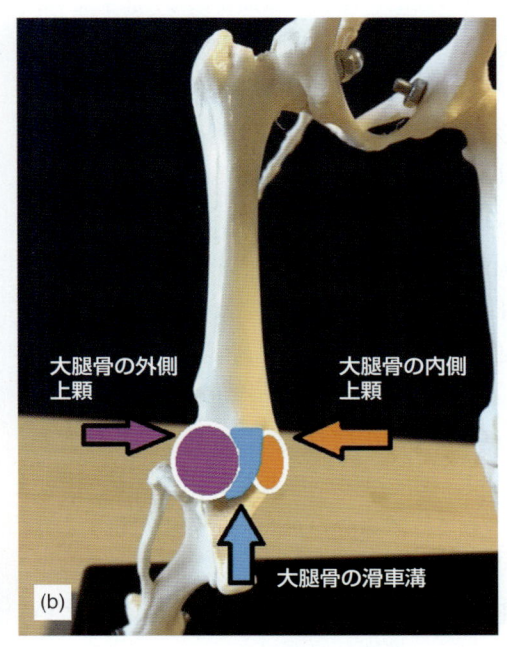
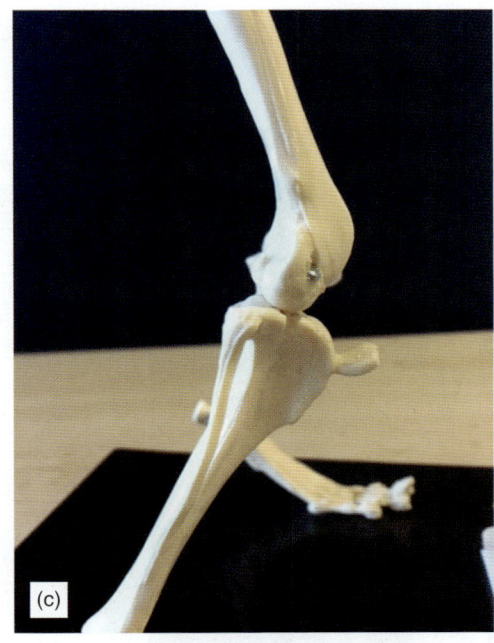
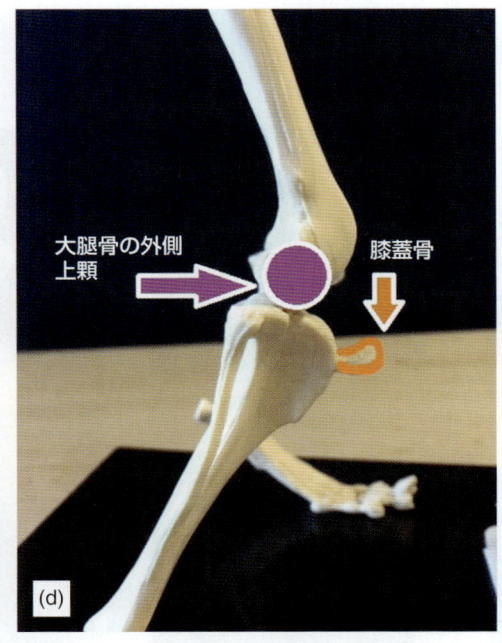

図15.22　(a) 右側の大腿骨を頭側から撮影．(b) 紫色の丸は右側の大腿骨の外側上顆，そしてオレンジ色の丸は右側の大腿骨の内側上顆を示している．青色で描かれているのは，大腿骨の滑車溝である．(c) 右側の大腿骨を外側から撮影．(d) 紫色で囲まれているのが右側の大腿骨の外側上顆，そしてオレンジ色で示されているのが膝蓋骨である．

して左右の大腿骨間の非対称性を評価する.

大腿骨の遠位部では,内側上顆および外側上顆を触知できる[129, 130].大腿骨の内側上顆および外側上顆の間で,大腿骨遠位部の頭側面に位置する大腿骨滑車は,身体診察では触知できない.膝蓋骨は大腿骨滑車のなめらかな表面と連結している[129](図15.22).

イヌでは,膝関節を伸展させる大腿四頭筋の終止部の腱の中に,硬い骨として膝蓋骨を触知できる[129].膝蓋骨の位置を特定するためには,脛骨近位の頭側面に突出している脛骨稜を見つけるのが最も容易かも知れない.脛骨稜の近位には脛骨粗面がある.膝蓋腱は,この脛骨粗面から膝蓋骨へ走行している.このため,脛骨粗面から近位に向かって膝蓋腱を辿ると,膝蓋骨に達するのが正常である(図15.23).

身体診察にて,膝蓋骨が脱臼するか否かは必ず検査すべきである.膝蓋骨脱臼はイヌの一般的な整形外科疾患である[185-188].イヌでは,片側または両側の膝蓋骨が脱臼した状態で出生することは珍しい.成長および発育に伴って,膝蓋骨が解剖学的に正常な位置から逸脱することのほうが多い.滑車溝が異常に浅いと,膝蓋骨が常に滑車溝に収まっておらず,定位置から滑り出たり入ったりする.膝蓋骨脱臼のグレードが進行するにつれて,膝蓋骨が正しい位置に存在する時間は短くなる[185].

様々な獣医師が様々なグレード分類法を実施している.著者は,イヌの膝蓋骨脱臼のグレードを判定するために,以下の分類法を使用している[189].

- グレード1:膝蓋骨は滑車溝内に存在し,解剖学的に正しい位置にある.一般に自然に脱臼することはないが,用手にて脱臼させることができる.手で脱臼させてから,膝蓋骨に加えている力を解除すると,解剖学的に正しい位置に戻る.膝関節の屈曲および伸展には影響しない.
- グレード2:典型例では,膝蓋骨は滑車溝内に存在し,解剖学的に正しい位置にある.しかし,膝関節を屈曲させると,膝蓋骨が自然に脱臼することがある.用手にて脱臼させることもできる.一度正しい位置から外れると,イヌが膝関節を伸展させるか,膝蓋骨を手で整復しない限り,脱臼したままである.
- グレード3:通常,膝蓋骨は脱臼した位置にあるが,イヌが膝関節を伸展させた時に,用手にて解剖学的に正しい位置に整復できる.
- グレード4:膝蓋骨は常に脱臼しており,整復できない.用手にて膝蓋骨を滑車溝内に戻すことはできない.

時間の経過と共に,膝蓋骨が脱臼することで関節表面が磨滅して,膝関節は不安定になる.これにより,跛行が生じるような関節関連痛を引き起こしたり,変形性関節症が発生することがある[185, 190].

膝蓋骨脱臼は内側(内方脱臼:MPL)または外側(外方脱臼:LPL)に生じ,片側または両側に発生する[188, 189, 191-193].イギリスで行われた大規模な疫学調査によると,119の一次診療施設での210,824

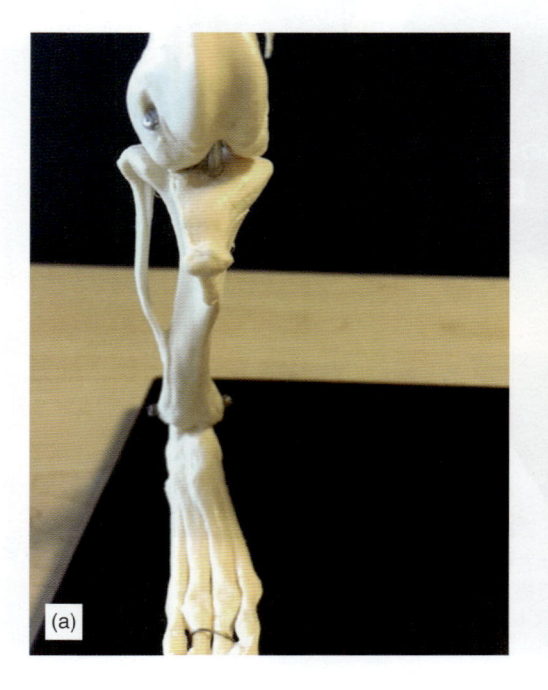
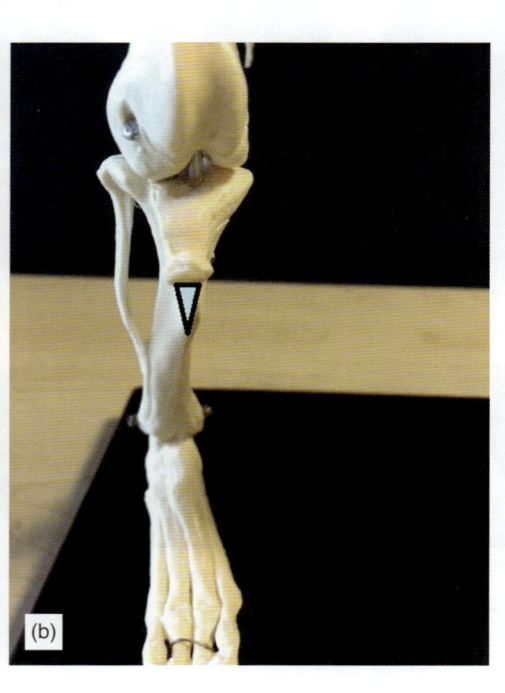

図 **15.23** (a) イヌの後肢を脛骨の頭側面に焦点を当てて頭側から撮影.(b) 青色の三角形は脛骨稜を示す.

頭の電子カルテを調査したところ, その罹患率は1.3%だった [185].

膝蓋骨内方脱臼はトイ種および小型犬で最も多く発生する [188, 194]. ポメラニアン, ヨークシャー・テリアおよびチワワが大きな割合を占めている [185, 195]. しかし, 大型犬および超大型犬でも, 膝蓋骨内方脱臼の発生が報告されている [191, 192]. 膝蓋骨内方脱臼のイヌでは, 同時に解剖学的異常もみられることが多い. 滑車溝が正常よりも浅いことに加えて, 大腿四頭筋群が内側へ変位していることがある. このため, 大腿骨遠位の成長板の内側面に成長を阻害するほどの圧力がかかる. これと並行して, 大腿骨遠位の成長板の外側面には圧力がかからないため, 正常に成長し続けることができる. その結果として, 大腿骨遠位部が外側に弯曲する. 軽度の症例では, X線検査によってのみ骨変形を確認できるが, 中程度から重度な症例では見た目でも判る [189].

膝蓋骨外方脱臼は大型犬および超大型犬で発生することが多い [189]. しかし, 大型犬および超大型犬では, 膝蓋骨外方脱臼よりも膝蓋骨内方脱臼のほうが頻繁に発生する. 膝蓋骨脱臼に罹患したイヌ124症例を調査した回顧的研究では, 大型犬で膝蓋骨内方脱臼と診断されたのは83%だったのに対し, 膝蓋骨外方脱臼と診断されたのは17%だった [192]. トイ種および小型犬の膝蓋骨外方脱臼も報告されているが, その発生は稀である. 前述の研究では, 小型犬で膝蓋骨外方脱臼と診断されたのはたった2%だったのに対し, 膝蓋骨内方脱臼と診断されたのは98%だった [192].

膝蓋骨外方脱臼は, 大腿骨近位部の異常かつ過度な外旋に起因すると考えられている. 大腿四頭筋群の外側への牽引力が生じる結果として, 膝蓋骨は滑車溝の外側に変位する [189].

膝蓋骨の位置, そして膝蓋骨脱臼の有無を確認することに加えて, 膝関節の腫脹, 活動性炎症を示唆する触知可能な熱感, 捻髪音, 疼痛, そして関節可動時の抵抗性も評価する必要がある. 関節角度計で測定すると, ジャーマン・シェパードの膝関節の可動域は, 屈曲時は33°, そして伸展時は153°で維持されており, ラブラドール・レトリーバーの膝関節の可動域は, 屈曲時は42°, そして伸展時は162°で維持されている [131].

膝関節の解剖, 特に内外側副靭帯および前後十字靭帯の構造については, 第7章7.4項を参照 [196]. 前十字靭帯疾患 (CCLD) は前十字靭帯断裂 (CCLR) と

も呼ばれ, 特にイヌでは後肢の跛行の原因として一般的である [197-199]. 前十字靭帯断裂の原因は, 前十字靭帯の進行性の変性と考えられているが, 外傷に続発して前十字靭帯の急性断裂が生じることもある [198].

文献では大型犬, 特にニューファンドランド, ロットワイラー, ラブラドール・レトリーバー, スタッフォード・シャー・ブル・テリアおよびボクサーでの発生が多い. また, ウエスト・ハイランド・ホワイト・テリアおよびヨークシャー・テリアでも多く認められる. コッカー・スパニエルはより「安全」な品種, つまり, 前十字靭帯断裂が発生するリスクはより低い品種とされている [185, 197, 200-202].

前十字靭帯断裂は片側または両側に生じる. 好発犬種に前十字靭帯断裂が発生する場合, 両側性に生じることがより一般的である. この際には, 片側の前十字靭帯が断裂してから1年以内に反対側の前十字靭帯が断裂することが多い [201].

イギリスで行われた大規模な疫学調査では, 97の一次診療施設での171,522頭の電子カルテを調査したところ, 前十字靭帯断裂の罹患率は0.56%だった. 体重過多のイヌおよび避妊済みの雌では, 前十字靭帯断裂の発生リスクは高い傾向があり [197, 198, 203-205], 好発犬種ではより若齢であっても前十字靭帯断裂が生じるリスクがある [206].

時間の経過と共に, 前十字靭帯断裂によって関節の表面が磨滅して, 膝関節が不安定になる. このような関節の不安定が, 跛行の原因となる関節関連痛, そして変形性関節症の発生を招くことがある. 半月板損傷が生じることも多い. 特に, 内側半月板を損傷する傾向がある [207]. さらに, 膝蓋骨近位, 滑車溝および脛骨の内尾側に, 膝関節のX線検査で確認可能な骨棘が形成されることが多い [207, 208].

イヌでは, 急性の前十字靭帯断裂が生じた場合, 急性の跛行を示すことがある. また, 前十字靭帯の部分断裂または慢性損傷のいずれかが生じた場合, 間欠的な跛行が持続するという病歴が得られることがある. 急性の前十字靭帯断裂の症例では, 診察室にて着肢時に肢端を着く程度であることから明らかなように, 全くまたはわずかにしか体重を負重することができない. 慢性の前十字靭帯断裂の症例では, 起立位から座位, もしくは逆に座位から起立位に姿勢を変えるのが困難になる. このような症例では, 患肢を横に投げ出すこともある. 活動後に跛行が悪化し, 運動不耐性を

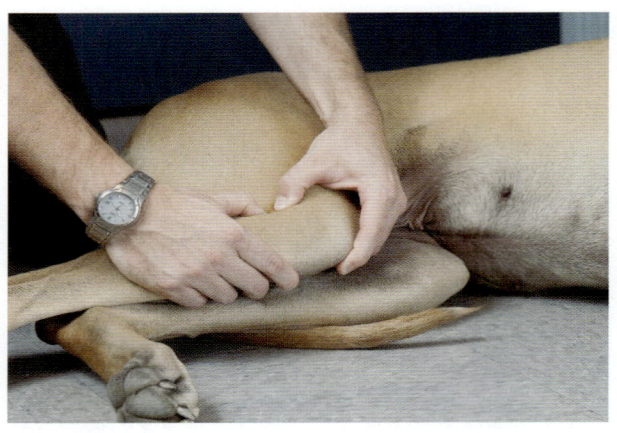

図15.24　イヌの膝関節に対して，脛骨前方引き出し試験を行っているところ．[写真提供] Midwestern University, Media Resources Department.

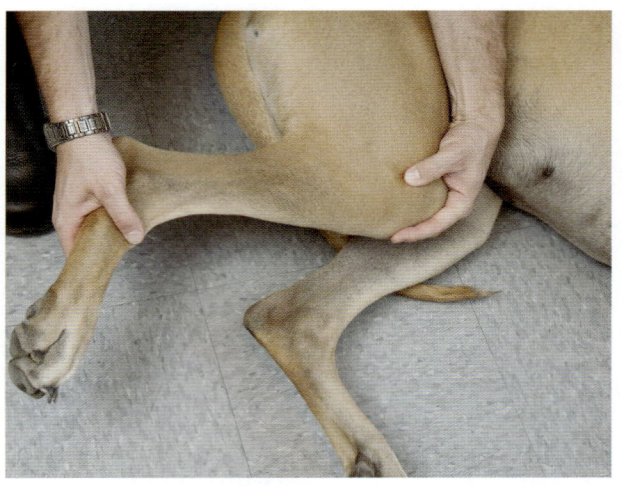

図15.25　イヌの右膝関節に対して，脛骨圧迫試験を行っているところ．[写真提供] Midwestern University, Media Resources Department.

示すことがある．また，長時間の安静後に歩いた時に跛行が顕著になることもある．家族が典型的な「うさぎ跳び」歩行を報告することもあるし，獣医師がこのような歩行を認めることもある[207]．

　身体診察時に，前十字靱帯断裂のイヌでは膝関節の関節液貯留が認められたり，膝関節に触れられるのを明らかに嫌うことがある．筋肉が緊張していると，獣医師が膝関節を評価したり，効果的に関節を可動させたりすることが困難になることがあるため，筋肉の緊張を除去する目的で鎮静が必要になることがある．膝関節を屈伸させた時に，「クリック」が発生することも，発生しないこともある．「クリック」の存在は，古くから半月板の損傷を示唆すると考えられてきた．しかし，これは一貫性がない所見である[132, 207, 209]．

　前十字靱帯損傷が疑われる場合，これは脛骨前方引き出し試験または脛骨圧迫試験によって確認できる[132, 207, 210, 211]．脛骨前方引き出し試験はイヌを横臥位にして行う．右膝関節の前十字靱帯損傷が疑われる場合，イヌを左横臥位にてやさしく保定することで，右後肢を触診しやすくなる．この例では，左手の人差し指の先端を膝蓋骨の上に置き，親指を大腿骨の種子骨の上に置く．これは大腿骨を固定するのに役立つ．次に右手の人差し指を脛骨稜の上に添え，親指を腓骨頭の後方に置く．これにより脛骨の近位部を安定させることができる．そして大腿骨をしっかりと保持しながら，右手で頭側方向へ向かって脛骨に力をかけて，脛骨の前方変位を試みる．脛骨の前方変位が生じた場合，さらに膝関節を病的に過伸展させる．脛骨前方引き出し試験が陽性である場合，前十字靱帯の損傷

が確認されたことになる[35, 196, 207]（図15.24）．

　一般的に，脛骨圧迫試験もイヌを横臥位にして行う．膝関節を伸展させながら足根関節を屈曲させた時に，健全な前十字靱帯は膝関節の過伸展を防ぐはずであるということが，この試験の前提となっている．前述したように，右膝関節の前十字靱帯損傷が疑われる場合，イヌを左横臥位にやさしく保定することで，右後肢を触診しやすくなる．左手の人差し指を膝蓋骨および脛骨稜の上にやさしく添える．右手で右側の中足骨領域を握り，足根関節を屈曲させながら，左手の人差し指で脛骨の前方への異常な動きを感知する．前十字靱帯が損傷している場合，脛骨の前方への動きが認められる[35, 207, 211]（図15.25）．

　内側側副靱帯および外側側副靱帯の安定性も評価すべきである．内側側副靱帯の安定性を評価する際には，検査対象の肢を上にしてイヌを横臥位に保定する．検査する肢を伸展させ保持する．片方の手で大腿骨の遠位を握り，もう片方の手で脛骨の近位を握る．脛骨の近位にあるほうの手で，脛骨を大腿骨に対して外転させる．内側側副靱帯に損傷がない場合，脛骨の変位は感じられない[35, 212, 213]．

　外側側副靱帯の安定性を評価する際には，イヌを横臥位にして，「上」になった肢を伸展させる．片方の手で大腿骨の遠位を握り，もう片方の手で脛骨の近位を握る．脛骨の近位にあるほうの手で，脛骨を大腿骨に対して内転させる．外側側副靱帯に損傷がない場合，外側の関節腔が開く感覚は得られない[35, 212, 213]．

　膝関節に続いて，下腿部の触診を考慮すべきである．第7章7.4項に述べたように，この領域では，脛

図15.26 (a) 右側の下腿部および足根関節を側面から撮影. (b) 踵骨隆起を強調した写真. 青色の丸は踵骨隆起を示す.

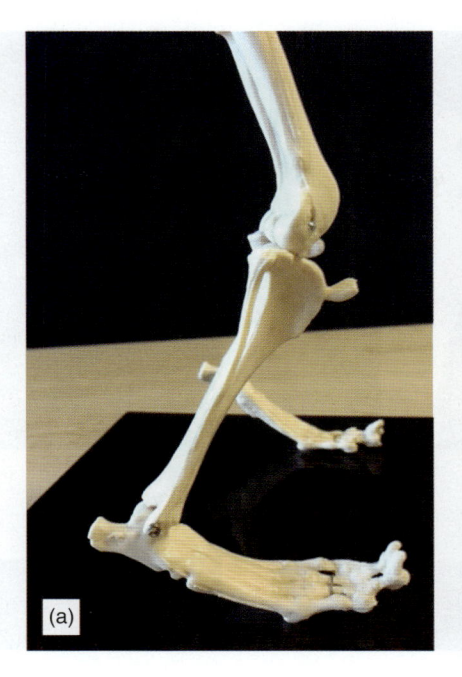
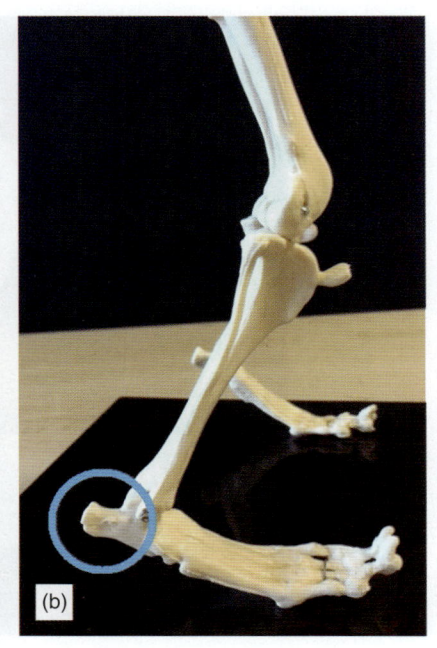

骨はより頭側に位置し，腓骨は細くなっている．脛骨は下腿部の荷重のほとんどを担っている．外側に位置する腓骨の役割は，筋肉の付着部を提供することである[129]．脛骨の近位は，大腿骨との関節を形成するために平坦になっている．脛骨の内側顆および外側顆，そして大腿骨の内側顆および外側顆を隔てているのは，不完全な両凹形の円板である内側半月板および外側半月板だけである[129]．

内外側の脛骨顆の間にあり，尾側に位置するのが膝窩切痕である．既に述べたように，膝窩切痕は後十字靱帯の付着部である[196, 214]．

遠位では，脛骨が内果として終わっている．内果の尾側には，足根屈筋群の付着部を提供するための明瞭な切痕および溝がある[129]．

近位では，腓骨頭が脛骨外側顆の尾外側面と関節を構成している．遠位では，腓骨が外果として終わっている．外果の内側面に沿って，脛側足根骨または距骨の滑車と密接に結合する関節面がある[129]．

足根関節は手根関節と同様に7個の骨で構成されているが，3つの重要な違いがある．1つ目は，脛骨と腓骨は共に脛側足根骨のみと関節を構成しているのに対し，橈骨と尺骨はより広く手根骨と連結している．2つ目は，足根骨の長さは手根骨のそれの3倍である．3つ目は，大きさおよび形態に多様性のある足根骨が組み合わさって足根関節が構成されている．最も大きく長い足根骨は踵骨である．踵骨は，近位で踵骨隆起という突出部を形成しており，その上に踵骨腱が終止している（図15.26）．遠位では，脛側足根骨と共に

安定した関節を構成している[129]．

足根骨の遠位列は，第2～5中足骨の4本の中足骨と関節を構成している．第2中足骨が最も内側に位置している[129]．各々の中足骨には，第2～5趾を形成するために3個の趾骨が付着している[129]（図15.27）．

イヌの後肢端の大きさを考えると，踵骨を除き，触診だけで個々の足根骨を識別することは非常に難しい．したがって，足根関節の検査を行う目的は，各々の骨を識別することよりも，腫脹，熱感，捻髪音，両後肢端間の非対称性，そして疼痛といった異常を確認することである．

足根関節の可動域も評価すべきである．関節角度計で測定すると，ジャーマン・シェパードの足根関節の可動域は，屈曲時は30°，そして伸展時は149°で維持されており，ラブラドール・レトリーバーの足根関節の可動域は，屈曲時は39°，そして伸展時は164°で維持されている[131]．

加えて，内側足根側副靱帯および外側足根側副靱帯の安定性も評価すべきである．各々の側副靱帯は，短帯および長帯の2つの帯で構成されている．各帯の不安定性を評価する際には，屈曲時の足根関節の変位（短帯の損傷によって生じる不安定）だけでなく，伸展時の足根関節の変位（長帯の損傷によって生じる不安定）も検査する必要がある．

趾と同様に，各々の中足骨は触知できる．しかし，ネコの場合と同様，後肢端を検査する際には，その大きさが制限になる．身体診察のみの評価では，足根骨，

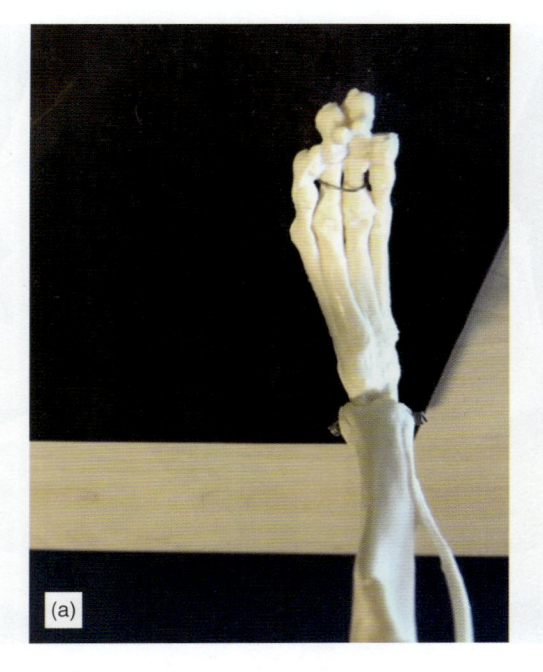

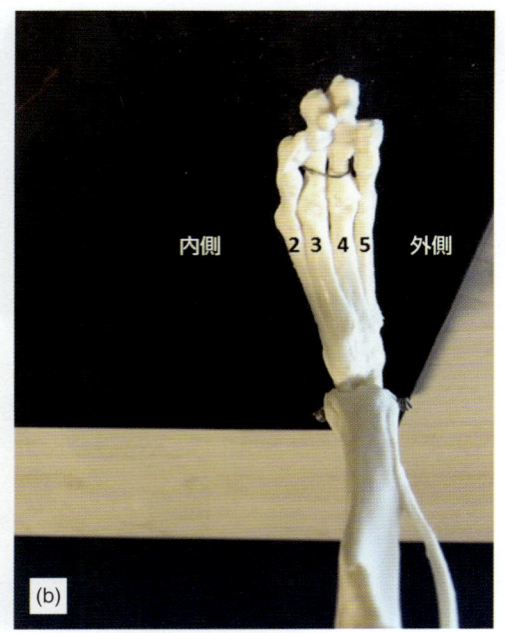

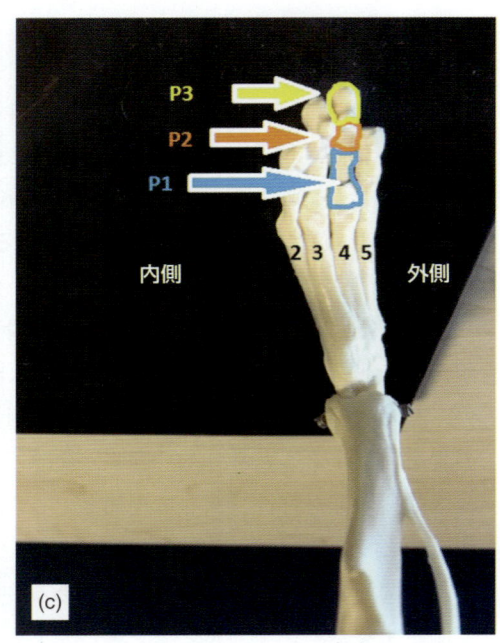

図15.27 (a) イヌの右側後肢の遠位部の骨格モデル．(b) 中足骨を2～5で示す（最も内側にある中足骨が2，そして最も外側にある中足骨が5）．(c) 中足骨は2～5で，そして趾骨はP1，P2およびP3で示す．最も近位にある趾骨がP1，そして最も遠位にある趾骨がP3である．

中足骨および趾骨の骨折を容易に見逃す可能性がある[92]．後肢の遠位部に限局した疼痛，腫脹または跛行がみられる時には常にX線検査を実施すべきである．

　イヌでは肢の触診および歩行検査を容易に実施できることが多いため，一般にイヌに整形外科学的検査を行うことはネコほど難しくはない．しかし，整形外科学的検査の手技の多くは，検査を初めて行う学生にとっては不自然に思えるかも知れない．腹部の触診ス

キルを磨くために助言したように，麻酔下のイヌで整形外科学的検査の手技を練習するとよい．麻酔下のイヌは緊張していない．このため，経験の浅い獣医師にとっては，自分が触診で感じているものが実際に存在するということを，もっと容易に確信できるようになる．練習を積み重ねれば，診断，内科療法，そして外科療法の補助となる些細な変化を拾い上げられるようになるはずである．

参考文献

1 German, A.J. (2006) The growing problem of obesity in dogs and cats. *Journal of Nutrition*, **136** (7 Suppl.), 1940S–1946S.

2 Churchill, J. and Ward, E. (2016) Communicating with pet owners about obesity: roles of the veterinary health care team. *Veterinary Clinics of North America: Small Animal Practice*, **46** (5), 899–911.

3 Brooks, D., Churchill, J., Fein, K. *et al.* (2014) 2014 AAHA weight management guidelines for dogs and cats. *Journal of the American Animal Hospital Association*, **50** (1), 1–11.

4 Colliard, L., Paragon, B.M., Lemuet, B. *et al.* (2009) Prevalence and risk factors of obesity in an urban population of healthy cats. *Journal of Feline Medicine and Surgery*, **11** (2), 135–140.

5 Pibot, P., Biourge, V., and Elliot, D. (2006) *Encyclopedia of Canine Clinical Nutrition*, Royal Canin, Almargues.

6 Lund, E.M., Armstrong, P.J., and Kirk, C.A. (2005) Prevalence and risk factors for obesity in adult cats from private US veterinary practices. *International Journal of Applied Research in Veterinary Medicine*, **3** (2), 88–96.

7 McGreevy, P.D., Thomson, P.C., Pride, C. *et al.* (2005) Prevalence of obesity in dogs examined by Australian veterinary practices and the risk factors involved. *Veterinary Record*, **156** (22), 695.

8 White, G.A., Hobson-West, P., Cobb, K. *et al.* (2011) Canine obesity: is there a difference between veterinarian and owner perception? *Journal of Small Animal Practice*, **52** (12), 622–626.

9 German, A.J. (2010) Obesity in companion animals. *Companion Animal Practice*, 32, 42–50.

10 Lund, E.M., Armstrong, P.J., Kirk, C.A., and Klausner, J.S. (2006) Prevalence and risk factors for obesity in adult dogs from private U.S. veterinary practices. *International Journal of Applied Research in Veterinary Medicine*, **4**, 177–186.

11 Markwell, P.J., Vanerk, W., Parkin, G.D. *et al.* (1990) Obesity in the dog. *Journal of Small Animal Practice*, **31** (10), 533–537.

12 Weeth, L.P., Fascetti, A.J., Kass, P.H. *et al.* (2007) Prevalence of obese dogs in a population of dogs with cancer. *American Journal of Veterinary Research*, **68** (4), 389–398.

13 Kealy, R.D., Lawler, D.F., Ballam, J.M. *et al.* (2002) Effects of diet restriction on life span and age-related changes in dogs. *Journal of the American Veterinary Medical Association*, **220**, 1315–1320.

14 Mattheeuws, D., Rottiers, R., Kaneko, J.J., and Vermeulen, A. (1984) Diabetes mellitus in dogs: relationship of obesity to glucose tolerance and insulin response. *American Journal of Veterinary Research*, **45** (1), 98–103.

15 Lawler, D.F., Larson, B.T., Ballam, J.M. *et al.* (2008) Diet restriction and ageing in the dog: major observations over two decades. *British Journal of Nutrition*, **99** (4), 793–805.

16 Baldwin, K., Bartges, J., Buffington, T. *et al.* (2010) AAHA nutritional assessment guidelines for dogs and cats. *Journal of the American Animal Hospital Association*, **46** (4), 285–296.

17 Laflamme, D. (1997) Development and validation of a body condition score system for dogs. *Canine Practice*, **22** (4), 10–15.

18 Toll, P.W., Yamka, R.M., Schoenherr, W.D. *et al.* (2010) Obesity, in *Small Animal Clinical Nutrition* (eds. M.S. Hand, C.D. Thatcher, R.L. Remillard, *et al.*), Mark Morris Institute, Topeka, KS, pp. 501–542.

19 Witzel, A.L., Kirk, C.A., Henry, G.A. *et al.* (2014) Use of a novel morphometric method and body fat index system for estimation of body composition in overweight and obese dogs. *Journal of the American Veterinary Medical Association*, **244** (11), 1279–1284.

20 Courcier, E.A., Thomson, R.M., Mellor, D.J., and Yam, P.S. (2010) An epidemiological study of environmental factors associated with canine obesity. *Journal of Small Animal Practice*, **51** (7), 362–367.

21 Michel, K.E., Anderson, W., Cupp, C., and Laflamme, D.P. (2011) Correlation of a feline muscle mass score with body composition determined by dual-energy X-ray absorptiometry. *British Journal of Nutrition*, **106** (Suppl. 1), S57–S59.

22 Freeman, L.M. (2012) Cachexia and sarcopenia: emerging syndromes of importance in dogs and cats. *Journal of Veterinary Internal Medicine*, **26** (1), 3–17.

23 Anker, S.D., Ponikowski, P., Varney, S. *et al.* (1997) Wasting as independent risk factor for mortality in chronic heart failure. *Lancet*, **349** (9058), 1050–1053.

24 Anker, S.D., Negassa, A., Coats, A.J. *et al.* (2003) Prognostic importance of weight loss in chronic heart failure and the effect of treatment with angiotensin-converting-enzyme inhibitors: an observational study. *Lancet*, **361** (9363), 1077–1083.

25 Freeman, L.M. and Roubenoff, R. (1994) The nutrition implications of cardiac cachexia. *Nutrition Reviews*, **52** (10), 340–347.

26 Baez, J.L., Michel, K.E., Sorenmo, K., and Shofer, FS. (2007) A prospective investigation of the prevalence and prognostic significance of weight loss and changes in body condition in feline cancer patients. *Journal of Feline Medicine and Surgery*, **9** (5), 411–417.

27 Scarlett, J.M. and Donoghue, S. (1998) Associations between body condition and disease in cats. *Journal of the American Veterinary Medical Association*, **212** (11), 1725–1731.

28 Doria-Rose, V.P. and Scarlett, J.M. (2000) Mortality rates and causes of death among emaciated cats. *Journal of the American Veterinary Medical Association*, **216** (3), 347–351.

29 Thayer, V. (2012) Deciphering the cat: the medical history of physical examination, in *The Cat: Clinical Medicine and Management* (ed. S.E. Little), Saunders Elsevier, St. Louis, pp. 36–39.

30 Bartges, J., Raditic, D., Kirk, C. *et al.* (2012) Nutritional management of diseases, in *The Cat: Clinical Medicine and Management* (ed. S.E. Little), Saunders Elsevier, St. Louis, p. 261.

31 Little, S.E. (2012) Managing the senior cat, in *The Cat: Clinical Medicine and Management* (ed. S.E. Little), Saunders Elsevier, St. Louis, p. 1169.

32 Chandler, M. (2014) Nutrition for the surgical patient, in *Feline Soft Tissue and General Surgery* (eds. S.J. Langley-Hobbs, J.L. Demetriou, and J.F. Ladlow), Saunders Elsevier, St. Louis, pp. 55–58.

33 WSAVA Nutritional Assessment Guidelines Task Force Members, Freeman, L., Becvarova, I., Cave, N. *et al.* (2011) WSAVA Nutritional Assessment Guidelines. *Journal of Small Animal Practice*, **52** (7), 385–396.

34 Hutchinson, D., Sutherland-Smith, J., Watson, A.L.,

and Freeman, L.M. (2012) Assessment of methods of evaluating sarcopenia in old dogs. *American Journal of Veterinary Research*, **73** (11), 1794–1800.

35 Hazewinkel, H.A.W., Meij, B.P., Theyse, L.F.H., and van Rijssen, B. (2009) Locomotor system, in *Medical History and Physical Examination in Companion Animals*, 2nd edn. (eds. A. Rijnberk and F.J. van Sluijs), Saunders Elsevier, St. Louis, pp. 135–159.

36 Dyce, K.M., Sack, W.O., and Wensing, C.J.G. (1996) Some basic facts and concepts, in *Textbook of Veterinary Anatomy*, 2nd edn. (eds. K.M. Dyce, W.O. Sack, and C.J.G. Wensing), Saunders, Philadelphia.

37 Evans, H.E. (1993) Prenatal development, in *Miller's Anatomy of the Dog*, 3rd edn. (ed. H.E. Evans), Saunders Elsevier, Philadelphia.

38 Stades, F.C. and Stokhof, A.A. (2009) Health certification, in *Medical History and Physical Examination in Companion Animals*, 2nd edn. (eds. A. Rijnberk and F.J. van Sluijs), Saunders Elsevier, St. Louis, pp. 245–246.

39 American Kennel Club (2008) *Official Standard of the Chihuahua*, http://images.akc.org/pdf/breeds/standards/Chihuahua.pdf?_ga=1.215017687.1321975590.1442621488 (accessed 27 June 2016).

40 Przyborowska, P., Adamiak, Z., Jaskolska, M., and Zhalniarovich, Y. (2013) Hydrocephalus in dogs: a review. *Veterinarni Medicina*, **58** (2), 73–80.

41 Root Kustriz, M.V. (2011) History and physical examination of the weanling and adolescent, in *Small Animal Pediatrics: The First 12 Months of Life* (eds. M.E. Peterson and M.A. Kutzler), Saunders Elsevier, St. Louis, pp. 28–33.

42 Root Kustriz, M.V. (2011) History and physical examination of the neonate, in *Small Animal Pediatrics: The First 12 Months of Life* (eds. M.E. Peterson and M.A. Kutzler), Saunders Elsevier, St. Louis, pp. 20–27.

43 Brown, J.A., Rachlin, J., Rubin, J.M., and Wollmann, R.L. (1984) Ultrasound evaluation of experimental hydrocephalus in dogs. *Surgical Neurology*, **22** (3), 273–276.

44 Esteve-Ratsch, B., Kneissl, S., and Gabler, C. (2001) Comparative evaluation of the ventricles in the Yorkshire Terrier and the German Shepherd dog using low-field MRI. *Veterinary Radiology & Ultrasound*, **42** (5), 410–413.

45 Adamiak, Z., Jaskolska, M., and Pomianowski, A. (2012) Low-field magnetic resonance imaging of canine hydrocephalus. *Pakistan Veterinary Journal*, **32** (1), 128–130.

46 Thomas, W.B. (2010) Hydrocephalus in dogs and cats. *Veterinary Clinics of North America: Small Animal Practice*, **40** (1), 143.

47 Partington, B.P. (1995) Physical examination and diagnostic imaging procedures: diagnostic imaging techniques, in *Veterinary Pediatrics: Dogs and Cats from Birth to Six Months*, 2nd edn. (ed. J.D. Hoskins), Saunders, Philadelphia, pp. 7–21.

48 Hoskins, J.D. and Shelton, G.D. (2001) The nervous and neuromuscular systems, in *Veterinary Pediatrics: Dogs and Cats from Birth to Six Months*, 3rd edn. (ed. J.D. Hoskins), Saunders Elsevier, Philadelphia, pp. 425–62.

49 Haworth, K.E., Islam, I., Breen, M. *et al.* (2001) Canine TCOF1; cloning, chromosome assignment and genetic analysis in dogs with different head types. *Mammalian Genome*, **12** (8), 622–629.

50 Wayne, R.K. (1986) Cranial morphology of domestic and wild canids – the influence of development on morphological change. *Evolution*, **40** (2), 243–261.

51 Young, A. and Bannasch, D. (2006) Morphological variation in the dog, in *The Dog and its Genome* (eds. E.A. Ostrander, U. Giger, and K. Lindblad-Toh), Cold Spring Harbor Laboratory Press, Cold Spring Harbor, NY, pp. 47–65.

52 Schoenebeck, J.J. and Ostrander, E.A. (2013) The genetics of canine skull shape variation. *Genetics*, **193** (2), 317–325.

53 Overall, K.L. (1997) Normal canine behavior, in *Clinical Behavioral Medicine for Small Animals* (ed. K.L. Overall), Mosby, St. Louis, pp. 9–44.

54 Grevel, V., Opitz, M., Steeb, C., and Skrodzki, M. (1993) Myopathy due to potassium deficiency in eight cats and a dog. *Berliner und Münchener Tierärztliche Wochenschrift*, **106** (1), 20–26 (in German).

55 Rusbridge, C. (2005) Neurological diseases of the Cavalier King Charles spaniel. *Journal of Small Animal Practice*, **46** (6), 265–272.

56 Ryan, T.M., Platt, S.R., Llabres-Diaz, F.J. *et al.* (2008) Detection of spinal cord compression in dogs with cervical intervertebral disc disease by magnetic resonance imaging. *Veterinary Record*, **163** (1), 11–15.

57 Brisson, B.A. (2010) Intervertebral disc disease in dogs. *Veterinary Clinics of North America: Small Animal Practice*, **40** (5), 829.

58 Denny, H.R. (1978) The surgical treatment of cervical disc protrusions in the dog: a review of 40 cases. *Journal of Small Animal Practice*, **19** (5), 251–257.

59 Morgan, P.W., Parent, J., and Holmberg, D.L. (1993) Cervical pain secondary to intervertebral disc disease in dogs – radiographic findings and surgical implications. *Progress in Veterinary Neurology*, **4** (3), 76–80.

60 Loughin, C.A. and Marino, D.J. (2016) Atlantooccipital overlap and other craniocervical junction abnormalities in dogs. *Veterinary Clinics of North America: Small Animal Practice*, **46** (2), 243.

61 Freeman, A.C., Platt, S.R., Kent, M. *et al.* (2014) Chiari-like malformation and syringomyelia in American Brussels Griffon dogs. *Journal of Veterinary Internal Medicine*, **28** (5), 1551–1559.

62 Linon, E., Geissbuhler, U., Karli, P., and Forterre, F. (2014) Atlantoaxial epidural abscess secondary to grass awn migration in a dog. *Veterinary and Comparative Orthopaedics and Traumatology*, **27** (2), 155–158.

63 Forterre, F., Casoni, D., Tomek, A. *et al.* (2015) Congenital cervical kyphosis in two young sighthounds. *Veterinary and Comparative Orthopaedics and Traumatology*, **28** (1), 73–78.

64 Parker, A.J., Park, R.D., and Stowater, J.L. (1973) Cervical kyphosis in an Afghan Hound. *Journal of the American Veterinary Medical Association*, **162** (11), 953–955.

65 Bingel, S.A. and Sande, R.D. (1994) Chondrodysplasia in five Great Pyrenees. *Journal of the American Veterinary Medical Association*, **205** (6), 845–848.

66 Bingel, S.A., Sande, R.D., and Wight, T.N. (1985) Chondrodysplasia in the Alaskan Malamute – characterization of proteoglycans dissociatively extracted from dwarf growth plates. *Laboratory Investigation*, **53** (4), 479–485.

67 Bingel, S.A., Sande, R.D., and Newbrey, J. (1983) Dwarfism in the Alaskan Malamute – ultrastructural features of dwarf growth plate chondrocytes. *Calcified*

Tissue International, **35** (2), 216–224.

68 Fletch, S.M., Smart, M.E., Pennock, P.W., and Subden, R.E. (1973) Clinical and pathologic features of chondrodysplasia (dwarfism) in the Alaskan Malamute. *Journal of the American Veterinary Medical Association*, **162** (5), 357–361.

69 Meyers, V.N., Jezyk, P.F., Aguirre, G.D., and Patterson, D.F. (1983) Short-limbed dwarfism and ocular defects in the Samoyed dog. *Journal of the American Veterinary Medical Association*, **183** (9), 975–979.

70 Aroch, I., Ofri, R., and Aizenberg, I. (1996) Haematological, ocular and skeletal abnormalities in a Samoyed family. *Journal of Small Animal Practice*, **37** (7), 333–339.

71 Breur, G.J., Zerbe, C.A., Slocombe, R.F. *et al.* (1989) Clinical, radiographic, pathologic, and genetic features of osteochondrodysplasia in Scottish deerhounds. *Journal of the American Veterinary Medical Association*, **195** (5), 606–612.

72 Frischknecht, M., Niehof-Oellers, H., Jagannathan, V. *et al.* (2013) A *COL11A2* mutation in Labrador Retrievers with mild disproportionate dwarfism. *PLoS One*, **8** (3), e60149.

73 Hanssen, I., Falck, G., Grammeltvedt, A.T. *et al.* (1998) Hypochondroplastic dwarfism in the Irish setter. *Journal of Small Animal Practice*, **39** (1), 10–44.

74 Neff, M.W., Beck, J.S., Koeman, J.M. *et al.* (2012) Partial deletion of the sulfate transporter *SLC13A1* is associated with an osteochondrodysplasia in the Miniature Poodle breed. *PLoS One*, **7** (12), e51917.

75 Kyostila, K., Lappalainen, A.K., and Lohi, H. (2013) Canine chondrodysplasia caused by a truncating mutation in collagen-binding integrin alpha subunit 10. *PLoS One*, **8** (9), e75621.

76 American Kennel Club (2007) *Official Standard of the Dachshund*, http://images.akc.org/pdf/breeds/standards/Dachshund.pdf?_ga=1.220350552.1321975590.1442621488 (accessed 19 January 2017).

77 American Kennel Club (1993) *Official Standard of the Pembroke Welsh Corgi*, http://images.akc.org/pdf/breeds/standards/PembrokeWelshCorgi.pdf?_ga=1.246130884.1321975590.1442621488 (accessed 19 January 2017).

78 Voorbij, A.M., Leegwater, P.A., Buijtels, J.J. *et al.* (2016) Central hypothyroidism in Miniature Schnauzers. *Journal of Veterinary Internal Medicine*, **30** (1), 85–91.

79 Greco, D.S., Feldman, E.C., Peterson, M.E. *et al.* (1991) Congenital hypothyroid dwarfism in a family of Giant Schnauzers. *Journal of Veterinary Internal Medicine*, **5** (2), 57–65.

80 Harasen, G. (2010) Canine carpal conundrums. *Canadian Veterinary Journal/Revue Vétérinaire Canadienne*, **51** (8), 909–910.

81 Comerford, E.J., Doran, I.C., and Owen, M.R. (2006) Carpal derangement and associated carpal valgus in a dog. *Veterinary and Comparative Orthopaedics and Traumatology*, **19** (2), 113–116.

82 Sereda, C.W., Lewis, D.D., Radasch, R.M. *et al.* (2009) Descriptive report of antebrachial growth deformity correction in 17 dogs from 1999 to 2007, using hybrid linear-circular external fixator constructs. *Canadian Veterinary Journal/Revue Vétérinaire Canadienne*, **50** (7), 723–732.

83 Langley-Hobbs, S.J., Hamilton, M.H., and Pratt, J.N.J. (2007) Radiographic and clinical features of carpal varus associated with chronic sprain of the lateral

collateral ligament complex in 10 dogs. *Veterinary and Comparative Orthopaedics and Traumatology*, **20** (4), 324–330.

84 Cetinkaya, M.A., Yardimci, C., and Saglam, M. (2007) Carpal laxity syndrome in forty-three puppies. *Veterinary and Comparative Orthopaedics and Traumatology*, **20** (2), 126–130.

85 Shires, P.K., Hulse, D.A., and Kearney, M.T. (1985) Carpal hyperextension in two-month-old pups. *Journal of the American Veterinary Medical Association*, **186** (1), 49–52.

86 Lopez, M.J., Quinn, M.M., and Markel, M.D. (2006) Evaluation of gait kinetics in puppies with coxofemoral joint laxity. *American Journal of Veterinary Research*, **67** (2), 236–241.

87 Lopez, M.J., Quinn, M.M., and Markel, M.D. (2006) Associations between canine juvenile weight gain and coxofemoral joint laxity at 16 weeks of age. *Veterinary Surgery*, **35** (3), 214–218.

88 Madsen, J.S. (1997) The joint capsule and joint laxity in dogs with hip dysplasia. *Journal of the American Veterinary Medical Association*, **210** (10), 1463.

89 Harasen, G. (2002) Arthrodesis – Part II: The tarsus. *Canadian Veterinary Journal/Revue Vétérinaire Canadienne*, **43** (10), 806–808.

90 Johnson, K.A. (1995) Arthrodesis, in *Small Animal Orthopedics* (ed. M.L. Olmstead), Mosby, St. Louis, pp. 527–529.

91 Piermattei, D.L., Flo, G.L., and Brinker, W.O. (1997) *Brinker, Piermattei, and Flo's Handbook of Small Animal Orthopedics and Fracture Repair*, 3rd edn., Saunders, Philadelphia, pp. 642–652.

92 Voss, K. and Steffen, F. (2009) Patient assessment, in *Feline Orthopedic Surgery and Musculoskeletal Disease* (eds. P.M. Montavon, K. Voss, and S.J. Langley-Hobbs), Saunders Elsevier, St. Louis, pp. 3–20.

93 Arnoczky, S.P. and Tarvin, G.B. (1981) Physical examination of the musculoskeletal system. *Veterinary Clinics of North America: Small Animal Practice*, **11** (3), 575–593.

94 Piermattei, D.L., Flo, G.L., and DeCamp, C.E. (2006) *Piermattei and Flo's Handbook of Small Animal Orthopedics and Fracture Repair*, 4th edn., Saunders, Philadelphia.

95 Park, K., Kang, J., Park, S. *et al.* (2004) Linkage of the locus for canine dewclaw to chromosome 16. *Genomics*, **83** (2), 216–224.

96 MacPhail, C.M. (2013) Surgery of the integumentary system, in *Small Animal Surgery*, 4th edn. (ed. T.W. Fossum), Mosby Elsevier, St. Louis, pp. 190–288.

97 American Kennel Club (1990) *Official Standard of the Bernese Mountain Dog*, http://images.akc.org/pdf/breeds/standards/BerneseMountainDog.pdf?_ga=1.146007796.1321975590.1442621488 (accessed 27 June 2016).

98 Kunkel, K.A. and Rochat, M.C. (2008) A review of lameness attributable to the shoulder in the dog. Part one. *Journal of the American Animal Hospital Association*, **44** (4), 156–162.

99 Kunkel, K.A. and Rochat, M.C. (2008) A review of lameness attributable to the shoulder in the dog. Part two. *Journal of the American Animal Hospital Association*, **44** (4), 163–170.

100 Cook, J.L. (2001) Forelimb lameness in the young patient. *Veterinary Clinics of North America: Small Animal Practice*, **31** (1), 55.

101 Schulz, K.S. (2001) Forelimb lameness in the adult patient. *Veterinary Clinics of North America: Small Animal Practice*, **31** (1), 85.

102 Renberg, W.C. (2001) Evaluation of the lame patient. *Veterinary Clinics of North America: Small Animal Practice*, **31** (1), 1.

103 Rochat, M.C. (2005) Emerging causes of canine lameness. *Veterinary Clinics of North America: Small Animal Practice*, **35** (5), 1233–1239, vii.

104 Lande, R., Reese, S.L., Cuddy, L.C. *et al.* (2014) Prevalence of computed tomographic subchondral bone lesions in the scapulohumeral joint of 32 immature dogs with thoracic limb lameness. *Veterinary Radiology & Ultrasound*, **55** (1), 23–28.

105 Kunst, C.M., Pease, A.P., Nelson, N.C. *et al.* (2014) Computed tomographic identification of dysplasia and progression of osteoarthritis in dog elbows previously assigned OFA grades 0 and 1. *Veterinary Radiology & Ultrasound*, **55** (5), 511–520.

106 Stogdale, L. (1979) Foreleg lameness in rapidly growing-dogs. *Journal of the South African Veterinary Association*, **50** (3), 193–200.

107 Bennett, D. (1976) Nutrition and bone disease in the dog and cat. *Veterinary Record*, **98** (16), 313–321.

108 Krook, L. and Whalen, J.P. (2010) Nutritional secondary hyperparathyroidism in the animal kingdom: report of two cases. *Clinical Imaging*, **34** (6), 458–461.

109 de Fornel-Thibaud, P., Blanchard, G., Escoffier-Chateau, L. *et al.* (2007) Unusual case of osteopenia associated with nutritional calcium and vitamin D deficiency in an adult dog. *Journal of the American Animal Hospital Association*, **43** (1), 52–60.

110 Taylor, M.B., Geiger, D.A., Saker, K.E., and Larson, M.M. (2009) Diffuse osteopenia and myelopathy in a puppy fed a diet composed of an organic premix and raw ground beef. *Journal of the American Veterinary Medical Association*, **234** (8), 1041–1048.

111 Lourens, D.C. (1980) Nutritional or secondary hyperparathyroidism in a German Shepherd litter. *Journal of the South African Veterinary Association*, **51** (2), 121–123 (in Afrikaans).

112 Nortje, J., Bruce, W.J., and Worth, A.J. (2015) Surgical repair of humeral condylar fractures in New Zealand working farm dogs – long-term outcome and owner satisfaction. *New Zealand Veterinary Journal*, **63** (2), 110–116.

113 Duffy, A.L. and Hackett, T.B. (2010) Canine pedal injury resulting from metal landscape edging. *Journal of Veterinary Emergency and Critical Care*, **20** (5), 533–536.

114 Foster, J.D., Sample, S., Kohler, R. *et al.* (2014) Serum biomarkers of clinical and cytologic response in dogs with idiopathic immune-mediated polyarthropathy. *Journal of Veterinary Internal Medicine*, **28** (3), 905–911.

115 Johnson, K.C. and Mackin, A. (2012) Canine immune-mediated polyarthritis. Part 1: Pathophysiology. *Journal of the American Animal Hospital Association*, **48** (1), 12–17.

116 Johnson, K.C. and Mackin, A. (2012) Canine immune-mediated polyarthritis. Part 2: Diagnosis and treatment. *Journal of the American Animal Hospital Association*, **48** (2), 71–82.

117 Chomel, B. (2015) Lyme disease. *Revue Scientifique et Technique*, **34** (2), 569–576.

118 Krupka, I. and Straubinger, R.K. (2010) Lyme borreliosis in dogs and cats: background, diagnosis, treatment and prevention of infections with *Borrelia burgdorferi sensu stricto*. *Veterinary Clinics of North America: Small Animal Practice*, **40** (6), 1103.

119 Solano-Gallego, L., Capri, A., Pennisi, M.G. *et al.* (2015) Acute febrile illness is associated with *Rickettsia* spp infection in dogs. *Parasites & Vectors*, **8**, 216.

120 Mazepa, A.W., Kidd, L.B., Young, K.M., and Trepanier, L.A. (2010) Clinical presentation of 26 *Anaplasma phagocytophilum*-seropositive dogs residing in an endemic area. *Journal of the American Animal Hospital Association*, **46** (6), 405–412.

121 Graupmann-Kuzma, A., Valentine, B.A., Shubitz, L.F. *et al.* (2008) Coccidioidomycosis in dogs and cats: a review. *Journal of the American Animal Hospital Association*, **44** (5), 226–235.

122 Johnson, L.R., Herrgesell, E.J., Davidson, A.P., and Pappagianis, D. (2003) Clinical, clinicopathologic, and radiographic findings in dogs with coccidioidomycosis: 24 cases (1995–2000). *Journal of the American Veterinary Medical Association*, **222** (4), 461–466.

123 Sivacolundhu, R.K., Runge, J.J., Donovan, T.A. *et al.* (2013) Ulnar osteosarcoma in dogs: 30 cases (1992–2008). *Journal of the American Veterinary Medical Association*, **243** (1), 96–101.

124 Gasch, E.G., Rivier, P., and Bardet, J.F. (2013) Free proximal cortical ulnar autograft for the treatment of distal radial osteosarcoma in a dog. *Canadian Veterinary Journal/Revue Vétérinaire Canadienne*, **54** (2), 162–166.

125 Henry, C.J., Brewer, W.G., Whitley, E.M. *et al.* (2005) Canine digital tumors: a Veterinary Cooperative Oncology Group retrospective study of 64 dogs. *Journal of Veterinary Internal Medicine*, **19** (5), 720–724.

126 Shafiee, R., Shariat, A., Khalili, S. *et al.* (2015) Diagnostic investigations of canine prostatitis incidence together with benign prostate hyperplasia, prostate malignancies, and biochemical recurrence in high-risk prostate cancer as a model for human study. *Tumour Biology*, **36** (4), 2437–2445.

127 Duclos, D.D., Hargis, A.M., and Hanley, P.W. (2008) Pathogenesis of canine interdigital palmar and plantar comedones and follicular cysts, and their response to laser surgery. *Veterinary Dermatology*, **19** (3), 134–141.

128 Fox, D.B. (2007) Orthopedic examination of the forelimb in the dog. *Clinician's Brief, June*, 19–22.

129 Evans, H.E. (1993) The skeleton, in *Miller's Anatomy of the Dog*, 3rd edn. (ed. H.E. Evans), Saunders Elsevier, Philadelphia, pp. 122–218.

130 Gilbert, S.G. (1989) *Pictorial Anatomy of the Cat*, University of Washington Press, Seattle.

131 Thomas, T.M., Marcellin-Little, D.J., Roe, S.C. *et al.* (2006) Comparison of measurements obtained by use of an electrogoniometer and a universal plastic goniometer for the assessment of joint motion in dogs. *American Journal of Veterinary Research*, **67** (12), 1974–1979.

132 Grierson, J. (2012) Hips, elbows and stifles: common joint diseases in the cat. *Journal of Feline Medicine and Surgery*, **14** (1), 23–30.

133 Clements, D.N., Fitzpatrick, N., Carter, S.D., and Day, P.J.R. (2009) Cartilage gene expression correlates with radiographic severity of canine elbow osteoarthritis.

Veterinary Journal, **179** (2), 211–218.

134 Morgan, J.P., Wind, A., and Davidson, A.P. (1999) Bone dysplasias in the Labrador retriever: a radiographic study. *Journal of the American Animal Hospital Association*, **35** (4), 332–340.

135 Michelsen, J. (2013) Canine elbow dysplasia: aetiopathogenesis and current treatment recommendations. *Veterinary Journal*, **196** (1), 12–19.

136 Samoy, Y., Van Ryssen, B., Gielen, I. *et al.* (2006) Review of the literature – elbow incongruity in the dog. *Veterinary and Comparative Orthopaedics and Traumatology*, **19** (1), 1–8.

137 Van Sickle, D.C. (1966) A comparative study of the postnatal elbow development of the Greyhound and the German Shepherd dog. *Journal of the American Veterinary Medical Association*, **147**, 1650.

138 Kirberger, R.M. and Fourie, S.L. (1998) Elbow dysplasia in the dog: pathophysiology, diagnosis and control. *Journal of the South African Veterinary Association*, **69** (2), 43–54.

139 Olson, N.C., Brinker, W.O., Carrig, C.B., and Tvedten, H.W. (1981) Asynchronous growth of the canine radius and ulna – surgical correction following experimental premature closure of the distal radial physis. *Veterinary Surgery*, **10** (3), 125–131.

140 Morgan, J.P., Wind, A., and Davidson, A.P. (1999) Bone dysplasias in the Labrador retriever: a radiographic study. *Journal of the American Animal Hospital Association*, **35** (4), 332–340.

141 Morgan, J., Wind, A., and Davidson, A.P. (2000) Elbow dysplasia, in *Hereditary Bone and Joint Diseases in the Dog*, Schültersche, Hannover, pp. 41–94.

142 Hazewinkel, H.A.W., Meij, B.P., Nap, R.C., and Dijkshoorn, N.E. (1995) Radiographic views for elbow dysplasia screening in Bernese Mountain Dogs, in *Proceedings of the 7th International Elbow Working Group Meeting*, Konstanz, Germany, pp. 32–37.

143 Clements, D.N. (2006) Gene expression in normal and diseased elbows, in *Proceedings of the Autumn Meeting of the British Veterinary Orthopaedic Association, Chester*, pp. 6–7.

144 Grondalen, J. and Lingaas, F. (1991) Arthrosis in the elbow joint of young rapidly growing dogs – a genetic investigation. *Journal of Small Animal Practice*, **32** (9), 460–464.

145 Lewis, T.W., Ilska, J.J., Blott, S.C., and Woolliams, J.A. (2011) Genetic evaluation of elbow scores and the relationship with hip scores in UK Labrador retrievers. *Veterinary Journal*, **189** (2), 227–233.

146 Maki, K., Janss, L.L.G., Groen, A.F. *et al.* (2004) An indication of major genes affecting hip and elbow dysplasia in four Finnish dog populations. *Heredity*, **92** (5), 402–408.

147 Meyer-Lindenberg, A., Fehr, M., and Nolte, I. (2006) Co-existence of UAP and FCP of the ulna in the dog. *Journal of Small Animal Practice*, **47**, 61–65.

148 Ginja, M.M., Silvestre, A.M., Gonzalo-Orden, J.M., and Ferreira, A.J. (2010) Diagnosis, genetic control and preventive management of canine hip dysplasia: a review. *Veterinary Journal*, **184** (3), 269–276.

149 Wilson, B., Nicholas, F.W., and Thomson, P.C. (2011) Selection against canine hip dysplasia: success or failure? *Veterinary Journal*, **189** (2), 160–168.

150 Woolliams, J.A., Lewis, T.W., and Blott, S.C. (2011) Canine hip and elbow dysplasia in UK Labrador retrievers. *Veterinary Journal*, **189** (2), 169–176.

151 Stieger-Vanegas, S.M., Senthirajah, S.K., Nemanic, S.

et al. (2015) Evaluation of the diagnostic accuracy of four-view radiography and conventional computed tomography analysing sacral and pelvic fractures in dogs. *Veterinary and Comparative Orthopaedics and Traumatology*, **28** (3), 155–163.

152 Harasen, G. (2007) Pelvic fractures. *Canadian Veterinary Journal/Revue Vétérinaire Canadienne*, **48** (4), 427–428.

153 Draffan, D., Clements, D., Farrell, M. *et al.* (2009) The role of computed tomography in the classification and management of pelvic fractures. *Veterinary and Comparative Orthopaedics and Traumatology*, **22** (3), 190–197.

154 Burkhardt, M., Nienaber, U., Pizanis, A. *et al.* (2012) Acute management and outcome of multiple trauma patients with pelvic disruptions. *Critical Care*, **16** (4), R163.

155 Meeson, R. and Corr, S. (2011) Management of pelvic trauma: neurological damage, urinary tract disruption and pelvic fractures. *Journal of Feline Medicine and Surgery*, **13** (5), 347–361.

156 Hoffberg, J.E., Koenigshof, A.M., and Guiot, L.P. (2016) Retrospective evaluation of concurrent intra-abdominal injuries in dogs with traumatic pelvic fractures: 83 cases (2008–2013). *Journal of Veterinary Emergency and Critical Care*, **26** (2), 288–294.

157 Boysen, S.R., Rozanski, E.A., Tidwell, A.S. *et al.* (2004) Evaluation of a focused assessment with sonography for trauma protocol to detect free abdominal fluid in dogs involved in motor vehicle accidents. *Journal of the American Veterinary Medical Association*, **225** (8), 1198–1204.

158 Simpson, S.A., Syring, R., and Otto, C.M. (2009) Severe blunt trauma in dogs: 235 cases (1997–2003). *Journal of Veterinary Emergency and Critical Care*, **19** (6), 588–602.

159 Streeter, E.M., Rozanski, E.A., Laforcade-Buress, A. *et al.* (2009) Evaluation of vehicular trauma in dogs: 239 cases (January–December 2001). *Journal of the American Veterinary Medical Association*, **235** (4), 405–408.

160 Stafford, J.R. and Bartges, J.W. (2013) A clinical review of pathophysiology, diagnosis, and treatment of uroabdomen in the dog and cat. *Journal of Veterinary Emergency and Critical Care*, **23** (2), 216–229.

161 Kolata, R.J. and Johnston, D.E. (1975) Motor vehicle accidents in urban dogs: a study of 600 cases. *Journal of the American Veterinary Medical Association*, **167** (10), 938–941.

162 Lee, K., Heng, H.G., Jeong, J. *et al.* (2012) Feasibility of computed tomography in awake dogs with traumatic pelvic fracture. *Veterinary Radiology & Ultrasound*, **53** (4), 412–416.

163 Anderson, A. and Coughlan, A.R. (1997) Sacral fractures in dogs and cats: a classification scheme and review of 51 cases. *Journal of Small Animal Practice*, **38** (9), 404–409.

164 Fry, P.D. (1974) Observations on the surgical treatment of hip dislocation in the dog and cat. *Journal of Small Animal Practice*, **15** (11), 661–670.

165 Christopher, S.A. (2011) What is your diagnosis? *Journal of the American Veterinary Medical Association*, **239** (3), 301–302.

166 Maki, K., Janss, L.L., Groen, A.F. *et al.* (2004) An indication of major genes affecting hip and elbow dysplasia in four Finnish dog populations. *Heredity*, 92 (5), 402–408.

167 Janutta, V. and Distl, O. (2006) Inheritance of canine

hip dysplasia: review of estimation methods and of heritability estimates and prospects on further developments. *DTW. Deutsche Tierärztliche Wochenschrift*, **113** (1), 6–12.

168 Smith, G.K., Popovitch, C.A., Gregor, T.P., and Shofer, F.S. (1995) Evaluation of risk factors for degenerative joint disease associated with hip dysplasia in dogs. *Journal of the American Veterinary Medical Association*, **206** (5), 642–647.

169 Leighton, E.A. (1997) Genetics of canine hip dysplasia. *Journal of the American Veterinary Medical Association*, **210** (10), 1474–1479.

170 Baltzer, W. (2001) Canine hip dysplasia: Part 1. *Clinician's Brief*, October, 23–26.

171 Marshall, W., Bockstahler, B., Hulse, D., and Carmichael, S. (2009) A review of osteoarthritis and obesity: current understanding of the relationship and benefit of obesity treatment and prevention in the dog. *Veterinary and Comparative Orthopaedics and Traumatology*, **22** (5), 339–345.

172 Budsberg, S.C. and Bartges, J.W. (2006) Nutrition and osteoarthritis in dogs: does it help? *Veterinary Clinics of North America: Small Animal Practice*, **36** (6), 1307–1323, vii.

173 Chandler, J.C. and Beale, B.S. (2002) Feline orthopedics. *Clinical Techniques in Small Animal Practice*, **17** (4), 190–203.

174 Innes, J. (2007) Palpating for the Ortolani sign when diagnosing hip dysplasia. *Clinician's Brief*, January, 71–72.

175 Fox, D.B. (2007) Orthopedic examination of the rear limb in the dog. *Clinician's Brief*, July, 63–66.

176 Lust, G., Todhunter, R.J., Erb, H.N. *et al.* (2001) Comparison of three radiographic methods for diagnosis of hip dysplasia in eight-month-old dogs. *Journal of the American Veterinary Medical Association*, **219** (9), 1242–1246.

177 Smith, G.K. (1997) Advances in diagnosing canine hip dysplasia. *Journal of the American Veterinary Medical Association*, **210** (10), 1451–1457.

178 Farese, J.P., Todhunter, R.J., Lust, G. *et al.* (1998) Dorsolateral subluxation of hip joints in dogs measured in a weight-bearing position with radiography and computed tomography. *Veterinary Surgery*, **27** (5), 393–405.

179 Comhaire, F.H. and Schoonjans, F.A. (2011) Canine hip dyslasia: the significance of the Norberg angle for healthy breeding. *Journal of Small Animal Practice*, **52** (10), 536–542.

180 Guiot, L.P., Demianiuk, R.M., and Dejardin, L.M. (2012) Fractures of the femur, in *Veterinary Surgery: Small Animal*, vol. 1 (eds. K.M. Tobias and S.A. Johnston), Saunders Elsevier, St. Louis, pp. 865–905.

181 Sebastiani, A.M. and Fishbeck, D.W. (1998) *Mammalian Anatomy: the Cat*, Morton, Englewood, CO.

182 Vidoni, B., Henninger, W., Lorinson, D., and Mayrhofer, E. (2005) Traumatic avulsion fracture of the lesser trochanter in a dog. *Veterinary and Comparative Orthopaedics and Traumatology*, **18** (2), 105–109.

183 Guerrero, T.G., Koch, D., and Montavon, P.M. (2005) Fixation of a proximal femoral physeal fracture in a dog using a ventral approach and two Kirschner wires. *Veterinary and Comparative Orthopaedics and Traumatology*, **18** (2), 110–114.

184 Engel, E. and Kneissl, S. (2014) Salter–Harris fractures in dogs and cats considering problems in radiological reports – a retrospective analysis of 245 cases between 1991 and 2012. *Berliner und Münchener Tierärztliche Wochenschrift*, **127** (1–2), 77–83 (in German).

185 O'Neill, D.G., Meeson, R.L., Sheridan, A. *et al.* (2016) The epidemiology of patellar luxation in dogs attending primary-care veterinary practices in England. *Canine Genetics and Epidemiology*, **3**, 4.

186 Knight, G.C. (1963) Abnormalities and defects in pedigree dogs – III. Tibio-femoral joint deformity and patellar luxation. *Journal of Small Animal Practice*, **4** (6), 463–464.

187 Ness, M.G., Abercromby, R.H., May, C. *et al.* (1996) A survey of orthopaedic conditions in small animal veterinary practice in Britain. *Veterinary and Comparative Orthopaedics and Traumatology*, **9** (2), 43–52.

188 Roush, J.K. (1993) Canine patellar luxation. *Veterinary Clinics of North America: Small Animal Practice*, **23** (4), 855–868.

189 Schulz, K. (2007) Diseases of the joints: medial patellar luxation, in *Small Animal Surgery*, 3rd edn. (ed. T.W. Fossum), Mosby Elsevier, St. Louis, pp. 1289–1296.

190 Dokic, Z., Lorinson, D., Weigel, J.P., and Vezzoni, A. (2015) Patellar groove replacement in patellar luxation with severe femoro-patellar osteoarthritis. *Veterinary and Comparative Orthopaedics and Traumatology*, **28** (2), 124–130.

191 Remedios, A.M., Basher, A.W., Runyon, C.L., and Fries, C.L. (1992) Medial patellar luxation in 16 large dogs. A retrospective study. *Veterinary Surgery*, **21** (1), 5–9.

192 Hayes, A.G., Boudrieau, R.J., and Hungerford, L.L. (1994) Frequency and distribution of medial and lateral patellar luxation in dogs: 124 cases (1982–1992). *Journal of the American Veterinary Medical Association*, **205** (5), 716–720.

193 Gibbons, S.E., Macias, C., Tonzing, M.A. *et al.* (2006) Patellar luxation in 70 large breed dogs. *Journal of Small Animal Practice*, **47** (1), 3–9.

194 LaFond, E., Breur, G.J., and Austin, C.C. (2002) Breed susceptibility for developmental orthopedic diseases in dogs. *Journal of the American Animal Hospital Association*, **38** (5), 467–477.

195 Priester, W.A. (1972) Sex, size, and breed as risk factors in canine patellar dislocation. *Journal of the American Veterinary Medical Association*, **160** (5), 740.

196 Palmer, R.H. (2005) *Diagnosing Cranial Cruciate Ligament Pathology*, http://veterinarymedicine. dvm360.com/diagnosing-cranial-cruciate-ligament-pathology (accessed 2 May 2016).

197 Taylor-Brown, F.E., Meeson, R.L., Brodbelt, D.C. *et al.* (2015) Epidemiology of cranial cruciate ligament disease diagnosis in dogs attending primary-care veterinary practices in England. *Veterinary Surgery*, **44** (6), 777–783.

198 Comerford, E.J., Smith, K., and Hayashi, K. (2011) Update on the aetiopathogenesis of canine cranial cruciate ligament disease. *Veterinary and Comparative Orthopaedics and Traumatology*, **24** (2), 91–98.

199 Molsa, S.H., Hyytiainen, H.K., Hielm-Bjorkman, A.K., and Laitinen-Vapaavuori, O.M. (2014) Long-term functional outcome after surgical repair of cranial cruciate ligament disease in dogs. *BMC Veterinary Research*, **10**, 266.

200 Witsberger, T.H., Villamil, J.A., Schultz, L.G. *et al.* (2008) Prevalence of and risk factors for hip

dysplasia and cranial cruciate ligament deficiency in dogs. *Journal of the American Veterinary Medical Association*, **232** (12), 1818–1824.

201 Buote, N., Fusco, J., and Radasch, R. (2009) Age, tibial plateau angle, sex, and weight as risk factors for contralateral rupture of the cranial cruciate ligament in Labradors. *Veterinary Surgery*, **38** (4), 481–489.

202 Macias, C., McKee, W.M., and May, C. (2002) Caudal proximal tibial deformity and cranial cruciate ligament rupture in small-breed dogs. *Journal of Small Animal Practice*, **43** (10), 433–438.

203 Doverspike, M., Vasseur, P.B., Harb, M.F., and Walls, C.M. (1993) Contralateral cranial cruciate ligament rupture – incidence in 114 dogs. *Journal of the American Animal Hospital Association*, **29** (2), 167–170.

204 Powers, M.Y., Martinez, S.A., Lincoln, J.D. *et al.* (2005) Prevalence of cranial cruciate ligament rupture in a population of dogs with lameness previously attributed to hip dysplasia: 369 cases (1994–2003). *Journal of the American Veterinary Medical Association*, **227** (7), 1109–1111.

205 Slauterbeck, J.R., Pankratz, K., Xu, K.T. *et al.* (2004) Canine ovariohysterectomy and orchiectomy increases the prevalence of ACL injury. *Clinical Orthopaedics and Related Research*, **429**, 301–305.

206 Duval, J.M., Budsberg, S.C., Flo, G.L., and Sammarco, J.L. (1999) Breed, sex, and body weight as risk factors for rupture of the cranial cruciate ligament in young dogs. *Journal of the American Veterinary Medical Association*, **215** (6), 811–814.

207 Schulz, K. (2007) Diseases of the joints: cranial cruciate ligament rupture, in *Small Animal Surgery*, 3rd edn. (ed. T.W. Fossum), Mosby Elsevier, St. Louis, pp. 1254–1275.

208 Voss, K., Langley-Hobbs, S.J., and Montavon, P.M. (2009) Stifle joint, in *Feline Orthopedic Surgery and Musculoskeletal Disease* (eds. P.M. Montavon, K. Voss, and S.J. Langley-Hobbs), Saunders Elsevier, St. Louis, pp. 475–490.

209 Scott, H. and McLaughlin, R. (2006) *Feline Orthopedics*, Manson Publishing, London.

210 Thomson, M. (2006) The cat with lameness, in *Problem-Based Feline Medicine* (ed. J. Rand), Saunders Elsevier, Edinburgh, pp. 976–991.

211 Henderson, R.A. and Milton, J.L. (1978) Tibial compression mechanism – diagnostic aid in stifle injuries. *Journal of the American Animal Hospital Association*, **14** (4), 474–479.

212 Schulz, K. (2007) Diseases of the joints: collateral ligament injury, in in *Small Animal Surgery*, 3rd edn. (ed. T.W. Fossum), Mosby Elsevier, St. Louis, pp. 1280–1283.

213 Millis, D.L. and Mankin, J. (2014) Orthopedic and neurologic evaluation, in *Canine Rehabilitation and Physical Therapy*, 2nd edn. (eds. D.L. Millis, D. Levine, and R.A. Taylor), Saunders Elsevier, St. Louis, pp. 180–192.

214 Evans, H.E. (1993) Arthrology, in *Miller's Anatomy of the Dog*, 3rd edn. (ed. H.E. Evans), Saunders Elsevier, Philadelphia, pp. 219–257.

第16章
イヌの神経系の評価

16.1　行動および精神状態の評価

　神経学的機能障害は常に運動や歩様の異常に限定されるわけではない.最も曖昧な神経学的機能障害には,散発的な異常行動,あるいは自宅の中でしか目撃されないような家族の観察に基づいた報告を含むことがある[1-4].

　家族は,イヌがより長く寝るようになった,あるいは環境にあまり反応しなくなったと述べることがある.これはしばしば年齢に関連したものと思われる.実際に精神状態が損なわれている場合,家族はイヌが「ゆっくり動くようになった」,あるいは活動が低下したことがそのイヌの「新しい正常」と信じ込んでいることがある[4].

　家族は,胃腸とは関係がない食欲不振を報告する場合がある.食欲低下の病歴,そして家族が自宅で直接観察した明確な所見から,獣医師はむしろ頸部痛の始まりを疑うことがある.その場合,イヌは食器に向かって頸部を下げられないか,あるいは下げようとしない[4].

　家族はイヌが頭を振ったり,耳を掻いたり,顔をこすったりするので外耳炎を疑って来院することがあるが,実際にはキャバリア・キング・チャールズ・スパニエルで認められるキアリ様奇形および脊髄空洞症による潜在的な神経痛を反映していることがある[5-8].

　家族は,実在しない物体があるかのように空中を舐めたり咬むといった奇妙な孤発性のエピソードに気づくことがあり,これはてんかん[11],強迫性障害[12],あるいは錐体外路系の病変によるジスキネジア[9]による特発性神経疾患であるハエ取り症候群（ハエ咬み行動）を示唆する[9-11].

　家族は,典型的には非常に極端で突発的な行動変化を報告することがあり,これは徹底的な攻撃性,あるいは全ての家庭内の活動が完全にできなくなるかのいずれかである.これは,前頭葉に発生した頭蓋内腫瘍

の初期徴候のことがある[13].

　病歴は原因疾患の進行を評価する上で特に有効で[13,14],家族には以下の事項について質問すべきである.

- その行動の詳細
- 発症
- 持続時間
- 頻度
- 時刻
- 他の活動との明らかな関連性

　特にその観察された行動が低頻度であったり,身体診察時に認められない場合,家族には可能な限りビデオを提供するよう依頼するとよい.

　徹底的な病歴聴取の後,身体診察を実施する前に,診察室内でイヌとその相互関係を最初に観察すべきである.家族が述べた行動の一部または全てを獣医師が観察できないことがあるが,家族の懸念を増大または明確にする追加所見を確認できることがある[4,15].

　初めにそのイヌに意識があるかどうかを観察すべきである[2,15].意識があるということは覚醒している,あるいは周囲を認識しているということである[1,14].周囲の環境に対するイヌの反応が様々であっても,意識があると判断すべきことに注意する.例えば,過剰警戒しているイヌ,意識清明なイヌ,そして落ち着いているイヌにはいずれも意識がある（図16.1）.

　意識清明なイヌは,必ずしも相互関係を持たないことを知っておくことが重要である.意識清明なイヌでも内向的なこともあり,アイ・コンタクトを避けようとしたり,他人と同じ制限された空間に居たくないこともある.例えば,診察室の椅子の下で震え上がって,身体を壁に押し付けているイヌは意識清明である.

　イヌが意識清明かどうかを明らかにするために,イヌが環境刺激に対して適切な反応を示しているかど

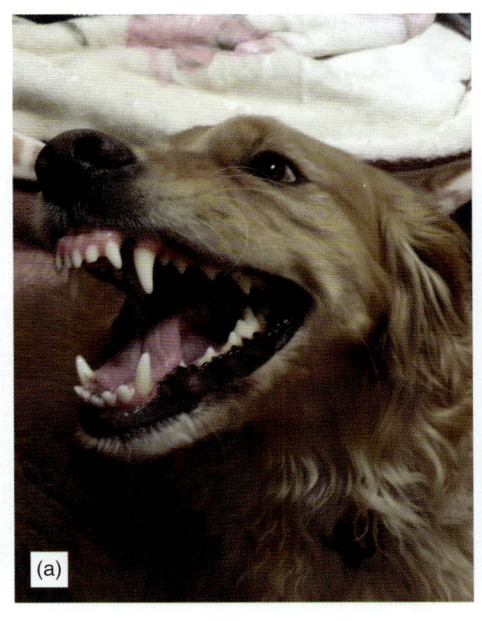

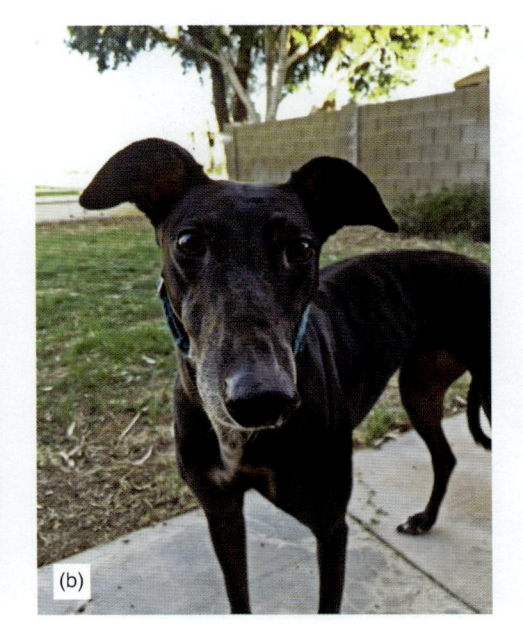

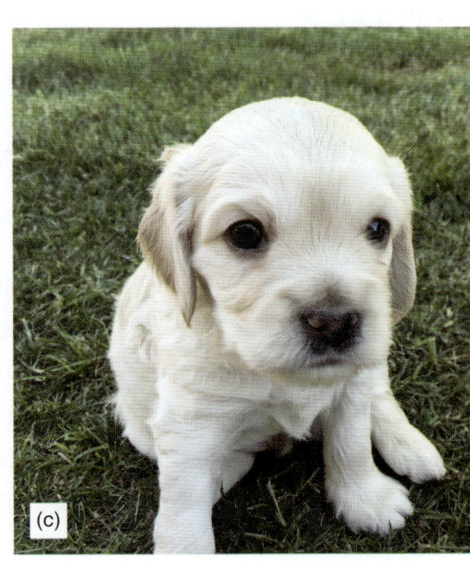

図16.1　(a) 攻撃するほど過度に警戒しているイヌ．(b) 自宅にいる注意深い，意識清明なイヌ．(c) 平穏で覚醒していて，意識のあるイヌ．［写真提供］(a) ChristianaおよびKaylee Otterson. (b) Meghan TeixeiraおよびMatt Stait. (c) Nechama Bloom.

うかを見極めるべきである．例えば，非常に神経質なイヌが診察室のようなストレスが強い環境で眠ってしまうのは異常と思われる．

　意識状態は「全か無か」ではない[1, 2, 14]．意識状態の減退を表記するためのスライド・スケールがある．重症度が増すにつれて，イヌは以下のように表記される[2, 15].

- 沈うつ
- 鈍麻
- 昏迷
- 昏睡

　第8章8.1項にここで概説した意識レベルの違いについて記載した．

16.2　姿勢の評価

　姿勢はイヌの年齢と関連づけて判断する必要がある．出生時，子犬は頭部を挙上させることはできるが，およそ2週齢までは正常な起立姿勢を保持できない[16, 17]（図16.2）.

　出生後2～3日間は屈筋緊張が優勢なため，新生子で特徴的な典型的なコンマ状の姿勢を示す．[18, 19]（図16.3）.

　子犬が4～5日齢になるまでに伸筋支配が出現し，これは1ヵ月ほど持続する．その時点で，子犬は懸垂拘束されるのを嫌うようになる[16, 20].

　1ヵ月齢になると，子犬の姿勢は成犬のようになる．つまり，頭部および頸部を左右対称に保持し，体幹は片方に傾くことなく均等に保持する．起立した際には，両肢の負重はほぼ均等である[1, 14]．イヌの姿勢は左

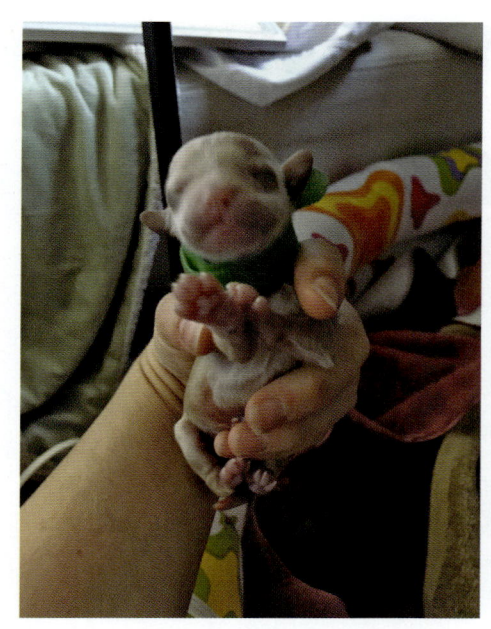

図16.2　この1日齢の子犬は頭部を挙上できる．[写真提供] Nechama Bloom.

右対称なのが正常である．

　頭部および頸部が左右対称でない場合，たとえその程度が軽度であっても臨床的に重要である．捻転斜頸の存在を識別し，捻転斜頸の方向，そして顔面の非対称性の有無に注目すべきである．

　イヌでは，捻転斜頸は多くの疾患によって生じる．

- 重度の外耳炎[21]
- 炎症性内耳疾患[21, 22]
- 脳血管障害または卒中による虚血性損傷[23-25]
- 前庭疾患[26-30]
  - 末梢性
  - 中枢性

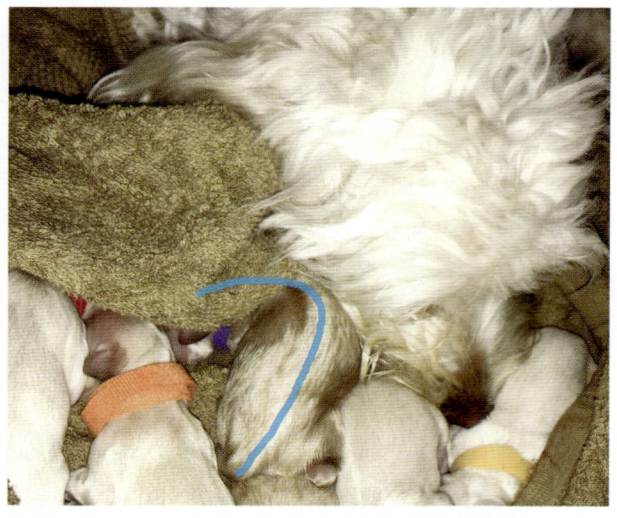

図16.3　この1歳齢の子犬では屈筋緊張が優位であり，青線で示したように脊柱が丸くなって典型的なコンマ状を呈している．[写真提供] Nechama Bloom.

- 発生・成長障害[31]
  - 後頭環軸奇形（OAAM）
- 感染症
  - 細菌性
    ○リステリア症[32]
    ○エールリヒアなどのリケッチア症[33]
    ○連鎖球菌性髄膜脳炎[34]
  - 真菌性[35]
  - ウイルス性
    ○狂犬病[36]
    ○ヘルペスウイルスの一種であるオーエスキー病[37]
- 中枢神経系の炎症性疾患の一種である肉芽腫性髄膜脳脊髄炎[1][38, 39]
- 内分泌疾患
  - 甲状腺機能低下症[40]
- 交通事故などによる外傷[41]
- 三叉神経腫瘍[42, 43]や脳腫瘍[44, 45]などの腫瘍

　これら全ての鑑別診断が神経疾患だけではないことに注意が必要である．これらの鑑別は困難な場合がある．しかし，いくつかの基本的な情報が鑑別の「それっぽい」助けとなり，また他を除外するのに役立つ．

　例えば，捻転斜頸が潜在する前庭疾患に関連している場合，運動失調または眼振を併発している．典型的には片側前庭疾患では，捻転斜頸はその病変と同側に向く．しかし，前庭障害が両側性の場合，捻転斜頸は認められないことがある[46].

　さらに，捻転斜頸および旋回運動の両者がみられるイヌでは，前庭疾患の可能性は低く，視床および大脳の疾患を優先して疑わなければならない[14, 46].

　このような理由から，徹底的な神経学的検査は，捻転斜頸を含めてイヌの状態と合致するさらなる手がかりを拾い上げ，可能性の高い診断名を絞り込む鍵である．

　捻転斜頸は身体診察で認められる姿勢の異常だけではない．頸部の姿勢が正常から逸脱することもある．頸部の姿勢に影響する筋骨格系の原因については第15章15.2.1節を参照．本項では，特に頸部腹側屈曲について解説した．神経学的原因以外の問題による頸部の姿勢異常には，先天性または後天性整形外科疾患

1　原書ではencephalitis脳炎になっているが，正しくはencephalomyelitis脳脊髄炎.

がある．一例として，脊柱の異常形態は以下の姿勢異常を引き起こす[1]

- 側弯症 – 脊柱が一側へ弯曲
- 背弯症 – 脊柱が背側へ弯曲
- 腹弯症 – 脊柱が腹側へ弯曲

頸部の姿勢異常の原因が神経学的機能障害である場合，頸部は斜頸（torticollis）[2]と呼ばれる単純な弯曲ではなく捻れていることが多い[14].

いっぽう，頭部および頸部の姿勢が正常なイヌでも，一肢または複数の肢の位置が異常なことがある．このような症例では，病変局在診断の補助となる触診および姿勢反応による患肢のより徹底した検査が必要である[13].

異常姿勢は，負重して起立しているイヌでも認められる．横臥しているイヌも容易に認識できる姿勢の変化を示すが，これが認められる場合は重大な神経学的機能障害が示される[14,15].　この点については第8章8.2項も参照のこと[14,15].

- 横臥位で後ろ反張（頭頸部の背側屈曲）を伴うことも伴わないこともある四肢の伸展は除脳固縮と呼ばれる．これは脳幹病変の存在を意味する．
- 前肢が伸展し，後肢が屈曲した後ろ反張は急性小脳損傷の特徴で，除小脳固縮と呼ばれる．
- 両後肢の麻痺を伴う前肢の伸展は胸腰部脊髄分節の損傷の特徴で，シフ–シェリントン姿勢と呼ばれる．

16.3　協調運動および歩様の評価

歩行するために必要なことは第8章8.3項で述べた．その項にもあるように，正常な歩様はなめらかで，力強く，そして対称的である．前肢の歩幅は概ね後肢のそれと同じである．肢の着地はしっかりと，ためらいがなく，そしてきびきびしていて，四肢はナックリングすることなく着地し，そして地面から離れる[14].

軽度な歩様異常はイヌが小さく回る時，あるいは急に動く時に最も容易に識別できる[13,14].　リードでイヌの動く方向を誘導できるので，これはイヌではネコよりも再現性が高い．

歩様異常が存在した場合，以下の点を観察すべきである．

- 問題のある肢
- 筋力低下が存在するか否か[13,15]（これと関連した用語については第8章8.3項を参照）．
  - 存在する場合，その筋力低下は下位運動ニューロン（LMN）徴候なのか．つまり負重は困難か？
  - 筋力低下は上位運動ニューロン（UMN）徴候なのか．つまり負重はできるが，遊脚相が遅れているのか？
- 観察された筋力低下が激しい運動に関連するかどうか[13].
- 麻痺があるか否か[13,15]（これと関連した用語については第8章8.3項を参照）
- 歩様の質．

歩様に協調性があるか否かを確認する必要がある．筋力低下に起因しない歩様の非協調性は運動失調と呼ばれる[2,4].　運動失調には主に3種類あることについては，第8章8.3項で確認のこと[14,15].

1）小脳性運動失調
2）前庭性運動失調
3）固有位置感覚性または感覚性運動失調

小脳性運動失調では小脳疾患に由来した運動の速さ，範囲または強度の異常がみられる．小脳性運動失調の典型例は「おもちゃの兵隊」の歩様と呼ばれ，動物は歩行時に肢を極端に挙上し，後肢で前肢を蹴るように歩行し，大げさに屈曲することもある[13].

前庭性運動失調では平衡感覚が欠如している．この原因は，鼓室胞を侵す末梢性前庭疾患，あるいは小脳橋延髄角で生じた病変でみられるような中枢性前庭疾患である[46].　片側の前庭障害がある場合，その動物は一側へ寄りかかる，あてもなくあちこちに動く，あるいは倒れ込む．これは顕著な場合も，微妙な場合もある．動物は診察室の壁にもたれかかりながら体勢を維持して歩行しようとすることがある．捻転斜頸は存在することも，存在しないこともある[14,46].　前庭疾患が両側性の場合，動物は動こうとせず，典型的には頭頸部を広く，激しく左右に揺り動かす[14,46].

固有位置感覚性または感覚性運動失調は，病変が末梢神経，背根，脊髄または脳幹に存在する場合に発生する．これらの病変は，動物の肢が空間のどこに位置しているかを知覚する能力を制限する．その結果，動物はぎこちなく，非常に非協調的に見える．家族はイヌが酔っているように見えるということがある．この

2　捻転斜頸（head tilt）とは異なることに注意．

タイプの運動失調を示すイヌは，身体を安定させよう
と開脚して起立しようとする．ナックリングを示すこ
とも多く，不全麻痺を伴うことも伴わないこともある
[14, 46].

16.4　姿勢反応の評価

　姿勢反応はイヌが自らの頭部，頸部，体幹および肢
の各々が空間でどのように関連するかを認識している
かを確認する検査である．イヌが解剖学的構造と環境
との空間的感覚を持つためには，神経系の全ての構成
要素が正常であり，これらが互いに機能的に連携して
いなくてはならない．神経経路の1ヵ所以上に機能障
害がある場合，1つ以上の姿勢反応の欠如が認められ
るはずである[2, 14].　学生にとっては，姿勢反応の
欠如は微妙な歩様解析よりもより明確な場合がある
[2, 14].

　イヌで最も一般的に評価される姿勢反応はネコの場
合と同じである[1, 2, 13-15].
- プロプリオセプション（固有位置感覚）の検査
- 踏み直り反応
- 跳び直り反応
- 片側歩行
- 手押し車反応（姿勢性伸筋突伸反応）

　繰り返しになるが，姿勢反応により得られる情報に
は価値があるため，著者は姿勢反応の評価は重要だと
感じている．

　プロプリオセプションの検査は，時として位置感覚
[13]またはナックリング反射[1]とも呼ばれる．全て
の肢についてこの検査を実施する必要がある．イヌを
起立させて支持し，イヌの肢の背側面を床に着地させ
るようにナックリングさせる[1, 13-15, 47].
- 前肢の検査は同じ側から実施するのが最も容易で
  ある．例えば，左前肢はイヌの左側で，そして右
  前肢はイヌの右側で実施するとよい.
- 後肢の検査は，イヌの後ろに立って実施するのが
  最も容易である.

　検査の間，イヌを支持することは必須である．プロ
プリオセプションが正常なイヌでも，筋力低下のため
にこの検査に失敗する場合がある．イヌを支持するこ
とで，筋力低下により検査結果が不正確になるリスク
を排除できる.

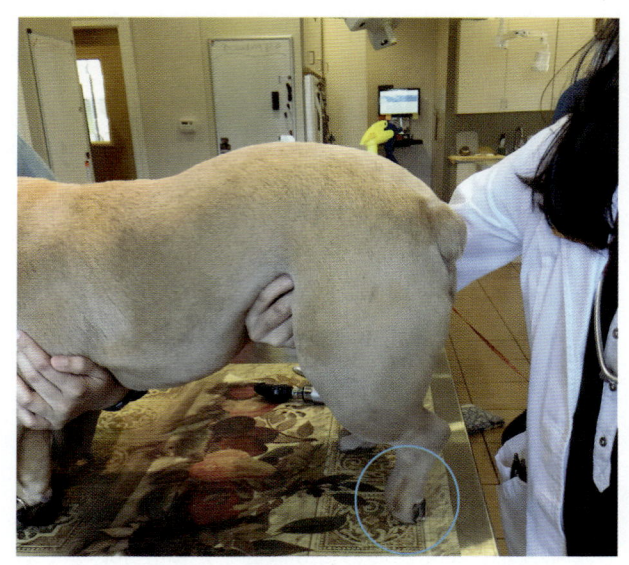

図16.4　このイヌは左後肢の異常なナックリングを示し
ている．[写真提供] Shirley Yang, DVM.

　プロプリオセプションが正常なイヌは，肢の背側面
が接地していることは姿勢維持に適切ではないと「認
識」し，正常なイヌが起立しているように掌側面また
は足底面が床に着地するよう，素早く正常な状態に戻
す[13, 15].　プロプリオセプションが正常なイヌは，
獣医師が肢の背側面を接地させることを予測すること
さえある．肢の背側面を接地させることを拒むイヌも
いる[1, 13, 15].　これに対し，反応経路に1つ以上の
病変が存在するイヌでは，肢の異常な位置を正そうと
せず，患肢の背側面で負重してナックリングしたまま
起立する（図16.4）[13, 15].

　ナックリングは1種類の疾患に特異的なものではな
い．動物のナックリングについては，以下に示す多く
の鑑別疾患が報告されている.
- 脊髄圧迫に関連する疾患
  - 椎間板疾患（**IVDD**）[48, 49]
  - 嚢胞[50-52]
  - 腫瘍[53]
- イヌジステンパーなどの感染症[54, 55]
- プロトテカ症[56]
- 脳の血管障害[23-25]または梗塞[57]による虚血
  性損傷
- 線維軟骨塞栓症[58]
- 変性
  - 軸索変性[59]
  - 関節突起の変性[60]
- 軸索の腫大を特徴とする神経軸索ジストロフィー
  [61]

これらの鑑別診断のうち，IVDDは動物では最もありふれた外科的神経疾患である[62,63]．IVDDでは椎体間に存在する1つ以上の椎間板が関与する．正常な椎間板はゼリー・ドーナッツと似ている．髄核と呼ばれるゼラチン状の核があり，これは線維輪と呼ばれる線維性の外縁で取り囲まれている[63,64]．腹側の線維輪の厚さは背側のそれの約2倍で，そのため髄核は椎間板の中央には位置しておらず，髄核は偏心性に位置している．したがって，脊柱管へ向かって，つまり背側でヘルニアが発生する傾向がある．この結果，椎間板が逸脱し，これはハンセン1型IVDDと呼ばれる[63-65]．

加齢に伴ってイヌの椎間板は自然に変性する[63,66,67]．これらの水分含量は減少し，それに伴って圧に対する抵抗性も低下する[68,69]．椎間板の変性過程は脊椎全体に生じ，軟骨異栄養性の犬種では生涯の早期に生じる．ダックスフンドのようなイヌでは，1歳までにゼラチン様髄核の3/4が失われる[67-72]．

各々の椎間板の幅は脊椎の位置によって異なる．C2-C3およびL4-L5の椎間板が最も狭い[63,73]．C4-C5，C5-C6およびL2-L3の椎間板が最も広い[63,73]．一般に，頸部および腰部の椎間板は胸部の椎間板よりも広く[64,67]，ダックスフンドの椎間板は他の品種よりも広い傾向にある[73]．

ダックスフンドでは，加齢に伴って椎間板が石灰化する傾向もある．研究によっては，最大90％のダックスフンドにこのような石灰化がみられ，1頭につき平均2.3個の石灰化した椎間板があった[67,69,74,75]．特に，T10-T13間の椎間板が最も石灰化しやすく，X線写真に描出される[63,74-77]．

加齢による髄核成分の組成の変化に加え，線維輪にも変性が発生する．これは脊椎全体ではなく，局所的に発生する傾向がある．石灰化は稀で，高齢の非軟骨異栄養性犬種で最もリスクが高い．このような動物で懸念されることは，この種類の変性が原因となり，髄核が脆くなった線維輪を圧迫することである．最終的な結果として，椎間板が突出し，これはハンセン2型IVDDと呼ばれる[63,67,69]．

小型～中型犬，特に軟骨異栄養性犬種では，IVDDの発症リスクが高いようである[63,78]．例えば，ダックスフンドでは他の犬種に比べ12.6倍もIVDDが発生する[78]．イヌでは，全ての急性IVDDのうちダックスフンドが45～73％を占め[67,79-82]，ある家系では62％が生涯のある時点でIVDDを発症すると予測さ

れている[80,81]．ペキニーズ，ビーグルおよびコッカー・スパニエルにも多発傾向があり[78]，ビーグルのIVDDでは，胸腰部よりも頸部で10倍発生する[79]．同様に，頸部IVDDは若齢よりも高齢犬で起こりやすい[79]．

死後の剖検をもとに，ハンセン1型IVDDは主として軟骨異栄養性犬種に，そしてハンセン2型IVDDは主に非軟骨異栄養性犬種または大型犬種で生じるものと考えられていた[67,69]．軟骨異栄養性犬種ではハンセン2型の発生が少ないのは事実だが[69,83,84]，大型犬ではハンセン1型も2型も発生する．ジャーマン・シェパードではこの両者が好発する[85,86]．加えて大型犬種では，ハンセン1型はドーベルマン・ピンシャー，ロットワイラー，ダルメシアンおよびラブラドールでも頻繁に認められる[85-87]．

頸部椎間板疾患はIVDD全体の1/4を占める[78,79,88]．イヌは頸部痛の徴候を示すことが多く，ナックリングなどの神経学的異常を伴うことも，伴わないこともある[89-93]．ハンセン1型IVDDはしばしば頸部に発生する[87]．小型犬ではC3で最も多く「79,87,90-92」，大型犬ではC6-C7である[87]．イヌの体格を考慮しなければ，C5-C6[94]およびC6-C7が好発部位である[90]．

胸腰部の椎間板疾患はIVDDの大部分を占める[78,79,88]．イヌは背部をかばうため歩行時，さらには起立位でも硬直した姿勢をとる．不全麻痺または麻痺，ナックリングおよび深部痛覚の消失も認められる[63]．胸腰部の脊椎にIVDDが生じるのは，軟骨異栄養性犬種ではT12-T13およびT13-L1が最も多い[67,79,82,95-102]．対照的に，大型犬ではL2-L3に続いてT13-L1およびL1-2に多発する[85,86]．

ナックリングはIVDDの発症を示すことがあるため，注目すべき重要な臨床徴候である．深部痛覚があれば外科的治療を提案することになるため，ナックリングは深部痛覚を評価する根拠にもなる．

同時に，ナックリング＝神経疾患という狭い視野を持たず，ナックリングを引き起こす非神経疾患も認識することが重要である[103]．このうち，特に重要な疾患を以下に示す．

- 変形性関節症
- 股関節異形成
- 前十字靱帯断裂

これらの整形外科疾患では，真の固有位置感覚消失

を伴わないナックリングがみられる.

理想的には，検査結果の再現性を確実にするために，各肢を少なくとも2回は検査すべきである．イヌが各々の肢を正しい位置に戻せるか否かに注意し，さらに各々の肢を正常な状態に戻すのに要する相対的な時間にも注意する必要がある．他の肢よりも反応が遅い肢があった場合，これをカルテに記録し，病変の局在診断に役立てるべきである．

この反応の評価は技術的に容易で，痛みや不快感を伴わないため，イヌはこの検査を十分に許容する．肢先を触られるのが嫌いなために，この検査に耐えられないネコほどの体格のイヌでは，触覚性および視覚性踏み直り反応，あるいは跳び直り反応がより有益である[1, 2].

触覚性踏み直り反応は，ネコほどの体格のイヌを診察台のような水平面で獣医師の前を向くように抱きかかえて行うことは第8章8.4項でも述べた．イヌの眼を覆い，前方が見えないようにする．イヌの視界を遮ったら，診察台に向けてイヌを移動させ，イヌの前肢の背側面を診察台の端に接触させる．イヌが診察台の端に触れると，すぐに診察台の上に肢を踏み直すのが正常である．両前肢を同時に検査することもできるが，抱きかかえられている側の肢は反応しないことがある．この場合，イヌを反対側から抱きかかえ直して再検査すべきである．この検査を後肢の評価に用いる場合，信頼性が劣る[1, 14, 15, 104].前肢のプロプリオセプションが欠如しているイヌは，踏み直ることができない[1].

第8章8.4項でも述べたように，視覚性踏み直り反応は目隠しをしないこと以外は前述の触覚性踏み直り反応と同じである．ネコくらいの体格のイヌを診察台に近づけると，診察台の端に接触させる前に前肢を屈曲させ，次に診察台の表面に肢を置き，両前肢を伸展させて負重する[1, 13, 15].

イヌが非協力的な場合，起立しているイヌの1本の肢の下に紙を1枚敷いてプロプリオセプションを評価できる．次に，その紙をイヌの身体から離れる方向にゆっくりとスライドさせる．プロプリオセプションが正常なイヌは紙が動くとすぐに正常な起立姿勢に肢を引き戻すのに対し，異常なイヌは紙を動かせた方向に肢が引きずられて転倒する[1].

触覚性および視覚性踏み直り反応は主に前肢に行われるのに対し，跳び直り反応は前肢および後肢の機能を信頼性を持って評価するのに利用できる．イヌを抱

き上げ，検査する肢だけを着地させる．次に，検査する肢を負重させ，そこから身体を外側方向へ移動させる．身体を外側へスライドさせることでイヌの重心が変化するので，イヌは新しい重心のほうに倒れる．正常な動物では，この新しい重心に肢を「跳び直す」反応が誘発される[1, 13-15, 104].各々の肢について検査し，対側と比較するべきである．この検査はわずかな筋力低下および非対称性も検出できる．

これらの検査ではイヌの体格が制限になることに注意しなくてはならない．著者はグレート・デンで跳び直り反応はできないと思う！

片側跳び直り反応は片側歩行反応とも呼ばれる．これは跳び直り反応の一種で，同側の前後肢を同時に検査する．左前後肢を検査するためには，右前後肢を持ち上げ，イヌを左側へ押しやる．反対にイヌの右前後肢を検査する際には左前後肢を持ち上げ，イヌを右方向へ押しやる[13-15, 46, 104].

手押し車反応[3]も跳び直り反応の一種で，両前肢または両後肢を同時に検査する[1, 3-5].

- 両前肢を検査する場合，イヌの腹部を保持する．両後肢が地面に着かないよう持ち上げ，前肢だけでイヌを前方へ進めさせる．正常では前肢を交互に動かし前進する．
- 両後肢を検査する場合，イヌを両側の腋下を保持して抱き上げて前肢が着地しないようにする．イヌを両後肢のみで起立させる際，可能であれば両後肢でまっすぐ起立させ，イヌを後方に移動させる．

異常なイヌは肢の位置感覚を失っているため，つまずいたり，ナックリングして肢をひきずる[13].

16.5　その他の異常運動の評価

不随意運動はヒトと比べると動物では臨床的にあまり重要でない傾向がある．しかし，不随意運動は家族が気づいて報告したり，臨床的に明らかになることがある．これらのいわゆるジスキネジア（運動異常症）の定義は獣医学の文献では曖昧なことが多く，また各種のジスキネジアの認識が重複していることもあるため，記述するのが難しい場合がある[1, 14].最も一般的にみられる3種類のジスキネジアを以下に示す．

---

3 後肢に対しては姿勢性伸筋突伸反応とも呼ぶ.

1) 振戦

2) スパズム[4]

3) ミオクローヌス

振戦は，拮抗筋群が関与する 1 ヵ所以上の部位の律動的な震えと定義されている．振戦は局所性または全身性である．振戦は低カルシウム血症などの代謝障害によっても生じることもあれば，マイコトキシンやメタアルデヒドによる中毒の臨床徴候の場合もある．フェニルプロパノラミンの過剰投与のような薬物中毒が原因になることもある[14, 105]．

特発性頭部振戦症候群（IHTS）は，獣医学の文献では多数の犬種，特にドーベルマン・ピンシャー，イングリッシュ・ブルドッグ，ボクサーおよびラブラドール・レトリーバーで報告されてきたが，裏付けに乏しい[106-108]．IHTSの疫学はあまりよく判っていないが，しばしば発作性疾患と誤診される[106, 107]．ドーベルマン・ピンシャーでは遺伝性と信じられているが，他の犬種との遺伝的関連性は未だ解明されていない[106, 109]．発症したドーベルマン・ピンシャーの約50%では，ストレスによってIHTSが促進または悪化すると考えられている[107]．大部分の症例で振戦は一過性で[106]，家族が話しかけたり，体に触れる，あるいはおもちゃやおやつを与えるといった介入により，66.7%のイヌで振戦が消失する[107]．罹患犬は振戦を呈している間も意識清明で，IHTSは家族にとって見た目はストレスとなるが，イヌは疼痛も感じておらず，QOLは損われない[106]．事実，多くのIHTSのイヌは自然寛解するため，IHTSは現在は不明な原因により，イヌの生涯の一部にのみ影響しているのかも知れない[106]．

例えば食器へ頭部を下げるといった目的をもった運動に振戦が関連する場合，それはさらに企図振戦に分類される．イヌでは企図振戦は以下の原因で生じる．

- 小脳虫部低形成や小脳欠損などの先天性小脳奇形 [110, 111]
- パルボウイルスなどの感染症[112]
- 小脳皮質アビオトロフィーなどの神経変性性疾患 [113, 114]
- ムコ多糖症[115]やガングリオシドーシス[116]などの代謝性蓄積病

---

4 原書にはticと表記されているが，これは獣医神経病学ではもはや推奨されていない用語であるため，スパズムとした．顔面ミオクローヌスとも呼ばれる．

企図振戦は特発性のこともある[117]．

振戦と比較して，スパズムは1種類以上の筋群の収縮である．動物でスパズムが生じた場合，通常は顔面筋にみられる（顔面痙攣）．

ミオクローヌスは誇張された，あるいは激しい，極めて強く，けれども短い筋収縮であり，罹患した部分の非常に際立った痙縮を引き起こす．イヌでミオクローヌスがみられるのは：

- イヌジステンパーウイルスに続発した脳炎から回復した場合[14, 118, 119]；
- 麻酔カクテルによる導入または覚醒時[120, 121]；
- モルヒネの髄腔内投与など，投与した薬剤の副作用として[122, 123]．

16.6　脊髄反射の評価

第8章8.6項で述べたように，反射は刺激に対する自動的かつ自然発生的な反応である．反射は体内に内在しており，動物は反射が起こる際にそのことを考えることはない[2, 124]．

最も基本的なことは，脊髄反射は末梢受容器が刺激を受けた際に生じる点である．この受容器はメッセージを感覚神経へ伝達し，感覚神経は統合中枢（脊髄反射の場合は脊髄）内に存在する介在神経とシナプスする．その結果，「返事」が介在神経を介して最初の刺激に対して何らかの反射を起こす部位に送られる．この活動は運動神経によって行われる[124]．

脊髄反射は，この「コミュニケーション」の全ての要素が機能できる場合でのみ正常と判断される．このためには完全に正常な経路が不可欠である．完全に正常でない場合，「壊れている」経路の部分を特定するのは獣医師しだいである．その経路内に「故障箇所」がある場合，1つ以上の反射が影響を受け，神経学的検査で明らかになる[13]．

異常な反射は以下のように記載される[1, 14, 15]

- 亢進

- 低下

- 消失

正常な動物で期待される結果と比較した反射の質の評価は，神経学的病変の局在診断に役立つ．

反射は，ストレスまたは興奮の影響を受ける場合があることに注意が必要である．例えば，反射亢進は過剰に興奮した動物では一般的に認められる．反射が亢

進していた場合，姿勢反応または歩行に異常がなければ，その動物は正常である可能性が高い[125].

反射は年齢にも影響される．例えば膝蓋腱反射は，他の点では神経学的に正常な高齢犬で低下していることが多い[126].

病変の局在診断を容易にするもう一つの方法は，脊髄を以下のようにいくつかの分節群に分けて考えることである[2, 15].

- C1-C5
- C6-T2
- T3-L3
- L4-L6
- L7-S3

このようにグループ分けした各々の分節群は，特徴的な神経学的所見を示す[2, 14, 15].

- C1-C5の病変は四肢全てに上位運動ニューロン（UMN）徴候と呼ばれる所見を引き起こす．UMN徴候は筋抑制が消失することで，筋緊張が増加し反射が亢進することが特徴である．
- C6-T2の病変は複数の徴候を引き起こす．前肢は筋緊張の低下，そして反射の低下または消失からなる下位運動ニューロン（LMN）徴候を示す．対照的に，後肢はUMN徴候を示す．
- T3-L3の病変では前肢に異常は認められないが，後肢にはUMN徴候を引き起こす．
- L4-L6の病変でも前肢に異常は認められないが，後肢にはLMN徴候を引き起こす．
- L7-S3の病変は尾および会陰部にLMN徴候を引き起こす．

各々の脊髄分節群には異なる神経が関連している．脊髄反射は関連した神経の完全性を評価する目的で，様々な脊髄分節を検査するために使用できる[2, 14, 15].

しかし，全ての反射を同等には信頼できないことに注意しなければならない．反射によっては，誘発するのが難しいことがある．評価の正確性および再現性を改善する上で，能力および経験が重要である，イヌで実施できる最も信頼性のある種類の反射は以下の2種類である[2].

1）膝蓋腱反射
2）引っ込め反射または屈曲反射

これらの反射は新生子犬でも認められるが，正しく評価するのは難しい場合がある[16].

これらの反射を実施するのに唯一の正しい方法はない．どこで，どの獣医師によるトレーニングを受けたか，そしてイヌの体位によって異なる．Garosi[2]，そしてde LahuntaおよびGlass[104]が示唆している仰臥位，あるいはThomasおよびDewey[15]が示唆している側臥位といった体位はあまり重要ではなくなっている．それよりも重要なのは，反射を誘発した際に再現性のある結果を得ることである．獣医師と動物の両者が快適で，獣医師が反射の質を正確に判断するための膨大な経験を持っていると，再現性は最良になると思われる．

膝蓋腱反射および引っ込め反射の両者を実施する際，著者はイヌを側臥位にすることを好んでいる．膝蓋腱反射は，大腿神経およびこれに関連するL4-L6脊髄分節が正常か否かを評価する．イヌを側臥位に保定し，片方の手を検査する肢の大腿内側にそえてわずかに持ち上げた状態で支える．持ち上げた肢の後膝関節を部分的に屈曲させる．次に，もう片方の手で打診槌をしっかりかつなめらかに振り，膝蓋腱靱帯を打診する．正常では膝関節は自動的に伸展する[2, 14, 15, 104].

膝蓋腱反射が低下または消失している場合，病変は大腿神経またはL4-L6脊髄分節に存在する可能性が高い．しかし，重度の膝疾患でも同様に膝蓋腱反射は低下または消失するため，神経学的検査（膝蓋腱反射単独で有効とは考えられていない）の結果のみで判断せずに，イヌを全体的に評価する必要があることを覚えておくべきである．正確な病変局在には，そのイヌに最も適した臨床像を形成する全ての診断所見を統合する必要がある[2].

膝蓋腱反射が亢進しており，歩様および姿勢反応の異常を併発していない場合，イヌは真の神経疾患ではなく，興奮しているか緊張している可能性が高い．しかし，歩様異常や姿勢反応の欠如を伴う膝蓋腱反射の亢進は，L4より頭側のUMN病変を示唆する[2].膝蓋腱反射の反射弓内で生じる膝の伸展に拮抗する屈筋の緊張度が坐骨神経，あるいはL6よりも尾側の病変によって減弱している場合，膝蓋腱反射は亢進しているように見える場合もある[2].

引っ込め反射は，前肢または後肢に行う場合によって，様々な神経および様々な脊髄分節の完全性を評価する．前肢で行う場合，引っ込め反射はC6-T2脊髄分

節に加え，筋皮神経，腋窩神経，正中神経，尺骨神経および橈骨神経を評価する．後肢で行う場合，L7-S1分節および坐骨神経を評価する [2, 14, 15, 104].

イヌを側臥位で保定し，1度に1肢ずつ，肢を伸展させて指間の皮膚または爪床をつまむ．前肢を検査した場合，イヌは自ら肩，肘および手根を屈曲させ肢を引く反応を示す．後肢では，股関節，膝および足根関節を屈曲させ肢を引く．通常は反対側の肢には問題はなく，右後肢の引っ込め反射を評価した際に左後肢は反応しない．一側の引っ込め反射を検査した時に反対側の肢が伸展した場合，異常な交叉伸展反射が存在しており，追加検査が必要となる [2, 14, 15, 104].　例外が一つあり，17日齢までの新生子犬では，交叉伸展反射は正常と考えられる [16, 127].

全ての動物に実施すべき第3の脊髄反射は，会陰または肛門反射である．会陰反射では肛門の緊張度を評価する．適切に緊張しているかどうかを明らかにするために，グローブをした人差し指で肛門縁を触診する．緊張度が正常な肛門は「ウィンクをする」ように肛門括約筋を閉鎖する．緊張度が低下または消失していた場合，S1-S3分節の病変，あるいは陰部神経の分枝からの脱神経による肛門機能障害が示唆される [15].　加えて，会陰反射は尾の屈曲も引き起こす．尾をしまい込めない場合，尾髄分節も病変が示唆される [15].　3週齢までの新生子犬では，会陰部の刺激により排泄も促される [16].

第4の脊髄反射を実施するのであれば，皮筋反射または皮膚体幹反射である．鉗子を用いて，腰仙部から頭側へ1度に1椎体ずつ，脊柱外側の皮膚をやさしくつまむ．イヌの左右両側を検査する必要がある．正常な動物で行った場合，皮筋反射により皮筋が収縮する．この収縮は，外側胸神経およびC8-T1脊髄分節

が正常な時に胸腰部の引きつりとして明確にみられる [14, 15].　皮筋の収縮が明白でない場合，病変はその部位から頭側に1〜4分節以内のどこかに存在する可能性が高い [15].

イヌでは他の脊髄反射が追加で行われることがあるが，また検査者の能力に大きく依存するため，本書では言及しなかった．前肢では以下のものがある [2, 14, 15, 104].

- 橈側手根伸筋反射または三頭筋反射は，橈骨神経およびC7-T1脊髄分節を評価する．
- 二頭筋反射はC6-C8脊髄分節および筋皮神経を評価する．

後肢では，著者は腓腹筋反射は日常的には検査していない．この反射は，坐骨神経および主としてL7-S1脊髄分節を評価する．しかし，この反射は正常な動物で誘発することが難しく，神経学的異常を持つ動物では言うまでもない [15].

16.7　脳神経の評価

歩様および姿勢反応の評価後，通常は脳神経の評価に移る [104].　第8章8.7項で述べたように，脳神経は12対あり，脳から派出する順に頭側から尾側へ番号がつけられている [15].

- 第Ⅰ脳神経 CN Ⅰ：嗅神経
- 第Ⅱ脳神経 CN Ⅱ：視神経
- 第Ⅲ脳神経 CN Ⅲ：動眼神経
- 第Ⅳ脳神経 CN Ⅳ：滑車神経
- 第Ⅴ脳神経 CN Ⅴ：三叉神経
- 第Ⅵ脳神経 CN Ⅵ：外転神経
- 第Ⅶ脳神経 CN Ⅶ：顔面神経

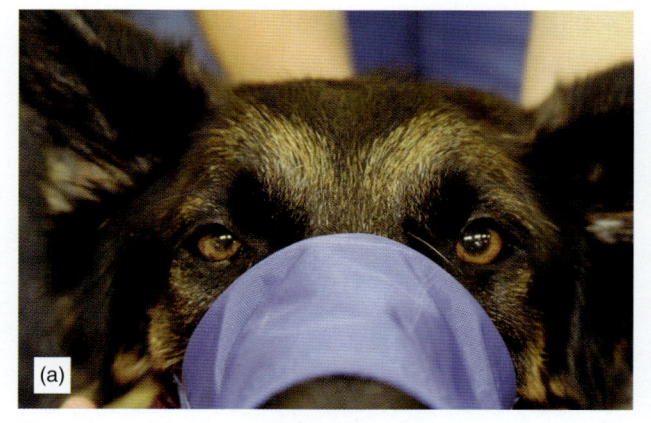
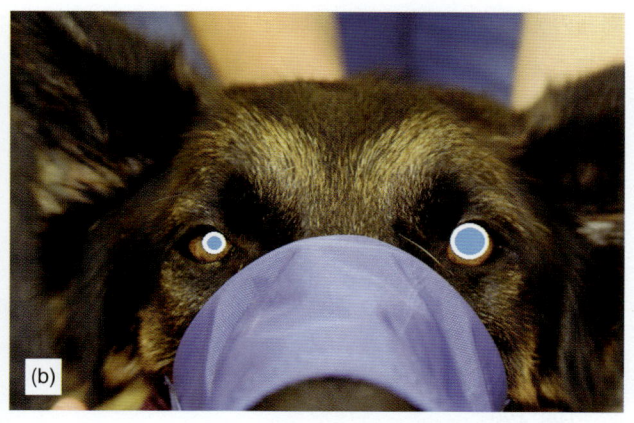

図16.5　(a) このイヌは瞳孔不同を呈している．右側の瞳孔は左側のそれよりも小さい．(b) 不対称性の程度を強調するため瞳孔の輪郭を示した．[写真提供] Elizabeth Robbins, DVM.

- 第Ⅷ脳神経 CN Ⅷ：内耳神経
- 第Ⅸ脳神経 CN Ⅸ：舌咽神経
- 第Ⅹ脳神経 CN Ⅹ：迷走神経
- 第Ⅺ脳神経 CN Ⅺ：副神経
- 第Ⅻ脳神経 CN Ⅻ：舌下神経

　第8章8.7項で述べたように，通常の身体診察では，12対全ての脳神経を常に評価するわけではない．

16.7.1　眼反射に関連する脳神経の評価

　CN Ⅱは視覚の特殊感覚を動物へ伝達する視覚経路の一つである．視覚のあるイヌには，機能的な眼球，網膜，CN Ⅱ，視索および後頭皮質が存在しなくてはならない．視覚を評価する際，高所から地面に向けて綿球を落下させたりして，動物が対照物を眼で追跡するかどうかを観察する．この基本的な検査は，イヌが覚醒していて意識清明で，注意深い場合に視覚の有無を判別するのに有用である．しかし，視覚の鮮明さ（視野の清澄度および明瞭度）までは確認できない [13, 15]．

　視覚に関するその他の基本的検査は，診察室に障害物を置いたり，迷路を作ることである．凝った迷路にする必要はなく，段ボール箱やケージのドアを使った簡単なものでよい．この迷路の目的は動物が障害物を見て，それに合わせてコースを変えて障害物を避けて通る能力を観察することである [13]．

　瞳孔サイズは交感神経および副交感神経間のバランスに依存している．前者は動物の態度および感情的な状態と強く結びついている．「闘争か逃走か」の引き金となるようなストレスは，過剰な交感神経刺激によって両側の瞳孔を散大させる．対照的に，副交感経路は周囲の光の量に対する瞳孔反応を促進する．つまり，強い光は瞳孔収縮または縮瞳を誘発するのに対し，周囲の光量が少ない場合には瞳孔散大または散瞳を引き起こす．CN Ⅲには縮瞳を促進するための副交感神経成分がある [2]．

　瞳孔のサイズは左右対称性なのが正常である．瞳孔が左右不対称の場合，瞳孔不同と呼ばれる（図16.5a）．イヌの瞳孔不同の原因は非常に多く，可能性のある様々な鑑別診断として以下の異常が挙げられる．

- 髄膜腫や脈絡叢癌などの中枢神経系の腫瘍 [128, 129]
- 脳血管の障害 [130]

- ダニ麻痺などの寄生虫疾患 [131]
- エールリヒア症などの感染症 [132]
- 毒性植物であるシロバナチョウセンアサガオと眼の接触 [133]
- 臭化カリウムの過剰摂取による臭素中毒などの薬物中毒 [134]
- 虹彩括約筋の副交感脱神経 [135, 136]

　CN Ⅱと CN Ⅲは，正常な瞳孔対光反射（PLR）を発生させるために共に機能的である必要がある．第3章3.2.8節にも記載したが，PLRには2種類のバリエーション，つまり直接性および共感性がある．直接性PLRを行うためには，明るい光を検査する眼に照射する．CN Ⅱおよび CN Ⅲが正常であれば，CN Ⅲは瞳孔を収縮させて眼に侵入する光量を調節する．正常な瞳孔は光に反応して収縮する．加えて，反対側の瞳孔も収縮する．これが共感性PLRと呼ばれるものである [1, 13, 15, 104]．

　PLRは年齢に依存する．これは出生時には認められないが，生後5〜14日齢頃の子犬になると出現する [16]．

　PLRは麻酔薬やそれらの組み合わせによっても変化する．例えば麻酔導入薬，特にアトロピン，キシラジンおよびケタミンの3剤併用によりPLRは抑制される [137, 138]．

　PLRは明らかに失明した動物の病変局在に最も多く用いられる．しかし，第3章3.2.8節で述べたように，PLRが正常でも，動物の視覚が正常とは限らない．皮質盲[5]の動物では，PLRは正常である．このことは，正確な病変局在には複数の検査が必要であることを意味する [139, 140]．

　片側または両側性PLRが消失していたり，あるいは瞳孔が不対称なのにもかかわらず視覚がある場合，病変はCN Ⅲまたは眼の交感神経支配部位のいずれかにある [3]．ホルネル症候群は後者の一例で，罹患した眼の縮瞳が特徴的である [51]．加えて，眼球陥凹，眼瞼下垂（上眼瞼の下垂）および第三眼瞼の突出も認められる [141]．

　ホルネル症候群がイヌ，特にゴールデン・レトリーバーでみられた場合，特発性であることが多い [142-146]．ホルネル症候群の原因として以下の異常が挙げられる [145, 146]．

5　大脳皮質障害による視覚喪失．

- 頭部および頸部の外傷
- 腕神経叢の外傷
- 内耳の外傷，最も多くは積極的な耳道洗浄を継続した場合
- 慢性中耳炎
- 慢性内耳炎
- 頭蓋内腫瘍
- 胸腔内腫瘍

PLRに加え，威嚇瞬目反応によりCN ⅡおよびCN Ⅶを検査する．各々の眼に向けて威嚇的なジェスチャーをする．威嚇瞬目反応が正常な動物はこの威嚇を最初に見て，次に防御機構として眼を閉じる．威嚇の際に眼瞼に触らないようにし，また過剰な空気流を作ってはならないが，その理由は，これらの刺激は視覚の有無に関係なく同じ反応（眼を閉じる）を引き起こすからである[139, 140].

子犬では生後4週間ほどで両眼の威嚇瞬目反応が出現するが[16]，この反応が一貫してみられるようになるのは2～3ヵ月齢である[13].

もう一つの眼反射は，第3章3.2.8節で述べた眼瞼反射である．眼瞼反射はCN ⅤおよびCN Ⅶの検査である．眼瞼の内眼角を触診する．この反射が正常な神経学的に正常なイヌは，この触れられたことによる刺激に応じて眼を閉じる．この反射が生じるためには，イヌは初めに触られたことをCN Ⅴを介して知覚し，そしてCN Ⅶを介して瞬きをする[139, 140].

子犬では生後3日以内に眼瞼反射が出現する[16].

16.7.2　眼球運動に関連する脳神経の評価

協調した眼球運動は，外眼筋を支配するCN Ⅲ，ⅣおよびⅥによって制御されている[13, 15, 104]．外眼筋の1つ以上の機能不全に陥ると斜視が起こる．このため，斜視により各々の眼が同時に同じ物を凝視できなくなる．この結果，両眼視および奥行覚が障害されることがある[147-150].

動物では，斜視は通常は神経学的異常により発生する．斜視の方向は障害されている脳神経を示す.

- 外腹側斜視はCN Ⅲ
- 回転斜視はCN Ⅳ
- 内斜視はCN Ⅵ

斜視は片側または両側で起こりえる．特にシャムなどで品種と関連して斜視が多く認められるネコとは異なり[139, 151-153]，イヌでは疾患と関連しない斜視は少ない．例えば，イヌの斜視は眼球後部の腫瘍や膿瘍の結果として生じる[154, 155]．まれに皮膚骨腫のような先天異常によることもある．眼瞼内に骨が存在すると眼球を収容する能力が障害され，そのため斜視が生じる[156].

16.7.3　触覚に関連する脳神経の評価

眼瞼反射の知覚におけるCN Ⅴの役割は，その分枝である眼枝が担っていることは既に概説した．この反射では，CN Ⅴは内眼角レベルでの触刺激の知覚に関与している.

CN Ⅴの眼枝は，生理的食塩水で湿らせた綿棒を角膜に接触させることでも評価できる．角膜反射と呼ばれるこの反射が生じるためには，触られた刺激を認識するためのCN Ⅴの眼枝，そしてそれに対する反応として眼球を後引させるためのCN Ⅵが必要である[15].

CN Ⅴは顔面の他の領域の触覚にも関与している．例えば，顔面感覚は鉗子または綿棒の先端を鼻中隔に接触させることで評価できる．CN Ⅴの上顎枝が正常な動物はこの刺激から顔を遠ざける．この刺激を回避しようとしない動物では，CN Ⅴの上顎枝の病変が疑われる[15].

CN Ⅴの上顎枝は，上顎犬歯付近の上唇をつまむことでも評価できる．しかし，この方法は先に述べた方法よりも有害であり，また一部のイヌでは怒って手に負えない状況になることが多いように思えるため[15]，イヌにはこの方法はあまり行っていない．同じ理由により，著者はCN Ⅴの下顎枝の検査はあまり行っていない．下顎犬歯付近の下唇をつまむと，イヌは頭部を引く[15].

16.7.4　眼球以外の筋運動に関連する脳神経の評価

CN Ⅴ，ⅦおよびⅪは身体の代表的な筋群を神経支配している．これらの筋に形態的または機能的な変化がみられた場合，これらに関連する脳神経の障害が示される[15].

- 咀嚼筋はCN Ⅴによって神経支配されている．CN Ⅴの機能不全は側頭筋または咬筋の萎縮，あるいは顎の筋力低下または顎下垂（"dropped jaw" と呼ばれる）が認められる.
- 眼瞼の位置および口唇の緊張はCN Ⅶの神経支配を受けている．眼瞼下垂の存在または口唇下垂では，

CN Ⅶの機能不全を考慮する.

- 肩部背側上部に広がる僧帽筋はCN Ⅺの神経支配を受けている. この神経の機能不全により, この筋は萎縮する. しかし, この萎縮は曖昧で, かつ稀であり, この場合には正しく認識されない.

16.7.5 消化に関連する脳神経の評価

CN Ⅸ, ⅩおよびⅫは消化を補助している. 家族または獣医師の身体診察によって, これらの消化機能が障害されていることが明らかになった場合, 消化に関連する脳神経が障害されている可能性がある[15].

- CN ⅨおよびⅩは嚥下反射に関与している. これらの神経のいずれかまたは両方の機能が障害された動物では, 嚥下困難または吐出の病歴が聴取される. このような動物では, この両者の機能を確認するため, 指を尾側咽頭部へ挿入して催吐反射を誘発するが, 安全面の点でこの検査は通常はイヌでは実施しない.
- 舌はCN Ⅻによって神経支配されている. この神経に機能障害があるイヌは, 水または食べ物をすくい上げるのが困難である. 舌が口から不随意に下垂し, 「舌が出っぱなし」になる. 著者はガーゼを使ってイヌの舌をつかみ, 舌の強度を評価することがある. これが弱い場合, CN Ⅻの機能障害が存在する可能性がある.

16.7.6 姿勢維持に関連する脳神経の評価

CN Ⅷの前庭部は身体の平衡維持を補助している. 動物はバランスを失わずに頭部の位置の変化を感知できる. 動物が頭部を回転させた時, 眼と前庭器の協調により, 頭部の方向と反対方向に眼球を動かすことで網膜の焦点を対象物に保持することもできる[15].

CN Ⅷ前庭部が機能不全の動物は, 捻転斜頸, 異常(非生理的)眼振, あるいは開脚姿勢を伴う運動失調を示す.

16.8　痛覚の評価

第8章8.8項で述べたように, 痛覚とは, 動物が実際の刺激, あるいは予期される刺激の結果, 有害な経験として痛みを認識することである[157-160]. 痛みの認識は個体によって異なる[160]. 痛みの認識は動物の年齢, 健康状態, そして過去の経験に影響される[158]. 痛みは急性または慢性的で, また増強するこ

ともある[160]. さらに, 痛みは直後の感覚だけではなく, 後遺症としても起こることがある. 痛みが動物の感情状態をどのように変化させるかも同様に重要である[159-161].

動物はどのような経験をしているのかをヒトが用いる言葉では表現できないため, 動物の痛みを察知することは困難である. ヒトは痛みのタイムライン(発症時期, 持続時間, 進行度), 痛みの強さ, そして痛みの特徴(突き刺すような, 焼けるような, ズキズキするような, ヒリヒリするようななど)を識別し, 伝えることができる. 動物の場合, 痛みの存在を示唆する行動, あるいは他の観察可能な徴候をピックアップしてくれる家族および診療スタッフに依存する[159,160].

したがって, 外科的処置や在院中のみならず, 来院の都度に痛みを予想し, 認識し, 介入し, 管理し, そして再評価しなくてはならない[160,161]. このことは, 医学文献ではPLATTERアプローチと呼ばれている[161].

- PLan　計画
- Anticipate　予測
- TreaT　治療
- Evaluate　評価
- Return　戻る

この頭字語は痛みを効果的に管理するための重要なリマインダーで, 古典的で型にはまった薬物療法ではなく, 症例毎に必要に応じて策定した計画に専念しなくてはならない. 薬物は現在でも適切な治療選択の一つである. しかし, 効果的な痛みの管理には適切な看護, やさしいハンドリング, 行動療法, 運動, 栄養および体重管理, 可動域運動, そして他の理学的療法, レーザー療法および他の補足的な処置も考慮する必要がある[158].

痛みは以前は結果論と考えられていたが, 現在では体温, 脈拍および呼吸数を測定するのと同じくらい全ての動物で重要と考えられている. 一部の施設では, 痛みを第4のバイタル・サインとして必ずカルテに記入している[160,161].

第8章8.8項でも述べたように, 獣医療でより頻繁に採用されている疼痛スケールには, メルボルン・ペイン・スケール[162,163], そしてコロラド州立大付属動物病院で作成された複合スケールがある[164,165]. これらのスケールでは, 疼痛の可能性を

判定するために，イヌの姿勢，活動性，精神状態，発声，そして触診に対する反応を評価する．

イヌおよびネコの痛み認識を考慮する際，瞳孔のサイズ，心拍数および呼吸数には一貫性がない．現在も行動がより良い指標と考えられている [160, 166]．

イヌの「正常な」行動を理解することは，新しい行動，特にそのイヌが通常では示さない行動を同定するために重要である．例えば，病院でも一貫して人なつっこいイヌが診療スタッフから突然離れて，隠れたり，あるいは防御性攻撃行動を示すような場合，潜在的な懸念があるとして注目すべきである [160]．

イヌの潜在的な痛みを反映することがある他の行動変化として，活動性の変化，食欲の変化，術創を保護する，そして排泄行動の変化が挙げられる [160]．

姿勢は重要な行動の手がかりである．正常な姿勢で体を丸めて眠っているイヌは背を丸め，特に肢を折り曲げて視界から逃げようとするイヌと比べると，痛みを感じている可能性は低い．特に術後期に背中を丸めていた場合，そのイヌはストレスによる心理的疼痛，あるいは実際の身体的疼痛を経験しているのかも知れない．イヌで痛みを示すその他の特徴的な姿勢として，頭部を低く保持する，あるいは負重を常にある肢から他の肢へ移動させる場合がある [160]．

臨床現場では顔の表情が痛み，あるいは痛みの可能性を認識する助けになる．眉間に皺を寄せ，顔面筋を緊張させ，耳をたたみ，そして口唇を引いているイヌは，疼痛または不安を感じている可能性がある [159]．

複合スケールの利用は，診療スタッフにとって技術的に容易で，観察に重点を置くことが推奨されているが，1回だけでなく，間隔をあけて反復する．このことは，治療継続の重要性を強調している．大部分のスケールでは有効性および信頼性が評価されていない．現時点では，どのスケールを臨床現場で用いるかよりも，手術を受けた動物だけではなく，全ての動物で痛みを考慮することのほうが重要である [160]．

1つだけでなく，複数の基準を評価することで，複合スケールにより動物の快適な生活をより完全に確認することもできる．動物の多くの側面を観察および記録するため，動物の正常から逸脱した領域を同定できる．

例えば，身体診察の様々な手技によって誘発される痛部位が3種類ある3症例を考えてみよう．

- 器質的脳疾患のイヌは，頬骨弓より上の頭蓋に強く，かつ一定の圧を加えると疼痛反応を示す．

- 頸部痛があるイヌでは頸を曲げようとすると痛みが誘発されるため，頸部の運動を制限している．
- 腰仙部に病変があるイヌは，仙骨を強く下方に圧迫すると疼痛反応を示す．

これら3症例全てのイヌに痛みが存在する事実にもかかわらず，疼痛反応はそれぞれで異なることが多い．全てのイヌが同じ反応を示すわけではなく，また全てのイヌが同じ強さの痛みを感じているわけでもない．ここで概述したシナリオの3症例全てのイヌに痛みが存在する場合，一つの基準だけが合致しても，1例またはそれ以上のイヌは痛みがないと誤って評価される可能性がある．

より多くの項目を観察するために複合スケールを用いることで，痛みの徴候を幅広く把握できる．これにより，痛みが様々なパターンで表現されることを認識できるようになる．この様々なパターンには以下の例が含まれるが，これ以外の場合もある．

- 逃げようとする．
- 動物が触診した領域に注目している．獣医師から目をそらしていた動物が，急に獣医師のほうへ頭を向ける．
- 声をあげる（唸る，叫ぶ，クーンとなく，ヒンヒン言う）．
- 診療スタッフを攻撃する．

さらに，同じ症例で複合スケールを経時的に反復して用いることは，個々の動物の外的および内的刺激に対する反応を診療スタッフが理解し，認められた痛みに対する医療行為が動物の示す疼痛反応の程度にどれほど影響したのかを知るのに役立つ．

複合的スケールの利用に加え，痛みを認知する経路が正常かどうかを検査することが重要である．神経学的に，侵害刺激が信号として脊髄を介して脳へ伝達され，それを意識的に認知するかどうかを評価する．痛みを認識できないことは，有益な情報で，どこまで痛みのシグナルが伝わり，どこから伝わらないのかを特定することで病変を局在化するのに役立つ．

痛みの伝達経路を検査する際，以下の2種類の痛みを検査する [1, 5]．

1) 表在痛覚
2) 深部痛覚

表在痛覚は皮膚に由来する．表在痛覚の認識を検査

する場合，鉗子で検査部位の皮膚をつまむ．動物が落ち着くのを待って，皮膚をつまんでいる鉗子を徐々に絞る．動物が以下に示す適切な反応を示したら，直ちに鉗子でつまむのをやめる [1, 15].

- 皮膚を収縮させる．
- 声を出して反応する．
- 咬もうとする．
- 逃げようとする．

これらの反応は全て疼痛刺激が感知されたことを示している．

表在痛覚とは対照的に，深部痛覚の意味はその名称が示す通りである．これは皮膚よりも深部で起こり，その経路は体表と比較してダメージを受けることは少ない．したがって深部痛覚は，表在痛覚を誘発しても反応しなかった場合にのみ検査される [1, 15].

深部痛覚を認知できるかを評価するため，最初につま先または尻を指で強くつまむ．反応がなかった場合，次に鉗子を用いる．表在痛覚の検査と同様，反応するまで鉗子で徐々に強くつまむ．肢を引っ込めるのは十分な反応ではない．これは反射が正常であることを示しているだけで，痛みの認識とは無関係である．動物が刺激の方向に頭を向けたり，声を出したり，咬みつこうとしたりといった反応を見る [1, 15].

重篤な脊髄圧迫，あるいは他の病変から生じる深部痛覚の消失は，脊髄レベルの重度な損傷を示唆し，機能回復に関する予後は要注意である．

参考文献

1 van Nes, J.J., Meij, B.P., and van Ham, L. (2009) Nervous system, in *Medical History and Physical Examination in Companion Animals* (eds. A. Rijnberk and F.J. van Sluijs), Saunders Elsevier, St. Louis, pp. 160–174.

2 Garosi, L. (2009) Neurological examination of the cat. How to get started. *Journal of Feline Medicine and Surgery*, **11** (5), 340–348.

3 Chrisman, C.L. (2006) The neurologic examination. *Clinician's Brief*, January, 11–16.

4 Sammut, V. (2005) *Skills Laboratory, Part 1: Performing a Neurologic Examination*, http://veterinarymedicine.dvm360.com/skills-laboratory-part-1-performing-neurologic-examination (accessed 16 January 2016).

5 Plessas, I.N., Rusbridge, C., Driver, C.J. *et al.* (2012) Long-term outcome of Cavalier King Charles spaniel dogs with clinical signs associated with Chiari-like malformation and syringomyelia. *Veterinary Record*, **171**(20), 501.

6 Rusbridge, C., Carruthers, H., Dube, M.P. *et al.* (2007) Syringomyelia in cavalier King Charles spaniels: the relationship between syrinx dimensions and pain. *Journal of Small Animal Practice*, **48** (8), 432–436.

7 Rusbridge, C., MacSweeny, J.E., Davies, J.V. *et al.* (2000) Syringohydromyelia in Cavalier King Charles spaniels. *Journal of the American Animal Hospital Association*, **36** (1), 34–41.

8 Rusbridge, C. (1997) Persistent scratching in Cavalier King Charles spaniels. *Veterinary Record*, **141** (7), 179.

9 Wrzosek, M., Plonek, M., Nicpon, J. *et al.* (2015) Retrospective multicenter evaluation of the "fly-catching syndrome" in 24 dogs: EEG, BAER, MRI, CSF findings and response to antiepileptic and antidepressant treatment. *Epilepsy & Behavior*, **53**, 184–189.

10 Cash, W.C., and Blauch, B.S. (1979) Jaw snapping syndrome in eight dogs. *Journal of the American Veterinary Medical Association*, **175** (7), 709–710.

11 Manteca, X. (1994) Fly snapping syndrome in dogs. *Veterinary Quarterly*, **16** (Supp1.), 49.

12 Overall, K.L. and Dunham, A.E. (2002) Clinical features and outcome in dogs and cats with obsessive–compulsive disorder: 126 cases (1989–2000). *Journal of the American Veterinary Medical Association*, **221** (10), 1445–1452.

13 Averill, D.R., Jr. (1981) The neurologic examination. *Veterinary Clinics of North America: Small Animal Practice*, **11** (3), 511–521.

14 Thomas, W.B. (2000) Initial assessment of patients with neurologic dysfunction. *Veterinary Clinics of North America: Small Animal Practice*, **30** (1), 1–24, v.

15 Thomas, W.B. and Dewey, C.W. (2008) Performing the neurologic examination, in *A Practical Guide to Canine and Feline Neurology*, 2nd edn. (ed. C.W. Dewey), Wiley-Blackwell, Ames, IA, pp. 53–74.

16 Lavely, J.A. (2006) Pediatric neurology of the dog and cat. *Veterinary Clinics of North America: Small Animal Practice*, **36** (3), 475–501, v.

17 Fox, M.W. (1963) Conditioned reflexes and the innnate behaviour of the neonate dog. *Journal of Small Animal Practice*, **4**, 85–99.

18 Kustritz, M.V.R. (2011) History and physical examination of the neonate, in *Small Animal Pediatrics: The First 12 Months of Life* (eds. M.E. Peterson and M.A. Kutzler), Saunders Elsevier, St. Louis, pp. 20–27.

19 Hoskins, J.D. and Partington, B.P. (2001) Physical examination and diagnostic imaging procedures, in *Veterinary Pediatrics: Dogs and Cats from Birth to Six Months*, 3rd edn. (ed. J.D. Hoskins), Saunders Elsevier, Philadelphia, pp. 6–7.

20 Breazile, J.E. (1978) Neurologic and behavioral development in the puppy. *Veterinary Clinics of North America: Small Animal Practice*, **8**, 109–112.

21 Mason, L.K., Harvey, C.E., and Orsher, R.J. (1988) Total ear canal ablation combined with lateral bulla osteotomy for end-stage otitis in dogs. Results in thirty dogs. *Veterinary Surgery*, **17** (5), 263–268.

22 Little, C.J.L., Lane, J.G., Gibbs, C., and Pearson, G.R. (1991) Inflammatory middle-ear disease of the dog – the clinical and pathological features of cholesteatoma, a complication of otitis-media. *Veterinary Record*, **128** (14), 319–322.

23 Thomsen, B., Garosi, L., Skerritt, G. *et al.* (2016) Neurological signs in 23 dogs with suspected rostral cerebellar ischaemic stroke. *Acta Veterinaria Scandinavica*, **58** (1), 40.

24 Joseph, R.J., Greenlee, P.G., Carrillo, J.M., and Kay, W.J. (1988) Canine cerebrovascular disease – clinical and pathological findings in 17 cases. *Journal of the American Animal Hospital Association*, **24** (5), 569–576.

25 Wessmann, A., Chandler, K., and Garosi, L. (2009) Ischaemic and haemorrhagic stroke in the dog. *Veterinary Journal*, **180** (3), 290–303.

26 Schunk, K.L. (1988) Disorders of the vestibular system. *Veterinary Clinics of North America: Small Animal Practice*, **18** (3), 641–665.

27 Rossmeisl, J.H., Jr. (2010) Vestibular disease in dogs and cats. *Veterinary Clinics of North America: Small Animal Practice*, **40** (1), 81–100.

28 Kornegay, J.N. (1991) Ataxia, head tilt, nystagmus. Vestibular diseases. *Problems in Veterinary Medicine*, **3** (3), 417–425.

29 Troxel, M.T., Drobatz, K.J., and Vite, C.H. (2005) Signs of neurologic dysfunction in dogs with central versus peripheral vestibular disease. *Journal of the American Veterinary Medical Association*, **227** (4), 570–574.

30 Garosi, L.S., Lowrie, M.L., and Swinbourne N.F. (2012) Neurological manifestations of ear disease in dogs and cats. *Veterinary Clinics of North America: Small Animal Practice*, **42** (6), 1143–1160.

31 Cerda-Gonzalez, S. and Dewey, C.W. (2010) Congenital diseases of the craniocervical junction in the dog. *Veterinary Clinics of North America: Small Animal Practice*, **40** (1), 121–141.

32 Pritchard, J.C., Jacob, M.E., Ward, T.J. *et al.* (2016) *Listeria monocytogenes* septicemia in an immunocompromised dog. *Veterinary Clinical Pathology*, **45** (2), 254–259.

33 Goodman, R.A., Hawkins, E.C., Olby, N.J. *et al.* (2003) Molecular identification of *Ehrlichia ewingii* infection in dogs: 15 cases (1997–2001). *Journal of the American Veterinary Medical Association*, **222** (8), 1102–1107.

34 Irwin, P.J. and Parry, B.W. (1999) Streptococcal meningoencephalitis in a dog. *Journal of the American Animal Hospital Association*, **35** (5), 417–422.

35 Simpson, K.W., Khan, K.N.M., Podell, M. *et al.* (1993) Systemic mycosis caused by *Acremonium* sp in a dog. *Journal of the American Veterinary Medical Association*, **203** (9), 1296–1299.

36 Peterson, K., Vanadurongvan, K., Burrish, H. *et al.* (1996) Animal rabies – South Dakota, 1995 (Reprinted from *MMWR*, 1996, **45**, 164–166). *JAMA*, **275** (13), 982.

37 Monroe, W.E. (1989) Clinical signs associated with pseudorabies in dogs. *Journal of the American Veterinary Medical Association*, **195** (5), 599–602.

38 O'Neill, E.J., Merrett, D., and Jones, B. (2005) Granulomatous meningoencephalomyelitis in dogs: a review. *Irish Veterinary Journal*, **58** (2), 86–92.

39 Alley, M.R., Jones, B.R., and Johnstone, A.C. (1983) Granulomatous meningoencephalomyelitis of dogs in New Zealand. *New Zealand Veterinary Journal*, **31** (7), 117–119.

40 McKeown, H.M. (2002) Hypothyroidism in a boxer dog. *Canadian Veterinary Journal/Revue Vétérinaire Canadienne*, **43** (7), 553–555.

41 Boothe, H.W., Hobson, H.P., and McDonald, D.E. (1996) Treatment of traumatic separation of the auricular and annular cartilages without ablation: results in five dogs. *Veterinary Surgery*, **25** (5), 376–379.

42 Cizinauskas, S., Lang, J., Maier, R. *et al.* (2001) Paradoxical vestibular disease with trigeminal nerve-sheath tumor in a dog. *Schweizer Archiv für Tierheilkunde*, **143** (8), 419–425.

43 Pumarola, M., Anor, S., Borras, D., and Ferrer, I. (1996) Malignant epithelioid schwannoma affecting the trigeminal nerve of a dog. *Veterinary Pathology*, **33** (4), 434–436.

44 Bagley, R.S., Gavin, P.R., Moore, M.P. *et al.* (1999) Clinical signs associated with brain tumors in dogs: 97 cases (1992–1997). *Journal of the American Veterinary Medical Association*, **215** (6), 818–819.

45 Zaki, F.A. and Nafe, L.A. (1980) Choroid-plexus tumors in the dog. *Journal of the American Veterinary Medical Association*, **176** (4), 328–330.

46 Parent, J.M. (2006) The cat with a head tilt, vestibular ataxia, or nystagmus, in *Problem-Based Feline Medicine* (ed. J. Rand), Saunders Elsevier, Philadelphia, pp. 835–851.

47 Chrisman, C.L. (2006) The neurologic examination. *Clinician's Brief*, January, 11–16.

48 Ingram, E.A., Kale, D.C., and Balfour, R.J. (2013) Hemilaminectomy for thoracolumbar Hansen Type I intervertebral disk disease in ambulatory dogs with or without neurologic deficits: 39 cases (2008–2010). *Veterinary Surgery*, **42** (8), 924–931.

49 Ruddle, T.L., Allen, D.A., Schertel, M.D. *et al.* (2006) Outcome and prognostic factors in nonambulatory Hansen Type I intervertebral disc extrusions: 308 cases. *Veterinary and Comparative Orthopaedics and Traumatology*, **19**(1), 29–34.

50 Bley, T., Lang, J., Jaggy, A. *et al.* (2007) Lumbar spinal 'juxtaarticular' cyst in a Gordon setter. *Journal of Veterinary Medicine. A: Physiology, Pathology, Clinical Medicine*, **54** (9), 494–498.

51 Rohdin, C., Nyman, H.T., Wohlsein, P., and Jaderlund, K.H. (2014) Cervical spinal intradural arachnoid cysts in related, young pugs. *Journal of Small Animal Practice*, **55** (4), 229–234.

52 Webb, A.A. (1999) Intradural spinal arachnoid cyst in a dog. *Canadian Veterinary Journal/Revue Vétérinaire Canadienne*, **40** (8), 588–589.

53 Schueler, R.O., Roush, J.K., and Oyster, R.A. (1993) Spinal ganglioneuroma in a dog. *Journal of the American Veterinary Medical Association*, **203** (4), 539–541.

54 Galan, A., Gamito, A., Carletti, B.E. *et al.* (2014) Uncommon acute neurologic presentation of canine distemper in 4 adult dogs. *Canadian Veterinary Journal/ Revue Vétérinaire Canadienne*, **55** (4), 373–378.

55 Raw, M.E., Pearson, G.R., Brown, P.J., and Baumgartner, W. (1992) Canine distemper infection associated with acute nervous signs in dogs. *Veterinary Record*, **130** (14), 291–293.

56 Lane, L.V., Meinkoth, J.H., Brunker, J. *et al.* (2012) Disseminated prototithecosis diagnosed by evaluation of CSF in a dog. *Veterinary Clinical Pathology*, **41** (1), 147–152.

57 Goncalves, R., Carrera, I., Garosi, L. *et al.* (2011)

Clinical and topographic magnetic resonance imaging characteristics of suspected thalamic infarcts in 16 dogs. *Veterinary Journal*, **188** (1), 39–43.

58 Cook, J.R. (1998) Fibrocartilaginous embolism. *Veterinary Clinics of North America: Small Animal Practice*, **18** (3), 581–592.

59 Kortz, G.D., Meier, W.A., Higgins, R.J. *et al.* (1997) Neuronal vacuolation and spinocerebellar degeneration in young Rottweiler dogs. *Veterinary Pathology*, **34** (4), 296–302.

60 Cooper, C., Gutierrez-Quintana, R., Penderis, J., and Goncalves, R. (2015) Osseous associated cervical spondylomyelopathy at the C2–C3 articular facet joint in 11 dogs. *Veterinary Record*, **177** (20), 522.

61 Pintus, D., Cancedda, M.G., Macciocu, S. *et al.* (2016) Pathological findings in a Dachshund-cross dog with neuroaxonal dystrophy. *Acta Veterinaria Scandinavica*, **58** (1), 37.

62 Ruddle, T.L., Allen, D.A., Shertel, E.R. *et al.* (2006) Outcome and prognostic factors in non-ambulatory Hansen Type I intervertebral disc extrusions: 300 cases. *Veterinary and Comparative Orthopaedics and Traumatology*, **19** (1), 29–34.

63 Brisson, B.A. (2010) Intervertebral disc disease in dogs. *Veterinary Clinics of North America: Small Animal Practice*, **40** (5), 829.

64 King, A.S. and Smith, R.N. (1955) A comparison of the anatomy of the intervertebral disc in dog and man: with reference to herniation of the nucleus pulposus. *British Veterinary Journal*, **3**, 135–149.

65 Evans, H.E. (ed.) (1993) *Miller's Anatomy of the Dog*, 3rd edn., Saunders Elsevier, Philadelphia.

66 Modic, M.T., Masaryk, T.J., Ross, J.S., and Carter, J.R. (1988) Imaging of degenerative disk disease. *Radiology*, **168** (1), 177–186.

67 Hansen, H.J. (1952) A pathologic–anatomical study on disc degeneration in dog, with special reference to the so-called enchondrosis intervertebralis. *Acta Orthopaedica Scandinavica Supplementum*, **11**, 1–117.

68 Ghosh, P., Taylor, T.K., and Braund, K.G. (1977) The variation of the glycosaminoglycans of the canine intervertebral disc with ageing. I. Chondrodystrophoid breed. *Gerontology*, **23** (2), 87–98.

69 Hansen, H.J. (1959) Comparative views of the pathology of disk degeneration in animals. *Laboratory Investigation*, **8**, 1242–1265.

70 Ghosh, P., Taylor, T.K., and Braund, K.G. (1976) A comparative chemical and histological study of the chondrodystrophoid and nonchondrodystrophoid canine intervertebral disc. *Veterinary Pathology*, **13**, 414–427.

71 Ghosh, P., Taylor, T.K., Braund, K.G., and Larsen, L.H. (1976) The collagenous and non-collagenous protein of the canine intervertebral disc and their variation with age, spinal level and breed. *Gerontology*, **22** (3), 124–134.

72 Ghosh, P., Taylor, T.K., and Braund, K.G. (1977) Variation of the glycosaminoglycans of the intervertebral disc with ageing. II. Non-chondrodystrophoid breed. *Gerontology*, **23** (2), 99–109.

73 Dallman, M.J., Moon, M.L., and Giovannittijensen, A. (1991) Comparison of the width of the intervertebral-disk space and radiographic changes before and after intervertebral-disk fenestration in dogs. *American Journal of Veterinary Research*, **52** (1), 140–145.

74 Jensen, V.F. (2001) Asymptomatic radiographic disappearance of calcified intervertebral disc material in the Dachshund. *Veterinary Radiology & Ultrasound*, **42** (2), 141–148.

75 Jensen, V.F. and Arnbjerg, J. (2001) Development of intervertebral disk calcification in the Dachshund: a prospective longitudinal radiographic study. *Journal of the American Animal Hospital Association*, **37** (3), 274–282.

76 Jensen, V.F., Beck, S., Christensen, K.A., and Arnbjerg, J. (2008) Quantification of the association between intervertebral disk calcification and disk herniation in Dachshunds. *Journal of the American Veterinary Medical Association*, **233** (7), 1090–1095.

77 Stigen, O. (1991) Calcification of intervertebral discs in the Dachshund. A radiographic study of 327 young dogs. *Acta Veterinaria Scandinavica*, **32**, 197–203.

78 Goggin, J.E., Li, A.S., and Franti, C.E. (1970) Canine intervertebral disk disease: characterization by age, sex, breed, and anatomic site of involvement. *American Journal of Veterinary Research*, **31** (9), 1687–1692.

79 Gage, E.D. (1975) Incidence of clinical disc disease in the dog. *Journal of the American Animal Hospital Association*, **11**, 135–138.

80 Ball, M.U., Mcguire, J.A., Swaim, S.F., and Hoerlein, B.F. (1982) Patterns of occurrence of disk disease among registered Dachshunds. *Journal of the American Veterinary Medical Association*, **180** (5), 519–522.

81 Priester, W.A. (1976) Canine intervertebral disc disease – occurrence by age, breed, and sex among 8,117 cases. *Theriogenology*, **6**, 293–303.

82 Brown, N.O., Helphrey, M.L., and Prata, R.G. (1977) Thoracolumbar disk disease in the dog: a retrospective analysis of 187 cases. *Journal of the American Animal Hospital Association*, **13**, 665–672.

83 Besalti, O., Pekcan, Z., Sirin, Y.S., and Erbas, G. (2006) Magnetic resonance imaging findings in dogs with thoracolumbar intervertebral disk disease: 69 cases (1997–2005). *Journal of the American Veterinary Medical Association*, **228** (6), 902–908.

84 Levine, J.M., Levine, G.J., Kerwin, S.C. *et al.* (2006) Association between various physical factors and acute thoracolumbar intervertebral disk extrusion or protrusion in Dachshunds. *Journal of the American Veterinary Medical Association*, **229** (3), 370–375.

85 Cudia, S.P. and Duval, J.M. (1997) Thoracolumbar intervertebral disk disease in large, nonchondrodystrophic dogs: a retrospective study. *Journal of the American Animal Hospital Association*, **33** (5), 456–460.

86 Macias, C., McKee, W.M., May, C., and Innes, J.F. (2002) Thoracolumbar disc disease in large dogs: a study of 99 cases. *Journal of Small Animal Practice*, **43** (10), 439–446.

87 Cherrone, K.L., Dewey, C.W., Coates, J.R., and Bergman, R.L. (2004) A retrospective comparison of cervical intervertebral disk disease in nonchondrodystrophic large dogs versus small dogs. *Journal of the American Animal Hospital Association*, **40** (4), 316–320.

88 Hansen, H.J. (1951) A pathologic–anatomical interpretation of disc degeneration in dogs. *Acta Orthopaedica Scandinavica Supplementum*, **20**, 280–293.

89 Denny, H.R. (1978) The surgical management of

cervical disc protrusions in the dog: a review of 40 cases. *Journal of Small Animal Practice*, **19**, 251–257.

90 Ryan, T.M., Platt, S.R., Llabres-Diaz, F.J. *et al.* (2008) Detection of spinal cord compression in dogs with cervical intervertebral disc disease by magnetic resonance imaging. *Veterinary Record*, **163** (1), 11–15.

91 Seim, H.B. and Prata, R.G. (1982) Ventral decompression for the treatment of cervical disk disease in the dog – a review of 54 cases. *Journal of the American Animal Hospital Association*, **18** (2), 233–240.

92 Morgan, P.W., Parent, J., and Holmberg, D.L. (1993) Cervical pain secondary to intervertebral disc disease in dogs – radiographic findings and surgical implications. *Progress in Veterinary Neurology*, **4** (3), 76–80.

93 Gill, P.J., Lippincott, C.L., and Anderson, S.M. (1996) Dorsal laminectomy in the treatment of cervical intervertebral disk disease in small dogs: a retrospective study of 30 cases. *Journal of the American Animal Hospital Association*, **32** (1), 77–80.

94 Hillman, R.B., Kengeri, S.S., and Waters, D.J. (2009) Reevaluation of predictive factors for complete recovery in dogs with nonambulatory tetraparesis secondary to cervical disk herniation. *Journal of the American Animal Hospital Association*, **45** (4), 155–163.

95 Hoerlein, B.F. (1953) Intervertebral disc protrusions in the dog. Incidence and pathological lesions. *American Journal of Veterinary Research*, **14**, 260–269.

96 Knecht, C.D. (1972) Results of surgical treatment for thoracolumbar disc protrusion. *Journal of Small Animal Practice*, **13**, 449–453.

97 Levine, J.M., Fosgate, A.V., and Rushing, C.R. (2009) Magnetic resonance imaging in dogs with neurological impairment due to acute thoracic and lumbar intervertebral disc herniation. *Journal of Veterinary Internal Medicine*, **23**, 1220–1226.

98 Brisson, B.A., Moffatt, S.L., Swayne, S.L., and Parent, J.M. (2004) Recurrence of thoracolumbar intervertebral disk extrusion in chondrodystrophic dogs after surgical decompression with or without prophylactic fenestration: 265 cases (1995–1999). *Journal of the American Veterinary Medical Association*, **224** (11), 1808–1814.

99 Tanaka, H., Nakayama, M., and Takase, K. (2004) Usefulness of myelography with multiple views in diagnosis of circumferential location of disc material in dogs with thoracolumber intervertebral disc herniation. *Journal of Veterinary Medical Science*, **66** (7), 827–833.

100 McKee, W.M. (1992) A comparison of hemilaminectomy (with concomitant disc fenestration) and dorsal laminectomy for the treatment of thoracolumbar disc protrusion in dogs. *Veterinary Record*, **130** (14), 296–300.

101 Gambardella, P.C. (1980) Dorsal decompressive laminectomy for treatment of thoracolumbar disc disease in dogs: a retrospective study of 98 cases. *Veterinary Surgery*, **9**, 24–26.

102 Scott, H.W. (1997) Hemilaminectomy for the treatment of thoracolumbar disc disease in the dog: a follow-up study of 40 cases. *Journal of Small Animal Practice*, **38** (11), 488–494.

103 Parent, J. (2010) Clinical approach and lesion localization in patients with spinal diseases. *Veterinary Clinics of North America: Small Animal Practice*, **40** (5), 733.

104 de Lahunta, A. and Glass, E. (2009) The neurologic examination, in *Veterinary Neuroanatomy and Clinical Neurology*, 4th edn. (eds. A. de Lahunta, E. Glass, and M. Kent), Saunders Elsevier, St. Louis, pp. 487–501.

105 Peterson, K.L., Lee, J.A., and Hovda, L.R. (2011) Phenylpropanolamine toxicosis in dogs: 170 cases (2004–2009). *Journal of the American Veterinary Medical Association*, **239** (11), 1463–1469.

106 Shell, L.G., Berezowski, J., Rishniw, M. *et al.* (2015) Clinical and breed characteristics of idiopathic head tremor syndrome in 291 dogs: a retrospective study. *Veterinary Medicine International*, **201**5, 165463.

107 Wolf, M., Bruehschwein, A., Sauter-Louis, C. *et al.* (2011) An inherited episodic head tremor syndrome in Doberman pinscher dogs. *Movement Disorders*, **26** (13), 2381–2386.

108 Guevar, J., De Decker, S., Van Ham, L.M. *et al.* (2014) Idiopathic head tremor in English bulldogs. *Movement Disorders*, **29** (2), 191–194.

109 de Lahunta, A., Glass, E.N., and Kent, M. (2006) Classifying involuntary muscle contractions. *Compendium: Continuing Education for the Practicing Veterinarian*, **28** (7), 516.

110 Lim, J.H., Kim, D.Y., Yoon, J.H. *et al.* (2008) Cerebellar vermian hypoplasia in a Cocker Spaniel. *Journal of Veterinary Science*, **9** (2), 215–217.

111 Harari, J., Miller, D., Padgett, G.A., and Grace, J. (1983) Cerebellar agenesis in two canine littermates. *Journal of the American Veterinary Medical Association*, **182** (6), 622–623.

112 Schatzberg, S.J., Haley, N.J., Barr, S.C. *et al.* (2003) Polymerase chain reaction (PCR) amplification of parvoviral DNA from the brains of dogs and cats with cerebellar hypoplasia. *Journal of Veterinary Internal Medicine*, **17** (4), 538–544.

113 Nibe, K., Kita, C., Morozumi, M. *et al.* (2007) Clinicopathological features of canine neuroaxonal dystrophy and cerebellar cortical abiotrophy in Papillon and Papillon-related dogs. *Journal of Veterinary Medical Science*, **69** (10), 1047–1052.

114 Olby, N., Blot, S., Thibaud, J.L. *et al.* (2004) Cerebellar cortical degeneration in adult American Staffordshire Terriers. *Journal of Veterinary Internal Medicine*, **18** (2), 201–208.

115 Jolly, R.D., Ehrlich, P.C., Franklin, R.J. *et al.* (2001) Histological diagnosis of mucopolysaccharidosis IIIA in a wire-haired Dachshund. *Veterinary Record*, **148** (18), 564–567.

116 Yamato, O., Ochiai, K., Masuoka, Y. *et al.* (2000) GM1 gangliosidosis in Shiba dogs. *Veterinary Record*, **146** (17), 493–496.

117 Cheeseman, M.T., Kelly, D.F., and Horsfall, K.L. (1995) Multisystemic inflammatory disease in a Borzoi dog. *Journal of Small Animal Practice*, **36** (1), 22–24.

118 Schubert, T., Clemmons, R., Miles, S., and Draper, W. (2013) The use of botulinum toxin for the treatment of generalized myoclonus in a dog. *Journal of the American Animal Hospital Association*, **49** (2), 122–127.

119 Koutinas, A.F., Polizopoulou, Z.S., Baumgaertner, W. *et al.* (2002) Relation of clinical signs to pathological changes in 19 cases of canine distemper encephalomyelitis. *Journal of Comparative Pathology*, **126** (1), 47–56.

120 Ferreira, J.P., Dzikit, T.B., Zeiler, G.E. *et al.* (2015) Anaesthetic induction and recovery characteristics of a diazepam–ketamine combination compared

with propofol in dogs. *Journal of the South African Veterinary Association*, **86** (1), 1258.

121 Cattai, A., Rabozzi, R., Natale, V., and Franci, P. (2015) The incidence of spontaneous movements (myoclonus) in dogs undergoing total intravenous anaesthesia with propofol. *Veterinary Anaesthesia and Analgesia*, **42** (1), 93–98.

122 Iff, I., Valeskini, K., and Mosing, M. (2012) Severe pruritus and myoclonus following intrathecal morphine administration in a dog. *Canadian Veterinary Journal/Revue Vétérinaire Canadienne*, **53** (9), 983–986.

123 da Cunha, A.F., Carter, J.E., Grafinger, M. *et al.* (2007) Intrathecal morphine overdose in a dog. *Journal of the American Veterinary Medical Association*, **230** (11), 1665–1668.

124 Jennings, D.P. and Bailey, J.G. (2004) Spinal control of posture and movement, in *Dukes' Physiology of Domestic Animals*, 12th edn. (ed. W.O. Reece), Comstock, Ithaca, NY, pp. 892–903.

125 Fingeroth, J.M. and Thomas, W.B. (eds.) (2015) *Advances in Intervertebral Disc Disease in Dogs and Cats*, Wiley-Blackwell, Ames, IA.

126 Levine, J.M., Hillman, R.B., Erb, H.N., and de Lahunta, A. (2002) The influence of age on patellar reflex response in the dog. *Journal of Veterinary Internal Medicine*, **16** (3), 244–246.

127 Hoskins, J.D. (1990) Clinical evaluation of the kitten – from birth to 8 weeks of age. *Compendium: Continuing Education for the Practicing Veterinarian*, **12** (9), 1215.

128 Pastorello, A., Constantino-Casas, F., and Archer, J. (2010) Choroid plexus carcinoma cells in the cerebrospinal fluid of a Staffordshire Bull Terrier. *Veterinary Clinical Pathology*, **39** (4), 505–510.

129 Webb, A.A., Cullen, C.L., Rose, P. *et al.* (2005) Intracranial meningioma causing internal ophthalmoparesis in a dog. *Veterinary Ophthalmology*, **8** (6), 421–425.

130 Garosi, L., McConnell, J.F., Platt, S.R. *et al.* (2006) Clinical and topographic magnetic resonance characteristics of suspected brain infarction in 40 dogs. *Journal of Veterinary Internal Medicine*, **20** (2), 311–321.

131 Holland, C.T. (2008) Asymmetrical focal neurological deficits in dogs and cats with naturally occurring tick paralysis (*Ixodes holocyclus*): 27 cases (1999–2006). *Australian Veterinary Journal*, **86** (10), 377–384.

132 Goodman, R.A., Hawkins, E.C., Olby, N.J. *et al.* (2003) Molecular identification of *Ehrlichia ewingii* infection in dogs: 15 cases (1997–2001). *Journal of the American Veterinary Medical Association*, **222** (8), 1102–1107.

133 Hansen, P. and Clerc, B. (2002) Anisocoria in the dog provoked by a toxic contact with an ornamental plant: *Datura stramonium*. *Veterinary Ophthalmology*, **5** (4), 277–279.

134 Yohn, S.E., Morrison, W.B., and Sharp, P.E. (1992) Bromide toxicosis (bromism) in a dog treated with potassium bromide for refractory seizures. *Journal of the American Veterinary Medical Association*, **201** (3), 468–470.

135 Gerding, P.A., Brightman, A.H., and Brogdon, J.D. (1986) Pupillotonia in a dog. *Journal of the American Veterinary Medical Association*, **189** (11), 1477.

136 Sarchahi, A.A. (2007) Pupillotonia in a Spitz dog: a case report. *Iranian Journal of Veterinary Research*, **8** (4), 370–373.

137 Kim, J., Heo, J., Ji, D., and Kim, M.S. (2015) Quantitative assessment of pupillary light reflex in normal and anesthetized dogs: a preliminary study. *Journal of Veterinary Medical Science*, **77** (4), 475–478.

138 Whiting, R.E.H., Yao, G., Narfstrom, K. *et al.* (2013) Quantitative assessment of the canine pupillary light reflex. *Investigative Ophthalmology and Visual Science*, **54** (8), 5432–5440.

139 Rijnberk, A. and van Sluijs, F.S. (eds.) (2009) *Medical History and Physical Examination in Companion Animals*, Saunders Elsevier, St. Louis.

140 de Lahunta, A., Glass, E., and Kent, M. (eds.) (2009) *Veterinary Neuroanatomy and Clinical Neurology*, 4th edn., Saunders Elsevier, St. Louis.

141 Bagley, R.S. (2006) The cat with anisocoria or abnormally dilated or constricted pupils, in *Problem-Based Feline Medicine* (ed. J. Rand), Saunders Elsevier, Philadelphia, pp. 870–889.

142 Simpson, K.M., Williams, D.L., and Cherubini, G.B. (2015) Neuropharmacological lesion localization in idiopathic Horner's syndrome in Golden Retrievers and dogs of other breeds. *Veterinary Ophthalmology*, **18** (1), 1–5.

143 Boydell, P. (1995) Idiopathic Horner's syndrome in the Golden Retriever. *Journal of Small Animal Practice*, **36** (9), 382–384.

144 van Hagen, M.A., Kwakernaak, C.M., Boeve, M.H., and Stades, F.C. (1999) Horner's syndrome in the dog: a retrospective study. *Tijdschrift voor Diergeneeskunde*, **124** (20), 600–602 (in Dutch).

145 Morgan, R.V. and Zanotti, S.W. (1989) Horner's syndrome in dogs and cats: 49 cases (1980–1986). *Journal of the American Veterinary Medical Association*, **194** (8), 1096–1099.

146 Kern, T.J., Aromando, M.C., and Erb, H.N. (1989) Horner's syndrome in dogs and cats: 100 cases (1975–1985). *Journal of the American Veterinary Medical Association*, **195** (3), 369–373.

147 Maggs, D.J., Miller, P.E., and Ofri, R. (2013) *Slatter's Fundamentals of Veterinary Ophthalmology*, 5th edn., Saunders Elsevier, St. Louis.

148 Gunton, K.B., Wasserman, B.N., and DeBenedictis, C. (2015) Strabismus. *Primary Care*, **42** (3), 393–407.

149 Campos, E.C. (2008) Why do the eyes cross? A review and discussion of the nature and origin of essential infantile esotropia, microstrabismus, accommodative esotropia, and acute comitant esotropia. *Journal of AAPOS*, **12** (4), 326–331.

150 Ketring, K.L. and Glaze, M.B. (2012) *Atlas of Feline Ophthalmology*, 2nd edn., Wiley-Blackwell, Ames, IA.

151 Rengstorff, R.H. (1976) Strabismus measurements in the Siamese cat. *American Journal of Optometry and Physiological Optics*, **53** (10), 643–646.

152 Blake, R. and Crawford, M.L. (1974) Development of strabismus in Siamese cats. *Brain Research*, **77** (3), 492–496.

153 Hyde, J.E. (1962) Cross-eyedness: a study in Siamese cats. *American Journal of Ophthalmology*, **53**, 70–75.

154 Betbeze, C. (2015) Management of orbital diseases. *Topics in Companion Animal Medicine*, **30** (3), 107–117.

155 van der Woerdt, A. (2008) Orbital inflammatory disease and pseudotumor in dogs and cats. *Veterinary Clinics of North America: Small Animal Practice*, **38**

(2), 389–401, vii–viii.

156 Hindley, K.E., Billson, F.M., Piripi, S. *et al.* (2016) Primary isolated osteoma cutis causing eyelid deformation and strabismus in a dog. *Veterinary Ophthalmology*, **19** (5), 439–443.

157 de Lahunta, A. and Glass, E. (2009) General sensory systems: general proprioception and general somatic afferent, in *Veterinary Neuroanatomy and Clinical Neurology*, 4th edn. (eds. A. de Lahunta, E. Glass, and M. Kent), Saunders Elsevier, St. Louis, pp. 221–242.

158 Epstein, M., Rodan, I., Griffenhagen, G. *et al.* (2015) 2015 AAHA/AAFP Pain Management Guidelines for Dogs and Cats. *Journal of the American Animal Hospital Association*, **51** (2), 67–84.

159 Balakrishnan, A. and Benasutti, E. (2012) Pain assessment in dogs and cats. *Today's Veterinary Practice*, March/April, 68–74.

160 Mathews, K., Kronen, P.W., Lascelles, D. *et al.* (2014) Guidelines for recognition, assessment and treatment of pain: WSAVA Global Pain Council members and co-authors of this document. *Journal of Small Animal Practice*, **55** (6), E10–E68.

161 AAHA/AAFP Pain Management Guidelines Task Force Members, Hellyer, P., Rodan, I. *et al.* (2007) AAHA/AAFP Pain Management Guidelines for Dogs and Cats. *Journal of Feline Medicine and Surgery*, **9** (6), 466–480.

162 Hansen, B.D. (2003) Assessment of pain in dogs: veterinary clinical studies. *ILAR Journal*, **44** (3), 197–205.

163 Firth, A.M. and Haldane, S.L. (1999) Development of a scale to evaluate postoperative pain in dogs. *Journal of the American Veterinary Medical Association*, **214** (5), 651–659.

164 Hellyer, P.W., Uhrig, S.R., and Robinson, S.G. (2006) *Feline Pain*, http://csu-cvmbs.colostate.edu/Documents/anesthesia-pain-management-pain-score-feline.pdf (accessed 30 May 2016).

165 Hellyer, P.W., Uhrig, S.R., and Robinson, S.G. (2006) *Canine Pain*, http://csu-cvmbs.colostate.edu/Documents/anesthesia-pain-management-pain-score-canine.pdf (accessed 30 May 2016).

166 Brondani, J.T., Luna, S.P., and Padovani, C.R. (2011) Refinement and initial validation of a multidimensional composite scale for use in assessing acute postoperative pain in cats. *American Journal of Veterinary Research*, **72** (2), 174–183.

第16章 イヌの神経系の評価

索引

ネコとイヌの身体診察　　Performing the Small Animal Physical Examination

2019 年 9 月26日　第 1 版第 1 刷発行
2022 年 9 月28日　第 1 版第 2 刷発行

監　訳　竹 村 直 行
発 行 者　金 山 宗 一
発 行 所　株式会社ファームプレス
　　　　　〒169-0075
　　　　　東京都新宿区高田馬場2-4-11　KSE ビル2F
　　　　　TEL 03-5292-2723　FAX 03-5292-2726
　　　　　E-mail: info@pharm-p.com
　　　　　URL: http://www.pharm-p.com
制　作　泉菊印刷株式会社

Printed in Japan
ISBN978-4-86382-106-4